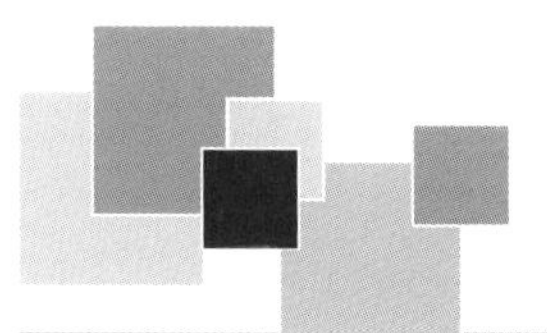

国家卫生健康委员会“十三五”规划教材

全国高等学校研究生规划教材｜供口腔医学类专业用

正颌外科学

第2版

主　　编　王　兴

副 主 编　沈国芳

编　　者（以姓氏笔画为序）

于德栋（上海交通大学口腔医学院）
王　兴（北京大学口腔医学院）
王　涛（重庆医科大学口腔医学院）
王大章（四川大学华西口腔医学院）
王旭东（上海交通大学口腔医学院）
王晓霞（北京大学口腔医学院）
卢　利（中国医科大学口腔医学院）
归　来（中国医学科学院整形外科医院）
白晓峰（中国医科大学口腔医学院）
伊　彪（北京大学口腔医学院）
刘彦普（空军军医大学口腔医学院）
李自力（北京大学口腔医学院）
杨旭东（北京大学口腔医学院）
杨学文（武汉大学口腔医学院）
沈国芳（上海交通大学口腔医学院）
陈扬熙（四川大学华西口腔医学院）
林小臻（上海交通大学口腔医学院）
罗　恩（四川大学华西口腔医学院）
周　诺（广西医科大学口腔医学院）
胡　静（四川大学华西口腔医学院）
祝颂松（四川大学华西口腔医学院）
康非吾（同济大学口腔医学院）
梁　成（北京大学口腔医学院）
程　杰（南京医科大学口腔医学院）
曾融生（中山大学光华口腔医学院）
谢志坚（浙江大学口腔医学院）
潘　珲（浙江大学口腔医学院）

主编秘书　王　瞳（北京大学口腔医学院）

人民卫生出版社

·北　京·

图书在版编目（CIP）数据

正颌外科学/王兴主编. —2版. —北京：人民卫生出版社，2023.4

ISBN 978-7-117-34687-0

Ⅰ.①正… Ⅱ.①王… Ⅲ.①颌-畸形-口腔正畸学-教材 Ⅳ.①R783.5

中国国家版本馆 CIP 数据核字(2023)第 051563 号

正颌外科学

Zhenghe Waikexue

第 2 版

主　　编：王　兴
出版发行：人民卫生出版社（中继线 010-59780011）
地　　址：北京市朝阳区潘家园南里 19 号
邮　　编：100021
E - mail：pmph @ pmph.com
购书热线：010-59787592　010-59787584　010-65264830
印　　刷：人卫印务（北京）有限公司
经　　销：新华书店
开　　本：787×1092　1/16　　印张：26
字　　数：633 千字
版　　次：2010 年 12 月第 1 版　　2023 年 4 月第 2 版
印　　次：2023 年 6 月第 1 次印刷
标准书号：ISBN 978-7-117-34687-0
定　　价：198.00 元
打击盗版举报电话：010-59787491　E-mail：WQ @ pmph.com
质量问题联系电话：010-59787234　E-mail：zhiliang @ pmph.com
数字融合服务电话：4001118166　E-mail：zengzhi @ pmph.com

出版说明

根据国家社会事业发展对口腔医学人才的需求，以及口腔医学人才培养规律，人民卫生出版社 30 多年来，在全国高等医药教材建设研究会口腔教材评审委员会和教育部口腔医学专业指导委员会的指导和支持下，组织全国口腔医学专家陆续规划编辑出版了口腔医学专业的中职（第 3 版）、高职高专（第 3 版）、本科（第 7 版）、住院医师规范化培训教材（第 1 版）、研究生（第 2 版）共 5 个系列教材，广泛应用于口腔医学教育教学的各个层次和阶段。其中，研究生教材是目前口腔医学教育最高水平的临床培训教材，2010 年出版了第 1 版，深受广大研究生培养单位、研究生导师、研究生以及高级临床医师的欢迎。

国家卫生健康委员会全国高等学校研究生口腔医学专业“十三五”规划教材即第 2 版口腔医学研究生教材是住院医师规培教材的延续，也是口腔医学专科医师培训教材的雏形，更接近临床专著的水平。第 2 版研究生教材以“引导口腔研究生了解过去，熟悉现在，探索未来”为宗旨，力求对口腔研究生临床能力（临床思维、临床技能）和科研能力（科研思维、科研方法）的培养起到科学的指导作用，着重强调实用性（临床实践、临床科研中用得上）和思想性（启发学生批判性思维、创新性思维）。

本套教材有以下几大特点：

1. 关注临床型研究生需求　根据第 1 版教材的调研意见，目前国内临床型研究生所占比例较大，同时学习方向更为细化，因此作出以下调整：①调整品种，如针对临床型研究生的实际需求，将《口腔修复学》拆分为《口腔固定修复学》《可摘局部义齿修复学》《全口义齿修复学》；②大幅增加图片数量，使临床操作中的重点和难点更清晰、易懂。

2. 彩图随文，铜版纸印刷　更大程度展现纸质版教材中图片的细节信息。

3. 编者权威，严把内容关　本套教材主编均由目前各学科较有影响和威望的资深专家承担。教材编写经历主编人会、编写会、审稿会、定稿会，由参加编写的各位主编、编者对教材的编写进行了多次深入的研讨，使教材充分体现了目前国内口腔研究生教育的成功经验，高水平、高质量地完成了编写任务，确保了教材具有科学性、思想性、先进性、创新性的特点。

4. 教材分系列，内容划分更清晰　本版共包括 2 个系列 17 个品种，即口腔基础课系列 3 种、口腔临床课系列 14 种。

（1）口腔基础课系列：主要围绕研究生科研过程中需要的知识，从最初的科研设计到论文发表的各个环节可能遇到的问题展开，为学生的创新提供探索、挖掘的工具与技能。特别注重学生进一步获取知识、挖掘知识、追索文献、提出问题、分析问题、解决问题能力的培养。正确地引导研究生形成严谨的科研思维方式，培养严肃认真的科学态度。

（2）口腔临床课系列：以临床诊疗的回顾、现状、展望为线索，介绍学科重点、难点、疑点、热点内容，在临床型研究生临床专业技能、临床科研创新思维的培养过程中起到科学的指导作用：①注重学生专科知识和技能的深入掌握，临床操作中的细节与难点均以图片说明；②注重思路培养，提升临床分析问题和解决问题的能力；③注重临床科研能力的启迪，相比上版增加了更多与科研有关的知识点和有研究价值的立题参考。

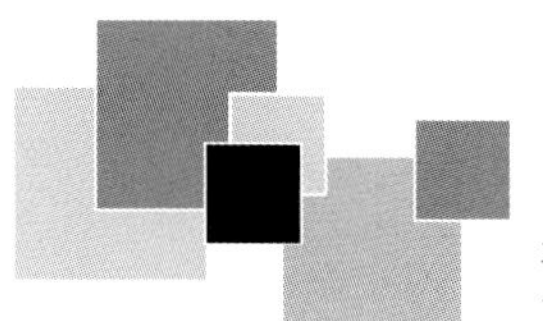

全国高等院校研究生口腔医学专业规划教材（第2版）目录

	教 材 名 称	主　编	副主编
基础课系列	口腔分子生物学与口腔实验动物模型(第2版)	王松灵	叶　玲
	口腔颌面部发育生物学与再生医学(第2版)	金　岩	范志朋
	口腔生物材料科学(第2版)	孙　皎	赵信义
临床课系列	龋病与牙体修复学(第2版)	樊明文	李继遥
	牙髓病学(第2版)	彭　彬	梁景平
	牙周病学(第2版)	吴亚菲	王勤涛
	口腔黏膜病学(第2版)	周曾同	程　斌
	口腔正畸学(第2版)	林久祥	王　林
	口腔颌面-头颈肿瘤学(第2版)	俞光岩	郭传瑸、张陈平
	正颌外科学(第2版)	王　兴	沈国芳
	口腔颌面创伤外科学(第2版)	李祖兵	张　益、李　智
	唇腭裂与面裂畸形(第2版)	石　冰	马　莲
	牙及牙槽外科学★	胡开进	潘　剑
	口腔种植学(第2版)	刘宝林	李德华、林　野
	口腔固定修复学★	于海洋	蒋欣泉
	可摘局部义齿修复学★	陈吉华	王贻宁
	全口义齿修复学★	冯海兰	刘洪臣

★:新增品种

全国高等学校口腔医学专业第五届教材评审委员名单

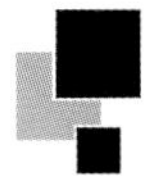

赵志河	四川大学	唐　亮	暨南大学
赵信义	空军军医大学	唐瞻贵	中南大学
胡勤刚	南京大学	黄永清	宁夏医科大学
宫　苹	四川大学	麻健丰	温州医科大学
聂敏海	西南医科大学	葛立宏	北京大学
徐　欣	山东大学	程　斌	中山大学
高　平	天津医科大学	潘亚萍	中国医科大学
高　岩	北京大学		

秘　书

于海洋　四川大学

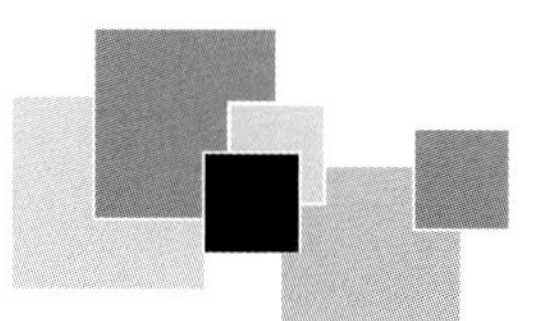

第2版前言

正颌外科学是几代口腔颌面外科专家、整形外科专家，经历一个半世纪的艰辛探索与研究，逐步发展成熟起来的一门临床分支学科。它是口腔颌面外科学的重要组成部分，以诊治牙颌面畸形为主要学科内容。

20世纪80年代，现代正颌外科的理论、临床技术发展成熟。其标志性成果有：①美国学者Bell有关颌骨血运特征的研究奠定了正颌外科发展的生物学基础；②双颌外科的成功应用为复杂牙颌面畸形（双颌畸形）的矫治提供了手段；③坚固内固定技术的成功应用，不仅使临床操作极大简便，而且明显改善了患者术后的康复条件，提高了手术矫治效果的稳定性；④外科与正畸的结合，为口颌系统生理功能的完美恢复、容貌美的创造提供了保障；⑤20世纪90年代开始应用的颌骨牵张成骨技术（特别是内置式牵张成骨技术）打开了正颌外科牙颌面畸形矫治的另一扇门，为正颌外科难以满意矫治的发育不全类畸形和组织缺失类畸形提供了新的矫治手段，同时牵张成骨以其手术风险较低、可对幼儿患者实施矫治等优势，受到普遍欢迎，被誉为20世纪临床成功应用的内源性组织工程学，是20世纪口腔颌面外科具有里程碑意义的新进展。

我国老一辈口腔颌面外科专家早在20世纪50年代就曾针对牙颌面畸形外科矫治进行过有益的探索。但是正颌外科在我国真正的起步与发展，源自我国实行改革开放的国策以来，以张震康教授、王大章教授为代表的口腔颌面外科专家赴美访问留学，把一系列现代正颌外科理念、技术引进并在我国成功应用。近年来，随着我国经济的高速发展与社会文明的不断进步，人民生活水平明显提高，要求矫治的牙颌面畸形患者日益增多。然而，目前在我国能够开展正颌外科矫治的医疗单位、正颌外科医师队伍还远远满足不了患者的需求，导致许多患者得不到及时有效的治疗。造成这一现状的重要原因，是缺乏足够的经过正规专业培训、掌握正颌外科基本理论和诊治技术的专门人才。人才的匮乏制约了我国正颌外科的发展。尽快培养出一批能担当本学科可持续发展、适应临床诊治需要的正颌外科专业人才，已经成为一项十分重要而紧迫的任务。

在以往的全国高等学校口腔本科规划教材《口腔颌面外科学》中，尽管有“牙颌面畸形”的专章介绍，但内容有限。现在我们受教材评审委员及人民卫生出版社的委托，邀请国内有关院校从事正颌外科的专家共同编写了第2版《正颌外科学》研究生教材，其目的就是为正颌外科研究生的培养、为正颌外科专门人才的培养提供教材。它既包含了对前人研究成果的汇集，同时也包括了作者们自己的经验与教训。第1版教材出版以来，已受到正颌外科研究生的好评，在此基础上第2版教材的出版吸取了第1版教材的有益经验，同时也有较大的更新与补充。

全书共分为27章,从正颌外科的基本理论、常见各类牙颌面畸形、一系列临床技术(外科、正畸)、手术应用的材料与器械都尽可能做了详细介绍。同时也包含了与本学科密切相关的颅面先天畸形及其外科矫治等内容。

本书不仅是正颌外科研究生培养的重要参考教材,同时也可作为口腔颌面外科住院(专科)医师培训的培训教材,还可供颅颌面整形美容外科、修复重建外科、口腔正畸科以及对本学科感兴趣的临床医师参考。因为正颌外科的许多矫治理念,例如追求形态与功能完美结合的治疗理念,一系列具体的临床技术都贯穿在口腔颌面外科、整形美容外科的诊治过程中。

由于编著者的水平有限,书中难免存在一些缺点和纰漏,在此我们诚恳欢迎同行专家和读者提出宝贵意见。

王 兴 沈国芳

2023年3月10日

目　录

第一章　概　述

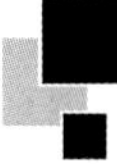

第一节　正颌外科学的概念与命名

正颌外科学(orthognathic surgery)是一门研究和诊治牙颌面畸形(dental-maxillofacial deformities)的医学与艺术、科技与人文相融合的新兴综合性边缘学科,是口腔颌面外科学的一个新的分支。其研究诊治的牙颌面畸形,系一类由牙颌系统发育异常引起的,受累颌骨的体积、形态、位置,及其与颅基底、上下颌骨之间以及与颅面其他骨骼之间的关系异常和随之伴发的咬合关系及口颌系统功能异常,其外观则表现为容貌形态异常的病变。20 世纪 70 至 80 年代,曾将该类病变命名为有功能障碍的错殆畸形(handicapping malocclusion)。由于本病的临床病理特征主要系颌骨的形态与功能异常以及容貌畸形,而错殆则为伴随的病征,故现已改称为牙颌面畸形。现代正颌外科学是集口腔颌面外科学、口腔正畸学、美学、心理学、解剖学、生理学以及围手术学、感染防治学和麻醉学等有关学科的新理论、新进展和新技术为一体,特别是采用现代正颌外科手术与口腔正畸治疗相结合的方式,并应用新型专用手术器械,矫治通常用单独的正畸治疗或手术治疗均难达到满意效果的骨性牙颌面畸形。20 世纪 70 年代以来,围绕牙颌面畸形外科矫治开展的一系列日益深入的生物学基础和临床治疗研究,使牙颌面畸形的外科与正畸联合治疗取得了形态、功能、容貌俱佳的满意效果,成为口腔颌面外科学中理论与技术、基础与临床、研究与应用相结合,进展快速,成果显著的一个新领域。牙颌面畸形的外科治疗,国外过去常用的名称为 surgical orthodontics(外科正畸),或 orthodontic surgery(正畸外科)。两者虽与 orthognathic surgery(正颌外科)的含义基本相似,但鉴于骨性牙颌面畸形的病变基础是颌骨的异常并由此导致的牙及面型异常,矫治的内容包括牙、殆、颌、面的异常,而重点在颌骨(含牙槽骨)的异常。因此,在学科命名上,国内外已取得共识,一致采用 orthognathic surgery,即"正颌外科学",它包含了术前、术后的正畸治疗与正颌外科手术联合治疗牙颌面畸形的完整概念。

第二节　正颌外科学的发展与形成

一、早期牙颌面畸形的矫治

(一) 个别牙错位的外科矫治

早在 1728 年 Fanchard 即试用牙钳一次矫治个别牙的错位,但往往造成牙髓坏死,甚至患牙松动脱落。1893 年,Cunninghan 根据牙槽骨骨折后,经妥善处理,采用复位固定,即能矫治错位牙槽骨段且大多能保存牙髓活力的经验,设计提出了一种模拟牙槽骨骨折的术式,即先将错位牙的近远中牙槽骨间隔切开,形成一个包括错位牙及牙槽骨在内的复合体,再行移动该复合体以矫治错位牙,并保持牙髓活力的改进方法。于 1921 年,Cohnstock 报告了在错位牙两侧行骨皮质切开术(cortictomy),配合错位牙的正畸治疗,有效加快了错位牙的矫治速度并可保存牙髓的活力。对个别牙错位采用患牙近远中侧及根尖下牙槽骨切开矫治错位牙的牙外科正畸术,曾流行一时,但不能矫治颌骨发育异常所致的牙颌面畸形。特别是随着口腔正畸学的发展,采用非外科的口腔正畸治疗,已能较完善地矫治个别牙错位,获得满意的效果。因此,对非颌骨发育异常引起的错𬌗(malocclusion)畸形,采用口腔正畸治疗已成为治疗常规,而不再选用外科正畸术矫治个别错位牙。

(二）牙颌面畸形的骨段切开矫治术

骨切开术矫治骨性牙颌面畸形系由 Hullihen 于 1848 年首次采用,并于 1849 年首见报道。患者为一女性,因幼年时面颈部烧伤后瘢痕挛缩,致颏颈粘连,引起下唇外翻,继发下颌骨前部前突伴开𬌗畸形。经双侧楔状切除前磨牙区的牙槽骨,再于下前牙根尖下行骨切开后,将与舌侧黏骨膜蒂相连的前牙区骨段向后上方移动,从而矫正下颌前部前突与开𬌗畸形(图 1-1)。

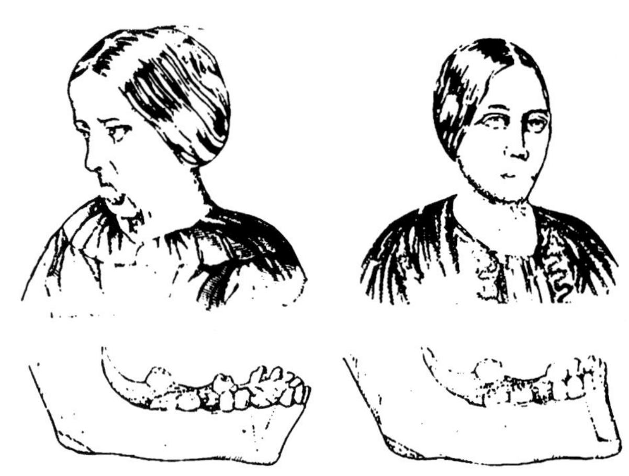

图 1-1　Hullihen 报道的病例与手术设计图(Am J Dent Sci,1849,9:157)

Blair(1887)及其他外科医师虽亦进行了矫正颌骨畸形的手术尝试,但均未能有把握地达到预期目的。从 19 世纪末到 20 世纪 40 年代,采用外科手术改变颌骨的体积和相应骨段位置以矫治牙颌面畸形的手术尝试曾在欧洲风行一时,并以矫治下颌骨畸形为重点,采用从下颌髁突、下颌支或下颌骨体部骨段切开的手术设计和方法矫治下颌发育畸形,并经不断改进,取得了一定的效果。如以 Iabouly(1895)、Dufourmental(1921)为代表的下颌髁突切除(图 1-2A)和以 Kostecha(1928)等为代表的下颌髁突颈部骨切开术(图 1-2B)矫治下颌前突。

Blair(1909)、Babcock(1900)、Ragnell(1938)先后报告经下颌支水平骨切开矫治下颌后缩或前突畸形。Blair 报告的手术入径及术式,后被很多术者所采用,其方法是:经口外耳前小切口入路,用动脉瘤针将钢丝锯(Giglio saw)从髁突后方引入,转而紧贴下颌支内侧,在下颌孔上方平行至下颌支前沿,继转由颊部皮肤穿出,行下颌支水平骨切开术前徙下颌,矫正下颌后缩畸形(图 1-3A);或用于后退下颌,矫正下颌骨前突畸形(图 1-3B)。

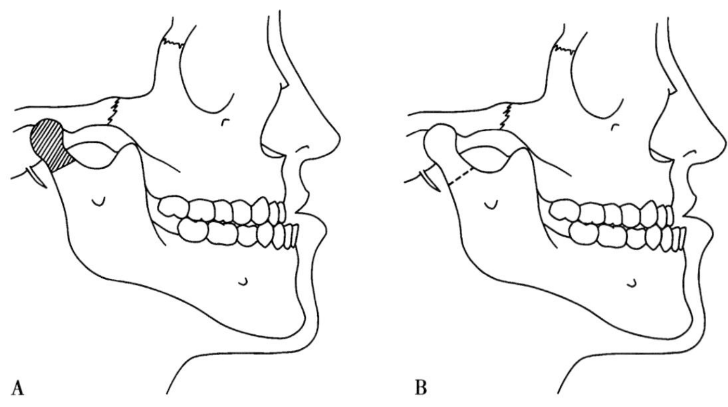

图 1-2 矫治下颌发育畸形的手术设计和方法

A. 髁突切除术矫治下颌前突;B. 髁突颈部骨切开术矫治下颌前突。

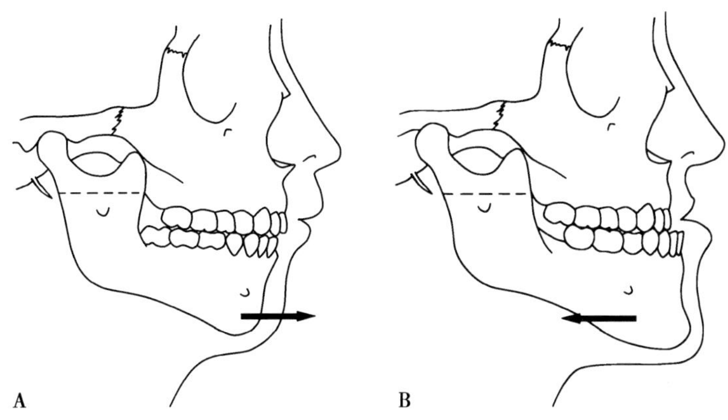

图 1-3 经下颌支水平骨切开矫治下颌后缩或前突畸形

A. 下颌支水平骨切开矫治下颌后缩畸形;B. 下颌支水平骨切开矫治下颌前突畸形。

其间,Limberg(1928)采用经口外下颌支斜行骨切开术前徙下颌远心骨段,应用在近远心骨段间隙内植骨的方法矫正偏侧小下颌畸形。Von-Eiselsberg(1906)、Blair(1907)、Piclcrell(1912)、Picher(1918)等则开始和发展了经口外途径,在下颌磨牙或前磨牙区行下颌骨体部直线形骨切除(图 1-4A)或梯形骨切除术(图 1-4B),后退远心骨段矫治下颌前突。其后围绕防止下牙槽神经的损伤,对下颌体部手术进行了不断改进。

New 与 Erich(1941)报告采用口内与口外切口相结合的方法,在保存下牙槽神经血管束的情况下,同期完成下颌体部骨切开矫治下颌前突。Thoma(1943)等又不断地进行了改进,用 Y 形下颌体部骨切开矫治下颌前突伴开𬌗畸形。Dingman(1944)又改进为下颌体部双期手术,即先经过口内途径行牙槽突部骨切开术,愈合后,再经口外途径完成下颌骨体部切骨后退术,以保护下牙槽神经的完整性,并在切除下颌体部分骨段时不与口腔相通,防止感染。直到 1961 年,Burch 等才报告了比较完善的经口内途径同期完成下颌体部骨切开矫治下颌前突畸形的术式。

在此期间,围绕下颌支部进行外科矫治的术式探索,有了新的进展。1954 年 Caldwell 与 Letterman 创用经口外途径自乙状切迹至下颌角行下颌支垂直骨切开术(vertical ramus osteot-

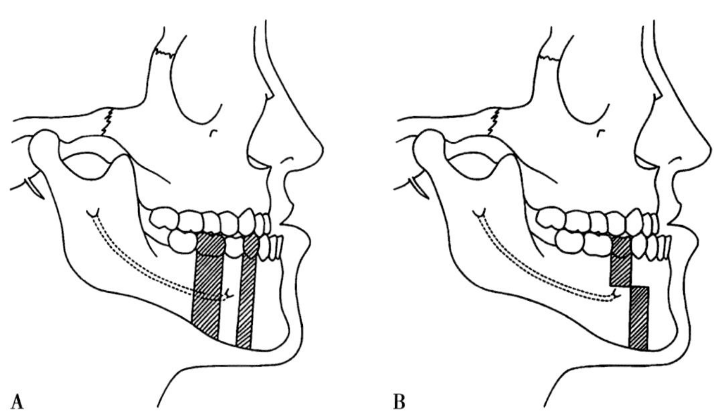

图 1-4　口外途径矫治下颌前突的术式

A. 下颌体直线形骨切除矫治下颌前突；B. 下颌体梯形骨切除矫治下颌前突。

omy，VRO），后退下颌远心骨段（带有牙齿骨段），使之与下颌支近心骨段（带下颌髁突骨段）的内侧重叠固定，以矫正下颌前突。由于该手术显著减少了对下牙槽神经血管的损伤，且减少了操作，故此后基本上不再采用经口外入路的下颌体部切骨术矫治下颌前突。1957 年 Robinson 报告了经口外下颌支垂直斜行骨切开（vertical obliaue osteotomy）（图 1-5），并按需要去除近、远心骨段下端适量的骨外板，前徙远心骨段至矫正位后，间隙内移植髂骨以矫治小下颌畸形。限于当时的条件，直到 1968 年，Winstanly 才首次报告经口内完成下颌支垂直骨切开术（VRO）。

由 Trauner 与 Obwegeser 于 1957 年首次报告，并由 Dal Pont（1961）等改进的经口内下颌支矢状骨劈开术（sagittal split ramus osteotomy，SSRO）（图 1-6），兼用于矫治下颌前突（发育过度）和下颌后缩（发育不足）畸形，从而使下颌发育畸形的外科矫治进入了一个新的阶段。后经不断改进，逐渐完善，沿用至今。

由于上颌骨的解剖结构与毗邻关系复杂，使采用外科手术矫治上颌骨发育畸形的尝试起步较晚，发展缓慢。但早在 1867 年，美国外科医师 David W. Cheever 即首次尝试采用类似后来命名的 Le Fort Ⅰ型骨切开术（单侧）并折断上颌骨段作为手术入径，成功地切除了鼻咽腔后部的肿瘤，再将上颌骨段复位，术区伤口获得了令人惊喜的愈合。特别是术后 11 个月，肿瘤在原位复发时，又采用了同一术式成功地切除了复发肿瘤。术后，随访 18 个月，肿瘤无复发迹象，健康状况良好。稍后，Cheever 采用双上颌类 Le Fort Ⅰ型骨切开术，并折断下降双上颌骨段作为手术入径，摘除了第二例鼻咽腔部的大型肿瘤，并复位固定了上颌骨段。但令人遗憾的是，术后患者一直昏迷嗜睡，于术后第五日死亡。其后，其他一些外科医师亦曾采用同一术式，却无一例再获成功。由于术中大出血导致患者死亡，或因术后上颌骨段坏死等发生严重并发症，使医患双方均望而却步。虽然 Cheever 并非为矫治上颌骨畸形而将带有软组织蒂的离断上颌骨段移位，但却是意义重大的探索，激励和启发着后

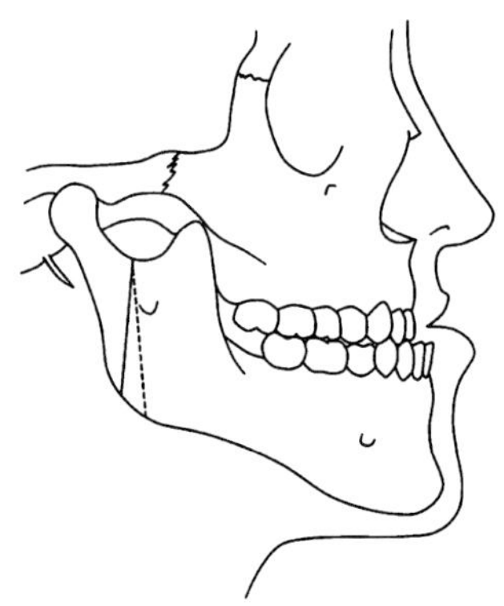

图 1-5　下颌支垂直（虚线）或斜行（实线）骨切开术矫治下颌前突

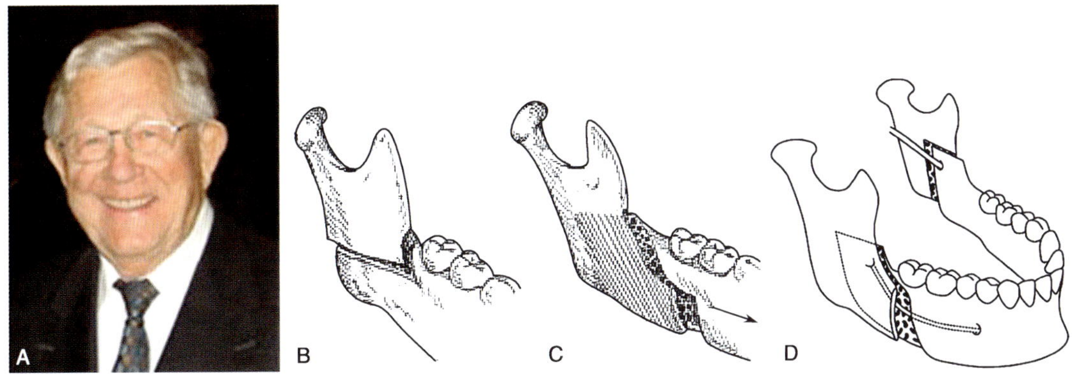

图 1-6 SSRO 的创始人及发展

A. Hugo L. Obwegeser；B. Trauner 与 Obwegeser 创用的 SSRO；C. 经 Dal Pont 改进的 SSRO；D. 不断完善沿用至今的 SSRO。

来人的思路。

直至 1927 年，德国外科医师 Wassmunnd 首次采用沿 Le Fort Ⅰ型骨折线走向切开双侧上颌前外侧壁，但不断离翼上颌连接部，术中不移动上颌骨段，而是在术后采用颌间弹力牵引的方法，牵移上颌骨段，矫治前部开𬌗畸形，开创了外科矫治上颌骨发育畸形的新篇章。其后，主要围绕如何保证切开上颌骨段及其附着牙齿的血供展开，并不断有所改进。1942 年，Schuchardt 与 Köle 报告了分两期进行 Le Fort Ⅰ型骨切开的改进术式，矫治上颌发育不足。其第一期按 Le Fort Ⅰ型切开上颌骨壁，但不离断翼上颌连接，术后采用颅颌牵引装置，向前牵引上颌骨段至矫正位。第二阶段再分离翼上颌连接，使之既保全了含有牙列上颌骨段在移动过程中的血供，又能尽量减轻术后复发，稳定前移上颌的效果。直到 1951 年，Dingman 与 Harding 才首次报告，采用 Le Fort Ⅰ型骨切开术，同时离断翼上颌连接，但未折断下降上颌骨段的术式，矫治颌面部骨折错位愈合所致的牙颌畸形。此后对牙颌面畸形外科矫治术的探索虽在不断地进行，但限于当时的认识和条件，其改进亦多系基于临床经验，而对各型骨切开后，如何确保移动骨段的血供，并能稳定骨段于矫正位，尚缺乏科学的依据，对于如何同时矫正错𬌗畸形，更未纳入治疗考虑，且因并发症较多，又难建立功能性的牙颌关系，致发展缓慢，未能取得重大性突破。

二、现代正颌外科的形成与发展

（一）现代正颌外科学的形成与发展

20 世纪 60 年代以前，对牙颌面畸形患者分别由口腔正畸医师和口腔颌面外科医师收治，前者主要进行以矫正错𬌗为目标的正畸治疗（orthodontic treatment），而口腔颌面外科医师则主要通过手术矫治较严重的牙颌面畸形（骨性错𬌗畸形）。单独的正畸治疗可成功地将错位牙排列到正确的咬合关系位置，但对骨性错𬌗存在的骨骼形、位异常和面容畸形则疗效甚微，而单独的外科手术治疗，即使可将不协调的颌骨恢复到正常的颌间位置，但却不能代替正畸治疗矫正牙的错𬌗畸形，何况当时的外科手术尚难有把握地矫治各类牙颌面畸形。在实践中，口腔正畸与口腔颌面外科双方医师逐渐认识到，学科之间必须协作、配合，发挥各自所长，并不断发展新的治疗理念和技术，进行合作治疗，以争取牙颌面畸形的最佳治疗效果。随着麻醉学、基础外科学、头颈部外科应用解剖学，以及专用手术器械的创用和抗菌药物的更新，特别是20世纪60年代末至70年代，William H. Bell（图1-7）及其后的研究者们在颌骨与颌周组织血供的应用解剖，以及上、下颌骨（含牙槽骨）各型骨切开后的血流动力学变化方面进行了一系列的研究，取得了突破性的进展，从而奠定了现代正颌外科的生物学基础，为现代正颌外科手术赖以实现的各型牙-骨-黏骨膜复合组织瓣的带蒂移位，提供了科学的依据和成功的保证。

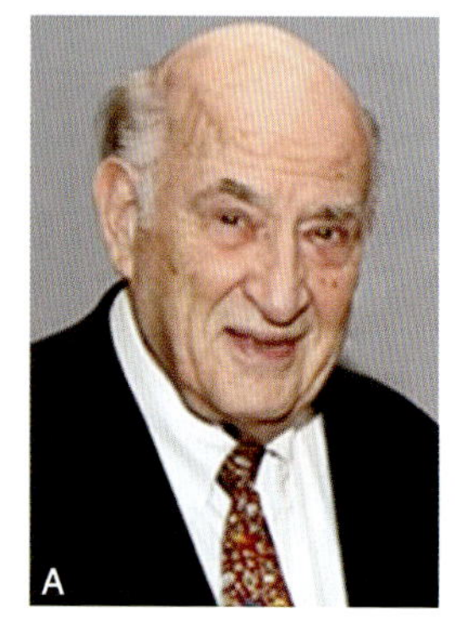

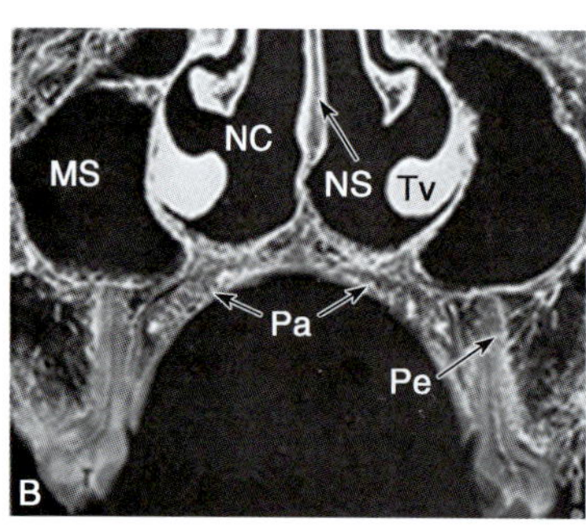

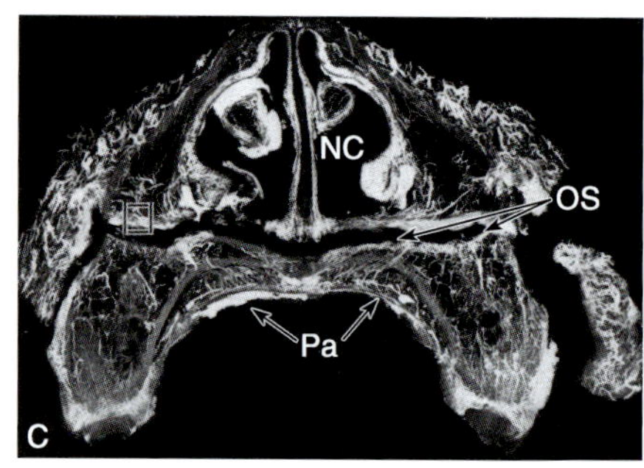

图1-7　现代正颌外科学的生物学基础的奠基者及相关研究

A. William H. Bell奠定了现代正颌外科学的生物学基础；B. 猴正常上颌骨微血管造影冠状切面图；C. 猴上颌骨Le Fort Ⅰ型骨切开术后微血管造影冠状切面图。

经过20世纪70年代的探索，并于80年代发展成熟的双颌畸形同期外科矫治术，虽已标志着正颌外科的临床治疗达到了一个更为先进的水平，但如1992年Bell所指出，在他主编的著作*Surgical Correction of Dentofacial Deformities* Ⅰ、Ⅱ、Ⅲ卷出版发行时（1980—1985年），正颌外科学（orthogathic surgery）尚处在其婴幼儿期。随着科技、医学与人文社会科学的发展，特别是正颌手术与口腔正畸联合治疗的实现，牙颌面畸形的治疗，真正进入了重建牙颌形态与功能，增进容貌美的新时期，并逐渐形成了多学科交叉融合、以研究和诊治牙颌面畸形（dento-maxillofacial deformities）为主要内容的现代正颌外科学。1992年JG McCarthy等首次报告采用口外牵张装置施行渐进牵张术（gradual distraction，即后来命名的distraction osteogenesis，牵张成骨术）以延长患侧下颌骨，成功地矫治了半侧颜面发育不全所致的小下颌畸形患者。此后，利用牵张成骨术的原理和技术矫治牙颌面畸形的研究和临床应用得到了迅速发展。牵张成骨术与正颌外科手术的结合，把牙颌面畸形的矫治推进到一个新的阶段。

（二）现代正颌外科形成的主要标志与特点

现代正颌外科学形成的主要标志是通过正颌外科与口腔正畸联合治疗牙颌面畸形，实现了重建牙颌系统的形态与功能，增进容颜美貌，兼改善心理状态。在实现上述目标的过程中，国内外持续不断地开展了一系列从基础理论到临床应用的研究，取得了现代正颌外科赖以形成和不断发展的主要成就。

1. 奠定和完善了正颌外科的生物学基础　著名的正颌外科专家WH Bell及其同事于20世纪60年代末至70年代初，经过一系列的研究，奠定了现代正颌外科的生物学基础。其

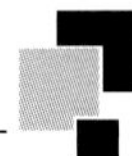

后，国内外学者继续努力，利用各种先进手段对颌骨、颌周组织及其血供的应用解剖、各型骨段切开移位后的血供动力学变化、骨愈合过程与微血管系统及其重建的三维空间结构的关系与影响因素、骨愈合过程的生物力学等方面进行了卓有成效的研究与完善，为正颌外科手术的设计和实施提供了更加科学的依据和可靠的保证。

2. 外科与正畸联合治疗　正颌外科与口腔正畸联合治疗观念的确立，及其相应研究和临床应用的实施，造就形成了本学科的专业队伍，使牙颌面畸形的外科治疗真正进入了功能与形态俱佳的时代。

3. 建立了规范化的诊治程序　正确的治疗计划，必须建立在正确诊断的基础上，特别是牙颌面畸形患者的外科治疗，需通过手术切开并移动牙-骨段联合体至理想设计位置，方能达到矫正畸形、重建牙颌系统正常功能之目的。为此，除一般的诊断检查外，X 线头影测量分析、牙殆模型，以及颜面与牙殆摄影、检测分析，是获得正确诊断和拟定包括软硬组织在内的最佳治疗计划必不可少的条件和步骤，应依次完成。

（1）术前正畸治疗：旨在调整不协调的牙弓与牙殆关系，排齐牙列，消除牙的代偿性倾斜等。

（2）确认手术计划：术前正畸治疗完成后，对原手术方案进行一次评估和预测，必要时可对原计划进行适当的调整补充。

（3）完成术前准备：除常规的全麻手术准备外，还应按拟定的术式做必要的准备，制备好殆引导板及牙-骨段联合体移动至矫正位后的固定装置等，并按手术计划向患者做充分的说明，取得理解与配合。

（4）进行正颌手术：原则上必须按照经预测确认的手术方案施术，如确实需要，亦可做适当的调整。

（5）术后正畸治疗：旨在从功能与美观出发，调整、完善牙列及咬合关系，稳定和巩固治疗效果。

（6）康复治疗：旨在锻炼、恢复口颌系统功能。

（7）随访观察：了解术后殆、颌位关系及可能出现的变化，进行必要的处理。根据切开移动后的愈合过程，术后严密随访观察至少应持续 6 个月，其后可每半年至 1 年复查 1 次，直至完全稳定。

（8）按照总体计划并根据治疗稳定后的情况，酌情进行必要的辅助性颜面软组织美容及轮廓整复术。

4. 测量分析、模拟设计及疗效预测技术的更新与发展　正颌外科手术的特点是骨切开线的部位和类型、牙-骨段联合体移动的方向和距离等的量度均需按毫米计，且手术必须按设计的方案和程序进行，不能随意变动。因此，在完成测量分析、确定诊断的基础上，术前还需通过模拟设计，选择最佳手术方案和术式，并预测出其术后效果。除采用 X 线头影描迹、头影剪裁及石膏模型外科（model surgery）等常规方法进行术前模拟设计和预测外，数字医学，特别是计算机图像处理、计算机辅助诊断，以及计算机辅助性外科（computer aided surgery）技术的引入，包括模拟手术、效果预测、手术导航、疗效评估，以及制作定位殆板等的临床应用，使牙颌面畸形的分析诊断、治疗设计及疗效预测更加快速、准确、简便，并能在短时间内，按需要从二维和三维空间关系中设计出几种以线-图及图像显示的手术设计，供医师之间以及医师与患者之间进行交流、讨论，最后选出双方认可的最佳方案，使手术更加精准、安全、微创,并有利于远程会诊和教学。

5. 牙颌面畸形的外科矫治术已经成熟,疗效稳步提高　对典型的正颌外科手术,如下颌支矢状骨劈开术(sagittal split ramus osteotomy)、下颌支斜行(或垂直)骨切开术(mandibular oblique/vertical ramus osteotomy)、上颌前部骨切开术(anterior maxillary osteotomy)、下颌根尖下骨切开术(mandibular subapical osteotomy)、颏成形术(genioplasty)以及 Le Fort Ⅰ型、Ⅱ型及Ⅲ型骨切开术(Le Fort Ⅰ、Ⅱ and Ⅲ osteotomy)等进行了不断的改进完善。对双颌畸形等复杂牙颌面畸形的双颌同期矫治术,如上颌发育不足合并下颌发育过度、上颌前突合并下颌发育不足、长面及短面综合征的双颌畸形同期矫治术,以及不对称性畸形矫治术,已作为常规手术施行,取得了功能与形态俱佳的满意效果。

6. 骨段就位后的固定技术不断完善与稳定　由于牙颌面畸形的外科矫治主要是通过局部带蒂复合骨段精确的易位实现的,因此,就位后的骨段固定至关重要。以往主要采用骨内钢丝固定配合颌间固定。现已将最初用于颌面部骨折的坚固内固定技术(rigid fixation)用于正颌外科的骨段内固定。实践证明,该技术的应用及固定装置的不断改进,大大提高了就位骨段固定后的稳定性,促进了骨切开部的愈合,增强了抵抗外力的牵拉作用,显著地缩短了术后颌间固定的时间,有利于患者早期张口、进食和康复,并显著地减少了由于骨段移位引起的术后并发症及复发。我国已开发出可供临床应用的国产小型及微型骨内固定装置,这为进一步广泛推广应用坚固内固定技术创造了有利的条件。

7. 正颌外科的理论和技术在应用中进一步发展、扩大　如果说现代正颌外科学在 20 世纪 80 年代初还处于幼年阶段,而今,正颌外科已发展成熟,形成体系,其理论与技术已成功地用于以往治疗困难的某些领域,并取得了较为满意的效果。

(1) 骨折错位愈合所致牙颌面畸形的治疗:随着现代工业和交通的发展,颌面部损伤,特别是复杂性口腔颌面部骨折的发生率逐步上升。如各种原因的骨折,特别是上、下颌联合及面中份骨折未能在受伤初期得到正确的复位与固定,形成错位愈合,即会引起严重的咬合错乱及颌面部畸形。按照传统的骨折复位方法,很难取得满意的治疗效果。对于此类病例,如果按照正颌外科处理牙颌面畸形的诊治原则和程序进行治疗,即可获得功能与形态均为满意的效果。

(2) 唇腭裂术后继发畸形的治疗:传统的唇腭裂整复术后往往存在不同程度的继发畸形与功能障碍。唇腭裂序列治疗的开展,使唇腭裂的最终治疗效果有了显著改善,而正颌外科治疗原则和技术的应用,已成为唇腭裂序列治疗中的一个重要环节,特别是对于改善成年唇腭裂继发畸形患者的功能与容貌形态起着重要的作用。由于唇腭裂术后继发畸形的类型多样,情况复杂,因此,采用正颌外科治疗的方法应酌情而定。其治疗时机一般应选择在整复牙槽突裂及必要的正畸治疗之后进行。目前,唇腭裂术后所致上颌发育不足的继发畸形,采用牵张成骨术治疗效果更佳。

(3) 其他:对颅颌面发育畸形,如常见的 Treacher Collins 综合征及 Crouzon 综合征等颅颌面畸形的矫治,采用颅面外科与正颌外科手术相结合的方式,有效提高了功能与形态效果。对于包括颞下颌关节强直继发畸形在内的各类小下颌畸形引起的阻塞性睡眠呼吸暂停(obstructive sleep apnea,OSA)患者,采用前移下颌等手术(包括牵张成骨术)配合相关内科治疗可有效改善上气道的口径与空间,解除呼吸道阻塞。采用下颌支斜行骨切开术治疗某些症状明显、久治不愈的颞下颌关节紊乱病(temporomandibular disorder,TMD)也取得了较好

效果。此外，正颌外科与组织移植、显微外科及种植义齿结合，成功地治疗了某些按常规方法难以达到满意效果的疑难病例，如进行性偏面萎缩畸形、偏侧小颌畸形以及牙颌面畸形合并单颌或全口失牙病例。

8. 牵张成骨在正颌外科中的应用　牵张成骨（distraction osteogenesis）是通过固定在切开患骨处两骨段的牵张器，对两骨段持续缓慢地施加特定程度和频率的牵张力，将骨段牵开到计划矫正位置，随之，牵开骨段间的间隙逐渐被新生骨组织修复，与此同时，骨段周围的软组织（如皮肤、肌肉、神经及血管等）亦得到同步延伸，从而达到使短缩的骨骼伸长、弯曲的骨骼变直、缩窄的骨骼增宽、低平的骨段增高，以及使节段性骨缺损为新生骨组织修复之目的。目前，将牵张成骨的原理和技术用于某些原发性或继发性牙颌面畸形的矫治已取得了令人可喜的成效。从基础理论到临床应用进行牵张成骨矫治颅颌面畸形研究的工作，正在成为当前的研究热点。本领域涉及的一些重要理论和应用问题，也正在实践中进一步探索、解决。

第三节　我国正颌外科的形成与发展

我国牙颌面畸形外科矫治的尝试始于20世纪50年代，并最早在1959年由曾祥辉及吴廷椿等先后在《中华口腔科杂志》发表了《下颌前突畸形及开𬌗畸形的治疗》以及《下颌前突外科疗法的研究》。同年，王翰章在《四川医学院学报》报告了《下颌前突的外科疗法》。60年代，在少数医科院校口腔颌面外科开展了下颌支水平骨切开后退术，矫治下颌前突畸形。1979年由张涤生主编的《整复外科学》专章论述了颌骨畸形的外科治疗。同年，张震康等报告了6例下颌前突畸形的手术矫治。限于当时的条件，主要进行的是整复颌骨畸形，而未能有效地矫正同时存在的咬合紊乱，且疗效不稳定。直到80年代，随着我国改革开放的实施，社会经济的发展和医疗卫生事业的需要，以及国际先进经验的引入，使我国的正颌外科学也在实践中逐步发展形成，进入成熟阶段。

1982年耿温琦等报告了牙外科正畸术。同年，张震康等报告了10例"上颌前突的外科正畸"。1984年，姚恒瑞等的《上颌前突畸形外科正畸术的设计与效果观察》、王大章等的《经口内下颌支斜行骨切开术——一种较理想的下颌前突矫治术》、张熙恩等的《下颌髁突和髁颈过长畸形的外科治疗》相继发表，并在少数几所口腔教学医院成立了外科-正畸的联合治疗研究组。这些反映出我国牙颌面畸形的外科治疗有了进一步发展。1985年10月，在成都华西医科大学举办了国内第一次正颌外科讲习班，由口腔颌面外科与口腔正畸专家全面介绍了正颌外科的概念、外科-正畸联合治疗的原则、术前后正畸治疗之目的和方法，以及国际上常用的正颌外科手术，并由王大章教授进行了上颌前徙、下颌后退同期矫治上颌发育不足伴下颌前突的双颌畸形手术示范。同年12月在青岛市召开了全国第一届外科正畸学术讨论会，报告交流的论文以临床诊治经验为主，并有一定数量的临床基础和实验研究的论文。会上首次提出了正颌外科学（orthognathic surgery）的学科命名，并就正颌外科的概念、功能与形态兼顾的治疗原则，牙颌面畸形的分类，各型正颌手术及其适应证、手术并发症及其防治，以及X线头影测量分析在正颌外科治疗、设计和疗效预测中的应用等问题展开了热烈讨论，取得了初步共识。此次会议的召开和报告交流的论文，标志着正颌外科已在我国初步形成，并开始拥有一支从事正颌外科的专业队伍。此后，正颌外科在我国得到了快速发展。1986年，王大章等的《改进的经口内下颌支矢状骨劈开术——一种较合理的小下颌畸形矫治术》与《下颌前突综合征及其双颌畸形同期外科矫正术》；1987年王兴等的《下颌升支矢状劈开截骨术在正颌外科中的应用与改进》接踵发表；同年（1987），东耀峻等编著出版了《实用正颌外科》，较系统地介绍了国际上正颌外科的诊治经验。在此时期，国内在正颌外科相关的理论和生物学基础的研究逐步开展并引向深入，外科与正畸的联合治疗以及各类矫治牙颌面畸形的外科手术得到了推广应用。1988 年，在上海举行的第一次中国国际口腔颌面外科学术会上，我国代表以"正颌外科的新进展——累及上下颌骨的牙颌面畸形外科治疗"为题，介绍了我国的经验。1990 年在北京召开了"国际正畸与外科正畸学术会议"，进一步介绍了我国正颌外科在基础和临床应用研究方面的进展，学习了国际同行的先进经验。20 世纪 80 年代，我国的正颌外科已接近和达到国际水平，引起了国际同行的注意。90 年代，我国的正颌外科已跟上国际同行的步伐向前稳步发展，一批有创见的研究成果及临床实践在总体方面已达到世界先进水平。1995 年及 1999 年 9 月，在海南省海口市及辽宁省大连市相继召开了第二次及第三次全国正颌外科学术会议，在海口会议期间，成立了中华口腔医学会正颌外科学组，推选王兴教授为首任组长。学组的成立，为本学科的深入发展提供了组织保证。在大连会议上，首次报告了我国开展牵张成骨（distraction osteogenesis，DO）的基础理论和临床应用矫治牙颌面原发和继发畸形的成果和经验，反映了我国在 DO 这一新领域的研究和应用进展。在这两次会议上发表的论文和讨论的问题承前启后，系统地总结和展示了自第一次全国会议以来的 15 年间，我国正颌外科在稳步、快速发展基础上所取得的新成果、新进展和新经验，提出了进一步普及应用与发展提高的建议和措施，标志着我国的正颌外科已发展壮大，渐趋成熟。继 2003 年在福州召开第四次全国正颌外科学术会议之后，于 2007 年在南宁市召开了第五次全国正颌外科学术会议，会议特邀为现代正颌外科学的形成、发展做出杰出贡献的美国 William H. Bell 教授莅会并做专题报告。会议就当代正颌外科的新进展和难点问题，如牵张成骨术的应用与发展，数字医学与微创技术在正颌外科中的应用，涉及软、硬组织的不对称牙颌面畸形，阻塞性睡眠呼吸暂停低通气综合征，以及颅颌面先天畸形等诊治新理念、新技术及其多学科协同治疗的相关问题进行了专题交流和讨论。与此同时，我国正颌外科学者在国际学术会议上相继报告交流，并在国际学术杂志上发表了我国正颌外科与牵张成骨术在基础理论和临床应用研究方面的新成果与新经验，得到国际同行的认可和重视。

在此期间，以我国正颌外科的研究成果和临床实践经验为基础，将"牙颌面畸形"列为专章（王大章撰写），正式纳入我国的《口腔颌面外科学》教科书（邱蔚六主编，1993 年编写，1995 年出版）。《正颌外科学》（张震康、张熙恩、傅民魁主编，1994）、《正颌外科手术学》（王兴、张震康、张熙恩主编，1999）及《正颌外科》（胡静、王大章主编，2006）相继出版。2010 年，我国第一本研究生规划教材《正颌外科学》（胡静主编）正式出版。之后，《牙颌面畸形诊断与治疗指南》（中华口腔医学会口腔颌面外科专业委员会正颌外科学组编写）、《颌面骨骼整形手术》（胡静、王大章主编，2013）、《正颌外科学》（沈国芳、房兵主编，2013）等正颌外科学专著相继发行。伴随我国改革开放取得的上述成果和进展，标志着我国的正颌外科学已经成熟，并进入了与本学科国际先进水平同步发展的新时期。

第四节　牙颌面畸形的治疗模式与选择

在牙颌面畸形的患者中，对颌骨的大小、比例及关系、位置基本正常的 Angle Ⅰ类错𬌗（malocclusion）畸形，即仅存在牙齿排列拥挤、错位的患者，采用现代正畸治疗，已能矫治并

达到较为满意的排齐牙列、改善功能和美观的效果。但如由颌骨的大小及上下颌关系位置异常所引起，并表现为颌面部比例、形态异常的牙颌面畸形，又称为骨性错𬌗(skeletal malocclusion)畸形患者，如只采用单独的正畸治疗，则不能有效矫治骨骼异常引起的牙颌面畸形并重建正常的牙颌功能与形态。对于此类病例，现已发展形成三种可供选择的治疗模式与方案：①青春期生长改建治疗；②牙代偿性矫治(掩饰性正畸治疗)；③正颌外科-正畸联合治疗。

目前，对于牙颌面畸形的治疗选择，在认识上，既有已经取得一致的共识点，亦存在不同的争议。其共识点为：①对生长发育期的某些患者，生长改建(配合常规的牙代偿治疗)治疗，可以在一定程度上引导生长型的改变获得较好的疗效，但生长改建的程度是有限的，企图通过生长改建治疗获得很大的生长改型效果是很难实现的。②对于生长发育已经完成的某些轻度骨性错𬌗成年患者，可通过掩饰性正畸治疗，即采用牙的代偿性移动而适当地改善其异常的咬合关系，但却不能改变颌骨及颏部结构异常引起的颌骨比例及位置关系失调，致很难改善患者的异常面型，获得美容效果。而超过限度的牙移动会损害牙的直立和生理性咬合，损害相应部位的骨皮质，造成不良后果。③对生长发育已经完成的成年牙颌面畸形患者，最有效而正确的是采取正颌外科-正畸联合治疗。

尽管对牙颌面畸形的治疗已取得上述主要共识，但对临界患者，在治疗选择上仍存在争议。争议的焦点是，对成年牙颌面畸形患者是否仅通过正畸治疗即可达到，抑或必须通过正颌外科与正畸联合治疗才能获得功能与形态美观俱佳的效果。对此，WR Proffit 根据深入的研究和大量的统计数据以及临床实践汇集的资料，经过分析、归纳出的科学证据，提出了对这一争议的见解，并绘制成一组图(图 1-8)，说明前述三种治疗模式在矫治牙颌面畸形患者时，其牙齿移动度与颌骨移动范围的各自限界及其显著的差异。Proffit 的图示效果可作为对

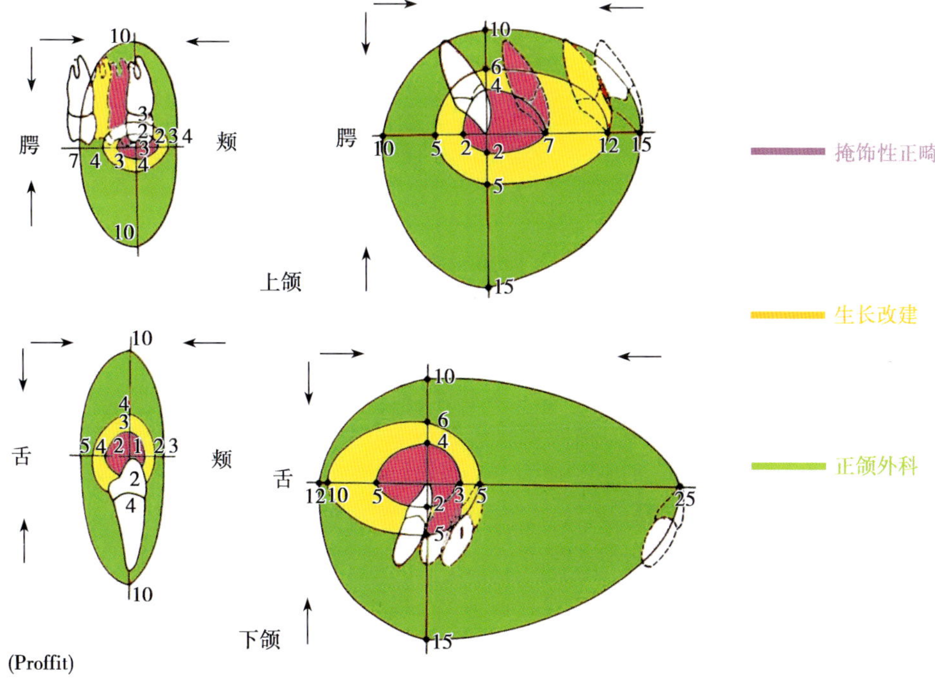

图 1-8　三种疗法对牙颌三维变化区域图

成年牙颌面畸形患者选择治疗方案的指南，亦可引伸为以下原则和论点：①生长改建矫治，只适于某些具有生长潜力的青少年；②掩饰性正畸治疗只适于一些轻型的成年牙颌面畸形患者；③对有明显的颌骨发育异常的成年牙颌面畸形患者，以及经过生长改建矫治或掩饰性正畸治疗效果不佳的病例，采用正颌外科与正畸联合治疗是唯一能获得功能、形态、美观效果俱佳的正确选择；④为最终获得理想的效果，正颌手术前的去代偿正畸治疗是必须完成的重要步骤。

第五节　牙颌面畸形诊治与疗效评价的现代理念

获得功能、形态、美容俱佳的效果是矫治牙颌面畸形追求的目标，而获得美貌的容颜，又往往是该类患者的主诉要求，也是评价治疗效果的一项重要指标。由于牙颌面畸形源于面颌骨骼的比例和位置失调以及随之产生的牙列与咬合错乱引起的面容异常，因此，矫治本病的传统理念是：重建颌骨正常的结构比例，恢复正常的牙列、咬合平衡，既能自然达到完美的面部协调与平衡，口颌系统亦能随之改善到理想的功能状态。“牙列、咬合与颌面骨骼的状态是决定和评价牙颌面畸形治疗效果”的基本理念持续至今，大量而系统的理论和临床研究工作是围绕这一基本理念进行的。不可否认，颌面骨骼的状态直接影响着相连的颜面软组织和面型。但骨骼的结构形态并非始终和完全决定着面部软组织轮廓和容貌美。

在回顾过去收治的牙颌面畸形病例时可以发现，如果从容貌美的审美角度观察，即使是上述病例中的效果最佳者，其显示的容貌美并不完善。原因在于，对最终影响容貌美效果的软组织结构及其重要组成部分，如眼、鼻、唇、颏和其他部分的软组织成分及其运动中的变化，如微笑与唇、齿的关系等，并未作为常规列入检测分析系统，亦未纳入诊治计划内容。而面部软组织轮廓（正、侧）、眼、耳、鼻、唇、颏等部的协调、匀称在审美评估及容貌美感方面起着重要作用。

近年来，牙颌面畸形的治疗理念正在发生重要变化，即颌面部软硬组织结构在三维空间纵与横、正与侧向的协调匀称应作为诊治和评价牙颌面畸形治疗效果的基本准则。容貌美是人体美最重要的组成部分，面型、头型以及眼、耳、鼻、口、唇的形态，位置及其与颜面总体的协调与和谐是容貌美的直接体现。据此，可以认定，对牙颌面畸形患者的处理，应将患者颌面部软、硬组织的总体及其成分均列入检测分析，拟定总体诊治计划，以及综合序列的实施方案中。为此，在检测分析、资料收集方面以往作为拟定诊治计划基础的常规头影测量及牙𬌗模型分析已显不足。对颜面软组织的测量分析提出了新的内容和要求，而颜面软组织结构的测量分析，明显较牙颌硬组织的测量分析更难。但数字医学的引入和应用，已使之变得较为简易可行。辅助正颌外科的颜面软组织结构及组成器官的美容手术已提上牙颌面畸形的诊治日程，应纳入总体诊治计划之中。在进行诊断和评估美容效果时，既要注意具有共性的容貌审美标准及其受到种族、教育、文化、性别等多种因素的影响，更要考虑个体化的要求。辅助性美容手术重点在外眼、鼻、唇、口裂、颏及下颌角区，可酌情采用分期（正颌手术后施行），或同期施行。随着坚固内固定的日益成熟，同期正颌手术与鼻整形术在技术上成为可能，而下颌角及颧部轮廓整形术已逐渐纳入常规的正颌手术同期施行，并取得了十分满意的效果。

随着牙颌面畸形诊治理念的更新、发展，对包括正颌外科医师在内的现代口腔颌面外科

医师提出了更高的要求，必须进一步学习颜面美容外科的新理论和技术，加强学科间的协作配合，使之能理解和胜任对牙颌硬组织及颜面软组织结构异常及其增龄性变化的诊断与综合序列治疗，让患者终身受益。为此，尚有很多问题需要认真学习、研究和解决。

（王大章）

第六节　正颌外科学研究生的基本要求

现代正颌外科学是结合了现代正畸技术、牙颌面畸形诊断矫治设计技术、正颌外科手术技术、围手术期管理、术后康复治疗以及患者心理评价、心理关怀与心理治疗等多学科知识与技术的一门临床分支学科。因此，作为正颌外科的研究生，未来将成为从事正颌外科工作的临床专科医师，不仅要掌握一系列牙颌面畸形矫治的基本理论、基本外科技术，还必须了解咬合，了解一些正畸的知识，具备一定的容貌美学的素养，掌握一些心理评价、心理治疗的基本知识，具备与患者及其家属进行良好的沟通的本领等。

笔者在我国改革开放初期，曾师从邹兆菊、张震康教授攻读正颌外科的博士研究生，在这里愿把我自己攻读研究生的点滴体会与后来者共同探讨与分享。

一、选题与文献阅读

正颌外科研究生首先必须了解正颌外科的发展历史，了解前人的研究成果、经验、教训以及学科尚存的难题，从而为一个即使很小但却有意义的选题打下良好基础。

研究生的学位论文课题的选择常常是在导师指导下进行的，或者是在导师已有课题的基础上完成其中的一部分作为其研究生课题。但是作为研究生基本科研训练的第一要务就是研究课题的选择。

选择的课题可以是较大的课题，也可以是一个较小的课题，而且在攻读研究生的有限时间里完成较大的课题不一定现实。但是无论课题的大小最重要的是避免重复前人的研究，甚至重复已被他人的研究证实是不可行的或是没有价值的研究。这就要求研究生必须广泛阅读已经发表的有关文献，特别是 20 世纪 60 年代以后的著作与研究论文，并在对正颌外科发展不同历史阶段的基础及临床研究工作充分了解的基础上，做出自己的判断与小结。哪些问题已经是前人研究过并得出有价值结论的，哪些还属于尚待解决的难题？哪些结论已被公认不存在争议，哪些结论尚在不断争议中？研究课题的选择常常便产生在这些存在的难题或者是争议的议题之中。尽力避免选择别人已经做过研究且其结论已被大家公认的课题。如果选择了这样的课题，便是一种浪费。我并不主张研究生要选择多么大的课题，但是即使很小的研究课题，也必须避免重复研究。这对任何从事研究的人来说都至关重要。我曾经多次遇到过这样的情况。20 世纪 90 年代初有一篇关于下颌支矢状骨劈开术改进的研究论文要求发表，编辑部送来审稿，一看论文作者所谓的改进就是 1957 年 Obwegeser 发表时的术式，后又经 Obwegeser 本人和他的学生在发现问题的基础上做了改进，而这一改进术式已被学界公认并已普遍采用。那么这样又改回去的研究就没有任何意义。显然作者在立题前没有进行认真的文献复习。还有一位年长的口腔颌面外科专家积极准备在所在省开展正颌外科工作，精心选择了一个下颌前突患者按照自己刚刚阅读的一篇文献，使用下颌支水平骨切开术为其矫正，结果术后出现了骨不连接、假关节形成、前牙开骀的并发症，导致一起严重医疗纠纷的发生。实际上早在20世纪60年代学者们就发现了这一术式的这些严重并发症，并有文献报道。因此，这个术式早已被大家弃用。遗憾的是术者没有全面地复习有关下颌畸形矫治的文献，从而给患者也给自己带来了不小的烦恼。由此看来，全面而认真地阅读文献不仅对选择研究课题极具价值，而且也是任何从事较高水平临床工作的医生终生的必修课。从文献复习中，通过自己的阅读与理解，我们常常可以发现前人的智慧与经验以及他们从事临床科研的思路、方法，当然也可以发现前人在探索过程中走过的弯路、曾经的教训，这些对开始进入这一领域的研究生来说都非常重要。

二、正颌外科研究生应具备的知识素养

（一）基本的正畸知识素养，与正畸医师合作的意识

正颌外科研究生必须具备一定的正畸知识、容貌美学知识、患者心理评价、心理关怀、心理治疗知识和基本的人文伦理学素养，学会与患者及其家属进行良好的沟通。

正颌外科是口腔颌面外科医师和口腔正畸医师共同合作努力，为患者进行牙颌面畸形的矫正。一些人以为牙颌面畸形矫治仅仅是口腔颌面外科医师的事，那完全是对正颌外科的过分肤浅的认识。绝大多数牙颌面畸形患者都伴有牙列本身的各种畸形，例如最常见到的牙列拥挤、牙齿代偿性倾斜等，这些情况外科医师是无能为力的，必须依靠正畸医师术前术后的正畸治疗来完成。一些医师特别是整形外科的医师只重视患者容貌的改变而忽视牙骀畸形的矫治是错误的。因此牙颌面畸形矫治的过程中，口腔颌面外科医师必须自始至终真诚地与口腔正畸医师合作，并了解一些牙颌面畸形患者术前术后正畸的基本知识。提出需要正畸医师解决的问题，从而使牙颌面畸形的矫治效果达到结构与功能同步矫正的目的，达到畸形矫治与口颌系统生理功能共同改善的目的。

（二）心理评价、心理关怀的知识

牙颌面畸形患者常常伴有各种心理障碍，特别是轻度畸形者这种情况常常表现得更为明显。有的对正颌外科矫治抱有不切实际的期望，有的因他人的评价而求治，有的对畸形本身的判断存在偏差，有的对手术心存恐惧与疑虑，有的对手术后的反应及康复心理准备不足等，这些都可能使矫治结果不能达到患者的满意，甚至造成医疗纠纷。

因此准备从事正颌外科的研究生们应该学习一些心理学的基本知识，特别是心理评价，掌握一些心理沟通疏导的基本方法并学会与伴有各种心理性疾病的患者打交道。就大多数牙颌面畸形患者而言，因其畸形容貌在其成长发育过程中常常会受到一些不公正的对待，例如升学就业、恋爱、择偶或是周围人言语的刺激、异样的眼光等。正颌外科医师首先要学会对患者理解与尊重，认真听取他们的诉求。判断他们的求治动机是主动的还是被动的？判断他们的诉求是否合理？对自己畸形的判断是否符合客观实际？在此基础上尊重他们的合理要求与选择，坦诚与患者沟通，明确告诉患者医师的判断、矫治的目的、预期的效果。万不可以夸大其词地放大手术效果，误导患者。对于那些因他人评价或遭遇其他挫折而误以为是容貌缺陷所导致继而前来求治的患者（这种求治动机被称为被动求治动机）更应辅以耐心疏导，说明正颌外科无法解决这些问题更不宜盲目为其手术。我曾遇到过许多这样的患者因失恋或不能得到某种机会、不能升迁而要求手术，也看到过为这类患者盲目施行手术后发

生严重医疗纠纷的情况。事实上这是我们的医师对患者的心理问题缺乏了解与判断。还有一种情况是大多数患者在术后一段时间里因术后反应的不适,或因一时看不到期望的矫治效果会产生一时的心理低潮期,情绪低落,此时应及时提供心理疏导,否则会影响患者对矫治效果的期望,加重患者的心理障碍,也会影响患者的术后康复。

(三) 容貌美学的知识

尽管正颌外科矫治的范围主要是在面下三分之一,但是由于面下三分之一本身的特点(它是容貌结构中最富有变化、最具个性特征的部分),其在很大程度上会改变患者的容貌,甚至是很大的改变。当然这样的改变是建立在矫治畸形,甚至创造美的容貌的基础上。畸形本身破坏了容貌结构的协调和统一,容貌美的创造就是要恢复容貌结构之间的协调和统一。这里就无法回避涉及容貌美学的许多问题。容貌美的基础是容貌结构本身的正常以及容貌结构之间的协调,因此对于容貌结构之间协调统一的研究便必不可少。各结构之间大小比例关系、不同种族之间、男女性别之间的差异等都必须有充分了解。在这些关系中,鼻唇颏关系的协调是其核心。一些重要的容貌结构参数都必须牢记在心。况且容貌审美既有客观性也有主观性,也常常会出现患者与医师之间的不同意见。在尊重结构间协调统一的大前提下,尊重患者的一些容貌审美诉求是应该的。因为最终的结果是要患者接受与满意,而不仅仅是让医师欣赏与满意。

(四) 与患者、患者家属沟通的能力

正颌外科患者与其他口腔颌面外科患者不同的特点是:像口腔颌面部的肿瘤、创伤等患者对容貌的期望值较低。更何况患者术前的心理状况、疾病本身对患者身体造成的影响也有较大区别。正颌外科患者主要的问题是口腔颌面部的畸形及其伴有的口颌系统生理功能障碍。患者多为年富力强的青年人,多不伴有全身系统疾病,而且部分患者更注重手术矫正之后容貌的改变,对口颌系统生理功能的异常缺乏认识。因此在治疗过程中与患者及其家属的沟通就显得非常重要。术前在以下方面必须与患者达成共识并征得同意:畸形的判断、术式的选择、可能的效果、术后的反应及康复过程,甚至包括术中使用的材料、手术及其治疗费用等,在此过程中耐心听取患者及其家属的各种疑问与问题并给予耐心解答都是必不可少的,只有这样才有可能在患者的充分理解与配合下顺利完成正颌外科矫治全过程。与患者沟通需要真诚与耐心,需要使用患者能够听得懂的语言与词汇,事实上一些医师常常因为工作繁忙,时间紧张就简化了认真沟通的环节,有的甚至觉得患者或其家属啰嗦、事多、麻烦,或自以为都向患者作了交代,患者理应理解,事实上患者并没有充分理解从而导致术后纠纷的发生。

三、正颌外科研究生应该掌握的基本功

正颌外科研究生必须熟练地掌握牙颌面畸形诊断矫治设计的基本功,包括头影测量、模型外科技术以及基本的正颌外科手术技术。

(一) 牙颌面畸形诊断矫治设计的基本功

正颌外科研究生无论在其攻读学位论文期间,还是在今后从事这项临床工作时,对牙颌面畸形患者正确的诊断与矫治设计永远是最重要的。因为这将决定了你对畸形的判断和矫治方案,决定了患者最终的矫治效果,而且这样的判断在术中无法改变。

正颌外科医师必须亲自动手完成 X 线头影测量分析与模型外科设计,这不仅有利于对患者畸形的理解与判断,而且通过自己的亲手操作有助于在术中精确地设计截骨线以及准确地移动牙骨段。

(二)现代正颌外科的几项基本手术技术及其并发症的预防处理

正颌外科研究生或者初学正颌外科的医师应该刻苦熟练掌握三项正颌外科基本手术以避免危害患者生命安全的严重并发症的发生。

自 1848 年开始,美国医师 Hullihen 使用外科技术矫治第一例下颌前突、前牙开𬌗的患者以来,已经过去了 174 年。其中前 100 多年的工作只是处于零星病例的临床探索阶段,缺乏成熟的理论指导和成熟的手术技术,经历了一条偶尔成功—失败—又偶尔成功—又重复失败的艰辛道路。直到 20 世纪 60 年代后期,有了一系列极具价值的基础研究和临床研究支撑,正颌外科才逐步成为一门成熟的临床分支学科。其中的标志之一就是双颌外科技术的广泛应用使得双颌畸形能够同期予以矫正。所谓双颌外科就是包括上颌 Le Fort Ⅰ型骨切开术、下颌支矢状骨劈开术以及水平骨切开颏成形术三种手术在一位患者的牙颌面畸形矫治过程中同时应用。这也是现在正颌外科临床应用最为广泛的外科技术。可以说掌握了这三种基本外科技术,80%以上的牙颌面畸形都可以得到满意矫治。因此我总是给初学者强调这三项基本技术的熟练掌握至关重要。

在这三项手术的发展过程中,特别是前两种手术都曾有过多起严重并发症发生的报道,主要是严重出血和呼吸道梗阻。引起严重出血的原因:一是术中知名血管的损伤(主要是颌内动脉损伤);二是术者缺乏口内入路手术环境下遇到像颌内动脉损伤时的止血经验。

上颌 Le Fort Ⅰ型骨切开术可能损伤颌内动脉的情况只有在离断翼上颌连接时可能发生,或是骨凿安放位置不当(过高)或是凿劈方向出现偏差时。这种情况其实是完全可以避免的。那就是无论什么情况下这一步骤的操作都必须格外小心,保证骨凿安放位置和凿劈方向的准确。即使对于一名有经验的正颌外科医师而言,这也是非常重要的,马虎不得。因为这一操作环节对患者的生命安全至关重要,同样对于一名外科医师的职业生涯也至关重要。

完成下颌支矢状骨劈开术的过程中损伤颌内动脉的情况主要发生在以下两步操作过程中:①完成升支内侧水平骨切口时,骨钻越过升支后缘,直接伤及颌内动脉;②在升支劈开过程中凿劈升支水平骨切口部位时用力不当,凿刃越过升支后缘伤及颌内动脉。因此,在这两个操作步骤中加以小心谨慎,这样的并发症同样是可以避免的。

关于术后呼吸道梗阻并发症,在应用坚固内固定技术以后,这类情况的发生已很少见。早期手术发生这样严重并发症主要是因为手术中局部创伤较大,术后局部血肿与水肿造成的,加之当时国际上普遍采用术中颌间结扎以防止术后咬合关系调整困难,更易导致这类并发症的发生。随着手术技术的不断改进和坚固内固定技术的广泛应用,这类并发症已越来越少,但是由于其严重危及患者生命安全,术后还是应给予高度重视。其实正颌外科患者围手术期与术后早期处置的重点也是呼吸道的管理。

四、正颌外科研究生肩负的历史重任

正颌外科在我国虽然起步较晚,但进步迅速。我国老一辈口腔颌面外科专家为开拓中

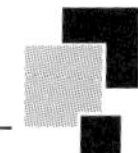

国正颌外科做出了杰出的贡献。20 世纪 80 年代初,北大口腔的张震康教授、张熙恩教授,华西口腔的王大章教授都先后赴美学习,把一系列现代正颌外科的理念与技术引进到我国,是他们开启了我国现代正颌外科的发展历史,为我国正颌外科队伍建设、人才培养、学科进步打下了坚实基础。1987 年张震康教授课题组“牙颌面畸形外科矫治的临床与实验研究”曾获卫生部科学技术进步一等奖,国家科学技术进步三等奖。这是当时我国口腔颌面外科界获得的国家最高奖项。2001 年王兴教授课题组“内置式颌骨牵引成骨的临床与实验研究”又获得首届中华医学科技奖一等奖,该项目还被科技部评为“九五”期间我国重大科技进展项目之一(一共有 97 项,医学界有 12 项入选)。

近年来,随着我国经济社会的不断进步与发展,我国人民的生活水平不断提高,人们对改变畸形容貌、异常牙颌关系的需求必将越来越多、越来越普遍。更何况作为全球人口最多的国家,牙颌面畸形患者的数量是惊人的。美国的一项流行病学调查结果提示,正常人群中大约有 5%的牙颌面畸形需要正颌外科矫治。现在个别国家已经把正颌外科手术作为一项吸引人们眼球的美容外科技术普遍开展,仅为了容貌的改变就普遍开展,以致几乎是家喻户晓,拥有极大的患者群。本人并不赞成这样的美容热,这甚至是误导患者接受这样的正颌外科手术。但是,在我国将会有越来越多的牙颌面畸形患者需要正颌外科治疗则是不容置疑的。正颌外科不仅可以为牙颌面畸形的患者矫正异常的牙颌关系,为他们创造美的容貌,恢复口颌系统生理功能,极大地改变这类患者的生活质量,为他们的就业、职业选择、婚姻恋爱等创造更好的条件,与此同时,也会给从事正颌外科的医务工作者带来事业的成就感。我国需要越来越多的合格的正颌外科医师为我们的牙颌面畸形患者提供服务。同样,学科发展过程中也有越来越多的新问题需要研究、需要解决。中国口腔颌面外科在国际上具有相当大的影响力,其中一个重要的因素就是我们拥有庞大的患者群,拥有丰富的临床研究资源,可以做出高水平的研究工作。我们寄希望于更加年轻的一代,你们生活工作在中国历史上的黄金发展时期,完全有可能为本学科的发展与进步做出中国人的贡献!特别是对于年轻一代的研究生学子们,你们可以吸取前人走过的许多弯路,借鉴前人总结的诸多经验与教训,在前人研究成果的基础上,发挥你们的聪明才智,展现你们的人生价值,创造出更加辉煌的业绩!发展中国正颌外科,壮大中国正颌外科队伍,做出高水平临床与基础研究成果的历史重任不可推卸地落在我国年轻一代正颌外科专家的肩上。这既是学科发展的需要,也是我国广大患者的需求!

第七节 启示与展望

我国的正颌外科,虽已发展成熟,并在基础研究和临床应用中形成了自己的特色,成为我国口腔颌面外科领域中,发展较快、成效显著的一个新的分支学科,并融入了本学科的国际先进行列,但随着医学科技的发展,社会及患者的需求进一步提高,牙颌面畸形的诊治理念和模式也随之发展更新,加之新的理论和技术不断引入,这都为正颌外科开创了一个新的发展时期,适逢新机遇,面临新挑战。目前,正颌外科在我国的发展还很不平衡,其研究和临床应用还主要集中在一些口腔医学院、系及其附属口腔医院进行,大量的牙颌面畸形患者尚未能得到有效的治疗。造成上述状况的原因,除了客观上存在一些制约因素,如我国还是一个发展中国家,还有不少经济欠发达的地区,不少口腔医疗机构还难以配备开展正颌外科所需的诊治设备等原因外，缺乏足够经过正规培训、具备正颌外科医师基本素质、掌握正颌外科基本理论和技能的正颌外科医师，当是一个重要原因。

随着我国社会经济的快速发展，很多身受功能、心理和社会生活障碍的牙颌面畸形患者，期盼尽快得到有效的治疗。国内外流行病学的调查显示，人群中约有 45%～50%患有错殆畸形，而美国的一项权威调查显示，存在明显牙颌功能障碍和外貌异常，需要外科治疗的牙颌面畸形患者约占其中的 5%。我国是一个有十几亿人口的大国，在 5%的牙颌面畸形中，即使只有 1%的患者要求治疗，其人数之多，任务之重，也是举世无双的。社会的需求，是推动学科发展永不枯竭的源泉。我国的正颌外科工作者和正在本专业接受培训的研究生，应义不容辞承担起这一光荣职责，抓住机遇，迎接挑战。作为医学科学与人文艺术相结合的正颌外科，其发展、进步与许多学科的进展及交叉融合密切相关。根据牙颌面畸形诊治的新理念，在重建患者正常的牙颌面功能与形态、矫治异常心态的基础上，要进一步达到颜面软组织轮廓及其所含主要器官与牙颌硬组织结构相互协调、匀称，体现最高境界的容貌美，是一项较之以前更为复杂的任务。从颌面软硬组织的测量分析系统到方法，从诊治理念到诊治设计、治疗程序与技术，以及疗效评估的方法和指标等一系列问题，都需要认真学习、认识和研究解决。在正颌外科领域内，尚有一些未被开拓的领域和尚不清楚或尚存在争议的基础理论和临床实际问题，如：上颌垂直向发育不足采用 Le Fort Ⅰ型骨切开骨段下移后，其骨面间隙内移植骨的愈合、稳定，或采用牵张成骨延伸上颌骨段的相关技术与远期效果问题；在牵张成骨治疗中如何促进牵开间隙新骨生成及骨化过程，缩短 DO 疗程的方法与途径；正颌外科手术与牵张成骨的合理选择与配合，达到疗程短、功能与容貌形态俱佳的思路和应用；正颌外科与牵张成骨的理念和技术如何进一步延伸到颅颌面等相关领域；数字医学及微创外科新技术在本学科的进一步开发应用；组织工程技术与再生医学对开拓正颌外科新领域的可行性等，均有待进一步地探索、解决。

回溯正颌外科衍生发展的曲折历史轨迹，以及使本学科相关生物学基础理论取得突破性进展的艰辛历程，特别是历代先驱者们为创建本学科、造福患者，而百折不挠、勇于探索、求实创新和拼搏进取的献身精神和引领、推动现代正颌外科形成、发展的史事，都启示和鞭策着我们。本学科的进一步发展需要众志成城，持之以恒，脚踏实地，勇于创新，并与相关学科交叉融合，开拓新的生长点。而有计划地加快培养造就一支训练有素、理论与实践能力兼备、素质优良、有志于从事和推进正颌外科事业的新生力量，进一步扩大和提高专业队伍的水平，仍然是保持本学科与时俱进、持续发展的基础和动力。研究生教材《正颌外科学》第 2 版的编写出版，将引导和加强本学科高层次人才培养进入一个理论研究与临床实践紧密结合的新里程。千里之行，始于足下，有志者，事竟成。

（王　兴）

参 考 文 献

1. 王大章. 正颌外科学 50 年回顾//《中国口腔医学年鉴》编辑委员会. 中国口腔医学年鉴(第九卷). 北京：人民卫生出版社，2001：50-61
2. 张震康. 我国正颌外科近年来的进展. 中华口腔医学杂志，1996，31(3)：131-134
3. 邱蔚六. 口腔颌面外科学. 3 版. 北京：人民卫生出版社，1995
4. 王兴. 我国正颌外科的发展与思考. 中华口腔医学杂志，2005，40(1)：2-3

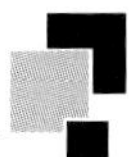

5. 王兴,张震康,张熙恩. 正颌外科手术学. 济南:山东科学技术出版社,1999
6. 胡静,王大章. 正颌外科. 北京:人民卫生出版社,2006
7. 王大章. 口腔颌面外科手术学. 北京:人民卫生出版社,2003
8. 王大章,罗颂椒,陈扬熙. 下颌前突综合征及其双颌畸形同期外科矫正术. 中华口腔医学杂志,1986,21(6):330-334
9. 王大章,陈刚,胡静. 牵张成骨在矫治牙颌面畸形中的应用. 华西口腔医学杂志,1998,16(4):369-371
10. 王兴,林野,伊彪,等. 内置式牵引成骨的系列临床和实验研究. 北京大学学报(医学版),2002,34(5):590-593
11. 胡静,王大章. 颌面骨骼整形手术图谱. 北京:人民卫生出版社,2013
12. 沈国芳,房兵. 正颌外科学. 杭州:浙江科学技术出版社,2013
13. 中国口腔医学会口腔颌面外科专业委员会正颌外科学组编写. 牙颌面畸形诊断与治疗指南. 中国口腔颌面外科杂志,2011,9(5):415-419
14. HULLIHEN S P. Case of elongation of the under jaw and distorsion of the face and neck,caused by burn,successfully treated. Am J Dent Sci,1849,9:157
15. TRAUNER R,OBWEGESER H. The surgical correction of mandibular prognathism and retrognathia with consideration of genioplasty. Oral Surg Oral Med Oral Pathol,1957,10(7):677-689
16. BELL W H,PROFFIT W R,WHITE R P. Surgical correction of dentofacial deformities. Philadelphia:WB Saunders,1980
17. BELL W H. Modem practice in orthognathic and reconstructive surgery. Philadelphia:WB Saunders,1992
18. PROFFIT W R,WHITE JR R P. Who needs surgical orthodontic treatment? Int J Adult Orthodon Onthognath Surg,1990,5(2):81-86
19. ILIZAROV G A. The tension stress effect on the genesis and growth of tissue. Part 1. The influence of stability of fixation and soft-tissue preservation. Clin Orthop Relat Res,1989(238):249-281
20. MCCARTHY J G,SCHREIBER J,KARP N S,et al. Lengthening the human mandible by gradual distraction. Plast Reconstr Surg,1992,89(1):1-8
21. HASSFELD S,MÜHLING J. Computer assisted oral and maxillofacial surgery:a review and an assessment of technology. Int J Oral Maxillofac Surg,2001,30(1):2-13

第二章　正颌外科手术的应用解剖学

现代正颌外科学快速发展的原因之一得益于学者们对颌面部局部解剖，特别是应用解剖学的研究成果，全面掌握颌面局部解剖学知识，是正颌外科手术合理设计和安全、有效、熟练操作的基础。本章在回顾颌面部骨骼解剖基础上，重点阐述与上下颌正颌外科手术有关的应用解剖学。

第一节　上颌骨的局部及应用解剖

上颌骨(maxilla)左右成对，是构成面中部三分之一最大的骨骼。上颌骨上内方与额骨和鼻骨相连，上外方与颧骨相连，后面与翼突相连，内侧与对侧的上颌骨相连，此外，还与泪骨、筛骨、犁骨、下鼻甲和腭骨相连，分别形成眶底、鼻底、鼻侧壁以及口腔顶。上颌骨解剖形态不规则，大致分为一体(上颌体)四突(额突、颧突、腭突及牙槽突)。

上颌体位于中央，其内中空，为上颌窦所在处。由体的前内侧角向上伸出的为额突，与额骨相连；颧突构成体的外侧角，与颧骨相连；水平位的腭突起自体内侧面的下缘，与对侧的腭突相连，构成硬腭的前份；弧形的牙槽突由体向下伸出，有容纳上颌牙的牙槽。

上颌骨的体呈三棱锥形，其底朝向鼻腔，尖延续至颧突。三棱锥的四个面分别为：眶面或上面，它构成眶下壁的大部；前面或颊面朝向前外侧，构成颊部和面部的骨骼；颞下面或后外侧面，朝向颞下窝，前面和颞下面的下方移行为上牙槽突；三棱锥的底朝向内侧称为鼻面，其后上份有一大而不规则的上颌窦裂孔，通入上颌窦(图 2-1，图 2-2)。

1. 眶面　呈三角形，并稍斜向外前。其后缘圆钝，约在其中部有一向前行的眶下沟，它向前延续为眶下管，开口于眶下孔，有眶下神经和血管通过。在眶下孔后方 4~6mm 处，从眶下管发出前牙槽管，行经上颌窦的顶，至其前壁，呈扇形分开至前部牙槽。从眶下管后方发出中牙槽管，经上颌窦外侧壁下行至中部的牙槽。眶下管前份的顶较厚称为眶板，此管的最前份向下降并稍弯向内侧。若延长两侧眶下管的长轴，它们将在距上颌中切牙前方 1~2cm 处相交。

2. 前面　构成颊前部的骨骼。故又称颊面，其后方以一起自颧突尖至第一磨牙牙槽突的颧牙槽嵴为后界。前面的外侧部为凹面，并与颧突相续。在尖牙根与颧突之间的骨面较凹，称尖牙窝(犬齿窝)，为一较深的凹面，位于尖牙隆起的外侧，此处骨板很薄，在行上颌骨骨切开时应避免此处骨壁发生碎裂。尖牙窝的上内角有眶下孔，此孔恰在颧上颌缝最内侧点的下方。眶下孔的上外缘锐利，其内下缘圆钝，这是由于眶下管斜向下内方所致。在上颌

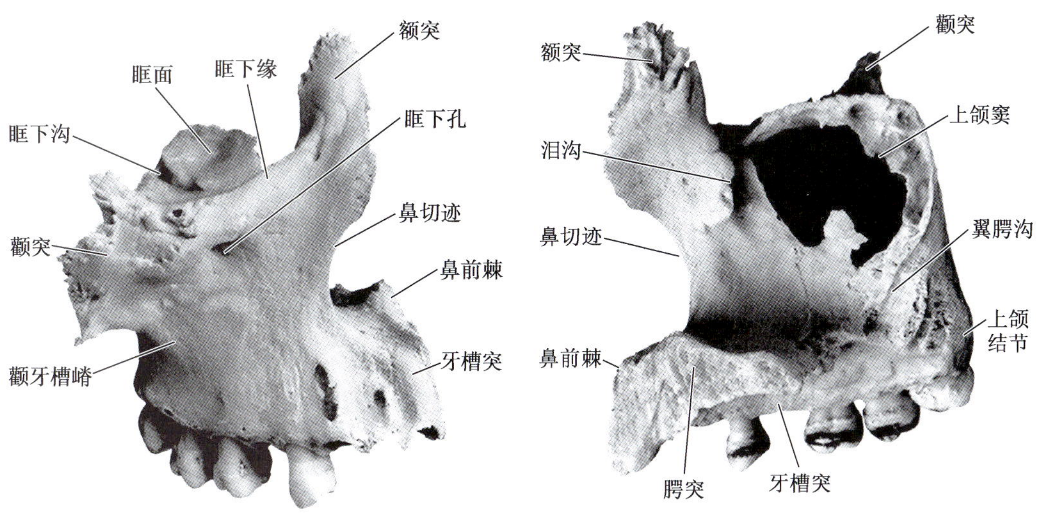

图 2-1　上颌骨外侧解剖图　　　　图 2-2　上颌骨内侧解剖图

骨正颌外科手术，特别是在行高位 Le Fort Ⅰ型和 Le Fort Ⅱ型骨切开术中，应注意保护眶下神经以免造成术后麻木或感觉异常。梨状孔边缘及颧牙槽嵴附近的骨质厚而致密，是上颌手术行坚固内固定的理想部位。梨状孔下缘正中有一向前突出的骨棘，称为鼻前棘。鼻前棘不仅是正颌外科手术时的一个重要标志，而且在手术方案设计及术后效果评价所用的头颅侧位 X 线片上也是一个经常选用的标志点。严重上颌前突特别是伴有鼻唇角过小的患者，手术时可修整或切除鼻前棘。

3. 颞下面　或称后外侧面，为颞下窝前壁的一部分。此面较大的内侧份隆凸，外侧份延续至颧突的后凹面。此面后下角的隆凸称为上颌结节。上牙槽神经后支在此面的中央通过 1~3 个细孔进入此骨，在细窄的后牙槽管内向下行，经上颌窦外后壁至后部的牙槽。在行 Le Fort Ⅰ型骨切开术时，需从上颌骨颞下面分离至翼上颌缝处，如果在分离翼上颌连接时损伤上颌动脉，出血会很凶猛，甚至危及生命（图 2-3）。因此在离断翼上颌连接时，必须在上颌动脉的下方离断，并保持一定的安全距离，上颌骨后面的骨切开线不可过高，如确因手术需要，可在上颌骨前外侧面较高的位置做水平骨切开，在颧牙槽嵴处转向下或做台阶形切开，从而降低后段骨切开线的高度。

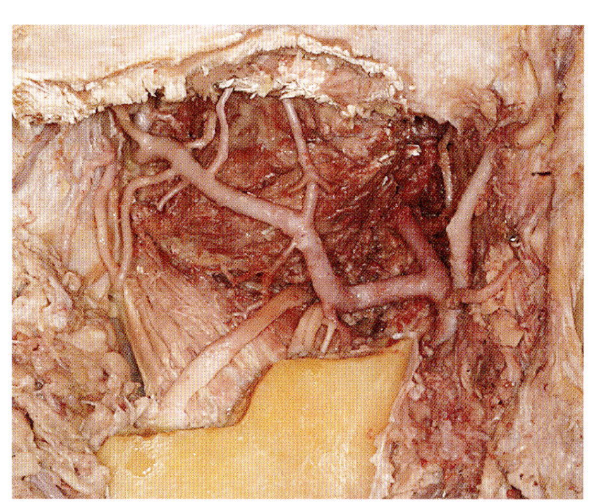

图 2-3　上颌动脉解剖标本显示颞下窝毗邻关系

在行上颌骨正颌手术时，搞清楚上颌动脉的解剖关系显得非常重要。研究表明：上颌骨与翼板连接的下缘到颌内动脉的最下缘的距离为 25.0mm±1.5mm（最小 23mm），翼上颌缝的平均高度为 14.6mm±3.1mm（11~18mm），这意味着在翼上颌连接上方仍有 5mm 多的安全区(图 2-4)。

在 Le Fort Ⅰ型手术中,从颧牙槽嵴至翼上颌连接处骨切开线应在上颌后牙根尖上 5mm,应低于从梨状孔至颧牙槽嵴的骨切开线。在使用弯骨刀分离翼上颌缝连接时,应在骨膜下,在腭侧能摸到骨凿尖端的下方,向内前轻敲分离骨缝连接,应避免刀刃向上倾斜。在成人,翼上颌连接的高度约为 14.6mm,通常用一把 10mm 宽的骨刀凿断翼上颌连接。

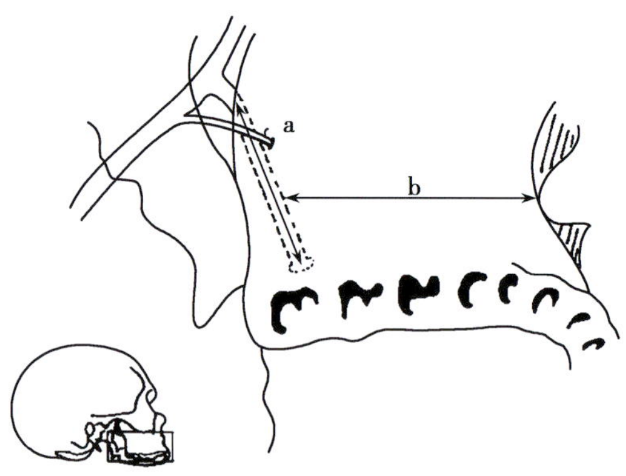

图 2-4　上颌动脉 a、腭降动脉 b 与翼上颌连接及鼻底高度的关系示意图

4. 鼻面　或称内侧面,为鼻腔外侧壁的一部分。后上份有一大而不规则的上颌窦裂孔,与上颌窦相通。此孔的前方为通向下鼻道的浅沟即泪沟,它与下鼻甲的泪突和泪骨共同围绕成鼻泪管。泪沟前方的斜嵴为鼻甲嵴,与下鼻甲相接。在鼻甲嵴的上方和下方部都为光滑微凹的骨面,分别为中鼻道前房和下鼻道的一部分。在鼻面后缘的中份有斜行向前下方的光滑微凹即翼腭沟,它与腭骨的同名沟共同构成翼腭管,有腭降动脉和腭神经通过。翼腭管的下份在翼上颌连接稍前方,Le Fort Ⅰ型骨切开术离断上颌结节与翼板的连接时,准确细致的操作可避免损伤腭降动脉(图 2-5)。Kasey 等对头颅骨研究结果显示:梨状孔边缘至腭降动脉的平均距离为 35.4mm(31~42mm)。采用 CT 扫描影像显示:男性梨状孔边缘到腭降动脉的平均距离为 38.4mm(34~42mm),女性为 34.6mm(28~43mm)。因此在切开上颌骨内侧骨壁时,不要凿入过深以免损伤腭降动脉(图 2-6)。

颅颌面外伤与手术可能会导致泪器的损伤,Le Fort Ⅰ型高位骨切开术偶尔会损伤泪器而出现暂时性或永久性的泪溢。泪液排泄系统包括泪小管、泪囊和鼻泪管。鼻泪管始于泪囊,走行于骨性鼻泪管内,开口于下鼻甲骨下方的下鼻道。泪器中的骨性鼻泪管导管和鼻泪管鼻道端是 Le Fort Ⅰ型高位骨切开术中最容易损伤的两个部分。有学者们对鼻泪管和 Le Fort Ⅰ型高位骨切开术的位置关系进行了研究,结果提示当骨切开术始于眶下孔之下并伸展至下鼻甲前附着水平之梨状孔边缘时,通常不会损伤鼻泪管。

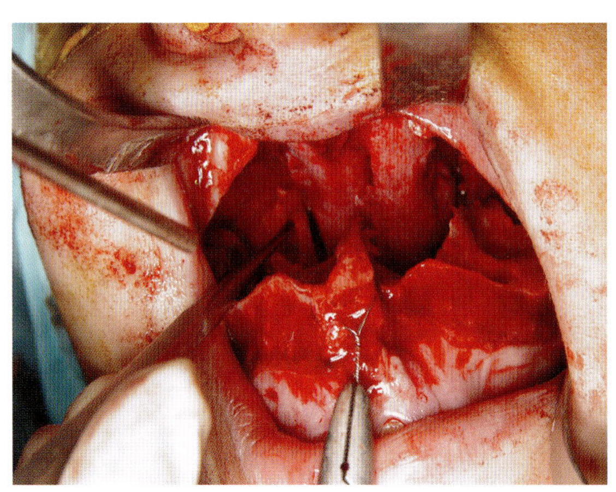

图 2-5　Le Fort Ⅰ型骨切开术中见腭降动脉

当鼻泪管出骨性鼻泪管,导管继续走行 2~5mm 至下鼻道,通常被称为鼻泪管鼻道部分。传统 Le Fort Ⅰ型骨切开术通常止于鼻泪管下鼻道部分开口的下方(图 2-7)。据文献报道鼻底至鼻泪管下鼻道开口的距离为 11~17mm。因此用传统 Le Fort Ⅰ型骨切开术上移上颌骨,这个距离是安全的。而 Le Fort Ⅰ型高位骨切开术有时需要在鼻泪管开口之上进行,因此必须强调向上剥离侧面鼻黏骨膜的重要性,因为其含有鼻泪管导管结构,剥离

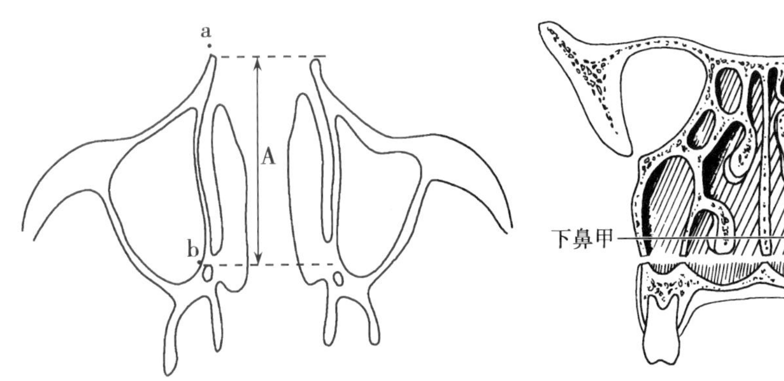

图 2-6　腭降动脉 b 与梨状孔边缘 a 距离 A 关系示意图

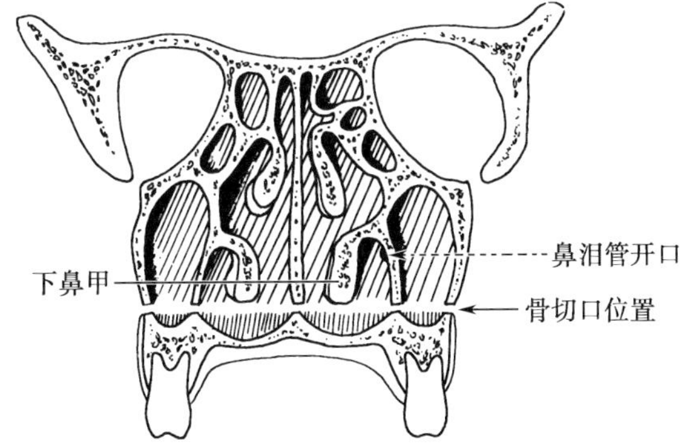

图 2-7　显示模拟 Le Fort Ⅰ型切骨术，下鼻甲前附着及梨状孔基部与鼻泪管下鼻道开口距离

升至下鼻甲基部以避免手术损伤鼻道部鼻泪管。

各种改良的 Le Fort Ⅱ型或Ⅲ型骨切开术通常包括眶下缘近中的骨切开，从眶下缘延伸至梨状孔。局部解剖学和临床研究发现鼻泪管通道被定位于沿泪囊窝和下鼻甲前附着之间连线的内侧 2mm 和外侧 3.5mm 延伸之范围内。在设计与实施面中份手术时，要特别注意鼻泪管通道的走行，避免损伤鼻泪管。

（王　涛）

第二节　下颌骨的局部及应用解剖

下颌骨（mandible）由下颌体（水平部）和下颌支（垂直部）组成，是面下份轮廓的骨性支架，由于两侧髁突参与构成颞下颌关节也使得下颌骨成为颌面诸骨中唯一能动者。

（一）下颌骨的形体特征及相关手术应用解剖

下颌骨由下颌体和两侧的下颌支构成。下颌体厚，呈马蹄形，有一钝圆的下缘和携有牙槽突的上缘。下颌支为一长方形的骨板，从角前切迹开始向后延伸至下颌角，向上延伸止于两个突起，即位于前方的喙突（冠突）和位于后方的髁突（图 2-8）。

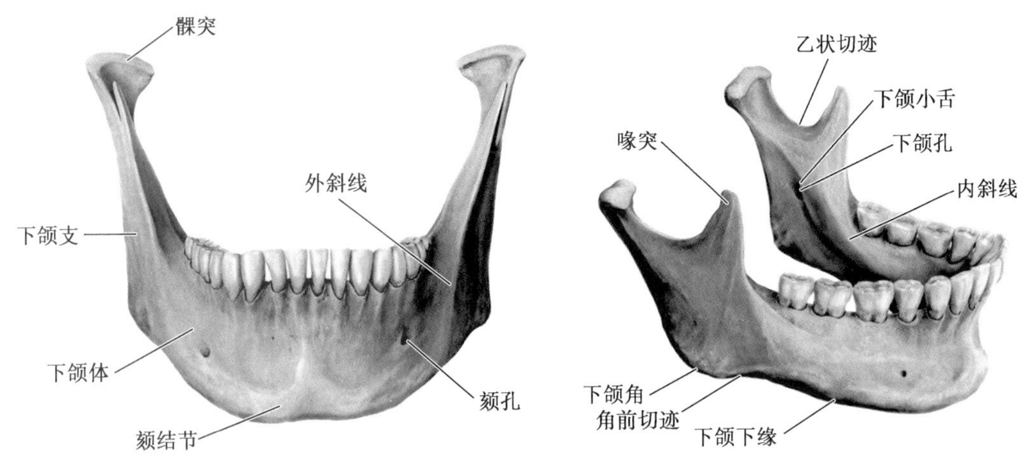

图 2-8　下颌骨内外侧解剖标志

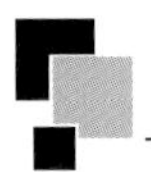

颏孔位于下颌体的外侧面，为颏神经和血管穿出处。有研究显示：中国人颏孔的位置多正对下颌第二前磨牙的下方，并位于下颌体下缘与下牙槽缘连线中点的上方，孔的开口朝向外上后。在行下颌前部根尖下骨前切开术及颏成形术时，应注意保护颏神经。因此，在行颏成形术时，骨切开线应位于颏孔下方 5mm 处。下牙槽神经血管束在出颏孔前通常有一个向下的弯曲（图 2-9）。

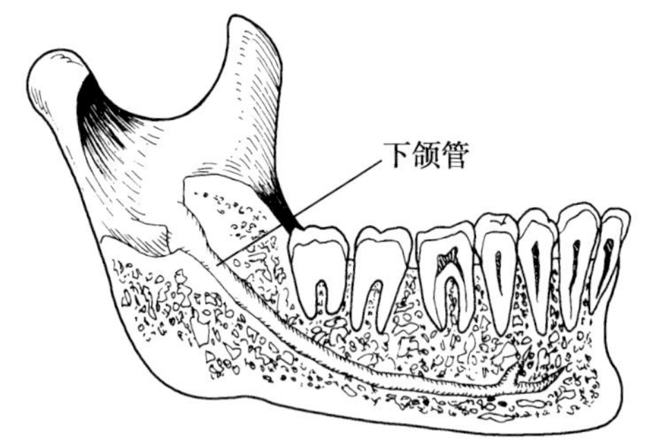

图 2-9　下颌管轴向剖面图

在下颌角外面和内面的骨面上，有不规则的粗涩面，分别为咬肌和翼内肌的附着处。下颌支的上端被半月形的乙状切迹分为冠突和髁突。下颌头（髁头）与下颌支的连接处稍细为下颌颈（髁颈）。冠突为一菲薄的三角形骨板，它具有锐利的尖或弯向后的钩，是颞肌下端附着处。在下颌支内面中心的后下方有下颌孔，它为下颌管的起始处。成年男性下颌孔约相当于下颌磨牙的咬合平面，女性及儿童位置稍低。下颌孔前方有一个锐薄的三角形小骨片，名为下颌小舌，为蝶下颌韧带附着处。下颌孔之后上方有下颌神经沟，下牙槽神经血管束通过此沟进入下颌孔。下颌孔与下颌支后缘的距离个体差异较大。成人一般为 12~16mm。有一组资料显示中国人的下颌孔后缘至下颌支后缘的水平距离平均为 13.6mm，最小距离为 10.1mm。因此在行下颌支垂直或斜行骨切开术时，在距下颌支后缘以内 8~9mm 进行骨切开比较安全。

在下颌支外面中央常可见一突起或嵴，称为下颌支外侧隆起（lateral ramus prominence）或下颌小舌隆突，约有 70% 的人群可观察到此隆突。此隆突的位置相当于下颌孔前或后 4.7mm（66% 位于下颌孔前）、下颌孔上方 0.9~16.2mm 处。在行下颌支垂直或斜行骨切开后退术时，多以此隆突为重要标志，在其后方进行骨切开以避免损伤下牙槽神经血管束。有研究发现这是个相当不恒定的解剖标志，因此垂直骨切开线应该在下颌小舌隆突后至少 5mm。

（二）下颌管位置、下颌支厚度与下颌支矢状劈开术的关系

由下牙槽神经、动静脉组成的下颌神经血管束经颅底卵圆孔出颅，并经下颌骨下颌支内侧的下颌孔进入下颌管，此管在骨松质中走行，管壁由骨皮质形成。在下颌支内，下颌管行向前下，于下颌体内侧几乎水平向前，在前端与颏孔相连。

下颌孔位于下颌小舌最高点以下平均 8.3mm。而下颌小舌位于咬合平面以上 4.9±3.5mm。因此，下牙槽神经血管束进入下颌孔的位置普遍低于咬合平面。

一般认为下颌孔位于下颌支的中点，然而，有研究表明下颌支前后向的距离平均为 30.5mm；而下颌孔距离下颌支前缘平均为 19.7mm。因此，下颌孔位于下颌支前缘向后约 2/3 处，而下颌孔距离乙状切迹约 21.8mm，距下颌骨下缘约 22.4mm。值得注意的是下颌孔位置存在个体差异，因此在术前应仔细研读 CBCT 或全口牙位曲面体层片，观察下颌孔的确切位置。

下颌管为管径较恒定的单一骨性管道，直径为 2.0~2.4mm，下颌孔处直径最大。在下

颌孔前缘处，下颌管到下颌骨下缘距离最远，平均为 18.5mm；而在第三磨牙区域，该距离为 10.5mm；而在第一和第二磨牙区域，下颌管离下颌骨下缘距离最近，平均为 7.4mm。之后，下颌管逐渐向前、向上走行，最后出颏孔，这之间的平均距离为 8.3mm。

下颌支矢状骨劈开术必须将下颌骨外侧骨皮质完全切开，同时还应避免过度切入骨松质损伤下颌神经血管束或牙根。下颌管从下颌孔至下颌第一磨牙的位置具有如下规律：①下颌管距舌侧骨板较颊侧骨板为近；②下颌管距下颌支前缘较后缘为近（除下颌孔及其下方 1~2mm 外）；③下颌管距下颌下缘较牙槽嵴为近。有人对下颌骨外侧骨皮质距离下颌管的水平距离进行了测量，结果显示：在第三磨牙处的平均距离为 1.72mm，第二磨牙处平均为 3.61mm，而在第一磨牙处平均为 4.05mm。因此，后来的临床学者对 Obwegeser 早期报道的 SSRO 术式进行了改良，将垂直骨切口向近中移动至第二磨牙甚至第一磨牙区域。这种设计不仅可以增加近远中骨段的接触面积，而且距离下牙槽神经血管束相对较远，从而减少其损伤概率（图 2-10）。

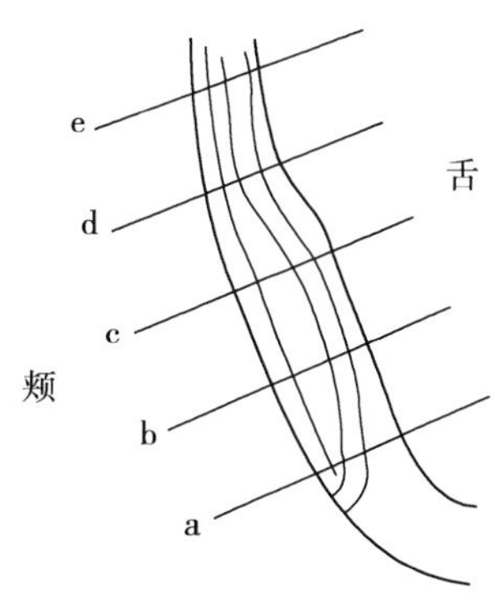

图 2-10　下颌神经管位于下颌骨的内外侧位置图示

在第一磨牙远中，下颌骨外侧骨皮质距离下颌管的水平距离最远。a~e 示下颌管自下颌颏孔处到其下颌支最上部不同截面颊舌向的位置关系。

在下颌支的上端接近乙状切迹处，内外骨皮质要发生融合（无髓质骨），下颌支前份发生融合的平面要高于下颌支中后份。因此，SSRO 的水平骨切口的定位十分重要，当高于颊舌侧骨皮质外板融合的位置之上时，容易发生意外骨折。两骨皮质外板之间骨松质的存在是顺利劈开下颌支的有利条件。

因此，下颌支内侧水平骨切口不能过高于下颌小舌，这样内侧劈开线可以避开乙状切迹下的薄弱区域，为了防止意外骨折，有学者还提倡用骨钻而不用骨锯行下颌支内侧水平骨切开。

Bremer 研究发现：①下颌小舌尖与位于其下方的下颌孔的平均距离为 8.3mm；②下颌小舌与乙状切迹最低处的平均距离为 16.2mm；③下颌小舌位于咬合平面以上平均距离为 4.9mm。因此主张在行 SSRO 手术时“水平骨切口应该尽量靠近下颌小舌”，因为越往上内外骨板之间的髓质骨越少，劈开难度越大（图 2-11）。

Smith 等通过测量发现：下颌支在下颌小舌及其后部最厚，在前方和上方较薄。为此主张将倒 L 形骨切开术的水平骨切开线放在尽量靠近下颌小舌的地方，这样可以获得最大厚度的骨支持以保持稳定，尤其是施行植骨术时。垂直骨切开术的骨切开线自然落在了下颌支后部较厚的部位，在下颌小舌处下颌支的平均厚度为 4~5mm。

由于采用螺钉和钛板对 SSRO 手术近远心骨段进行坚固内固定的技术受到临床广泛欢迎。大量研究证实下颌骨外斜线处的颊舌侧皮质骨板厚度明显大于下颌骨下缘，因此将螺钉固定于外斜线处较固定在下缘更具有优势，而且减少了螺钉直接损伤舌侧骨板下颌管的概率。

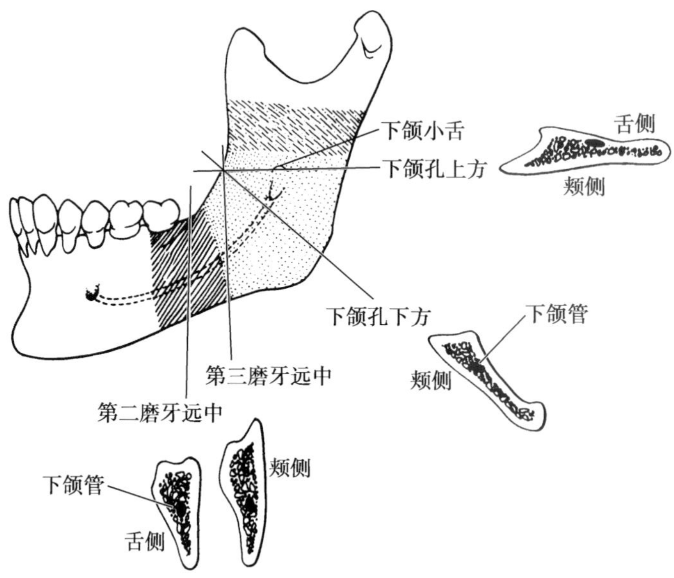

图 2-11 下颌血管神经束在下颌骨穿行横向剖面示意图

（王　涛）

参考文献

1. 胡静，王大章. 正颌外科. 北京：人民卫生出版社，2006
2. 王大章. 口腔颌面外科手术学. 北京：人民卫生出版社，2003
3. 唐杰，姜德建，胡静，等. 下颌升支垂直/斜行骨切开术涉及骨性标志的测量分析. 口腔医学，2009，26（4）：279-281
4. LANGSTON J R，TEBO H G. The incidence and relationship of the lateral ramus prominence to the mandibular foramen. Oral Surg Oral Med Oral Pathol，1977，44（2）：190-196
5. BELL W H，PROFFIT W R，WHITE R P. Surgical correction of dentofacial deformities. Philadelphia：WB Saunders，1980
6. EPKER B N，WOLFORD L M. Dentofacial deformities surgical-orthodontic correction. St. Louis：Mosby，1980
7. LI K K，MEARA J G，ALEXANDER JR A. Location of the descending palatine artery in relation to the Le Fort Ⅰ osteotomy. J Oral Maxillofac Surg，1996，54（7）：822-825
8. KIM H J，HWAK H H，HU K S，et al. Topographic anatomy of the mandibular nerve branches distributed on the two heads of the lateral pterygoid. Int J Oral Maxillofac Surg，2003，32（4）：408-413
9. KIM S Y，HU K S，CHUNG I H，et al. Topography anatomy of the lingual nerve and variations in communication pattern of the mandibular nerve branches. Surg Radiol Anat，2004，26（2）：128-135

第三章　正颌外科手术的生物学基础

在20世纪60年代以前,人们对正颌外科手术的认识基本来源于术者的临床实践经验,缺乏科学系统的基础实验研究的支持。对于正颌手术切开移动后颌骨的血液流变学、软硬组织愈合以及术区血供重建等相关问题也缺乏系统深入的研究。因而当时正颌手术成功率并不高,临床报道了许多严重的手术并发症,如术后伤口感染、牙齿松脱、颌骨愈合不佳或骨延迟愈合,甚至出现颌骨坏死等。直到20世纪60年代末以后,美国著名口腔颌面外科专家Bell等学者开始应用微血管灌注造影术(microangiogram)研究正颌术后颌骨血运变化、血管再生以及愈合过程等。Bell在研究中发现:上颌骨通常的离心式血流供应在某些情况下可能发生逆流,通过周围组织微血管侧支循环能够维持颌骨的正常血供。上颌骨与周围组织间有广泛的侧支循环网,上颌骨骨切开术后引起的中心循环的血流动力学改变导致的骨内局部缺血是暂时性的,附着于骨块周围的软组织通过侧支循环向心性地为切开后的骨块提供足够的、可维持牙骨块存活的血供。随后,Meyer与Nelson等学者通过应用放射性微球技术、激光多普勒血流测定技术、核素及定量组织形态测量技术等,先后从定性和定量的角度直接或间接地研究了上、下颌各型骨切开术前后血流变化情况、血管再生、骨愈合机制以及对牙髓软组织的影响等,相继发表了关于正颌外科手术治疗的愈合机制的动物实验研究报告,极大地丰富了正颌手术的生物学理论基础,从而促进了现代正颌外科学的快速发展。

第一节　颌骨血液供应特点

颌骨的血供特点与颌骨的结构密切相关。上颌骨的骨皮质很薄,密度也较低,骨松质比例很大,结构疏松,内有许多窦腔,充填有大量的红骨髓,因而血供极为丰富。同时其表面有大量的滋养骨孔,周围组织的血管网通过滋养骨孔与髓内血管发生密切的交通吻合;相对而言,下颌骨的骨皮质比上颌骨要厚得多,密度也大,骨松质所占的比例相对较少,没有窦腔,表面滋养骨孔明显减少,下颌骨周围组织与髓内血管的交通吻合也相对较少。上下颌骨主要接受上颌动脉的血液供应(图3-1)。上颌动脉也称颌内动脉,位于面侧深区,系颈外动脉终支之一。由上颌动脉发出的分支下牙槽动脉主要供应下颌骨血供;而其发出的上牙槽后动脉、眶下动脉、腭降动脉等分支主要供应上颌骨血供。上下颌骨的血供以来自骨髓内上下牙槽动脉离心性血流为主,周围软组织血管网的向心性血液也为颌骨提供部分营养支持。颌骨通常的离心性血流供应在某些情况下可发生逆流,因而正颌手术后的牙骨块可通过其周附着的软组织蒂的向心性血供,维持骨块的存活和组织的正常愈合。颌骨血供具有多源

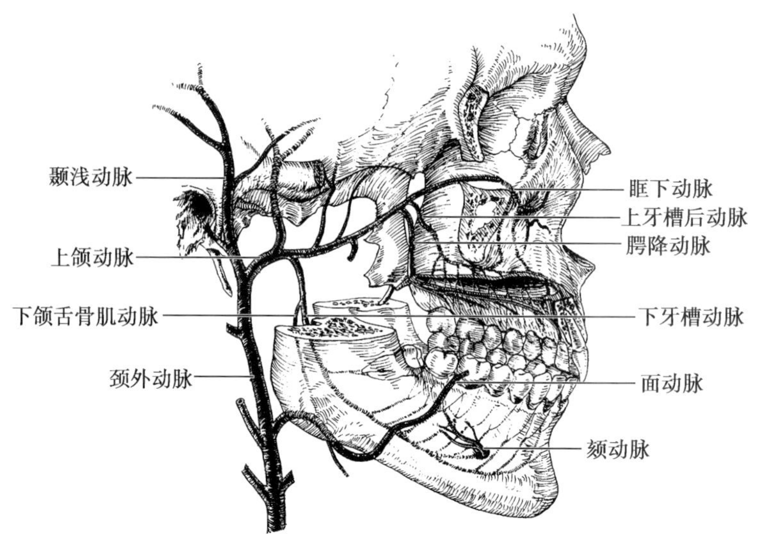

图 3-1　上下颌骨主要血供示意图

性的特点，这明显有别于四肢长骨。四肢长骨的血供主要来源于骨髓内营养血管，属离心性血供，其骨皮质内 2/3 部分的血运来自髓内的营养血管，而皮质外 1/3 部分的血运则可能由骨膜来源的向心性血供提供。

一、上颌骨的血液供应

上颌骨的血液供应极为丰富，既接受骨内上牙槽动脉的血供，又接受来自上颌动脉的其他终末分支（上牙槽后动脉、眶下动脉、腭降动脉及蝶腭动脉等）分布于唇、颊、腭侧黏骨膜等软组织的血供。上颌骨前面有眶下动脉及其分支供血；后外侧有上牙槽后动脉供血；腭侧有腭降动脉及其终末分支供血；而内侧有蝶腭动脉的分支供血。上颌骨的骨皮质较薄，骨质较疏松，表面有许多滋养血管孔。上颌骨的血供方式既有位于骨髓内的部分动脉提供的离心性血供，也有在颌周软组织内形成的广泛血管吻合网的动脉提供的向心性血供。

1969 年 Bell 首先用血管灌注微血管造影及组织学方法进行动物实验研究，发现来自牙龈、颊侧、唇侧、腭侧、鼻腔侧黏膜和上颌窦的血管穿入，通过骨皮质，与围绕牙根周围的牙周组织血管网发生吻合。牙髓组织内的血供由颌骨内的牙槽血管和牙周组织血管提供；腭部黏膜下血管与来自对侧的血管在腭中线附近呈网状交通吻合；颊侧黏膜组织和牙龈组织的血供主要来源于牙槽内动脉；牙槽骨周围的软组织和牙槽骨内的血管在骨膜下形成网状的侧支循环；鼻腔黏膜内衬以不同厚度的侧支血管网；鼻甲表面黏膜内覆以一层丰富的血管网，其周缘则环绕相对较低密度的血管网；鼻中隔表层的黏膜内覆盖有一层血管网。来自牙龈、牙周、舌侧牙槽黏膜以及唇侧牙槽黏膜的毛细血管相互吻合形成侧支循环（图 3-2）。

1984 年 Epker 的研究表明上颌骨的血供有以下特点：①颊侧牙槽骨、牙周膜和牙髓的血运来自于上牙槽后动脉；②腭及腭侧牙槽骨的血供来自于腭降动脉的分支——腭大动脉；

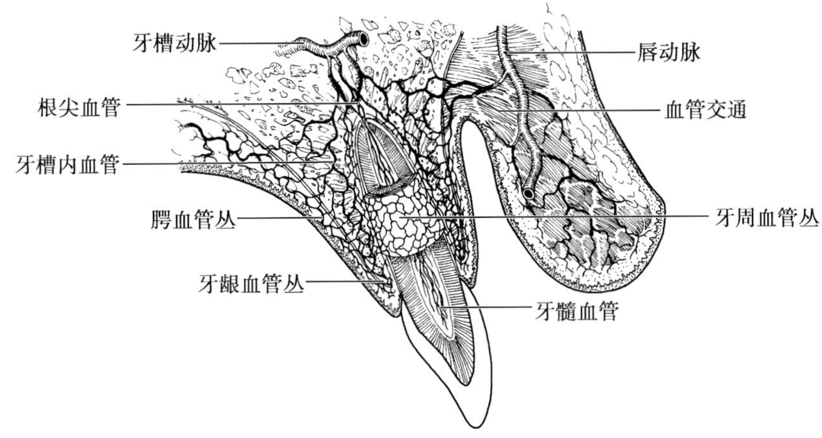

图 3-2　上颌前部区域血供示意图

上颌前部区域内牙龈血管丛、腭血管丛、牙周血管丛、唇动脉、牙槽内血管、根尖血管及髓腔内血管等自由地相互交通吻合，此血管构筑特点使得上颌前部行骨切开术后，上颌前份牙骨块的血供没有受到明显的影响。

③唇颊侧牙龈及牙槽黏膜的血供来自骨髓内的离心性血供。腭大动脉在前部与上牙槽前动脉及鼻腭动脉相互吻合。

国内外有关研究表明，人体上颌骨骨内的血液在正常情况下有相当部分来自颌骨周围的软组织。上颌骨的颊、腭侧黏骨膜之间，无论是前牙区还是后牙区，都有极其丰富的动脉吻合。穿过腭侧骨板沟通腭侧黏骨膜与骨组织动脉联系的吻合支实际上是腭大动脉的细小分支，这些动脉小分支进入骨组织后又不断地进一步分支分布。因此，可以认为上颌骨牙槽突和硬腭在正常情况下就接受来自腭大动脉的血液。

二、下颌骨的血液供应

人体下颌骨主要的供血动脉是下牙槽动脉，此外，还有来自骨周围软组织的动脉，如翼内肌动脉、翼外肌动脉、颞下颌关节囊动脉、颞肌动脉、咬肌动脉和舌下动脉等。颏部的血供主要来源于舌动脉分支、面动脉分支及下唇动脉的末梢穿支等。

Castell 曾经对人类下颌骨的血管构筑做了细致的研究。下牙槽动脉为下颌骨的主要营养动脉，喙突、髁突主要接受来自于颞肌、翼外肌及关节囊的血供。下颌支的血供则主要是来自咬肌、翼内肌的血管。这些不同部位、骨质、结构及走行方向的血管相互吻合成网状结构。下牙槽动脉在下颌骨上方及牙槽突部位发出分支，到达牙槽间隔、根尖及牙周膜并在骨内吻合成网。部分小的血管分支穿出骨皮质，并与颊、舌侧黏骨膜及牙龈血管吻合成网。部分血管还与颌周（如舌下区）软组织发生交通。

国内外有关研究发现下颌骨体部、下颌骨基底部、下颌角及下颌支后份均由下牙槽动脉供应。下颌体前部和下颌切牙区牙槽骨的血供则主要由舌侧软组织来源的动脉提供。下颌切牙区牙槽与颊舌侧软组织之间的动脉交通较为丰富，而下颌后牙区和下颌支区颌骨组织与周围软组织之间的动脉交通则较少。

第二节　正颌术后血流动力学变化、组织愈合和血供重建

正颌手术改变了颌骨正常的供血模式。在正常的情况下，颌骨供血的模式以离心性为主，并与周围软组织提供的向心性血供保持着动态平衡。正颌手术中切断了颌骨骨髓内的血管，导致截骨块的离心性血供中断。由于颌骨的骨髓与牙髓、牙周膜、鼻底黏膜及颌周的软组织有着广泛的侧支循环，当这种动态平衡发生改变时，侧支循环通过代偿性的开放，为骨块提供向心性的血供，以维持切开骨块必要的营养血供。正颌外科术后颌骨血流动力学变化特点是保证手术成功最基本的生物学基础。掌握颌骨血供方式和正颌术后血流动力学变化这一独特的规律将有助于我们选择正确的术式，避免因血供障碍而导致的骨愈合不佳，牙-骨块坏死等严重并发症发生，为确保手术成功奠定基础。

一、Le Fort Ⅰ型骨切开术

Le Fort Ⅰ型骨切开术(Le Fort Ⅰ osteotomy)，在截骨过程中，将切断上牙槽前、中动脉及蝶腭动脉对上颌骨的血供，有时还会切断或需结扎腭降动脉。1975 年 Bell 首先采用硫酸钡微血管灌注造影及组织学方法研究恒河猴 Le Fort Ⅰ型手术后血运改变及软硬组织愈合过程，并报告了其实验研究结果(图 3-3)。术后 1 周翻开的黏骨膜瓣未与其下的骨质再附着，骨断端之间无血管再通连，切口边缘骨质有空虚的骨陷窝。术后 2 周增厚的唇、颊、鼻黏骨膜再附着于骨面上，软组织中的血管通过骨营养孔与骨内血管吻合，部分骨断端间血管再通连。牙槽骨及牙髓内血管造影剂充盈良好，牙髓存活。术后 4 周软硬组织之间的血管吻合增加，骨断端之间的血循环已恢复，骨痂内新生骨形成，成骨活跃。术后 6 周术区已看到大量的血管生成，新生的骨小梁已将两个骨断端连接起来。术后 12 周术区颌骨、软组织和牙齿之间的血液循环已基本恢复正常，有大量新生的骨小梁形成，骨性连接也基本完成。24 周以后截骨块内的血液循环已重新恢复，穿过骨皮质的骨内-骨膜血管吻合网已重新建立，血供恢复正常。组织学检查可观察到骨皮质的愈合以及骨松质改建过程。增加结扎与

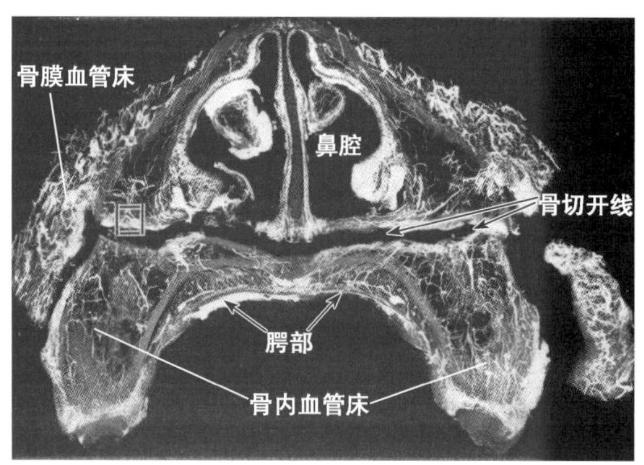

图 3-3　Le Fort Ⅰ型骨切开术术后 1 周时微血管灌注造影
显示上颌第二前磨牙区骨切开边缘的骨膜血管床及骨内血管床充盈明显。

不结扎腭降动脉的 Le Fort Ⅰ型骨切开术后愈合过程无明显差别,附着于截骨块的腭侧黏膜和唇颊侧的牙龈为单一的上颌截骨块提供了足够的营养性血供。国内学者尤志浩、张震康、周诺等报道了用放射性核素和定量组织学方法等研究 Le Fort Ⅰ型手术的动物实验,均得到了类似 Bell 的研究结论。

Nelson 等(1977)报告用放射性微球技术定量测定 Le Fort Ⅰ型骨切开术后血流量变化的恒河猴动物实验,结果却表明结扎与不结扎腭降动脉血流量的变化有明显的差异,与 Bell 的研究结果相反。

王兴等通过总结国内外的研究结果,认为各个实验研究报告的不同结论可能与采用的术式差异、研究手段不同、动物骨组织与软组织蒂的血管交通数量的个体差异等因素有关。Le Fort Ⅰ型骨切开术中腭侧的黏膜蒂是主要的营养蒂,必须注意保护,尽量不要损伤。唇颊侧牙龈组织的完整性对促进骨愈合、维持牙髓牙周组织的健康有重要意义,这在分段 Le Fort Ⅰ型骨切开术中尤为重要。手术中应尽可能保留腭降动脉的完整性,不可任意损伤。因手术需要必须切断腭降动脉时,两侧第一磨牙以后的牙龈黏骨膜的完整就显得更为重要。总地来说,唐正龙、胡静总结国内外相关研究成果,为避免 Le Fort Ⅰ型骨切开术潜在的血供后遗症,提出以下注意事项。

(1) 不要切断或损伤腭大动脉;

(2) 避免过度牵拉或撕裂腭侧软组织蒂;

(3) 对同期行上颌骨扩宽者可做适当的松弛切口;

(4) 对腭裂患者应特别注意腭侧软组织蒂的血供状况;

(5) 灵活设计唇颊侧黏膜切口,必要时保留上颌前部唇侧软组织蒂;

(6) 特殊病例应考虑行双颌手术或牵张成骨术。

二、上颌前部骨切开术

20 世纪初 Cohn-Stock、Wassmund 和 Spanier 首次通过外科手术方式移动上颌骨前份。当时他们也并不清楚术后伤口愈合的生物学基础。1921 年 Cohn-Stock 曾尝试在上颌骨前部腭侧做横向楔形切口以使上颌骨前份形成青枝样骨折,后移上颌骨前份,但固定装置去除后发生复发。从那以后,由 Wassmund、Cupar 和 Wunderer 设计了各种改良的骨组织及软组织切口,以保证颌骨及牙齿有足够血供的同时也可防止复发。

早期,当上颌骨前份骨切开术应用于临床时,各种外科技术仍是以临床实践为基础,术后牙髓活力的丧失、牙骨段缺血坏死等并发症常有发生,手术的成功率令人生疑。为了预防上颌前部牙骨段的血供不良,甚至有外科医生提出双期手术的模式。

1965 年 Bell 用成年恒河猴作为动物实验模型,使用微血管造影技术和组织学技术研究上颌骨前份切开术后血供改变和伤口愈合的生物学过程。结果表明:当上颌前部骨段有完整的软组织附着时,颌骨前段的骨内和髓内血液循环保持畅通;以唇颊侧的或腭侧的黏骨膜作为软组织血管蒂时,截骨块会发生暂时性缺血和极少许骨坏死。骨切口在 6 周内形成骨性连接,牙髓血供恢复正常。

因此,一期完成的上颌骨前部骨切开术能够保证骨组织和软组织的血供。尽管当唇侧的黏骨膜从前牙槽区完全剥离,而腭侧黏骨膜的血管侧支血供足以代偿骨段被中断的血供。

若上颌骨前部骨切开是通过腭侧截骨和前磨牙区垂直截骨时，上颌骨前部骨段及其牙齿的血供将来自唇颊侧软组织血管蒂。

完全游离的上颌骨前部骨段是不可能重新建立起正常血供的，当黏骨膜被完全从骨面剥离，会导致骨块缺血坏死以及骨断端不连。唇、腭侧黏骨膜是上颌前部牙骨块的主要营养血供蒂，术中必须至少保持一侧黏骨膜的完整性并使之与移动牙骨段附着而不剥离，这是保证手术成功的关键之处。

胡敏等(1991)报道用放射性同位素^{99}Tc-MDP 骨扫描的方法研究上颌前部骨切开术，观察血流动态变化。结果表明术后上颌骨前部骨段的血流减少是可逆的过程。认为切断了双侧腭大动脉，唇颊侧软组织蒂能够为上颌前份骨段提供足够的血供。

三、上颌后部骨切开术

1959 年 Schuchardt 首次报道用上颌后部骨切开术完成前牙开𬌗及长面畸形的矫治。但随后有文献报道了术后骨愈合不良及骨段坏死等并发症。先前曾认为腭降动脉对于保障后上牙槽骨段的血供极为重要，所以手术常分两期进行。

1971 年 Bell 与 Levy 等报道了上颌后部骨切开术组织愈合的生物学基础。他们在成年恒河猴上用微血流灌注造影及组织学研究方法观察一期上颌后部骨切开术后血供改变及组织愈合情况。术中剥离颊侧牙槽嵴黏骨膜和部分腭侧黏骨膜，切开颊、腭两侧的骨板，分别进行了切断和不切断腭大动脉的研究。结果表明早期大部分骨段间有极小部分骨坏死和暂时性的缺血。术后 4 周截骨块的牙髓血供再建良好，腭大动脉的切断或结扎不影响上颌后部牙骨段的血供。正常上颌骨后部牙骨段的血供来源于腭降动脉、上牙槽后动脉及蝶腭动脉，术后截骨块血供主要靠骨与软组织的侧支循环及龈、腭、鼻底、上颌窦黏膜及牙周组织广泛的血管吻合网提供。

目前，我们临床中最常采用颊侧前庭沟底的水平切口，适当剥离软组织后做水平及垂直骨切开线。通过颊侧骨切口进入上颌窦完成腭侧骨切开，无须切开腭侧黏骨膜。这样可最大限度地保持腭侧软组织蒂与移动骨段的附着，更能有效保障截开骨块的血供。

四、下颌支矢状骨劈开术

下颌骨的血供来源于下牙槽动脉和附着于下颌骨的颌周肌肉血管。升支矢状劈开术后远心骨段血供仍由保留的下牙槽血管束提供，其血液供应无障碍。近心骨段的血供则来源于有咬肌、颞肌、翼内肌、翼外肌，以及颞下颌关节囊周软组织附着的营养蒂。

1957 年 Trauner 和 Obwegeser 报道了用下颌支矢状劈开术矫治下颌畸形。1961 年 Dal Pont 对 Obwegeser 的术式进行了改良，从此这种术式被广泛应用于临床。为了减少复发，便于升支的矢状劈开，该术式早期多广泛剥离咬肌-翼内肌附着，因此有导致升支缺血坏死的报道。Grammer 和他的同事用放射性同位素标记研究下颌支矢状劈开术后血供改变，结果发现广泛剥离咬肌-翼内肌的附着会造成近心骨断端缺血，最终导致骨坏死。当时之所以认为术中能够广泛剥离咬肌-翼内肌附着，是基于近心骨段有来自关节囊、翼外肌和少量颞肌的附着，这些附着足以提供其足够的血供这一假说。为了验证这一假说，1977 年 Bell 报告

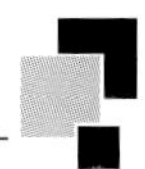

了采用微血管造影及组织学方法研究两种不同术式术后组织愈合过程的动物实验：一侧是广泛剥离升支黏骨膜附着及咬肌-翼内肌附着的术式；另一侧仅在骨切口处少量剥离软组织。结果发现术后3周内两侧的标本微血管造影及组织学表现有明显不同。广泛剥离侧，近心骨段缺血，骨段的下极及远端最为明显，持续缺血将影响愈合，严重者还导致骨坏死。而少量剥离软组织侧，早期骨段下极及远端也有轻度的缺血表现，但后期愈合良好，未见有骨愈合不良和坏死。Bell的研究表明，为了维持正常的截骨块的血供，在不影响手术操作的情况下应尽量保留咬肌-翼内肌及黏骨膜组织附着，减少升支软组织的剥离和损伤。

五、下颌支垂直骨切开术

1928年Limberg首先提出在下颌支或体部垂直或斜行切开矫治下颌畸形。早期该手术需要在口外做切口进入下颌支，在进入过程需要广泛剥离附着于升支的肌肉和骨膜，所以常合并有骨愈合不良、骨坏死等并发症。下颌支垂直骨切开术后远心骨段主要由下牙槽动脉的离心性血流提供。近心骨段则由附着于其上端的翼外肌、关节囊及其下端的翼内肌的向心性动脉血流提供。根据这一术式独特的血供特点，术中应尽量避免过多剥离近心骨段周围的软组织附着。

1976年Bell报道了其口外下颌下进路完成的升支垂直骨切开术的恒河猴动物实验研究。实验分别采用两种不同的术式：A组在术中剥离咬肌-翼内肌，将升支自乙状切迹至下颌角前垂直切开，保留颞下颌关节囊附着及翼外肌与髁突、髁颈的附着（有蒂组）。B组完全剥离软组织附着，将近心骨段游离取出，再放回使髁突位于关节窝内（无蒂组）。术后两组血运改变及愈合过程完全不同：无蒂组近心骨段几乎完全缺血；微血管造影完全没有造影剂充盈。组织学上可见骨坏死，骨髓细胞明显减少，有死骨形成，但髁突软骨细胞仍保持活力。术后3周软组织重新附着于骨面上，新生的软组织血管穿过皮质进入骨内，骨膜下有少量新生骨形成。术后6周近心骨段可见在死骨的周围有少数新生骨小梁及成骨细胞。12周时截骨端有新骨形成但未见骨连接。而有蒂组术后近心骨段血运从未中断，除仅在近心段的尖端及边缘有轻微的骨坏死，其他骨组织愈合过程基本正常。3周时骨断端血管重建活跃。12周骨断端已形成骨性愈合。Bell的研究结果提示，在临床操作中应尽可能保持升支垂直截骨的近心骨段有关节囊及翼外肌等周围软组织的附着，尽量减少不必要的剥离。

六、下颌前部根尖下骨切开术

临床通常采用下颌前庭沟水平切口行下颌前部根尖下骨切开术，术后骨块的血供主要依靠来源于舌侧黏骨膜和颊侧黏骨膜组织蒂的向心性血流，供血动脉来自舌动脉、下牙槽动脉、面动脉及其分支等。为了保证术后牙骨块的正常愈合，术中切忌切断或撕裂颊舌侧黏骨膜蒂。

1984年张震康等人报道了分别用水平和垂直不同软组织切口的下颌前部根尖下骨切开术的恒河猴动物实验，认为下颌前部移动的牙骨段可由与之相连的舌侧黏骨膜蒂供给充分的血运，保证术后顺利完成骨愈合。保持唇颊侧的牙龈黏骨膜的完整对于维持牙髓活力及牙周组织的健康也是很重要的。但是唇侧前庭沟水平软组织切口较垂直软组织切口便于手术操作，且能获得同样的愈合效果，所以建议下颌前部根尖下骨切开术宜采用水平软组织切口。为了减少该术式对血供的影响，Epker 建议：该术式最好设计成颊侧与舌侧两个软组织蒂，尽量避免过多剥离舌侧黏骨膜蒂，根尖下骨切开尽可能在含有舌骨上肌和颏部肌肉附着的区域进行。

七、颏成形术

下颌骨颏部的血供来源于由两侧下牙槽动脉以及舌下动脉、颏下动脉、下唇动脉的末梢侧支组成的血管吻合网。颏成形术后截骨块髓内离心性血供被切断，附着其舌侧的颏舌骨肌和下颌舌骨肌以及下缘的软组织蒂为其提供必要的向心性血供，这主要包括舌下动脉、下唇动脉和颏下动脉。

颏成形术应尽可能保留足够的软组织蒂附着，以提供充分的血运，加速骨块愈合，减少或避免术后颏部骨质吸收、坏死、感染等并发症发生，维持稳定的术后效果。曾有人主张颏成形术应切断舌侧肌肉附着，以降低颏部的张力，避免或减少术后复发，稳定手术效果。大量的研究证实，完全剥离颏部截骨块周围软组织附着，将会导致截骨块缺血、坏死。完全剥离颏部唇颊侧的黏骨膜和肌肉附着，仅保留舌侧骨膜和颏舌肌、颏舌骨肌附着，会导致术后颏部血供减少，截骨块吸收变小。因此在颏成形术中保留切开骨块有足够的软组织附着是非常重要的。

第三节　手术设计与操作需遵循的基本原则

正颌手术实际上是通过牙-骨复合体的带蒂移植实现的，所带的软组织是移位后的牙骨组织块存活的主要血供来源。因此在手术设计与实施过程中必须考虑切开牙骨块周围附着软组织蒂的面积大小及其完整性，以免牙与颌骨坏死等严重并发症的发生。

一、科学合理地选择与设计手术方式

术前应尽可能完善全身系统体检，排除可能影响正颌外科手术的血液学及骨代谢等系统性疾病，避免出现术中凝血障碍和术后骨愈合不良等。除此之外，还应遵循正颌外科诊治模式，拍摄头颅定位 X 线侧位片与颌骨全景片等，全面了解患者骨骼形态与结构特点，科学设计治疗方案。正颌外科生物学基础研究证实，经骨切开形成的牙骨块体积越小，术后越容易发生血供障碍。因此，现代正颌外科手术设计更强调颌骨整体或单块手术（one piece surgery）移动。过去经常使用的多节段或多分块骨切开术是因为当时术前正畸不完善所致。除非特殊情况，现代固定正畸矫治技术完全能在术前调整好牙弓形状、排齐牙列、去除牙代偿、调整 Spee 曲线，而无须外科医师在术中对颌骨进行多节段骨切开术来进行调整。

二、精细操作与准确施术，避免损伤知名动脉

在不影响手术操作的前提下，在正颌术中应尽可能避免损伤供养切开骨块的知名动脉，

一方面防止术中意外出血，另一方面有利于骨切开创口的迅速愈合，以及牙髓牙周组织的康复。尽管大多数实验与临床研究结果表明，上颌 Le Fort Ⅰ 型骨切开术时结扎和不结扎腭降动脉或腭大动脉对于术后移动骨块的血供、骨愈合，以及血供重建等没有明显影响。但也有少部分学者报告这两种处理术后骨块的血供有明显差异，强调术中应保留腭降动脉的完整性。考虑大部分研究只局限于动物实验，所以实验结果可能或多或少与实际临床存在差距。另外，临床实践中骨块的移动幅度往往较动物实验大得多，况且有时尚需分块后移动，这些必将导致各移动骨块软组织剥离过多，血供减少明显，影响术后骨愈合过程。因此，为了保证术后伤口的顺利愈合，避免出现骨块缺血坏死，更多的学者建议术中应该精细操作，不可随意损伤腭降动脉或腭大动脉，尽量保留腭降动脉或腭大动脉的完整性，保证术后移动骨块获得充分的血液供应，加速术后骨愈合。这对于主要以来源于下牙槽血管束的离心性血供为主的下颌骨而言更是如此。在实施升支矢状劈开时，粗暴操作损伤或切断下牙槽血管，会导致远心骨段短时的严重缺血。尽管远心骨段周围包绕附着的黏骨膜软组织蒂通过向心性血供来获得代偿，但是在远心骨段软组织附着剥离广泛的情况下，缺乏下牙槽血管束的血供可能会导致术区感染、骨愈合不良等后果。

三、避免过多剥离切开骨块的软组织附着

无论是上颌手术还是下颌手术，全颌骨还是分段切骨，术后移动骨块的血供都会发生明显的变化。对于上颌各型骨切开术而言，术后骨块的血供将由原来主要以髓内血管的离心性血供为主变为以骨周黏骨膜软组织蒂的向心性血供为主，能否成活和顺利愈合几乎完全依赖于骨周黏骨膜软组织蒂的向心性血供的好坏。对于下颌支矢状劈开术以及下颌前部、后部及全下颌根尖下骨切开术而言，术后升支近心骨段及根尖切口以上骨块都失去原来来源于下牙槽血管束的离心性血供，而依靠附着于其上的翼外肌、关节囊结构、部分翼内肌或下牙槽舌侧的黏骨膜软组织蒂的向心性血供滋养。如果术中将这些黏骨膜软组织附着剥离过多过于广泛，将使得这些移动骨组织同时失去离心性血供和向心性血供，成为游离骨块，最终导致骨质的广泛吸收，导致骨坏死或缺损。因此学者们都强调，在保证充分暴露术区、顺利完成骨切开的前提下应该尽量少剥离或不剥离附着于移动骨块上的黏骨膜软组织蒂，以便术后移动骨块获得充分的血液供应，保证骨块的顺利愈合和血运重建。

四、实施牢靠的骨内与颌间固定

骨切开部位是术后咀嚼系统中最薄弱的部分，术后强有力的口颌系统的功能运动会直接影响到此处的骨愈合。因此，对切开骨块的固定十分重要。坚固内固定技术的应用可使切开的两骨断端在骨愈合过程中保持充分的稳定性，直到骨切开处发生骨性愈合，足以抵抗新建立的口颌系统的功能作用。下颌支垂直骨切开术通常采用颌间固定，应有足够的牵引固定时间，确保近远心骨块间形成骨性连接。牢靠的骨内与颌间固定不仅是保障术后切开骨块顺利愈合与血供重建的主要措施，也是防止术后畸形复发的重要手段。

五、防止术区感染，促进骨端间血供重建

正常情况下颌骨的血供极其丰富，组织抗感染与再生修复能力较强，创口愈合较快。但是正颌手术完成后，颌骨切开骨块的部分血供中断，骨块周围的软组织蒂或多或少受到部分剥离，导致局部软组织水肿，血液循环也将发生不同程度的障碍，此时骨块的抗感染能力明显下降。如果术后术区出现感染，位于术区内的病原微生物本身及其代谢产物将严重影响术区新生组织内的血液微循环系统的重建过程，破坏新生的胶原纤维组织，延迟骨断端间的愈合和重建，严重时甚至导致骨块发生坏死、骨质缺损等。尽管正颌术后感染发生率极低，以及对于围手术期及术后使用抗生素预防感染的作用效果存在争论，但大多数临床专家还是认为，围手术期及术后 3~5 天适当地使用抗生素对于预防正颌术区感染是很有必要的。

第四节　正颌术后侧支循环建立机制的研究与展望

一、正颌术后侧支循环的建立机制

侧支循环是指机体某一局部主要血管的血流受阻后，该部原有吻合支的血管扩张，形成代偿性循环。建立侧支循环的基本条件：原有血管间有足够的吻合支；血管阻塞的速度较缓慢；吻合支血管正常。建立侧支循环的血管来源主要为自身血管的侧支血管的扩张和新血管的生成。一般来讲，急性不可逆缺血后侧支循环的建立以侧支血管扩张为主，而渐进性血管狭窄后造成慢性缺血的侧支循环的建立主要依靠血管新生。

血管新生又分为血管发生、血管生成、动脉形成。血管发生（vasculogenesis），主要是发生在胚胎时期，由胚胎中胚层细胞间充质干细胞诱导分化为成内皮祖细胞（endothelial progenitor cell，EPC）或成血管细胞（angioblast）后再进一步发育成新生血管丛。血管生成（angiogenesis），主要见于胚胎后期和成人体内，由组织中存在的成熟血管通过内皮细胞（endothelial cell，EC）诱导分化、增殖、游走形成新生血管，这是一种血管发芽的过程。缺血组织周围的微小血管在缺血组织的刺激和细胞因子的作用下，形成有足够管腔直径的血管，这个过程称为动脉形成（arteriogenesis）。

有学者曾提出侧支循环建立的机制，即血管阻塞后阻塞近远端间产生的压力差引起原先存在的侧支血管内流体切应力增高，内皮细胞表面切应力刺激一氧化氮和单核细胞趋化因子产生，后者可吸引单核细胞及内皮祖细胞并在侧支重塑中发挥重要的作用。切应力的变化还使内皮细胞黏附分子上调，增加血管内皮生长因子释放，并刺激内皮细胞产生碱性成纤维生长因子和血小板衍生的生长因子，加速内皮细胞和平滑肌细胞分裂，从而促进侧支循环的发生和发展。

正颌外科术后颌骨及所累及的牙槽骨和牙齿存活的关键是保证其充分的血供。Bell 通过大量的动物模型研究证明：上下颌骨、牙槽骨及牙齿有离心性和向心性血供两种模式，在正常情况下，颌骨血供以离心血供为主，而正颌术后一旦颌骨主要营养血管受损，离心血流中断，则通过侧支循环和颌周广泛吻合支向心性血流在极短时间内代偿，以维持颌骨内血运。

Path 等和 Casteli 等认为，在颌骨正常血供遭到破坏后，存在多种代偿。①原有的血管吻合支开放，侧支循环建立；②局部组织内微血管扩张；③局部组织内血管增生。前两种代偿在血管破坏后立即出现，受神经递质、血管活性物质等体液因素的调节。在局部组织缺血时，反馈调节局部微循环，使微动脉及毛细血管前括约肌舒张，局部组织灌流增加。在缺血后期，血管增生，吻合增加，进一步加强了局部组织的血供代偿能力。正是由于上述多种代偿机制的共同作用，使颌骨血供代偿能力进行性加强。下颌支矢状劈开术术后，通过下颌支周围软组织的强大代偿，完全可以使失去正常血供来源的近心骨段恢复正常水平的血流量。

二、各类参与调控侧支循环的细胞、细胞因子及信号通路

1. 细胞　内皮祖细胞是一种能直接分化为血管内皮细胞的前体细胞，目前普遍认为内皮祖细胞来源于中胚层造血/成血管细胞，不仅在胚胎期参与血管发生，而且在出生后也参与血管生成过程。具有促进组织器官，尤其是缺血组织器官内皮细胞修复、建立侧支循环和恢复血供的作用。内皮祖细胞除可直接转化形成血管内皮细胞生成新的血管外，也可通过分泌血管内皮细胞生长因子、成纤维细胞生长因子等多种细胞因子的自分泌、旁分泌作用促进血管新生。

近年研究表明，外周血单核细胞、淋巴细胞在侧支循环形成过程中起重要作用，血液单核细胞浓度与侧支循环形成至关重要，血管生成及侧支循环形成需要单核细胞的激活，淋巴细胞在血管生成及侧支循环形成过程也起重要作用。

2. 细胞因子　血管内皮生长因子（vascular endothelial growth factor，VEGF）在侧支循环的建立中起到十分重要的作用。VEGF 不仅能够促进内皮细胞的分化和增殖，同时还能促进管腔结构的形成，以及增加内皮祖细胞的动员和募集。成纤维细胞生长因子（fibroblast growth factor，FGF）主要通过刺激间叶细胞组织，包括成纤维细胞、内皮细胞、平滑肌细胞等的增殖来促进血管生成。实验研究表明在血管内注射 FGF 可显著增加侧支循环。血小板衍生因子（platelet derived growth factor，PDGF）也有促进血管再生的作用。Michiels 等在研究内皮细胞对缺氧的反应时发现，长期缺氧增加了编码一些激酶的特殊基因的表达，最主要的有血小板衍生生长因子（PDGF）和血管内皮生长因子（VEGF），这表明应用 PDGF 促进侧支循环具有基础理论依据。

肝细胞生长因子（hepatocyte growth factor，HGF）是一种内皮细胞特异性生长因子，能促进内皮细胞增殖，有着明显的促血管生成作用。实验发现 HGF 存在于细胞质中，刺激上皮细胞的运动、增殖和形态发生，促进毛细血管的形成及爬行能力。基质金属蛋白酶（matrix metahoproteinases，MMPs）是参与血管周围基质降解的主要蛋白酶之一。血管的再生和延伸需要 MMPs 分解血管周围基质，为血管生成扩展空间，利于内皮细胞的迁移，因而在侧支循环的建立中起到重要作用。基质细胞衍生因子 1α（stromal cell-derived factor-1α，SDF-1α）可动员骨髓源性内皮祖细胞进入新生血管活跃区，在原位分化成内皮细胞并参与血管生成。实验观察到 SDF-1α 可以显著增强内皮祖细胞的黏附能力和增殖能力，继而增强缺血区新生血管的形成。缺氧诱导因子-1α（hypoxia inducible factor 1-α，HIF-1α）是缺氧等情况诱导下生成的转录因子。其包含 α、β 两个亚基，β 亚基为结构型，α 亚基为可诱导型，在缺氧等诱导下，其表达明显增加，转至胞核，启动多种基因表达，包括内皮细胞生长因子、促红细胞生

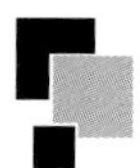

成素等,启动新生血管生成。

3. 信号通路　Wnt 细胞信号转导途径是一种对控制胚胎发育有重要作用、进化上保守的信号转导途径。有实验显示原代内皮细胞培养物中 Wnt-l 的过度表达导致内皮细胞的增殖,也诱导了游离的 β-联蛋白(β-catenin)和介导基因转录的 Lef/Tcf 的增多,表明 Wnt 信号通路参与内皮细胞增殖的过程。同时大量实验研究提示,Wnt/B-cat 信号通路参与了血管生成的过程。Notch 信号通路是进化中影响细胞命运高度保守而重要的信号转导通路,涉及几乎所有的组织和器官,其通过细胞间的接触调控细胞增殖、分化和凋亡的功能。内皮祖细胞表面存在着 Notch 信号通路的分子结构,Notch 信号通路与血管新生关系密切。Roca 等和 Limbourg 等研究发现 Notch 信号通路对血管的发生发展,包括内皮细胞增殖、迁移、血管平滑肌分化、血管生成、动静脉分化等多个方面有重要的调节功能。

三、展　　望

近年来,与正颌外科术后血管生成和侧支循环建立相关的治疗性血管生成研究已逐步开展,其中包括:血管生成级联反应中的各种生长因子、HIF 信号通路、骨髓干细胞的术区移植、超声治疗等。

内源性 VEGF 在正常骨的形成和修复中起着重要的作用,同时动物实验研究表明外源性 VEGF 能够促进骨折后局部的血管生成和骨折愈合。VEGF 可通过增强血管内皮细胞和前成骨细胞的增殖和分化而加速骨形成。Streets 等发现,在小鼠股骨骨折模型中,外源性 VEGF 的使用可促进成骨及骨痂的成熟。成纤维细胞生长因子-2(FGF-2)是另一种能够促进血管生成的生长因子。FGF-2 不仅能诱导血管生成,还能刺激间充质干细胞的分化。血小板源性生长因子(PDGF)是能够刺激骨折后血管生成途径和骨生成途径的另一重要生长因子。凝血酶激活肽 508(TP-508),其能够模拟凝血酶愈合反应而不形成凝血块。TP-508 可刺激细胞的趋化和增生,并刺激血管生成。红细胞生成素(erythropoietin,EPO)作为一种细胞因子与 VEGF 有着高度同源性。二者均能通过相似的信号通路在缺氧的条件下被激活。EPO 除了有促进红细胞增殖的作用外,还能促进血管生成。

除上述细胞因子之外,尚有多种因子参与正颌外科包括牵张成骨术后血管生成和侧支循环建立的过程。目前,学者们也不再局限于对单一因子的研究而逐渐向多个因子的相互作用过渡,而且逐渐由分子水平向基因水平过渡。找寻正颌外科中诱导血管生成、促进侧支循环建立的主导因子或基因是我们未来的研究重点。

此外,细胞治疗也将成为未来的主要方向之一。细胞直接注射治疗、细胞-外源性载体复合注射治疗、细胞基因治疗等方法均可促进正颌术后血管生成和侧支循环的建立。但将细胞治疗广泛应用临床前,还需要大量的体内外研究,针对理想的细胞选择、最佳移植途径、治疗时机、移植细胞的数量,以及移植后细胞在体内的滞留、生长、转化、功能行使情况等方面均需要进行深入研究。

(周　诺)

参 考 文 献

1. 张震康,张熙恩,傅民魁. 正颌外科学. 北京:人民卫生出版社,1994
2. 王兴,张震康,张熙恩. 正颌外科手术学. 济南:山东科学技术出版社,1999
3. 皮昕. 口腔解剖生理学. 5 版. 北京:人民卫生出版社,2005

4. 胡静,王大章. 正颌外科. 北京:人民卫生出版社,2006
5. 尤志浩,张震康,张熙恩. Le Fort Ⅰ型截骨术后移动骨块血供和组织改变的定量实验研究. 现代口腔医学杂志,1991,5(2):71-74
6. 周诺,蒙敏,罗莉,等. 分块的 Le Fort Ⅰ型截骨术术后截骨块、牙髓血供变化的实验研究. 广西医科大学学报,1994,11(2):132-136
7. 尤志浩,张震康,张熙恩,等. 颌骨粘骨膜血供及在正颌外科中的意义. 中华口腔医学杂志,1991,26(1):31-33
8. 胡敏,洪民,田嘉禾. 上颌骨前份截骨并切断双侧腭大动脉后截骨段的血流变化. 中华口腔医学杂志,1991,26(1):37-40
9. BELL W H,PROFFIT W R,WHITE R P. Surgical correction of dentofacial deformities. Philadelphia:WB Saunders Co. ,1980
10. BELL W H. Surgical correction of dentofacial deformities:new concepts. Philadelphia:WB Saunders,1985
11. BELL W H,FERRARO J W. Modern practice in orthognathic and reconstructive surgery. Philadelphia:WB Saunders,1992
12. EPKER B N,WOLFORD L M. Dentofacial deformities surgical-orthodontic correction. St. Louis:Mosby,1980
13. EPKER B N. Vascular consideration in orthognathic surgery(Ⅰ):Mandibular osteotomy. Oral Surgery,1984,57(5):467-472
14. EPKER B N. Vascular consideration in orthognathic surgery(Ⅱ):Maxillary osteotomy. Oral Surgery,1984,57(5):473-478
15. FONSECA R J. Oral and maxillofacial surgery. Philadelphia:WB Saunders,1999
16. CHOW L K,SINGH B,CHIU W K,et al. Prevalence of postoperative complications after orthognathic surgery:a 15-year review. J Oral Maxillofac Surg,2007,65(5):984-992
17. 周诺. 牵张成骨研究中的几个热点问题. 口腔颌面外科杂志,2011,21(4):229-237
18. 周诺,廖妮,韦山良,等. 一氧化氮合酶在犬下颌骨牵张成骨过程中的表达和意义. 华西口腔医学杂志,2009,27(6):676-680
19. 周诺,黄旋平,廖妮,等. 人骨形态发生蛋白-2 基因克隆及真核表达载体的构建. 华西口腔医学杂志,2007,25(5):487-489
20. 周诺,赵亮,梁飞新,等. 血管内皮细胞生长因子、胰岛素样生长因子-1 在下颌骨牵张成骨与骨缺损中的表达和意义. 口腔医学杂志,2005,25(5):260-263
21. 沈迎,吴宗贵,沈卫峰. 冠状动脉侧支循环研究进展. 国际心血管病杂志,2013,9(5):265-268
22. 东耀峻. 正颌外科手术对牙髓的影响. 牙体牙髓牙周病学杂志,2002,12(1):1-3
23. 马东洋,毛天球. 细胞治疗策略促进牵张成骨的研究进展. 中国修复重建外科杂志,2012,26(12):1512-1515
24. CANNELIET P. Mechanisms of angiogenesis and arteriogenesis. Nat Med,2000,6(10):389-395
25. PATH M G,NELSON R L,MORGAN P,et al. Blood flow changes after sagittal split of the mandibular ramus. J Oral Surg,1977,35(2):98-103
26. CASTELLI W A,NASJLETI C E,DÍAZ-PÉREZ R. Interruption of the arterial inferior alveolar flow and its effects on mandibular collateral circulation and dental tissues. J Dent Res,1975,54(4):708-715
27. PASKY S,SCHAPER W,SCHAPER J,et al. DNA synthesis in coronary collaterals after coronary artery occlusion in conscious dog. J Am J Physiol,1982,242(2):H1031-1037
28. ASAHARA T,MUROHARA T,SULLIVAN A,et al. Isolation of putative progenitor endothelial cells for angiogenesis. Science,1997,275(5302):964-966
29. MICHIELS C,ARNOULD T,REMACLE J. Endothelial cell responses to hypoxia:initiation of a cascade of cellular interactions. Biochim Biophys Acta,2000,1497(1):1-10
30. TOYOFUKU T,HONG Z,KUZUYA T,et al. Wnt/Frizzled- 2 signaling induces aggregation and adhesion

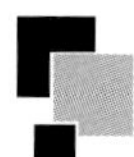

among cardiac myocytes by increased cadherin- beta- catenin complex . J Cell Biol,2000,150(1):225- 241

31. ROCA C,ADAMS R H. Regulation of vascular morphogenesis by Notch signaling. Genes Dev,2007,21(20):2511-2524
32. LIMBOURG F P,TAKESHITA K,RADTKE F,et al. Essential role of endothelial Notch1 in angiogenesis. Circulation,2005,111(14):1826-1832
33. KURT D H,MICHAEL D. Angiogenesis in bone regeneration. J Injury,2011,42:556-561

第四章　牙颌面畸形患者的心理评估与医患沟通

第一节　概　　述

牙颌面畸形(dento-maxillofacial deformities)是指由各种先天的遗传因素或后天的环境因素引起的颌骨生长发育异常,并由此引起的颌骨体积、形态异常,以及上、下颌骨之间及其与颅面其他骨骼之间的关系异常,和随之伴发的𬌗关系及口颌系统功能异常;外观则表现为颌面形态异常,例如牙齿排列不齐、上牙前突、下巴前翘、嘴巴偏斜等。牙颌面畸形的发病率很高,在我国发病率约在25%~49%之间。牙颌面畸形是一种外显性畸形,不但影响了患者的外貌美观和口颌功能,也引起了不同程度的心理问题,例如自卑、焦虑、抑郁等负面情绪,甚至形成不同程度的人格障碍等,进而影响社交、机遇、职业、伴侣选择,以及个人性格形成等。这些患者如果长期得不到有效的心理干预和支持,有可能罹患严重的心理疾病。对不适当的患者进行手术治疗更可能引起医患纠纷,甚至恶性暴力事件等。这将对患者、医师,以及他们的家庭、社会带来极大的精神、经济损失和负担。

当今医学模式已由生物-医学模式逐渐向生物-心理-社会模式转化。对整形患者的心理特征的研究则始于40年前。在正颌外科发展初期,国外已经开始将心理学应用于牙颌面畸形治疗的研究中,并得到了正面的评价。大量文献证实:随着正颌正畸联合治疗的成熟,不仅可以有效改善患者的口颌功能,矫正患者的畸形外貌,也能提高患者的心理健康程度。反过来,患者的心理状态也会不同程度地影响治疗的顺利进展及术后的满意度。常有医师会产生这样的困惑:从专业角度判断十分成功的手术,为什么患者会不满意?其中一个关键的环节就是,患者的心理特征对手术的效果起到了至关重要的作用,这种心理特征包括患者的人格特征、术前动机和期望值,以及患者是否存在躯体变形性精神障碍等。临床医师在诊疗过程中应该对伴有心理问题的患者保持适度的警惕,适时拒绝手术治疗,同时运用合适的心理状态评估措施,充分评估他们的心理状况,必要时请专业医师进行诊断或干预,使这部分患者的心理状况适合手术,并且在术后继续进行心理评估和干预。

随着正颌外科手术在我国的广泛开展和不断成熟,目前可以取得较好的外貌美观和口颌功能。近年来,临床医师除了继续专注于正颌外科相关技术的精益求精,也越来越重视患者术前和术后的心理评估与医患沟通,以期改善患者的自我认知水平,提高手术满意度,促进心理健康,减少不必要的医患纠纷,进而避免恶性医疗暴力事件的发生。综上所述,我们要十分重视牙颌面畸形患者的心理状态,了解常见的心理问题,学会合适的心理评估方法,掌握有效、高效的医患沟通方法。

第二节 牙颌面畸形患者的常见心理问题及测评

心理学基本的研究方法主要包括四种:心理观察法、心理调查法、心理测验法和心理实验法。心理观察法是直接地、系统地在自然情况下对人的心控外部活动进行观察,从而分析研究其心理活动规律的方法,例如访谈。心理调查法是指为了达到设想的目的,制订某一计划,全面或比较全面地收集研究对象的某一方面情况的各种材料,并作出分析、综合,得到某一结论的研究方法,例如调查问卷。心理测验法就是采用标准化的心理测验量表或精密的测验仪器,来测量被试者有关的心理品质的研究方法,例如量表调查、内隐联想测验等。心理实验法是指有目的地严格控制或创设一定条件,人为引起或改变某种心理现象,并加以记录的研究方法,主要有实验室实验法和自然实验法两种。

心理测量(psychological measurement)是指依据一定的心理学理论,使用一定的操作程序,给人的能力、人格及心理健康等心理特性和行为确定出一种数量化的价值。最常用的临床心理测量手段主要包括访谈、量表、问卷,以及近年发展起来的内隐测验方法等。本节根据牙颌面畸形患者的心理特征,重点介绍相关常用的心理测量量表、问卷,以及内隐测量的方法。特别需要注意的是,并不是每一位患者都存在以下列出的心理问题,个体化的心理问题、障碍是常见的,所以临床医师应学会判断患者可能罹患的心理问题,进而选择合适的评估手段和方法。

1. 常见心理问题和测量量表、问卷

(1) 焦虑(anxiety):是指一种缺乏明显客观原因的内心不安或无根据的恐惧,是人们遇到某些事情,如挑战、困难或危险时出现的一种情绪反应,严重时会伴有植物性神经系统功能的变化或失调。对牙颌面畸形患者来说,焦虑情绪是一种常见的心理问题,轻微的焦虑不会有糟糕的负面影响,但是程度严重则容易导致焦虑障碍。

焦虑障碍的诊断标准(根据DSM-Ⅳ中广泛性焦虑的诊断标准)基本特征为泛化且持续的焦虑,不局限于甚至不是主要见于任何特定的外部环境(即“自由浮动”)。患者总感到神经紧张、发抖、肌肉紧张、出汗、头重脚轻、心悸、头晕、上腹不适等。这一障碍在女性更为多见,并常与应激有关。病程不定,但趋于波动并成为慢性。

焦虑的诊断要点:一次发作中,患者必须在至少数周(通常为数月)内的大多数时间存在焦虑的原发症状,这些症状通常应包含以下要素:①恐慌:为将来的不幸烦恼,感到忐忑不安,难以集中注意力等;②运动性紧张:表现为坐卧不宁、紧张性头痛、颤抖、无法放松等;③自主神经活动亢进:表现为头重脚轻、出汗、心动过速或呼吸急促、上腹不适、头晕、口干等。儿童突出的表现可能是经常需要抚慰和一再出现躯体主诉。

常用测量焦虑的量表及问卷包括:Zung焦虑自评量表(the Zung Self-Rating Anxiety Scale,SAS),症状自评量表修订版(Symptom Checklist 90 Revised,SCL-90-R),医院焦虑抑郁量表(the Hospital Anxiety and Depression Scale,HADS),状态-特质焦虑量表(State-Trait Anxiety Inventory,STAI),米隆临床多轴问卷(Millon Clinical Multiaxial Inventory Ⅲ,MCMI-Ⅲ)等。

(2) 抑郁:抑郁症(depressive disorder)又称抑郁障碍,以显著而持久的心境低落为主要临床特征,是心境障碍的主要类型。临床可见心境低落与其处境不相称,情绪的消沉可以从闷闷不乐到悲痛欲绝,自卑抑郁,甚至悲观厌世,可有自杀企图或行为;甚至发生木僵。部分

病例有明显的焦虑和运动性激越；严重者可出现幻觉、妄想等精神病性症状。每次发作持续至少2周，长者甚或数年，多数病例有反复发作的倾向，每次发作大多数可以缓解，部分可有残留症状或转为慢性。

抑郁障碍的诊断标准（根据DSM-Ⅳ）如下。

1）在连续2周的时间里，患者表现出下列9个症状中的5个以上。这些症状必须是患者以前没有的或者极轻的，并且至少包括症状Ⅰ和症状Ⅱ中的一个。

Ⅰ. 每天的大部分时间心情抑郁，或者是由患者自我报告的（例如，感到伤心、心里空空的），或者是通过旁人的观察（例如，暗暗流泪）。注意：在儿童和青少年中，可以表现为易激惹，而不是明显的心情抑郁。

Ⅱ. 在每天大部分时间里，对所有或者大多数平时感兴趣的活动失去了兴趣，或者通过患者自我报告，或者通过旁人的观察。

Ⅲ. 体重显著减少或增加（超过正常体重的5%），食欲显著降低或增加。注意：在儿童中，缺乏正常的体重增加时要考虑抑郁。

Ⅳ. 每天失眠或者睡眠过多。

Ⅴ. 每天精神运动亢进或减少（不只是自我主观感觉到的坐立不安或者不想动，旁人都可以观察得到）。

Ⅵ. 每天感到疲劳，缺乏精力。

Ⅶ. 每天感到自己没有价值，或者自罪自贬（可能出现妄想）。这不仅是普通的自责，或只是对自己的抑郁感到丢脸。

Ⅷ. 每天的注意力和思考能力下降，做决定时犹豫不决（自我报告或者是旁人的观察）。

Ⅸ. 常常想到死（不只是惧怕死亡）；或者常常有自杀的念头，但没有具体的计划；或者是有自杀的具体计划，甚至有自杀行为。

2）排除双向躁郁。

3）上述症状对患者的生活、工作或其他重要方面造成严重影响。

4）上述症状不是由于药物的生理作用（如服药、吸毒、酗酒）或者躯体疾病（如甲状腺素分泌减少）所引起。

常用测量抑郁量表及问卷包括：自我报告问卷20（the Self-Report Questionnaire-20，SRQ-20），儿童抑郁量表（the Children's Depression Inventory，CDI），贝克抑郁量表（the Beck Depression Inventory，BDI），医院焦虑抑郁量表（HADS），抑郁自评量表（the Self-Rating Depression Scale，SDS），抑郁症自评问卷（Self-Rating Questionnaire for Depression，SRQ-D），明尼苏达多项个性问卷（Minnesota Multiphasic Personality Inventory，MMPI），90项症状清单（SCL-90），症状问卷（the Symptom Questionnaire）等。

（3）自尊心、自信心下降：牙颌面畸形患者多具有牙列不齐问题，以及牙-牙槽畸形或各类骨性畸形，例如前突和/或后缩和/或偏斜的上和/或下颌骨；对于严重的错𬌗畸形患者，更可能表现为各类颅颌面综合征，这些异于常人的外貌表现往往导致他们自尊、自信下降，自卑形成。早在儿童期，牙颌面畸形的患者往往被他人取笑，甚至被起一些侮辱性的绰号；对于青少年和成年人来说，周围人对他们容貌的评价是他们尤为关注的。这些负面的经历会短期甚至长期损伤到牙颌面畸形患者的自尊心，打击他们的自信心，导致自我评价降低，自尊下降，自卑形成。

常用测量自尊心、自信心的量表及问卷包括:the Rosenberg Self-Esteem Scale(RSES),the Self Esteem Index(SEI)等。

(4) 体像障碍(body dysmorphic disorder,BDD):又称为躯体变形障碍,或称为丑人综合征。躯体变形障碍的概念是:外貌正常者想象自己的外貌有缺陷,或对轻微的躯体毛病过度担心,这种观念引起个人明显痛苦或影响个人的社会职业功能,且不能为另一种精神障碍所解释的心理疾病。它是患者对自己外表的某些部位持有想象的或严重夸大的缺陷的先占观念,表现为对这些缺陷厌恶、反感、羞辱,有时深受这些观念的折磨。

BDD 在普通人群中的患病率为 0.7%~1.9%。在那些仅存在微小或没有外貌缺陷但仍要行美容手术的患者中,BDD 的患病率高达 40%~41.7%。BDD 患者通常在青春期后期起病,常导致患者出现自我厌恶情绪,不及时治疗,许多患者会产生严重的孤独和抑郁,有些患者会存在物质依赖问题,甚至自杀。BDD 患者选择自杀的概率是常人的 45 倍。BDD 的诊断有严格的标准,应由精神专科医师做出诊断。

BDD 主要的临床表现包括以下几种。

1) 经常抱怨自己想象或夸大的缺陷。

2) 身体的任何部位都可以成为 BDD 患者的关注点。想象的缺陷部位按发生频率依次为毛发、鼻子、皮肤、眼睛、头/脸形、形体/骨架、嘴唇、下颌、腹/腰、牙齿、腿/膝、乳房/胸大肌、耳朵、脸颊、臀部、阴茎、臂/手腕、颈部、前额、脸部肌肉、肩部、髋部等。

3) 虽然患者的主诉通常是特殊的,但表达往往是非常含糊或很难让人理解的。

4) BDD 患者最突出的症状就是频繁地对着镜子观察自己,每天要花上几个小时,而且很难控制这种行为。

5) BDD 患者还常常十分关注别人如何看待、谈论和嘲笑他们的"缺陷"。他们常会用自己身体"丑陋"的部位与他人比较,或者不断地询问他人关于某些部位是否正常的问题,以期得到这些部位是正常的保证。

6) 由于担心别人对自己"缺陷"部位的议论,BDD 患者会力图使用一切手段来掩饰"缺陷"。

7) BDD 患者往往同时伴有回避社交,人际关系紧张,缺乏自信、自尊,伴有抑郁和焦虑等症状,严重的有自杀观念和自杀行为。

常用测量体像的量表及问卷包括:躯体变形障碍自评量表(the Body Dysmorphic Disorder Examination,BDDE),身体关注量表(Jourard's Body Cathexis Scale,BCS),多相躯体自我关系量表(Multidimensional Body-Self Relations Questionnaire,MBSRQ),外貌评价(Appearance Orientation,AO),外观评价表(Appearance Evaluation, AE),身体形象评估问卷(Body Image Assessment Questionnaire,BIAQ),躯体变形障碍问卷(Body Dysmorphic Disorder Questionnaire,BDDQ),畸形关注问卷(Dysmorphic Concern Questionnaire,DCQ),体像障碍自评量表(由何伦等设计的适合中国人 BDD 的自评量表)等。

2. 常用的生活满意度和生活质量的量表

(1) 一般健康状况量表:the MOS 36-Item Short-Form Health Survey(SF-36)等。

(2) 一般口腔健康量表:the Oral Health Impact Profile-14(OHIP-14),Subjective Oral Health Status Indicators(SOHSI),Oral Health Status Questionnaire(OHSQ)等。

(3) 疾病测量量表:the Orthognathic Quality Of Life Questionnaire(OQLQ),Sickness Im-

pact Profile(SIP)等。

(4) 其他:①患者自我同一性状态:the Extend Objective Measure of Ego Identity Status-2(EOM-ELS-2);②家庭环境量表:Family Environment Scale-Chinese Version(FES-CV)等。

3. 内隐联想测验

(1) 内隐联想测验(implicit association test,简称IAT)是由格林沃尔德(A. G. Greenwald)在1998年首先提出(图4-1)。内隐联想测验是以反应时为指标,通过一种计算机化的分类任务来测量两类词(概念词与属性词)之间的自动化联系的紧密程度,继而对个体的内隐态度等内隐社会认知进行测量。其诞生既是内隐社会认知研究的需要,又是反应时范式在社会认知研究中应用发展的结果。问卷、访谈等外显式心理调查方法具有患者主观可控性强、容易出现计算分析误差等缺点,IAT测量方法则有结果客观、患者难以掩饰、定量测量精确等优点,近年来得到推崇。

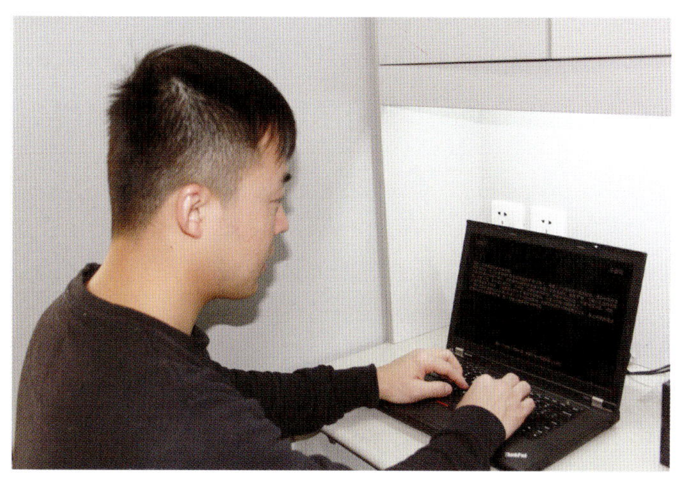

图4-1　被试者在进行内隐测验(安静勿打扰的环境中进行)

(2) 内隐联想测验的步骤:内隐联想测验一般都在计算机上进行,屏幕的左上侧和右上侧分别呈现类别标签,刺激词呈现在屏幕中央。

内隐联想测验一般分为5个部分,每一部分都包含一个辨别任务(discrimination task)。

第一部分要求对属性词(attributive words)的例证尽快地进行辨别并按反应键(如E键或I键),即把属于"好"的刺激视为一类,并按相同的反应键(如I键);把属于"坏"的刺激视为一类,并按相同的反应键(如E键)。

第二部分要求对靶概念词(target-concept)的例证尽快地进行辨别并按反应键(如E键或I键),即把属于"我"的刺激视为一类,并按相同的反应键(如I键);把属于"非我"的刺激视为一类,并按相同的反应键(如E键)。

接下来的第三步中,要求对前两步中所出现的所有刺激词混合后,一个个随机呈现,把属于"我"和"好"的刺激都视为一类,并按反应键(I键);把属于"非我"和"坏"的刺激视为一类,并按相同的反应键(E键)。

第四步是第二步的反转,"我"类和"非我类"刺激的标签呈现位置互换,同时相应的反应键也互换,其他不变,其目的是在自我词和反应键之间建立新的联系,作为第五部分的练习。

第五步是第三步的反转，即把属于“非我”和“好”的刺激归为一类，并按相同的反应键（I 键）；把属于“我”和“坏”的刺激视为一类，并按相同的反应键（E 键）。

（3）内隐联想测验的计分方法：按照 Greenwald、McGhee 和 Schwartz（1998）提出的记分方法，先把低于 300ms 的以 300 记，大于 3 000ms 的以 3 000 记，错误率超过 20%的予以删除；接下来对所有原始反应时数据进行对数转换，再对相容组和不相容组（本例中的第三部分和第五部分）分别计算其平均反应时。最后，把不相容组的平均反应时减去相容组的平均反应时，这样，所得到的分数便为被试相对于不愉快的词而言，愉快词与自我相联的程度，即内隐自尊的强度。

（4）内隐联想测验的临床应用：目前已经被成功应用到评估急性压力、BDD、自尊水平、污名等测评中。国内上海交通大学医学院附属第九人民医院口腔颅颌面科首次提出了将 IAT 应用到正颌患者的心理状态测量中，并指出 IAT 是一种客观、定量、简单易行的心理测量方法，IAT 可以避免问卷、量表等外显测量方式中可能出现的患者故意隐瞒，计算误差，以及其他原因造成的误差。

第三节　医患沟通

医患沟通是医疗过程中永远值得深入讨论的话题，它贯穿整个治疗过程，对保证良好的治疗效果具有十分重要的作用，绝对不能被忽视。

人一旦患病后，便渴望尽早解除疾病的痛苦，迅速痊愈。未解除病痛之前，患者往往精神紧张焦虑、郁郁寡欢、烦躁易怒等。他们的心理需要主要有以下几方面。

（1）需要安全感：面临多重有创或无创的术前检查、麻醉风险、手术风险、经济负担和治疗效果等问题，既存在不同程度的恐惧感，又怀有无限希望的期待感，急需医护、周围人给予他们身心的安全感。

（2）需要受尊重感：患者有病来求诊，客观上就存在一种“被动祈求”的心理。一旦患者的自尊心受到伤害，则会使他们对医护人员产生反感和不信任感，容易产生激惹、烦躁等情绪障碍，产生不必要的怀疑，甚至导致不必要的医疗纠纷。患者往往不喜欢医护人员直呼床号代替他们的名字或者头衔，不希望医护在治疗过程中闲聊、接电话、办其他私事等，他们希望医护人员总能保持良好的态度，这些都体现出他们内心要求被尊重。

（3）担心被误诊误治：患者在求诊的过程中，常常在迫切希望尽快治愈疾病的同时，担心被误诊误治。所以常常见到有的患者以滴水不漏的方式倾诉他们认为的患病全过程，并希望医生耐心全部听完，不要打断。有些患者对年轻医师不信任，要求换医师或者态度恶劣，不允许年轻医师动手操作等。担心被误诊误治是患者对医师不信任的心理基础。

（4）满意感：患者对疾病的疗效和治疗过程都希望得到一个圆满的结果。

总之，患者的心态是一种复杂、充满矛盾的状态，既希望得到医护人员的尊重、重视，渴望术后效果满足他们的预期，又担心有被误诊误治的可能。作为医护人员，应该学会正确处理医患关系。在医患互动的关系中，主要包括三种：①主动-被动型：一切听从患者的意见，由患者自行选择，决定医疗行为的模式。②指导-合作型：医师有着绝对的权威，将疾病演变

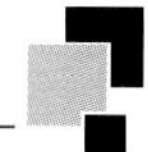

简化为单纯的生物学行为,医师不考虑患者的感受进行各种医学行为。③相互尊重式:医患双方共同参与,医师以患者为中心;患者尊重和相信医师,配合疾病的诊治。其实任何偏执采用前两种关系的方式都是有害的,医患之间应该在互相尊重的基础上,共同制订最佳的治疗计划。医护在保证履行自由决策权的前提下,应该充分尊重患者的知情同意权和决定权。

在接诊牙颌面畸形患者的整个过程中,我们应该做到以下几点。

(一) 明确诊疗动机

合理的治疗动机是取得良好治疗效果以及较高术后满意度的前提。患者的治疗动机和术后动机的达成状态影响他们的治疗满意度。如果术前筛查出有不合理治疗动机的患者,可以一定程度减少术后的不满意情况,避免术后的医疗纠纷,甚至医疗暴力事件的发生。

纵观近年来的文献报道,不难发现种族、经济、文化和社会等可能影响了正颌患者的治疗动机。不同地区的正颌患者可能有不同的主要求诊动机。在挪威,正颌患者最常见的治疗动机是改善牙外观和咀嚼功能;在美国,专家通过对 637 例正颌患者进行调查,发现最主要的就诊动机是改善咬合关系或功能;来自 13 所 NHS 机构的信息表明,英国正颌患者的最主要求诊目的是改善牙外观,预防未来牙齿问题;丹麦学者认为,口腔功能和外貌的改善是他们国家正颌患者的主要治疗动机;对于芬兰的正颌患者,解决咬合关系和咀嚼问题是最主要的因素;而印度的正颌患者认为他们首要的求治动机是改善容貌,而不是解决功能问题。

在上海交通大学医学院附属第九人民医院的研究中,400 例中国大陆正颌患者被纳入研究。在中国大陆,寻求美观是正颌患者最主要的求诊动机,包括要求改善面部外观(77.5%),改善牙外观(54.75%)和改善微笑(49.75%)。排在第二位的重要的求诊动机是改善口颌功能,包括改善咬合(65%)、提高咀嚼和吃饭能力(33.75%)和预防未来口腔健康问题(32%)。在男性患者中,改善咬合功能(80.47%)的动机最大,但是改善面型(75.74%)的动机并没有显著降低,仍是男性就诊的最重要的目的之一。在女性患者中,要求改善面部外观(78.79%)占据首要位置,而通过正颌手术提高自信心(60.61%)和要求改善牙外观(58.01%)也是她们积极治疗的目的;在满足了美观和自信心的基础上,改善咬合功能成为她们的次要需要。另外在要求改善自信心的诉求上,男性占 65.68%,女性占 60.61%,总体比例较高(62.75%)。总之,中国正颌患者的主要就诊动机是改善面型、改善咬合功能、提高自信心。

无论如何,临床医生应该针对不同患者,明确他们各自“个性化”的就诊动机是什么。患者对自己希望改变的病态(也就是“求诊动机”)应该有一个明确的认识,而不应该不知道自己到底想解决什么问题,因为含糊混沌的、缺乏明确动机的治疗往往导致术后较低的满意度,甚至因为沟通的偏差而导致医患纠纷等。

(二) 注意沟通及做好心理疏导工作

希波克拉底曾经说过:“世上有两种东西可以治病,一种是药物,一种是语言。”沟通(包括表情、态度、语气、措辞、肢体动作等)是建立良好医患关系的有效和最主要的途径。

在临床实践中,交谈是医患沟通的主要方式,交谈需要双向交流,医师要掌握一定的交流技巧,如尊重患者的人格,不喊叫号码代替名字;就诊之初适度寒暄;患者陈述病情时,在不违背原则的基础上可以追加适度认可;倾听患者的陈述,并有所呼应;多使用一些鼓励性的语言;对儿童多加赞赏;对预后不良者加以同情;对傲慢自大者要利用其态度,先肯定对方，不卑不亢；就诊结束后向患者道别，等等。在就诊过程中，我们需要注意把控以下几点。

首先，降低患者的术后期望值。“期望太高，失望可能就越大”，同样的道理，术前的期望值对术后的满意度影响程度非常大，术前对手术结果期望过高常常是医患纠纷的导火索。术前降低求美者的期望值可以降低他们对手术效果理想化心理，使他们更容易理性面对手术结果，坦然面对手术真实能带来的效果与不能解决的问题。而对临床医师来说，应该真实宣传手术矫治的实际功效，纠正求美者不切实际的幻想，必要时需要在术前让患者签署术后真实效果相关的知情同意书；若患者固执地对手术具有不切实际的预期，应该果断拒绝手术，而不能在患者的软磨硬泡下妥协手术，以免留下隐患。

其次，消除患者手术顾虑和其他一些不良心理情绪。很多患者对手术惧怕、顾虑，甚至认为手术过于“神秘”，从而出现莫名的不理性负面情绪。临床医生应该做好心理疏导工作，特别要善于解释说明，使患者能客观平和地认识手术，做到心中有数，消除顾虑和其他不良情绪。

再者，让患者对手术并发症以及其他意外做好充分的心理准备和认识。有些患者认为医学是万能的，可以完美解除病患而无任何副作用。正如那句著名的墓志铭所写，医学“有时，去治愈；常常，去帮助；总是，去安慰”。林林总总的术后并发症和可能的意外一定要在术前跟患者介绍清楚，因为患者对这方面的信息往往缺乏足够的认识和心理准备，一旦出现无法面对，对曾经信任的医师也可能妄加指责，严重者会引起医疗纠纷，甚至医疗暴力事件。

总之，临床医师应该在术前、术后不同时期针对患者不同的心理特点，做好全程的心理疏导工作。下面举两个案例。

案例一：赵某，男，25 岁，诊断为骨性Ⅲ类错𬌗；要求解决下颌前突、上颌凹陷的问题。治疗过程：正颌-正畸治疗顺利，手术很成功。术后第 3 天，患者要求自己出去买早餐，包子铺的阿姨跟他闲聊：“弟弟，你今年有 20 岁吗？……”结果，赵某找到主刀医生，抱怨说：手术让他的颜面过于年轻了，他要求看上去老一点，显得成熟一些。并且他反复多次来诊，后来情绪激动，甚至有暴力倾向。

分析：后来经过了解发现，这位患者生长在单亲家庭环境中，他的内心更加敏感、焦虑。另外，手术计划是“上颌 Le Fort Ⅰ高位截骨+下颌 BSSRO 术”，上颌术后鼻旁变得更饱满了，故更显得年轻。所以提示医师：应该充分关注患者的术前心理状态；在不违背医疗原则的情况下，临床医师不应仅仅创造标准化的美，而应该在充分考虑患者主诉的前提下创造个性化的容貌美。

案例二：韩某，男，28 岁，诊断为骨性Ⅱ类错𬌗；要求解决面型和咬合问题。治疗过程：正颌-正畸联合治疗，手术也很成功，术后患者感动得痛哭流涕，说这个手术拯救了他的一生。可是 3 个月后复诊时，他却是满脸愁云，诉苦说“以前朋友们都说我帅，像吴彦祖，他是我最喜爱的明星。现在没有人这样夸我了。我想做回手术前的样子。”

分析：术后及时、有效的心理指导对患者的康复是十分有意义的。有时术后对患者面型改变的称赞会增加患者对手术效果的肯定。临床医师要重视术后心理疏导的作用。

（三）关注不宜手术患者

正如一位医学心理学家所说：“了解什么人得病，比了解一个人得什么病更重要。”世界著名的整形美容大师芮斯（Thomas Rees D.）教授的经验在正颌外科手术领域同样值得借鉴。他拒绝向他求术的 10 种患者：衣冠不整、卫生不佳者；应他人的要求而要求受术者；对

同一问题反复询问，对医师缺乏信心者；对医师有不切实际的夸奖和奉承，对术后效果估计过高者；对轻微瘢痕看得很重，过分挑剔者；态度粗暴、缺乏礼貌者；选择治疗方案与医师意见不同者；拒绝术前拍照者；多次不按约定时间就诊或住院者；手拿明星照片，预期过高者。分析这些患者的特点，可以归纳为求术者的人格、体像、动机和期望的问题。对于某些特殊患者而言，可以预测出他们术后满意度低的可能性大，容易出现医患纠纷，甚至恶性医疗事件，属于不适宜手术，至少是暂时不适宜手术的范畴。有学者对不适宜手术的患者做了归纳，主要包括以下几种情况。

1）过分要求保密者：其甚至连父母、配偶、子女都不允许医师告知的患者。

2）说“我不是医生，您看着办”的患者：推脱责任，术后的一切不良后果都让医师承担。

3）急不可待的患者：反复述说要求马上手术，而不惜一切代价，不顾及后果。

4）极大夸大畸形者：客观上没有畸形或微小的畸形，被极大地夸大。

5）期望过高，要求过分者：违反客观手术结果，特别是要求整成某某明星的模样。

6）犹豫不决者：本人并没有清楚的接受手术治疗的决心。

7）有突发生活事件者：因为离婚、事业失败等原因，想要通过手术彻底改变人生。

8）对术后可能并发症不能接受者。

下面举个案例：

案例：李某，男，28岁，诊断为双颌前突；要求双颌内收多一些，做成凹面型，他说：“我的梦想是拥有白人一样的双颌略凹的面型，死也甘心了。”并且强烈要求按照他的意愿治疗，甚至写了承诺书并签了字。在正颌手术之后他还去整形科垫高了鼻子，术后他很满意。但是好景不长，一年后他又回来了，哭诉说：周围人说他“黄种人的形体却长了白种人的嘴，显老，不伦不类。”要求再次手术把双颌“拉出来”。

分析：临床医师应该协助患者全面考虑种族、性别、年龄等个人因素与面型的和谐一致性，对于这类“强迫型性格”的不适宜手术的患者，应该果断拒绝。

对于不适宜手术的患者，我们应该暂停即刻的手术治疗，可以将患者转诊到相关的心理医师处，做进一步的诊断和诊治。待患者的心理健康状态恢复到健康水平，再择期手术治疗。切不可心急，过早手术，造成医患双输的局面。

（于德栋　沈国芳）

参考文献

1. 邱蔚六. 口腔颌面外科学. 上海：上海科技出版社，2008
2. 沈国芳，房兵. 正颌外科学. 杭州：浙江科学技术出版社，2013
3. 张菊芳. 毛发整形美容学. 杭州：浙江科学技术出版社，2013
4. 齐向东，王炜，高景恒. 微创美容外科学. 杭州：浙江科学技术出版社，2013
5. 王兴，张震康，张熙恩. 正颌外科手术学. 济南：山东科学技术出版社，1998
6. YU D，WANG F，WANG X，et al. Presurgical motivations，self-esteem，and oral health of orthognathic surgery patients. J Craniofac Surg，2013，24（3）：743-747
7. ALANKO O M，SVEDSTRÖM-ORISTO A L，TUOMISTO M T. Patients' perceptions of orthognathic treatment，well-being，and psychological or psychiatric status：a systematic review. Acta Odontol Scand，2010，68（5）：

249-260

8. 于德栋,王旭东,房兵,等. 中国大陆正颌患者的求诊动机分析. 中国口腔颌面外科杂志,2013,11(5):415-419

9. LIDDLE M,BAKER S R,SMITH K G,et al. Psychosocial outcomes in orthognathic surgery:a review of the literature. Cleft Palate Craniofac J,2015,52(4):458-470

10. 袁卫军,蒋莉莉,王璧霞,等. 牙颌面畸形患者人格测试结果的分析. 中国实用护理杂志,2014,30(8):64-66

11. 孙家明,亓发芝. 乳房整形美容外科学. 杭州:浙江科学技术出版社,2012

12. 蔡华俭. Greenwald 提出的内隐联想测验介绍. 心理科学进展,2003,(3):339-344

13. YU D,FANG B,WANG X,et al. Implicit association test:a possible tool for screening patients for orthognathic surgery. Med Hypotheses,2013,81(2):309-310

第五章　牙颌面畸形的病因与分类

牙颌面畸形(dentomaxillofacial deformities)是一种因颌面骨骼生长发育失调所引起的颜面形态异常及咬合关系错乱,又称为骨性错殆(skeletal malocclusion)。据资料统计有40%的人群患有错殆畸形,其中约5%为颌骨发育异常引起的牙颌面畸形。牙颌面畸形可以单独存在,也可以合并于身体其他部位的疾病,是各种综合征的口腔颌面部表现。这类畸形是人体在颅颌面生长发育过程中,受先天性或后天性因素,或由二者联合作用与影响所致的一类颌骨生长发育畸形。

第一节　牙颌面畸形的病因及其影响因素

牙颌面畸形通常是在颅面部生长发育过程中受各种因素影响而逐渐形成的。颅面部生长的初始部位主要位于骨骼表面的游离边缘、骨缝、软骨结合部和下颌髁突。颅骨的生长发育有其固有的生长潜能,主要是由颅骨缝和颅底的软骨连接(蝶枕和蝶筛软骨结合等)的生长来完成。颅部在出生后1~2岁生长最快,到6岁时已完成90%,12岁已接近成人,面部的生长相对于颅部缓慢而持续时间更长。上下颌骨的生长主要是通过表面骨组织的差动吸收和沉积来进行的(图5-1)。面部的生长方向是向下和向前,随着上下颌骨复合体在前下方向的生长,呈现一个扩展的V形增大趋势(图5-2)。面部的生长主要有赖于邻近软组织及颌骨自身功能活动的生理刺激,这些功能活动的异常(亢进或不足)将严重影响颌面部的生长发育趋势,从而导致畸形的发生。虽然颌骨的形态和位置的生长发育在一定范围内有所波动,但主要还是由遗传基因决定的,这个波动范围被称为“正常范围”。然而,超范围就会发生多种多样的形态和位置异常,引发这些变化的原因可大致分为先天性与后天性两大类。

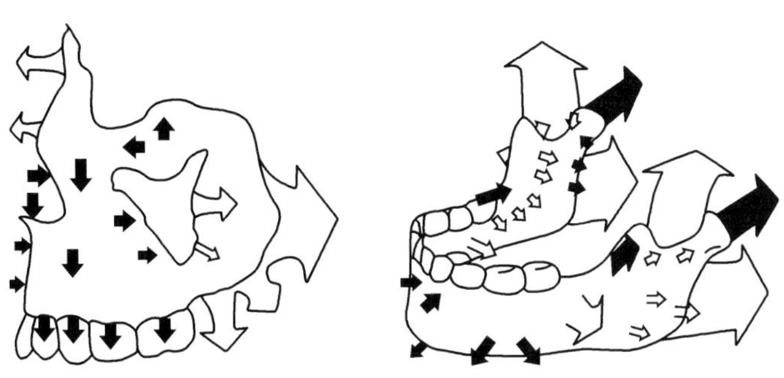

图5-1　上颌骨与下颌骨生长发育示意

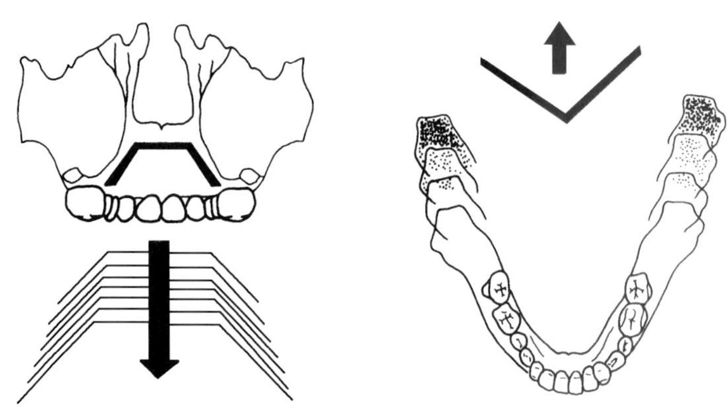

图 5-2 腭部与下颌骨呈 V 形扩大

一、先 天 因 素

（一）遗传因素

颅面形态是由遗传基因控制，因而具有显著的遗传特征，表现为种族和家族的颅面畸形特点，即个体的面型具有同一家族所共有的基本特征。因此，某些牙颌面畸形，如下颌发育过度（骨性下颌前突）和上颌垂直向发育过度等均可由遗传因素引起。

目前对牙颌面畸形的遗传机制还不是十分清楚，一般认为错𬌗畸形不是单基因遗传，而属于多基因遗传，但同时环境因素也可以影响基因的表现，这就使得错𬌗畸形的遗传和变异显得多样而复杂。错𬌗畸形的遗传表现方式包括：重复表现，即畸形在亲代和子代中直接重现；断续表现，即畸形在数代之间断续出现；变化表现，即畸形在数代之间、子代和亲代之间表现不同，但实际上子代和亲代在基因上是有联系的。

（二）胚胎发育异常

在口腔颌面部的胚胎发育过程中，特别是胎儿发育期母体内环境异常，如母体妊娠期营养不良、内分泌紊乱、损伤、感染、子宫大小及胎位的变化或某些致畸药物的影响等，均可导致胎儿的发育不良或发育异常。同时在胎儿生长发育过程中，若出现腭突、上颌突、下颌突等各种胚突的发育或连接融合障碍，或牙胚及上下颌骨骨化中心形成障碍等，均会引起多种颌面部发育障碍与畸形。

二、后 天 因 素

后天（获得性）因素是指在出生后的个体生长发育阶段，任何引起口颌系统生长发育障碍的因素，均可导致牙颌面畸形的发生。常见的致病因素如下。

（一）代谢障碍和内分泌功能失调

在婴幼儿期，由于慢性营养不良，维生素 D 缺乏，致使钙、磷代谢障碍，影响骨骼正常而协调的生长发育，导致佝偻病，引起以下颌骨为主的牙颌面畸形。又如，在骨骼融合前出现垂体功能亢进，分泌过量的生长激素，可引起巨颌症；如因垂体功能低下，则可出现颌骨的发育不足畸形。

（二）不良习惯

口腔不良习惯是形成牙颌面畸形的病因之一，儿童时期的不良习惯未能得到纠正，长期保持可能影响颌面部的正常生长发育，进而造成牙颌面畸形。如儿童吮指一般在4~5岁时停止，若继续吮指习惯，可形成前牙开𬌗、深覆盖、腭盖高拱、上牙弓狭窄等；长期咬下唇可引起上前牙唇倾及下前牙舌倾，前牙开𬌗、深覆盖、深覆𬌗，严重者尚可引起下颌后缩伴上颌前突畸形；儿童在替牙期舔萌出的新牙时可能形成吐舌习惯；吐舌常造成前牙梭形开𬌗，同时由于吐舌常伴有下颌前伸动作，故有些患者可出现前牙反𬌗、下颌前突畸形。

（三）功能因素

在生长发育过程中，随着牙、𬌗、颌骨、肌肉的不断形成，咀嚼、吞咽、发音、呼吸等口腔功能也得到不断的发育。同时口腔功能所带来的功能刺激反过来也会促进牙、𬌗、颌骨的生长发育，因此某些颌面部功能的异常也会成为某些牙颌面畸形的局部因素。如长期的口呼吸往往可导致牙弓狭窄、腭盖高拱、上牙前突、下颌后缩；翼外肌功能不足、单侧咬肌的丧失等可导致单侧下颌骨发育不足；先天性面瘫或唇肌无力的患者，由于颌周肌肉张力失常，可导致颌骨的发育异常。

（四）损伤及感染

颅面发育期，尤其是少儿时期发生的颌面部损伤和感染性疾病，如颌骨骨折、颞下颌关节损伤，特别是由其引起的颞下颌关节强直，以及因颌骨骨髓炎引起的骨质破坏或因肿瘤切除等所致的颌骨缺损，均可导致颌面部的生长发育异常，引起牙颌面畸形。有资料显示在需要手术矫治的严重下颌发育不足患者中，约5%存在幼年时期下颌骨或髁突外伤史。腭裂早期修补术后，由于手术的创伤和局部的瘢痕形成干扰了上颌骨的生长，可以导致面中份严重发育不足。

（五）其他

如病因尚不清楚的进行性偏面萎缩，是出生后，主要在个体生长发育期出现的单侧颌面部软硬组织呈进行性的萎缩和生长发育障碍，最终引起严重而复杂的牙颌面畸形。

颅颌面生长发育有其特定的规律，所有儿童都有快速生长高峰期，但不同个体的生长高峰期可出现于不同的年龄段。在性别方面，男孩青春高峰期平均比女孩晚2年，但生长量和持续时间男性要大于女性。面部的生长女性一般到18岁左右基本完成，男性则持续到20岁以后。对于颌骨发育过度畸形，最好在生长发育基本完成以后进行正颌外科治疗，否则由于后续生长潜力可能导致畸形术后复发。牙颌面畸形的形成原因和机制错综复杂，遗传和环境因素都可能影响颌骨的生长。在临床上难以确定某种畸形的发生有多少是遗传性，有多少是出生前或出生后环境因素造成的。除了某些明显的环境致畸因素外，多数学者认为骨性牙颌面畸形主要是与遗传因素有关，因此对一个存在较为严重的颌骨发育异常的错𬌗患者，不要寄希望通过单纯正牙或牙颌面功能矫治改变其骨骼生长趋势，而最好在面部生长发育完成后进行外科-正畸联合治疗。

第二节　牙颌面畸形的临床分类

关于错𬌗畸形的分类方法很多，目前关于错𬌗畸形还没有统一的临床分类。但应用最广泛的还是由现代口腔正畸学创始人Angle EH于1899年提出的安氏分类法，Angle认为上颌第一磨牙位于上颌骨颧突根之下，而上颌骨又固定于颅骨上，其位置相对恒定，因此他以上颌第一磨牙为基准，根据上下第一恒磨牙的𬌗关系将错𬌗分为中性错𬌗、远中错𬌗和近中错𬌗。但由于此分类方法仅仅考虑了上下牙齿和牙弓之间的近远中关系，不能反映上下颌骨的位置关系，有学者将X线头影测量与Angle的分类原则和术语相结合，提出了以下骨性错𬌗畸形分类。

（一）骨性Ⅰ类错𬌗

部分患者后牙关系为中性𬌗，但牙槽骨发育过度引起双颌前突、上颌前突、前牙反𬌗、开𬌗。

（二）骨性Ⅱ类错𬌗

ANB角大于5°，后牙关系为远中𬌗（图5-3）。常见以下情况。

1. 上颌前突下颌骨位置正常，上颌骨相对于下颌骨处于前突位。
2. 下颌后缩上颌骨位置正常，下颌骨相对于上颌骨处于后缩位。
3. 上颌前突合并下颌后缩，上颌骨处于前突位，同时下颌骨处于后缩位。

（三）骨性Ⅲ类错𬌗

ANB角小于-2°，后牙为近中𬌗（图5-4）。常见以下情况。

1. 下颌前突上颌骨位置正常，下颌骨相对于上颌骨处于前突位。
2. 上颌后缩下颌骨位置正常，上颌骨相对于下颌骨处于后缩位置。
3. 下颌前突合并上颌后缩，下颌骨处于前突位，同时上颌骨处于后缩位。

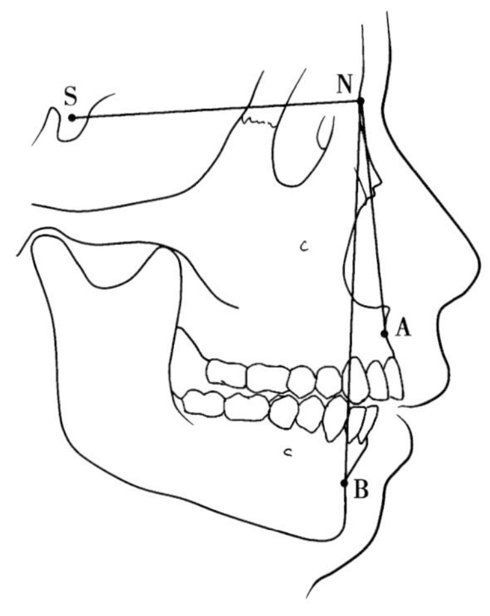

图5-3　骨性Ⅱ类错𬌗

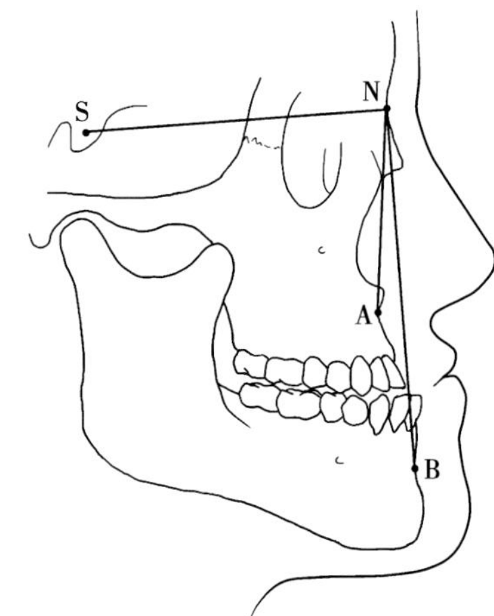

图5-4　骨性Ⅲ类错𬌗

上述分类有一定的科学性和实用性，它包括了临床最常见的三类牙颌面畸形。但此分类也具有明显的局限性，首先它只反映了上下颌骨与上下牙弓在矢状向的异常，对颌骨高度和宽度的异常没有涉及，其次该分类未指明畸形的发生部位，畸形是上颌还是下颌或者是上下颌均存在。

由于牙颌面畸形多由颌骨体积及位置异常所致，且颌面部空间结构是复杂而不规则的三维结构，因此需要根据颌骨大小和位置，在矢状方向、垂直方向和左右横向三维方向上对畸形特征进行描述。目前，正颌外科临床上一般根据颌骨骨骼发育的情况命名为发育过度

(excess)或不足(deficiency);根据颌骨的位置变化命名为前突(protrusion)或后缩(retrusion);对于垂直方向上的异常,可以用垂直向发育过度或垂直向发育不足来表示;左右横向上的异常多表现为颜面部不对称畸形,其机制仍然是一侧颌骨的发育过度或不足。因此这种分类或命名方法更有利于明确诊断与拟订治疗计划。

一、上颌骨发育畸形

上颌发育畸形可表现为三维空间的发育异常。

(一) 矢状方向

1. 上颌矢状向发育过度(maxillary excess)　也称上颌前突(maxillary protrusion)。由上颌整体向前发育过度所致。但在临床上,这类上颌整体发育过度者极少见,更多见的上颌前突畸形是由于上颌前部牙槽骨发育过度所致,因此其后牙关系多为Ⅰ类㕮(中性㕮)。临床表现为上唇及上前牙向前突出,呈凸面型,开唇露齿,自然状态下上下唇不能闭拢,微笑时露齿过多。上下前牙常向唇侧倾斜,有时伴有拥挤不齐。X线头影测量显示上颌骨过大或位置靠前。

2. 上颌矢状向发育不足(maxillary deficiency)　也称上颌后缩(maxillary retrusion)。临床表现为面中部及鼻旁塌陷,上唇后缩,唇间隙消失。前牙反㕮或对刃㕮,后牙为安氏Ⅲ类㕮(近中㕮)。X线头影测量显示上颌骨过小或位置靠后。在临床上单纯上颌发育不足者少见,多伴有下颌发育过度。

(二) 垂直方向

1. 上颌垂直向发育过度(maxillary vertical excess)　是长面综合征的主要临床表现。主要由于上颌后牙槽发育过度所致,常伴有下颌顺时针方向旋转或后缩,面中部变长,侧方下颌平面呈高角状态,前牙呈开㕮。X线头影测量显示上颌后牙槽过高及面部高度比例失调。

2. 上颌垂直向发育不足(maxillary vertical deficiency)　由于上颌骨垂直高度发育不足所致,自然状态下不露齿,甚至微笑时露齿亦很少;面中下1/3变短,下颌平面呈低角状态,可伴有下颌前突或后缩。X线头影测量显示上颌及面部高度比例失调。本病又称为短面综合征。

(三) 横向

1. 上颌骨横向发育过度(maxillary vertical excess)　表现为上颌牙弓过宽,一侧或双侧后牙区正锁㕮,一侧后牙区锁㕮可影响下颌的侧向运动,导致下颌肌肉出现异常的动力平衡,进而形成下颌左右发育不对称和颜面部不对称畸形。

2. 上颌骨横向发育不足(transverse maxillary deficiency)　表现为上颌牙弓的缩窄高拱,后牙或全牙列反㕮。多伴有上颌前后与垂直向发育不足,临床上多见于腭裂术后继发畸形。

二、下颌骨发育畸形

下颌发育畸形绝大多数表现为前后方向的发育异常,可以同时伴有垂直或水平向的异常。

1. 下颌发育过度（mandibular excess） 临床多称为下颌前突（mandibular protrusion）。临床表现为面下部向前下突出，呈凹面型，前牙关系呈反𬌗或对刃𬌗，后牙关系为安氏Ⅲ类𬌗，X线头影测量显示下颌骨过大或位置靠前。还有一少部分患者仅是下颌牙槽骨前突，其后牙常是Ⅰ类𬌗（中性𬌗）。若同时伴有上颌前部牙槽骨前突者，称为双颌前突（bimaxillary protrusion）。

2. 下颌发育不足（mandibular deficiency） 又名下颌后缩（mandibular retrusion）。主要临床表现为面下部后缩变短，颏颈角增大，前牙覆盖增大，覆𬌗加深，后牙为安氏Ⅱ类𬌗。X线头影测量显示下颌骨过小或位置靠后。同时伴有下颌支、下颌体及颏部前后与垂直向发育不足时又称为小下颌畸形，常见于幼年时期颞下颌关节强直继发下颌发育障碍所致，呈典型的“鸟嘴”畸形。

3. 下颌角肥大 主要为双侧下颌角发育过度（常伴咬肌肥大）导致面下部过宽，称为方（下）颌畸形（square mandible）。合并颏部发育不足及深覆𬌗，导致颜面长宽比例严重失调者，称为宽面综合征（large face syndrome）。

三、颏部发育畸形

颏部可表现为三维方向的发育过度或不足，可单独存在也可以与上下颌其他种类的畸形并存。可分别称为颏前突畸形、颏后缩畸形、颏短小畸形与过长畸形等。通常所称的小颏畸形主要是指其前后与垂直方向均发育不足者。

四、双 颌 畸 形

双颌畸形（bimaxillary deformities）是指同时存在于上、下颌骨的复合性牙颌面畸形。常见有以下情况。

1. 下颌发育过度伴上颌发育不足（mandibular excess with maxillary deficiency） 是一种严重的骨性Ⅲ类错𬌗畸形，具有下颌前突与上颌后缩的复合临床表现（图5-5）。表现为面中份及鼻旁区凹陷，上唇后缩，下唇及颏部前突，面下1/3多显过高。上前牙牙轴唇倾，下前牙牙轴舌倾，前牙反𬌗或开𬌗，后牙呈安氏Ⅲ类关系。

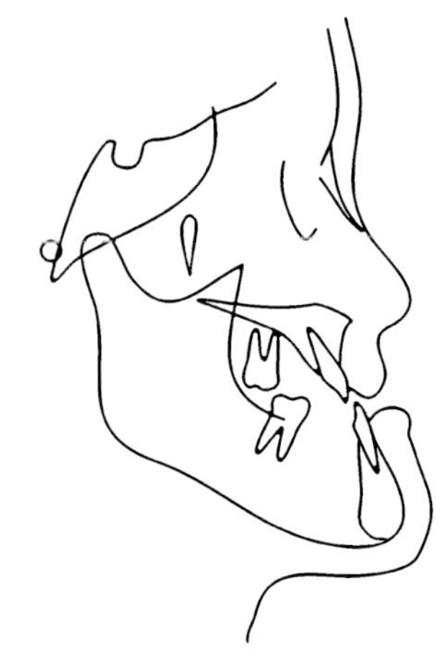
图5-5 下颌发育过度伴上颌发育不足

2. 上颌发育过度伴下颌发育不足（maxillary excess with mandibular deficiency） 是东方人中比较常见的牙颌面畸形（图5-6）。表现为开唇露齿，上下唇不能自然闭合，露龈笑明显，上唇短，颏部后缩，在下唇和颏部之间有软组织隆起，用力闭嘴时更为明显。前牙深覆𬌗、深覆盖，前牙唇倾明显，后牙呈安氏Ⅱ类错𬌗，𬌗曲线异常，Spee曲线曲度过大，下前牙过高。

3. 双颌前突（bimaxillary excess） 表现为上下唇突出，开唇露齿，双唇不能自然闭拢，露龈笑明显，强迫闭口时下唇下方与颏部之间有明显的软组织隆起。上下前牙牙轴方向明显唇倾，前牙多呈对刃𬌗或者个别牙反𬌗，磨牙多呈中性或基本中

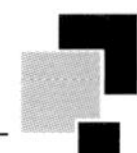

性关系(图 5-7)。

4. 长面综合征(long face syndrome)　主要是由上颌垂直向发育过度导致的具有明显临床特征的一种牙颌面畸形(图 5-8)。主要表现为上颌垂直向发育过度,颜面垂直方向上比例严重失调,面下 1/3 过长,开唇露齿,露龈笑明显,双唇不能自然闭合,上下唇间自然间隙过大,颏部明显后缩,伴有严重开牙合。

5. 短面综合征(short face syndrome)　是由于上颌垂直向发育不足导致的具有明显临床特征的一种牙颌面畸形(图 5-9)。主要表现为上颌垂直向发育不足,自然状态下不露齿,上唇下看不到上切牙切缘,甚至微笑时也露齿很少。面下 1/3 明显变短,脸型显得方而宽;颏前点明显,颏唇沟深,下颌角接近直角。前牙深覆牙合。下切牙可咬及上颌舌侧牙龈,上切牙常可咬及下颌切牙唇侧牙龈。磨牙可呈安氏Ⅰ类或Ⅱ类错牙合。该类患者常伴有颞下颌关节紊乱综合征。

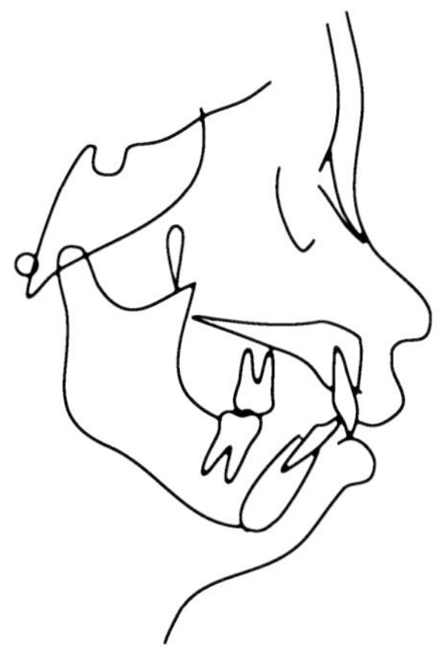

图 5-6　上颌发育过度伴下颌发育不足

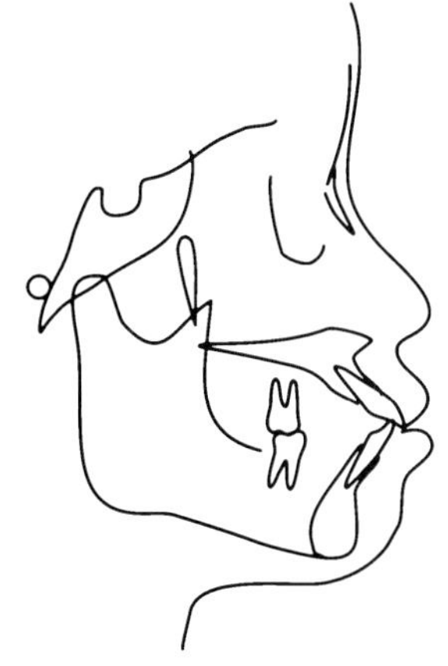

图 5-7　双颌前突

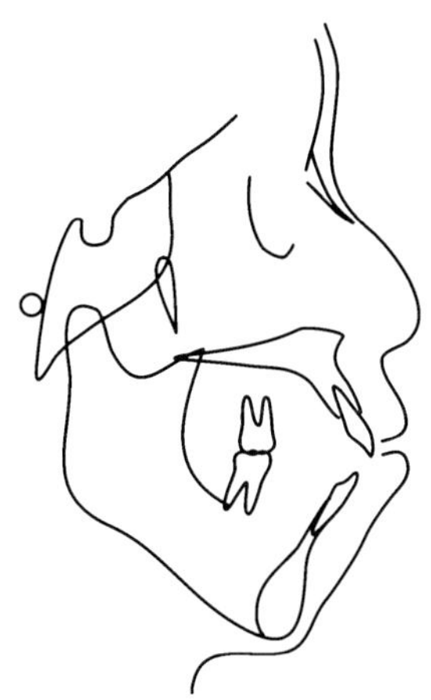

图 5-8　长面综合征

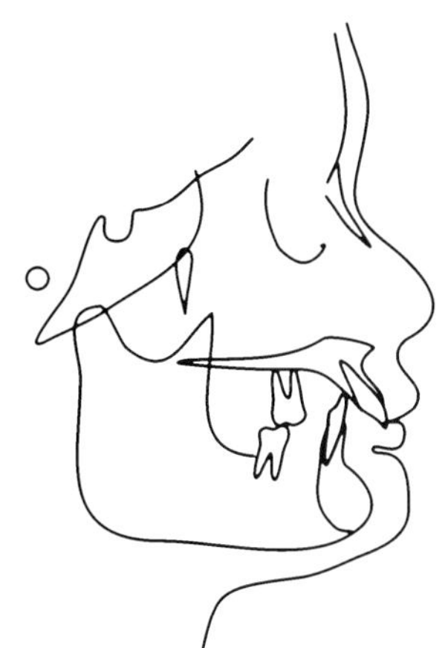

图 5-9　短面综合征

五、牙颌面不对称性畸形

牙颌面不对称畸形(asymmetric dentofacial deformity)一般指侧方偏离中线大于3mm者,大多伴发有咬合偏斜。在以上各类牙颌面畸形中,均可出现不对称,但这里指的是一些特定畸形。

1. 偏突颌畸形(laterognathism of the mandible)　多由一侧髁突,特别是颈部发育过度或增生所致,表现为一侧下颌过长(hemimandibular elongation),亚洲人多见。

2. 半侧下颌肥大(hemimandibular hypertrophy)　也称半侧颜面肥大畸形(hemifacial hypertrophy)等。表现为一侧下颌骨体积的显著增大,其特点是髁突、髁突颈、下颌支以及体部的弥散性增生过长。

3. 半侧颜面短小畸形(hemifacial microsomia)　是一种第一、第二鳃弓不全综合征引起的先天性颅颌面畸形,又称为耳下颌骨发育不全。主要表现为颜面部不对称,患侧上颌骨、下颌骨、颧骨及颞骨发育不足,且伴有面横裂(大口畸形)、外耳畸形及附耳。由于患者上颌骨及下颌支的高度不足,殆平面倾斜,致使咬合关系紊乱。

4. 半侧颜面萎缩(hemifacial atrophy)　又称进行性半侧颜面萎缩(progressive hemifacial atrophy)、帕里-龙贝格综合征(Parry-Romberg syndrome),其显著特点是单侧的面部皮肤、软组织(包括肌肉)、软骨以及骨组织的渐进性萎缩。

六、继发性牙颌面畸形

继发性牙颌面畸形(secondary dentofacial deformities)主要指在出生后的生长发育期,因各种疾病、外伤或治疗引起的获得性牙颌面发育畸形。此类畸形往往需要配合正颌外科的诊治技术以达到矫治畸形、恢复功能的效果。包括颞下颌关节损伤强直,口腔颌面部外伤,尤其骨折的错位愈合以及因整复和肿瘤外科治疗后引起的颌骨畸形与缺损等。

(康非吾)

参考文献

1. 胡静,王大章. 正颌外科. 北京:人民卫生出版社,2006
2. 邱蔚六,张震康,王大章. 口腔颌面外科理论与实践. 北京:人民卫生出版社,1998
3. 邱蔚六. 口腔颌面外科学. 6版. 北京:人民卫生出版社,2008
4. 沈国芳,房兵. 正颌外科学. 杭州:浙江科学技术出版社,2013
5. BELL W H,PROFFIT W R,WHITE R P. Surgical correction of dentofacial deformities. Philadelphia:WB Saunders,1980
6. EPKER B N,WOLFORD L M. Dentofacial deformities surgical-orthodontic correction. St. Louis:Mosby,1980
7. PETERSON L J,ELLIS Ⅲ E,HUPP J R,et al. Contemporary oral and maxillofacial surgery. 3rd ed. St. Louis:Mosby-Year Book Inc. ,1998

第六章　牙颌面畸形的诊断与治疗设计

牙颌面畸形的患者既可能就诊于正颌外科医师，也可能就诊于正畸医师，并且该类患者的畸形发生机制复杂多变，对于外观类似的畸形，可能是由根本不同的机制引起的，正确的诊断在于揭示牙颌面畸形的本质和特征，包括畸形涉及的器官、部位及其程度。因此，有必要全面收集病史，进行相应的体格检查和辅助检查，对汇集的资料进行综合分析。常规的信息资料收集包括：全身情况的评价、社会心理评价、面部美学评估、影像学评价、咬合与研究模型评估、颞下颌关节评估等。而正颌外科治疗计划在资料收集完备后进行，即：检查→资料收集→分析→诊断→治疗设计→知情同意→开始治疗。

第一节　牙颌面畸形的检查及诊断

一、病　　史

（一）主诉

首先要认真询问患者的主要就诊原因，即主诉，明确患者的主要意图。患者主诉往往与医生的客观检查判断有较大差距。因此认真询问患者的主要就诊原因，明确患者的主要意图，并询问家属（尤其是家长）与就医者意见是否一致，这对矫治方案的制订及风险规避相当重要。

（二）全身病史

疾病既往史与系统性疾病：

（1）是否患过或正患以下疾病，或具有以下的某种症状或现象，排除手术禁忌证。

1）心血管或呼吸系统疾病，神经系统疾病，肝、肾疾病；

2）结核病、糖尿病、佝偻病，其他内分泌疾病；

3）出血倾向，血液疾病；

4）瘢痕体质，过敏史；

5）癔症，抑郁症，严重心理障碍，精神失常；

6）红斑狼疮，硬皮病，其他结缔组织疾病；

7）现在妊娠，吸毒史，药物依赖史。

上述疾病可能是正颌外科手术（全麻）的禁忌证或者相对禁忌证，应在开始治疗前明确，避免完成术前正畸治疗后却不能手术。

（2）疾病既往史与系统性疾病也是判断患者畸形发生机制的重要信息。一些疾病如结核病等慢性长期消耗性疾病，营养的摄入不足，常常妨碍颌骨的生长发育。询问是否以往患过佝偻病。生长发育过程中由于紫外线照射不足，维生素D缺乏而使食物中钙磷摄入失去平衡，钙质不能正常沉积在骨骼的生长部分，导致骨骼发生变形。同时，成年后颌骨畸形主要表现为上颌弓狭窄，腭盖高拱，上前牙拥挤、前突和开䄂等。

在各种内分泌腺体中，与错䄂畸形有密切关系的是垂体和甲状腺。①垂体功能亢进，可使骨骺端发育异常，身高远远超过正常范围，成为垂体性巨大畸形症；患者呈特殊面貌，前额、颧骨及下颌均显前突，常常伴有全牙弓反䄂。成人患者发生继发的四肢及颌骨发育过度，应该怀疑垂体肿瘤的发生。②甲状腺的功能对牙齿和颌骨的发育影响较大。当甲状腺功能亢进时，基础代谢率增加，口内常见乳、恒牙均早萌，乳牙根吸收缓慢，乳牙滞留。当甲状腺功能不足时，患者精力较差，肌张力低；头颅大而短小，前囟门的闭合及骨骼的生长迟缓，口内常见牙弓狭窄、腭盖高拱，下颌发育不足。

（3）药物服用与过敏史：如苯妥英钠等抗惊厥药物可使牙龈增生而影响牙齿的移动，应了解患者是否因癫痫或其他急症用过此类药。长期服用类固醇可降低患者对手术后感染的抵抗力。另外患者服用减肥药或阿司匹林等药物可能影响其凝血功能。

另外，要特别注意麻醉与抗生素类药的过敏史。比如：恶性高热（malignant hyperthermia，MH）是目前所知的唯一可由常规麻醉用药引起围手术期死亡的遗传性疾病。它是一种亚临床肌肉病，即患者平时无异常表现，在全麻过程中接触挥发性吸入麻醉药（如氟烷、恩氟烷、异氟烷等）和去极化肌松药（琥珀酰胆碱）后出现骨骼肌强直性收缩，产生大量能量，导致体温持续快速增高，在没有特异性治疗药物的情况下，一般的临床降温措施难以控制体温的增高，最终可导致患者死亡。由于恶性高热在先天性疾病患者中多见，因此在牙颌面畸形患者的治疗中应引起重视。

（三）口腔颌面部病史

儿童时期的不良习惯，如吮吸手指、咬笔杆等未能得到纠正，可引起上前牙前突、开䄂，严重者尚可引起下颌后缩伴上颌前突畸形。

是否有牙齿及颌骨的外伤病史等。颅面发育期，尤其是少儿时期发生的颌面部损伤和感染性疾病，如颌骨骨折，颞下颌关节损伤，特别是由之引起的颞下颌关节强直，以及因颌骨骨髓炎引起的骨质破坏或因肿瘤切除等所致的颌骨缺失，均可导致颌面部的生长发育异常，引起牙颌面畸形。对于小下颌和不对称畸形的患者应特别关注下颌骨外伤史和颞下颌关节病史。

（四）先天因素和遗传病史

询问母亲妊娠及分娩时的健康、药物使用情况，有无先天疾病存在等。胚胎发育异常，即在口腔颌面部的胚胎发育过程中，由于某些因素，特别是胎儿发育期母体内环境异常，如母体妊娠期营养不良、内分泌紊乱、损伤、感染或某些致畸药物的影响，均可导致各胚突的发育或连接、融合发生障碍，进而引起牙颌面系统的相应畸形，最常见的此类畸形为先天性唇裂、腭裂，亦可引起偏侧小颌畸形。在父母三代直系亲属中，了解有无类似骨性错䄂畸形，判断是否有遗传因素存在。某些牙颌面畸形，如下颌发育过度（骨性下颌前突）、下颌发育不足（骨性下颌后缩）等畸形均可由遗传因素引起，可以是亲代遗传，也可以隔代遗传。

除常规了解的病史资料外，对患者的治疗要求、配合情况和心理状态也要有清楚的评价。此外，患者的年龄、职业与社会活动、家庭及活动状况等也不能忽视。

二、检　　查

(一) 全身检查

牙颌面畸形以青壮年为多,通常体健。但对于一个要接受正颌外科手术与全身麻醉的患者,要全面了解其全身各主要器官的健康情况,从而对其能否耐受手术进行准确评估。治疗前的实验室检查常包括:血常规与凝血功能检查、乙肝两对半与丙肝抗体检查、HIV 与血糖检测等。对怀疑有心血管、呼吸、肝与泌尿系统疾病者还应对应行专科体检。掌握好手术适应证与禁忌证。

(二) 专科检查

除常规体格检查外,应重点检查患者颅面形态与口腔内情况,初步勾画出病员畸形的总体印象。

1. 颜面形态观察与评价　正畸及正颌外科医师应该结合种族的颜面特征,针对不同性别与年龄的患者,观察其颜面软硬组织及容貌特征,从而为治疗方案的设计提供必要的参考信息。

(1) 正貌评价:面型正貌主要可以评价面部对称性和面部比例。

面部对称性:颜面对称性特征是容貌美的一个基本要素,同时也是临床识别不对称牙颌面畸形的重要标志。但是需要注意的是,人的容貌是不会绝对对称的。对称性只是一个相对的概念,只是客观存在的大量微小的不对称不被人们的目测发现而已。我国的一些面部专家在研究美貌人群颜面对称性的测量后指出:非对称率在 10% 以内者应视为“对称”,超过 10% 可认为有一定程度的不对称存在。

面部比例:临床上将面型常分为平均面型、长面型和短面型,平均面型面高与面宽比例适当,上下颌骨关系正常,软组织亦对称和谐,这类患者往往不存在颌骨畸形,而是单纯的牙性畸形。长面型常见于开𬌗或下颌前突患者。短面型常见于骨性Ⅱ类及深覆𬌗患者。

此外,女性患者常常对自己的咬肌肥大及下颌角过方、颧骨颧弓过高的问题关注较多,可配合轮廓修整手术,增加术后颜面美观。

对颌面部进行美学观察和评价时,可以按照黄金分割律。头面部有 2 条黄金线,通过眉间点和鼻下点使头面部分为 3 等份,即发际点至眉间点、眉间点至鼻下点、鼻下点至颏下点(软组织)三部分的高度应基本相等。黄种人以面下 1/3 畸形常见。以下唇下缘为界,又将下面 1/3 分为二等份,即鼻下点至下唇下缘与下唇下缘至颏下点各占 1/2;或以口裂及颏唇沟为界,将面下 1/3 分为三等份。面下 1/3 是颜面形态表现多样,易变且最富于个性特征的部分,也是最常发生颌面畸形同时对颜面美貌影响最大的重点区域。

唇在面部的作用并不亚于眼睛。检查时要注意唇的色泽、对称性、上唇的长度、唇齿间的关系、口裂的宽度及唇红的形态等。对于牙颌面畸形的检查,唇齿间的关系尤其重要。静态时,上下唇分离 3.5mm,上切牙切缘露出上唇约 2mm。微笑时,上切牙理想的暴露量为牙冠的 3/4 至牙颈缘,女性比男性稍多;微笑时上颌牙龈暴露过多者常常伴有上颌骨垂直向发育过度,拔牙内收上前牙需注意防止露龈微笑的加重,严重的露龈患者往往需要结合手术治疗。

在检查颏部时,要注意颏的形态、颏唇沟的深度与位置,颏是否偏斜等也应一并检查。颏唇沟过深常见于Ⅱ类患者,颏唇沟过浅多见于Ⅲ类及开𬌗患者。对以偏颌求治者,需要特别注意面中线与颏中线的位置关系，同时也应注意下牙弓中线与颏中线的关系，从而为正畸去代偿治疗及手术方案的制订提供必要的信息。同时，也需要注意颏部正面的形态，有的患者颏部的偏斜是由于颏部轮廓的左右不对称引起，而非左右下颌支及体部的异常。

（2）侧貌评价：根据侧貌上下颌骨矢状向位置及比例，可以分为直面型、凸面型和凹面型（图 6-1）。凸面型常提示骨性Ⅱ类错𬌗存在，凹面型常提示骨性Ⅲ类错𬌗存在。

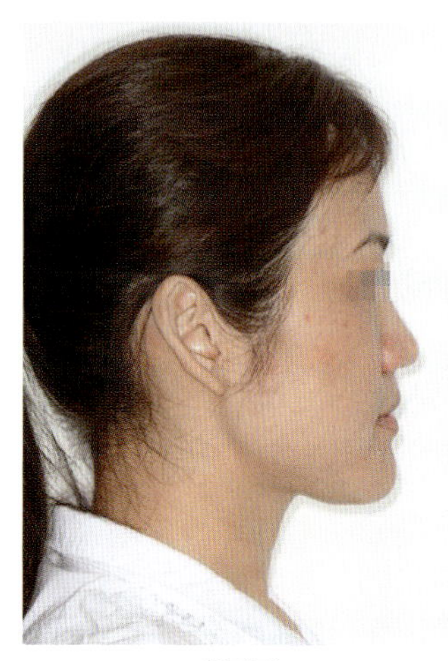

直面型

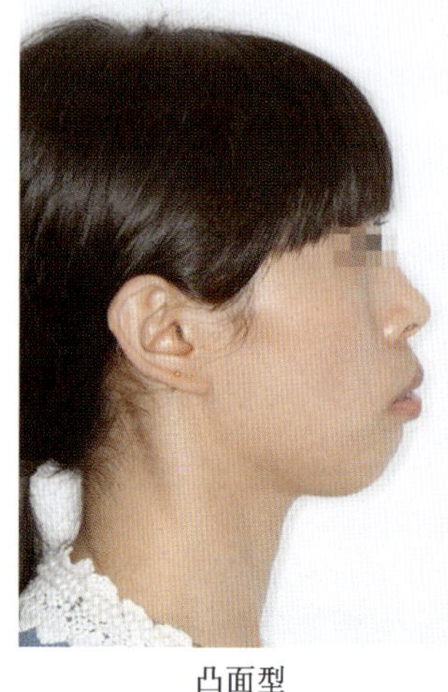

凸面型

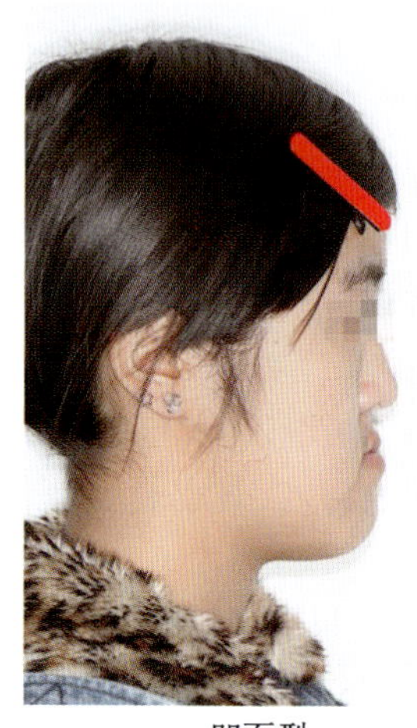

凹面型

图 6-1　侧貌评价

另外一个指标是鼻唇角的大小（图 6-2）。成年男性正常为 86°±13°，女性为 90°±12°。鼻唇角过小，可能为上颌前突或上牙及牙槽前突；鼻唇角过大，可能为上颌后缩或上切牙的过度舌倾。

此外，审美线或审美平面也是侧貌评价的重要参考线。鼻尖点与颏前点的连线称为审美线或审美平面，反映了鼻、唇、颏间侧貌的协调关系，常用来评估上下颌骨的突度（图 6-3）。正常情况下，上唇在审美平面后方 1~2mm，下唇稍靠前几乎接触审美线。

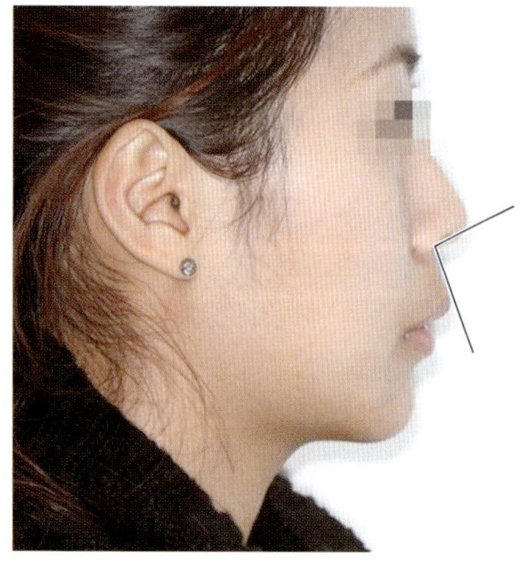

图 6-2　鼻唇角

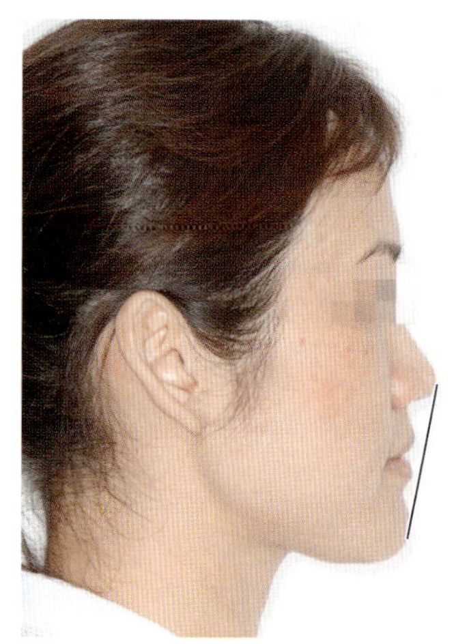

图 6-3　审美线

对于正颌外科患者，常用于侧貌的评估参考线是 Andrews 医师报道的参考线（图 6-4）。

G 线：过软组织额点作 FH 平面（眶耳平面）的垂线（图 6-4 线 1），此线可帮助医生与患者沟通时对治疗后面型变化的预测。

零子午线（“0”线）：过软组织鼻根点作 FH 平面的垂线（图 6-4 线 2），正常鼻下点 Sn 点在此线前大约 7mm，软组织颏前点 Pg' 点在此线前后 2mm 左右。

Will's 线：过正常位置下切牙冠中心点作𬌗平面的垂线（图 6-4 线 3），正常颏前点（Pg）应落在此线上，该数据代表了有效颏的突度，2mm 左右的颏唇沟是下唇优美弧线形的重要因素。

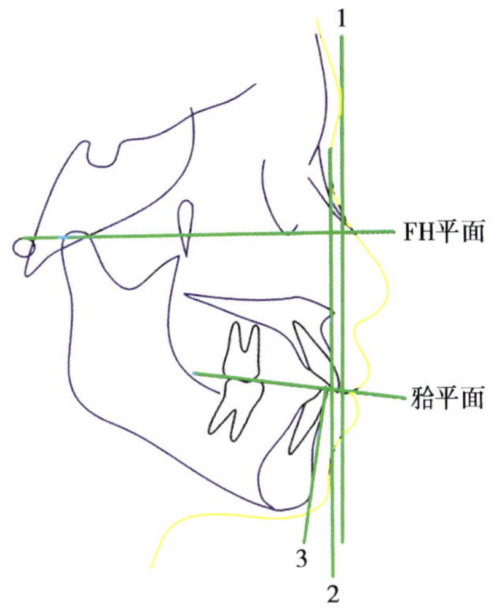

图 6-4　侧貌评估参考线

所涉及的标志点介绍见本节“X 线头影测量分析”。

2. 口内检查　正颌患者的口内检查同单纯正畸一样，要注意牙、牙列、牙弓和咬合的检查。需要特别注意牙列中线与面中线的关系，尤其是上中线。颌面不对称患者还应注意𬌗平面倾斜的检查，过大的倾斜往往需要配合手术治疗。对唇腭裂修补术后患者应特别关注其腭咽闭合及牙槽裂区域骨及牙萌出情况。对于开𬌗及Ⅲ类患者，应关注舌的形态、大小、位置、姿势及功能等。同时，还需要关注牙体、牙周组织的情况，特别是后者，对成人术前与术后正畸疗效影响较大。

3. 颞下颌关节功能检查　牙颌面畸形患者往往伴随着多样的口颌系统功能障碍，其中，颞下颌关节紊乱病（temporomandibular disorder，TMD）是最常见的疾病之一，尤其是拥有内倾性深覆𬌗、开𬌗、严重小下颌畸形的患者，需要重点检查颞下颌关节的功能与形态结构（需要影像学检查）有无异常。检查内容包括：张口度、开口型；关节疼痛、弹响、运动受限、肿大等。需要指出的是，TMD 患者常常伴有心理问题，与其交流时应特别注意语言诱导及术前沟通交流，以免医疗纠纷。同时颞下颌关节疾病与正畸-正颌联合治疗的方案设计和治疗效果密切相关。

（三）牙𬌗模型分析

制取牙列石膏模型是为了获取与记录患者的牙、牙槽突、龈颊沟、唇颊系带、腭盖以及咬合关系等真实情况，也是牙颌面畸形诊断和制订治疗方案最基本的检查手段。

（四）影像学检查

X 线摄影是确定诊断及制订矫治计划的一个重要步骤。通常包括全口牙位曲面体层片，头颅定位正、侧位头影测量片，必要时拍摄颞下颌关节片。目前，颅面三维 CT 检查也应用于一些复杂病例的诊断与设计（图 6-5）。MRI 检查对了解颞下颌关节关节盘的位置有独特优势。

（五）颜面与牙𬌗摄影

对牙颌面畸形患者应常规拍摄正、侧位面像（90°侧面和 45°侧面）及咬合关系正、侧位像，这不仅有利于细致观察颜面软组织正、侧貌形态与比例，对称性和口唇与牙列情况以及𬌗关系，并可用于治疗前后的评价。

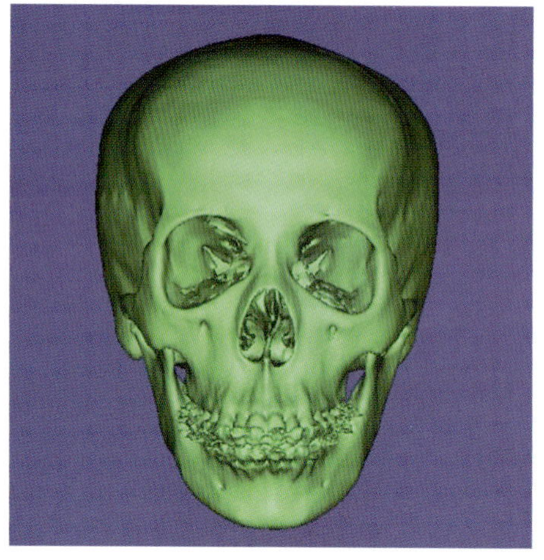

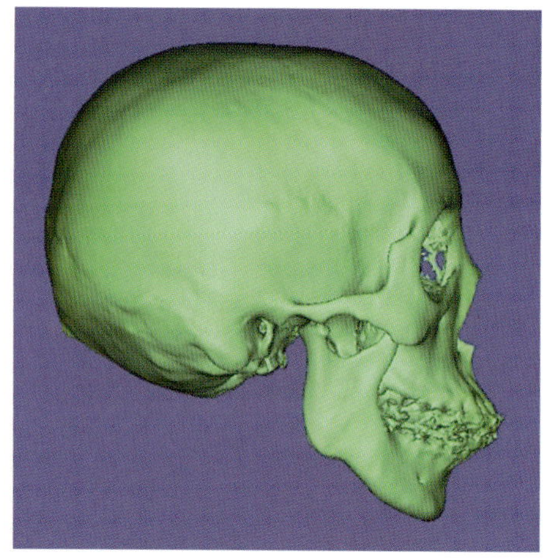

图 6-5　颌骨三维 CT 重建

三、X 线头影测量分析

X 线头影测量是利用摄影取得的头颅定位 X 线片，选择代表牙颌与颅面解剖位置相对稳定的一些标志点，通过对线距、角度及比例的测量后，再与正常值或自身不同阶段相应指标进行比较分析。X 线头影测量分析的目的在于全面了解患者牙颌面软硬组织形态结构与位置关系变化，弄清畸形的特征与严重程度，并用测量分析所取得资料进行治疗设计、疗效预测和评估，因此，X 线头影测量分析是牙颌面畸形诊治程序中必须进行的一项重要步骤。

（一）侧位 X 线头影测量分析

这是最常用的一种分析手段，通过头颅定位侧位 X 线片来分析牙颌面的前后及垂直向关系。

1. 常用硬组织标志点（图 6-6）

2. 正颌外科常用硬组织测量项目（图 6-7）

（1）SNA 角：SN 与 NA 连线之间的夹角，代表上颌与前颅底的前后向相对位置关系，成人正常为 83°±4°。此角增大表明上颌前突；反之表明上颌后缩。

（2）SNB 角：SN 与 NB 连线之间的夹角，代表下颌与前颅底的前后相对位置关系，成人正常为 80°±4°。此角增大表明下颌前突；反之表明下颌后缩。

（3）ANB 角：为 SNA 与 SNB 之差，代表上颌基骨与下颌基骨的前后向相对位置关系，成人正常为 3°±2°。

（4）面角（facial angle）：面平面 NP（N-Pg 连线）与眶耳平面（FH 平面）之间的夹角，反映颏部与面部其他部分的相对位置关系，成人正常为 85°±3.5°。

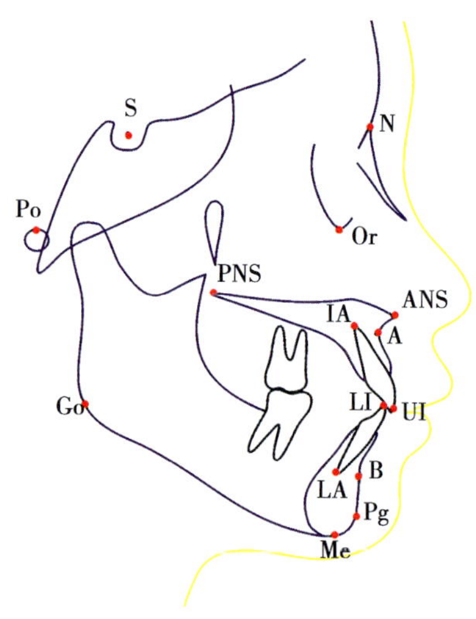

S：蝶鞍点；N：鼻根点；Or：眶点；Po：耳点；ANS：前鼻棘点；A：上牙槽座点；B：下牙槽座点；Pg：颏前点；Me：颏下点；PNS：后鼻棘点；Go：下颌角点；UI：上中切牙切缘点；IA：上中切牙根尖点；LI：下中切牙的切缘点；LA：下中切牙根尖点。

图 6-6　常用硬组织标志点

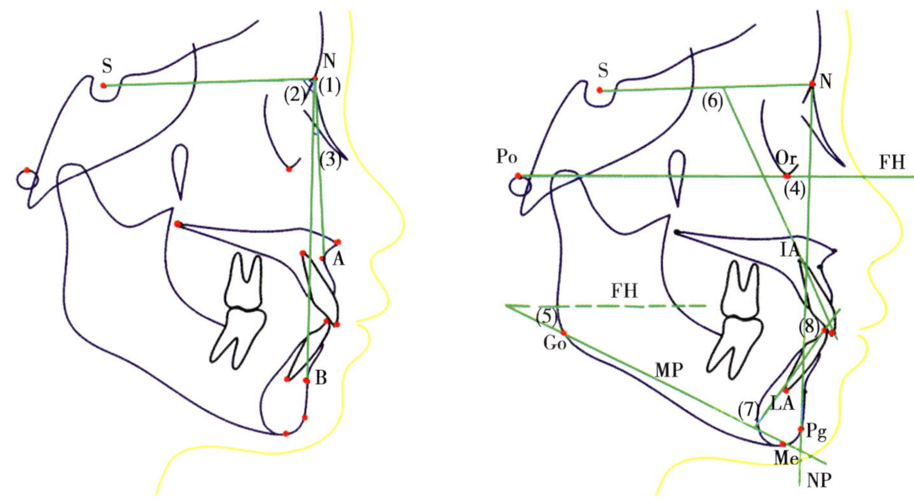

图 6-7 常用硬组织测量项目

(5) 下颌平面角(SN-MP):前颅底平面(SN)与下颌平面(MP)之间的夹角,反映下颌平面的陡度及下面部的高度,成人正常为 31°±5.6°。

(6) 上中切牙倾角(UI-SN):上中切牙长轴与 SN 之间的夹角,代表上中切牙相对于前颅底平面的倾斜度,成人正常为 106°±6.3°。

(7) 下中切牙倾角(LI-MP):下中切牙长轴与 MP 之间的夹角,代表下中切牙相对于下颌平面的倾斜度,成人正常为 93°±7°。

(8) 上下中切牙角(UI-LI):上下中切牙长轴之间的夹角,反映切牙突度,成人正常为 125°±8°。

(9) 全面高(N-Me):N 点与 Me 点间的垂直距离。

(10) 上面高(N-ANS):N 点与 ANS 点间的垂直距离。

(11) 下面高(ANS-Me):ANS 点与 Me 点间的垂直距离。

(12) 上面高与全面高之比:N-ANS/N-Me×100%,正常约 45%。

(13) 下面高与全面高之比:ANS-Me/N-Me×100%,正常约 55%。

3. 正颌外科常用软组织标志点(图 6-8) 牙颌面畸形外科矫治的颜面美容效果主要显示在面部软组织轮廓形态上,因此颜面软组织的测量分析也十分重要。

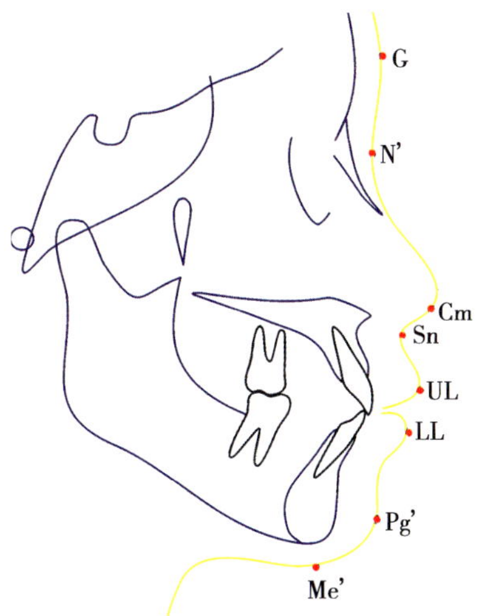

图 6-8 常用软组织标志点

G:额点;N':软组织鼻根点;Cm:鼻小柱点;Sn:鼻底点;UL:上唇突点;LL:下唇突点;Pg':软组织颏前点;Me':软组织颏下点。

4. 正颌外科常用软组织测量项目(图 6-9)

(1) 面型角:G-Sn 与 Sn-Pg'连线之交角,代表

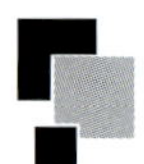

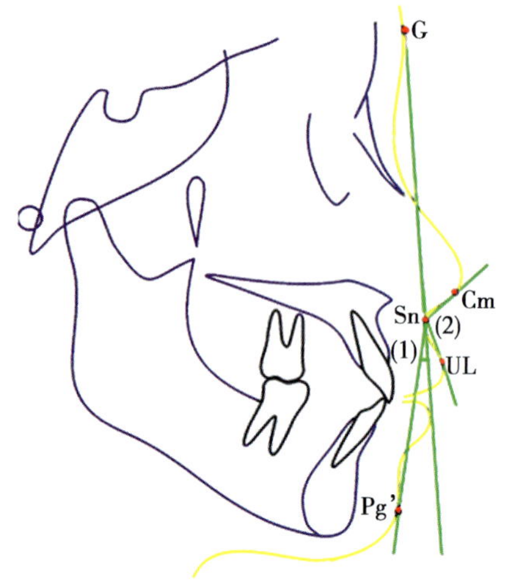

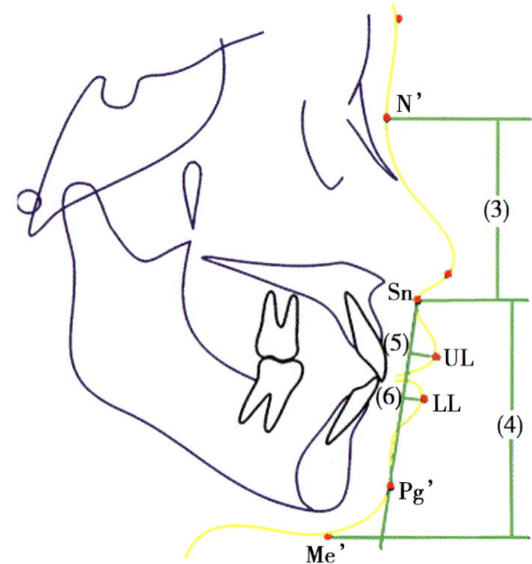

图 6-9 常用软组织测量项目

软组织面型突度，中国成人正常船为 7°±4.5°。

（2）鼻唇角：Cm-Sn 与 Sn-UL 连线之间的交角，代表上唇与鼻底的相对关系，正常为 80°~110°。

（3）软组织上面高（N'-Sn）：N'点与 Sn 点间的垂直距离。

（4）软组织下面高（Sn-Me'）：Sn 点与 Me'点间的垂直距离。

（5）上唇突度：UL 到 Sn-Pg'连线的垂直距离，正常为 7mm±2mm。

（6）下唇突度：LL 到 Sn-Pg'连线的垂直距离，正常为 6mm±1.5mm。

绝大多数牙颌面畸形存在矢状向的不调，因此侧位 X 线头影测量分析在临床最为常用。但需要指出的是上述测量项目的正常值根据种族、年龄、性别乃至测量工具与方法的不同而存在差异。

（二）正位 X 线头影测量分析

对正颌外科患者，有时需要摄取头颅正位（后前位）X 线片分析颌面骨骼横向关系、左右对称性、中线关系以及面宽等。

常用测量标志点与项目（图 6-10）如下。

（1）眶横距（Lo-Lo）：Lo 为眼眶侧壁与蝶骨大翼（斜线）之间的交点。眼横距即上面宽，为两侧 Lo 点之距。

（2）颧弓横距（Zyg-Zyg）：两侧颧弓最外侧点之间的距离，为中面宽。

（3）鼻宽距（Bm-Bm）：左右鼻孔侧壁之间的最大距。

（4）上颌宽距（Mx-Mx）：上颌点（Mx）为上颌骨侧壁与上颌颧突之间的最凹点，上颌宽距即两侧 Mx 点之间的距离。

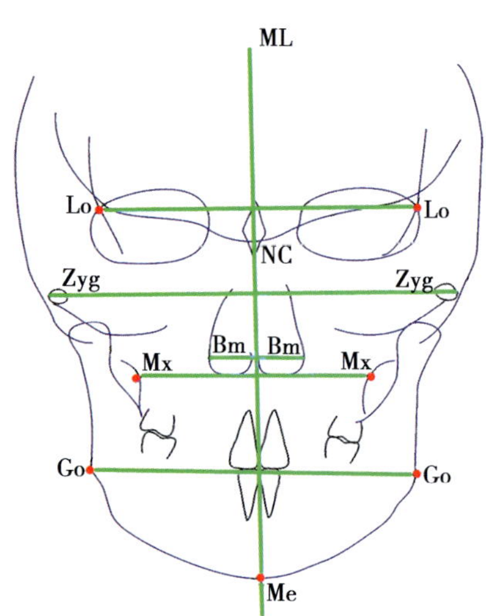

图 6-10 常用测量标志点与项目

（5）下颌角宽距（Go-Go）：Go为下颌角后下的最突点，下颌角宽距即两侧Go点之间的间距，为下面宽。

（6）正中参考线（ML）：通过鸡冠点（NC）作Lo-Lo的垂线，用于评价左右两侧对应标志点的对称性。

在正位X线头影测量分析中，绝对值测量的意义不大，而重点是颌面骨骼的对称性分析。对水平方向，即左右侧的对称性评价最为常用，通常以ML为基准，来进行各个标志点的对称性或颏中点（Me）的偏移测量。有研究表明，大于10%的不对称率有临床诊断价值。

除了上述临床常用的头影测量分析方法外，许多学者还设计了具有一定针对性的头影测量分析方法，部分已经应用于临床。比如法国正畸和正颌外科医师Declaire根据颅颌面畸形的发生发展与颅颌面整体结构的关系，建立了一套颅颌面整体结构平衡理论和头影测量分析方法，对正畸-正颌联合治疗的设计和远期功能外形效果有一定指导作用。

四、诊　　断

根据病史、临床检查、X线头影测量、牙殆模型及照片等信息与资料，进行综合分析即可得出诊断。其中，临床检查与头影测量数据分析是诊断的主要依据。正确的诊断对拟订科学合理的治疗计划十分重要。不同的诊断将产生不同的治疗方案，如果诊断错误而使治疗方案选择不当，将产生难以挽回的严重后果。在临床中，对牙颌面畸形进行诊断与鉴别诊断的要素如下。

（1）分析畸形发生的原因：是先天性、发育性还是继发性。

（2）明确畸形的性质：是牙性或是骨性错殆。

（3）明确畸形部位：是上颌还是下颌，或者是双颌畸形。

（4）弄清畸形累及方向、范围与严重程度：是矢状向发育异常还是垂直向不调，或两个方向均累及，是否存在不对称畸形等。

在确定上述几个要点后，应将患者的牙颌面畸形进行分类诊断。目前国际上尚无公认的统一分类。但为了临床诊断与治疗的方便，一般根据颌骨大小命名为发育过度（excess）或不足（deficiency），根据颌骨位置变化命名为前突（protrusion）或后缩（retrusion）。

常见的上颌骨畸形（maxillary deformities）包括：上颌骨前后向发育过度（maxillary anteroposterior excess）、上颌骨前后向发育不足（maxillary anteroposterior deficiency）、上颌骨垂直向发育过度（vertical maxillary excess）、上颌骨垂直向发育不足（vertical maxillary deficiency）、上颌骨横向发育不足（transverse maxillary deficiency）等。

下颌骨畸形（mandibular deformities）包括：下颌骨前后向发育过度（mandibular anteroposterior excess）、下颌骨前后向发育不足（mandibular anteroposterior deficiency）、下颌颏部畸形（chin deformity）、下颌角肥大（prominent mandibular angle）等。

双颌畸形（bimaxillary deformities）包括：下颌前突伴上颌发育不足（mandibular protrusion with maxillary deficiency）、上颌前突伴下颌发育不足（maxillary protrusion with mandibular deficiency）、长面综合征（long face syndrome）、短面综合征（short face syndrome）。

不对称牙颌面畸形（asymmetric dentofacial deformity）包括：偏突颌畸形（laterognathism of the mandible）、半侧下颌肥大（hemimandibular hypertrophy）、单侧小下颌畸形（unilateral mi-

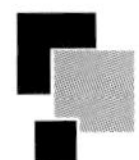

crognathia)、半侧颜面短小畸形(hemifacialmicrosomia)、半侧颜面萎缩(hemifacial atrophy)、继发性牙颌面畸形(secondary dentofacial deformities)等。

第二节 牙颌面畸形治疗方案的设计与制订

在明确诊断与分类后,接下来就进行治疗设计。由于牙颌面畸形是一类比较复杂的疾病,所以其矫治往往需要多学科医师,特别是正畸医师与外科医师的协作。应根据每一位患者的具体情况,制订出合理的治疗方案。

一、治疗设计原则

牙颌面畸形外科矫治的基本原则可简单归纳为:形态与功能并举,外科与正畸联合。形态与功能并举就是必须同时兼顾外形的协调匀称与口颌系统功能的正常,包括牙体、牙周组织的健康与咬合关系及颞下颌关节功能的稳定等。

临床实践证明,对由于颌骨大小与位置异常引起的牙颌面畸形,单独采用手术或正畸进行治疗均难以实现功能与形态俱佳的治疗效果,而通过正颌外科与口腔正畸联合治疗,是最终取得正常匀称的颜面外形和稳定健康的口颌系统功能的基本途径,术前不进行必要的口腔正畸治疗与准备而直接施行正颌手术不符合科学规范的原则。目前,国际上通常采用的模式是由正颌外科医师与口腔正畸科医师共同组成治疗小组,对每位患者进行会诊,从而制订出合理的个体化矫治方案,确保患者术后口颌系统结构功能的健康与稳定。由于牙颌面畸形主要是颌骨发育性畸形,因此,一般应在颅面生长发育停止后再行手术矫治。虽然部分学者认为颌骨发育不足畸形可以早期施术,但对颌骨发育过度畸形的患者,一般要到成年后进行。选择正颌外科矫治的指征是:严重颌骨或牙-牙槽骨畸形,其严重程度超过了单独正畸治疗可能矫正的范围。

根据以上原则,在制订治疗计划时应尤其注意以下几个要点。

1. 外形与功能的并重 正颌外科应把颌面形态改善放在重要的位置,在治疗设计时必须重视患者的主诉要求,在保证术后容貌美观的前提下,同时重视咬合关系、咀嚼、语言、颞下颌关节等口颌系统功能的康复。

2. 局部与整体的关系 有些患者以某一器官或某部分形态不够完美而要求手术,但是局部的形态改变不一定会带来整体美。手术方案与矫治计划的制订不能忽视其全身整体健康情况,有系统性疾病的患者,尤其是一些颅面综合征的患者,应先请相关专科医师会诊。此外,年龄也是重要的因素,生长发育尚未停止的患者一般不宜行正颌外科手术。

3. 充分考虑患者个体与实际情况 在进行治疗设计时,既要理解患者,尽可能满足他们的要求,也要根据患者的具体情况和现有的医疗水平对手术可能的效果做出充分客观的估计。

4. 慎重选择手术方式 畸形和缺损的修复方式有很多种,一般原则上尽量选择简单安全又能取得较好效果的术式。术式的选择要经患者的认可,有多种方案时也可请患者参与选定。

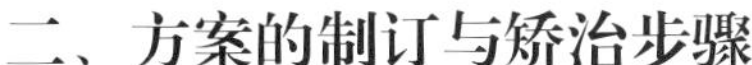

二、方案的制订与矫治步骤

牙颌面畸形的表现是多种多样且错综复杂的，因此需要口腔正畸医师与正颌外科医师一起会诊，共同制订出治疗计划与方案。牙颌面畸形患者的治疗程序可归纳如下。

（一）拟订治疗方案前需要考虑的问题

明确诊断是基于全面的资料收集之上的，在确定治疗方案前，需首先仔细地列出患者所存在的问题，明确这些问题是否与患者的主诉相关。其次，对每个问题提出具体的解决方法。最后经过两科医师的联合讨论，综合患者的各个问题的解决方法，形成一个完整而详尽的治疗计划。

为此需要注意以下几方面的问题。

（1）患者的主诉和对自身容貌的评价及整体印象。

（2）患者心理状态的评价，这需要依靠医师的临床经验进行判断。

（3）口腔健康及颞下颌关节的功能检查，对于开𬌗患者，特别需要注意不良习惯，也需要注意关节的问题，偏颌的患者需要特别关注颞下颌关节的生长潜力，避免术后复发。

（4）错𬌗畸形的特征，这是正畸医师关注的重点，骨性畸形的患者多存在牙齿的代偿。如骨性Ⅲ类患者上前牙的唇倾和下前牙的舌倾。

牙颌畸形可按问题的严重性排列，问题严重的放前面，问题轻的放后面，在方案制订时需考虑相应不同的权重及解决的优先顺序。需要指出的是，正颌外科医师也应该关注牙𬌗畸形的情况，而不是一味关注颌骨畸形，手术效果的稳定不光与手术相关，也与术后咬合的稳定及关节功能正常密切相关。

（5）容貌美观分析，这是相当重要的一步。正颌患者的主诉主要与容貌不佳相关，因此，对颜面的美学评价，对于方案的设计至关重要。要同时注意正面及侧面观，医师以往主要关注侧貌，对正面容貌关注较少，但正面观却是患者最关注的，比如面高面宽比例及左右对称性等。正颌患者容貌不佳主要集中于面下 1/3 区域，因此在设计时要重点考虑这个部位的矫正。垂直向比例、唇的长度、丰满度、与牙齿关系、唇间隙及功能、鼻唇角是面下 1/3 美学评价的重点。对于微笑露龈的患者，需要判定其病因是由于上颌垂直向发育过度，还是由于上唇过短或兼而有之，病因不同，治疗方案迥然不同。开𬌗患者是缘于牙槽骨垂直向发育过度，尤其是后牙段牙槽垂直发育过度，还是与前牙的萌出不足相关，确定是牙的问题还是骨的问题，同时需要注意舌的功能及不良习惯，不良习惯的破除及口周肌肉的相关训练是治疗后稳定性的保障之一。Ⅲ类患者需要判定是否有功能性因素，而骨性Ⅱ类及Ⅲ类患者，需要特别分析畸形的产生与上颌骨有关还是与下颌骨有关，或二者兼有之；针对不同的畸形病因，手术方式选择亦不同。

（6）生长潜力的评价及治疗时机的选择，正颌手术只适合于无法进行生长改良或严重畸形不能进行掩饰治疗的患者。一般来讲，手术不能阻止颌骨的继续生长。因此，对于生长过度的患者，尤其是下颌前突的患者，应待生长发育基本完成后再行正颌手术。而对生长不足的患者，手术时间可稍早，但通常应在青春发育高峰期以后进行。

对先天发育不足的患者可在婴儿期或儿童早期就行手术治疗，如颅骨骨缝早融与严重的偏面发育不足畸形等。生长发育受限导致畸形进行性加重者是青春生长高峰期前手术的主要适应证，如髁突外伤后出现的单侧或双侧关节强直。早期手术解除限制生长的因素后可以诱导颌骨生长，但正颌手术本身对生长发育的影响很小，因此严重但稳定的发育不足畸形并不适合早期手术。

唇腭裂的患者早期(9岁以后)可以行序列治疗中的牙槽裂植骨修复手术，并在术后尽快配合正畸治疗，将植骨区旁牙根移入，以期望咬合力量刺激对骨量的维持。之后再等待成人之后视情况行正颌外科治疗。

上颌发育不足，有心理社会因素的患者，可以考虑早期手术治疗。上颌前移后，在其后份植骨可增加手术的稳定性。但手术没有诱导上颌生长发育的能力，由于下颌的生长，有的患者需要做二期手术。

因此，判断患者是否适宜进行早期手术治疗，需考虑社会心理因素和骨性畸形的类型，进行综合分析与全面评估。

在分析了上述问题后，初步拟出治疗计划，并与患者进行充分沟通，进行有耐心的“谈话”，这是避免日后医疗纠纷的重要环节。同时，在制订最终的方案时，需要考虑不同问题处理间的相互关系，如Ⅱ类牵引改善了矢状向关系，却往往导致磨牙伸长，增加垂直向比例失调的可能。对于复杂病例，有时需要降低治疗目标，采用折中的方法，比如严重牙周病患者的少量牙移动等。在与患者沟通时，要设身处地为患者考虑治疗的危险与效益分析，降低患者过高的期望，并如实地告诉手术风险及治疗中可能出现的问题，再根据患者的愿望选择治疗方案。

(二) 术前正畸治疗

术前正畸治疗的主要目的：①排齐牙列，去除牙代偿性倾斜与𬌗干扰，释放限制颌骨移动的因素；②拓展牙间间隙，分开牙根，便于骨切开术的顺利进行；③矫正异常𬌗曲线，协调上、下牙弓宽度；④建立正常稳定的咬合关系，防止术后畸形复发。

对决定行正畸-正颌联合矫治的牙颌面畸形患者，绝大多数要行术前正畸治疗。术前正畸治疗目的在于用手术将颌骨移动至最佳面型状态下，牙与骨以及上下牙之间保持正常的位置关系。术前正畸治疗是获得牙颌面畸形矫正后功能与形态效果俱佳的必要步骤，这一点应向患者重点阐述。

术前正畸治疗与常规正畸治疗的原则并不完全相同，有时甚至完全相反。对成人轻度骨骼畸形如采用单纯正畸治疗，只能用增加牙代偿的方法来掩盖骨骼畸形；而对严重的颌骨畸形采用正颌手术治疗的患者，术前正畸治疗则应去牙代偿，将牙齿排列到各自正常的位置上，使牙齿有正常的牙长轴倾斜度和高度，无扭转、高或低位。例如下颌后缩患者，唇向倾斜的下前牙应移向舌侧；舌向倾斜的上前牙应移向唇侧。下颌前突患者，舌向倾斜的下前牙应移向唇侧；唇向倾斜的下前牙应移向舌侧。面部左右不对称，下颌偏斜患者应去除上后牙颊舌向代偿性错位。因此，在术前正畸结束后，患者的错𬌗似乎比正畸前更加严重，这一点应事先给患者交待清楚。

(三) 治疗效果的预测

在术前正畸治疗即将结束时，尚须重复进行一次原治疗方案的评估，并利用治疗结果的预测，即所谓的VTO(visual treatment objective)分析，对手术计划进行必要的调整或做必要的补充正畸治疗，以确保获取理想的矫治效果。

在临床上，疗效预测主要通过以下几种方式进行。

1. 投影图迹的剪裁拼对与模拟手术　对治疗前X线头颅定位侧位片的头影描迹图，通过剪裁、模拟移动骨块于正常位置后，观察术后软组织侧貌变化，以预测术后效果。

采用透明描图纸或薄胶板，覆盖于治疗前摄制的头颅X线侧位片上，进行包括软组织、硬组织侧貌的复制描迹共两张。按初步设计，将其中一张胶板已描迹的上颌（或部分上颌）或下颌（或部分下颌），或上、下颌描迹图分别剪下作为模拟切开后的牙-骨复合体模板。然后将该模板覆盖重叠于另一张描迹投影图的相应部位，继而移动模板至矫正牙颌畸形的需要位置。由此测算矫正畸形所需牙-骨复合体移动的方位和距离，并按软硬组织位移比描出术后软组织的侧貌轮廓。

2. 计算机辅助设计与疗效预测　近年来，计算机辅助的头影测量分析以及手术模拟和疗效预测已经广泛地被应用到正颌外科临床工作中。

计算机辅助与传统的手法预测相比，具有迅速、准确和简便的优点；能储存大量信息，有利于回顾性研究及追踪评价；并可在计算机前进行讨论、设计，易于外科医师、正畸医师以及患者之间对治疗设计及其效果的交流和理解；可设计出若干治疗方案，依照预测结果进行模拟比较，从中选出最佳方案（图6-11）。

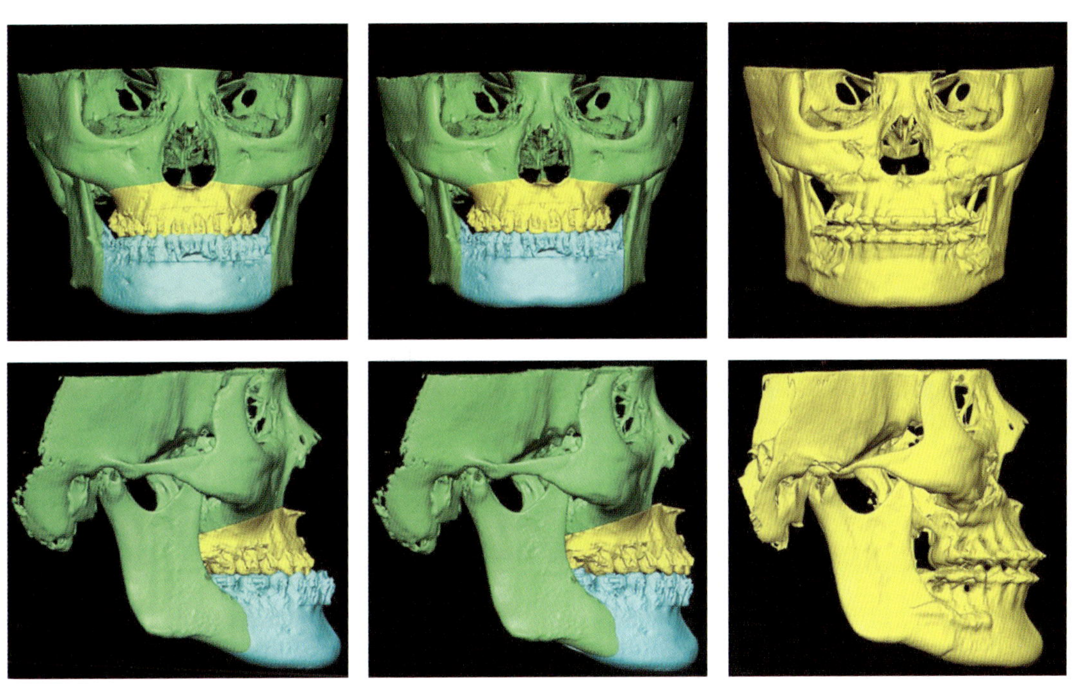

图6-11　计算机辅助设计与预测

3. 模型外科　所谓模型外科，是指在牙颌石膏模型上模拟外科方法，进行切割、移动和拼接，达到理想咬合关系后将切开的模型重新固定，并在此新位置上制作定位𬌗导板。VTO分析主要在二维空间模拟与预测颌骨的切开、移动方向与距离，并能够显示术后侧貌的变化情况。而模型外科能够在三维空间模拟手术与预测术后咬合情况，从而为手术方案的制订提供直观准确的引导（图6-12）。模型外科的操作与𬌗导板的制作详见第七章有关内容。

当术前正畸治疗完成，固定唇弓与𬌗导板准备妥当即可将患者收入外科病房行术前准备。

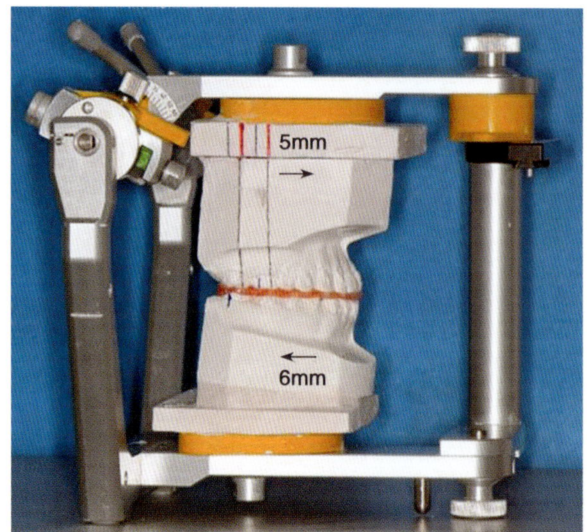

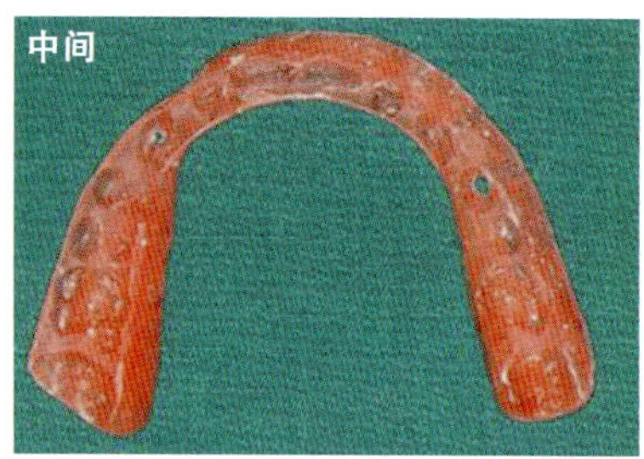

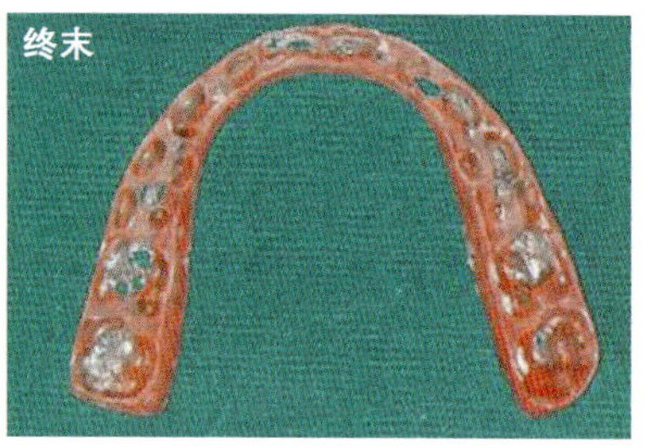

图 6-12 模型外科与殆导板制作

4. 正颌外科手术 手术通常在全麻下进行。外科医师应严格按术前确定的手术设计进行手术，不得在术中随意改动，除非有特殊情况才行必要的调整。

5. 术后正畸与康复治疗 由于全身麻醉肌肉松弛，以及髁突就位等原因，即便是成功的外科手术，在术后也可能存在上下牙的尖窝关系不协调，咬合不平衡等问题。通常需进行术后正畸治疗来调整和完善咬合关系，巩固手术效果。

术后正畸治疗的目的是进一步排齐牙列和整平牙弓，关闭牙列间隙，并做牙位及殆位的精细调整，最终建立起稳定、良好的殆关系，避免或减少术后复发。术后正畸治疗自骨组织基本愈合、颌骨关系处于相对稳定的时期开始。目前，正颌手术多采用坚固内固定技术，术后约 4~5 周即可开始正畸治疗，同时进行以恢复颌周肌肉、感觉神经及下颌运动功能为目的的康复治疗。术后正畸治疗一般在 6 个月内完成。正畸治疗完成后还应仔细观察 4~6 周，若无复发倾向，再拆除固定矫治器，并制作活动保持器，以稳定治疗效果。

6. 随访观察 术后应定期随访，检查牙颌关系出现的变化。手术后移动过的骨块在愈合过程中，通常会出现轻微的移位，导致小开殆、覆盖变浅或加深等，这些问题须通过术后正畸矫治。如果出现明显的畸形复发，及时通知外科医师进行相应的处理。术后正畸治疗时间为 6 个月左右，随后还应戴一段时期的保持器，以稳定矫治效果。

（罗 恩）

参 考 文 献

1. 傅民魁. 口腔正畸学. 3 版. 北京：人民卫生出版社，2000
2. 罗颂椒. 当代实用口腔正畸技术与理论. 北京：科学技术文献出版社，2010
3. 邱蔚六. 邱蔚六口腔颌面外科学. 上海：上海科学技术出版社，2008
4. 胡静，王大章. 正颌外科. 北京：人民卫生出版社，2006

5. 中华口腔医学会口腔颌面外科专业委员会正颌外科学组. 牙颌面畸形诊断与治疗指南. 中国口腔颌面外科杂志,2011,9(5):415-417

6. ANDREWS L F. The six keys to normal occlusion. Am J Orthod,1972,62(3):296-309

7. LEGAN H L,BURSTONE C J. Soft tissue cephalometric analysis for orthognathic surgery. J Oral Surg,1980,38(10):744-751

第七章 正颌外科术前及术后正畸治疗

手术前及手术后的正畸治疗,已被确认为矫治严重牙颌面畸形的常规步骤和必要的技术手段。正颌外科正畸治疗的意义不再是仅限于辅助或被动协作,从患者的会诊,个体化治疗设计与方案的确定,手术前后的正畸治疗以及术后疗效稳定的维护,都需要外科医师和正畸医师在诊断、设计及治疗上的全面合作,从而保证获取功能与外形俱佳的矫治效果,以达到牙颌面畸形的完美矫治。

鉴于骨性错𬌗的发病机制及临床表现十分复杂,考虑生长发育的影响,对外科正畸时机的考虑,通常选择在成年以后,即生长已停滞、畸形稳定、诊断明确后才进行外科-正畸联合治疗。因此,正颌外科术前正畸治疗的对象主要为成年患者,属成人正畸治疗(adult orthodontic treatment)范畴,但由于其矫治理念、牙移动方向与常规方法不同,故将其作为成人正畸治疗中的一类特殊问题,正畸学将其单列为"外科正畸治疗"(surgical orthodontic treatment),并且,要求参与联合治疗的正畸专科医师不仅要有较高的技术水平和一定的经验,还应具备颌面部结构及正颌外科等相关知识。

牙颌面畸形的常规诊治过程,主要包括五个阶段:①诊断及治疗设计;②术前正畸治疗;③外科手术;④术后正畸治疗;⑤保持及功能训练。绝大多数患者需要经过上述过程才能获取良好的治疗效果。

第一节 外科-正畸联合治疗的必要性

正颌外科手术是通过对颌骨的切开、移动与重新固定来恢复颌面骨骼系统的正常形态与位置关系。但同时须考虑手术后,即骨骼关系矫治后,牙、咬合、口唇、肌肉、关节的最终形态与位置改变,包括牙颌静态定位关系以及动态关系的恢复和协调。

牙是构成口腔功能活动的主要效应单位,手术后牙齿的整齐排列和咬合功能的恢复与稳定,是评价最终矫治效果的一个核心指标,这离不开牙列的调整与矫正。而牙列的调整主要是通过正畸牙移动的手段来完成,特别是术前正畸治疗,这是保障患者术后获得正常口颌系统功能的一个必不可少的重要步骤与环节。

一、形态恢复与功能重建

绝大多数严重颌骨畸形患者就诊的目的是改善容貌,追求美观。而在颜面审美要素中,

颌面骨骼支架结构的对称与协调是构成容貌和谐的基本要素。仅就正畸学科而言，对于严重骨性错𬌗，特别是要求改善容貌的成年患者，因其颌骨生长发育已停止，不能用牙面矫形的方法引导颌骨生长，也不能采用重力牵引等调整其异常的骨骼形态或位置来矫正其发育畸形（如上颌前突或下颌后缩等）。如果单纯采用正畸治疗，牙移动范围有限，且过度牙代偿移动将有损口腔功能，特别是牙周组织的健康，而且由于颌骨位置得不到矫正，因此对容貌外形的改善非常有限。

从外科角度来看，严重的颌骨畸形，由于颌骨关系异常，必然使得位于颌骨上的牙列及咬合关系出现紊乱及咬合障碍，临床可表现为反𬌗、深覆𬌗、深覆盖、开𬌗、锁𬌗等。加之患者本身可能同时并存牙列拥挤等错𬌗畸形，更使得骨性牙颌面畸形患者的咬合障碍复杂而严重。如果不进行术前正畸就采取手术矫正，那出现的后果是：①术后咬合关系不稳定，容易导致畸形复发甚至产生新的畸形；②因为牙代偿与𬌗干扰限制颌骨的移动，从而影响术后容貌的改善；③遗留的牙齿拥挤、错位等畸形仍未矫正，从而影响美观与咬合功能。

为了更好解决上述问题，从治疗学分工的角度，可以认为，正颌外科的重点是通过手术进行骨骼形态结构的重建以及面部轮廓的整形，以改善个体的颜面美观。而正畸科的重点则是通过牙移动，为正颌手术中骨及牙列移动消除障碍，为术后咬合关系的恢复预设位置及术后的精细调整，以达到咬合功能的恢复与稳定。可以这样认为，正颌手术更注重颌面外形改善，而正畸牙移动更注重牙𬌗功能的重建，“并行不悖，相得益彰”。忽视正畸治疗的重要性，单纯采用正颌手术往往不可能获取形态和功能俱佳的疗效。只有通过正颌外科医师和正畸医师的密切协作，通过对各种骨性牙颌面畸形做出正确的诊断，制订出合理的治疗计划，采取有效的矫治手段，才能保证治疗效果的稳定和可靠。

二、骨性畸形的发育代偿及障碍

除创伤、肿瘤、疾病等外，绝大多数的严重骨性畸形属发育畸形，是在遗传、先天及后天环境的影响下逐渐显现，表现为一个较长期的渐进性过程，并于成年后趋于稳定。

在个体的生长发育过程中，形态的异常必将导致功能的代偿性适应。在临床中我们经常可以观察到，严重骨性牙颌面畸形的牙列乃至舌体大小与位置会发生代偿性改变，以代偿维持口颌系统行使功能，例如保障咀嚼、吞咽、呼吸、发音等，而这种代偿变化往往又带来形态与位置的进一步失衡，表现为错𬌗、牙弓缩窄或变宽以及不对称。例如长面综合征的患者，为了保障正常的舌咽功能，舌代偿性填入以封闭牙间空隙，但长期的舌体伸入又将加重长面及开𬌗畸形（图 7-1）。又如骨性Ⅱ类下颌后缩畸形，下颌牙弓后退后，其前部较狭窄的下颌尖牙区将对应上颌牙弓相对较宽的前磨牙区，此时，为弥补相应咀嚼接触的不足，可发生代偿性上颌尖牙及前磨牙舌倾，上颌牙弓前突变狭窄，下颌切牙过长。加之下颌牙弓后退后，深覆盖加大，下唇习惯性陷入上颌切牙舌面，两者可进一步加重下颌后缩（图 7-2）。

在临床中，大多数成人颌骨畸形已通过牙磨耗、牙位置改变（倾斜、过长等）、牙弓宽度与形态变化、𬌗曲线改变、关节及咀嚼运动方式改变等建立了代偿性牙接触关系，并达成相对稳定的平衡，这也是许多严重骨性错𬌗畸形患者就诊时，功能未失、身体仍健的原因。但此时，如果直接采用正颌手术，必然会打破这种代偿平衡。因此，如果术前不充分预测和调整好术后的牙位，不在术前处理代偿的牙列错位和预置牙弓的术后位置，即使手术后颌骨畸形

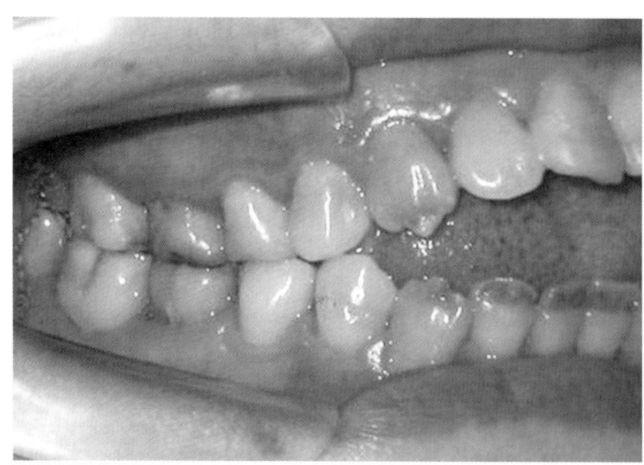

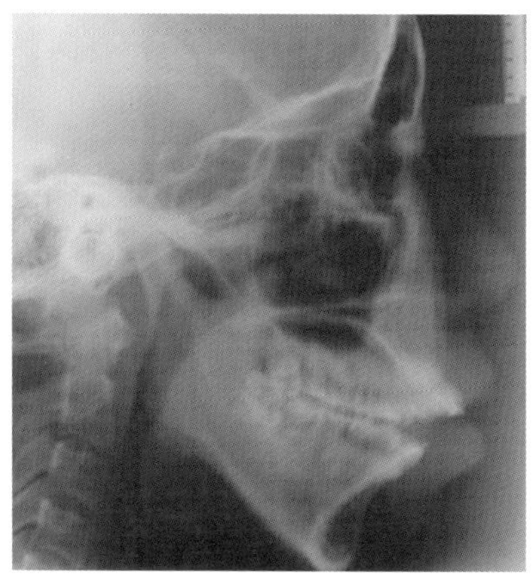

图 7-1 代偿性地舌伸出加重开𬌗

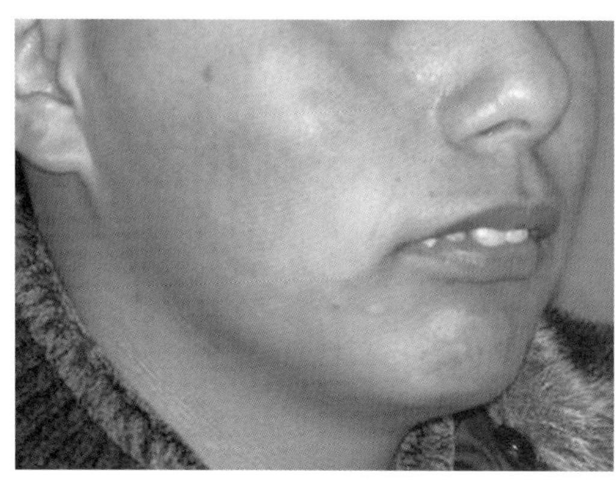

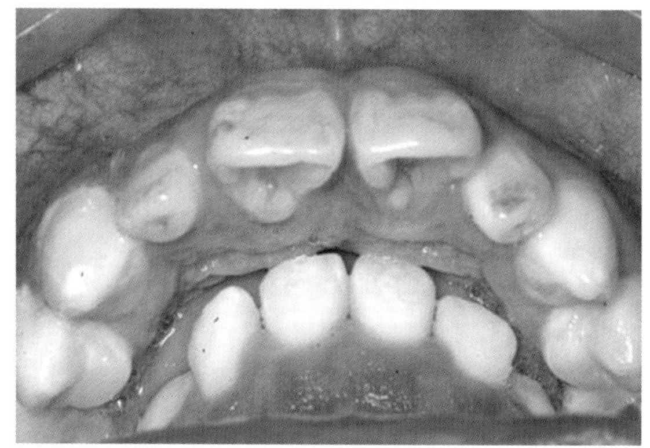

图 7-2 下唇的习惯性陷入加重下颌后缩

已被矫正，作为主要功能区的牙𬌗间由于丧失原有的牙代偿性接触，咬合紊乱反而加重，严重者甚至丧失咬合功能。同时，由于没有稳定的对颌牙接触将导致畸形复发，形成咬合创伤及牙周与关节损害。

严重骨性错𬌗畸形的牙与牙弓形态的适应性代偿，在手术前对维持口颌系统的功能是有益的，但对手术本身及术后咬合的复原却造成了障碍，因此必须在术前去除牙代偿(dental decompensation)，排齐整平牙列、协调上下颌牙弓，顺利移动骨块及移动至预期目标位置并为术后固定创造条件，同时通过术后小幅度的正畸调整来建立最终稳定的咬合关系。这也是正颌外科需要配合正畸治疗，进行必要的牙位调整与牙弓形态矫正的另一个重要原因。

三、正颌手术及单纯正畸的限界

在正畸临床工作中，当患者对手术感到疑惑恐惧时，一些正畸医师往往对骨性错𬌗畸形患者选择单纯正畸治疗，期望通过拔牙、牙-牙槽代偿，排齐牙列和改善前牙覆𬌗、覆盖关系等方法进行矫治。这种掩饰性矫治手段对一些伴有功能性干扰因素、颜面畸形不严重及心理期望值不高的年轻患者，能达到一定程度的牙列及颜面外形的改善效果。但对于严重骨性错殆的成年患者,往往在正畸治疗后需要应对矫治面型改善不理想、牙齿过度倾斜代偿、长期牙周健康维护、畸形复发及重新矫治等问题。实际上,通过拔牙与扩弓等掩饰性手段进行骨性错殆的牙代偿矫治是十分有限的。单纯的正畸牙移动不能有效地解决严重骨性畸形所致的容貌、功能与心理创伤等问题,而随社会文明的进步,容貌美观的改善必将愈来愈受到患者的重视。

为此,临床医师应当充分认识到牙齿及颌骨移动的生理限度、牙与骨骼以及软组织间的协调关系。正畸学家 Proffit 和 Ackerman 根据单纯牙移动、牙移动加上功能或矫形力以及包括外科的治疗限界范围,形象化绘制了三维空间变化差异图(图 7-3),图中可见,单纯正畸移动的范围是极有限的,正畸加上早期矫形治疗可扩大牙颌移动的范围,而加上外科手术,将能为牙颌矫治提供更大范围的移动空间。对于牙在牙槽骨中的移动问题,Ricketts 强调,牙的移动应在牙槽骨骨松质中进行,如果移动中牙根靠接骨皮质,将导致血运减小,限制其移动(骨皮质支抗),甚至导致牙根吸收。在临床中经常可见到因牙移动距离过大或过度倾斜时所致的牙根吸收、牙槽骨开裂、根尖处骨壁穿孔及附着龈丧失等现象。此外,不同牙列时期牙弓在颌骨弓上的解剖位置关系差异很大,牙弓形态与颌骨弓形态并不一致,成人的后段磨牙更靠近舌侧,其舌侧牙槽嵴薄。而牙弓前段切牙更近唇侧,其唇侧牙槽嵴更薄。为此,基于对牙移动有限性的认识,Tweed-Merrifield 在拔牙矫治的理念中提出了“牙列空间限制”的理论,在正畸专业领域强调了牙列的四个空间移动限制:前方限制、后方限制、垂直向限制及侧方限制,并强调了正畸治疗不应损坏唇-齿关系及面部平衡的概念。人类的牙颌空间及形态结构是在长期的种系发育中形成,由个体遗传所决定的,而人为的改变是有限度的!因此,无论是外科医师还是正畸医师都必须对牙、颌移动的解剖限界有清醒地认识。

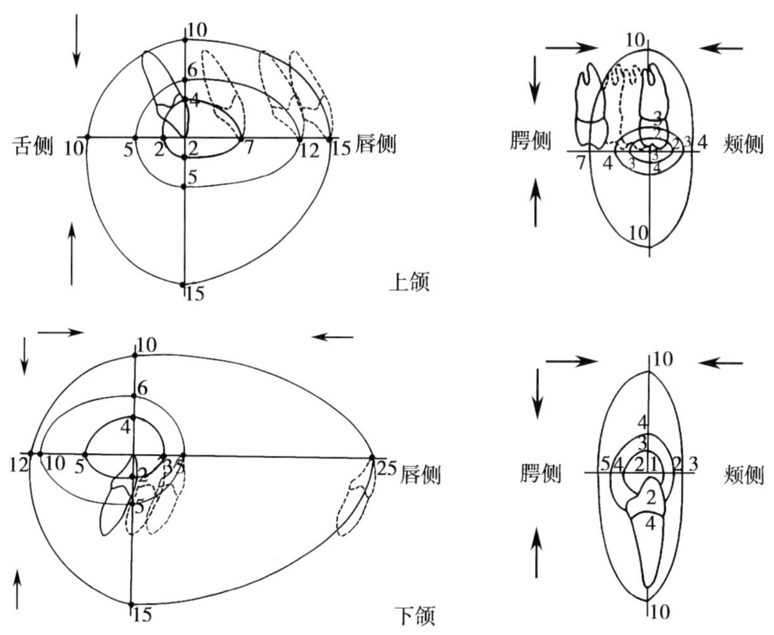

图 7-3　单纯正畸、牙面矫形与手术治疗的牙移动范围

第二节　正颌外科术前正畸治疗

正颌外科的正畸处置主要分两个阶段:①术前治疗和固定预备;②术后治疗。尽管两期治疗在矫治技术方法的应用上差别不大,但不同矫治阶段的矫治目标应有差异。临床处置中,前者可归称于“去代偿”治疗和术前预备,后者多为“代偿”性调整,两期治疗方向并不相同。对此,在治疗设计理念,以及治疗方向的选择中,正畸医师应给予充分的认识和注意。

一、牙代偿及去代偿治疗的概念

(一) 牙代偿的概念

图 7-4 显示了一位严重骨性Ⅲ类错𬌗畸形患者的牙列状态,从牙𬌗畸形表现上可见,由于下颌发育过度,上下前牙及后牙不能正常接触,呈反𬌗、开𬌗状态。但在长期生长及功能活动中,为维持基本的咀嚼功能,通过口周及牙弓内外肌肉的运动压力,生长中的牙齿发生代偿性错位:即下前牙舌向倾斜,上前牙唇向倾斜,同时后牙区也发生了相同的倾斜及弓形的改变(图 7-4)。这种改变有利于上下颌牙列趋于接触,以利于咬合,这是机体的一种保护性适应,我们称其为“代偿”(compensation)。此时,如果立即采用正颌手术后退下颌,必然产生如下后果:①上下颌倾斜牙未直立于牙槽内,手术后咬合无接触或受力不在牙槽嵴中央,有损牙周健康;②未对已代偿变形的上下弓形进行矫正协调,手术中上下颌牙弓对合不良,难以建立稳定的咬合关系;③如果直接按已代偿的矢向错位牙关系后退或前移颌骨,可能造成手术中颌骨后退或前徙不足及过度,造成面型改善不理想;④由于未能确定正常牙位、颌位及髁突正中关系位置,可影响术后颞下颌关节运动及髁突位置的复原,并导致颞下颌关节紊乱病。

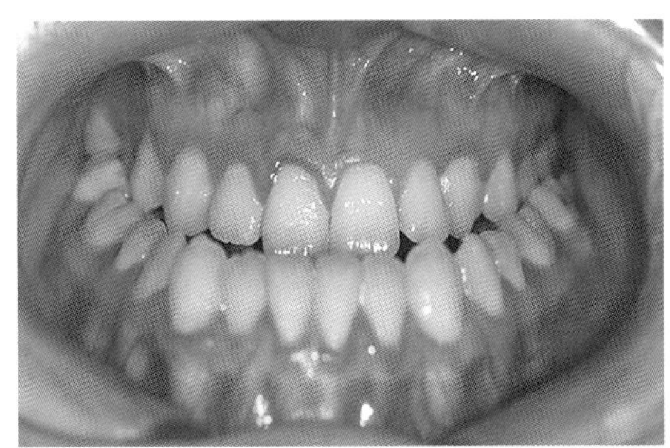
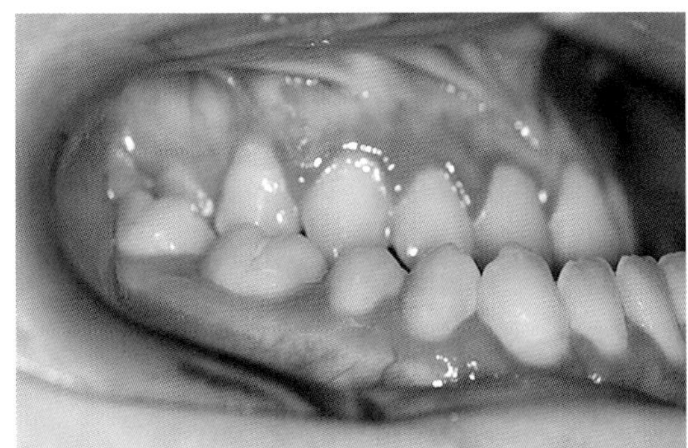

图 7-4　严重骨性Ⅲ类错𬌗的前后牙代偿状态

(二) 去代偿治疗

在临床中,有时对轻度或中度Ⅲ类骨性错𬌗未严重影响容貌者,常规正畸治疗方法是“代偿治疗”,即采用牙移动的方法将已有一定代偿的牙根倾斜,以建立有效的覆𬌗接触关系(图 7-5),显然,这种通过牙移位来代偿骨的方法,仅能在一定程度上改变咬合关系,并不能改善骨的比例关系及其所引起的颜面畸形。

而对上述严重骨性畸形或者对容貌改善要求高的患者,则应首先进行术前的牙位、牙弓形态矫正及髁突正中关系位的确定,即复原牙齿的正常直立位置,协调上下颌牙弓的正常形态，恢复髁突的正中关系位，使其在手术后达到牙、颌、面的协调关系及功能与外形的最大改善。这种治疗与一般错殆的正畸矫治的方向和设计理念刚好相反，称为“去代偿”治疗（图7-6）。正颌外科术前正畸中采用的“去代偿”治疗系将已代偿性倾斜的牙竖直，让其直立于牙槽嵴上，复原它本来应在的牙-骨位置关系。显然，其结果可能使原有已接触代偿的牙不再接触，并导致牙面畸形加重（图7-7）。但这种去代偿后的位置，将有利于增大术中颌骨的移动量以改善容貌，也有利于术后牙的生理对位和牙周健康与咬合功能的长期稳定。

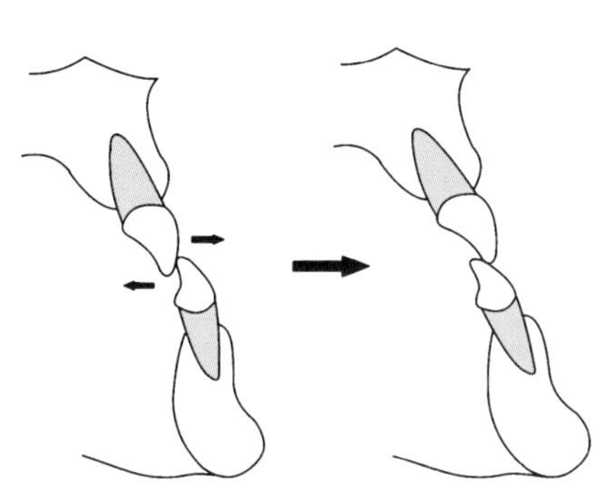

图7-5　骨性Ⅲ类错殆前牙的代偿治疗示意图
治疗后牙更倾斜。

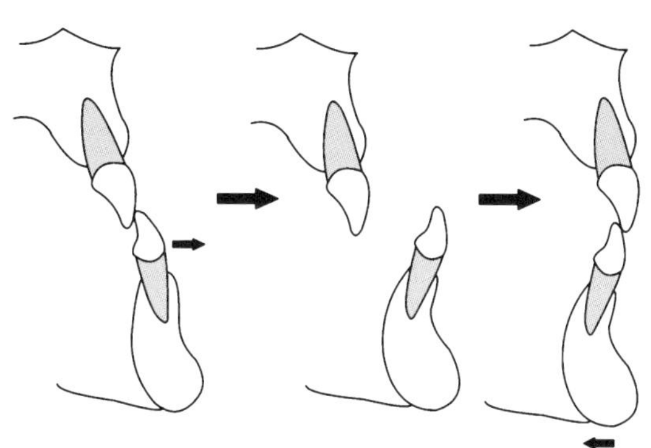

图7-6　骨性Ⅲ类错殆前牙的去代偿治疗示意图
治疗后牙将直立于基骨上。

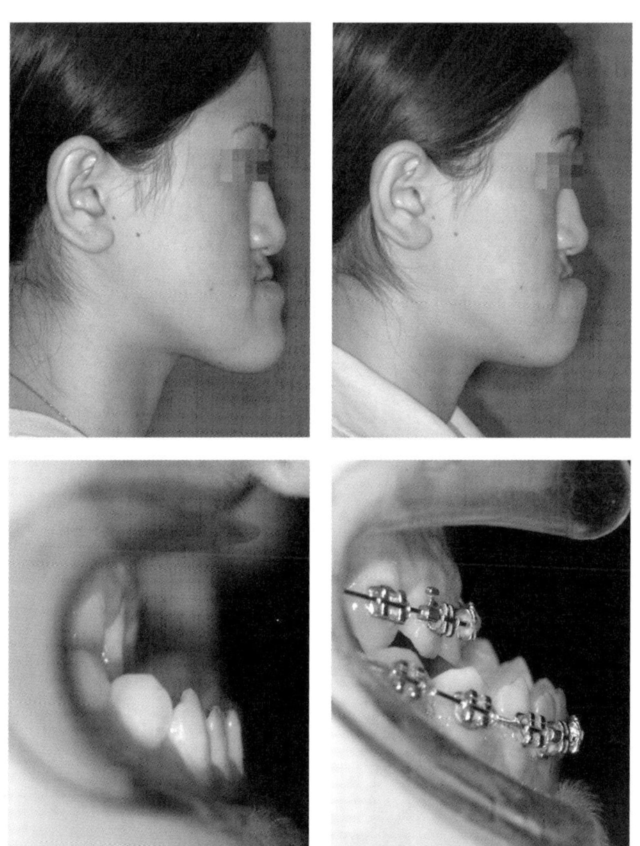

图7-7　去代偿后牙颌面畸形表现程度加重

二、常用术前正畸程序及方法

（一）正畸前的处置

1. 全身健康检查　应了解患者有无全身系统性疾病，如活动性肝炎、糖尿病、内分泌障碍以及其他不能耐受手术的血小板减少及血液系统疾病等。此项工作必须首先进行，这是选择术前正畸与正颌手术适应证的先决条件。

2. 局部健康检查内容　包括：①常规洁牙并治疗龋齿。②牙周病患者应进行炎症控制，待牙周炎处于静止期后才可以开始矫治。③有颞下颌关节症状者，一般应在急性期症状消除后再考虑正颌手术，如需行关节手术者，最好推迟在正颌手术以后再进行；但对于颌位没有处于正中关系或一个可重复的关节位置者应先处理。④如有多数牙缺失，需修复治疗者，通常应在术后正畸调整后再进行最终义齿修复。⑤重视牙与牙槽基骨的代偿关系，如骨性Ⅲ类患者下前牙牙根唇侧骨质菲薄，影响了舌倾下前牙的唇倾去代偿移动，可以考虑先在其唇侧骨皮质切开加植骨。⑥第三磨牙是否拔除，应视具体情况而定。拔除下颌第三磨牙是由于下颌正颌手术的劈开路径常通过此处，术中拔除有引起骨折的可能，应至少在术前3~6个月前拔除，这样拔牙创基本已愈合完成；上颌第三磨牙可以在正颌术中拔除，但其如对上颌第二磨牙有挤压，而上颌第二磨牙常常引发𬌗干扰又需要纳入牙弓纠正时必须提前拔除。

3. 心理健康评估　应高度重视手术患者的心理健康问题，对缺乏充分心理准备、期望值过高、偏执、挑剔、有多次治疗史及心理障碍者，应列入治疗禁忌证的范畴。

（二）模型预测

1. 模型对合检查　制取上下颌研究模型，然后通过移动上、下颌模型，并试着放置于能达到的最佳对合形态位置上进行观察。

2. 确定牙中线与面中线的关系，同时结合颜面正貌及唇齿关系进行评价。

3. 观察并提出上/下颌骨最佳骨移动方向及位置，注意结合侧貌观察及X线头影测量分析。

4. 评估上下颌牙弓的形态是否协调、有无差异及差异部位（上/下、前/后、左/右），以及牙/牙弓应去代偿的部位和程度。

5. 在预期达到的术后位置上，评估𬌗接触状态，包括上下颌牙列有无早接触及𬌗干扰等。

根据上述的模型分析与预测，提出初步意见，并与正颌外科医师会诊，拟订手术方案，最后确定术前正畸矫治计划与目标。

（三）术前正畸处置

1. 去除牙齿代偿移位　常规采用唇侧多托槽固定矫治技术，借助弹性弓丝、曲簧、牵引及扩弓装置等设计进行牙的去代偿治疗，主要包括以下内容。

（1）竖直牙齿：将原代偿性舌倾或唇（颊）倾的牙齿竖直，恢复其在牙槽嵴上的直立位置关系。牙的竖直一般以下颌切牙及下颌牙弓形为基准，不可过度倾斜移动牙冠及改变牙弓大小。下颌切牙直立位置可按Tweed标准，使下颌中切牙轴与下颌平面呈90°~95°为宜，同时，考虑牙槽骨皮质间宽度问题，牙的倾斜移动度不应超过20°，否则应考虑拔牙。

（2）排齐牙列：排齐牙列是任何正畸治疗的最基本要求，主要解除以扭转、个别牙错位为主的牙列拥挤，其矫治力学与常规正畸治疗没有太大区别。但在获取间隙的手段上有所不同，须根据牙列拥挤程度、畸形类型和手术方案等决定。对骨量严重不足者、伴有严重拥挤者，以及需要前后移动较大距离才能改善面型者，拔牙减数仍是提供间隙的最常用手段；对失牙或牙间隙者可通过集中间隙以供后期修复；对扭转牙一般应尽可能矫正，恢复其正常位置，如条件有限及咬合阻碍，在评估其不会对手术移动造成干扰的条件下，也可留待术后正畸中再最后改正个别牙扭转。

（3）矫正中线：特别是上颌牙列中线，如能在术前正畸中予以矫正，有利于简化手术与正确预测颌骨术中移动位置。

2. 整平咬合曲线　由于颌骨位置形态异常及牙/牙槽的代偿性改变，患者的咬合面多不平齐。平整𬌗曲线是去除咬合障碍和干扰，保障牙骨块顺利就位，以及术后咬合平衡与稳定的前提条件。对过陡的咬合曲线（如深覆𬌗或开𬌗）、反向𬌗曲线（内倾型深覆𬌗）、起伏不平的咬合曲线（牙错位、创伤、失牙等）、牙列阶梯（下前牙过长、磨牙过长、锁𬌗等）应尽可能通过常规固定正畸技术方法予以矫正。多采用不同的弓丝设计，包括压低前牙、升高后牙、垂直曲、水平曲、阶梯曲及片段弓等。

应当注意，咬合曲线的改正不单是重视纵𬌗曲线的整平，还应注意横𬌗曲线的调整，通过弓丝转矩、颌内颌间牵引以及曲簧的设计，将旋转、错位、倾斜牙所造成的颊舌侧牙尖校正调平。对因长期无功能接触及无磨耗的过长牙尖，可做适当调磨，以保证在术中牙列最后对合固位时，无咬合高点、创伤及干扰。

整平牙列和排齐牙列常常同时进行，而术前正畸中整平牙列又有别于排齐牙列的要求，其不同之处在于术前正畸中排齐牙列往往越彻底越好，尽可能地排齐；而整平牙列却不同，不必勉强为之，有些需要通过正颌手术中的根尖下截骨等来完成，甚至有些整平工作还需专门留待术后正畸处理，术前正畸不仅无法完成，而且设计上也如此要求。所以严格意义上而言，整平牙列体现在术前正畸、正颌手术及术后正畸各个阶段。

3. 协调上下颌牙弓形态　支撑牙/牙槽弓的基础是颌骨弓，因此，颌骨大小、形态和位置异常必然造成牙弓形态变形，并且这种骨弓与牙弓间的变化常常呈相反方向的代偿性变化。骨前突——牙则内倾、骨后缩——牙多前倾、骨左偏——牙趋右倾等，一旦颌骨调正，必然造成牙失去接触。此外，不同的病因机制对上下颌的影响各异，有的是上颌变异、有的是下颌畸形，变化也千差万别，因此，为保证手术后上下颌牙弓的有效对合接触、术后固定和功能恢复，从治疗一开始就应充分注意上下颌牙弓形态的协调，这也是保障手术成功的重要前提。

由于牙颌面畸形患者的骨块相对位置错乱，故无法在口内直接观察其上下颌匹配性，常常需要在排齐和整平基本完成，即术前正畸完成相当一部分后通过取模转移至口外进行分析研究。

协调上下颌牙弓宽度需明确诊断其不调的机制，牙弓的宽度有三个重要指标：牙列宽度、牙槽弓宽度及基骨宽度。明确以上问题所在，可以鉴别其为牙性反𬌗还是骨性反𬌗，对于如何协调上下颌牙弓宽度的治疗有着方向性的意义。同时还需诊断宽度不协调的位置所在，明确部位也可以为治疗提供指导。

在临床中，牙弓的协调应注意以下几方面。

(1) 确定基准弓形:应参照患者面型、正常颌弓形,结合牙弓现有形态(如失牙、缺损或裂隙等),以及手术要求等确定基准弓形态标准,并以此设计上下标准弓丝形态。同时,个体弓形一定要考虑到该患者牙移动的界限,多选择变异较小或手术参照的一方(指上颌或下颌,如上颌狭窄应以下颌弓为准;下颌偏斜则以上颌弓为准)为基准。

(2) 确立协调的部位:根据模型观测,特别是𬌗面形态、咬合对位观察,判断弓形畸形部位,例如对一侧正锁𬌗,应判断其是上颌牙颊移,还是下颌牙舌倾,从而确定应矫正上颌弓还是下颌弓。同时,应参考手术方式,例如对于选择局部截骨后退手术,或者选择 Le Fort Ⅰ 型骨切开整体移动的患者,前者重点作局部(前部牙弓)调整,后者则应作全牙弓的调整。

(3) 协调方法:严重颌骨畸形的上下颌牙弓多丧失对应𬌗接触关系,因而要从患者口中观察上下弓形协调中的对应变化是不可能的。在临床中除每次复诊更换弓丝时应作上下弓丝协调外,还必须定期制取研究模型,将模型置于预期的对应位置上,观察上下颌牙弓长度、宽度与高度是否协调,牙齿的咬合关系与𬌗接触,覆盖与覆𬌗情况,以确定应协调的部位。从而在相应弓丝段设计弯曲,达到弓丝栓扎入后能准确施力调整。一般而言,当达到上下弓形一致,模型基本能较完满稳定对合,上下颌牙弓前后左右有较好的覆𬌗、覆盖关系,嵌合平衡不撬动摇摆时即可手术。至于个别牙错位、高位、低位、少量间隙等,只要不影响咬合,可留待术后正畸解决。

4. 去除𬌗干扰　牙颌面骨性畸形患者由于骨骼错位后上下颌牙列缺乏正常的磨耗常常导致术后咬合早接触,不利于就位和术后颌骨位置的稳定性。因此需要在术前正畸治疗过程中有预见性地进行调𬌗,调𬌗需分多次进行,故在术前正畸早期就应开始。往往集中在骨性Ⅲ类错𬌗患者上颌前牙舌侧过厚的边缘嵴、上颌尖牙的牙尖及近中边缘嵴、上颌第二磨牙的近中舌尖、下颌尖牙牙尖及唇侧远中边缘嵴。还有上颌前磨牙的𬌗面牙尖嵴及下颌前磨牙的唇侧边缘嵴也是常常造成𬌗干扰的部位。尤其是术前正畸治疗接近结束时,更应经常取模分析上下颌牙列在新的颌骨位置时咬合早接触的情况,并进行适当的定位调磨。调𬌗应体现在术前正畸的全过程。

(四) 矫治装置的选择

常规选用唇侧多托槽固定矫治器进行正畸治疗。目前以直丝弓矫治器为主,从原则上而言无特殊要求,各种矫治器均可,只要在最后可以放置大尺寸的不锈钢方丝作为牵引弓丝便可。当然,选用唇侧多托槽固定矫治器的优点是不但有利于牙颌畸形术前及术后牙移动调整,而且便于手术时固定颌骨的位置,减少牙龈创伤,保持口腔卫生。托槽规格一般选择 0.022 英寸×0.028 英寸(1 英寸=2.54cm)的槽沟尺寸,较宽的槽沟更有利于矫治中的滑动及矫治后的粗丝唇弓牵引杠的放入固定和术后颌间滑动调整。同时,随着粘接技术的发展,带环使用越来越少,而手术患者往往推荐在最后磨牙(即第二磨牙)上安置带环焊接颊管,不用粘接颊管的原因在于以防术中不慎脱落掉入切口处。

现阶段,随着成人对美观要求的提高,在术前正畸治疗(pre-surgical orthodontic treatment)过程中,也可在前期矫治中采用无托槽矫治器或活动矫治器,但该类矫治装置对牙的移动较慢且主要为牙冠受力移动,因而后期治疗中,考虑牙精细调整及颌骨固定的需要,必须换为多托槽式固定矫治器完成后续治疗。为此,应对于有美观要求的患者,建议选择美观托槽如陶瓷托槽等解决美观需求更妥。

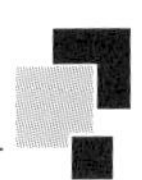

三、常见骨性错𬌗的术前正畸处置要点

（一）骨性Ⅱ类畸形

造成骨性Ⅱ类错𬌗的机制多种多样，可能系上颌问题（过长、前移、旋转）也可能是下颌问题（不足、后缩、旋转），并可合并牙/牙槽弓的畸形等。术前正畸主要以牙弓形态协调及手术后上下咬合恢复为矫治目标。从牙𬌗调整的角度考虑，骨性Ⅱ类错𬌗的术前正畸要点如下。

1. 牙弓的扩大　绝大多数骨性Ⅱ类错𬌗均存在牙弓狭窄问题，特别是上颌牙弓狭窄，主要系矢状向不调所致。其机制为：由于颌骨矢状向错位（上颌前突或下颌后缩），将导致上颌牙弓相对较宽的后段咬合接触于下颌牙弓相对较窄的前段，上宽下窄，在长期的咬合适应改建过程中，上后牙逐渐代偿性舌倾，形成上颌牙弓狭窄。

上颌牙弓的代偿性狭窄大多为上颌牙舌倾，因而改正并不困难。如无特殊，一般不采用通过外科手段松解腭中缝或者行 Le Fort Ⅰ型手术切开颊侧骨皮质或二者同时进行的外科辅助快速扩弓（surgical aided rapid maxillary expansion，SARME）方法。目前，主要采用腭侧装置扩弓，常用的有：四眼扩大簧、镍钛扩弓簧、Hyrax 扩弓簧与 Hass 扩弓簧等（图 7-8）。由于是成年患者，扩弓加力的方法多采用快扩和慢扩相结合的方式，即先快扩一周（首次加力 4 圈，后每日 1~2 次，1/4 圈/次）以启动骨缝，再改用慢扩（间日 1 次，1/4 圈/次），以减少对牙和牙周组织的损伤。停止加力后，应至少维持 3 个月。

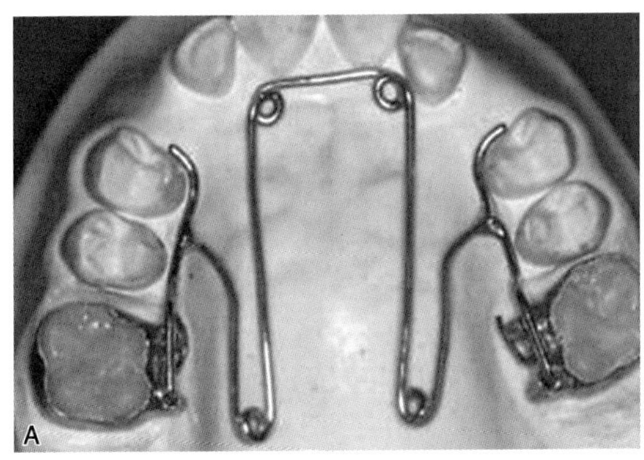

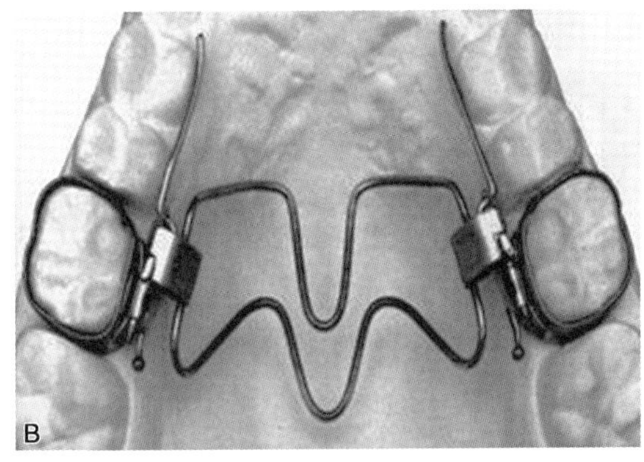

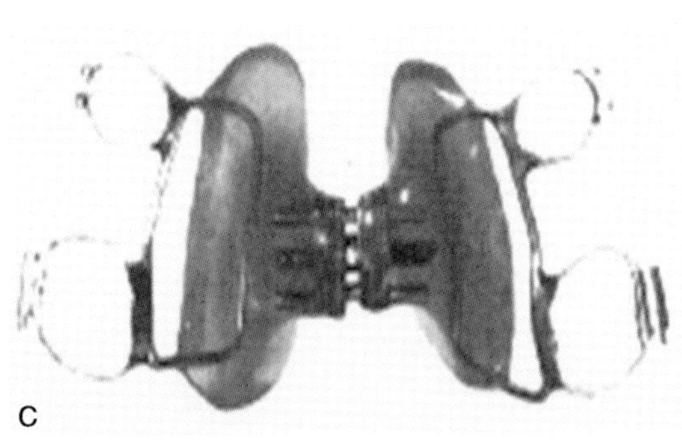

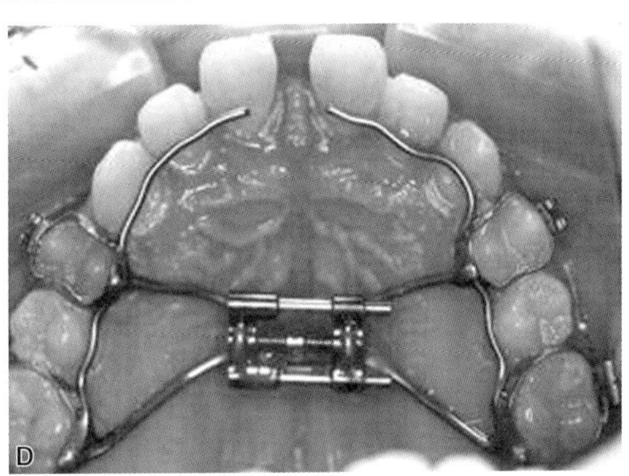

图 7-8　常用扩弓簧

A. 四眼扩大簧；B. 镍钛扩弓簧；C. Hyrax 扩弓簧；D. Hass 扩弓簧。

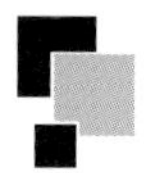

2. 切牙的定位　术前正畸时应确定上下颌切牙的倾斜度和位置，切牙的定位对鼻唇角、唇齿关系及下颌位置的改善十分重要。如果排齐牙列与整平牙弓后将造成前牙过度倾斜，特别是下切牙唇倾明显时，应考虑拔牙。如果排齐后会造成颌骨矢状方向移动不足影响到容貌改善时，也应拔牙以提供更大的颌骨移动范围。此外，为了去除牙代偿，有时Ⅱ类错殆可行Ⅲ类颌间牵引以减小下切牙唇向倾斜。

3. 弓形的协调　骨性Ⅱ类畸形弓形的协调部位，应根据术式不同而有所侧重。目前，矫正上颌前突的术式多为上颌前部骨切开或 Le Fort Ⅰ型骨切开后退术；矫正下颌后缩多为下颌支矢状骨劈开术（或+颏成形术）。

（1）如果手术拟整体移动上或下颌骨：术前矫治重点应为整体上下颌牙列的排齐调整，上颌牙弓的去代偿扩大与上下颌弓形大小的协调。

（2）如果手术拟后退上颌前部牙骨段：保持上下颌牙弓后段弓形不变，主要进行上下前部弓形的协调。同时，下颌前部应预留足够位置供上颌前部后退，上颌应保留好拔牙空间供上前牙骨段后退。可在术前 3 个月拔牙，这样有利于拔牙处牙槽骨的复原与牙周健康。此外，还应注意将上颌尖牙区宽度略向颊侧扩大，以使术后的上颌尖牙远中截骨端与后牙截骨端对接时不致有太大阶梯，增大骨接触面，利于创口愈合（图 7-9）。

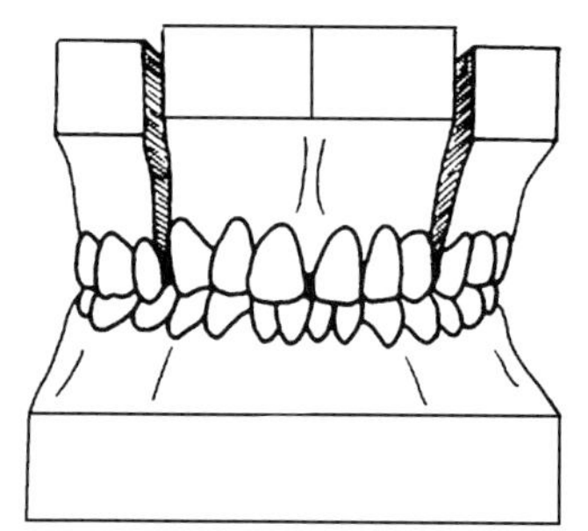
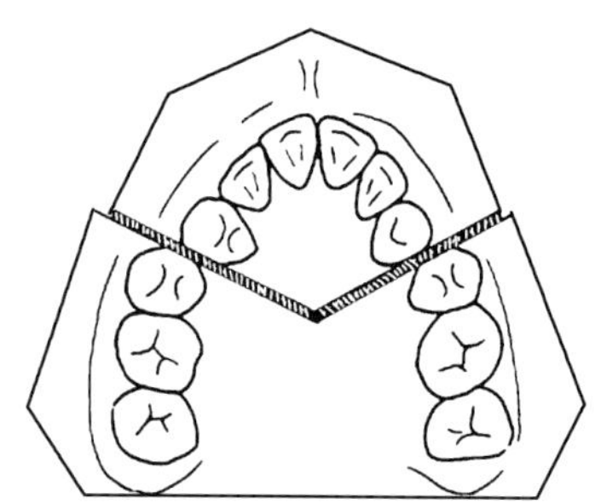

图 7-9　直接后退可造成断端截面接触不良

（二）骨性Ⅲ类畸形

骨性Ⅲ类错殆是各类牙颌面畸形中就医率最高的一类（约占 40%）。由于舌体的占位和变大及机体的代偿，很多患者表现为下颌后牙弓宽大，下颌偏斜及下颌切牙舌倾。

1. 牙弓的扩大　许多学者强调对骨性Ⅲ类畸形应进行上颌后段牙弓的扩大，在固有的临床矫治理念中，也认为骨性Ⅲ类错殆多为下颌发育过度并伴有上颌发育不足。因此，术前正畸去代偿时往往要求对横向发育不足的上颌后段牙弓进行扩大处理。

然而，在该类畸形的术前正畸治疗中，对上颌牙弓后段的处置并不仅仅是扩大，也涉及上颌牙弓的调整及缩小等去代偿问题。作者曾以其收治的一组骨性Ⅲ类错殆患者为研究对象，对其上颌后段牙弓横向的代偿情况进行分析归类。通过初诊模型分析，模拟手术移动，在保证前牙区建立正常覆殆、覆盖关系时，观察了上下颌后段牙弓的宽度协调情况。在模型移动预测中出现了三种不同的后牙对合关系，即：①上颌后牙弓狭窄（占 42%）；②上颌后牙弓过宽（占 35%）；③上下颌后牙弓基本协调（占 23%）。

造成骨性Ⅲ类畸形上颌后段牙弓宽度过大的原因，应该也与矢状向错殆的位移及牙的代偿有关，即当下颌处于前突位时，上颌牙弓磨牙段对应于下颌牙弓相对更后、更宽的牙段，

上颌牙代偿性颊倾，下颌牙代偿性舌倾，从而导致上颌牙弓宽度增加。因此，骨性Ⅲ类错𬌗的术前去代偿应视上颌后段牙弓宽度的不同，而分别采用：①扩大上颌牙弓；②缩小上颌牙弓；③协调上下颌牙弓等不同的正畸手段。上颌弓的扩大方法常见，下面是缩小上颌后段牙弓的方法（图7-10）。

1）减数拔牙；

2）反向应用螺旋扩弓器；

3）橡皮圈颌内交互牵引；

4）腭部种植钉牵引。

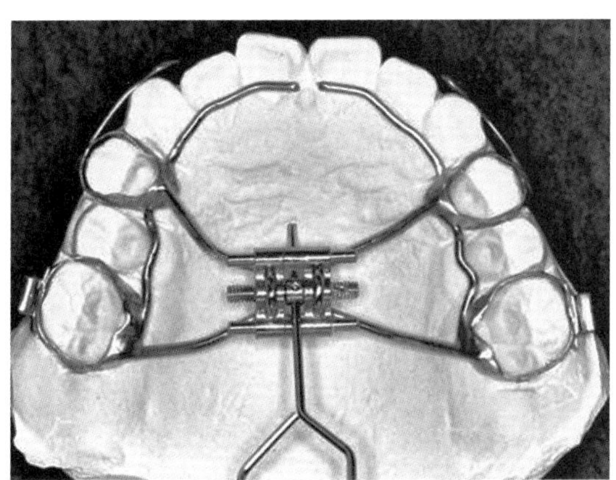

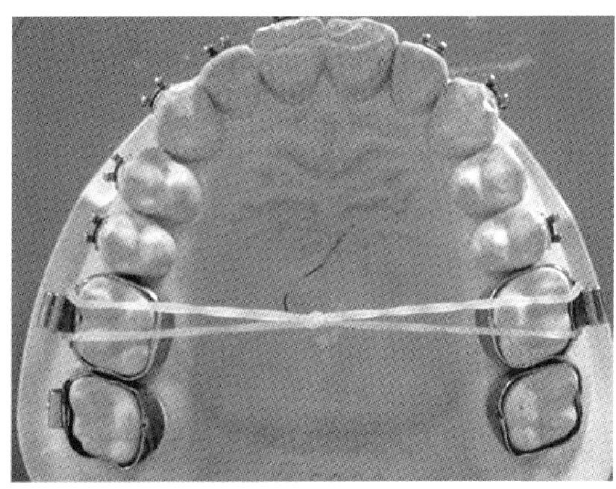

图7-10　反向应用螺旋（左）与橡皮圈牵引（右）缩小上颌牙弓

2. 切牙的定位　切牙及中线位置对手术设计及美观效果有很大影响。骨性Ⅲ类错𬌗术前正畸中对切牙的考虑主要有以下三方面：①下颌牙弓：下颌切牙（以及下颌后牙）的代偿性舌倾是该类错𬌗最常见的牙列表现。正畸方法为，用细丝曲排齐整平后，通过方丝弓转距及转矩辅弓的运用等改正下颌牙舌倾。切牙竖直的标准，一般应以牙齿能竖直于牙槽嵴中央，下中切牙-下颌平面角（L1-MP）在90°~95°为佳。②上颌牙弓：上颌切牙拥挤或过度唇倾，是骨性Ⅲ类错𬌗上颌发育不足的常见代偿性表现。应根据手术方法，参考个体面型，选择扩大前牙弓或拔牙方法排齐上前牙，应控制上颌切牙位置在正常均值范围，上中切牙-前颅底平面角（U1-SN）约100°~110°。③上颌牙弓中线：手术前应维持上颌切牙中线并尽量调正上颌中线，这对简化手术设计，减小创伤及颜面美观的改善十分重要。

3. 弓形的协调　骨性Ⅲ类错𬌗多采用颌骨整体移动手术如口内入路的下颌支垂直骨切开术（intraoral vertical ramus osteotomy，IVRO）、SSRO与LeFort Ⅰ型骨切开术矫正，因此常采用上下颌整体弓丝协调上下颌牙弓形态。由于咬合错位，难以在口内进行牙列的对合观察，因此应定期获取研究模型，通过模型分析发现问题，并按需要取下颌弓丝进行调整后，再放入口腔内结扎加力。

（三）双颌前突畸形

此类患者牙列大多较整齐，磨牙及尖牙关系多为中性，但唇部前突，并表现为前牙区的切牙唇倾、过长与拥挤等。手术多选择上下颌前部骨切开后退术，而后段牙弓基本不变。因而正畸处置较为简单，但许多双颌前突伴有颏后缩，加之切牙唇倾，加重了凸面畸形，因而多

需同期行颏前徙成形术。另外，双颌前突患者的上下唇多闭合不全，前牙暴露，微笑露龈，可伴牙周炎。因此，牙周治疗也十分重要。在术前正畸中有如下选择及注意要点。

1. 上下颌前部骨切开后退术　由于前部牙弓截面宽度较窄，手术后退与相对较宽的后牙弓截面对合处易形成阶梯，术前矫治的重点为：①维持后牙区稳定，原则上不随意改变后牙区弓形大小及其牙𬌗关系；②应适当扩大上下颌尖牙远中区宽度（可用片段弓扩大前段末端尖牙区远中宽度）；③协调前牙区对接部上下颌弓形，弧度应协调一致，使手术后退后有正常覆𬌗、覆盖；④对切牙过度唇倾及伸长者，因为在手术中为达成正常切牙覆𬌗，骨块常后上旋转，可造成骨面接触不理想、尖牙升高，为此，可在术前正畸中微收压切牙、伸长尖牙或在术后正畸中再行调整。

2. 上颌前部骨切开后退术+下颌牙弓前段正畸后退　对于有时间及牙周条件允许的病例，为减少手术创伤，可考虑下颌采用正畸拔牙内收矫治，仅上颌前段做骨切开后退术。这种设计避免行下颌前部根尖下骨切开后退术，同时也便于外科医师行颏前徙术。

3. 上下颌牙弓均行正畸处理，后期辅以颏成形术　对于仅牙/牙弓前突，上下颌牙槽基部（A 点、B 点）无前突，牙龈暴露不明显及颏后缩的病例，可选择这种上下颌均用正畸拔牙内收的方法，即按常规正畸矫治双颌前突的程序，拔除四颗前磨牙后，内收前段牙弓完成治疗后请外科做颏成形前徙术，可获更佳的美容效果。

（四）开𬌗畸形

骨性开𬌗主要表现为牙弓局部无咬合接触，最常见于前牙区，严重者仅后方磨牙有咬合接触。可因发育、长期不良习惯、外伤或关节疾患等所致，并可同时表现有前牙深覆盖、反𬌗或偏𬌗等。

从咬合的角度观察，开𬌗畸形的特点主要有：①上颌牙弓狭窄，可呈 U 字形、上下弓形大小宽度不协调；②𬌗曲线不正，上咬合平面过陡、下咬合曲线为反𬌗曲线；③垂直比例失调，前牙不能咬合、前后𬌗面阶梯、面下 1/3 增长。术前正畸应根据不同病因机制及手术设计进行。

1. 拟行 Le Fort Ⅰ型手术者　这适用于上颌向前上旋转，后牙槽过高的患者。通过上颌前段向下、后段向上整体旋转上颌，下颌自动向前旋转复位的方式矫正。术前正畸重点为：①整体弓丝排平上下咬合曲线，平整𬌗面；②各自排齐上下颌牙列；③对上弓狭窄者行扩弓处置，协调上下弓形，使上下颌牙列对合时，前后左右有全面平衡接触关系。该类患者由于口内无法检查对合接触，复诊时应通过制取研究模型在口外比对后，进行弓丝的弯制调整。

2. 拟行颌骨前部节段性骨切开术者　这适用于前牙区垂直发育不足，选择对称拔除前磨牙（多选第一前磨牙），拟做上颌前部骨切开、下颌前部根尖下骨切开或上下颌前部骨切开术矫正的患者。术前正畸重点为：①结合模型分析，分别矫正前牙及后牙段，排齐整平牙列；②分别调整前后段弓形，使其后牙（非手术移动区）有稳定的咬合接触，使手术移动段对应牙弓的上下大小弧形吻合；③通过模型外科分析，维持后牙咬合并在调整前牙接触中确定术后的最佳咬合关系。

3. 对严重骨性Ⅱ或Ⅲ类畸形伴开𬌗者　其主要机制系颌骨矢状向关系不调，其正畸方法可参考前述骨性Ⅱ或Ⅲ类错𬌗术前正畸矫治要点，即做好上下颌牙齿的排齐、上下𬌗曲线的整平以及上下弓形的协调，并在颌骨的移动手术中，同时解决开𬌗问题。

（五）偏颌畸形

颌面不对称性畸形的病因机制较复杂，可为单侧髁突过长、髁突肥大、关节强直或肿瘤；

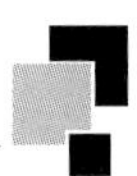

可为不对称下颌前突或半侧颌骨肥大；也可为第一、第二鳃弓综合征以及偏面萎缩等。由于长期咬合磨耗和牙代偿倾斜，骨性偏颌上下𬌗平面及弓形的不对称或失调十分明显。该类畸形的术前正畸矫治除了牙的去代偿排齐整平、上下颌牙弓形态大小的协调和上下颌牙咬合接触达到稳定外，还应注意以下问题。

1. 复原牙弓对称性　是术前正畸的难点，主要是因为交叉咬合常干扰矫治器的施力，为此，必要时可附置𬌗平面板打开咬合，以利于牙齿的移动与调整。同时，𬌗板可记录个体稳定的髁突位（CR 位），利于手术正确评估骨移动量。

2. 分步调整　可先行单颌牙弓（上或下颌）上矫治器的调整，随着弓形位置的改善，常可减轻咬合障碍与干扰，有利于另一颌弓形态的施力调整。

3. 确定基本弓形　对下颌骨偏斜为主的患者，应注意保持及调正上颌牙中线和上颌弓形，尽力矫正上颌𬌗平面，以利于简化手术以及下颌的矫正对位。

4. 其他　对个别因𬌗干扰，如反𬌗、锁𬌗与错位牙，无法完全内收复原的局部弓形畸形，只要不影响手术对位与固定，可留待术后正畸解决。

第三节　定位𬌗导板的制作及固位准备

判断术前正畸是否能结束，是否已达到手术要求，应通过制取上下颌模型，并在模型上进行拼对观察后决定。原则上，当模型上的牙列已基本达到排列整齐、𬌗曲线平直、上下弓形协调、有稳定全面的咬合接触，可进行手术治疗。临床中，有时为节省时间，不必刻意追求达到咬合的完美，通常只要能达到在模型上模拟术后咬合时，前后牙覆𬌗、覆盖关系基本协调、上下咬合有全面接触、无撬动时即可通知外科医师会诊，进入手术前的最后准备。剩余牙间隙等小问题留在术后正畸中解决。

正颌外科术前最后准备主要包括：X 线头影测量预测，模型外科，以及固定弓杠的弯制和定位𬌗导板（wafer or splint）的制作等。X 线头影测量分析已在前面的章节中有详述，这里不再介绍。

一、模 型 外 科

（一）模型外科的意义

在正颌外科临床中，无论是术前诊断、术前正畸、手术设计，还是术后治疗与疗效评价，模型都是最重要的检测、分析与评估工具。所谓模型外科（model surgery），即是在石膏模型上进行的一种术前模拟切骨、移动拼对及重建咬合的排列试验。通过模型外科分析，可以：①拟定正颌外科手术方法；②明确骨切开或截除的部位、骨移动量；③预测术后咬合接触关系；④制作定位𬌗导板。这是保障手术按预定计划施行、重建口颌系统功能及维持其长期稳定性的一个重要步骤。由于石膏模型能提供牙列及颌弓的立体形态结构，而且制取方便，可在模型上反复进行切割模拟操作，因而，目前是正颌临床中最常用的一种简便、直观、经济有效的术前分析与预测手段。

（二）正颌外科模型的制作要求

常规用弹性印模材料取上下颌模型，印模应准确、无气泡，边缘伸展应达黏膜转折，上颌结节及磨牙后垫区应完整清晰。一般用硬石膏灌注模型的牙体部,继而用普通石膏灌注整个基底部,这样做成的模型可防止牙尖磨损并易于分离切割操作。模型切割应待石膏完全硬化干燥后再进行,对手术设计较复杂或切割难度较大者,应同时灌制 2~3 副模型并打磨成一致形态,一副留作对比,余者用于切割排列试验。

用作模型外科的模型可分为两类:平行模型与颌态模型。故在方法上也可分为平行模型切割分析及颌态模型切割分析两种。

(三) 平行模型的制作及分析

所谓平行模型,是以患者的䫇平面作为参考面,使模型上下底面与䫇平面平行磨制而成的模型。该模型制作简单且切割拼移方便,特别适合于:①不涉及后牙区关系改变的前牙区模拟手术;②单纯上颌及下颌整体前徙/后退模拟手术;③颌弓横向扩大或缩小手术;④终末导板的制作(后述)。以下举例说明其方法和步骤。

患者谢某,上颌前突,深覆盖 12mm,深覆䫇Ⅲ度,下颌基本正常,下颌前牙拥挤,外科拟行上颌前部骨切开后退术矫正。由于不涉及䫇平面的调整,故在平行模型上进行模拟手术。于上颌第一前磨牙近远中整体切断上颌模型,削减去 4|4 石膏段并后退前牙骨块,发现 5—3|3—5 接合处及上下前牙弓弧形不协调,上颌尖牙区过窄、早接触。继而在原模型上做上下前牙排牙试验,显示排齐上下前牙,并扩大上尖牙区后,再后退上颌前段可达良好的前牙接触。为此,针对尖牙区过窄问题进行了 8 个月术前正畸调整,然后重新制取平行模型,参考 X 线头影剪裁预测结果,再次切割模型,将上颌前段后退 6mm,内旋 5°可达正常前牙接触。直接从平行模型基底差测量上颌前牙骨段后退、旋转及上移距离(图 7-11),并确定按此参考数据施行手术。同时,用软蜡固定保持此关系,上非解剖式简单䫇架,制作䫇板并弯制上颌固定唇弓丝。术后效果与模型预测结果一致。

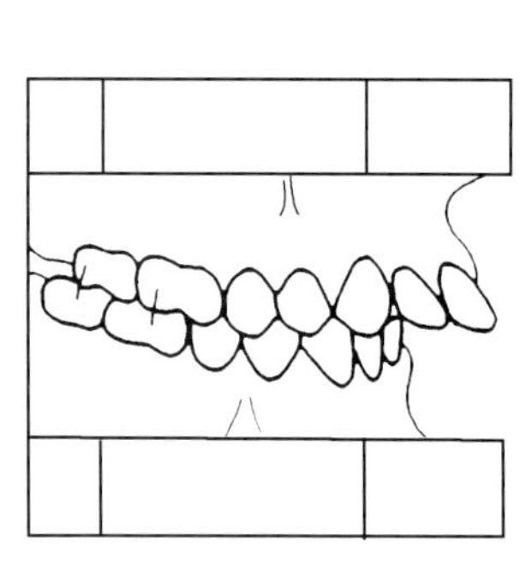

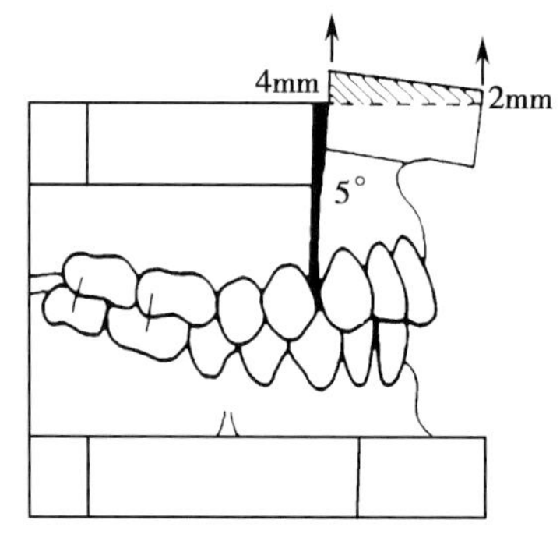

图 7-11　上颌前部骨切开术的模型外科示意图

(四) 颌态模型的制作及分析

上述"平行模型"能直观地反映出上下颌牙列间的䫇接触关系,但缺点是不能反映牙颌与颜面的关系,不能反映颌骨以及䫇平面相对于头颅的位置及旋转变化关系。在正畸学中,所谓"颌态模型"(gnathostatic model),是以 Simon 三平面为基准,使模型上下基底与眶耳平面(FH 平面)平行,而不是与䫇平面平行而磨制的模型,因而,能从自然头位的角度再现牙列和基骨相对于颅面的三维空间关系,以及直观审视䫇平面相对于 FH 平面的空间旋转位移(图 7-12,图 7-13)。鉴于正颌外科是通过矫正颌骨位置以改善容貌为主要目标,因而对一些复杂的骨性畸形,应采用更能反映牙-颌-面三维关系的颌态模型进行切割、移动及预测。

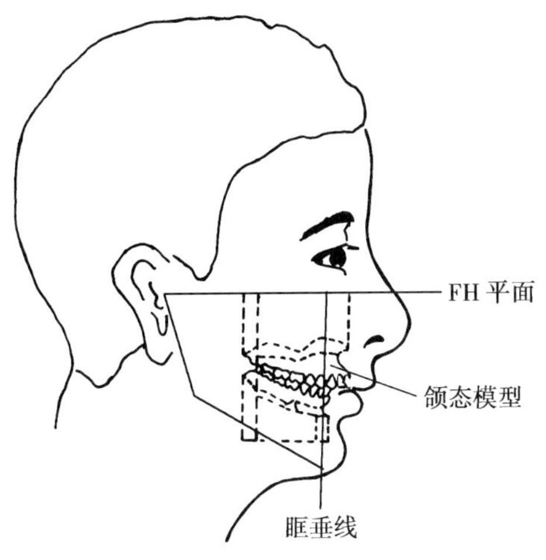

图 7-12　颌态模型的基底与 FH 平面平行示意图

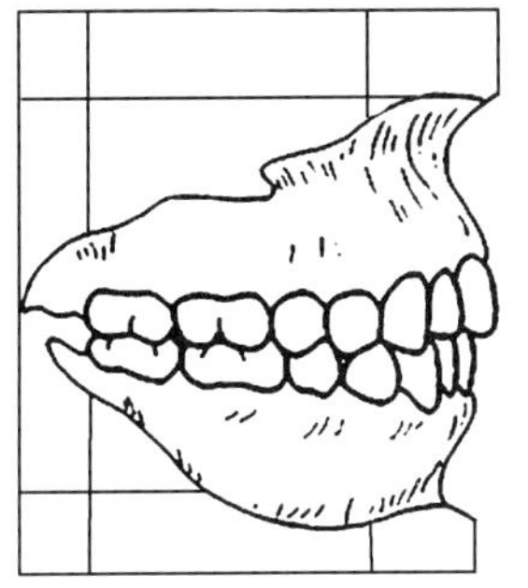

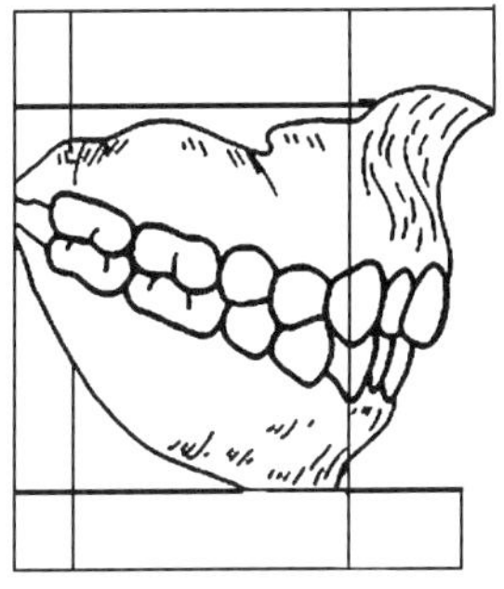

图 7-13　同一患者的平行模型(左)与颌态模型(右)示意图

颌态模型显示该患者颌骨发生顺时针旋转。

用颌态模型作模型外科预测,应通过面弓将模型转移至半可调式殆架上进行。由于这种模型更能准确反映牙列和基骨与颜面的三维空间关系,故特别适合于:①骨性Ⅱ、Ⅲ类畸形,拟行双颌外科手术者;②骨性开殆患者,拟行上颌后份上移、下颌自动旋转手术者;③颜面不对称畸形双颌手术矫正;④二次殆导板的制作等。下面简述颌态模型的制作方法和步骤。

1. 颌态模型制作及殆架转移

(1) 准确采制患者牙殆印模,并用普通石膏灌制模型(牙尖部可用硬石膏)。模型应完整清晰,能充分显示牙、牙槽弓及黏膜转折处形态,基底应有足够厚度,打磨制成平行模型备用。

(2) 用烤软的蜡条(直径约 6mm)作成马蹄形放置于患者口中下颌牙列殆面上,采取正中关系位的咬合蜡记录,可同法制取前伸殆蜡记录及侧方殆蜡记录备用。

(3) 用面弓殆叉将正中关系蜡记录准确转移到殆架上(图 7-14)。

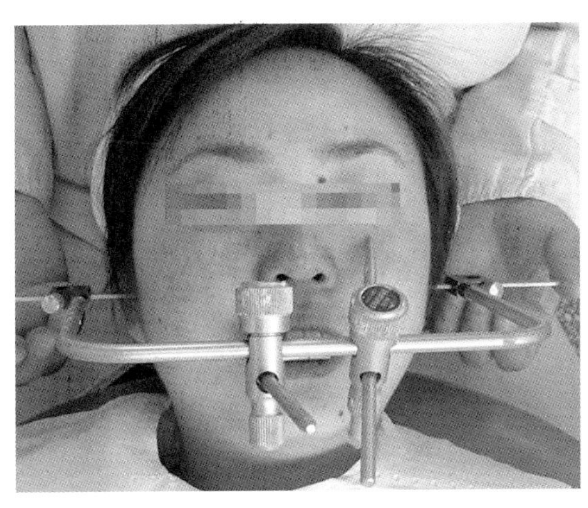

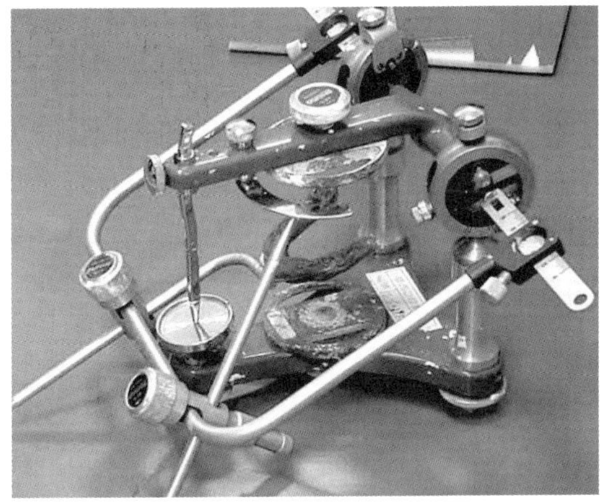

图 7-14　用面弓殆叉转移正中关系

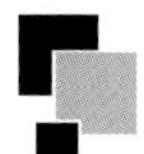

（4）在𬌗架上校正髁导和切导：去除𬌗叉及记录蜡片，①用前伸𬌗蜡记录及侧方𬌗蜡记录调校前伸髁导斜度和侧方髁导斜度并旋紧螺钮固定；②如果只做了前伸𬌗记录，可先按前伸𬌗记录确定前伸髁导斜度，再通过公式（前伸髁导斜度/8+12）计算出侧方髁导斜度并调校固定；③如果前伸及侧方𬌗均未做蜡记录，也可按均值，即前伸髁导斜度30°、侧方髁导斜度15°、切导斜度10°调整螺钮固定。

（5）根据𬌗叉上蜡记录的正中关系，安放上颌模型并用石膏将模型上底与𬌗架固定，平行模型上底面可涂少量肥皂水以备拼移时分离。翻转𬌗架，按𬌗叉上的正中𬌗记录，对位安放下颌模型，同法用石膏固定，完成颌态模型的制备，并修整边缘。

2. 参考线的标记

（1）在上下模型基底部各作一条与FH平面平行的水平参考线。通过上下颌尖牙与磨牙牙尖（磨牙通过近中颊尖）分别作至水平参考线的垂线，测量并记录这些牙尖至水平参考线的垂直距离。然后通过上颌主要牙尖（磨牙这时选择通过远中颊尖）作一条短线，延长至对应下颌牙的颊面，以显示移动或拼对模型后上、下颌牙之间关系的变化（图7-15）。

（2）打开𬌗架，在上颌模型腭面沿腭中缝画一条从中切牙切缘中点至模型最后缘的中线。此外，通过两侧尖牙牙尖、第一磨牙近中颊尖各作一条横线。分别测量这三条线的长度并记录下来（图7-16）。

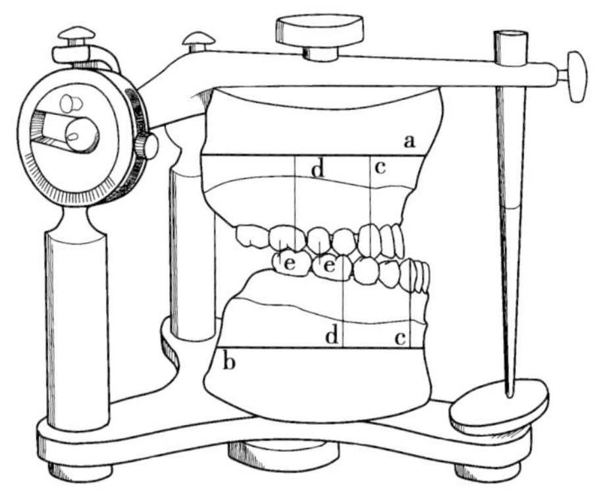

a. 上颌水平线；b. 下颌水平线；c. 尖牙垂直参考线；d. 磨牙垂直参考线；e. 磨牙标记线。

图7-15　参考线的确定

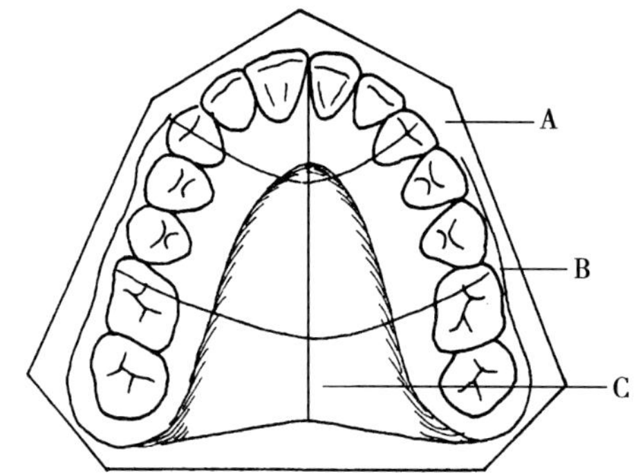

图7-16　腭面参考线示意图

A. 尖牙间距；B. 第一恒磨牙间距；C. 牙弓长度。

在上述参考线标定记录后，即可进行模型的切割和拼对。根据移动后各参考线的变化值，可以直观定量地预测术后牙颌位置的变化。

3. 模型的切割拼对

（1）根据X线头影剪裁预测分析及手术预期目标，设计模型的切割、旋转、移动位置及移动量。

（2）以尽可能保持原有的良好咬合关系或重建良好的前牙及后牙咬合关系为原则，特别是前牙覆𬌗及覆盖关系。

（3）模型的切割一般先上颌后下颌。上颌横切割线应高过腭顶，下颌横切割线常选择设计于约牙根尖下5mm处。纵切割线应不损伤切割部的牙间接触点。

（4）模型拼对完成后，用蜡充填固定。通过对蜡充填块形态大小的观察及对参考线变化差的测量，即可预测骨切开的部位、移动方向、距离以及术后咬合状况。

模型外科分析不仅是治疗设计的一个手段，而且是制作殆引导板，确保手术按术前设计方案准确施行的一个重要工具（详见后述）。

牙殆模型主要反映牙列及牙槽基骨间关系，不能全面显示颅颌面硬软组织的形态结构。因此必须结合X线头影测量及VTO（visual treatment objective）分析以及临床检查结果进行综合设计与预测。另外，在做模型外科分析时，应顾及颌骨手术移动的限度和可行性，不能为单纯追求良好咬合接触而对模型做多节段的切割与拼对。现代正颌外科强调颌骨整体移动手术方式的优点，术后良好咬合关系主要通过完善的术前与术后正畸治疗来获取。

二、颌间固位装置的准备

正颌外科是通过手术的方式对颌骨进行切开/截除、移动至新的位置来矫正异常的牙颌面位置关系。移动后的牙骨块必须采用固定装置进行骨段间的可靠固定，才能确保骨愈合并防止畸形复发。目前，常用的固定方式有两种：骨间固定与颌间固定。前者用钢丝（少用）或螺钉/钛板在术中行骨段间的内固定，后者用唇弓牵引杠、定位殆板、橡胶圈牵引等在术后行上下颌之间的外固定。

这里仅介绍与正畸有关的颌间外固定装置的准备与制作方法。

（一）固定唇弓

利用唇弓拴扎牙列以固位骨块的方法，一直是颌面外科用于颌骨骨折牵引复位后的固定手段。目前，由于固定矫治器技术的普遍开展，加之许多牙颌面畸形均要接受术前正畸治疗，利用其现成托槽及带环制作唇弓杠与牵引钩，可为正颌外科提供可靠的固位装置。

目前，临床上应用最广的是多托槽方丝唇弓（图7-17），该设计保留原术前正畸治疗中的托槽及带环，仅在弓丝上作简单弯制即可完成。

1. 唇弓丝一般选用尺寸大小与托槽沟宽度和深度相适应（约小于槽沟径0.002英寸）的方丝。

2. 唇弓丝的弧形应顺应模型外科按手术方案拼接对位后的牙弓唇面弧形弯制（随形弓）。保证其成形后能顺利入槽，并不对牙列产生机械力。

3. 在方形唇弓丝上，约在各托槽间中间位置，直接压接（或焊接）成品牵引钩，钩端朝向龈方。

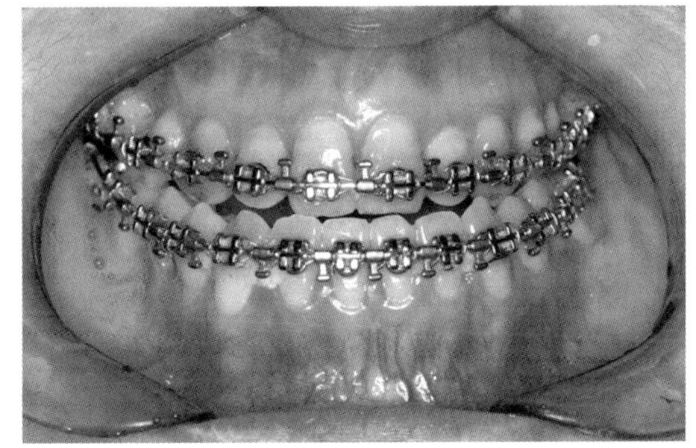

图7-17　多托槽方丝唇弓及牵引钩

4. 完成后的固定唇弓可预先用结扎丝拴扎固定于牙列上，但对手术需切断牙弓者（例如上颌前部骨切开术）应在手术完成后再拴扎。

多托槽方丝唇弓具有以下优点：①简单：托槽和带环均为术前正畸中所用，准备时仅按模型外科拼对后的牙弓形态制作方丝唇弓即可；②稳固：由于采用尺寸合适的方形弓丝插入,故不易滑动,同时不会因术后颌间橡皮圈牵引产生弓丝滚动造成牵引钩外翻刺伤唇黏膜;③健康:直接拴扎于牙面托槽上,故不会损伤牙间乳头及牙周组织;④节省:利用原托槽及带环装置,可行后期术后正畸治疗;⑤便捷:便于摘戴橡胶牵引圈,易于保持口腔卫生。

(二)定位殆导板

固定唇弓仅保障了手术后骨段的接触愈合和牙弓的形态稳定,另一个直接关系术后稳定的重要因素是上下颌牙列之间咬合的稳定对位。因此需要设计一种在术后用于上下颌牙列固定并引导上下颌骨正确就位的装置,即定位殆导板。

1. 定位殆导板的作用

(1)稳定作用:很多患者尽管已经进行过术前正畸治疗,但由于骨畸形、牙错位及咬合的干扰,常难完全达成完善的上下颌牙嵌合关系。若手术结束时直接通过唇弓杠做颌间牵引,难以达到尖窝稳定的对合接触,牵引时可能产生咬合滑动,不仅影响骨愈合,还可以造成新的牙骨段错位等。为弥补这种术前咬合关系的对位不良,预先在上下颌间设计制作稳定殆导板是最有效的一种方法。殆导板通过术前模型外科分析获取供外科医师在术中与术后使用。在手术中,按殆导板记录的上下颌牙印位置,对位上下颌牙列,然后再做骨内或颌间牵引固定,不仅可起到稳定和保持各截骨段间术后对位关系的作用,同时,避免了颌间橡皮圈牵引力不均衡可能导致的个别牙变位或伸长所造成的牙错位及深覆殆等新的畸形。此外,适当厚度的殆导板,保持了下颌处于姿势位,而不是牙尖嵌合接触位。这在一定程度上维持了髁突在关节凹的舒适位,从而减轻较长期颌间牵引对关节内环境的不良影响。

(2)定位引导作用:除具有术后固位的作用外,定位殆板另一个更重要的作用是在术中对颌骨的“定位”引导。由于颌面部的解剖生理特点,加之口腔内手术视野的局限性,外科医师很难在手术时精确计测骨段的移动量及旋转角度等。由于殆板预先记录了术前模型外科所确定的术后颌骨及牙殆既定位置关系,故外科医师只需将颌骨切开后,按殆板上的上下颌牙印,对位上下颌牙列位置并做固定,即可满足手术定量化的要求,这明显降低了手术难度,节省了手术时间。

2. 定位殆导板的制作　在临床中,根据手术方式及颌骨移动的部位,可将定位殆板分为终末殆板(final splint)和中间殆板(intermediate splint)两类。制作中间殆板仅是一种过渡,继而仍须做终末殆板固定,故有人将两者皆用者称为双殆板(double splint),而仅作一次终末殆板的称为单殆板。双殆板多用于双颌外科手术。

(1)终末殆板(单殆板):终末殆板是指在已完成模型对位拼接,并用殆架固定后的石膏模型上,用自凝树脂制作的一种定位咬合导板。该殆板记录的上下颌牙咬合印迹,即为手术后上下颌牙颌间最终应达成的咬合位置。终末殆板的制作步骤为:①采制模型:制作殆板的模型必须牙尖完整无缺,无气泡。模型应保留牙上的附件如带环、托槽、颊面管等的清晰轮廓。如果印模脱取困难,可用极细的软蜡条,先填塞托槽及弓丝的龈侧翼钩等倒凹部(但应完整保留其切缘形态)再采模。②模型外科:待模型干燥后进行,根据头影测量的预测值及手术方式进行模型的切割拼对,使上下颌牙弓达成预期良好的咬合关系,并用蜡固定。③殆架固定:无论是用平行模型或是颌态模型,都应正确上殆架固定。单颌手术一般采用平行模型方法,用简单铰链式殆架固定。颌态模型法则应按前述方法上解剖式殆架,固定模型前应检查殆架的螺旋松紧,确认无撬动摇摆。在殆架上固定的模型应立即用橡皮圈暂时拴扎,以防止石膏凝固时咬合关系因热膨胀变形错位。待石膏完全硬化后,应调整殆架,使上下颌咬合间离开 1～2mm（约为息止殆间隙大小）。④充塑成形：在上下颌牙列间涂分离剂，将处于面团期的自凝树脂形成马蹄形平铺于模型的下颌牙列殆面，然后将上下颌牙列进行对合咬接。同时，用蜡刀从舌侧将塑胶压贴，并修剪多余的树脂。注意树脂包裹唇颊侧切缘及牙尖约 1～2mm 即可，若过深不易脱取，过浅则不易固位。⑤打磨：待树脂完全凝固后脱下打磨。必要时应根据手术结扎要求在殆板的唇、颊侧保留约 2～3mm 宽度，以便于钻孔做术中悬吊固位。此外，殆板不宜形成一均匀薄片，舌侧树脂应稍微增宽增厚，以防止形变与术中断裂。殆板边缘应圆滑，以避免创伤及利于口腔清洁。同时，应在殆板的下颌面，即在其下牙印迹凹外缘行去倒凹调磨，以利于术中下颌顺利就位。此殆板上下记录的咬合牙印，即是手术中上下颌骨及牙列对位固定的最终位置（图 7-18）。

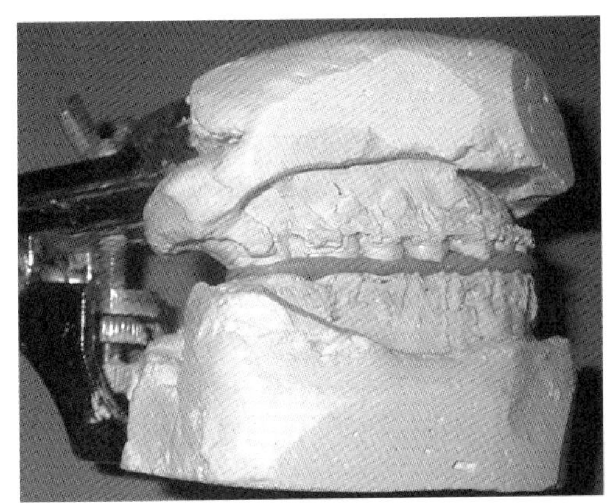
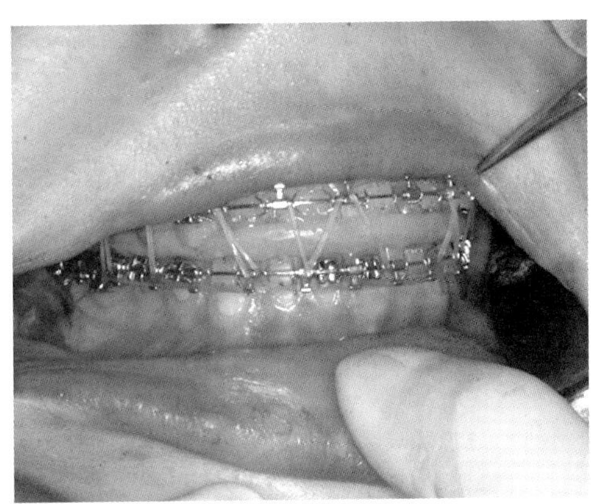

图 7-18　殆导板的制作与应用

（2）中间殆板（即双殆板）：中间殆板多用于上下颌联合手术中辅助上颌的定位。例如，严重Ⅲ类骨性畸形的上颌前徙与下颌后退手术，对这类患者如果仅制作终末殆板，尽管能确定最后的上下颌牙列关系，但术中很难定位颌骨对颅底的关系，特别是上颌前移的距离和旋转位置，因此需制作中间殆板。在手术中，利用中间殆板先引导上颌就位并固定，继而再换终末殆板引导下颌就位固定。由于此殆板仅用于手术过程中暂时定位和固定上颌，故称其为中间殆板。

中间殆板制作较为复杂，特别对需要通过手术行殆平面调整者，一般多在解剖式殆架上完成。在殆架上首先将上颌模型平行切断游离，根据 X 线头影预测分析值，定量地前移上颌模型至预定矫正位，按此时的上下颌牙列咬合关系制作中间殆板，此时下颌暂未进行移动，故可利用保持下颌原位置先定位上颌位置（图 7-19）。待中间殆板制作完成后，立即取下打磨抛光备用，再进一步制作终末殆板。如此时模型无损，终末殆板的制作方法有二：①在模型上平行切开下颌，削修下底面，移动下颌模型块使与上颌牙间达成最终预定咬合后，固定下颌，在此位置制作终末殆板（图 7-20）；②不截下颌模型，可再次前移上颌模型块至与下颌达到终末预定关系，完成终末殆板的制作。但如果在中间殆板制作中模型已损，则应另取模型制作终末殆板。

双殆板制作完成后，应先在患者口中分别进行上、下颌牙列就位试戴，检查殆板与牙齿的嵌合度，有无戴入障碍，唇颊面覆盖是否适宜，舌面厚度及伸延是否适宜，以及有无松动、破损、突刺等。通常应达到上颌就位后稳固，下颌能轻松就位无阻碍为宜。

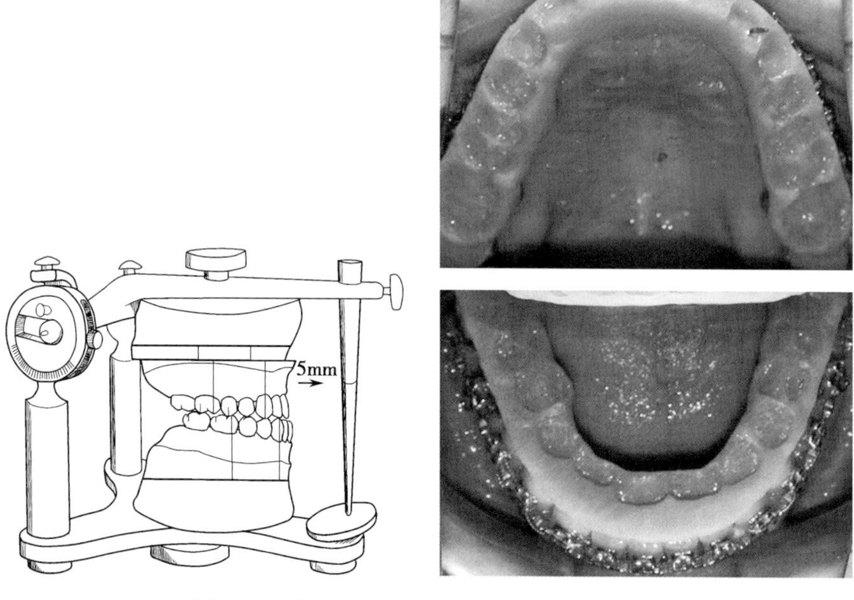

图 7-19　中间𬌗板的制作示意图与试戴口内照

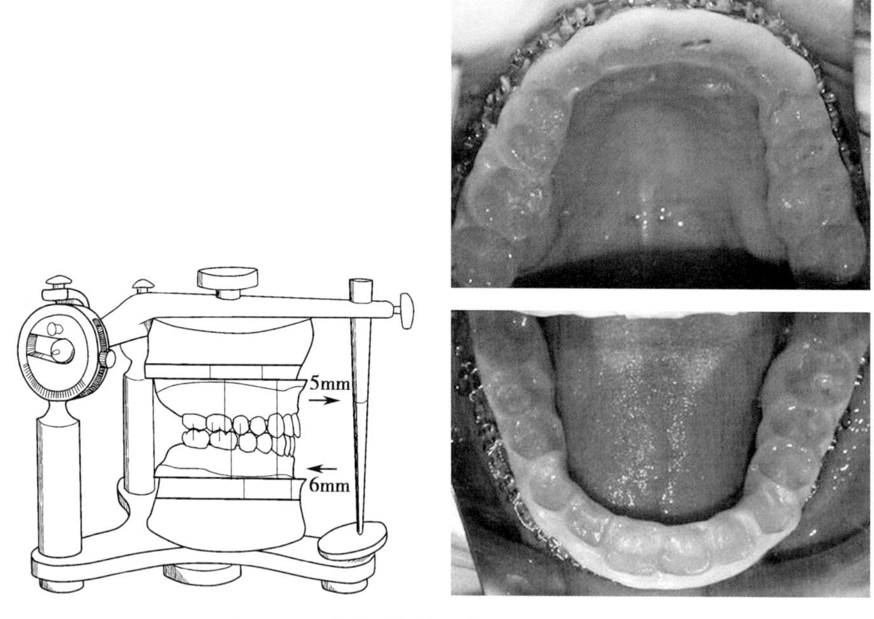

图 7-20　终末𬌗板的示意图与试戴口内照

考虑术后可能的呼吸道梗阻问题，终末𬌗板可延后 24~48 小时戴入。𬌗板戴入后，应检查是否贴合，并通过改变橡皮圈牵引的力量及方向进行调整。过去，术后颌间牵引固定的时间为 4~6 周。目前，由于已广泛采用坚固内固定技术，颌间牵引固定的时间已明显缩短。

（三）微型种植钉牵引颌间固定

微型种植钉（microscrew-implant）支抗是近年口腔正畸学应用最多的一种辅助支抗技

术。这种植钉多系纯钛或者钛合金制成，能抵抗较大的应力，且不易折断和耐腐蚀（图 7-21）。螺钉形态及应用原理与普通螺钉相同，应用时将其旋拧入骨内，不需要时可旋转退出。在正畸临床中，主要应用于一些需要加强支抗移动牙齿的病例，在牙槽骨上避开牙根，并选择骨皮质相对较厚的部位，暂时拧入螺钉，利用它与骨的机械锁结，提供矫治所需的正畸支抗。

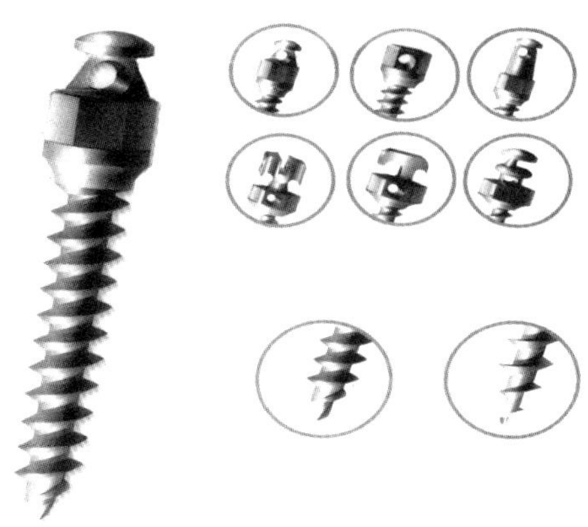

图 7-21　正畸用微型种植钉系统

微型种植螺钉在正颌术后颌间牵引固定中的应用，主要是针对以下适应证的成年患者：①无牙颌或失牙过多无法利用牙齿作为固定的患者；②严重牙周疾患或牙松动而不能胜任固定唇弓牵引的患者；③牙冠多数残缺、重度磨耗、脱钙、氟斑牙等难以稳定粘固托槽，因而无法固定唇弓杠的患者；④外伤缺损进行复位后，无法对位咬合的患者。

种植钉一般在正颌术前 2~4 周植入，如果术前正畸中有加强支抗设计需要，可早期植入应用。种植螺钉主要作用为代替唇弓杠上的牵引钩，植入上下颌牙槽骨后，通过在其上下螺钉间牵挂橡皮圈，从而固位上下颌于𬌗导板上。因而螺钉的植入应考虑力的均衡和牵引方向，以达到上下牵引固位平稳为度。例如，对局部失牙患者，可在有牙接触区设计局部唇弓牵引杠并同时设计上下颌间整体全𬌗导板（失牙及缺损区可用树脂𬌗垫充填占位），仅同时在局部失牙区上下各植入 1~2 颗螺钉平衡局部牵引力即可。临床中，对上下颌牙过度磨耗、失牙、外伤后，需考虑术后恢复颌间距及重建颌位的患者，在牵引设计中可主要通过调整𬌗导板的形态厚度升高咬合，以及调整螺钉植入的部位来平衡上下牵引力。

第四节　正颌外科术后正畸治疗

尽管正颌手术已基本恢复上下颌骨的正常位置关系，但这种新建立的牙-颌关系尚不稳固，正常的咬合运动和𬌗平衡也未完全建立，拔牙后间隙可能未完全关闭，新颌位的建立改变了口周肌环境（口腔缩小、肌肉附着位置及方向与力量变化等）不易很快代偿适应。此外，还可能因术前正畸遗留或手术问题而出现一些新的𬌗关系紊乱等。因此，为了进一步改善咬合功能，尽快地取得𬌗平衡防止畸形的复发，及时关闭剩余间隙或利用剩余间隙矫正拥挤错位牙等，都需要进行术后正畸治疗（post-surgical orthodontic treatment）。

以往常采用颌间结扎固定，故在术后 6~8 周的颌间固定期不需要进行监控，但患者往往无法忍受长达数月的用吸管代替咀嚼的饮食方式。

而目前多采用坚固内固定技术，患者往往在术后数天便可进流食，对于生活质量有明显提高，但随之而来的是术后由于缺乏𬌗板的强制定位出现不同程度的咬合关系紊乱，通过牵引以维持术中取得的颌骨位置便显得尤为重要，故在术后正畸前正畸医师需要关注咬合关系及颌骨相对位置的稳定，在患者出院时便行牵引引导，开始复诊较勤，2~3 天 1 次，直到颌骨位置相对稳定时可以延长复诊时间，1~2 周 1 次，牵引以短Ⅱ类、短Ⅲ类或箱状为主。

一、术后正畸的时机

实施术后正畸的时机应在手术伤口愈合,𬌗导板摘去后进行。在正颌外科的术式中,除下颌支垂直/斜行骨切开术还采用颌间固定外,其他手术基本都采用坚固内固定技术行骨间固定,这明显缩短术后颌间固定时间,甚至完全不用颌间牵引固定。一般而言,①对单纯行下颌支垂直骨切开术矫正下颌前突的患者,通常行颌间固定 4 周后(有学者认为 2~3 周即可)去除𬌗导板,随后嘱患者行开口训练 2 周,待张口度基本恢复后,摘去固定唇弓改换正畸弓丝进行术后正畸治疗。必要时用橡皮圈行Ⅲ类牵引防止下颌前移。②对做坚固内固定、体质健康、恢复较好的患者,可行颌间固定 1~2 周取出定位𬌗板,并开始行开口训练,术后 4 周即可开始术后正畸矫治。③对接受双颌外科手术的患者,其颌间固定时间及开始实施术后正畸矫治的时机最好适当延后 2~3 周。考虑骨的最佳愈合周期及过程,过早撤除定位𬌗导板及停止牵引,有时将会导致一系列"非预期问题"(详见后述)的出现,因此,对一些容易导致畸形复发因素存在的病例,如开𬌗、舌体大、颌骨移动距离大或唇腭裂继发畸形等,也可适当延长颌间固定时间。目前,大多采用坚固内固定(RIF)技术,可以适当提前,只要颌骨关系相对稳定,术后约 4~6 周即可开始正畸治疗。近些年有一种新的观点,认为术后 1~3 个月内由于手术带来的创伤有一个牙移动加速期,有学者通过动物实验已证实在术后即刻进行牙移动可以明显提高牙移动速度。

二、常用术后正畸方法

与术前正畸中的"去代偿"治疗目标不同,此时异常的颌骨关系已矫正,主要是对牙/牙槽弓关系的进一步调整。因此,术后正畸的目标应与常规正畸基本相同,即在已矫正的骨位基础上行"代偿性牙移动"调整。主要包括:①排齐错位牙;②关闭剩余牙间隙;③改正深覆𬌗、矫治小开𬌗;④美学弓调整上下颌牙弓大小及咬合曲线;⑤精细调磨及完善牙齿的咬合接触(调𬌗与牵引)等。

一般而言,术后正畸的难度不大。继续利用原矫治器托槽,通过更换不同的弓丝,设计不同的弓丝曲,选取不同的牵引等即可完成。为简化弓丝弯制,必要时也可重新更换托槽(直丝弓矫治系列或自锁托槽矫治系列等),会更有利于顺利完成后期牙列的调整。

三、非预期问题的处置

在术后正畸中,比较困难的是对一些非预期问题的处置。所谓"非预期问题"是指在模型外科及手术时所未能预料到的,术后出现的一些𬌗关系紊乱及畸形问题。例如,术中未能达到模型外科的要求建𬌗或建𬌗后固定不稳,或定位𬌗板撤除过早,出现颌位移动、牙错位、开𬌗与偏颌等。对于这些问题,均应尽早做术后处置予以解决。由于涉及颌骨及肌力调整,这种矫正通常较一般性常规术后正畸矫治难度更大。在临床中,"非预期术后问题"主要有以下情况。

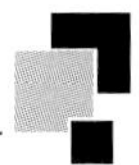

（一）前牙无咬合接触

可表现为前牙开𬌗、深覆盖、反覆盖等。多为过早撤除𬌗板、停止颌间牵引或𬌗导板不合适弃用所致。也可能与术中固定力量不平衡，或骨块移动不到位以及术前正畸上颌扩弓后复发等因素有关。为此，从术后1周起应观察前牙咬合有无变化，一旦有上述问题出现，对已撤除𬌗导板者，应重新戴入𬌗板进行前牙区的颌间牵引，并密切观察咬合变化。待咬合稳定后，可除去𬌗导板，但仍应继续进行24小时前牙间的垂直牵引、或前牙区小范围Ⅱ类、Ⅲ类牵引或斜行牵引等进行调整。早期的颌间牵引是使前牙重新建立咬合接触最重要的措施和首选方法。对上颌牙弓狭窄复发的患者可在术后正畸中重新进行扩弓，此类患者多须长期保持。

（二）骨块活动及咬合错位

多与过早撤除𬌗导板，咬合有早接触创伤，或术中骨段间接触面较少、固定较差，纤维性愈合有关。此外，术后肌张力及口周环境失衡，例如，上颌 Le Fort Ⅰ型骨切开及下颌自动前上旋转矫治骨性开𬌗，以及小下颌矫正时下颌前徙较大的病例，由于术后降颌肌群强大的牵引力可致骨块松动及复发错位。对此类患者应适当延长颌间牵引时间，可延至术后2~3个月，再换置弓丝做全面的正畸治疗。在术后正畸中，可适当调𬌗，去除咬合干扰，进一步协调上下颌牙弓宽度，加强上下颌牙之间的尖窝接触，并注意颌间牵引方向的正确导引等。

（三）中线偏移

术后中线不正一般多为下颌中线的偏移。这可能与术中行坚固内固定时，下颌骨特别是髁突位置不正有关。另外，术后口颌系统神经肌肉调节失衡以及咬合不稳等因素也可导致下颌偏斜。外科医师在完成下颌的螺钉与钛板固定后，应去除𬌗导板橡皮筋暂时固定，在下颌处于放松状态下，进行上下颌的对合运动，并观察中线情况。如果出现下中线的明显偏移，应撤除固位螺钉重新对位后固定。术后轻度的下中线偏移可通过对咬合的调整、弓形的对称协调以及颌间斜行牵引进行矫正。上颌中线的明显偏移应通过上颌手术矫正。术后出现偏移用正畸手段处置起来比较困难，如果后牙尚余间隙，可利用间隙进行上中线的调整。对无间隙可用者，只有通过推单侧磨牙向远中，然后逐个调整的办法进行矫正，这相当耗时。

（四）后牙前倾

术后颌间牵引及颌内牵引是术后正畸最常运用的矫治手段，特别在关闭剩余间隙、矢向关系的调整以及前牙突度与中线的改正过程中，这种长期与持续牵引力作用可致后牙前倾及舌倾，从而破坏上下颌牙列的尖窝对应关系。当出现这种现象时，可通过设计转正磨牙的弹簧设计、多曲方丝弓设计、摆式矫治器，以及口外弓种植支抗等装置逐一转正后牙牙轴，以个体正常𬌗为目标，恢复其上下颌牙齿间的良好接触关系。

（五）𬌗平面倾斜

一些病例，特别是偏颌畸形患者，术后仍可见𬌗平面有轻度左右高低不平，即𬌗平面倾斜。在上颌骨平面不正的因素去除后，如果只是牙/牙槽骨因素所致，可通过术后正畸予以改正。矫正时，设计单侧𬌗垫（置于偏低侧）、种植钉支抗牵引以及采用非对称多曲弓设计（一侧升压低、一侧伸长）做垂直向不对称施力调整等，可达到矫正目的。

四、术后保持及特殊考虑

正颌外科术后正畸时间不需太长，如无上述“非预期问题”出现，6个月左右即可拆去矫

治器,但仍应给予一段时间的保持,以稳定治疗效果。因此,在正颌手术后还应考虑以下几个问题。

(一) 影响术后稳定的因素

1. 手术的影响　不同部位、不同类型的手术设计,由于所涉及的骨移动方向、多少、血供情况及结构功能的不同,都将影响术后骨块的稳定。有文献报道认为上移上颌骨和颏成形术是最稳定的正颌手术,其次是上下颌骨的前徙手术。下颌骨后退术和上颌骨下降术的稳定性较差,而稳定性最差为上颌骨扩大术。这是由于横向扩大上颌骨后,被扩张腭部黏膜的回位牵拉容易导致骨块复位。控制这种复发的关键,除在术中适当过度矫治外,往往需要术后进行较长时间的保持。

2. 神经肌肉的影响　神经肌肉适应性改建是正颌手术稳定性的必要条件。手术在改变骨骼结构的同时,也改变了长期稳定的口颌系统神经肌肉环境,例如骨性Ⅲ类错𬌗下颌后退后,其固有口腔缩小,舌活动空间减小,同时,下颌骨位置和牙列咬合的变化,将导致其下颌运动轨迹改变及咬合力的增加等。这些口颌系统结构与功能的变化必然会影响到颌骨的改建和位置稳定,因此术后需要一个较长时期的调整适应过程。

3. 颞下颌关节的变化　颞下颌关节位置与功能的变化一直是临床医师关注的问题。术前是否进行了 CR 位的确立,这关系着术中骨移动量是否足够,就位是否正确。手术后下颌长度、咬合、颌位、𬌗力及运动轨迹的改变必然影响关节运动和功能位的重新适应。此外,某些正颌术式如下颌支骨切开术容易导致髁突移位,文献中也有不少关于正颌术后髁突移位或吸收的病例报道。因此,髁突的显著移位也是导致畸形复发的一个重要因素。为此,除了在术中行内固定时,保持好髁突与关节窝的正确位置外,常规进行术后正畸并进行较长期的术后保持,这可为颞下颌关节发生适应性改建创造良好条件。

(二) 保持器的选择

目前临床上最为常用的保持装置有:Hawley 活动式保持器、舌侧固位丝以及压膜式保持器。全天戴固位器的时间一般为 1 年,应定期观察,约 3 个月复诊一次,活动式保持可根据个体情况在 1 年后逐渐减少戴用的时间,直至牙𬌗关系完全稳定,极少数患者需终身戴用保持器。

(三) 功能训练

正颌外科术后,除常规矫治及戴用保持器外,还应重视口颌系统肌肉的功能训练,包括:①关节活动训练:对行颌间牵引固定时间较长者,由于关节腔可能的积液、纤维化、疼痛及开口困难,拆除牵引后应让患者行主动与被动张口训练,必要时加局部理疗康复。主动开口训练可每日 4 次,每次 2~3 分钟,逐渐延长训练时间。也可用开口器行被动张口训练,但要注意力度,且不要在前牙区使用开口器,防止前牙损伤。②语音训练:对术后固有口腔体积缩小的患者,舌的活动受限,有时会出现发音问题,这大多经过一段时期适应后可恢复正常。舌的适应能力很强,除非系巨舌,通常不主张行舌体部分切除成形术。③肌力训练:手术迅速改变了颌骨的形态和位置,而肌肉则需较长的时间进行适应性改建,才能保持颌位并建立新的咬合平衡。为此,建议患者尽早进食,逐渐增加食物硬度,通过咀嚼运动及下颌前伸与侧方运动,对升、降颌肌群乃至面部表情肌肉进行训练,从而尽快获得术后口腔颌面部形态的协调与功能的稳定。

（陈扬熙）

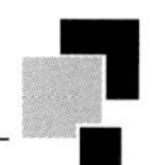

参 考 文 献

1. 王大章. 口腔颌面外科手术学. 北京：人民卫生出版社，2003
2. 王翰章. 中华口腔科学. 北京：人民卫生出版社，2001
3. 胡静，王大章. 正颌外科. 北京：人民卫生出版社，2006
4. 邱蔚六，张震康，王大章. 口腔颌面外科理论与实践. 北京：人民卫生出版社，1998
5. 张震康，张熙恩，傅民魁. 正颌外科学. 北京：人民卫生出版社，1994
6. 罗颂椒. 当代实用口腔正畸技术与理论. 北京：科学技术文献出版社，2010
7. 陈扬熙. 骨皮质支抗的理论及应用. 中华口腔医学杂志，1993，28(6)：379-382
8. 罗颂椒，陈扬熙，王大章，等. 𬌗导板在正颌外科手术中的作用. 华西口腔医学杂志，1986，5：49-52
9. 罗颂椒，陈扬熙，王大章，等. 外科-正畸矫治下颌骨性畸形手术前后的正畸治疗. 华西口腔医学杂志，1990；8：267-270
10. 莫水学，陈阳平，陈扬熙. 颌态模型的原理及制作. 华西口腔医学杂志，2005，23(3)：226-228
11. 李小兵，陈嵩，陈扬熙，等. 外科-正畸治疗下颌骨偏斜Ⅲ类骨性畸形. 华西口腔医学杂志，2005，23(3)：226-228
12. BELL W H. Modem practice in orthognathic and reconstractive surgery. Philadelphia：Saunders WB Co. ，1992
13. JACKSON I T，MUNRO I R，SAYLER K E，et al. Atlas of craniomaxillofacial surgery. St. Louis：Mosby，1982
14. LINES P A，STEINHAUSER E W. Diagnosis and treatment planning in surgical orthodontic therapy. Am J Orthod，1974，66(4)：378-397
15. GRABER T M，VANARSDALL JR R L，KATHERINE W L. Orthodontics：current principles and techniques. 4th ed. St. Louis：Elsevier，2005
16. PROFFIT W R，WHITE R P. Surgical-orthodontic treatment. St. Louis：Mosby，1990
17. PROFFIT W R. Contemporary orthodontics. 3rd ed. St. Louis：Mosby，2000
18. PROFFIT W R，WHITE JR R P. Who needs surgical orthodontic treatment？ Int J Adult Orthodon Orthognath Surg，1990，5(2)：81-86
19. STELLZIG-EISENHAUER A，LUX C J，SCHUSTER G. Treatment decision in adult patients with Class Ⅲ malocclusion：orthodontic therapy or orthognathic surgery？ Am J Orthod Dentofac Orthop，2002，122(1)：27-38
20. WHEELER P W. Risk preclusion. Am J Orthod Dentofac Orthop，1992，102(2)：194-195

第八章　正颌外科的术前准备、麻醉与术后护理

正颌外科手术实际上是通过对颌面骨各种形式的截开、移动、固定，以及去骨和植骨等操作，达到矫正牙颌面畸形的目的。绝大多数情况下，手术要通过口腔内入路完成，有时甚至是深在部位的手术操作。由于手术时间较长，骨断面和软组织切口的出血较多，手术范围广，创伤较大，而且术后早期患者恶心、呕吐和肿胀等术后反应亦比较严重；口内入路的截骨操作，再加上骨或生物制品的植入，对预防术后感染提出了较高要求。正颌外科手术也对麻醉和术中监护提出了较高要求，除了少数简单的正颌手术（如颏成形术）可在局部麻醉下进行外，绝大多数手术必须在经鼻气管插管全身麻醉下进行，且术中还需要采用控制性低血压技术和肌松技术等。口腔颌面外科手术后应重点预防呼吸道梗阻，而经口内进行的正颌外科手术，预防术后呼吸道梗阻更是术后监护的重中之重，这就要求外科医师与麻醉医师，以及监护病房密切合作，才能使患者平稳度过围手术期。

因此，除正颌外科手术的完善设计、精心手术操作以外，其术前全面的身体检查，充足的心理、生理准备和完善而细致的术后监护和护理，也是顺利完成牙颌面畸形矫治的关键环节。

第一节　正颌外科手术的术前准备

所谓的"术前准备"，是指通过必要的检查、评估和医患交流，排除患者手术禁忌，征得患者及其家属的密切配合，使手术能够顺利完成的准备工作。关于手术前的设计及效果预测，请参见相关章节。

一、术 前 谈 话

术前谈话的参加者，应包括患者本人、患者家长或配偶、外科医师（主刀医师及主要助手）和麻醉医师。谈话过程中医生的态度应诚恳和实事求是，既能使患者和家属全面了解情况，又不使其过分紧张。

术前谈话包括两方面的内容。

第一，主要在外科医师与患者及家属间进行，医师向患者交待对其牙颌面畸形的矫治问题。包括畸形所在部位和诊断、拟进行的手术类型、手术可以解决的问题，以及本次手术不能解决的、需术后其他治疗或二期手术才能解决的问题，可能需要附加的手术诸如：髂骨或

颅骨外板取骨术、植骨术和人工材料植入术等;医师应该告诉准备手术的患者,经过详尽的术前评估,不存在明确的手术禁忌,患者的全身情况允许在全身麻醉下完成手术。医师通过X线头影测量的预测性描绘或电子计算机预测患者术后侧貌,使患者得知术后将获得的面容。每个人对容貌美学的认识可能不同,医师应该耐心地听取患者的要求,在可能和允许的范围内考虑患者的意见。同时通过模型外科拼对完成的石膏模型告知患者术后咬合关系,并讲解术前术后正畸的必要性。术后需随访和复查等事宜,术前亦应交待。关于术后面型,是牙颌面畸形患者手术前最迫切想知道的,也是患者术前焦虑的主要原因。每个人对于面型的要求不同,非专业人士对正颌外科手术能改变面型程度的理解往往存在偏差,且常有"过分"的要求。术前面型预测给我们提供了一个与患者进行良好交流的工具,应该充分利用,使患者能够完全理解手术的设计意图,接受术后效果。

术中及术后可能发生的诸如麻醉意外、输血反应或交叉感染可能、术中神经损伤、术后窒息及出血、感染和愈合不良等均应详细交待并作必要的解释。

在术前交谈中还需告诉患者手术的各种不适感觉,使患者有足够的思想准备。如:手术将在全麻下进行,须经鼻气管插管;术前(或术后即刻)放置鼻胃管,用于术后胃肠减压及术后早期的鼻饲,防止食物经口进入时的污染,减少感染机会等;为减少患者的痛苦,可在患者麻醉成功后、手术开始前再放置导尿管,患者清醒后,应保留至从复苏室返回病房时,以防术后复苏期排尿不便和由于取骨区创口疼痛造成的尿潴留。此外,还应包括由于气管插管造成的咽部轻痛或不适、颌面肿胀,及由此引起的鼻塞、颌面部术区轻度疼痛、取髂骨部位明显疼痛和行动不便,颌间固定造成语言、进食不便等。尽管"患者自控镇痛"技术(即"镇痛泵")和措施的应用减少了患者围手术期的痛苦,但也应让患者知道,正颌术后的不适并不能完全避免,患者应配合医务人员,共同努力克服术后不适反应。

医师还应该向患者说明术后的康复过程,比如:术后3~4周之内需要颌间弹力牵引,将只能进流食,建议使用高热量及高蛋白饮食,便于身体的恢复;术后1周之内将遵医嘱使用抗生素、糖皮质激素和止痛药物;出院以后建议在家中休养至第一次复诊,鼓励进行行走并可以阅读和完成轻微的案头工作。术后首次复诊在术后3~4周进行,常规在外科医师处的术后复查约有4次。除了首次复查以外,还有术后3个月、半年和1年,各需要复查一次。

为了使术后咬合关系达到最为满意的效果,术后正畸在术后2~3个月开始。术后正畸对手术获得的咬合关系进行精细的调整和必要的保持。术后正畸大约需要6个月到1年的时间。

第二,主要在麻醉医师与患者和家属间进行。麻醉医师重点介绍手术期间麻醉、监护及复苏阶段的危险性,诸如全麻意外、窒息、缺氧、口内分泌物、血液和呕吐物引起的误吸等。麻醉医师应特别注意询问与全身麻醉和大手术有关的既往全身系统病史,特别是心肺血管疾病、肾病、肝病、血液系统疾病和诸如甲状腺功能亢进或低下、糖尿病等内分泌疾患。还要充分考虑其对手术和麻醉可能造成的影响。

除此之外,正颌外科麻醉应注意的问题,还包括患者使用镇静剂、安眠剂和止痛剂的类型和剂量;患者及家族中使用麻醉等药物或术中辅助用药的过敏反应或特异性反应;家族史中有无恶性高热(malignant hyperthermia,MH)和假性胆碱酯酶缺乏症。

恶性高热是目前所知的唯一可由常规麻醉用药引起围手术期死亡的常染色体显性遗传

性疾病。体温迅速升高继而产生严重的并发症,在没有特异性治疗药物——丹曲洛林(dantrolene)的情况下,一般降温措施难以控制,最终导致患者死亡。假性胆碱酯酶缺乏亦可有阳性家族史,该症使术中使用琥珀酰胆碱后呼吸肌麻痹时间延长,给手术中管理和术后监护造成困难。患者或其家族中可能在以前的手术中有过"清醒延迟"或复苏室停留时间延长的病史。

二、术 前 检 查

大多数行正颌外科手术的患者都是年轻人。除牙颌面畸形外,少有全身系统性疾病。但对于正颌外科这样一种需较长时间且在全麻下进行的手术而言,全面的体检和化验十分必要。近年来,一部分中年、老年患者,如阻塞性睡眠呼吸暂停需要行正颌手术治疗。一些全身系统性疾病,如心脑血管疾病和糖尿病等,有发病年龄提前的趋势。上颌和/或下颌后缩或发育不全等畸形有可能引起上气道狭窄,较大幅度后退上颌骨和/或下颌骨的手术也可能造成患者术后上气道的狭窄,增加麻醉与手术的风险。某些牙颌面畸形是各种复杂综合征的局部表征,需要对患者进行认真细致的术前检查。

(一) 临床检查

临床检查的重点,应该是心血管系统和呼吸系统。应注意患者有无心功能不全和心脏杂音、心律不齐的表现。有冠状动脉供血不全和心肌梗死病史的患者,全身麻醉和手术中发生心肌梗死的危险性比正常人高 50 倍。正颌外科是选择性手术,严重的心脏缺陷和心功能不全应视为相对禁忌。正颌外科患者术前评估应包括心电图检查,必要时还需做超声心动图检查。如发现可疑情况应做进一步的检查或请相关专科医师会诊。

高血压病应被视为正颌手术的相对禁忌。高血压患者若病情不稳定,则术中难以控制血压,可能造成心脏和肾脏的损害。术中出血较多而且不易止血,势必延长手术时间,而且术后渗血多,肿胀反应也较大。如血压反复测量高于 130/90mmHg,应待治疗后再行手术。

正颌外科手术虽然对慢性肺部疾患并不发生直接影响,但呼吸系统疾病特别是感染和慢性阻塞性肺病会影响全身麻醉及其复苏过程。因此,术前肺部 X 线检查是必须的,活动性肺结核应视为手术禁忌证。

麻醉医师还应特别注意对患者鼻腔和静脉走行的检查。正颌外科患者均需经鼻腔气管内插管,鼻孔大小、鼻甲肥大程度的检查可以对插管困难程度有一个准确的估计。四肢静脉走行情况对设计术中开放输液通道和安置中心静脉压监测导管位置十分重要。

上气道口径将直接影响全身麻醉气管插管的难度和手术后复苏的顺利进行,许多牙颌面畸形可能会影响到上气道口径,因此,麻醉前对上气道口径的评估也很有必要。

下面几项指标可用于评估插管的难易程度。

1. 颈部动度　评估方法是要求患者用颏部触及前胸和两侧肩部,应注意头在伸展和弯曲时有无活动受限情形。

2. 与下颌骨相关的气管的位置　如果从甲状软骨到颏前部的距离小于 6.5cm,应该考虑喉"前位",在气管插管时可能不易显露声门。临床上能接受的位置,是甲状软骨到颏前部应该有 4 横指的距离(图 8-1)。严重下颌后缩的患者插管会有难度。

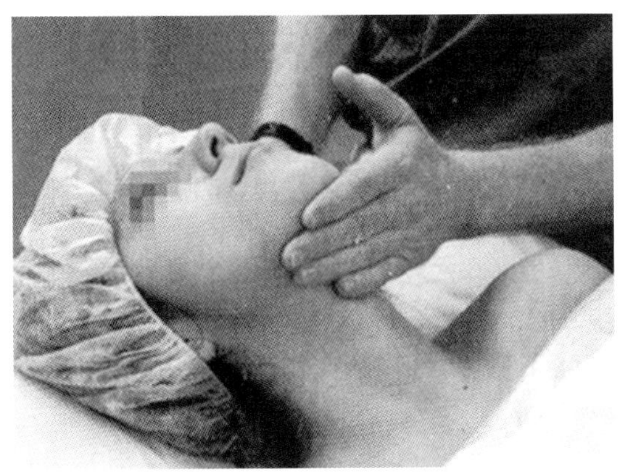
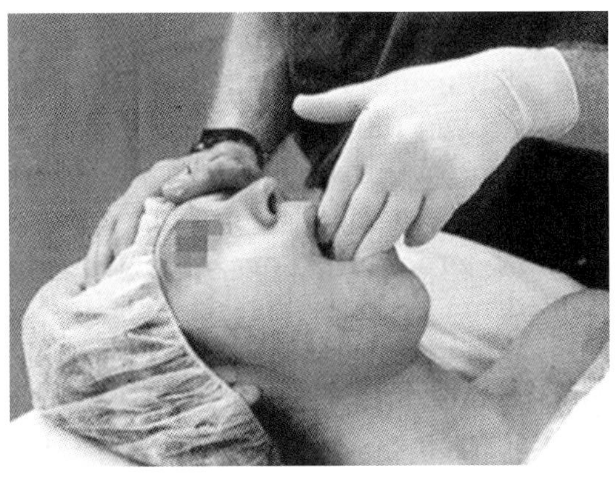

图 8-1 评估气管插管与张口度的常用手法

3. 张口能力 健康成人的张口度大于 3.6cm，或上下切牙之间至少容纳 3 横指。当有张口困难时，可能有三种主要类型的解剖问题会出现：①已经存在颞下颌关节内紊乱或退行性变患者；②下颌骨和/或颧骨骨折的患者，下颌骨运动受限；③先天性或获得性颞下颌关节强直患者。

4. 当患者张口和发“啊——”时能看到的结构 正常情况应该能够看到悬雍垂和咽旁结构。如果仅看到软腭和舌，无法看到悬雍垂和咽腭弓，则插管可能有困难（图 8-2）。对阻塞性睡眠呼吸暂停患者进行的腭咽成形术和/或正颌手术前，应关注此项腭咽部的检查。

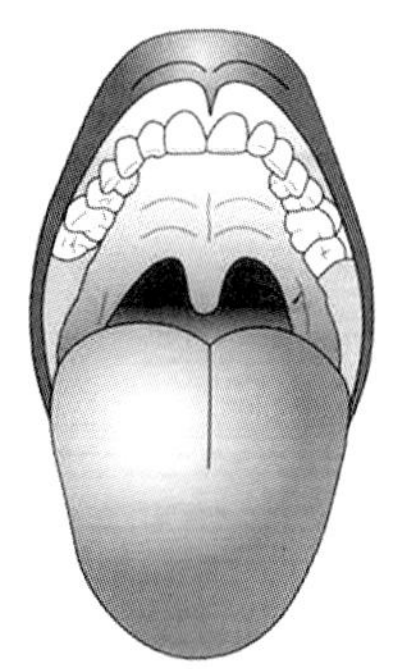
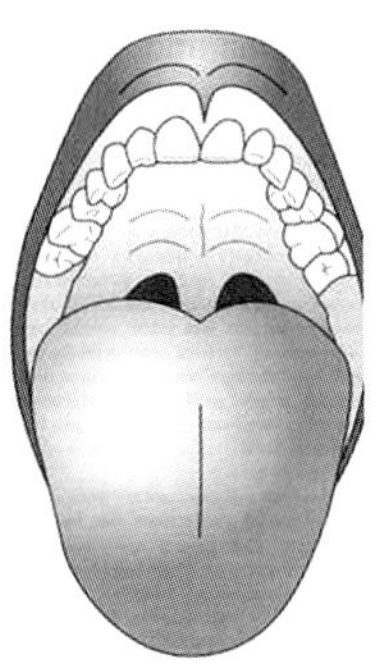
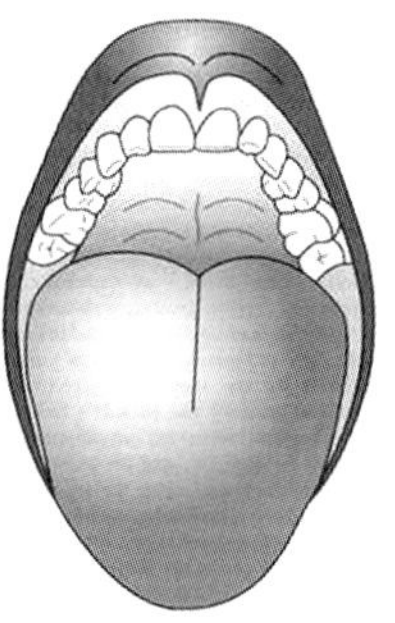
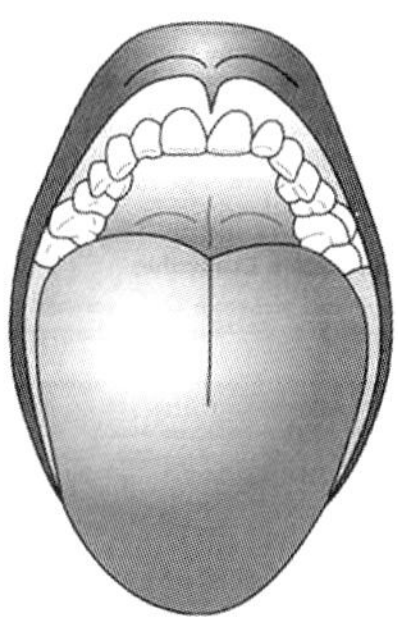

图 8-2 口咽部结构的可视程度

对腭咽部可视度差时，应考虑存在插管困难，可以使用纤维镜或者使用镇静剂下的清醒插管。应事先做好准备。

许多颅颌面畸形患者都可能存在部分气道梗阻及异常的睡眠形式。Apert 或 Crouzon 综合征的患者表现为上颌骨发育不全，引起了鼻腔和鼻咽部的狭窄，造成经鼻气管插管困难。而且，上颌骨较高位的正颌手术可使那些术前有足够气道的患者，在术后因继发鼻旁窦内血凝块、鼻黏膜创伤或者鼻腔气道容积减小而发生气道梗阻。以往曾行腭成形术或咽瓣修复术的腭裂患者，应该使用间接喉镜或纤维喉镜进行评估，以确定气管插管能顺利通过且不会损伤咽瓣。有些牙面畸形，特别是严重小下颌患者的插管非常困难，甚至根本无法插管，可考虑行术前气管切开插管术。

（二）化验检查

正颌外科术前化验包括血常规分析、血型（包括 Rh 分型）、凝血功能检查、尿常规、肝肾功能、血糖、血电解质和某些可能经血液传播的传染病的相关标志物（如乙肝、丙肝、梅毒与 HIV）的检查等。

正颌外科属于选择性手术，对任何全身严重疾病或各种检查显示有异常者，应待全身疾病或异常得到有效控制之后，再考虑手术。

肝功能异常（主要是转氨酶增高或白蛋白/球蛋白比值倒置）、肾功能异常（血 BUN 或肌酐升高）、空腹血糖升高或尿糖、尿蛋白阳性者，都可视为手术相对禁忌。

对肝功能正常但乙型肝炎表面抗原阳性（小三阳）者，能否行正颌手术尚存在争论。考虑麻醉与手术对肝功能的影响与避免交叉感染，对这类患者应慎重。如果处于乙型或丙型肝炎活动期，通常列为正颌手术的禁忌证。

（三）特殊检查和准备

有些正颌外科患者还需进行一些特殊的检查和准备工作，主要包括：①口颌系统功能检查，包括下颌运动范围、颞下颌关节功能、肌电图、咬合力及咀嚼肌检查等。②牙体牙髓以及牙周健康检查，例如牙髓活力测验等。③口腔卫生准备，术前必须完成牙体、牙周疾病的治疗。应常规行牙周洁治，由于口腔内菌群平衡等因素，术前洁治的时间最好在术前 1 周为宜。④影像学检查，除了常规拍摄的 X 线头颅定位正侧位片和全口牙位曲面体层片之外，对怀疑有下颌关节疾患，包括髁突肥大或骨软骨瘤的患者，还应增拍关节薛氏位片、CT 或者 MRI 等用以准确分析患者存在的问题。⑤颌间固定装置准备，目前大多数正颌外科患者都进行了术前正畸，在手术前应准备好固定唇弓、牵引钩、橡皮圈与咬合导板等。

第二节　正颌外科的手术麻醉

根据正颌外科手术的特点，其麻醉实施的原则，与其他口腔颌面外科全麻手术大同小异，请参考相关书籍，这里只重点介绍一些特殊要求。

一、术 前 给 药

术前 1 日内，患者要完成全身麻醉前的准备，加之感到手术的临近，绝大多数患者都有不同程度的焦虑或紧张，医生可根据情况合理术前给药。

（一）镇静剂

正颌外科患者大多能坦然面对手术，术前夜间能很好地休息。但对存在心情紧张等影响夜间睡眠者，可在睡前适量给予镇静剂与抗焦虑药保证术前当晚有良好的睡眠。药物种类与剂量可与麻醉医师商量决定。

麻醉前亦可使用适当的镇静剂。咪达唑仑属于短效的苯二氮䓬类药物，产生良好的镇静和遗忘作用，对呼吸抑制作用很小，对肝肾功能的影响亦不大，可静脉或肌注给予 1～3mg。

（二）抗胆碱能神经药

大多数全麻手术前都使用抗胆碱能药物以减少气道和口腔内的分泌物，方便气管内插管和手术中的操作。阿托品由于明显加快心率，对可能在术中使用的控制性低血压造成不

利影响，因此正颌外科患者麻醉前不推荐使用，可改用东莨菪碱或戊乙奎醚。

（三）抗生素

正颌外科手术是经口内入路的深部操作，因此预防术后感染非常重要。应在手术开始前 30 分钟到 2 小时内静脉输注抗生素来预防感染，若手术时间超过 4 小时，术中失血大于 1 500ml 时，还应酌情静脉追加输入抗生素。

二、麻醉方法

麻醉方法因各医院设备、患者情况，以及麻醉医师的经验、能力和习惯而异。正颌外科由于术中需反复拼对咬合关系，故通常选择经鼻腔气管插管全身麻醉。

（一）麻醉诱导

麻醉诱导使患者意识消失，反射受到抑制，以便于麻醉操作。对于预计没有困难气道的患者通常给予肌松剂进行静脉快速诱导。若患者存在困难气道，则需要保留患者的自主呼吸进行慢诱导。常用的静脉诱导药物包括咪达唑仑、异丙酚、依托咪酯等。七氟醚是首选的吸入诱导药物。麻醉性镇痛药可以减轻插管的心血管反应，包括芬太尼、瑞芬太尼、舒芬太尼等。肌松药物分为去极化和非去极化两类，目前常用罗库溴铵、阿曲库铵、维库溴铵等非去极化肌松药。

（二）经鼻气管内插管

大多数正颌手术的患者在静脉快速诱导后完成经鼻气管内插管。对预计存在困难气道的患者可能需要经鼻盲探或纤维支气管镜辅助插管。在经鼻插管前应充分清洁患者的鼻腔，并用血管收缩剂（例如 1%的麻黄碱）和局部麻醉药对鼻腔黏膜进行处理，用以减少插管过程中的出血和刺激。

气管插管过程中可能在三个部位遇到阻力，应注意解决。①鼻腔阻力，应避免使用过粗的导管，否则不仅插管困难，还可能造成鼻腔黏膜出血。插管前应滴入麻黄碱收缩鼻腔黏膜。②咽后壁阻力，导管到达咽后壁由于角度过小，可能顶在咽后壁上致其黏膜损伤。导管到达口咽部时可通过调整患者颈部位置便于导管顺利进入。目前多用表面光滑的钝头导管，从而避免损伤咽后壁。③会厌部阻力，导管到达下咽部时会厌可能阻碍导管进入气管。麻醉医师可通过感觉导管口气流的方法来保证导管对准声门。纤维支气管镜的使用有助于这一步骤的顺利进行。对于已处于诱导状态，无自主呼吸的患者，可使用直接喉镜挑起会厌，钳夹导管直接插入气管。

随着麻醉插管技术的发展，近年来越来越多的可视化气管插管工具用于解决困难气管插管问题，包括纤维支气管镜插管、视频喉镜等。这些工具能够直接显示气道和声门的结构，具有可视、微创的特点，患者插管的成功率和舒适性显著提高。

（三）麻醉的维持

目的是使患者处于足够的麻醉深度，对手术刺激无意识和运动反应，且生理内环境稳定。常用的麻醉维持方法包括单纯的吸入性麻醉、全凭静脉麻醉或静脉吸入复合麻醉。

常用的吸入性麻醉药物包括氧化亚氮、异氟烷和七氟醚等，目前较为常用的是七氟醚。吸入性麻醉药物可以单独使用也可与静脉麻醉剂共同使用。以前常用的氟烷由于心律失常发生率较高，已很少使用。

目前常用的静脉麻醉维持药物有舒芬太尼、瑞芬太尼与异丙酚等，这些药物有着起效迅速、在体内蓄积少的特点，有利于患者术后早期苏醒。

对不同正颌外科术式以及手术的不同阶段，对于麻醉深度的要求不同。例如上颌手术就比行下颌手术需要更深的麻醉，因为上颌骨血运比下颌骨丰富，较深的麻醉可使血压降低，减少术中出血。总之，麻醉和手术医师应充分配合，确保手术的平稳与安全。

（四）术中监护

完善的术中监测是患者手术安全的保障。现代监护仪常可在一个仪器上进行多种指标的监测，但麻醉医师的密切观察仍是必须的。对手术情况和患者的临床观察，并借助于各种先进的监护仪器，麻醉医师可全面掌握患者术中（包括术后短期）的情况，防止各种并发症的发生。

手术中基本的生命体征监测一般包括：①血压；②心电图；③脉搏氧饱和度（SpO_2）；④呼气末二氧化碳（$EtCO_2$）；⑤体温。

通过呼气末二氧化碳和潮气量的监测可以判断患者通气水平是否足够；而气道压力警报可以检测机械通气的患者术中气道气压的变化，提示气道或导管是否存在梗阻。这些呼吸系统监测指标数值和图形的变化还可以敏感地检测到呼吸回路是否松开或脱落。

如果有必要，还可增加有创动脉血压及中心静脉压监测、肌松监测或脑电监测。根据手术情况术中给患者进行红细胞压积、血电解质、血糖和动脉血气等检查。

（五）术中输液和输血

常用的输液制剂分为晶体液和胶体液两大类。晶体液可提供水分和电解质，胶体液常用于补充丢失的血容量。临床常用的晶体液包括乳酸林格液、复方山梨醇液等，常用的胶体液包括羟乙基淀粉、明胶溶液、右旋糖酐液等。在液体治疗时，补充晶体液和失血量的比例为3∶1，而胶体液为1∶1。术中输液计划应综合考虑患者的生命体征和实验室检查，补充足够的血容量包括正常生理需要量、禁食水等因素造成的术前缺失量、麻醉引起的相对容量不足和术中出血量等。正颌手术的第三间隙（组织间隙）丢失量相对较少，可忽略不计。原则上在维持容量足够的基础上，术中应避免输注过量液体以减轻水肿。

手术中出血虽然可通过输液保持血压的稳定，但大量红细胞丢失，会影响血液的携氧能力。因此必须输入同型血液以补充红细胞的不足，监测血液中红细胞压积（hematocrit，HCT）的变化，可以了解血液稀释程度，决定有无必要输血。一般认为，红细胞压积不低于25%～30%，血红蛋白不低于70g/L时，可采用平衡液和其他血液代用品，不必输血。这样既可以缓解血源紧张，又可防止输血可能的不良反应和并发症。另外一种简便方法是计算术中出血量，粗略估算为负压收集瓶中的总量扣除冲洗伤口的生理盐水量，再加上纱布中的浸血量。出血量超过全身血容量的15%～20%时，应该输血。补血量与失血量之间的差别，根据患者体质状况，通常以不超过400～600ml为宜。

另一方面，目前提倡血液保护和成分输血。通过控制性降压、给予止血药物、血液稀释、自体输血等方法可以减少术中出血和输入异体血。如果需要输血时，可考虑首先补充浓缩红细胞，根据需要再补充血浆、血小板等血液成分。对于特殊的血液疾病如血友病患者，可能在围手术期酌情补充凝血因子。

（六）控制性低血压技术

在行正颌外科手术时，有时需配合使用控制性低血压技术（controlled hypotension），又称控制性降压，其目的是减少术中出血量与输血的可能。同时使得术野干净清晰，便于精细操作与缩短手术时间。上颌 Le Fort Ⅰ型骨切开术与下颌 SSRO 手术通常需要使用这种技术。有研究报道术中血压较术前水平降低 20%，可减少术区出血 40%。

在控制性降压时，患者体位选择头高脚低位，即头部高于水平面 10°~15°，有利于手术部位的静脉回流，可以一定程度上减少降压药物的使用。控制性降压的安全范围一般为平均动脉压降至 50~65mmHg，收缩压 80~90mmHg。对于高血压和血管硬化的患者降压水平不应超过基础值的 30%。另一方面，在控制性降压中血压下降的数值并不重要，只要达到伤口出血减少、术野清晰即可。在控制性降压过程中，应随时监测生命体征变化，避免对重要脏器造成缺血损害。特别注意计算尿量，了解肾的血灌流量。一般认为，尿量控制在每小时 0.5~1ml/kg 以上时，对重要器官的血供是安全的。

硝普钠是经典的降压药物，其作用是动脉和静脉扩张，具有作用快、持续时间短的特点。以 10~25μg/min 开始输注，根据血压调整维持剂量，一般停止输注后 2~3min 血压开始回升。硝普钠可能发生耐药现象和停药后的反跳性高血压，前者可能需使用其他降压技术，后者为停药过快所致。由于硝普钠的代谢产物是氰化物，因此大剂量使用时有氰化物中毒的可能。

硝酸甘油和三磷酸腺苷也用于控制性低血压。前者有明显的静脉扩张作用，不存在上述各种副作用，但使用硝酸甘油时难以将血压控制在相对稳定状态，而且作用的持续时间较长。三磷酸腺苷是动脉扩张剂，造成了明显的窦性心动过缓，但未降低心血排量，血压也易于控制。

目前临床常用尼卡地平进行控制性降压。尼卡地平是钙拮抗剂，扩张外周血管、冠脉和脑血管。它不影响心肌收缩力和心排血量，不引起反射性心动过速。可以单次给药或持续输注来控制血压。

通过加深麻醉的方法可以减少降压药物的使用，例如增加吸入七氟醚的浓度，也可起到降压作用。由于正颌手术中对三叉神经的刺激，术中常有心动过速，此时可以增加使用短效的 β-受体阻滞剂，如艾司洛尔或美托洛尔，用以降低心率和辅助降压。术中持续输注短效的阿片类镇痛药瑞芬太尼，可以起到良好的镇痛效果，同时降低患者的心率，明显减少其他降压药物的使用，使控制性降压更加简易、平顺。

需要注意的是，在关闭伤口之前，应将血压恢复到术前水平，便于观察和处理术野出血，避免术后出血。降压时间较长或在进行不需要降压的手术步骤时，可暂将血压恢复。如有必要，可给药再次降压。由于降压过程中血压可能波动明显，需进行有创动脉测压监测血压。

（七）术中用药

在手术当中除麻醉用药外，还可使用抗生素和皮质类固醇激素药物。正颌外科非无菌伤口，有时还需游离植骨或骨代用品的植入，因此在术中给予抗生素有利于防止术后感染，可选择使用青霉素或头孢类抗生素。

术中使用激素类药物，可有效减轻麻醉和手术带来的喉头、气管黏膜以及颌面部的水肿反应。术中常规使用地塞米松(10mg)或氢化可的松(100mg)静脉滴入。

三、术中注意事项

(一)气管导管的固定与呼吸回路的连结

正颌手术经常需要多次改变头部位置,以便于深部手术操作,而且手术时间较长,经鼻腔插管的气管导管可能对鼻孔某一部位压迫和牵拉,造成鼻孔周围皮肤糜烂。头部位置变化要求气管导管有良好的固定以防止术中发生脱管。

目前正颌外科手术麻醉大多使用一次性经鼻的 Rae 气管导管,该管前端带有低压气囊,外段弯曲成一定的弧度,不影响手术操作。

在气管插管与麻醉机连接后,应固定好导管,如使用 Rae 导管,可在鼻背前端用胶布固定,或在患者额部使用 5~6cm 宽的胶布或胶带环头包扎固定导管。应在导管与头部之间衬以消毒棉垫,维持导管处于合适高度并防止导管直接触及皮肤。这样既可以保证导管的牢固固定,不易在术中松脱,又可避免其干扰口腔内手术的顺利进行(图 8-3)。一般将麻醉机置于患者头部上方的右侧,以不妨碍手术操作为宜。

(二)咽腔填塞

为了防止碎骨片或血液的误吸,正颌手术在消毒铺巾完毕,可用柔软的纱布填塞口咽腔。但切记术后清点纱布时必须取出口咽填塞物。

(三)保护眼、鼻等毗邻器官

正颌手术时间较长,术区与眼、耳等器官毗邻,应注意保护。手术开始前应用棉球填塞外耳道以防血液和冲洗液流入。麻醉后,仔细使上下眼睑闭合,并用无菌贴眼膜覆盖,防止角膜和巩膜损伤。由于手术经口内施行,术中可反复用凡士林软膏涂抹唇黏膜,减轻对口角的牵拉损伤。另外,在使用电凝与锐器时应防止伤及口唇黏膜。

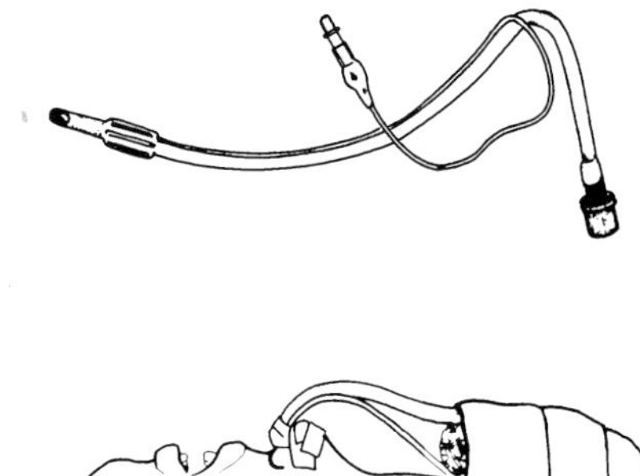

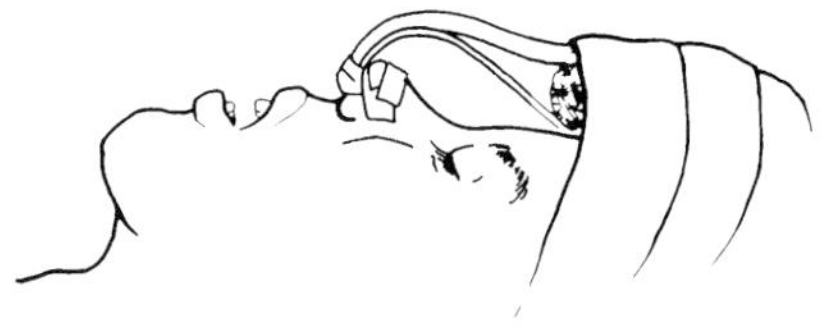

图 8-3 Rae 气管导管及其固定情形

四、拔管和麻醉后恢复

手术结束停止麻醉后,应待患者清醒再拔除气管导管。拔管指征包括:患者完全清醒,可对呼唤做出反应,咳嗽及吞咽反射恢复,自主呼吸潮气量 10~15ml/kg,能有力握手,口内伤口无明显渗血。若患者苏醒较差或需要外科观察,也可以留置气管导管,待患者完全符合拔管指征后再拔管。对于颌间结扎、有困难气道,以及阻塞性睡眠呼吸暂停患者,一定要谨慎拔管。手术结束后患者都应送入 ICU 或复苏室进一步观察。患者在麻醉恢复过程可能有各种不适,包括伤口疼痛、头痛、咽痛、烦躁、入睡困难等。可给予适当的镇痛、镇静药物。静脉持续输注小剂量的右美托咪定,因其具有镇静、镇痛双重作用,且无明显呼吸抑制,有利于增加患者术后恢复的舒适度。

第三节　术后并发症的防治

正颌外科术后72小时是术后并发症的高发期，尤其是手术当日。因此应该密切监测患者的生命体征，重点观察口内渗血和术区肿胀情况。应加强对口鼻腔分泌物的吸引以确保呼吸道通畅，防止呕吐物误吸。下面介绍术后短期内可能发生的并发症及其处理方法。

一、呼吸道梗阻

呼吸道梗阻是口腔颌面外科手术一个较常见且严重的并发症，正颌手术也不例外。其原因归结起来，不外乎由组织移位、水肿以及误吸等引起。

全麻插管与手术操作可造成鼻腔和上颌窦黏膜以及喉、气管黏膜水肿，下颌支与颏部手术累及骨松质，持续渗血可造成口腔、上气道组织的水肿以及口底或颌周软组织内血肿形成，造成舌体抬高和后坠，引起呼吸道梗阻。

上颌骨的移位，有可能缩小鼻腔容积，而下颌骨的后退可能造成口腔容积的缩小和舌体后移从而直接造成上气道狭窄。另外，由于插管刺激和伤口疼痛，患者不愿咳嗽及吞咽，有可能造成分泌物误吸入气管引起窒息。

过去，大多数正颌手术后需要进行颌间结扎固定，这增大了术后发生呼吸道梗阻的概率，为此必须强化术后监护。目前，由于坚固内固定技术的应用，术后很少甚至完全不用颌间结扎，从而降低了风险。术后患者的体位应保持头部抬高30°，防止唾液和分泌物误吸，床旁吸引器必须强力有效，在复苏室内应由护士用软管行口鼻腔分泌物及痰液的吸引，返回病房后逐渐由患者自己或陪床人员完成。鼻腔黏膜水肿影响通气者，可用含麻黄碱的滴鼻剂滴鼻。

上呼吸道梗阻的表现，包括呼吸运动幅度小、肋间隙和胸骨上窝凹陷，吸气时胸腹壁活动不协调等，患者会有缺氧表现，部分梗阻时会有鼾声或吸气时喘鸣，而完全的上呼吸道梗阻没有呼吸声音。

发生气道梗阻时，可以通过托下颌、置入口咽或鼻咽通气道，并吸入100%氧气来处理。患者采用头部抬高、侧卧位或坐立位对缓解梗阻可能有益。对于颌间固定的患者，术后患者床旁应常规备一器械盘，内装剪刀、钢丝剪刀、舌钳，甚至紧急插管或气管切开设备，一旦出现紧急情况，能及时剪断橡皮圈、钢丝，牵出舌体，找出原因及时进行处理。若仍不奏效可行气管插管或气管切开进行抢救。

术后常规给予止血药物和类固醇激素，可减少渗血，防止血肿形成和组织水肿。激素一般持续用到手术后第3日。

二、恶心呕吐

恶心呕吐在正颌术后并不少见，对于年轻女性、有恶心呕吐病史的患者更容易发生。可能由麻醉药物反应、手术刺激和术中术后吞入血性分泌物刺激引起。目前麻醉药物和技术的发展已很大程度地降低了由于麻醉本身造成的恶心呕吐，故主要由后两个因素引起。术后早期大量呕吐可能造成误吸，并有窒息的危险。

术后恶心呕吐常用的药物包括：东莨菪碱、地塞米松、血清素拮抗剂、氟哌啶醇、氟哌利多、抗组胺药物等。对于易发生恶性呕吐的患者，可以在术前和术中给予抗呕吐药进行预防。为了最大限度减少术后恶心呕吐的危险，还可以联合使用多种药物和方法，例如术前使用抗焦虑药、术中使用异丙酚和全凭静脉麻醉、麻醉诱导后给予小剂量地塞米松、手术结束前给予血清素拮抗剂等药物预防等。如果在未预防的患者发生了恶心呕吐，可以首先选择血清素拮抗剂如昂丹司琼治疗；如果在进行过预防措施的患者发生了恶心呕吐，最好选用预防用药以外的药物进行补救。对于严重的恶心呕吐，可以联合使用不同类型的药物进行治疗。经鼻胃管持续胃肠减压可以有效防止血性分泌物在胃内的潴留，刺激胃肠道引起恶心呕吐，患者在未清醒及口内渗血未停止时，不可停止胃肠减压，但应注意持续吸引可能造成胃黏膜损伤。

三、出　血

术后短期口内存在少量血液或血性分泌物是正常现象，如果有大量新鲜血液渗出或组织间进行性血肿，则提示可能术中损伤上颌动脉的较大分支，比如蝶腭动脉或下牙槽血管的可能，此时应返回手术室打开伤口止血。轻度渗血通过局部加压包扎配合止血药物的应用，多可缓解。关于每个术式出血的原因及处理请参见相关章节内容。

四、术后疼痛

正颌手术后少有患者感觉严重疼痛，除非同时行取骨术者。目前，术后患者自控镇痛(patient control analgesia，PCA)技术——一种经静脉途径自动注入镇痛药物或由患者自己控制给予镇静药物的装置，已经广泛地用于患者术后恢复期。PCA 的药物配方，主要是中枢镇痛药(如：芬太尼或舒芬太尼)和/或非甾体抗炎药物(如：氯诺昔康)，有些还加入了止吐药物等。PCA 一般用至术后第 3 天。

第四节　术后护理和康复

在 ICU 或复苏室经过严密观察，满足以下条件者可送往病房：①神志清醒，应答自如；②生命体征监测指标正常平稳；③伤口无新鲜渗血；④颌周软组织与口底无血肿形成，呼吸通畅；⑤每小时尿量正常。大多数患者可在复苏室停留至手术次日晨，少数患者在复苏室停留 48 小时或更长时间。

术后护理指从返回病房开始，在这一阶段除了仍然要预防呼吸道梗阻、感染和出血等并发症以外，还应注意以下几点。

（一）局部冷敷

术后 24 小时内可以使用冰袋冷敷，是预防术后水肿、减少术后创口渗血的有效办法，有人认为，其效果强于加压包扎。以小而碎的冰块放入冰袋中，保证与颌面部紧密接触，但应注意防止冻伤。在冰袋与皮肤之间垫以敷料，冰块融化后应及时更换。

（二）保持口腔卫生

正颌手术后，特别是行植骨术的患者，必须高度重视口腔卫生的维持。口腔清洁工作从术后 48 小时开始。由护士完成口腔冲洗，每日 2 次。可用 3%过氧化氢和生理盐水交替冲洗口腔并用吸引器清除食物残渣，操作时应避开手术切口。创口基本愈合或出院后，应教会患者自己用清水或漱口水清洗口腔，可配合使用软毛小牙刷彻底清除食物残渣。含氯己定类药物的含漱剂也可用于口腔清洁，但不宜长期使用，否则易引起口腔内菌群失调和口腔黏膜黑染。

（三）预防术后感染

术后 1~5 日应常规使用足量抗生素预防术后伤口感染。应注意使用广谱类药物或复合用药，比如青霉素与阿米卡星或妥布霉素，以及头孢类和喹诺酮类药物等。甲硝唑类药可预防与治疗厌氧菌感染，可以使用，但胃肠道反应较重。

如果患者体温、血象和局部肿胀情况等已恢复或趋于恢复正常，可停用抗生素。植骨术后感染有时起病缓慢，甚至在术后 2~3 周发生。因此，对同时植骨的正颌手术患者可适当延长抗生素的使用时间。

如果患者局部伤口红肿热痛，伴有体温与血象变化，表明发生了术后感染，需及时调整抗生素种类和剂量。对有脓肿形成者，应及时切开，建立引流。

（四）术后营养补充

正颌手术后患者胃肠道功能是正常的，营养补充的主要困难是进食障碍。由于术后疼痛、肿胀不适或者颌间固定而无法正常进食，这可能影响患者的康复。因此要鼓励患者进食并教会其正确的方法。

手术当日应禁饮食，以静脉输液补充所需水和电解质。术后第 1 日由于反应较重，不适感明显，进食量不多或者根本无法进食。

计算补液量的方法是：第一个 10kg 体重 24 小时补液 100ml/kg，第二个 10kg 体重 24 小时补液 50ml/kg，其余体重每 24 小时补液 20ml/kg。例如一位体重 60kg 患者 24 小时补液量为：

第一个 10kg：10kg×100ml/kg＝1 000ml

第二个 10kg：10kg×50ml/kg＝500ml

其余 40kg：40kg×20ml/kg＝800ml

24 小时总量为 2 300ml，此系患者基本补液量，如果发烧、出汗、张口呼吸、尿量增加等存在时，应适当加大补液量。补液中 500ml 为生理盐水或平衡液，其余可使用葡萄糖，注意维生素的补充。可根据电解质检查结果调整输液计划，补钾时应根据尿量情况决定。体温每增高 1℃应增加 350~400ml 液体，其中 1/2 为生理盐水，另 1/2 为葡萄糖液。

术后第 2 日可开始进食，应以流食为宜，种类应力求多种多样，牛奶、果汁、菜汤、肉汤、鱼汤和鸡汤，这样可以在补充蛋白与盐量的同时，补充多种维生素和电解质，也可以增加食欲。每次进食 150~200ml，每 2~3 小时进流食一次。随着进食量增加，可逐渐减少补液量。

正颌术后患者往往处于负氮平衡状态，要求高蛋白高热量补充以满足骨组织创口的愈合和改建。几乎所有行颌间固定患者术后都有不同程度的体重下降，因此在患者出院时，除详细交待复诊事宜外，还应向患者交待进食的重要性，强调高蛋白、高热量、高维生素饮食的要求和利用磨牙后间隙的进食方法。坚固内固定技术的应用，使得术后颌间结扎时间缩短甚至完全不用颌间固定，这十分有利于患者术后尽快恢复正常饮食。

（五）功能训练

正颌外科术后的功能训练主要包括张闭口与咀嚼功能的训练。手术改变了颌骨的位置，也就改变了咀嚼肌的工作长度，加上一段时间的颌间制动，患者的张口度不能达到正常范围，这就要求患者有意识地训练自己的张口功能，主动与被动张闭口交替进行，逐渐使张口度恢复正常。

对因手术改变了咬合关系的患者，口颌咀嚼系统功能的恢复还需要一个适应过程，从流食、半流食直至普通饮食，鼓励患者去逐渐尝试，不可一开始就进食硬食或过脆的食物，并注意双侧咀嚼习惯的养成。

术后复查时间根据个体情况与手术类型而定，一般在术后 4 周、12 周、半年和 1 年，必要时可随诊更长时间。在复诊时，要注意患者面型、咀嚼功能及咬合关系的变化，同正畸医师一起完成术后正畸治疗和保持工作。

（伊　彪　杨旭东）

参 考 文 献

1. 王兴，张震康，张熙恩. 正颌外科手术学. 济南：山东科学技术出版社，1999
2. CHAN W, SMITH D E, WARE W H. Effect of hypotensive anesthesia in anterior maxillary osteotomy. J Oral Surg, 1980, 38(7): 504-508
3. HILLEY M D, GHALI G E, GIESECKE A H. Anesthesia for orthognathic and craniofacial surgery//BELL W H. Modern practice in orthognathic and reconstructive surgery. Philadelphia: W. B. Saunders, 1992
4. MALLAMPATI S R, GATT S P, GUGINO L D, et al. A clinical sign to predict difficult tracheal intubation: a prospective study. Can Anaesth Soc J, 1985, 32(4): 429-434
5. DUNN P F. 麻省总医院临床麻醉学手册. 7 版. 于永浩，译. 天津：天津科技翻译出版社，2009

第九章 正颌外科手术的坚固内固定技术

第一节 概 述

坚固内固定(rigid internal fixation, RIF)指通过接骨板及螺钉将骨折的断端之间进行稳定的连接与固定,以促使直接骨愈合。正颌外科的坚固内固定技术也是借鉴了外伤骨折治疗中的钢板螺钉固定技术,并根据正颌外科自身的特点发展而来。它有效地提高了移动牙骨块的术后稳定性,减低了术后畸形的复发率,同时缩短了术后颌间固定的时间,减少了术后并发症的发生。随着正颌外科手术器械及加工技术的进步,现代正颌外科领域已产生了诸多坚固内固定的类型及方法。坚固内固定技术已成为现代正颌外科不可缺少的组成部分。

正颌外科矫治牙颌面畸形的最主要目的就是要通过移动带蒂牙-骨段,依照术前制订的计划移动到理想的矫正位置,使原本位置异常的上下颌骨及牙列之间关系达到理想稳定的状态。一方面,最终能否获得功能与形态俱佳,以及长期稳定的矫治效果并防止复发,很大程度上取决于术后早期移位颌骨骨段间能否达成可靠稳定的固定,并藉此形成一期愈合;另一方面,固定的稳定性也是有效防止感染和骨吸收的重要因素,并可很好地适应功能性载荷产生的应力,促进骨愈合区的改建和成熟。因此,为保证正颌外科术后颌骨的稳定性,可靠的固定就显得尤为重要。

从 20 世纪 60 年代发展至今,正颌外科骨切开后的固定方式从最初的采用骨断端间的钢丝结扎配合颌间结扎固定,逐步发展至今,采用钛板钛钉的骨间坚固内固定的方法,并得到广泛应用。

一、早期钢丝结扎联合颌间固定技术

钢丝固定是最早使用的一种内固定方式,其基本操作方法是将医用不锈钢丝 4~6 根拧成一股麻花丝,并剪成相应长短,待术中将牙-骨段切开并移动到预定位置后,在两断端骨皮质上用裂钻打孔,继而穿入钢丝行“8”字或小环结扎固定。钢丝固定技术操作易于掌握,某些情况下还可以通过在两骨段的内、外侧骨皮质分别打孔结扎的方法,有效地维持移动后骨段间的距离。但是严格意义上讲,单纯利用钢丝行骨间固定属于半坚固内固定,因为固定后骨段间仍存在一定的动度,难以确保一期愈合,因此通常需要配合颌间结扎固定方法联合应用。颌间结扎固定主要是利用𬌗导板来定位上下颌牙列,再利用钢丝或橡皮圈通过牙弓夹板或者正畸托槽、方丝上的挂钩将上下颌牙列拴结在一起,起到间接骨间固定的作用。

但是在长期应用中,上述固定方法亦暴露出许多缺点。首先由于无法张口,切口分泌物

或渗血以及胃反流物难以及时排出，增加了窒息的风险；其次容易引起上呼吸道通气障碍，使患者处于一种肺功能降低的潜在风险之中，而且正颌手术后患者口鼻、口咽部软组织明显肿胀及全麻后非正常通气或肺不张等呼吸道副作用，均不利于肺功能恢复，此时颌间结扎可能进一步引发严重并发症；另外颌间结扎会引起颞下颌关节软骨明显变薄以至破坏，甚至在去除颌间结扎后，关节的退行性变仍在继续。许多学者还认为即使采用钢丝结扎及颌间固定，在咬合关系保持不变的情况下骨段亦可能发生明显移位，并与正颌外科术后的高复发率有明显关联，甚至在骨断端间形成软骨样组织或结缔组织导致骨愈合不良或假关节形成。

鉴于以上诸多缺点，这种技术在正颌外科已被逐步淘汰。特别是近年来，坚固内固定技术在正颌外科的广泛应用，明显提高了牙-骨段固定后的稳定性，促进了骨切开部位的愈合，增强了抵抗外力的牵拉作用，显著地缩短了术后颌间固定的时间，有利于口颌系统功能的早期康复，并显著地减少了由于骨段移位引起的术后复发，逐渐为正颌外科医师们所接受。

二、坚固内固定技术

坚固内固定的历史最早可追溯至 1917 年 Lane 应用小型金属板和螺钉对下颌骨骨折的固定。1971 年法国人 Michelet 首先尝试在下颌支矢状骨劈开术中使用小钢板技术，1973 年又相继报告了应用小钢板固定技术于各种正颌外科手术，包括上颌 Le Fort Ⅰ型骨切开术。随后正颌外科的各种坚固内固定技术快速发展。如今，随着材料科学的发展和加工工艺的进步，已有种类众多的坚固内固定理论和技术，以及对应的产品体系。其中纯钛或钛合金具有良好的生物相容性以及与骨皮质接近的弹性模量，因此，当前使用最广泛的螺钉和夹板系统多以纯钛或钛合金加工而成。

就正颌外科的坚固内固定系统而言，主要包括螺钉固定系统和钛板固定系统两大类。螺钉固定系统包括拉力螺钉和固位螺钉两类，主要用于受力较大的下颌骨截骨后的坚固内固定；钛板固定系统主要包括小型钛板系统和微型钛板系统。由于正颌外科骨切开术后无论上颌、下颌或双颌，骨断面间均不可能严密对位，紧密贴合，故在骨折固定中广泛应用的轴向加压钛板固定不适用于正颌外科的坚固内固定。

近年来，又出现了生物可吸收螺钉和夹板，其制成材料为机体可降解的有机高分子聚合材料。由于可在生物体内自动降解，其降解速率与骨折的愈合进程相吻合，因此具有不可比拟的优势。但缺点是在承受较大咀嚼应力和肌肉牵引的部位应用其机械强度尚显不足，因此目前多应用于颌面部低应力区的固定，如颅、眶、颧骨及上颌骨。

坚固内固定技术固定效果可靠，在骨愈合过程中很少有膜性骨痂和编织骨的出现，即在骨愈合过程中 X 线片上看不到外骨痂，而只是骨切开线的逐渐消失，代之以骨折一期愈合直接骨化连接改建。可显著缩短颌间结扎固定时间，甚至不用颌间结扎固定，有利于早期恢复口颌系统功能，减少颞下颌关节及肌肉并发症，保持良好的口腔卫生，维持术后营养，减少呼吸道并发症，缩短住院时间等，真正达到骨折愈合过程中稳定固定与早期功能运动的“动静结合”原则，已逐步发展成现代正颌外科手术可中不可或缺的重要组成部分。

第二节　上颌骨切开术的坚固内固定

1973 年 Michelet 等人首先报告了在上颌 Le Fort Ⅰ型骨切开术后采用小型钛板技术在

双侧尖牙区和颧牙槽嵴处进行坚固内固定,取得良好效果,并提出在 Le Fort Ⅱ型骨切开术后小钛板应放置在鼻额缝、眶底眶下缘处;在 Le Fort Ⅲ型骨切开术后则小钛板应固定在鼻额缝、额上颌缝及颧上颌缝等处。之后上颌骨及面中份截骨的坚固内固定技术在临床上得到广泛的应用,并对钛板的材料、螺钉的类型、钛板的外形及厚度等诸多方面都进行了不断的改进,使之更适合于临床的实际要求。

一、上颌坚固内固定的要求

上颌 Le Fort Ⅰ型骨切开术的骨切开线一般位于上颌尖牙根尖上方 5mm 处,也就是说,根尖上方在垂直方向上只能容纳一个螺孔的高度,为保证钛板的固定效果且不损失牙根,Le Fort Ⅰ型骨切开所用的钛板通常被设计为适用于左右两侧的 L 形,在其水平臂上设计至少两个螺孔,使钛板在骨切开线两侧都有至少两个螺钉固位,以保证固位效果又不伤及牙根。

上颌 Le Fort Ⅰ型骨切开术后,通过牙-骨复合体的移动来矫正患者的畸形,必要时还要对上颌进行分块,这样在截骨部位的骨断面间常常难以有紧密的接触,甚至有骨台阶形成。在螺钉固定前,必须按照固定部位的骨台阶的形态来弯制钛板,使钛板完全贴合于截骨线两侧的骨表面,这对确保固定效果及保证骨块在𬌗板上准确就位至关重要。因此,上颌 Le Fort Ⅰ型骨切开钛板中份应为无孔的连接杆,以利于根据实际情况弯制各种台阶。

上颌 Le Fort Ⅰ型骨切开术进行坚固内固定时,固定钛板的骨质必须要有一定的厚度和强度,这样才能使螺钉有足够的固位力。由于上颌及面中份骨质菲薄,窦腔丰富,术中还需要保护眶下神经与牙根、牙胚等,根据上颌骨的解剖特点和功能状态下的生物力学特征,上颌 Le Fort Ⅰ型骨切开术后两侧两个 L 形钛板固定孔的位置应在两侧梨状孔外缘和颧牙槽嵴处,一方面这两处骨质较厚,可以满足坚固内固定的要求;另一方面这两处恰好处于上颌骨功能状态时的主应力线上,在此处固定可以恢复上颌骨应力轨迹的连续性,有利于获得良好的固定效果和功能,减少术后畸形复发的程度。

一般来讲上颌 Le Fort Ⅰ型骨切开的坚固内固定可以采用小型钛板固定。但由于上颌骨的骨质较薄,小型钛板的螺钉往往难以取得稳定的固位效果;同时由于小型钛板的厚度和螺钉的直径较大,在接近某些特殊解剖结构,如眶下缘、高位 Le Fort Ⅰ型骨切开术中接近眶下神经时,其应用多受到限制。此外,有些患者正颌术后在皮肤或黏膜下可以扪及钛板的轮廓,以致产生心理不适感。因此近年来微型钛板(microplate system)普遍应用于正颌外科及面中份各种骨切开术后的固定,并获得同样稳定的效果。正颌外科常用的微型钛板的厚度为 0.6mm,螺钉直径为 1.5mm,螺钉长度有 2~8mm 不等(图 9-1)。

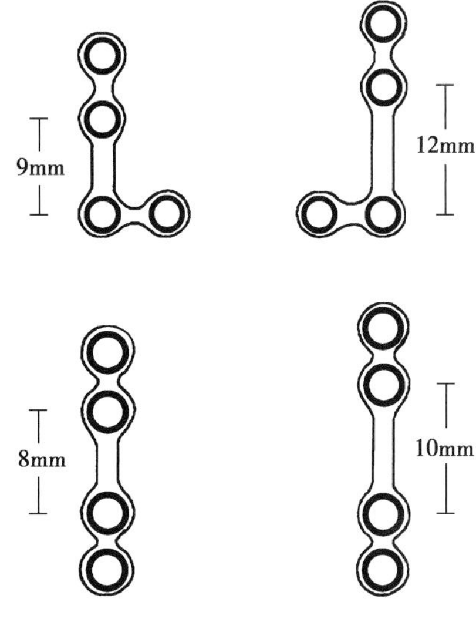

图 9-1　常用 L 形及直线形微型钛板

二、上颌 Le Fort Ⅰ型骨切开坚固内固定的操作步骤

在完成上颌 Le Fort Ⅰ型骨切开术后，充分松解上颌牙-骨段，戴入定位殆板（单颌手术为终末殆板，双颌手术为中间殆板），用钢丝或者弹性橡皮圈通过殆板将上下颌骨进行临时性颌间固定。向前上方旋转移动上下颌骨复合体，去除妨碍上颌牙-骨复合体移动到设计位置的骨干扰，使上颌牙-骨复合体移动到术前设计的位置。在此过程中术者应仔细检查上颌牙中线与面中线是否一致，殆平面左右是否平齐，上下牙-骨复合体是否完全就位于殆板，截骨线上是否有骨干扰等。检查无误，在上颌牙-骨复合体完全就位后，选择L形微型钛板，根据两侧梨状孔外缘和颧牙槽嵴处截骨线两侧骨面及台阶的形态，弯制微型钛板，使之与骨面完全贴合。固定时先固定截骨线一侧的螺钉，再次确认上颌牙-骨复合体准确无误后，固定截骨线另外一侧的螺钉（图 9-2）。完成坚固内固定后，打开颌间结扎，单手轻轻托持下颌做咬合运动，检查下颌牙列能否轻松咬入中间殆板，以再次确认上颌按术前设计正确就位。

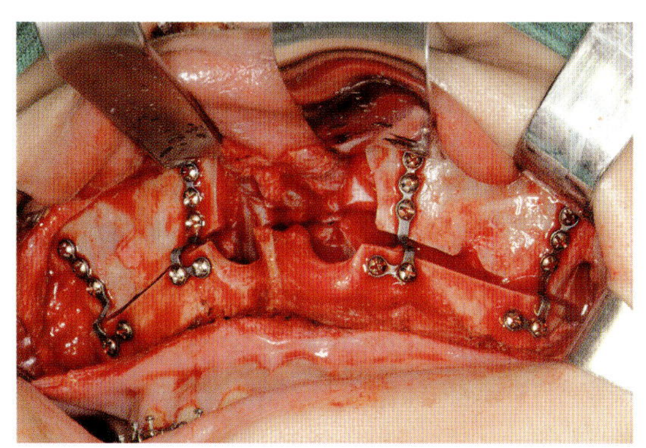

图 9-2　上颌 Le Fort Ⅰ型骨切开术的坚固内固定

对于上颌 Le Fort Ⅰ型分块截骨及上颌前份或后部截骨，在完成截骨后，戴入定位殆板，行临时性颌间结扎固定，并使上颌牙-骨复合体完全就位后，在坚固内固定时，必须保证每个骨块上至少有一个微型钛板（两个螺钉）固定，同时如在两个骨块间再用一个弧形微型钛板进行固定，则可以更好地维持骨块间的间隙并保持稳定。

第三节　下颌骨切开术的坚固内固定

正颌外科下颌骨切开术的术式包括下颌支矢状骨劈开术、下颌支垂直骨切开术、下颌支倒L形骨切开术、下颌骨体部骨切开术、下颌前份根尖下骨切开术、下颌全牙列根尖下骨切开术及水平骨切开颏成形术等多种术式，其中下颌支矢状骨劈开术、下颌前份根尖下骨切开术及水平骨切开颏成形术是现代正颌外科最常用的术式。

一、下颌支矢状骨劈开术的坚固内固定

应用在下颌支矢状骨劈开术的坚固内固定技术主要包括两大类：一类为螺钉固定，包括拉力螺钉和固位螺钉；另一类为小钢板固定。

（一）螺钉坚固内固定法

1. 拉力螺钉固定　拉力螺钉固定主要应用于下颌骨矢状骨劈开术后近远心骨段间的固定，该方法通过在近心骨段上预备直径较大的螺钉滑行孔，在远心骨段上预备直径较小的

螺钉螺纹加压孔，当螺钉旋入后，近心骨段随着远心骨段上螺钉的不断旋紧而被加压，从而将近、远心骨段的颊、舌侧两层骨皮质加压固定在一起，这种加压效果可以有效防止近远心骨段术后移位及畸形复发（图 9-3）。但由于拉力螺钉加压可能引起近心骨段连同髁突的移位和下牙槽神经受压损伤，目前临床上已很少应用（图 9-4）。

2. 固位螺钉固定　不同于拉力螺钉，固位螺钉仅将近、远心骨段固定在一起而不加压，因此这种螺钉又被称为“双皮质螺钉”。在操作时与拉力螺钉不同的是不作近心骨段骨皮质上的螺钉滑行孔，而使用与螺杆直径相同的钻头在近远心骨段的骨皮质上制备同样直径的螺钉孔，旋入相应的螺钉，此时旋入的螺钉在两个骨段间不会产生拉力螺钉的作用，保留近远心骨段间的间隙，仅仅是按照其接触状态单纯固定了两个骨段（图 9-3）。

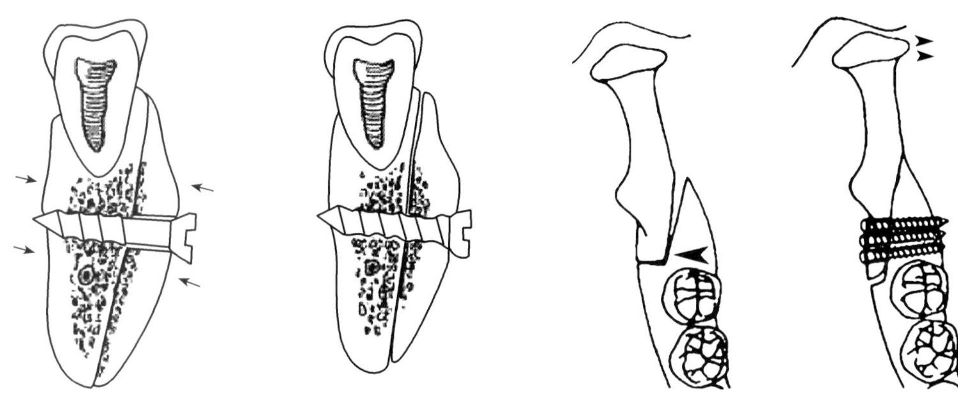

图 9-3　拉力螺钉及固位螺钉示意图

图 9-4　拉力螺钉加压固位引起髁突移位

3. 螺钉坚固内固定的操作方法　螺钉固定的操作方法是通过颊部穿通器来完成（图 9-5）。在将要放置螺钉位置相对应的颊部皮肤上，避开面神经分支的走行路线，沿皮纹方向做一个约 4mm 左右的皮肤小切口。用穿刺针引导穿刺导管穿透颊部软组织直达下颌支外侧骨面。避开下牙槽神经管，经颊部穿通器引导孔预备螺孔，若为拉力螺钉，则在近心骨段上先预备直径比螺钉底纹稍大的螺钉滑行孔，在远心骨段上预备与螺钉螺纹的底径相同的螺纹孔。若为固位螺钉，则使用同一钻头在近远心骨段的骨皮质上制备相同直径的螺纹孔，通常选择相应直径为 2. 0mm、长 12~15mm 的螺钉旋紧固位。一般每侧需 2~3 个螺钉方可获得稳定的效果。

经面颊皮肤口外入路的螺钉固定法会在面部皮肤遗留瘢痕，同时还存在面神经损伤的风险。因此，有学者尝试从口内入路行下颌支矢状骨劈开术后的螺钉坚固内固定，但由于手术视野的限制，螺钉通常不能垂直于近心骨段的颊侧骨皮质旋入，往往是斜向后方旋入骨内。这就使得带有髁突的近心骨段向后移位，使髁突处于关节窝的后退位，术后可能继发关节症状并增加术后畸形复发的可能。因此目前口内入路的螺钉固位方法未能被普遍接受。

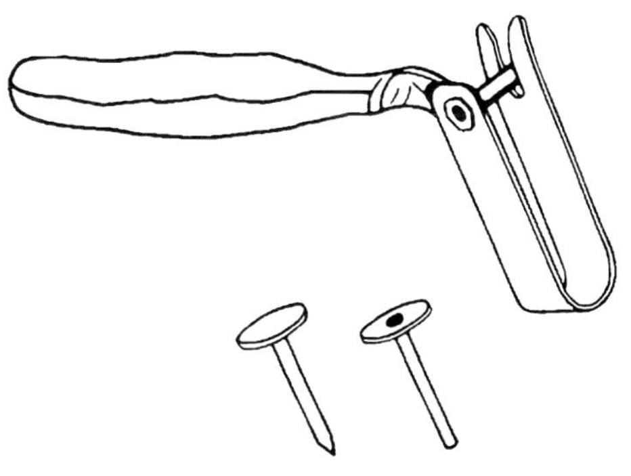

图 9-5　颊部穿通器

但随着专用打孔机头及低速马达驱动的螺钉就位的专用配套器械问世,口内入路的螺钉固定方法也逐步被学者们接受。

（二）小钛板坚固内固定法

1. 小钛板内固定的理论基础　颌骨主要通过骨内主应力轨道抵抗和传递功能负载,正颌手术行骨切开后骨连续性破坏可视为主应力轨迹中断。因此,要达到稳定固定的目的,就应当按应力传导轨迹放置固定板来取代中断的骨抗力结构,在骨愈合期内保持有效的主应力轨迹,以中和功能负载而避免移位。Champy 等学者根据下颌骨折移位的应力轨迹提出了理想状态下的下颌骨各部位坚固内固定位置曲线,确定了下颌骨坚固内固定小钛板的理想位置(图 9-6),并由此逐步发展成为经口内入路的单层皮质骨固位的小钛板固定技术。

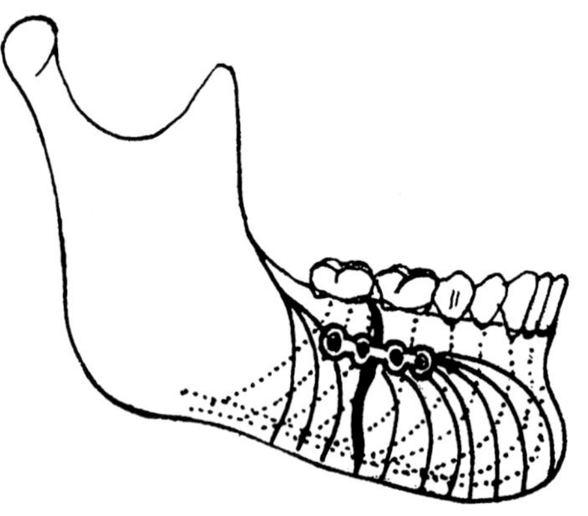

图 9-6　下颌骨坚固内固定小钛板的理想位置

实线示张力曲线,虚线示压力曲线。

2. 小钛板固定系统　用于下颌支矢状骨劈开术坚固内固定的小钛板由钛合金或纯钛材料制成,为一带有中间杆的四孔钛板,厚度为 1mm,易于塑形,螺钉直径为 2.0mm,螺钉长度有 5mm 和 7mm 两种。

3. 小钛板坚固内固定方法

(1) 在完成双侧下颌支矢状骨劈开术后,先将终末𬌗板结扎于上颌牙列,再将下颌牙列完全就位于终末𬌗板中,确定下颌远心牙骨段的位置和最终𬌗关系,通过钢丝结扎或者弹性橡皮圈行暂时性颌间固定。

(2) 确认远心骨段位置即髁突位置后,预备小钛板形状。为使得小钛板与下颌支外科骨面完全贴合,需要将小钛板预制为略带弧形,同时根据近、远心骨段间的台阶预制钛板台阶,使小钛板完全贴合于垂直截骨线两侧的骨面,从而有效避免固定时近心骨段的旋转、移位。

(3) 将弯制成形的小钛板固定于预设部位,一般先固定近心骨段上靠近截骨线的螺钉,该螺钉的位置位于距近心骨段前缘和上缘 5mm 处,螺钉长 5mm,行单皮质固定。一般先不旋紧,再次确认小钛板位置和方向后,旋紧螺钉使钛板固定于近心骨段上。然后用骨钳将近心骨段向前上方提起,以便于备洞并固定近心骨段上的第二个螺钉。再次确认近心骨段的位置及咬合关系无误后,用 7mm 的螺钉固定远心骨段颊侧的两个螺钉(图 9-7)。同法完成对侧坚固内固定。

4. 下颌支矢状骨劈开术小钛板坚固内固定的优点

(1) 由于小钛板可根据近远心骨段移位后断面间出现的台阶来预成形,从而紧贴截骨线近远心骨段的颊侧骨皮质,不会对远心骨段施加额外的力而导致髁突旋转移位(图 9-8)。

(2) 预备洞孔及螺钉固位操作都位于下颌骨颊侧骨皮质内,属于单皮质固定,不易损伤下牙槽神经血管和舌神经;同时由于近、远心骨段间为被动固定,两骨段间接触但没有压力,

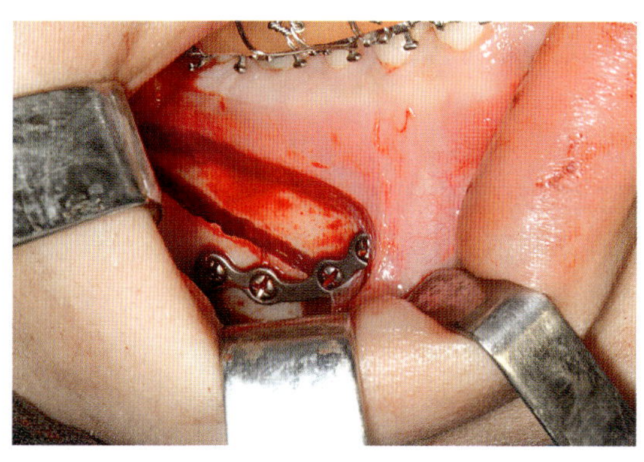
图 9-7　下颌支矢状骨劈开术后小钛板单皮质骨坚固内固定

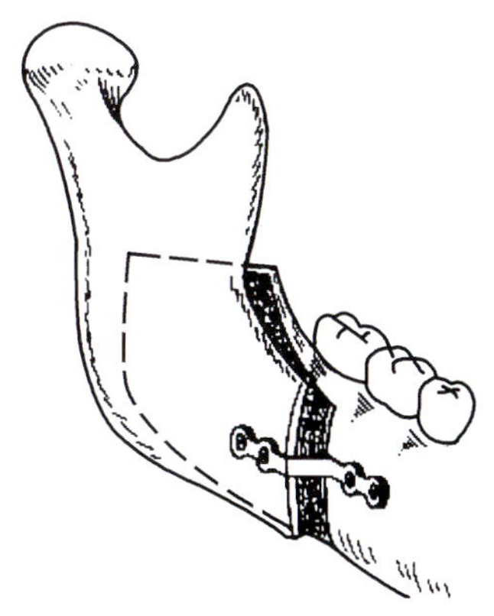
图 9-8　小钛板预制成台阶状后固定，避免髁突移位

减少了对下牙槽神经的直接压迫损伤。

(3) 由于所有的操作均可以在口内完成，避免了采用口外入路的面颊部切口瘢痕和面神经损伤风险。

(4) 小钛板坚固内固定符合下颌骨骨折后的生物力学特点，效果稳定，可以减少颌间固定时间，甚至不需要术后的颌间结扎固定，有利于早期的功能锻炼和恢复，符合骨折治疗时稳定固定与早期功能运动“动静结合”的生物学原则。

二、下颌前份根尖下骨切开的坚固内固定

由于下颌前份根尖下截骨后，下颌前份骨块的血供仅来源于其舌侧的黏骨膜，术后骨块的稳定对骨的正常愈合尤为重要，故下颌前份根尖下截骨后均采用小钛板进行坚固内固定，其基本原理和方法同前。由于下颌前份根尖下截骨的截骨线一般在根尖下 5mm 左右，为保证不损伤牙根，一般可选择 L 形微型小钛板，将小钛板水平放置后塑形，螺钉固定，小钛板放置时注意避开颏神经，防止损伤(图 9-9)。

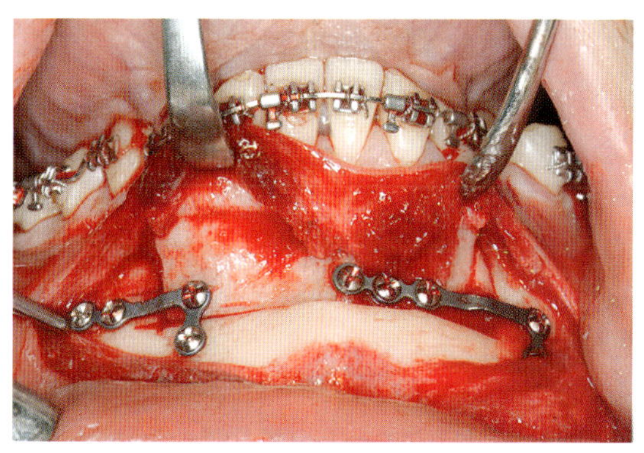
图 9-9　下颌前份根尖下骨切开的坚固内固定

三、水平骨切开颏成形术的坚固内固定

在完成颏部水平截骨标记线及对位标志线后，在截骨标记线下方颏部骨块中央植入一枚 9mm 固位螺钉，仅旋入 5mm，留 4mm 螺钉以利于术中牵引、移动及就位颏部截骨块。完成水平截骨后，按照术前设计将颏部截骨块移动到预定的位置。根据颏部移动的距离选择 2 块合适的 L 形微型钛板，按截骨线两侧骨表面的形态对钛板弯制塑形，使钛板完全贴合于骨表面，采用 7mm 螺钉进行固定。同法完成对侧 L 形微型钛板的固定。再次确认颏部对称性及颏部突度达到设计要求后，拆除 9mm 牵引螺钉。

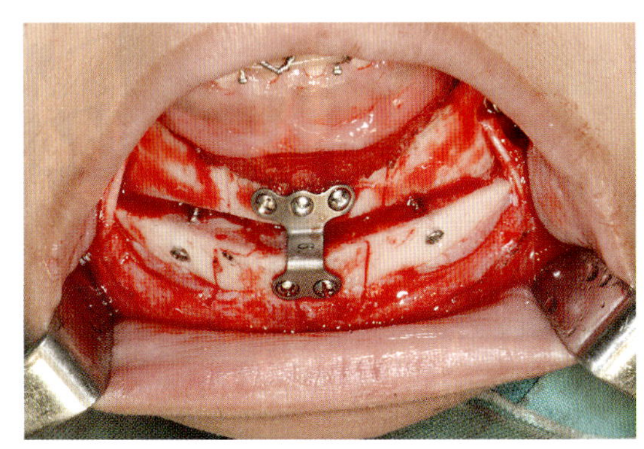

图 9-10　颏成形术的坚固内固定

目前针对颏成形手术，设计了专门的阶梯状钛板，其水平阶梯按照骨块切开后需要前徙的距离，预制成 4mm、6mm、8mm、10mm 等不同的规格，形成完整系列，操作方便、效果稳定。但有时由于颏部截骨块的体积较大，在颏部正中单用一个颏成形板固定，可能出现左右摆动，这时可以在两侧颏孔前下方辅以两个（16mm 以上）长螺钉穿透远心骨块加强固位（图 9-10）。

第四节　坚固内固定技术的相关问题

一、坚固内固定技术与颌间结扎的关系

临床中，对于行坚固内固定后是否有必要辅以一段时间的颌间固定，长期以来存在较大的争议。一些学者认为利用螺钉和钛板进行了可靠的内固定以后，无须再行颌间固定，否则即抵消了坚固内固定的优势。但也有相当部分医师结合长期临床实践经验认为，单纯坚固内固定术后短期内并不能完全抵抗肌肉牵拉所致的骨块移位，容易出现咬合错乱和畸形复发。而且颌间结扎在术后有利于刺激口颌肌肉系统的本体感受器，使其较快地适应新的颌骨位置关系，建立相适应的收缩反射。

在单颌手术行坚固内固定后，可考虑辅以 1~2 周的颌间固定，而在双颌手术患者，则可适当延长至 3~4 周，以求在短时间内帮助获取上下颌牙列达成理想的尖窝对应关系和引导肌肉神经系统适应新的颌骨位置关系。如果进行了上颌的分块截骨或下颌的根尖下截骨，则应适当延长颌间固定的时间，且终末𬌗板需保持 5~6 周左右。

二、坚固内固定与疗效长期稳定性的关系

临床上应用坚固内固定后患者的复发仍然存在，坚固内固定没有能完全消除上下颌骨

大幅度前徙和后退之后的复发,但毫无疑问,坚强内固定增进了术后远期的稳定性已被大多数学者证实。它明显降低了牙颌面畸形患者术后复发的程度,提高了治疗效果的可预测性,特别是使上颌前徙以及下颌骨逆时针旋转后的稳定性明显提高。随着稳定性的提升,外科医师可以更多地依靠他们的审美而不是标准数值来获得美观的面中部和下部的高度和侧貌。

三、坚固内固定对颞下颌关节的影响

尽管小钛板坚固内固定技术已经将坚固内固定技术本身对髁突位置的影响降低到最低程度,但如果在手术中未能将带有髁突的近心骨段恢复至术前位置就与移动后的远心骨段坚固内固定在一起,将导致髁突位置的移位。文献报道,下颌支矢状骨劈开术后髁突位置变化的发生率高达50%~100%。由于颞下颌关节本身有一定的代偿功能,轻度的髁突移位可以通过关节组织的适应性改建来调整恢复,但较明显的移位可能导致术后畸形的复发和颞下颌关节紊乱病的发生。

因此有学者指出坚固内固定潜在增加了颞下颌关节问题的发生率,尤其是将坚固内固定与短期的颌间固定相结合时。因为在这种情况下,如果髁突被固定在错误的位置,直到颌间固定被拆除(术后2~3周以后)后才会立即显现出来,并且,此时绝大多数临床医师会倾向于选择正畸而不是重新手术调整关节窝和髁突关系来适应咬合关系,由于此时颌骨的位置已确定,只有通过正畸牙齿的移动才能恢复咬合关系,而这必将会导致术后正畸时间的延长。如果术后不采用颌间固定,髁突的问题通常会在24小时内显现出来,这时候外科医师会更愿意选择将患者送回手术室,重新调整关节窝和髁突的关系。因此也有学者认为如果坚固内固定辅以颌间固定,可能对髁突造成灾难性的结果。

当然,为了避免坚固内固定术后髁突位置的改变,在下颌支矢状骨劈开术后坚固内固定之前确认并恢复髁突的生理位置至关重要,对此已取得共识。

四、生物可吸收坚固内固定植入物的应用

正颌外科领域应用最为广泛的是钛合金或者纯钛的固定板和螺钉。近年来随着材料科学的发展而出现的一种新型的机体可降解的有机高分子聚合材料制成的坚固内固定系统。其螺钉和固定板的制成材料为机体可降解的有机高分子聚合材料,如聚乳酸(polylactic acid,PLA)、聚乙醇酸(polyglycolic acid,PGA)等或多种组分的共聚物。它们最突出的优点是在生物体内可自动降解,无须取出;另外由于其弹性模量指标远低于钛而更加接近骨组织,在早期功能运动时不会造成应力遮蔽。在体内的降解时间,也可以通过改变人工合成聚合物的分子量、不同组分比例或添加其他生物材料成分等手段来调整。

该系统的缺点是机械强度不足,在承受较大咀嚼应力和肌肉牵引的部位尚难以满足坚固内固定的要求,因此目前仅应用于颌面部低应力区的固定,如颅、眶、颧骨及上颌骨。也由于其制成材料本身物理性能所限,商品化的生物可吸收夹板系统的尺寸,尤其是其厚度值较钛夹板系统要大。此外,由于延展性、弹性等指标的差异,对于可吸收夹板的术中塑形需要加热后方可进行。目前通常是利用系统自备的电热塑形钳或者热生理盐水浴的方法进行塑

形。常温可成形的夹板初露端倪，其效果尚待临床长期应用验证。此外，生物可吸收夹板还存在后期降解产物可能导致无菌性炎症、价格高昂、不能在X线下显影等问题。

五、坚固内固定植入物是否需要取出

正颌外科植入物是否需要取出，目前尚无定论。主张不取的学者认为：由于纯钛或钛合金良好的生物相容性，植入物在患者体内没有任何不适，手术取出对患者来说需要再次接受麻醉、增加手术创伤、增加患者费用。主张及时取出的学者认为：虽然目前植入物对患者没有任何影响，但当患者年龄进入老年时，必然会出现缺牙及牙槽骨的吸收，当患者选择活动义齿修复或固定义齿修复（种植义齿）时，植入物必然会对治疗带来不利影响；医师和患者也均会担心植入物对患者此后接受放射影像学检查带来的影响。另外对医师来说，患者第二次入院取出植入物是一次非常好的随访机会，正畸医师和正颌外科医师均可以全面了解患者的治疗效果。当然，作为正颌外科医师应该把是否取植入物的利弊详细告知患者本人及其家属，最终让患者来选择。

但是存在下列情况时应考虑取出。

（1）植入物出现排斥反应。

（2）患者要求取出。

（3）患者从事高压带电作业有关的职业，面部不宜有较多金属植入体。

（4）患者年龄较大，螺钉和钢板位于牙槽突附近黏膜下，妨碍患者义齿修复；牙槽突吸收后可能导致螺钉松动而继发感染。

（5）患者年龄小于16岁，颅颌面发育尚未完成。

植入物取出手术一般在正颌外科手术后6~12个月时进行。

（康非吾）

参考文献

1. 王兴，张震康，张熙恩. 正颌外科学. 济南：山东科技出版社，1999
2. 胡静，王大章. 正颌外科. 北京：人民卫生出版社，2006
3. 胡静. 正颌外科学. 北京：人民卫生出版社，2010
4. 沈国芳. 正颌外科学. 杭州：浙江科学技术出版社，2012
5. 刘宝林，顾晓明. 口腔颌面外科学. 沈阳：辽宁科技出版社，1999
6. 邱蔚六. 口腔颌面外科学. 6版. 北京：人民卫生出版社，2008
7. 邱蔚六. 口腔颌面外科理论与实践. 北京：人民卫生出版社，1998
8. BELL W H, PROFFIT W R, WHITE R P. Surgical correction of dentofacial deformities. Philadelphia: WB Saunders, 1980
9. BELL W H. Surgical correction of dentofacial deformities: new concepts. Vol Ⅲ. Philadelphia: WB Saunders, 1985
10. BELL W H, FERRARO J W. Modern practice in orthognathic and reconstructive surgery. Philadelphia: WB Saunders, 1992
11. CHAMPY M, LODDÉ J P, SCHMITT R, et al. Mandibular osteosynthesis by miniature plates via a buccal approach. J Maxillofac Surg, 1978, 6(1): 14-21
12. EPPLEY B L. Bioabsorbable plate and screw fixation in orthognathic surgery. J Craniofac Surg, 2007, 18:

818-825

13. LEONARD M S. Maintenance of condylar position after sagittal split osteotomy of the mandible. J Oral Maxillofac Surg, 1985, 43:(5):391-392
14. LAW J H, ROTSKOFF K S, SMITH R J. Stability following combined maxillary and mandibular osteotomies treated with rigid internal fixation. J Oral Maxillofac Surg, 1989, 47(2):128-136
15. LESAVOY M A. Reconstruction of the head and neck. Baltimore/London: Williams & Wilkins company, 1981
16. MICHELET F X, DEYMES J, DESSUS B. Osteosynthesis with miniaturized screw plates in maxillofacial surgery. J Maxillofac Surg, 1973, 1:79-84

第十章 上颌骨及面中份正颌外科手术

上颌骨及面中份的正颌外科手术主要包括上颌前部骨切开术及 Le Fort Ⅰ型、Ⅱ型与Ⅲ型骨切开术，其中以 Le Fort Ⅰ型骨切开术最常用。本章将就这几种手术的适应证、手术方法与操作步骤以及手术并发症的预防与处理进行阐述。

第一节 上颌前部骨切开术

上颌前部骨切开术（anterior maxillary osteotomy，AMO）是通过对上颌骨前份的骨切开术，形成包括前鼻嵴和前部骨性鼻底在内的双侧尖牙间（或第一前磨牙间）的牙-骨段，多采用后退或上移此骨块来矫治上颌前牙及牙槽骨的畸形（图 10-1）。

根据软组织切口设计和截骨入路，AMO 有三种手术方法：①Wassmund 法：此方法需做四个软组织切口，即上颌唇侧正中切口、两侧双前磨牙区垂直切口和腭部黏骨膜正中切口，以大部分唇侧和腭侧黏骨膜为蒂。此种方法由于视野受限，操作不便，已较少应用。②Cupar 法：从唇侧黏骨膜切口入路，术后血供来源于腭大血管束供血的腭侧黏骨膜蒂。③Wunderer 法：采用腭侧黏骨膜及两侧前磨牙区垂直切口，术后血供来源于唇侧黏骨膜。

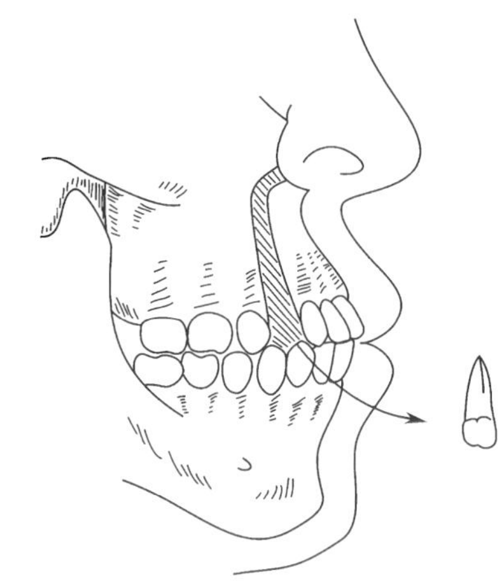

图 10-1 上颌前部骨切开术示意图

一、适 应 证

上颌前部骨切开术适应证如下。

1. 主要用于矫治骨性安氏Ⅰ类的上颌前牙及牙槽骨前突畸形，包括矢状向或垂直向的发育过度。

2. 配合下颌骨前部骨切开术矫治双颌前突或前牙轻度开𬌗。

二、手术方法与步骤

（一）Cupar 法

1. 切口显露　从一侧第二前磨牙远中至对侧第二前磨牙远中，在上颌唇颊侧前庭沟黏膜转折处上方 6mm 做水平切口，逐层切开软组织直达骨面。用骨膜剥离子在骨表面分离黏骨膜，暴露上颌骨前壁，梨状孔外下缘、鼻底、鼻腔侧壁及鼻中隔黏膜。在拔牙区剥离颊侧黏骨膜至牙槽嵴顶（图 10-2）。

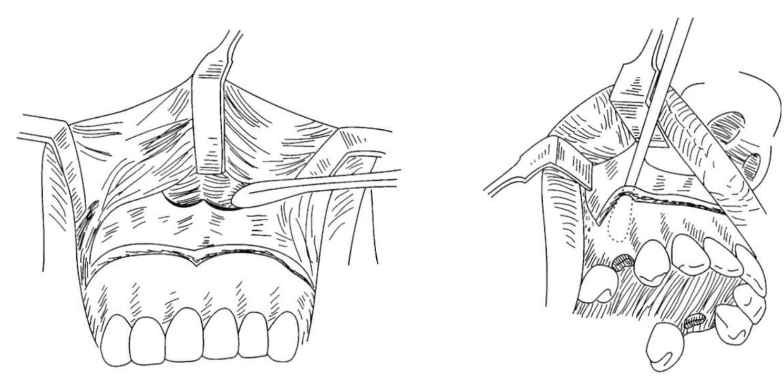

图 10-2　切开黏骨膜与术区显露示意图

2. 骨切开　用小球钻在骨面上间隔钻孔标出第一前磨牙区的垂直截骨界限，在尖牙根尖上方至少 5mm 转向前至梨状孔边缘，用裂钻或骨锯将标记的骨孔连接起来，形成两条几乎平行的骨切开线。用球钻或裂钻由浅入深向腭侧逐渐截骨，注意保护邻牙牙根。切骨时左手示指置于腭侧黏膜表面，感觉器械深度，不要损伤腭侧黏骨膜。切开梨状孔边缘时，注意用骨膜剥离子或脑压板隔开鼻腔侧黏膜。以同样方法行对侧手术。两侧垂直骨切开完成后，用鼻中隔骨凿从前鼻嵴处向后凿断鼻中隔软骨，至腭部骨切开线（图 10-3）。

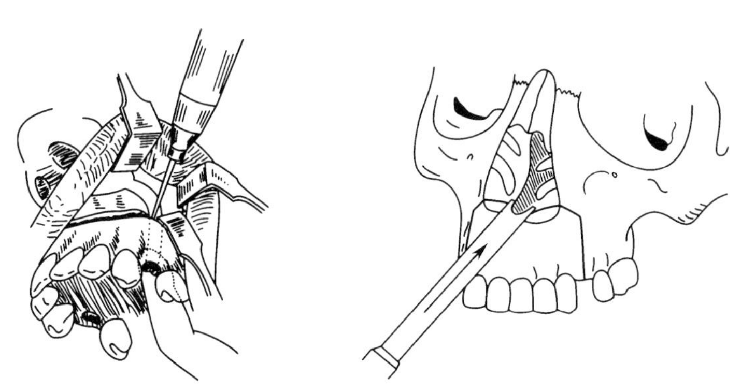

图 10-3　行骨切开术与凿开鼻中隔连接示意图

3. 折断降下　用骨刀或骨钻分别从两侧垂直骨切口深入，横向凿断腭骨水平板。切开过程中，注意放置示指于腭侧黏膜上，以保护腭侧黏膜（图 10-4）。完成骨切开后，用较宽骨刀插入两侧骨切开间隙，轻轻撬动，确定所有骨性连接都已断裂。然后用手指将上颌前部骨块向下摇动，旋转下降前部骨块，暴露骨块上面及后缘，用球钻行骨断面的修整。

4. 骨块就位　固定移动前颌牙-骨段至术前设计位置，戴入殆板检查，如果有骨干扰，确定位置并修整之。如果前颌牙弓与后牙弓宽度不调，可以将前颌骨正中劈开，使前后两段牙弓协调。如果前颌骨上移，应用球钻在骨性鼻底处磨出一条相应深度的凹陷，并将鼻中隔软骨适量切除，避免术后鼻中隔歪曲。

戴入殆板，将上下颌牙弓结扎固定，用微型钛板和螺钉在两侧梨状孔边缘行坚固内固定（图 10-5）。

5. 缝合　缝合口腔黏膜切口。

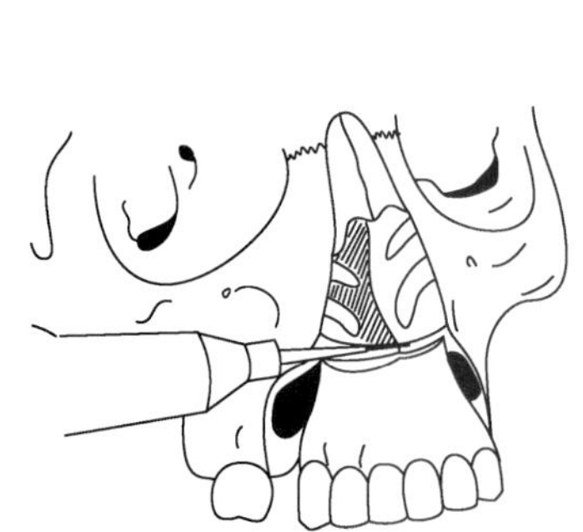

图 10-4　横行切开腭中部连接示意图

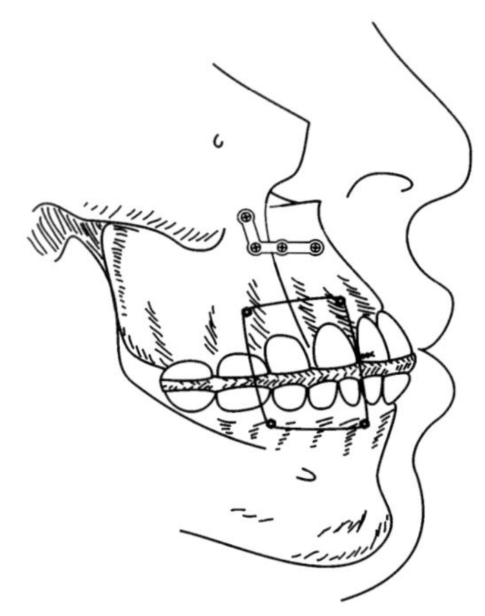

图 10-5　用钛板行骨内固定示意图

（二）Wunderer 法

1. 切口及显露　采用腭侧黏骨膜及两侧前磨牙拔牙区垂直切口。在骨膜下剥离暴露，注意不要过分向前剥离黏骨膜。

2. 骨切开　两侧垂直骨切口可比黏膜切口位置向后，以避免软硬组织切口在同一断面。拔牙区做两条垂直骨切开线，在尖牙根尖上方 5mm 转向前至梨状孔边缘，截除两条骨切开线之间的骨质以便后退上颌前部骨块。截骨时，示指置于腭部对应的黏膜上，以防损伤腭侧黏骨膜。用同样方法行对侧骨切开。参照两侧垂直骨切开横行切开上颌腭部骨板，并根据前颌牙-骨块后退距离去除相应骨质（图 10-6）。

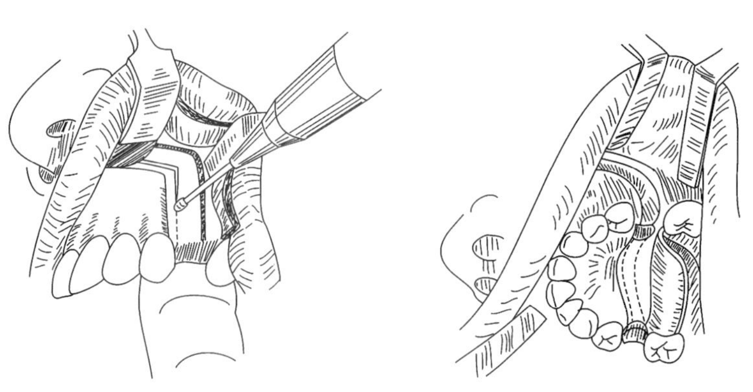

图 10-6　从腭侧入路行 AMO 手术示意图

3. 牙-骨块移动与固定　完成骨切开后，将上颌前部牙-骨块向前上方折断，修整切骨边缘。戴入殆板，将上下颌牙弓结扎固定，在梨状孔边缘用钛板、螺钉行坚固内固定。

三、术后处理

患者麻醉苏醒后置 30°~35°仰卧位。为减少术区出血及面部肿胀，可行面部术区间歇冰敷 24~48 小时。由于上颌手术引起的口鼻分泌物较多，应及时予以吸引清除，同时用麻黄碱滴鼻液收缩鼻腔黏膜。应用止血药预防伤口一般性渗血，通过静脉常规给予抗生素 5~7 天，以免伤口感染。住院期间用含氯己定的漱口液清洗口腔。术后 8 天左右拆除口内缝线。

四、并发症及其防治

（一）牙根损伤

牙根损伤为最常见并发症。术前应仔细观察 X 线片上骨切开线两侧牙根的走向及长度，注意截骨线与牙根间保留适当间隙。如果牙根间隙位置不足，应通过术前正畸使邻牙牙根离开截骨线。水平向截骨线应位于尖牙根尖上至少 5mm。

（二）骨块坏死

术中应尽量少剥离黏骨膜，行骨切开时，注意保护好唇侧或腭侧黏骨膜，以保证上颌前部牙骨块的血运。同时应尽量减少前颌骨的分块，分块越多，血供越差，发生坏死的概率越大。

（三）口鼻瘘或上颌窦口鼻瘘

鼻腔黏膜的损伤会造成上颌窦与鼻腔的交通，手术中应尽量修补不慎损伤的鼻腔及腭部黏膜。

第二节　上颌后部骨切开术

上颌后部骨切开术（posterior maxillary osteotomy，PMO），最早由 Schuchardt（1959）报道用以矫正后牙开殆畸形，此后由 Kufner（1960）和 Hall 及 West（1976）对于手术方式进行了改良和详细介绍，主要用于矫正单纯的上颌后部牙槽突三维方向上的不协调。

一、适应证

目前上颌后部骨切开术很少单独施行，一般会结合 Le Fort Ⅰ型分块骨切开术来矫正上颌后牙牙槽骨段的畸形，使手术视野更为清晰并能同期矫正上颌骨的其他畸形。但是在某些情况下，仍可能需要单独施行上颌后部骨切开术。

1. 下颌后牙长期缺失导致上颌后牙伸长，后牙颌间距离降低影响义齿修复。
2. 上颌后部局限性的横向发育不足或发育过度致使后牙反殆或锁殆。
3. 单纯的上颌后部牙槽突垂直向高度增加引起的前牙开殆。
4. 上颌后部垂直向发育不足，通过单纯下降上颌后部牙槽骨段关闭后牙开殆。

二、手术方法与步骤

这里主要介绍临床上应用最多的颊侧入路术式。

1. 软组织切口及暴露　在上颌尖牙至第二磨牙的颊侧前庭沟黏膜转折处上 5mm 做水平切口，于骨膜下剥离黏骨膜显露上颌骨前外侧壁，向后剥离显露上颌骨后壁和上颌结节。

2. 骨切开　标记后牙根尖，用定位小球钻在预期移动的后牙根尖上 5mm 标记出水平截骨线，若需降低上颌后部牙槽高度，需根据模型外科数据标出两条截骨线，下方截骨线位于根尖上 5mm；前部垂直骨切口根据模型外科设计要求，一般选择在尖牙与第一前磨牙或第一、第二前磨牙之间，也用小球钻标出截骨线，注意避免损伤邻牙牙根。根据标记好的截骨线，以往复锯行水平切口的截骨，以裂钻或矢状锯进行垂直骨切口的截骨（图 10-7）。

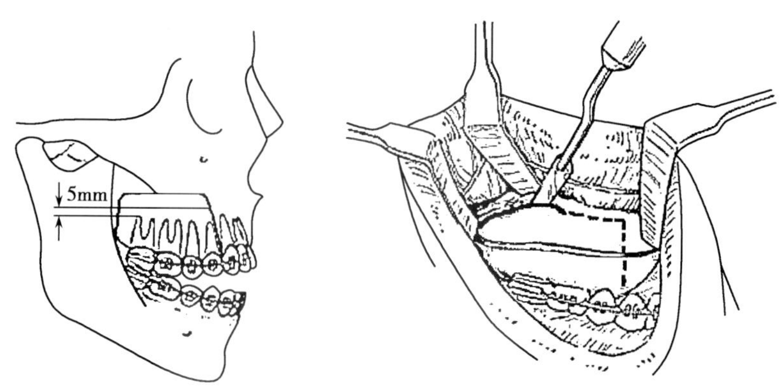

图 10-7　上颌后部骨切开术示意图

上颌骨后份连接的分离，可采用翼上颌连接凿开法（与 Le Fort Ⅰ型截骨相同），以弯骨凿从颊侧水平骨切口处深入上颌窦，小心凿断腭侧骨板，使整个后牙截骨段能够被折断而松解（图 10-8）。

3. 牙-骨段的移位与就位　用手指将牙-骨段折断下降后，由于腭部黏骨膜张力较大，需要反复用手指摇动骨块使其充分松解，松解后可用小球钻或咬骨钳去除可能的骨干扰。戴入𬌗板使上颌后部牙-骨段按术前设计就位。行上下颌间结扎，骨间以微型钛板进行坚固内固定，固定后打开上下颌间结扎，检查咬合关系是否达到术前设计。对于上颌后部牙-骨段下降的病例，最好在骨间隙间植入皮质骨块，防止下降后牙-骨段的回缩导致的畸形复发。

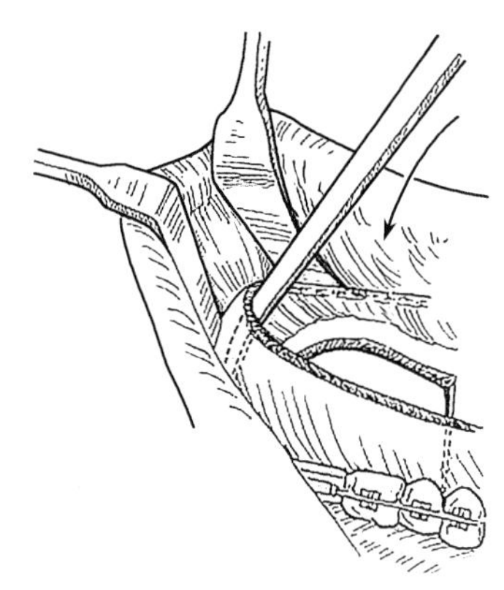

图 10-8　翼上颌连接凿开法示意图

三、术后处理

与上颌前部骨切开术相同。

四、并发症及其防治

1. 复发　复发的原因与牙-骨段移动的方向和距离有关。防止复发的主要措施是充分离断松解要移动的牙-骨段，充分伸张腭部的黏骨膜，使上颌后部牙-骨段能够轻松进入殆板。在骨间隙植骨也能有效减少上颌后部牙-骨段下降后复发的趋势。

2. 牙-骨段缺血坏死　保证牙-骨段血供是保证成活的关键，轻柔操作，保持软组织蒂与牙-骨段的充分连接，减少软组织的撕裂或过度剥离，是防止牙-骨段缺血坏死的重要措施。

3. 出血　上颌后部骨切开术，如同 Le Fort Ⅰ型骨切开术在截断翼上颌裂时，可能损伤颌内动脉或其分支腭降血管神经束，引起较严重出血。预防见第三节“Le Fort Ⅰ型骨切开术”。

4. 牙根、牙髓、牙周组织损伤　牙根损伤同“上颌前部骨切开术”。术前应仔细观察 X 线片上垂直骨切开线两侧牙根的走向及长度，注意截骨线与牙根间应保留适当间隙。如果牙根间隙位置不足，应通过术前正畸使邻牙牙根离开截骨线。水平向截骨线应位于尖牙根尖上至少 5mm。使用薄骨凿或细裂钻进行截骨。

第三节　Le Fort Ⅰ型骨切开术

Le Fort Ⅰ型骨切开术（Le Fort Ⅰ osteotomy）的最早报道始于 1867 年，Cheever 首先将此种手术作为鼻咽部肿物的切除入路。1927 年 Wassmund 首次采用 Le Fort Ⅰ型骨切开术矫治开殆畸形，但是未将上颌骨完全截断，未分离翼上颌连接。1942 年 Schuchardt 分二期行上颌骨 Le Fort Ⅰ型骨切开术，第一期仅做 Le Fort Ⅰ型骨切开，未分离翼上颌连接，二期再把翼上颌连接凿断完成 Le Fort Ⅰ型手术。1951 年 Dingman 和 Harding 首次一期完成 Le Fort Ⅰ型骨切开术。此后又有新的改进，在 Le Fort Ⅰ型手术的基础上行分块切开。1972 年 Steinhausor 在行 Le Fort Ⅰ型手术时，在上颌中切牙之间行骨切开，改变上颌牙弓的宽度，矫治上下牙弓的宽度不调。后 Wolford 和 Hall 报道了在 Le Fort Ⅰ型骨切开的基础上，将上颌前部、后部截开，为矫正复杂的牙颌面畸形开辟了新的途径。

一、适　应　证

Le Fort Ⅰ型骨切开术从最早提出至今已有 100 余年的历史，期间经历发展与改良，现在已发展成为一种成熟安全的手术方式。

Le Fort Ⅰ型骨切开术适应证如下。

1. 前徙或后退上颌，矫治上颌骨矢状向发育不足与过度。
2. 下降或上移上颌，矫治上颌骨垂直向发育不足或过度。
3. 旋转移动上颌，矫治颜面不对称畸形。
4. 扩宽上颌骨，矫治上颌牙弓缩窄。
5. 与其他手术配合，矫治复杂的，特别是同时累及上下颌骨的发育性和继发性的牙颌面畸形。

二、手术方法与步骤

（一）切口、剥离与暴露

行双侧第一磨牙间黏骨膜切口，切口位于上颌牙龈与唇颊侧黏膜交界处上方前庭沟处。为减少出血，可用电刀切开黏膜下组织及骨膜。骨膜剥离子紧贴骨面剥离，暴露梨状孔、前鼻嵴、上颌窦前外侧壁、颧牙槽嵴，并沿上颌结节的弧形骨面，向后潜行剥离直达翼上颌连接。然后剥离双侧鼻底黏骨膜（图 10-9）。

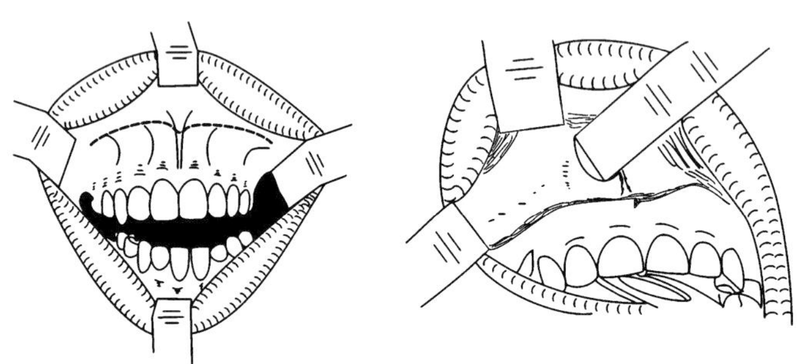

图 10-9　口内切口与显露术区示意图

（二）骨切开

1. 标记点的确定　在梨状孔的外侧缘用定位球钻确定标记点，便于术中观测上颌骨移动的量。

2. 骨切开线的设计　从梨状孔边缘起，沿距离上颌牙齿根尖上至少 5mm 设计骨切开线，至颧牙槽嵴外侧壁（图 10-10）。

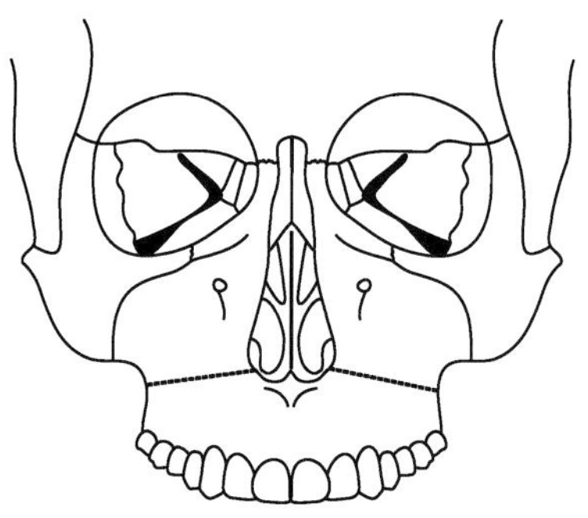

图 10-10　Le Fort Ⅰ型骨切开线示意图

3. 骨切开　在梨状孔及颧牙槽嵴外侧缘各置骨膜剥离子或脑压板，沿设计的切骨线，用往复锯或裂钻自梨状孔边缘开始向后跨过尖牙窝，越过颧牙槽嵴切开上颌骨内侧壁及前外侧壁。用一薄刃骨凿沿梨状孔外侧缘和颧牙槽嵴处轻轻劈凿（图 10-11）。

4. 凿断翼上颌连接与鼻中隔　使用弯形骨凿置于骨切开线的下方，沿上颌结节弧形外侧面向内后方滑行，使凿刃正对着翼上颌连接。另一手指伸入口

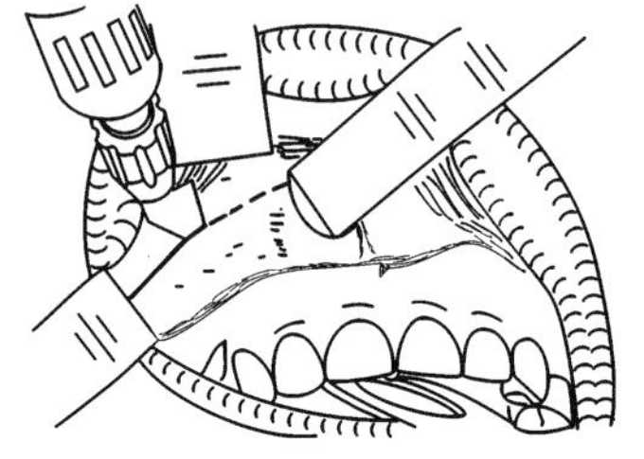

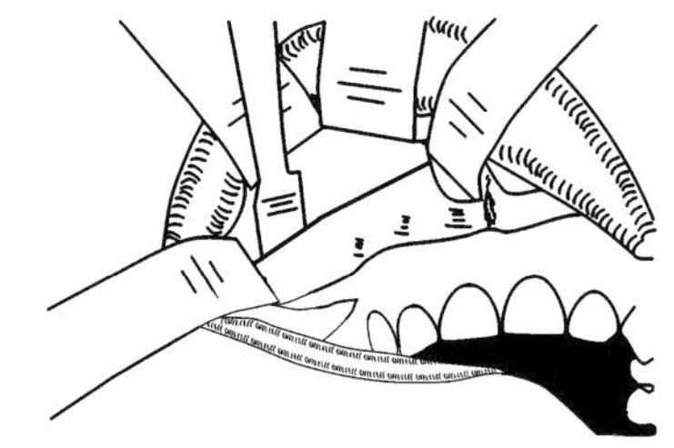

图 10-11　切开上颌骨前外侧壁示意图

腔,触摸翼上颌连接相对应的口腔上腭部黏膜,以便感觉骨凿的深度并保护腭侧黏骨膜不受损伤。为了防止离断翼上颌连接时损伤颌内动脉的翼腭段,近年来一些学者采用自上颌结节处离断,以提高手术的安全性。用鼻中隔骨凿,紧贴鼻中隔基底部向后完全离断鼻中隔(图 10-12)。

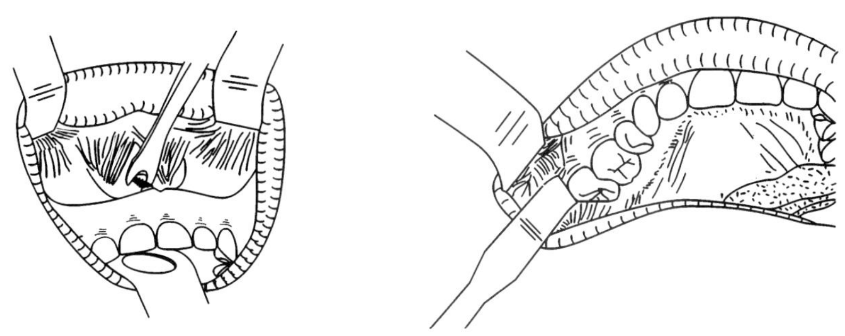

图 10-12　凿断鼻中隔和翼上颌连接示意图

(三) 降下折断(down fracture)

术者可采用单手或双手拇指置于骨切开线下方的尖牙窝或牙槽骨,用力向下压迫,使上颌骨向下折断(图 10-13)。若遇较大阻力,应仔细检查是否有未切开之骨壁,并使之完全离断。上颌骨折断降下后,应仔细检查创腔,特别是上颌后壁来自腭降血管之活跃出血点,用止血钳夹住电凝或结扎。用咬骨钳小心清理腭降血管束周围骨质,保护好该血管以有利于上颌骨段术后血运。如果腭降动脉损伤,可用电刀电凝或结扎,亦不会造成上颌骨块的坏死。

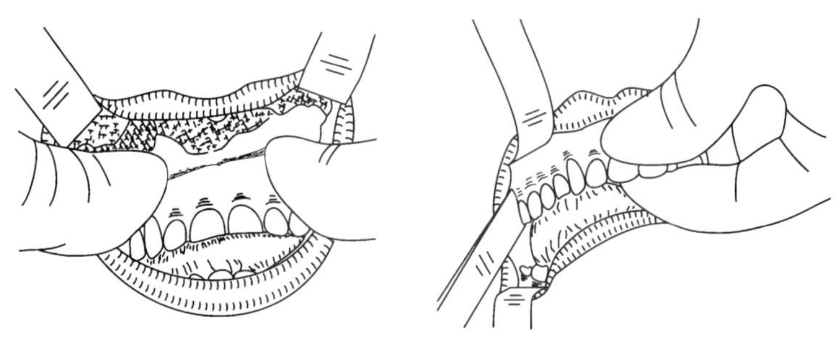

图 10-13　降下折断切开的上颌骨示意图

(四) 鼻中隔及下鼻甲处理

对于上颌骨上移患者,鼻中隔处应去除足够的软骨,以防止上颌骨就位后鼻中隔发生弯曲。切除部分鼻中隔软骨时,应注意保护鼻腔黏膜。也可以磨除部分梨状孔下缘骨质,以扩大骨性鼻腔,避免鼻通气道受阻。前鼻嵴对鼻尖有支持作用,尽量不要切除。

(五) 上颌骨分块

在术前正畸治疗条件不足或者患者畸形特殊时仍需要对上颌骨进行分块切开拼对,以期获得协调的上下颌牙弓与殆接触关系。临床上有时需要在尖牙与第一前磨牙(或第一、第二前磨牙)间进行骨质切开,使上颌骨分为前后两段(图 10-14),或附加切牙正中切开,使上颌骨分为三段或四段,进行拼对。在进行分块截骨时,务必保护好腭侧黏骨膜,牙间切开时注意保护邻近牙根。上颌分块越多,形成的牙骨段愈小,发生牙齿及骨块坏死的可能愈大。

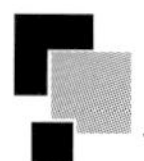

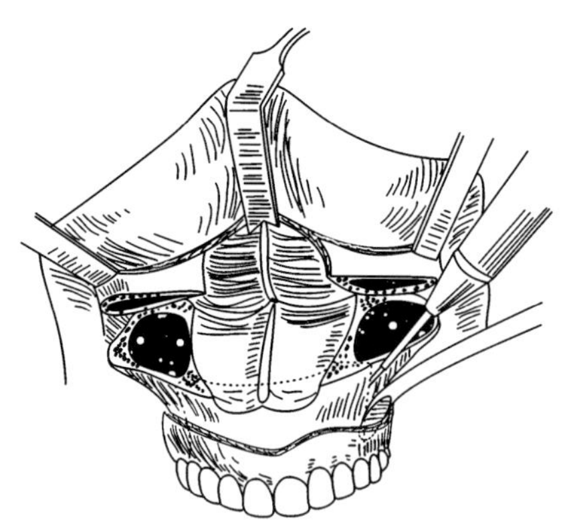

图 10-14 上颌骨的分块骨切开术示意图

（六）上颌骨的就位与固定

用圆钻或咬骨钳去除骨断面的骨刺或突起。对于上颌骨上移者，应在鼻中隔及上颌窦各壁去骨，移动上颌骨段，使之能到达设计的矫正位置。戴入殆板与下颌牙列咬合面吻合后，用橡皮圈或钢丝行颌间临时固定。

用示指和拇指分别抵在颏部，向上并略向后用力使栓结在一起的上下颌复合体就位。如果有骨创面的早接触，应进一步修整后再就位。

上颌骨就位后，可用钢丝进行骨间结扎固定，但目前多采用微型钛板加螺钉进行坚固内固定。固定的位置在梨状孔边缘及颧牙槽嵴等骨质较厚的部位。一般用中间有一定间距的四孔 L 形微型钛板和螺钉进行固定（图 10-15）。

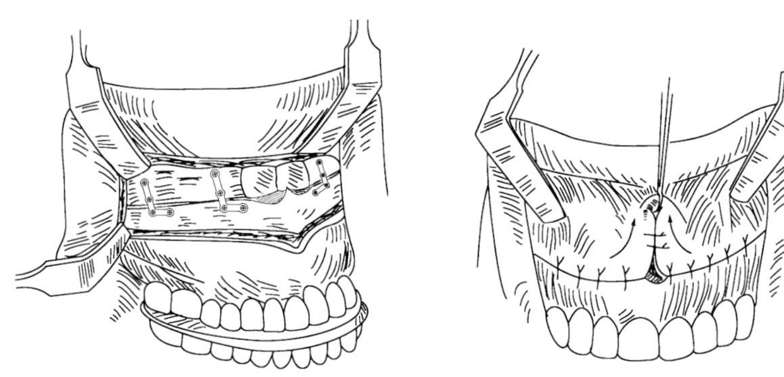

图 10-15 用钛板行坚固内固定与关闭切口示意图

（七）植骨

对于上颌骨前徙和/或下降患者，在上颌骨就位后遗留了较大的间隙，有时需要植骨。植骨可以提供更大的稳定性，促进骨愈合，防止术后复发。一般来说，对于前移超过 6mm 的患者，需要在前移后遗留于上颌后壁与翼突之间的间隙内植入自体骨，以阻止前徙的上颌骨后退。同样可以在下降遗留的间隙内植骨。

（八）缝合

对于破损的鼻底黏膜，应用可吸收缝线严密关闭。用生理盐水冲洗创腔，仔细检查有无活跃出血点，行电凝止血。Le Fort Ⅰ型骨切开术后鼻翼基底容易变宽，上唇缩短。因此需要在关闭黏骨膜切口前进行鼻翼基底的复位缝合。水平黏骨膜切口常规行 V-Y 缝合，以保持上唇的长度及防止唇红内翻（见图 10-15）。

三、术后处理

术后处理基本同上颌前部骨切开术。但 Le Fort Ⅰ型骨切开术的创面更大，术后应加强监护，随诊观察呼吸道与伤口情况。应加强口鼻腔分泌物的吸引，常规使用止血药与抗生

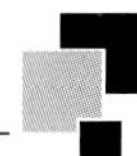

素，建议术后连续用地塞米松3天，减轻口腔颌面部的肿胀。

四、并发症及其防治

（一）出血

上颌骨血供丰富，骨及软组织切开后创口渗血较为明显，因此应在低压麻醉下进行手术。上颌动脉翼腭段损伤可引起较明显出血。翼上颌连接的平均高度为14.6mm，上颌动脉至翼上颌连接处最下缘的平均距离是25mm。因此，上颌动脉翼腭段距翼上颌连接的上端尚有10mm的距离，正常情况下不会损伤。当用弯骨刀离断翼上颌连接时，如果骨刀的凿刃过宽或骨凿安放的位置过高有可能伤及上颌动脉翼腭段。如果不慎伤及上颌动脉，可致较为凶猛的出血，此时应迅速折断下降上颌骨，在直视下进行止血。为了减少对上颌动脉的损伤，近些年部分医师采用摆动锯或骨刀从上颌结节处垂直切开上颌骨，并与水平截骨线相接。

腭降动脉损伤也可导致术中或术后延迟出血。在凿开上颌窦内壁时，当凿至腭骨垂直板时会遇到一定阻力，敲击的声音也会改变，此时应停止凿入，以免损伤腭降动脉。腭降动脉周围骨质应用咬骨钳仔细去除，可先咬至骨折，再用血管钳小心去除。如果该血管已损伤出血，可用电凝或结扎止血。

术后随着血压的回升，软组织切口与骨创面均可发生渗血。临床表现为鼻腔或口腔出血。术后体位可采用上身抬高30°，面部术区冰敷等措施来减少出血。如果鼻腔少量渗血，可应用麻黄碱滴鼻或用肾上腺素纱条填塞。鼻腔填塞后应注意观察口腔或咽后壁是否还有出血。如果发生严重的伤口出血，应及时探查止血。翼上颌缝处的出血，可用碘仿纱条填塞翼腭窝。

（二）意外骨折

上颌骨前外侧壁与内壁的骨质较薄，在行截骨下降时可能导致该部位的骨折，因此应在截骨完全后再下降折断。此类骨折一般不需特殊处理。翼板或颅底骨折一般是由于骨凿未置于翼上颌缝或骨刀方向不当造成的。翼突根部或颅底骨折可能合并颈内动脉的损伤，从而危及患者生命。因此在离断翼上颌连接时，应将骨刀准确放置于翼上颌缝处。

（三）骨愈合不良或坏死

Le Fort Ⅰ型骨切开术后上颌骨的血运主要来自于双侧后方的颊黏膜及腭侧软组织蒂供血，术中注意保护。普通患者的腭降血管损伤一般不会引起血运障碍，而对于唇腭裂术后继发畸形患者或上颌骨分块患者，应尽可能避免损伤腭降血管束，注意保护腭侧黏骨膜，避免黏骨膜的过度剥离。

（四）感染

上颌骨血运丰富，一般很少出现伤口感染。但对于慢性上颌窦炎患者，术后感染概率增大。对于此类患者，应在术前控制慢性上颌窦炎，使炎症消退后再行手术。对于严重上颌窦炎的患者，可在术中刮除窦腔内的炎性组织，减少术后感染的发生。

（五）复发

术后上颌骨畸形的复发可由多种原因引起，如骨块移动量较大、未在间隙内植骨、骨块

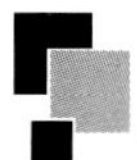

固定不牢固、腭部软组织牵拉、术区瘢痕较多、骨面接触不良等原因引起术后畸形复发。因此，对于骨移动量较大患者，可考虑间隙内植骨；对于唇腭裂等术区瘢痕较多患者，应彻底松解，必要时可过矫正。

（六）眶下神经及鼻泪管损伤

眶下神经损伤多为术中牵拉所致，应小心保护。常规 Le Fort Ⅰ型手术在下鼻甲下方做水平骨切开，不会损伤鼻泪管。有时行高位 Le Fort Ⅰ型骨切开术时，可以在下鼻甲上方行水平骨切开，这增加了鼻泪管损伤的机会，从而导致术后流泪。鼻泪管损伤后可行鼻泪管吻合术。

第四节　Le Fort Ⅱ型骨切开术

Le Fort Ⅱ型骨切开术（Le Fort Ⅱ osteotomy）由 Henderson 和 Jackson 在 1973 年进行了较详细介绍，其骨切开线走向与上颌 Le Fort Ⅱ型骨折线的走向基本相同（图 10-16）。

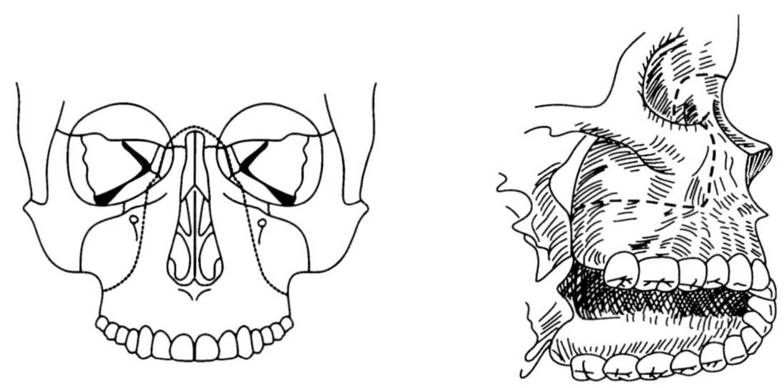

图 10-16　Le Fort Ⅱ型骨切开线示意图

一、适　应　证

Le Fort Ⅱ型骨切开术主要用于矫正鼻-上颌发育不足伴有骨性Ⅲ类错䝢畸形的患者。

二、手术方法与步骤

（一）切口设计与暴露

1. 鼻根旁切口　在鼻根旁，内眦近中沿着鼻根走向做两条分别长约 1.5~2.0cm 的皮肤切口（图 10-17）。在骨膜下向中线分离使两侧皮肤切口相通，暴露眶内侧缘及部分眶下缘，显露内眦、前后泪嵴和泪沟。

2. 头皮冠状切口　也可采用头皮冠状切口，该切口位于发际上方大约 5~10mm。在骨膜上帽状腱膜向下翻起头皮，在眶上缘与初始切口间距眶上缘约 1/3 处切开骨膜，行骨膜下剥离至眶上缘。此类切口一般需要在下睑做附加切口以便显露眶下缘，较少用。

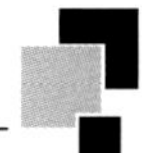

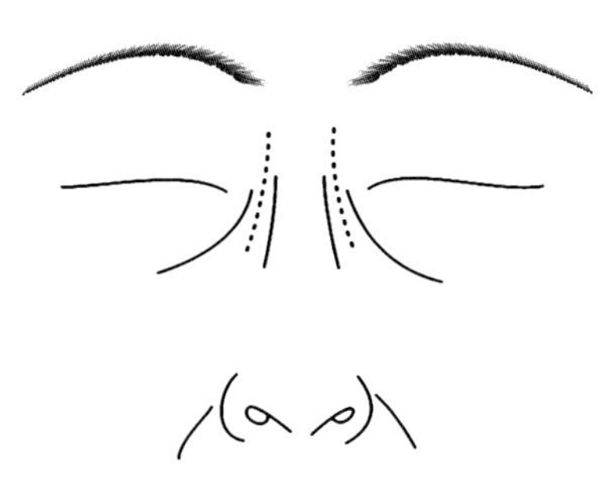

图 10-17　鼻根旁切口示意图

（二）骨切开术

1. 鼻根部的水平骨切开及眶内骨切开线的设计　一般位于鼻额缝的下方，鼻根部水平骨切开后，切骨线延伸向后进入筛骨，然后改变方向在泪囊窝后方向下至眶底并向前达眶下缘，在泪囊窝与眶下孔之间越过眶下缘至于上颌骨前壁（图 10-18，图 10-19）。

2. 口内切骨　完成上述口外进路的鼻眶区骨切开后，Le Fort Ⅱ型骨切开术其余的切骨操作均由口内进路完成。口内切口同 Le Fort Ⅰ型骨切开术，只是在上颌前壁的剥离暴露范围较大，应在骨膜下剥离直达眶下缘。此时应注意勿损伤眶下神经血管束。截骨继续自前述口外入路的眶下缘骨切口继续向下，于 Le Fort Ⅰ型骨切开线水平折转向后，越过颧牙槽嵴，直达翼上颌连接。

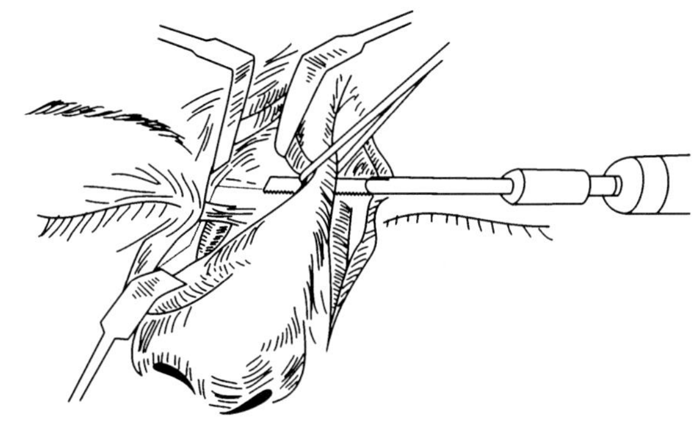

图 10-18　鼻根部水平骨切开示意图

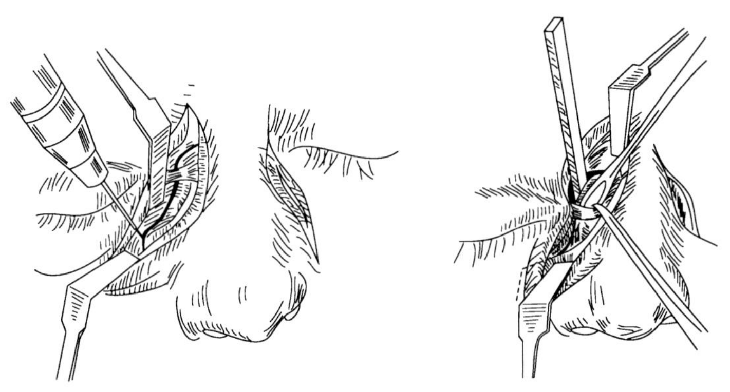

图 10-19　眶内垂直骨切开示意图

3. 离断翼上颌连接　使用弧形弯曲骨凿离断翼上颌连接。

4. 离断鼻上颌区骨连接　完成上述操作后，使用一骨凿自鼻根部水平骨切口插入，完成筛骨垂直板及犁骨的离断。截骨线自前部水平骨切口止于后部上颌棘。

5. 游离鼻上颌复合牙骨段　使用左右两把上颌把持钳握持整个鼻上颌复合牙骨段，先使其向前移动。然后观察鼻根部骨切口以判断是否为鼻上颌牙骨段整体移动。必要时自鼻根部插入一把骨凿或骨刀协助其整体移动,直到鼻上颌复合牙骨段可在无张力的情况下处于术前设计的理想位置(图 10-20,图 10-21)。

(三) 戴入𬌗板,行颌间结扎固定

将鼻-上颌复合牙骨段游离松动后,戴入𬌗板,行颌间结扎固定并于眶下缘行钢丝悬吊固定。

(四) 植骨固定

于鼻根部以及口内上颌各骨切口间存留间隙处植入自体骨块。一方面可使鼻上颌复合牙-骨段更加稳定,另一方面也可促进其骨愈合。传统的固定方法主要是钢丝结扎固定和上颌骨通过眶下缘或者颧牙槽嵴上部骨质较厚处的钢丝悬吊。近年来,广泛应用于正颌外科的坚固内固定技术为这类骨切开术提供了可靠稳定的固定方法(图 10-22)。

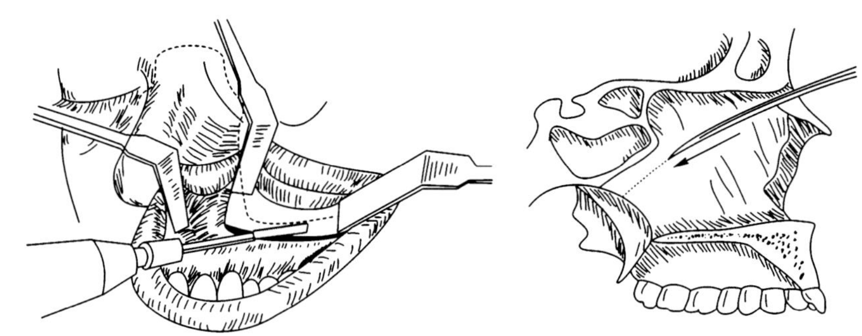

图 10-20 经口内行上颌骨切开示意图

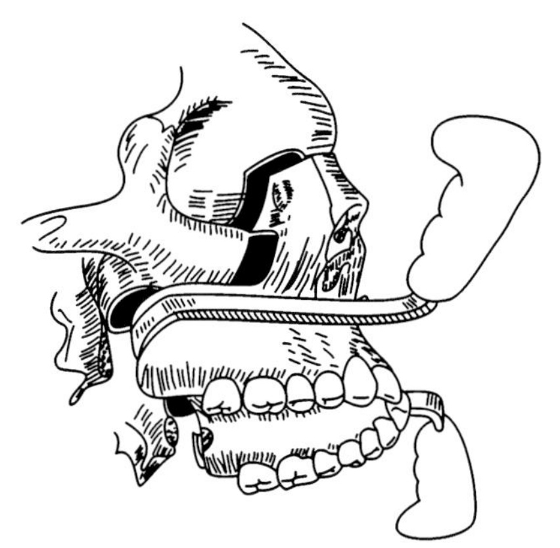

图 10-21 松动鼻-上颌复合体示意图

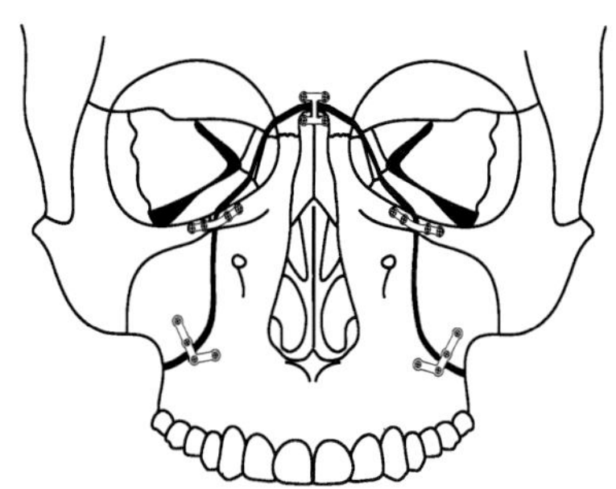

图 10-22 用钛板钛钉固定移动后的骨块示意图

(五) 复位缝合内眦韧带

如果为了截骨方便,切断了内眦韧带,术毕须用不可吸收缝线行内眦韧带缝合。先将一侧的内眦韧带用两头穿针的不可吸收缝线缝扎结实,然后将两针分别自鼻根下方穿入对侧相应部位,再缝扎对侧内眦韧带。

(六) 缝合伤口

彻底冲洗口内外创口后,缝合皮肤及黏膜切口。

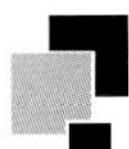

三、术后处理

术后处理同 Le Fort Ⅰ型骨切开术。

四、并发症及其防治

Le Fort Ⅱ型骨切开术的并发症及其防治基本同 Le Fort Ⅰ型手术。比较特殊的是鼻泪管的损伤，行鼻旁与眶内侧壁的切开、剥离时都有可能损伤鼻泪管，手术时应小心操作，防止损伤。鼻根部手术切口瘢痕，特别是有感染的情况下，瘢痕会更明显。对于瘢痕体质的患者，可改用头皮冠状切口入路。对于唇腭裂患者，术后腭咽闭合不全、鼻漏气可能加重。

五、改进术式——方块状 Le Fort Ⅱ型骨切开术

方块形 Le Fort Ⅱ型骨切开术由 Kufner 在 1971 年首次报道，这是一种介于 Le Fort Ⅰ型与Ⅱ型骨切开术之间的改良术式（图 10-23）。Steinhauser 认为此种手术在前徙的上颌骨与颧骨之间植骨，增加了上颌的稳定性，降低了术后复发概率。Keller 和 Sather 在 1987 年第一次完全采用经口内入路完成此手术。

（一）适应证

适用于鼻突度正常，但颧上颌区发育不足，咬合关系呈安氏Ⅲ类错𬌗的牙颌面畸形患者。

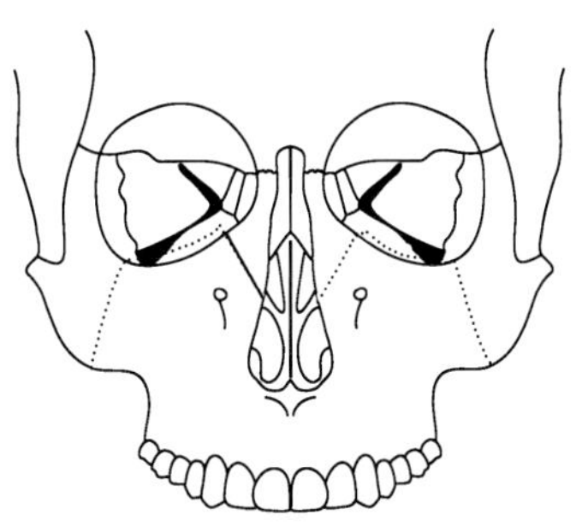

图 10-23　方块形 Le Fort Ⅱ型骨切开术示意图

（二）手术方法与步骤

1. 切口、剥离与暴露眶下缘　切口可选择睑缘切口或下眼睑缘下（距睑缘 5~10mm）与皮肤纹理相一致的皮肤切口。自口内切口骨膜下剥离暴露上颌窦前壁和颧骨，上达眶下缘上部，后止翼上颌连接。由睑缘或睑缘下切口剥离眶下缘的骨膜自泪囊窝至眶内侧壁。游离保护眶下神经。剥离鼻底黏骨膜，暴露上颌鼻腔面及犁骨，剪断鼻中隔软骨与犁骨之间的连接。向上整个掀起鼻底黏骨膜，直达下鼻甲。

2. 截骨　当剥离暴露后鼻棘及鼻侧壁后，使用摆动锯完成从眶下缘近中部至下鼻甲上部以及眶下缘外侧部至翼上颌缝处的骨切开。然后使用直骨凿凿断上颌窦后壁。近中眶下缘的骨切口位于泪沟外侧。然后用弯骨凿离断翼上颌连接。

3. 折断下降　使用两把上颌把持钳行上颌折断下降。

4. 移动颧上颌复合牙骨段　完成上述操作后可使用上颌把持钳或两把上颌移动钳将上颌复合牙骨段移动至术前设计的位置，就位于术前制作好的𬌗板，并行临时性颌间结扎固定（图 10-24）。

5. 植骨与固定　当颧上颌复合牙骨段前徙移动后，截骨断面间常留有较大骨间隙需要植骨，在颧骨截骨断面间应行块状骨移植，在颧骨颧弓截骨断面间应行块状骨移植，鼻旁截面线处可行块状或颗粒状骨移植。供骨可选用髂骨、颅骨外板或下颌外斜线处骨外板。

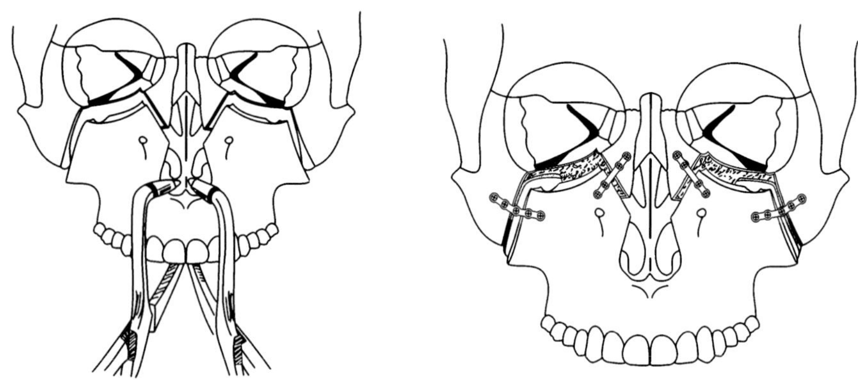

图 10-24 松动与固定面中份骨块示意图

6. 缝合关闭口内外切口　常规缝合关闭口内外切口。

第五节 Le Fort Ⅲ型骨切开术

1949 年 Gillies 报道了首例 Le Fort Ⅲ型骨切开术(Le Fort Ⅲ osteotomy)。1967 年 Tessier 成功进行了多例 Le Fort Ⅲ型骨切开术,从而确定了颅面联合手术矫治严重面中份畸形的可行性。现在此种术式已经成为颅颌面畸形治疗中的一种常规术式。

一、适 应 证

Le Fort Ⅲ型骨切开线的走行类似于 Le Fort Ⅲ型骨折线的走向(图 10-25)。其主要适应证如下。

1. 主要适用于整个面中份发育不足,包括鼻背、颧骨、上颌骨、眶下缘及眶外侧缘,尤其是矢状向与垂直向的发育不足。

2. 颅骨、上颌骨及眶部存在发育障碍的 Crouzon 综合征、Apert 综合征等。

3. 由于外伤或感染等因素导致的继发性面中份凹陷畸形。

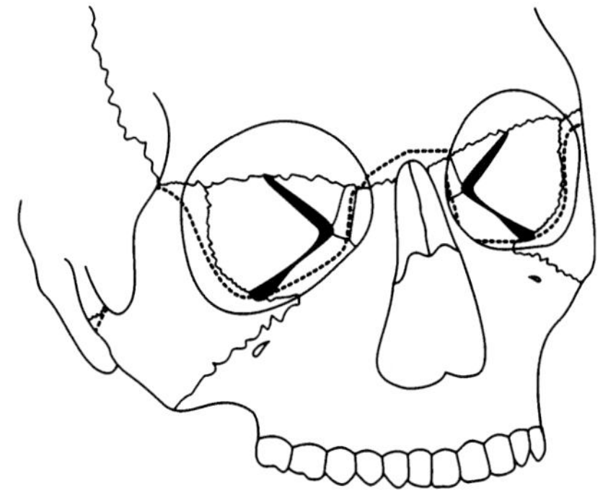

图 10-25 Le Fort Ⅲ型骨切开术示意图

二、手术方法与步骤

(一) 切开显露

1. 头皮冠状切口　自双侧耳轮角前方,向上延伸至头顶部发际后方。切开头皮和帽状腱膜,自帽状腱膜下向前下方剥离翻起头皮。距眶上缘上方 2cm 位置切开骨膜,在颞深筋膜层进行剥离,注意保护面神经额支,暴露颧骨颧弓。向下暴露至眶上缘及鼻根部,用头皮夹进行皮瓣创缘止血(图 10-26)。

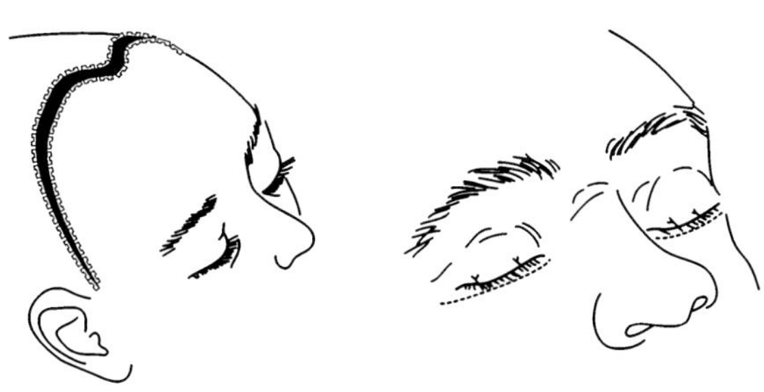

图 10-26　头皮冠状切口与下睑缘皮肤切口示意图

2. 下睑缘皮肤切口　暴露眶下缘，以便行眶底部骨质截开。睑缘下 3～5mm，平行于睑缘做皮肤切口，在皮肤皮下与眼轮匝肌之间进行剥离至眶下缘。沿眶下缘切开骨膜，将眶底骨面暴露至整个眶底深度的三分之一，注意保护眶底骨膜的完整性。在眶内侧，注意保护泪囊及内眦韧带（见图 10-26）。

3. 黏骨膜切口　该切口则是在两侧第一、第二磨牙相对应的龈颊沟部位，切口长约10mm，水平向或垂直向黏骨膜切口均可。在骨膜下潜行剥离至翼上颌缝。

（二）骨切开术

1. 鼻额连接处骨切开　一般需要在术前通过 X 线片来确定骨切开位置，截骨位置低于前筛孔的水平，以防损伤脑组织。应用中粗裂钻横断鼻额缝，从侧方水平进入眶侧壁。

2. 眶底及眶内外侧壁的骨切开　眶内侧壁截骨线在泪囊的后上方，外侧壁截骨线沿眶下裂向上，在颧额缝前，连接眶内外侧壁截骨线形成眶底截骨线，在眶内骨切开过程中注意保护眼球及眶下神经血管束（图 10-27，图 10-28）。

3. 颧弓、颧骨骨切开　用中粗裂钻切断颧弓，截骨的方向取决于畸形矫治所要求的外形变化，最简单的为通过颧颞缝的垂直或斜行骨切开，也可以进行包括眶外侧缘上嵴的半圆形截骨（图 10-29）。

（三）面中 1/3 骨段的离断和移动

在彻底松解、游离面中 1/3 骨段，使其具有一定松动度之前，翼上颌连接和筛板及鼻中隔与颅底的连接需要离断。用两把上颌钳夹持上颌骨，同时辅以插入骨切口中骨凿的撬动力量，将整个面中份松动下降。亦可用两把 Tessier 上颌移动牵引器插入上颌窦后方与翼板之间，向前移动面中份骨块至预期位置。

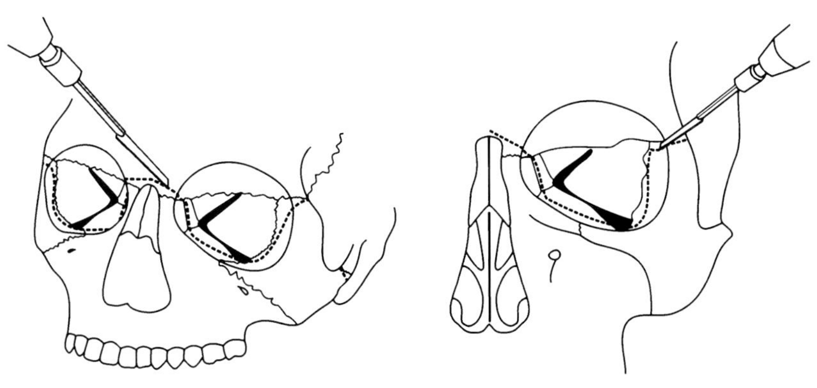

图 10-27　鼻额部与眶内外侧壁骨切开示意图

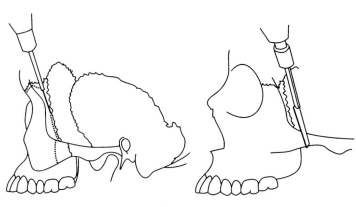

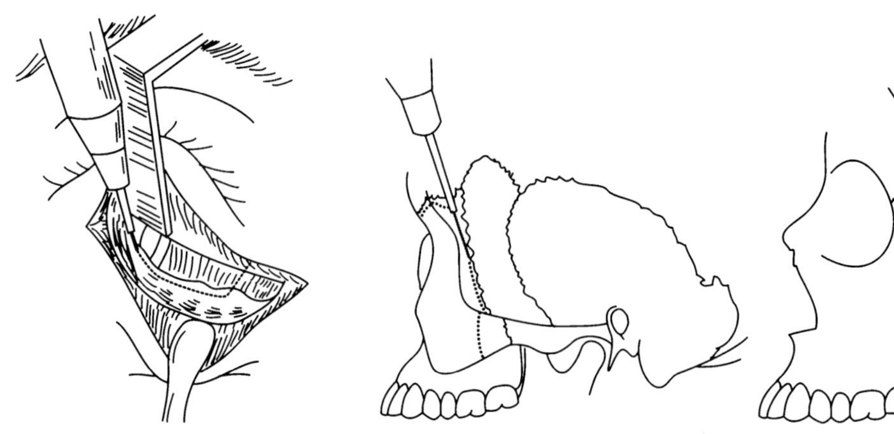

图 10-28　眶底骨切开示意图　　图 10-29　颧部骨切开示意图

（四）固定、缝合及包扎（图 10-30，图 10-31）

咬合关系对位后，进行颌间结扎，保持面中 1/3 向前的位置并在间隙内植骨。戴入预制的𬌗板，进行颌间结扎。在鼻根、眶外侧与颧额缝等部位用微型钛板固定，必要时用钢丝辅助固定。对于将内眦韧带切断或从骨面剥离的患者，手术结束时需行内眦韧带复位悬吊术，以防术后内眦过宽。在伤口缝合以前，冠状切口应彻底冲洗以防感染。常规缝合伤口，放置闭式引流，头部加压包扎。

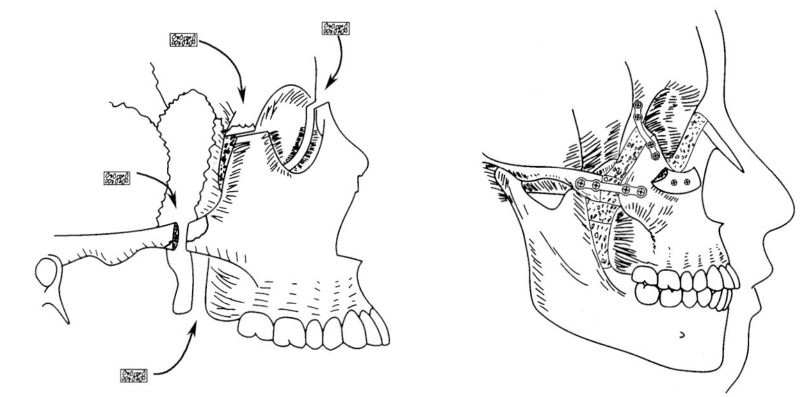

图 10-30　移动后的骨段植骨与固定示意图

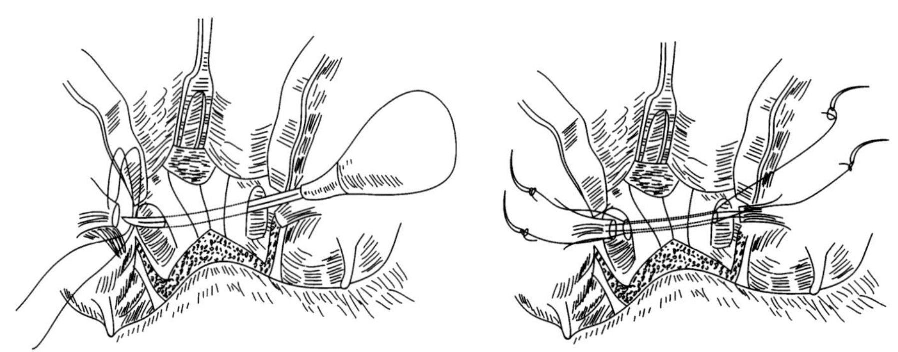

图 10-31　复位悬吊内眦韧带示意图

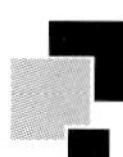

三、并发症及其防治

（一）出血

手术中和手术后的出血主要有以下原因。

1. 冠状切口的失血　头皮血运丰富，头皮下组织为致密的纤维结缔组织，血管不易收缩，因此在行冠状切口时可沿切开线预防性缝合，然后用电刀切开，或使用头皮夹。在冠状瓣分离时使用温盐水纱布覆盖也可起到止血作用。

2. 因术中血管损伤引起出血　在截骨、分离和牵引面中 1/3 骨段时易损伤眶下神经和颌内动脉。预防方法：在分离翼上颌连接时，骨凿的方向应向下向内，在做眶下缘切口及眶底骨切开时应注意保护眶下神经血管束，一旦血管损伤，或结扎止血或应用明胶海绵压迫止血。

（二）颅底损伤、脑积液外渗

颅底损伤是 Le Fort Ⅲ型手术的严重并发症之一，其原因有：①断离鼻额连接及鼻中隔与颅前窝连接时，骨凿的方向偏离；②截骨不彻底，游离面中骨段时用力过猛。颅底损伤后可出现脑积液鼻漏。预防方法：术中严格按 X 线片所示仔细操作，各截骨线分离应彻底。一旦发生颅底损伤应大量应用抗生素，预防颅内感染，术后严密观察生命体征。

（三）神经损伤

眶下神经和面神经额支、颧支在手术中被损伤而造成眶下鼻旁区皮肤麻木及眼轮匝肌功能障碍、额纹消失。另外，还可能有眼球的损伤、术后复视及内眦韧带的损伤等。术中的仔细操作非常重要。

（四）感染

尤其是此手术在断离鼻额连接及鼻中隔时与鼻腔相通，以及口内存在切口时更易发生。其预防非常重要，术中的无菌操作、口内外手术器械分开使用、术中应用抗生素、尽量消除术野的无效腔、术中及术后应用抗生素都是避免这一并发症的必要措施。

（五）下眼睑外翻畸形

常由于不正确的切口位置、不正确的分离技术、不正确的缝合技术以及术后感染所造成。缝合时应分层进行，尤其是骨膜、眼轮匝肌的对位缝合很重要。当皮肤缝合时，最好应用皮下连续缝合技术。如果进行皮肤间断缝合，应用细针细线（5/0 或 6/0 尼龙线）。

（王旭东　沈国芳）

参考文献

1. 王兴，张震康，张熙恩. 正颌外科学. 济南：山东科学技术出版社，1999
2. 胡静，王大章. 正颌外科. 北京：人民卫生出版社，2006
3. 沈国芳，房兵. 正颌外科学. 杭州：浙江科学技术出版社，2012
4. EPKER B N，STELLA J P，FISH L. Dentofacial deformities-integrated orthodontic and surgical correction. 2nd ed. St Louis：Mosby，1996
5. REYNEKE J P. Essentials of orthognathic surgery. Carol Stream：Quintessence，2003
6. KIM J R，SON W S，LEE S G. A retrospective analysis of 20 surgically corrected bimaxillary protrusion patients. Int J Adult Orthodon Orthognath Surg，2002，17（1）：23-27

7. CHU Y M, CHEN R P, MORRIS D E, et al. Surgical approach to the patient with bimaxillary protrusion. Clin Plast Surg, 2007, 34(3): 535-546

8. AHMED M M. Long-term stability of anterior segmental maxillary osteotomy. Int J Adult Orthodon Orthognath Surg, 1999, 14(4): 297-303

9. XIE F, TENG L, JIN X, et al. Systematic analysis of clinical outcomes of anterior maxillary and mandibular subapical osteotomy with preoperative modeling in the treatment of bimaxillary protrusion. J Craniofac Surg, 2013, 24(6): 1980-1986

10. YOKOO S, KOMORI T, WATATANI S, et al. Indications and procedures for segmental dentoalveolar osteotomy: a review of 13 patients. Int J Adult Orthodon Orthognath Surg, 2002, 17(4): 254-263

11. BUCHANAN E P, HYMAN C H. Le Fort Ⅰ osteotomy. Semin Plast Surg, 2013, 27(3): 149-154

12. POSNICK J C, FANTUZZO J J, TROOST T. Simultaneous intranasal procedures to improve chronic obstructive nasal breathing in patients undergoing maxillary (Le Fort Ⅰ) osteotomy. J Oral Maxillofac Surg, 2007, 65(11): 2273-2281

13. PINGARRON-MARTIN L, ARIAS-GALLO J, ONG H S, et al. Le Fort I osteotomy with bone grafts in preprosthetic surgery: technical note. Craniomaxillofac Trauma Reconstr, 2013, 6(2): 143-146

14. PIÑEIRO-AGUILAR A, SOMOZA-MARTÍN M, GANDARA-REY J M, et al. Blood loss in orthognathic surgery: a systematic review. J Oral Maxillofac Surg, 2011, 69(3): 885-892

15. PEREIRA F L, YAEDÚ R Y F, SANT'ANA A P, et al. Maxillary aseptic necrosis after Le Fort I osteotomy: a case report and literature review. J Oral Maxillofac Surg, 2010, 68(6): 1402-1407

16. NORHOLT S E, SINDET-PEDERSEN S, JENSEN J. An extended Le Fort Ⅰ osteotomy for correction of midface hypoplasia: a modified technique and results in 35 patients. J Oral Maxillofac Surg, 1996, 54(11): 1297-1306

17. TAY Y C, TAN K H, YEOW V K. High Le Fort Ⅰ and bilateral split sagittal osteotomy in Crouzon syndrome. J Craniofac Surg, 2013, 24(3): e253-255

18. STORK J T, KIM R H, REGENNITTER F J, et al. Maxillary quadrangular Le Fort Ⅰ osteotomy: long-term skeletal stability and clinical outcome. Int J Oral Maxillofac Surg, 2013, 42(12): 1533-1546

19. KELLER E E, SATHER A H. Quadrangular Le Fort Ⅰ osteotomy: surgical technique and review of 54 patients. J Oral Maxillofac Surg, 1990, 48(1): 2-13

20. LAKIN G E, KAWAMOTO JR H K. Le Fort Ⅱ osteotomy. J Craniofac Surg, 2012, 23(7 Suppl 1): 1964-1967

21. UNGARI C, AGRILLO A, MITRO V, et al. Le Fort Ⅲ osteotomic variants. Eur Rev Med Pharmacol Sci, 2012, 16 Suppl 4: 121-124

22. NOUT E, CESTELEYN L L M, VAN DER WAL K G H, et al. Advancement of the midface, from conventional Le Fort Ⅲ osteotomy to Le Fort Ⅲ distraction: review of the literature. Int J Oral Maxillofac Surg, 2008, 37(9): 781-789

第十一章　下颌骨正颌外科手术

现代正颌外科的逐渐形成和发展一直伴随着下颌骨畸形矫正术的不断创新和改进。过去,颌骨畸形矫正术,尤其是下颌支的手术大多是采用口外入路进行。直到 20 世纪 70 年代,由于各种气动或电动微型骨锯与骨钻手术器械的研发,使从口内途径施行下颌骨外科矫治术变得容易和安全。

第一节　下颌支矢状骨劈开术

下颌支矢状骨劈开术(sagittal split ramus osteotomy,SSRO)是由欧洲颌面外科医师 Obwegeser 于 1957 年首次报道,后经改进已经成为矫治下颌骨发育性畸形最为常用的一种术式。

一、适　应　证

下颌支矢状骨劈开术是将下颌支从矢状面劈开,形成带有髁突与喙突的近心骨段和带有牙列与下牙槽神经的远心骨段,通过向前或向后移动远心骨段来达到治疗目的(图 11-1)。

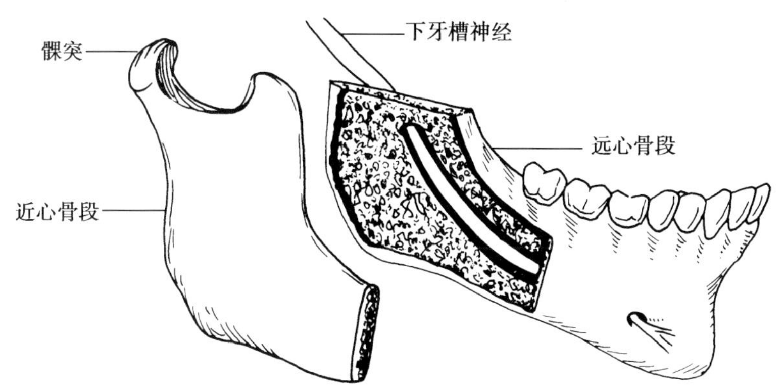

图 11-1　下颌支矢状骨劈开术示意图

下颌支矢状骨劈开术适应证如下。

1. 前徙或后退下颌,矫正下颌发育不足或下颌发育过度(图 11-2)。

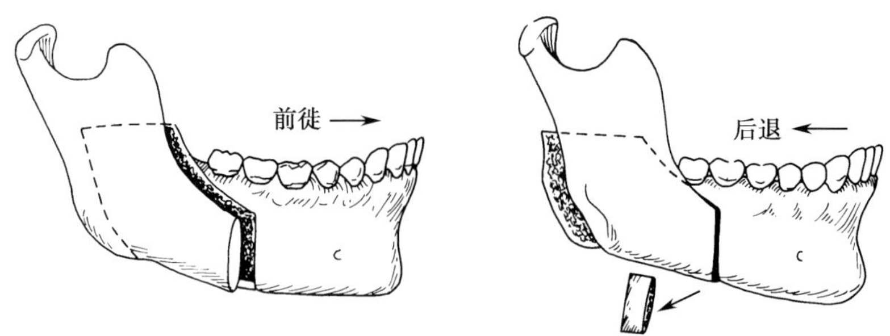

图 11-2 前徙或后退远心骨段示意图

2. 与其他手术协同,矫治伴有小下颌畸形或下颌前突的双颌畸形等。

二、手术方法与步骤

(一) 软组织切口与剥离

适度开口约 2~3 指,口内切口设计在距下颌殆平面上约 1cm 的下颌支前缘处向下至下颌第一磨牙近中龈颊沟偏颊侧 6mm 处。在注入 8ml 左右含肾上腺素(1/30 万)的生理盐水后,逐层切开黏膜、黏膜下组织与骨膜达下颌支前缘。将骨膜掀起后,用"燕尾"牵开器沿下颌支前缘向上适当剥离颞肌附着。用弯 Kocher 钳夹持住喙突,从上颌殆平面对应的下颌支前缘开始,在骨膜下向后分离直至可以看见下颌小舌或下牙槽神经血管束(图 11-3,图 11-4)。

(二) 下颌支骨切开

用骨膜剥离器或专用下颌支内侧牵开器将掀起的软组织与骨面隔离,用细长裂钻或往复锯在下颌小舌上方 2~3mm 处做水平骨切开,骨切口从下颌支前缘向后与上颌殆平面平行。切口后端一定要越过下颌孔的后方至下颌神经沟,但不必切至下颌支后缘(图 11-5)。注意切骨不能过深,以免导致下颌支横断。当下颌支内侧水平骨皮质切开完成后,填入纱条止血。

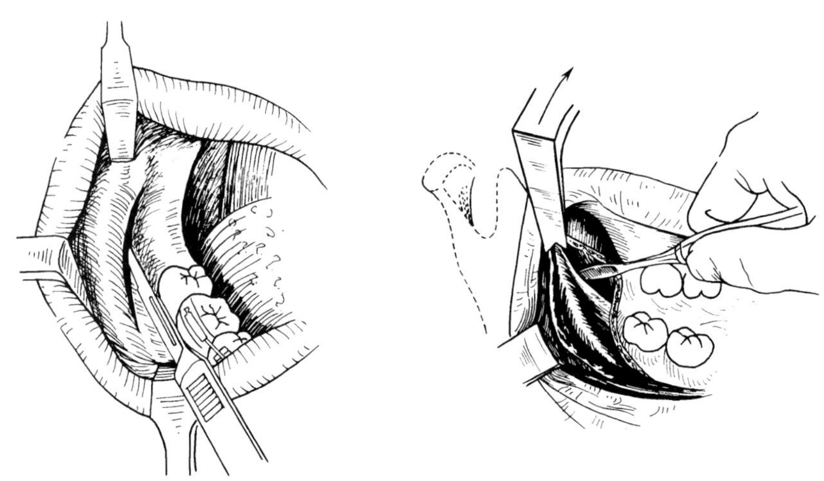

图 11-3 口内切口与软组织剥离示意图

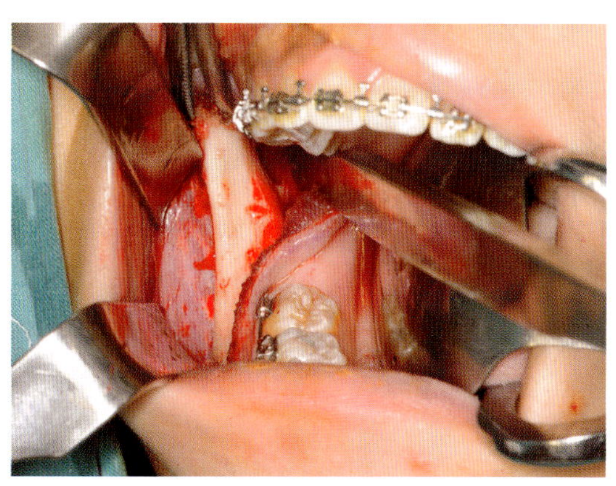

图 11-4　口内切口与软组织剥离口内照

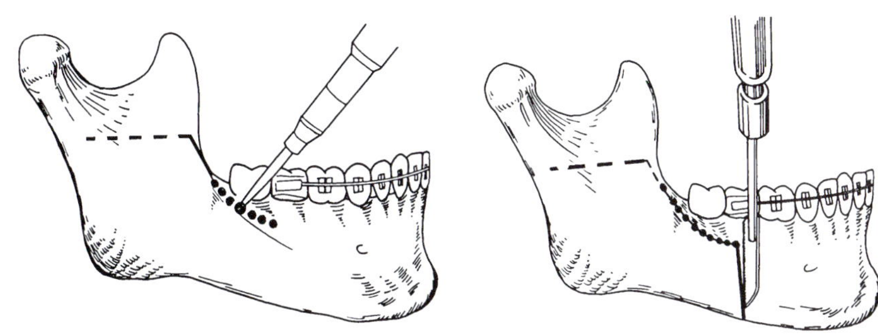

图 11-5　骨切开线的位置与走行示意图

向前下剥离并显露整个下颌支前缘、外斜线及颏孔后方的下颌体颊侧骨面与下颌下缘。从下颌支前缘内侧骨切口前端开始，逐渐向下向外转向第一磨牙外侧骨板是预计的矢状骨劈开位置。可直接用往复锯沿此骨切开线走行将其骨皮质切开（图 11-6）。也可先用小球钻或裂钻在此切开线上打孔若干，并将各骨孔连成一条深达骨松质的连续骨沟。自此骨沟前端即第一磨牙远中处转向下颌下缘用往复锯或裂钻做垂直骨切开。随后用裂钻消除骨沟内残存的皮质骨桥，确保切开深度达到骨松质。

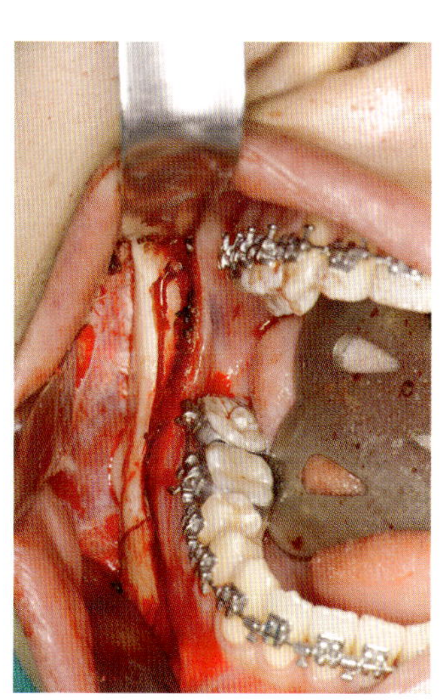

图 11-6　骨皮质切开口内照

（三）下颌支矢状骨劈开

嘱助手托住患者的下颌角部，用 2~3 把骨刀交替从水平骨切口处、下颌角及体部将下颌支颊舌侧骨板劈开（图 11-7）。劈骨时刀柄稍向内侧倾斜 15°左右，使刀刃紧贴颊侧骨板用骨锤敲击逐步深入。当近、远心骨段逐渐被劈开后，用一把较大的骨刀插入骨间隙进行撬动，或用骨撑开器将下颌支颊舌骨板完全分离。

（四）移动远心骨段及固定

如果需要后退远心骨段，还须在近心骨段垂直骨切口处做二次切骨，截除一段与远心骨段后退距离相当大小的

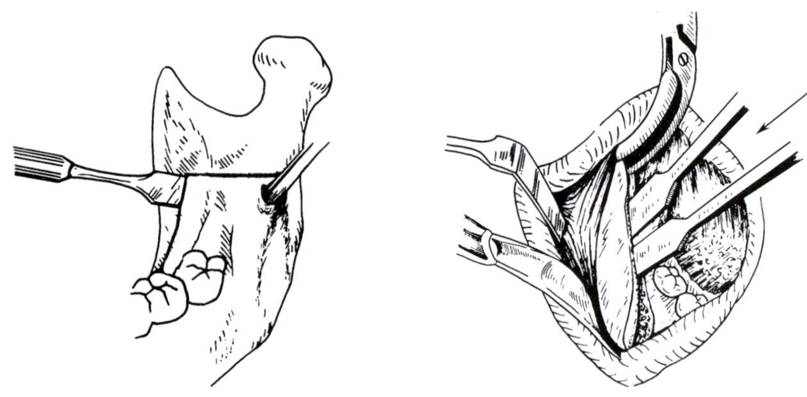

图 11-7　用骨刀劈开下颌支示意图

骨皮质。将预先制作好的定位殆板戴入上下颌牙列，引导远心骨段移动到新的矫正位，并用橡皮圈行暂时颌间固定。随后用 Kocher 钳或专用把持钳将它们夹在一起用小型钛板或螺钉进行骨间固定（图 11-8～图 11-10）。

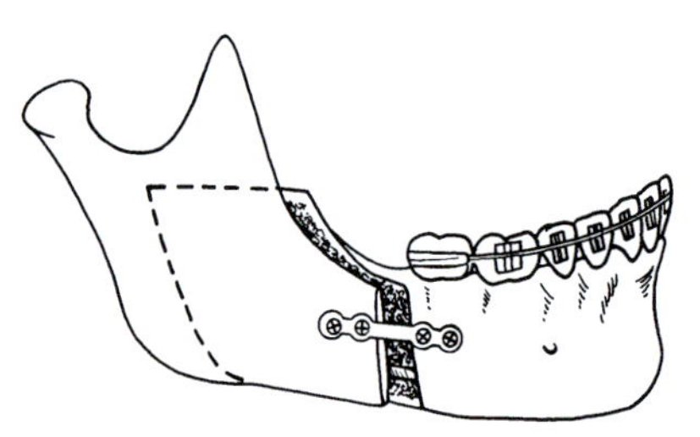

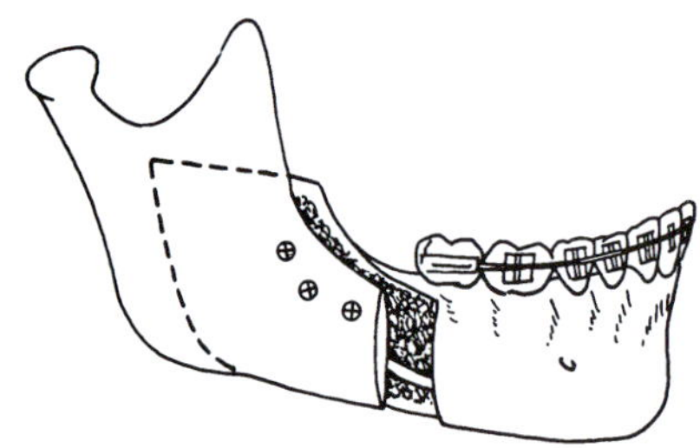

图 11-8　用钛板或螺钉行坚固内固定示意图

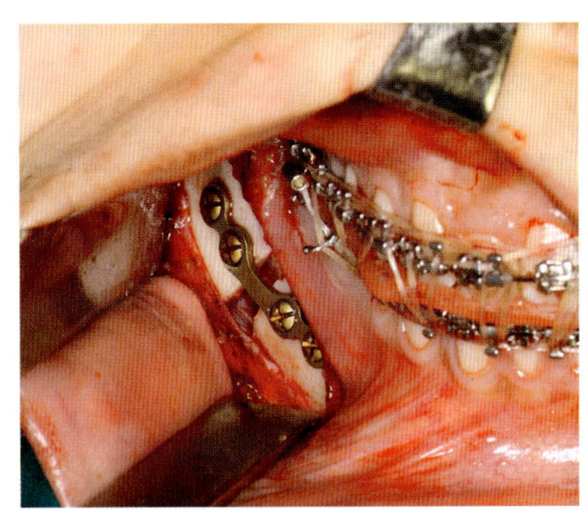

图 11-9　用钛板行坚固内固定口内照片

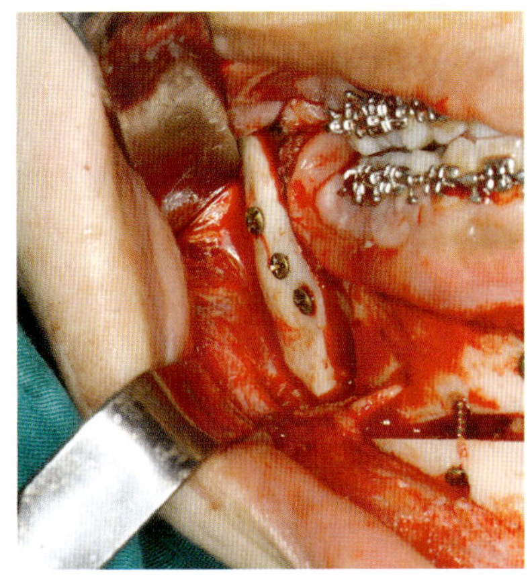

图 11-10　用螺钉行坚固内固定口内照片

（五）伤口缝合

固定好骨段后，拆除橡皮圈与定位殆板，用手轻托颏部模拟开闭口动作并观察下颌中线与牙列咬合情况。确定达到预期位置后，彻底止血冲洗深部创口，缝合黏膜切口，放置负压引流或橡皮引流条。面侧部适度加压包扎。

三、术后处理

按全麻术后常规进行呼吸道管理与口腔护理。在复苏室里要注意吸引，密切观察伤口有无渗血及下颌下区有无血肿形成。伤口引流装置术后第2~3天去除，术后第7天拆线。术后第3~4天待肿胀反应减轻时，重新安放殆板并用橡皮圈行颌间固定1周左右拆除。术后第5周，张口度恢复后即可开始术后正畸治疗。

四、并发症及其防治

（一）意外出血

正常情况下，SSRO的出血并不多。造成手术明显出血的原因是不慎损伤术区知名血管。

在切骨和劈开过程中，由于操作失误可能切断或劈裂下牙槽血管，这时可见术野突然有较多血液涌出。在进行下颌支内侧水平骨切开时，有时直接伤及下牙槽血管，或裂钻缠绕术区软组织撕破翼静脉丛造成意外出血。翼丛损伤后的出血较为弥漫，一般采用局部填塞的方法处理。可用碘仿纱条填塞局部出血处，术后3~4天抽出。

防止SSRO术中损伤知名血管的关键是在骨膜下进行手术操作；手术野的显露和重要结构的保护应充分；在进行切骨和劈开时注意准确到位，不可粗暴。

（二）神经损伤

下牙槽神经损伤是SSRO最常见的并发症，而面神经或舌神经的损伤在临床上非常少见。

有资料显示在SSRO术后有85%的患者很快出现颏部感觉迟钝或下唇麻木，但1年后这个比率降至9%。手术对下牙槽神经的损伤，部分原因是手术器械的直接离断或损伤，但更多的是由于远心骨段的移动牵拉以及内固定对神经的挤压所致。因此，在手术中，尤其是在进行近远心骨段的劈开时应格外小心，避免直接损伤该神经。如果在术中发现神经被切断，应该尽可能将离断的神经进行无张力条件下的端端吻合。在行坚固内固定时，选择螺钉固定的位置必须避开下颌管，否则可能损伤沿管内走行的下牙槽神经。

面神经损伤也有发生，主要是手术操作累及下颌支后缘区域，特别是劈开下颌支时，骨刀方向过于斜向上方且用暴力使刀刃穿出下颌支后缘伤及面神经总干或其分支。关于舌神经损伤的情况也有发生，当行双皮质骨螺钉固定时，如果钻孔位置太深或双皮质骨固定螺钉太长，有可能使钻针或螺钉穿过舌侧骨板而损伤舌神经。

（三）意外骨折

意外骨折是指在近心骨段或远心骨段发生的非手术需要的骨折或断裂。文献报道意外骨折的发生率为3%~20%，而且主要发生在近心骨段。常见原因是骨切开线上有皮质骨桥相连就强行劈开所致，由于下颌骨在下颌下缘处最厚，因此，劈开线位置意外出现在下颌下缘上方的概率最高。另外，下颌支较薄或水平切骨过深可能造成下颌支横断。

如果发生意外骨折，断裂下来的游离骨块大，使移动后的远心骨段与近心骨段没有重叠接触。这时应先将断裂的游离骨折片与近心骨段用钛板进行复位固定，然后再将固定好的

近心骨段与移动后的远心骨段进行固定。

（四）髁突移位

如果在手术中未将带髁突的近心骨段恢复至术前位置就与移动后的远心骨段以坚固内固定方式固定在一起，可以导致髁突移位。由于颞下颌关节具有一定的代偿功能，轻度的髁突移位可以通过关节组织的适应性改建来恢复正常。但较明显的髁突移位一方面可能导致术后下颌错位与畸形的复发，另一方面可能诱发颞下颌关节紊乱病。因此，在术中确定和恢复髁突术前的生理位置十分重要。在完成劈开下颌支的固定后，应拆除颌间结扎，用手托住颏部轻轻被动完成张闭口运动，在无张力情况下观察上下颌牙列的咬合关系。若下颌发生偏斜或咬合关系较明显错位，应当拆除固位螺钉，使下颌近远心骨段，特别是髁突处于正确位置后重新固定。

第二节　下颌支垂直骨切开术

经口内入路完成的下颌支垂直骨切开术（intraoral vertical ramus osteotomy，IVRO）最早由美国医师 Winstanly 于 1968 年报告，以后经过许多学者改进，特别在 20 世纪 70 年代，由于摆动锯的问世，使经口内下颌支垂直骨切开术成为许多外科医师矫正下颌前突的首选术式。由于这一术式难以采用坚固内固定，需要行术后颌间结扎固定，现已很少使用。

一、适　应　证

下颌支垂直骨切开术中骨切开线的走向是从乙状切迹最低点稍靠后处开始向下，经下颌孔后方达下颌角部完全切开下颌支内外侧骨板，形成带有髁突的近心骨段和带有牙列与喙突的远心骨段。若骨切开线基本与下颌支后缘平行为垂直骨切开；若此线下端略斜向下颌角则称为下颌支斜行骨切开术（intraoral oblique ramus osteotomy，IORO）（图 11-11，图 11-12）。IVRO 或 IORO 都是通过后退远心骨段来达到矫治下颌前突的治疗目的。

下颌支垂直骨切开术适应证如下。

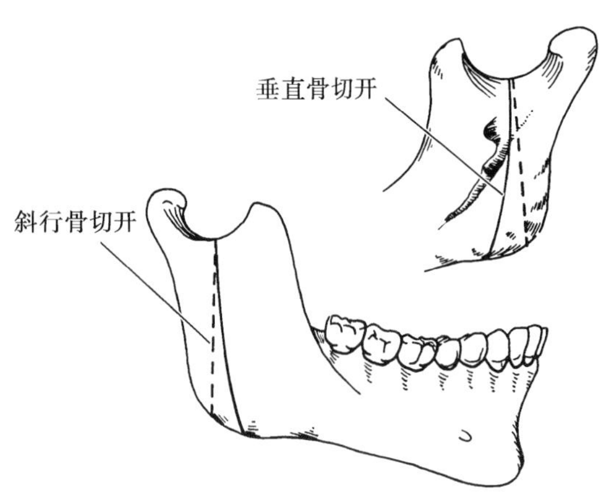

图 11-11　下颌支垂直/斜形骨切开线示意图

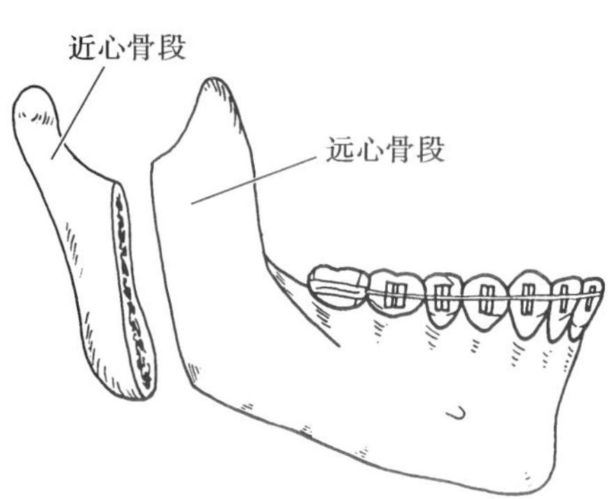

图 11-12　下颌支切开形成的近、远心骨段示意图

1. 主要用于矫治下颌后退不超过 10mm 的骨性下颌发育过度。
2. 配合上颌手术矫正双颌畸形。

二、手术方法与步骤

（一）软组织切口与术区显露

切口设计在距下颌𬌗平面上约 1cm 的下颌支前缘处向下至下颌第一磨牙远中龈颊沟偏颊侧 6mm 处。在注入含肾上腺素（1/30 万）的生理盐水后，切开黏膜、黏膜下组织与肌层达下颌支前缘。用燕尾剥离器沿下颌支前缘向上剥离直达喙突根部的颞肌附着处，随后用弯 Kocher 钳夹持住喙突，用大骨膜剥离器在骨膜下剥离下颌支外侧面，上达乙状切迹，后至下颌支后缘，向下达角前切迹下颌下缘处（图 11-13）。

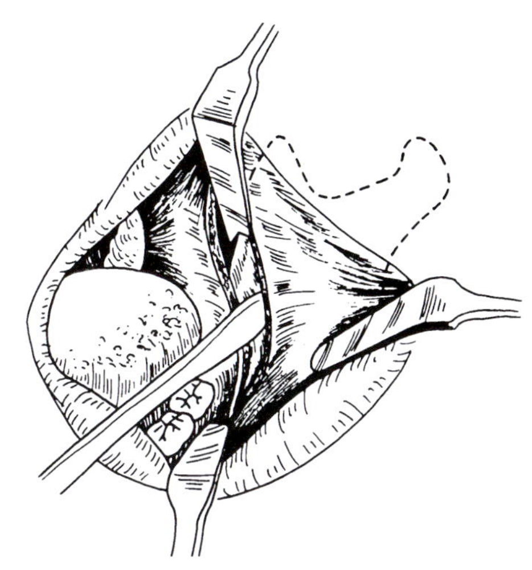

图 11-13　剥离显露下颌支外侧面示意图

（二）下颌支垂直骨切开

用下颌支后缘牵开器紧贴下颌支外侧骨面置入，嵌合于下颌支后缘中份，从下颌支后缘向前移 6~7mm 处开始锯骨。先选用一把刃口较短（7mm 左右）的呈 120°角度的扇形锯片，安置摆动锯手柄前端在对应于下颌小舌处后方（相当于下颌孔后方的位置）锯一条平行于下颌支后缘的骨沟，进而探查此沟与下颌支后缘的位置关系，确认无误后再向舌侧深入，先向下颌角方向进行切割，切开后转向乙状切迹最低点或稍靠后的方向进行切割，最后可换一把刃口较深的摆动锯（10~12mm）逐渐深入，全层切开下颌支的内外侧骨板（图 11-14，图 11-15）。

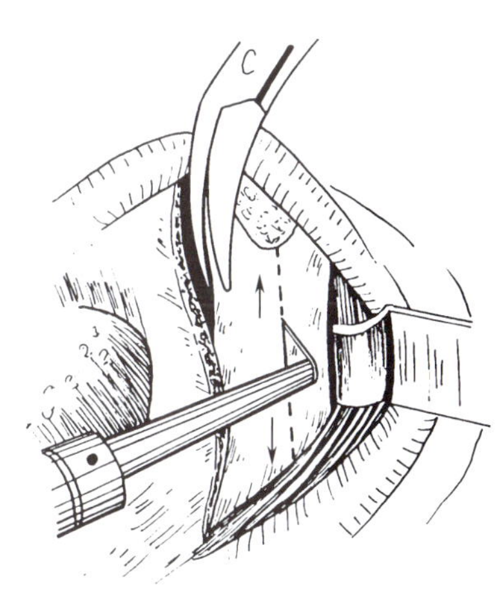

图 11-14　用摆动锯行下颌支垂直骨切开示意图

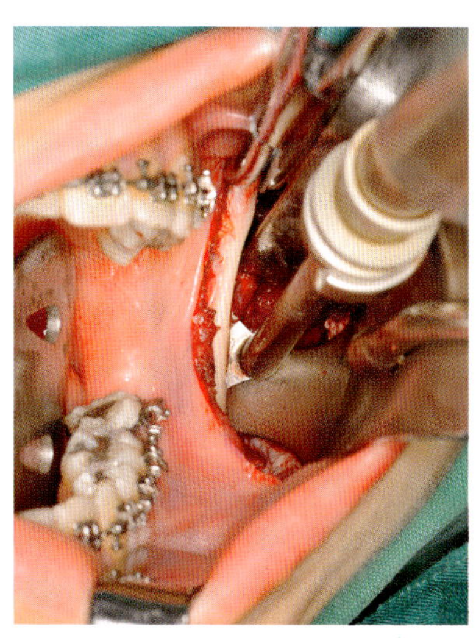

图 11-15　用摆动锯全层切开下颌支的内外侧骨板口内照

（三）撬动近心骨段

估计下颌支被切开后，用一把弯骨刀插入骨切口撬动近心骨段，检查其是否与远心骨段完全分离。如果仍有骨性连接，可轻轻敲击骨刀或用摆动锯进一步将其彻底分离。随后用骨膜剥离器插入两个骨段间隙中将近心骨段撬引向外侧，使之重叠在远心骨段的外侧骨面（图 11-16，图 11-17）。填入纱条于手术创腔，依同法在对侧下颌支施术。

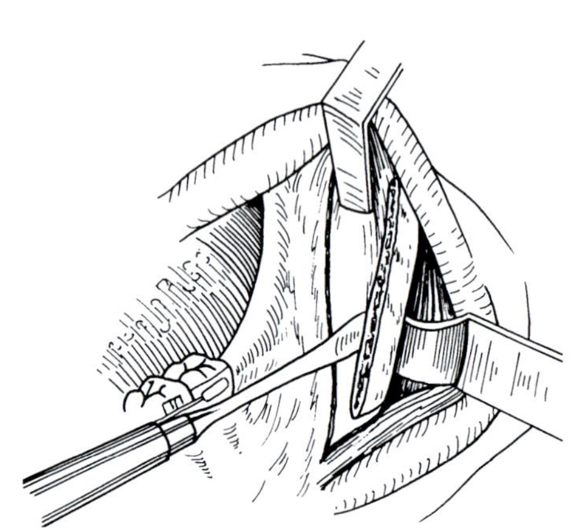

图 11-16　将近心骨段撬引向外侧示意图

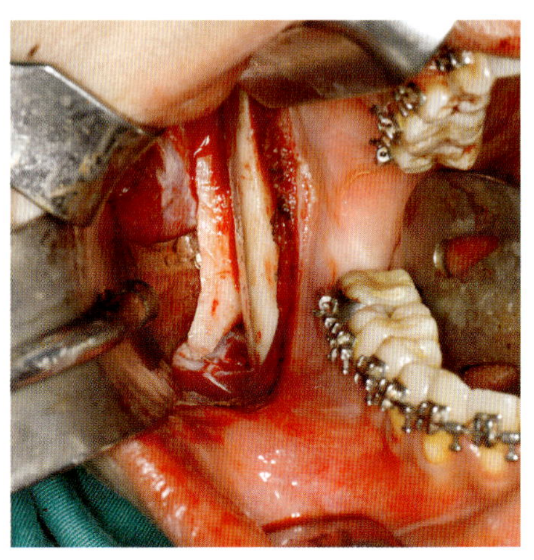

图 11-17　撬动近心骨段使之重叠在远心骨段的外侧骨面口内照

（四）后退远心骨段

两侧下颌支被完全切开后，远心骨段即处于松动状态，将定位𬌗导板戴入上颌牙列，后推远心骨段使其下颌牙列与𬌗导板的咬合面完全吻合，随后用直径为 1/8 或 3/16 英寸的橡皮圈进行颌间固定（图 11-18）。

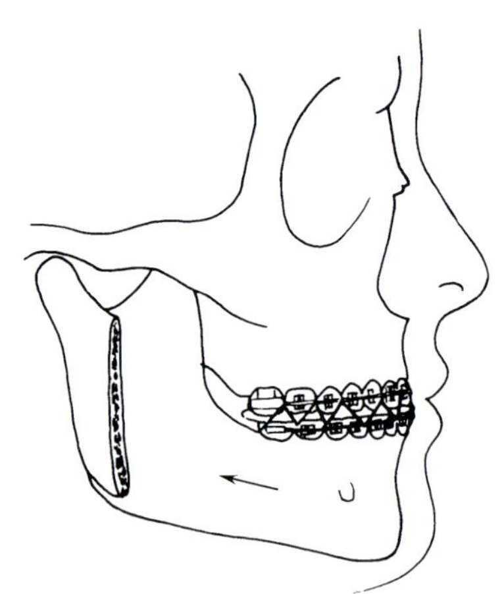

图 11-18　后退远心骨段矫正下颌前突示意图

（五）伤口缝合

冲洗深部创口，彻底止血后采用间断或连续缝合的方式关闭口内切口，放置负压引流或橡皮引流条，面侧部适度加压包扎。

三、术后处理

术后护理与治疗常规同 SSRO。由于 IVRO 术后实施了颌间固定，患者呼吸道的管理和监测尤为重要，不可大意，最好放置一个鼻咽通气管，便于吸出口腔与鼻腔分泌物。术后静脉给予止血药 1~2 天、广谱抗生素 5~7 天，术后 3 天取出引流条或负压引流管。术后第 7 天拆除口内缝线。

通常在术后 2~4 周解除颌间橡皮圈固定。必要时在夜间戴上𬌗板或行数组颌间橡皮圈牵引，防止骨段移位复发。待张口度恢复后即可开始术后正畸治疗。

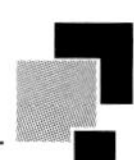

四、并发症及其防治

（一）意外出血

虽然 IVRO 发生严重出血的概率很低，一般在切开骨髓腔时有少量渗血，但术中不慎伤及知名血管会引起意外出血。

在行 IVRO 时，如果骨切开位置过于靠前或锯片切割过深可能损伤下颌孔处的下牙槽动静脉、翼静脉丛甚至颌内动脉，导致比较严重的出血。这时候应填塞纱条于创口处，加压观察。一般说来，受损血管可能会自行收缩并无大碍。但如果发生难以控制的动脉性出血，应迅速经骨切开线将近心骨段与远心骨段分离，探明原因从口内甚至从口外途径止血。

（二）上呼吸道梗阻

下颌支垂直骨切开术后需要进行颌间固定。由于鼻腔插管和口内手术创伤导致的软组织肿胀和分泌物增多，以及血肿形成等因素都可能导致上呼吸道发生梗阻，危及患者生命。因此，术后的监护十分重要，若发生意外应迅速解除颌间固定，吸净口鼻腔分泌物，探明原因进行处理。若仍不奏效，应行紧急气管切开术解决上呼吸道梗阻。

第三节　下颌前部根尖下骨切开术

下颌前部根尖下骨切开术（anterior mandibular subapical osteotomy，AMSO）最早由 Kole 于 1959 年进行了专门报道，主要用于矫正下颌前牙及牙槽突前突。

一、适　应　证

在下颌前部，通常在包括两侧下颌尖牙之间骨段的根尖下至少 5mm 行水平骨切开，辅以两侧垂直骨切开，通过移动带舌侧软组织蒂的前部牙-骨块至预期位置来达到手术目的（图 11-19）。

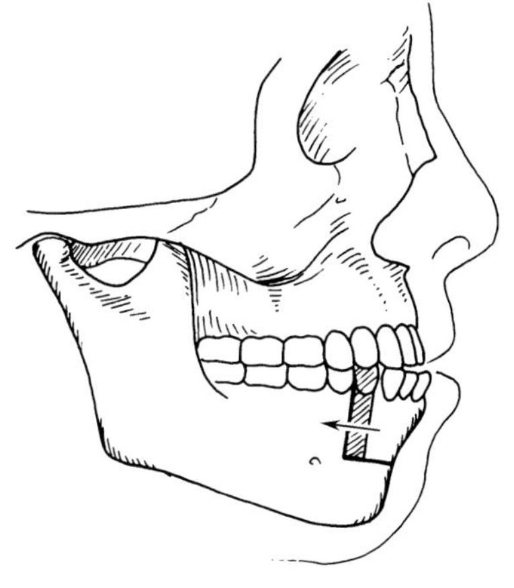

图 11-19　下颌前部根尖下骨切开术示意图

下颌前部根尖下骨切开术适应证如下。

1. 主要用于矫治下颌前部的牙及牙槽突前突。
2. 改正曲度过大的 Spee 曲线，矫治深覆𬌗。
3. 与上颌前部骨切开术配合矫治双颌前突。

二、手术方法与步骤

（一）切口与显露

在局部浸润注射适量含肾上腺素的生理盐水后，从一侧下颌尖牙远中至对侧尖牙远中，距下颌前庭沟黏膜转折处 8mm 左右的唇侧黏膜做水平切口，沿前庭沟走行方向切开黏膜达口轮匝肌，继而沿黏膜切口略斜向下切开肌层和骨膜，在骨膜下剥离显露下颌下缘、颏神经血管束与两侧垂直骨切口处的黏骨膜(图 11-20)。

(二) 垂直骨切开

双侧垂直骨切口处采用隧道式骨膜下剥离。如果计划拔除下颌前磨牙,这时可以进行拔除,拔牙时注意保护好颊舌侧牙龈组织。用小骨膜剥离子将拟行垂直骨切开部位的黏骨膜向上挑起,显露切骨区域及邻牙牙龈。一般是先行两侧的垂直骨切开,然后行根尖下水平骨切开。用小球钻或裂钻在骨面上标记垂直骨切开线位置。如果不需拔牙,垂直骨切口应做在邻牙根间的中央部位,并尽量与邻牙的长轴方向平行,以免伤及牙根。垂直骨切口的上端至牙槽突顶,切口下端在下颌尖牙牙根下至少 5mm 的位置(图 11-21)。

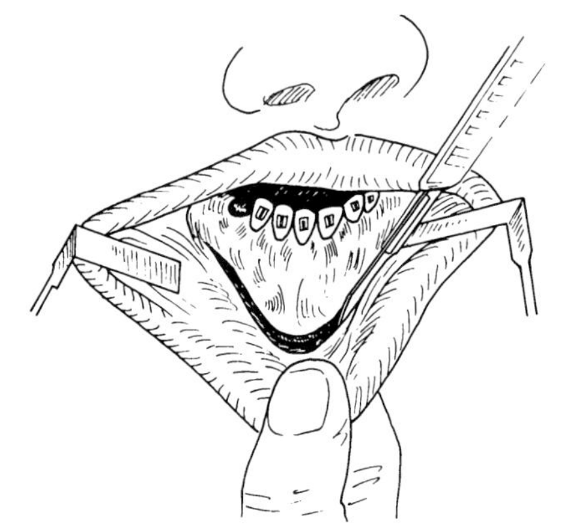

图 11-20　口内黏膜切口示意图

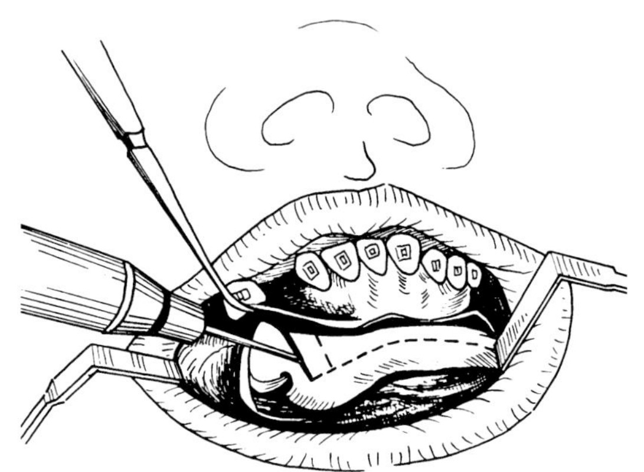

图 11-21　用骨钻行垂直骨切开示意图

(三) 水平骨切开

在垂直骨切开线确定后,用细裂钻或小球钻沿标记好的骨切开线进行切割。骨钻应与骨板表面垂直,逐步切开颊侧骨皮质、骨松质。在切开舌侧骨板时,应将示指置于舌侧对应位置,以感觉器械的切割深度,避免损伤舌侧软组织营养蒂。在完成两侧垂直骨切开后,即可行根尖下水平骨切开。水平骨切开线应位于下颌前牙根尖下至少 5mm 处(图 11-22)。先用骨锯或裂钻在唇侧骨皮质表面作切骨标记。如果不需要下降下颌前部牙骨段,只需作一条水平切骨线。如果要下降前部骨段,应根据模型外科分析结果确定下降幅度。这时需在第一条切开线的下方再作一条水平骨切开线,两线之间的距离即为需要截除的骨质范围和下降高度(图 11-23)。用往复锯沿骨切开标记线进行水平骨切开术。在切割至舌侧骨皮质时,同样需要用手指置于下颌前部舌侧感觉切骨深度,以免损伤舌侧软组织蒂。

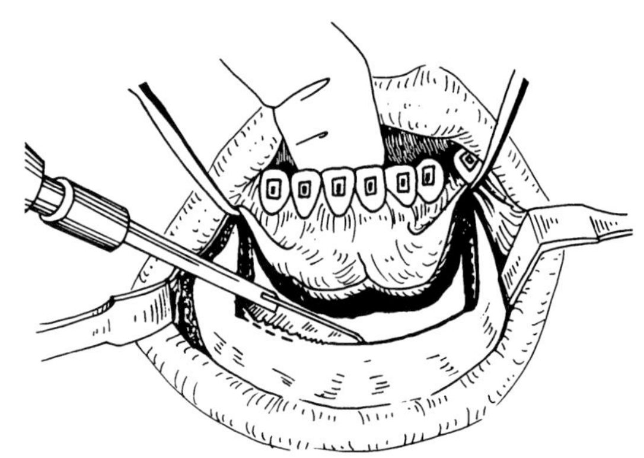

图 11-22　用往复锯行水平骨切开示意图

(四) 牙骨块松动与复位固定

用骨刀插入骨切口中轻轻撬动已经切开的前部牙骨块,使之与下颌骨完全离断,只留软组织蒂与其附着。移去手术设计需要截除的骨块,用定位𬌗板引导下颌前部牙骨段至矫正位。若发现骨性干扰

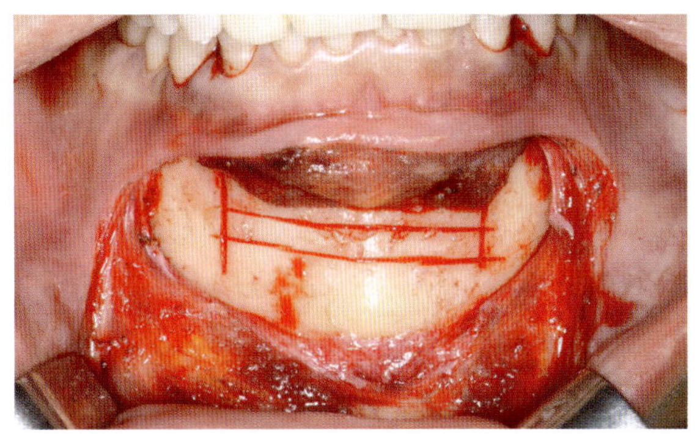

图 11-23　两条水平骨切开线口内照

影响骨段就位,可在直视下用球钻磨除(图 11-24)。当前部牙骨段与定位𬌗板咬合面完全吻合以后,将术前预制的唇弓插入牙面锁槽的槽沟中,并用正畸结扎丝拴结固定。骨间用微型钛板或双皮质螺钉行坚固内固定(图 11-25,图 11-26)。

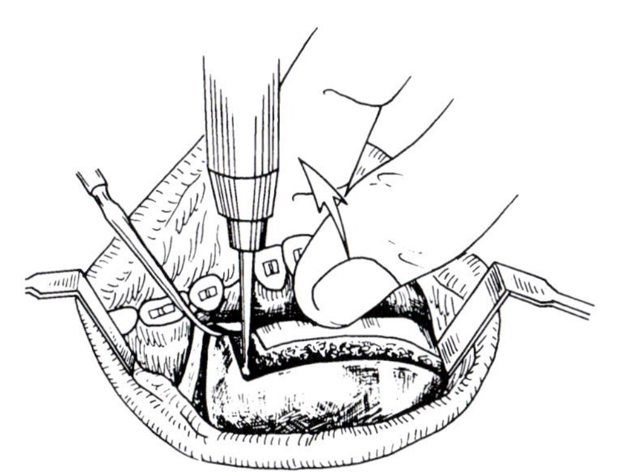

图 11-24　去除骨干扰示意图

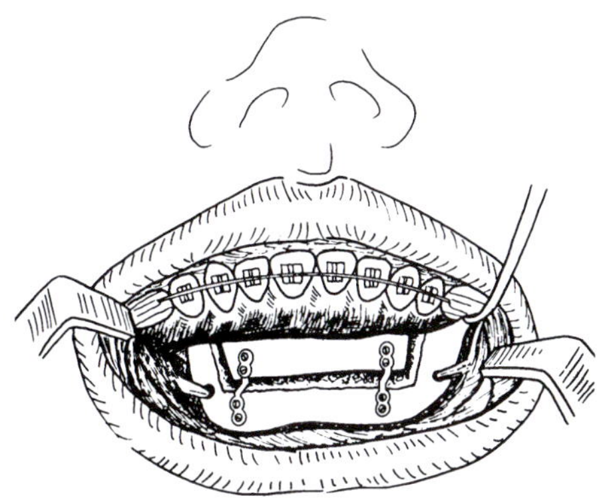

图 11-25　用钛板行坚固内固定示意图

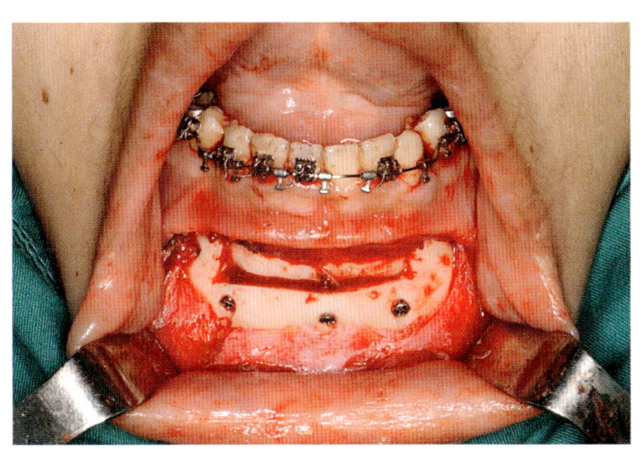

图 11-26　用螺钉行坚固内固定口内照

（五）伤口缝合

用生理盐水冲洗术区，骨创口的明显出血点可用少许骨蜡填塞止血。缝合黏膜切口，可放置橡皮引流条。

三、术后处理

按正颌手术常规进行术后处理，术后 7 天拆除缝线。避免用前牙咬食硬物，在术后第 6 周开始术后正畸治疗。

四、并发症及其防治

（一）骨愈合不良或坏死

下颌前部根尖下骨切开术后前部牙骨块的血液供应绝大部分来自于舌侧软组织蒂，少部分来自于唇颊侧牙龈黏膜附着。如果术中不慎严重损伤或撕裂软组织营养蒂，甚至将其完全切断或分离，将造成前部牙-骨段发生供血障碍，导致骨愈合障碍，甚至牙骨块坏死脱落。因此要求术者操作时要精确到位，轻柔细致，不可粗暴。

（二）牙髓退行性变与坏死

下颌前部根尖下骨切开术后，牙髓组织在短时间内会出现相当程度的供血不足，从而可能导致牙髓发生退行性变或坏死。因此，水平骨切开线设计于根尖下至少 5mm，同时保护好整个前部牙-骨块的向心性血供软组织蒂，将有效避免术后出现前牙牙髓的退行性变与坏死。

（三）牙龈萎缩与牙根暴露

行垂直骨切开时，截除牙间骨质过多可能造成牙周支持骨组织的损伤与牙周附着的丧失，从而导致术后牙龈与牙周组织萎缩甚至牙根暴露。因此，在去骨时应格外小心，可采用小球钻磨除的方式截骨。另外，口内黏膜只作水平切口而不作垂直切口，这样有利于保持邻牙牙龈与牙周附着的完整性。

（祝颂松）

参考文献

1. 胡静，王大章. 正颌外科. 北京：人民卫生出版社，2006
2. 王兴，张震康，张熙恩. 正颌外科手术学. 济南：山东科学技术出版社，1999
3. 王大章. 口腔颌面外科手术学. 北京：人民卫生出版社，2003
4. BELL W H，PROFFIT W R，WHITE R P. Surgical correction of dentofacial deformities. Philadelphia：WB Saunders，1980
5. EPKER B N，WOLFORD L M. Dentofacial deformities surgical-orthodontic correction. St. Louis：Mosby，1980
6. FONSECA R. Oral and Maxillofacial Surgery. Philadelphia：WB Saunders，1999
7. HU J，ZHAO Q，TANG J，et al. Changes in the inferior alveolar nerve following sagittal split ramus osteotomy in monkeys：a comparison of monocortical and bicortical fixation. Br J Oral Maxillofac Surg，2007，45(4)：265-271
8. ZHAO Q，HU J，WANG D Z，et al. Changes in the temporomandibular joint after mandibular setback surgery in monkeys：Intraoral vertical versus sagittal split ramus osteotomy. Oral Surg Oral Med Oral Pathol Oral Radiol Endod，2007，104(3)：329-337

第十二章　口内进路的水平骨切开颏成形术

第一节　概　　述

一、颏与容貌美学

颏是颜面重要的结构，是鼻唇颏关系协调的基础。协调的鼻唇颏关系是容貌美的重要标志之一。在生物进化的漫长历史中，动物从低级到高级，人类从类人猿到现代人，其大脑越来越发达，咀嚼器官越来越退化，颜面结构发生了一系列变化。最主要的变化是前额越来越突出，咀嚼器官（牙与牙槽突）的退化引起双唇越来越后退，与此同时颏的轮廓却越来越清晰（图 12-1）。西方人还常将发育良好的颏与优良的性格特征相联系，如勇敢、刚毅、果断等，而发育不足过小的颏则常与懦弱、优柔寡断等弱势性格相联系。

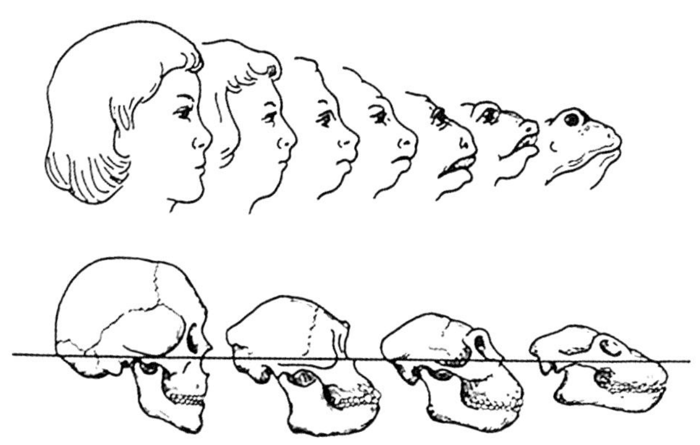

图 12-1　生物进化过程中颜面器官发育比较图

二、颏成形术的发展与现状

1934 年 Aufricht 描述了世界上最早的颏成形术，他把鼻成形术中切除的鼻背部组织移植于下颌颏联合的前方，以增加颏的突度。此后各种异体植入物，如硅橡胶、象牙、牛骨及牛软骨都曾用来扩大颏部突度，称为隆颏术。但异体物植入后容易发生局部感染、植入物排出，并破坏受植区下方的骨结构。局部感染和创面愈合后的瘢痕收缩还可导致下唇短缩和外翻、下前牙外露等不良后果。自体骨及软骨移植也曾被广泛用来增加颏突度，但移植后的骨吸收常使手术效果无法预测。同时术中很难使移植骨块的形态自然逼真,术后也很难保持理想形态,因而目前已很少应用。

三、水平骨切开颏成形术

1942 年 Hofer 首次从口外颏下切口入路行颏部水平骨切开,使颏部骨段前徙,增加颏部突度,收到较好效果。1950 年 Converse 以及后来的 Obwegeser 等通过口内入路完成此手术,避免了皮肤瘢痕。但早期水平骨切开颏成形术中,颏部骨段的软组织附着被广泛剥离,甚至使颏部骨段变成了游离骨移植。这使得颏部骨段的骨吸收率高,甚至会发生骨段的缺血性骨坏死。

四、带广泛软组织蒂的水平骨切开颏成形术

在 20 世纪 70 年代,Bell 提出采用带广泛软组织蒂水平骨切开颏成形术(broad-pedicle genioplasty)。术中尽可能保留了骨切开线以下的软组织附着,以保证颏部骨段有充分的血液供应,避免缺血性骨坏死的发生。术后畸形矫正效果稳定,可预测性强。

第二节　颏部骨切开成形术

一、适　应　证

1. 颏后缩畸形　是东方人群中常见的颜面畸形。东方人属于蒙古人种,蒙古人种颜面结构的特点之一是双颌微突,颏部突度较高加索人种小,因此颏后缩的情况比较普遍。

2. 颏前突畸形　单纯的颏前突畸形在东方人群中并不多见。但在骨性下颌前突畸形患者中常伴有不同程度的颏前突,须在矫正下颌前突畸形的同时予以矫正。

3. 颏过长畸形　颏垂直方向上发育较长,指面下 1/3 中的下唇颏高与上唇高比例失调,显得过长,从而使面中份与面下份的比例关系失调。这种情况多见于长面综合征患者,在一些下颌前突畸形的患者中也可看到。

4. 颏过短畸形　颏部垂直向发育不足,多见于短面综合征患者。其同样造成面下 1/3 的上唇高与下唇颏高的比例关系失调,面中份与面下份的比例关系失调。因此需适当增加颏部的垂直高度来矫正此类畸形。

5. 颏部不对称畸形　包括颏在三维方向上的各种不对称,情况比较复杂。最多见的有颏中线偏离面中线、两侧下颌骨下缘高度不一致造成的颏中线歪斜和颏下缘一侧高一侧低、两侧颏结节突度不一致等。

二、手术方案设计

王兴等对中国美貌人群容貌三维颅面结构的研究表明,国人协调的鼻唇颏关系应符合以下条件:①如果以眶耳平面作为水平标志线,过软组织鼻根点和鼻下点分别作这条水平标

志线的垂线，青年男性的颏前点靠近过软组织鼻下点的垂线，青年女性的颏前点则位于两条垂线之间且稍靠近过鼻根点的垂线。男性的鼻唇沟相对较女性深。②如以 Ricketts 设计的连接鼻尖点和颏前点连线形成的“审美平面”（esthetic plane）来评价的话，男女的双唇均位于该平面的后方约 1~2mm，上唇较下唇相对靠前（图 12-2A）。③上唇高（从鼻下点到上唇下缘距离）与下唇颏高（上唇下缘到颏下点距离）之比大约为 1∶2（图 12-2B）。④颏中线应与面中线一致，两侧颏结节应对称，两侧颏下缘的高低以及颏旁区突度应基本保持一致。美貌者的颏无论是从哪个方面评价都是基本对称的，其非对称率小于 10%。

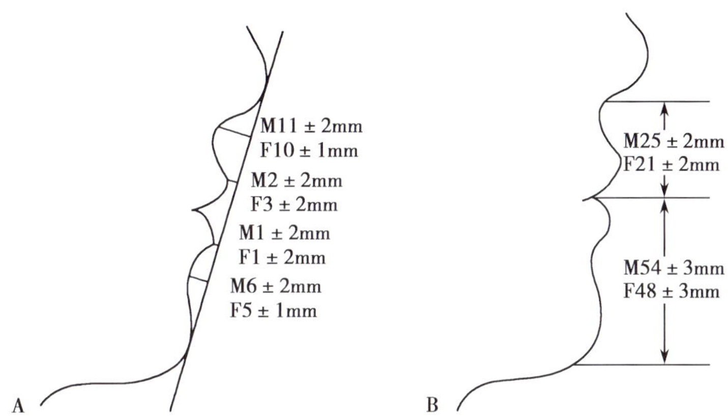

图 12-2　中国美貌人群唇颏关系（M 代表男性，F 代表女性）
A. 审美平面；B. 上、下唇高比例。

三、水平骨切开颏成形术基本操作步骤

1. 麻醉　口内进路水平骨切开颏成形术可采用经鼻气管插管全身麻醉（图 12-3），亦可采用下颌神经传导阻滞麻醉加局部浸润麻醉。全麻的优点是患者无恐惧感，便于术者操作，特别是颏部畸形复杂、颏部骨段移位大，或采用较为复杂的术式、预计手术操作时间较长时，宜选择气管插管全身麻醉。而术式较简单，颏部骨段移位小，患者心理承受能力较强者可选择局部麻醉的方法，术前应向患者详细说明术中可能有振动感、牵拉感或轻微疼痛，使患者理解和配合。

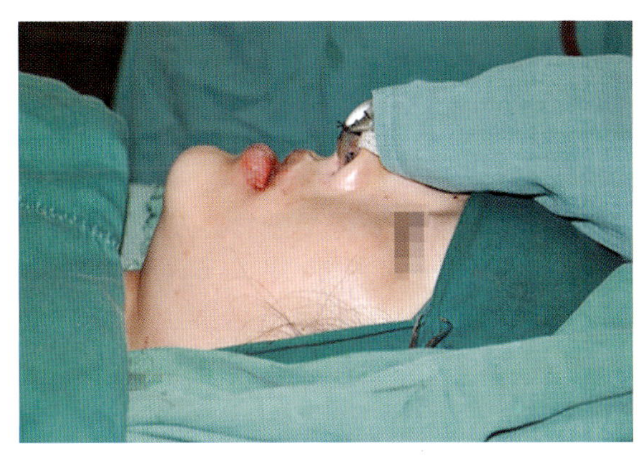

图 12-3　经鼻腔气管插管全身麻醉

2. 软组织切口　软组织切口宜选在双侧下颌第一前磨牙间的口腔前庭靠唇侧黏膜处。切口与前庭沟底的距离约 5mm(图 12-4)。切开前沿设计切口于黏膜下注射含有 1∶100 000～1∶80 000 肾上腺素的 0.5%的利多卡因,约 2～3 分钟后切开黏膜。然后刀片稍倾斜切开肌肉组织,以保留部分颏肌于下颌前部的外侧骨板上,这为关闭切口时对位缝合颏肌创造了条件(图 12-5)。在下颌尖牙的根尖下约 5mm 处切开骨膜,向下方剥离暴露骨面,剥离暴露范围以能完成设计之骨切口为宜。一般不剥离颏部下缘的软组织附着,并尽可能保留骨切开线下方的软组织附着。

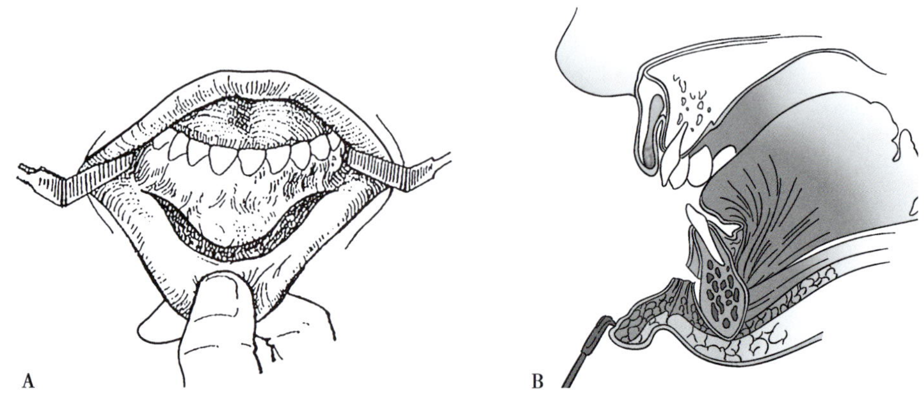

图 12-4　软组织切口示意图
A. 切口俯视示意图;B. 切口矢状剖面示意图。

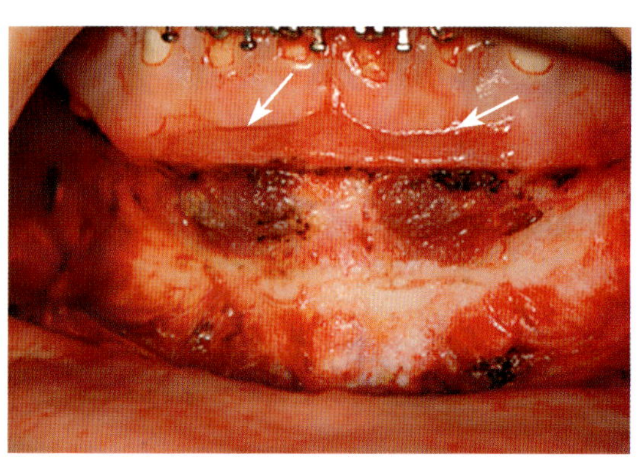

图 12-5　软组织切开矢状剖面及保留颏肌于骨面的术中图(箭头处为肌肉断面)

3. 骨切开　先作水平骨切开标志线以及骨段移动的对位标志线。为使颏部骨段准确移位至设计位置,在骨切开前于中线处及双侧尖牙的根方作与水平骨切开标志线相垂直的对位标志线,对位标志线应跨越骨切开标志线(图 12-6)。在颏的中部距颏下缘最低点约 10～15mm 处用细裂钻标记骨切开位置,自此向两侧延伸,经双侧颏孔下方约 5mm 处至下颌下缘,使其大致与眶耳平面平行(图 12-7)。然后以矢状锯或往复锯沿骨切开标志线骨切开,用骨凿凿断残余的皮质骨连接(图 12-8,图 12-9)。当骨切开至舌侧骨板时,操作要轻柔准确,以免过多损伤舌侧软组织,导致术后口底血肿及重度肿胀。严重的口底血肿及肿胀,可将舌体推向后方,影响术后呼吸道的通畅,危及患者的生命安全。

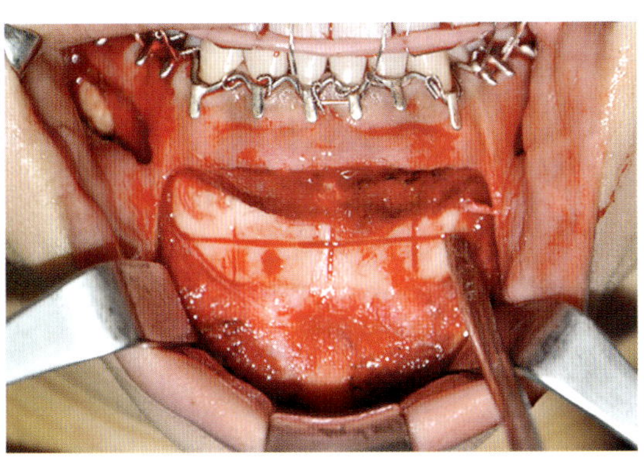

图 **12-6** 骨切开线和对位标记线

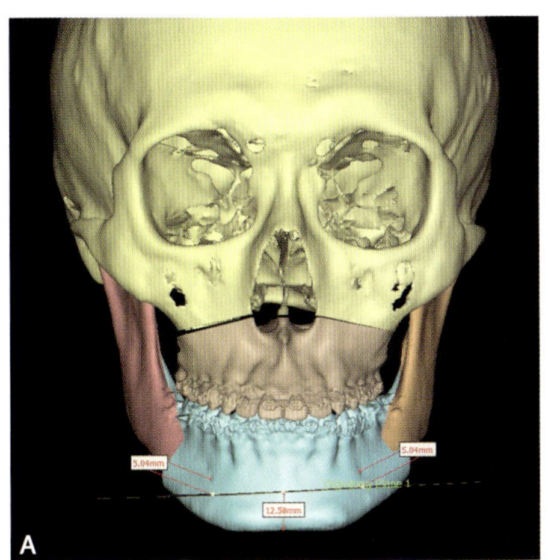

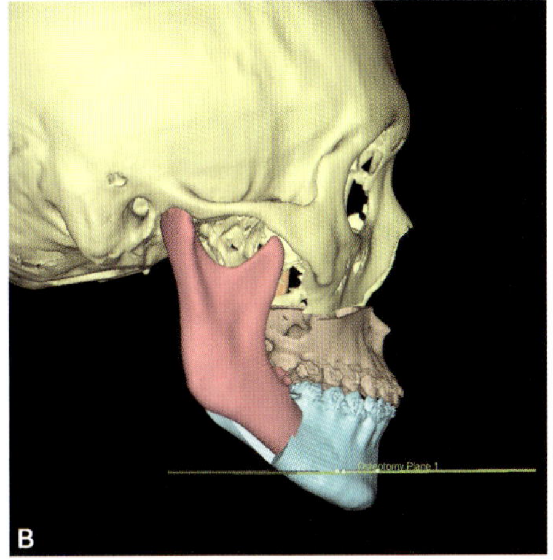

图 **12-7** 骨切开线示意图

A. 正面观；B. 侧面观。

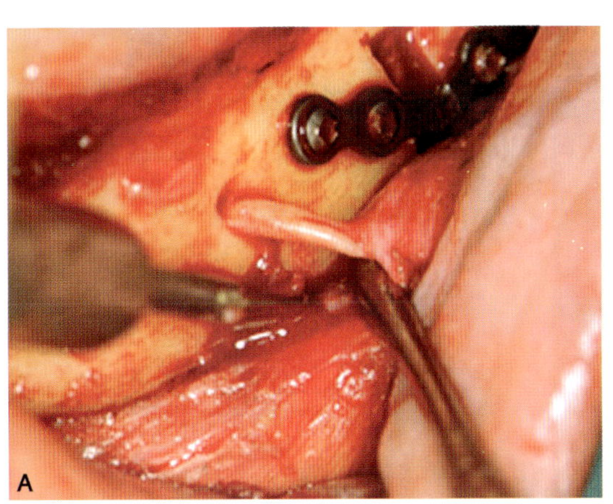

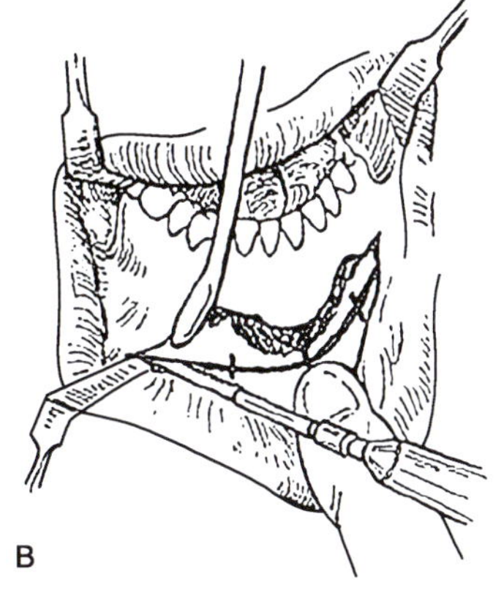

图 **12-8** 以往复锯进行骨切开操作

A. 骨切开口内照；B. 骨切开示意图。

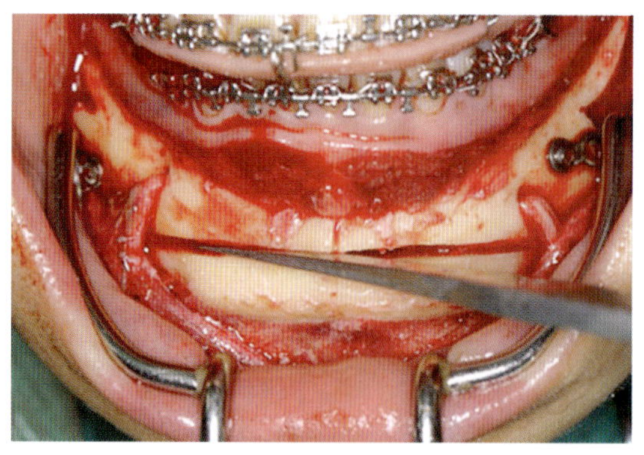

图 12-9 以骨凿凿断残余骨皮质连接

4. 骨段移动与固定　完成骨切开后，行骨断面和舌侧软组织止血并将骨切开段适当牵拉松动（图 12-10）。参考对位标记线，根据术前设计颏部骨段移动的距离与方向，将颏部骨段移动至预计位置（图 12-11），并予固定。①钢丝结扎固定法：多为“8”字形钢丝结扎，颏部骨段上的结扎孔制备于舌侧骨板上，骨切开线上方的结扎孔制备于唇侧骨板，于颏正中及两侧尖牙下方各制备一对钢丝结扎孔（图 12-12）。先将钢丝由颏部骨段骨孔的唇侧穿入，舌侧面穿出，再于上方结扎孔由唇侧穿入，出骨断面。然后拉紧钢丝，测量骨段的移动距离和方向后，即可拉紧结扎（图 12-13）。②钛板坚固内固定法：采用钛板及螺钉进行固定，使固定更为稳定，利于骨段愈合和保持骨段的位置（图 12-14）。骨段移动距离小，可用微型钛板系统固定（1.5mm 系列）；反之，需采用小型钛板固定（2.0mm 系列）。

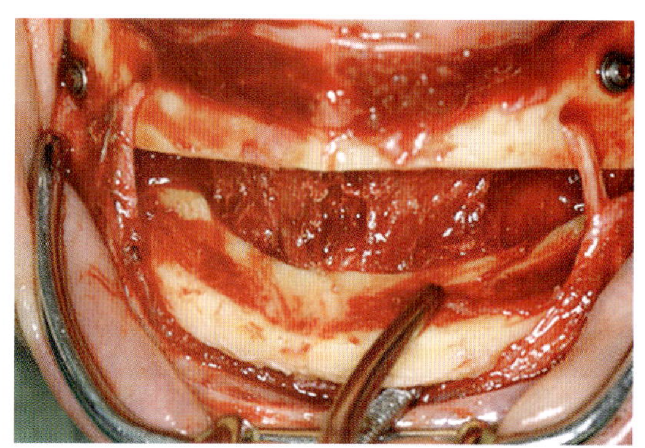

图 12-10 适当牵拉松动颏部骨段口内照

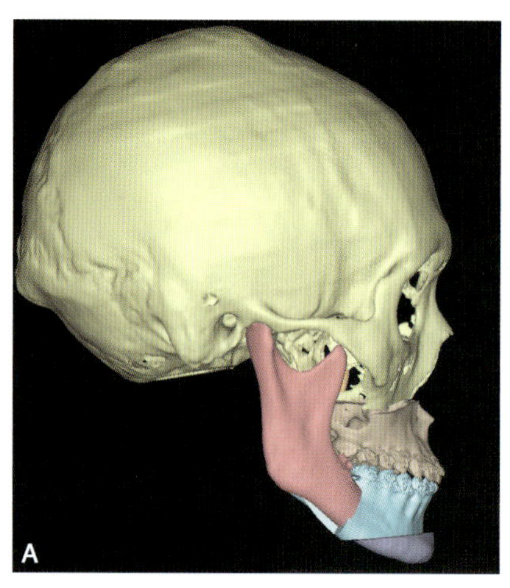

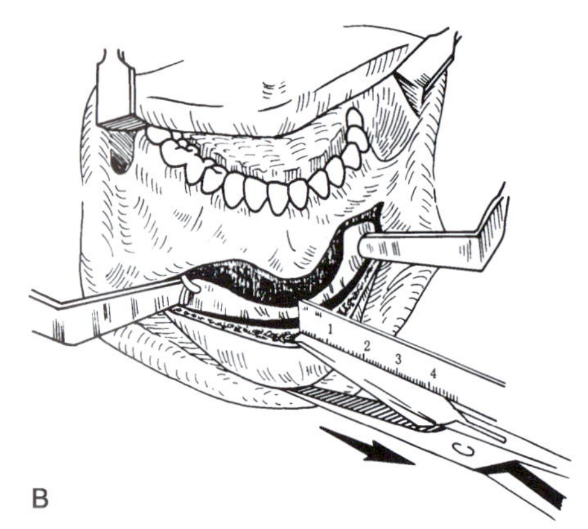

图 12-11 移动颏部骨段至设计位置

A. 骨切开线示意图；B. 口内骨切开示意图。

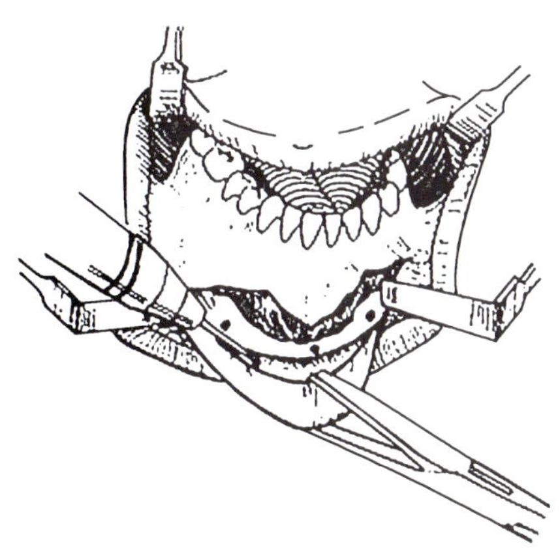

图 12-12　制备钢丝结扎固定穿钢丝孔示意图

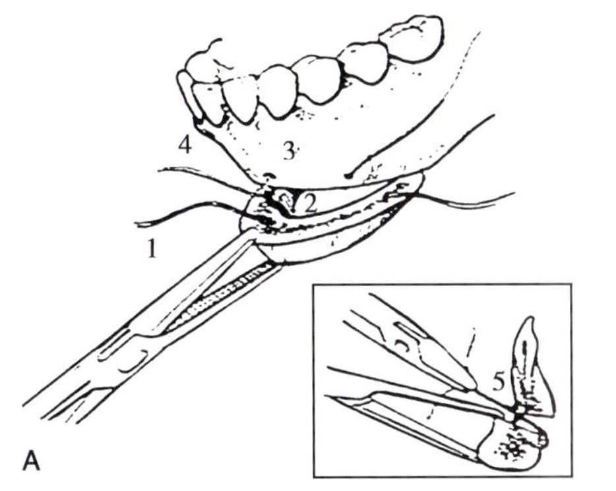

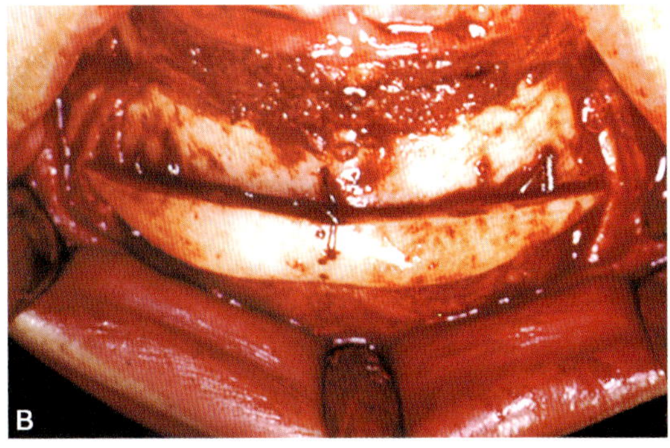

1. 颏部骨段钢丝穿入；2. 舌侧骨面穿出；3. 骨切开线至上骨段唇侧穿入；4. 骨断面穿出；5. 抽紧钢丝，拧紧固定。

图 12-13　钢丝结扎固定法
A. 钢丝“8”字结扎法示意图；B. 术中固定效果口内照。

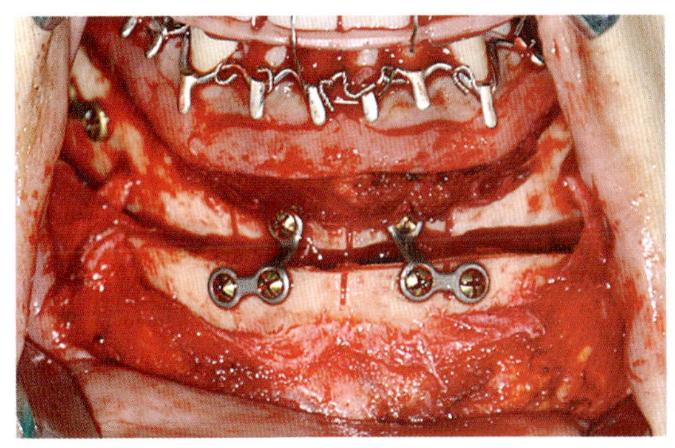

图 12-14　颏部骨段钛板固定

5. 缝合　首先需在中线及双侧尖牙部位进行颏肌的三点对位缝合，这是防止术后下唇外翻，下前牙暴露过多的关键步骤。因肌肉纤维脆弱，可先将三根缝线在上述部位一一穿好后再逐一打结。可采用褥式缝合或间断缝合来缝合黏膜，避免黏膜内卷，影响伤口愈合。缝合时应先仔细确定唇中线，准确对位缝合，以免下唇不对称(图 12-15)。

6. 加压包扎　采用如图 12-16 所示的加压包扎方法可有效地防止术后血肿形成，并有利于术后软组织塑形。下颌颏唇沟部位的适当加压应保持 2 周左右，以避免发生下唇外翻。手术后当天及第 1 天局部可给予冰块冷敷。

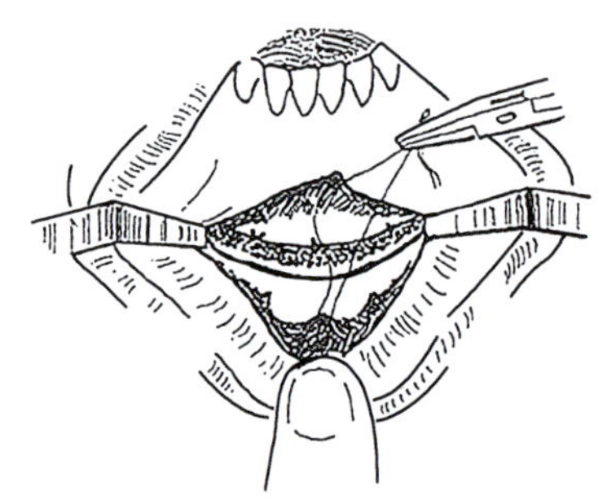

图 12-15　先对位缝合颏中线和颏肌，然后缝合黏骨膜切口

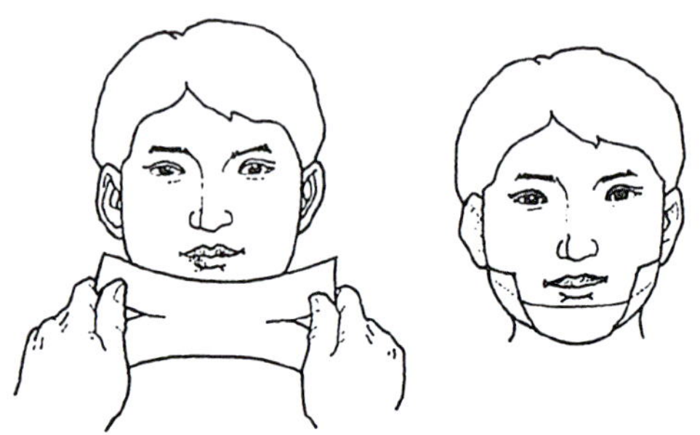

图 12-16　局部加压包扎示意图

四、水平骨切开颏成形术的术式变化

颏部畸形常常是复杂多样的，为达到良好的矫治效果，须针对各类畸形的特点，采用不同的水平骨切开颏成形术予以矫正。

1. 水平前徙式　适用于单纯的颏后缩畸形。当使颏部骨段沿骨切开线前徙后，即可改善颏部突度(图 12-17)。颏部前徙的距离常常受到颏部骨段自身厚度的限制，一般其最大限度约在 15mm 以内，一些颏发育较差者，则不会超过 10mm。颏突度改善后，虽然没有增加颏部的实际高度，但视觉上有下唇颏部高度增加的效果。

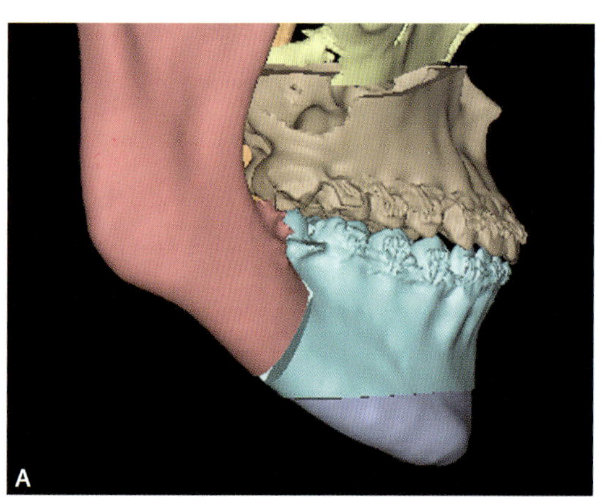

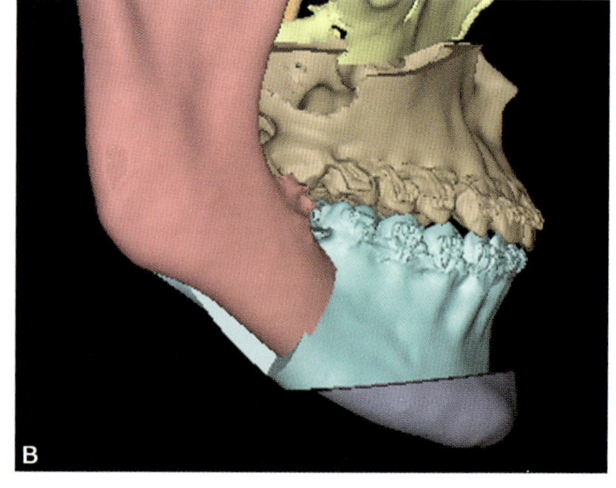

图 12-17　颏部骨段水平前徙增加颏突度

A. 前徙前；B. 前徙后。

2. 双台阶前徙式　适用于较为严重的小颌畸形患者，其颏部突度的增加常需超过15mm，单纯水平前徙术后难以满足其增加颏部突度的需要。手术时行两个平行的颏部骨切开，形成两个可分别前徙的带有软组织蒂的颏部骨段，按设计前徙骨段后予以充分固定。较大距离前徙颏部骨段后的伤口缝合，加压包扎十分重要。骨段前徙后，在其上方可形成较大腔隙，易引起感染及愈合不良。在此腔隙内适当植入骨组织或人工骨以利于减少腔隙，促进愈合（图 12-18）。

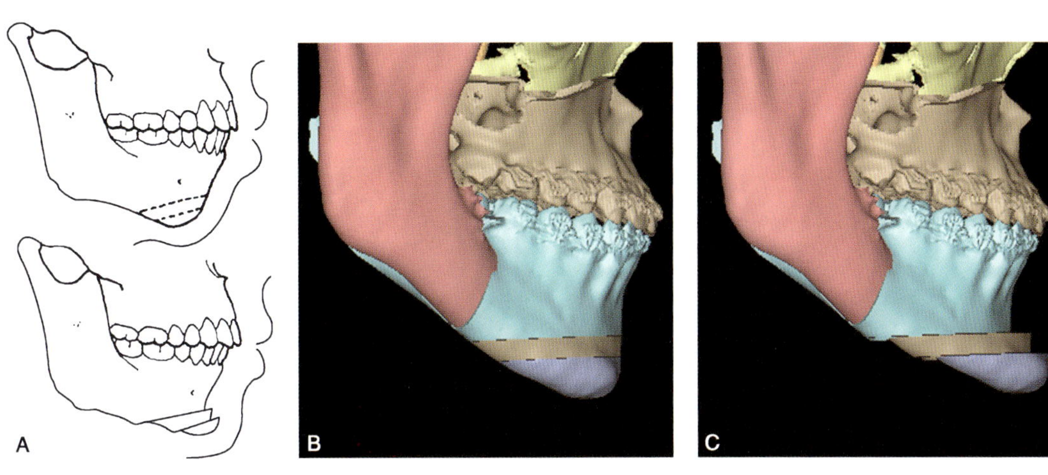

图 12-18　双台阶前徙式
A. 示意图；B. 前徙前；C. 前徙后。

3. 水平后退式　适用于颏突度过大的患者。这类情况多见于骨性Ⅲ类错殆畸形患者中，采用这一术式矫正颏部形态将使其颜面比例关系更为协调（图 12-19）。

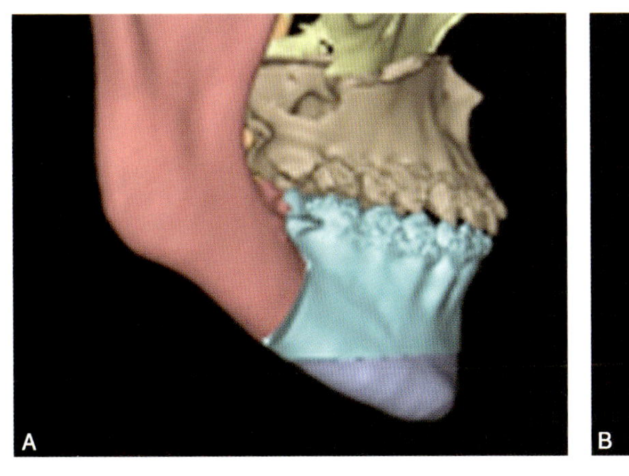

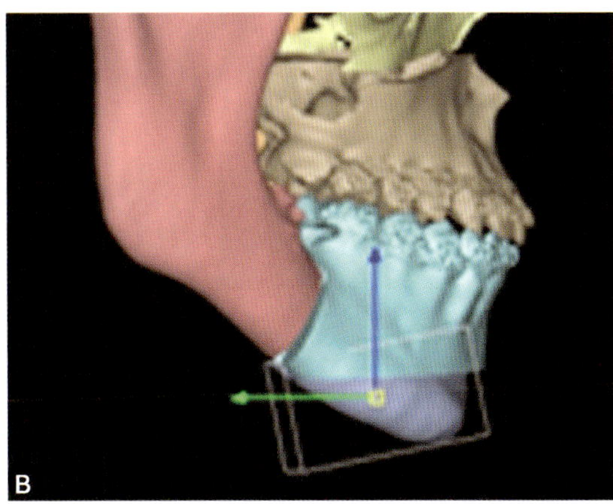

图 12-19　水平后退式
A. 骨切开后未移位；B. 颏部骨段后退。

4. 缩短式　适用于下唇颏部过长者，多见于长面综合征患者。缩短的方式有两种。一是完成两条相互平行的骨切开线，取出骨切开线之间的骨段，颏部骨段整体水平上抬缩短下唇颏高度(图 12-20);二是完成两条相交于两侧下颌下缘对应位置的骨切开线,取出骨切开线间的三角形骨段,保持颏部骨段后端与下颌下缘的接触,其前部向上旋转至接触骨切开线上骨段,达到缩短下唇颏高度的目的(图 12-21)。在骨切开时切记应首先完成下方的骨切开,然后再完成上方的第二个骨切开操作。如骨切开顺序相反,先形成了一个的活动骨段,在其上完成二次骨切开便增加了许多困难。

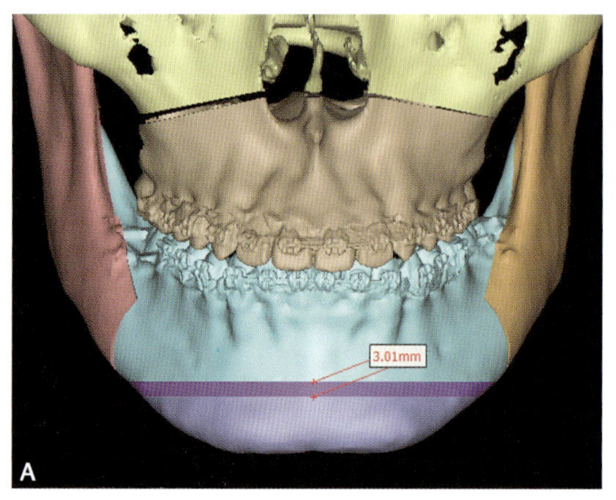

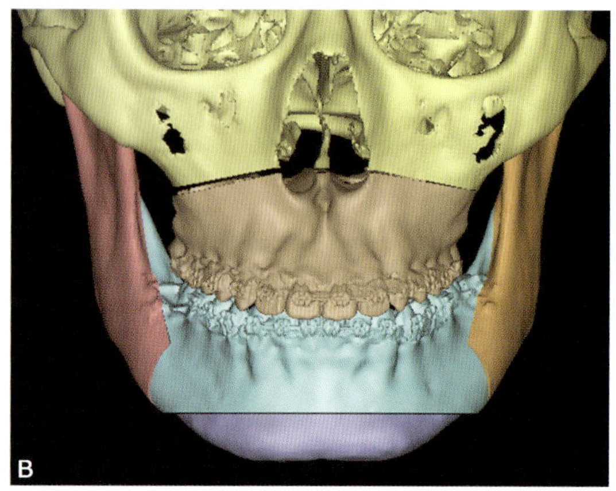

图 12-20　水平去骨减低颏高度
A. 颏部骨段上方去骨;B. 去除部分骨后。

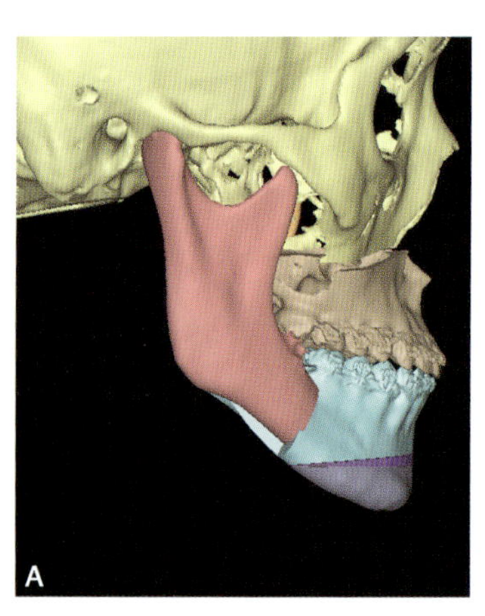

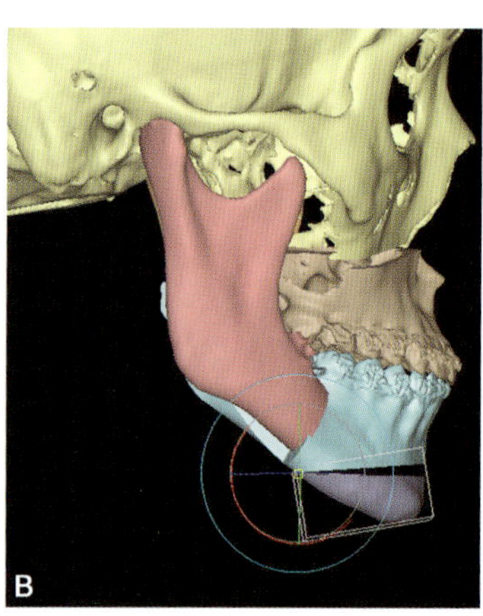

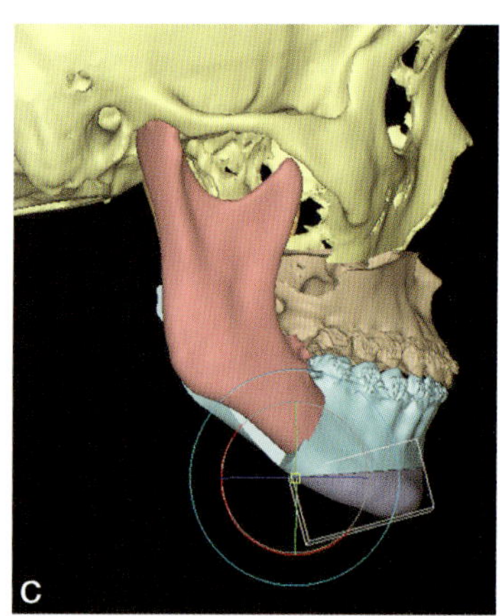

图 12-21　三角形去骨旋转骨段减低颏高度
A. 颏部楔状去骨前;B. 颏部楔状去骨;C. 颏部去骨后。

5. 植骨加高式　适用于下唇颏高度不足的畸形患者。植骨加高的方式有两种。一是完成颏部骨切开后,颏部骨段整体水平下降至设计位置后,在形成的间隙内植骨,达到增加下唇颏高度的目的(图 12-22);第二种方式是完成骨切开后,保持颏部骨段与下颌下缘的接触,前部向下旋转至设计高度后,产生的间隙内植入骨组织后固定颏部骨段,达到增加下唇颏高度的目的(图 12-23)。移植骨块多取自髂骨、颅骨或修整下颌骨形态时切下的骨组织。前者易于吸收,而后两者具有吸收率小、易于成活的优点。

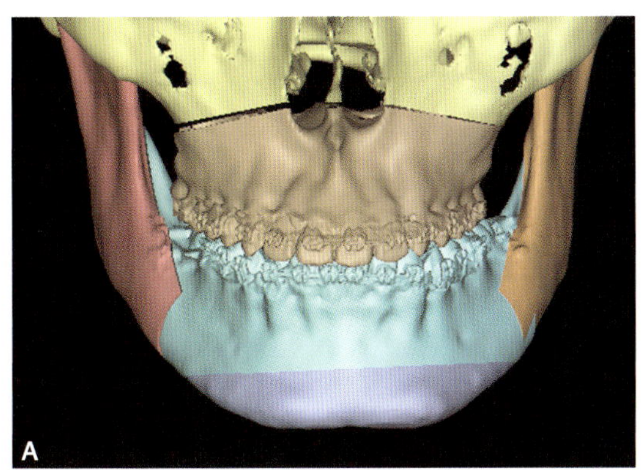

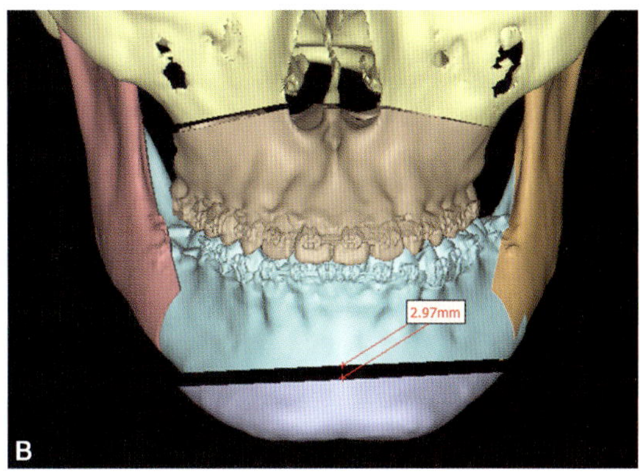

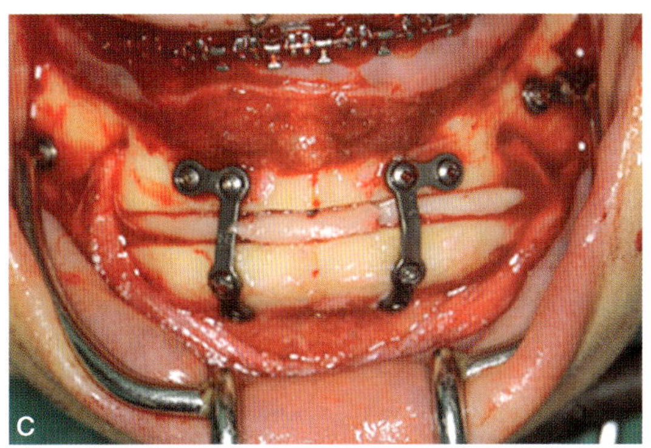

图 12-22　水平增高式

A. 骨切开示意图；B. 向下移动颏部骨段；C. 间隙处植骨固定。

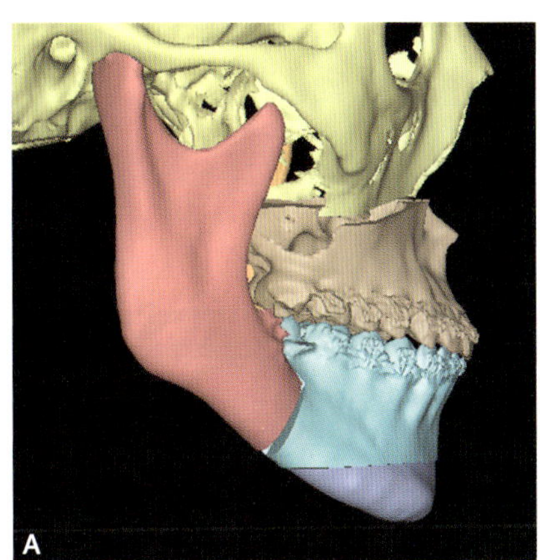

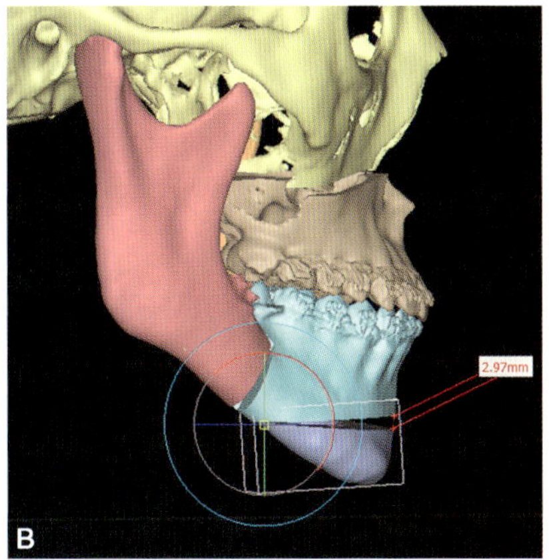

图 12-23　旋转增高式

A. 骨切开；B. 向下旋转颏部骨段。

6. 水平移位式　适用于颏中线偏斜但两侧颏结节突度及颏下高度基本一致者。水平移位后应确保颏中线与面中线对齐，如果一侧骨段向外侧方突出影响颏部对称性则可适当予以修整。如伴有颏前后方向的畸形，可同时相应地后退或前移颏部骨段予以矫正（图12-24）。

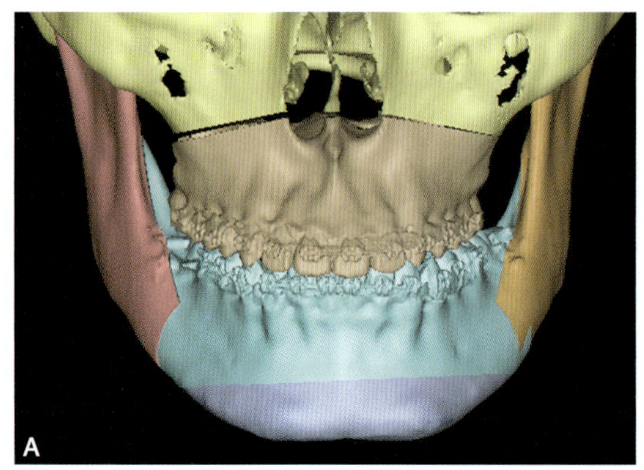

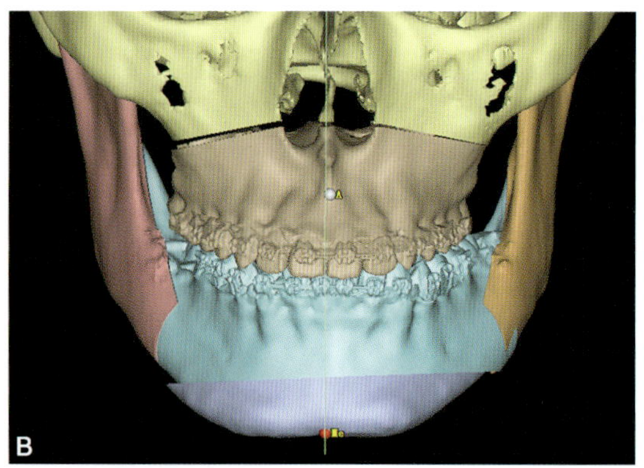

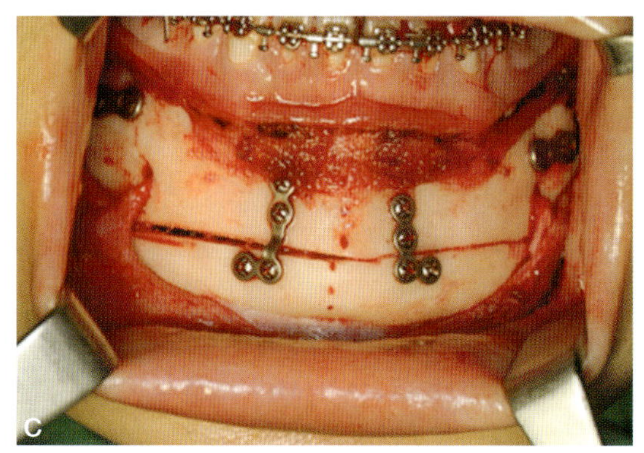

图 12-24　水平移位式

A. 骨切开；B. 水平移动颏部骨段；C. 术中移位后固定。

7. 水平旋转移位式　适用于颏偏斜且双侧颏结节突度并不一致的情况。当矫治一侧髁颈发育过长或单侧髁突短小所导致的下颌偏斜畸形时，颏部畸形的矫治常使用这一术式。例如偏突颌畸形矫治时，下颌双侧后退的距离常不一致，下颌后退后，后退较少的一侧颏结节则显得较突，给人以不对称的感觉。此时，常需在水平移位颏部骨段的同时旋转颏骨段，使较突的一侧向后旋转而使突度不足的一侧向前旋转，从而使颏的位置在三维方向上达到对称和协调（图 12-25）。

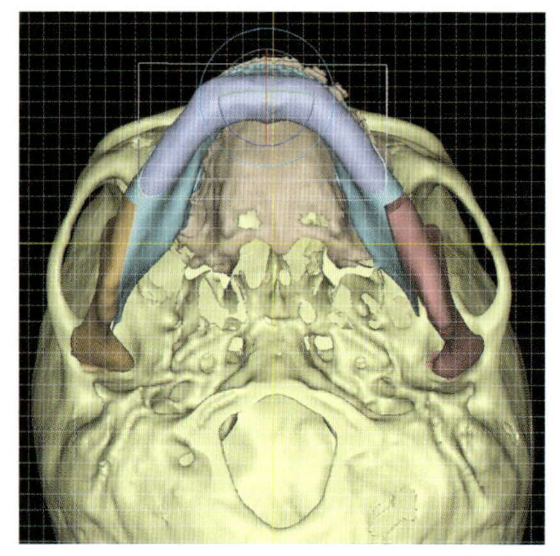

图 12-25　水平旋转移位式

8. 三角形骨段切除式　适用于颏中线歪斜，而且双侧颏下缘高度不一致并伴有下唇颏高较长的情况。切除的骨块为三角形骨块，三角形的顶尖位于健侧而底边位于患侧。三角形底边的宽度以双侧下缘的高度差为依据。三角形骨块切除后常可使歪斜的颏中线与面中线一致，并使颏部形态在垂直方向上左右对称。采用这种术式时亦可同时使骨段前徙或后退以达到更好的效果（图 12-26）。

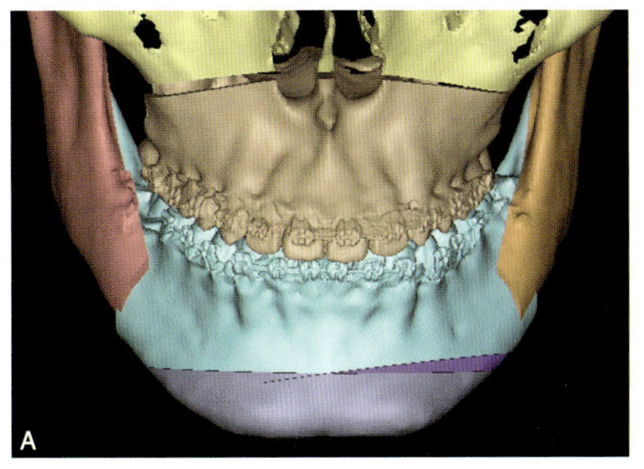

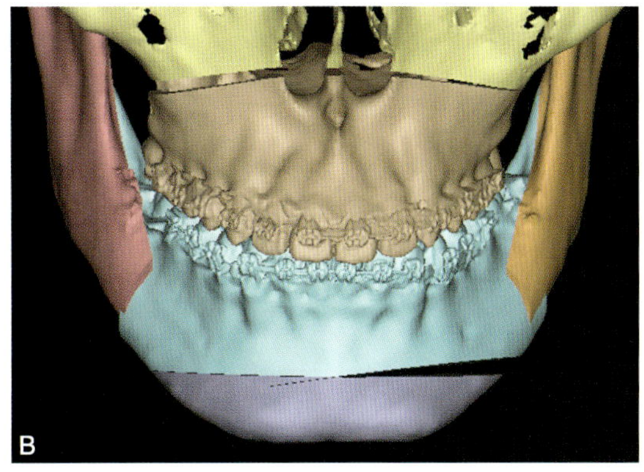

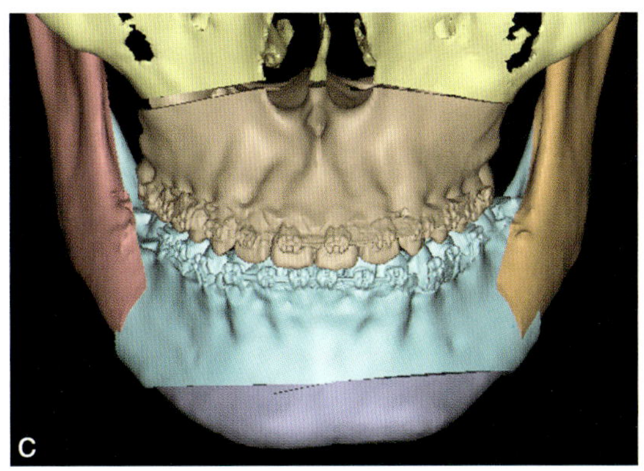

图 12-26　颏部水平三角形骨段切除式恢复颏部对称性

A. 左侧三角形骨切除前；B. 左侧三角形骨切除；C. 去骨后固定。

9. 楔形骨段切除式　适用于下唇颏高较长并伴有颏突度轻度不足者。所谓楔形骨段即在颏部外侧骨板要作两条骨切开线，这两条骨切开线并不与骨外板垂直而是形成一定角度，至舌侧骨板时融会成一条骨切开线。完成骨切开后形成一楔状骨缺失区，然后使颏部骨段旋转固定于牙列骨段上，从而达到缩短下唇颏高以及使颏前点向前上翘起的目的（图 12-27）。

10. 颏部骨段加宽式　适用于颏部较窄而显得面下太尖的情况。完成水平骨切开后，在颏中线处垂直截开颏部骨段，中间植入骨组织或羟基磷灰石及煅烧骨后用小型钛板将两侧的颏部骨段及植入物连成整体（图 12-28）。

11. 颏部骨段缩窄式　适用于颏部过宽的情况。需在颏部骨段中线处切除部分骨组织后将两侧的骨段向中线拉拢并用钛板固定（图 12-29）。应注意，在去除颏中部骨段后，骨段上的肌肉附着减少可能影响其血液供应，因此在采用此种术式时，剥离范围应尽可能小，能完成骨切开操作即可，尽可能保持骨段上的软组织附着。

颏部的畸形表现千变万化，单一的术式往往不易取得较好的畸形矫正效果，需根据临床实际情况将上述术式灵活组织起来应用，使颏部骨段同时多方向综合移动，才能取得良好的治疗效果。

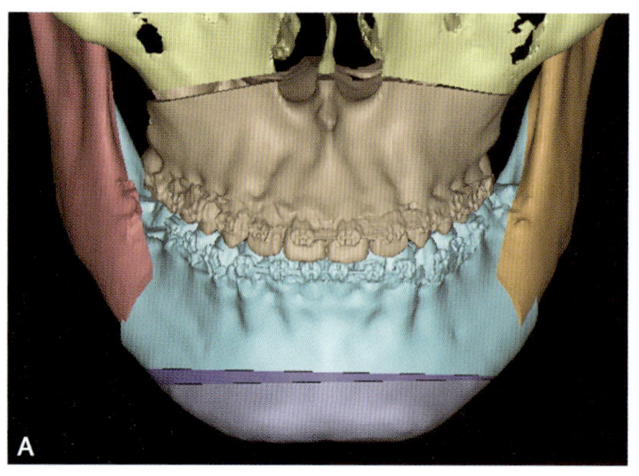

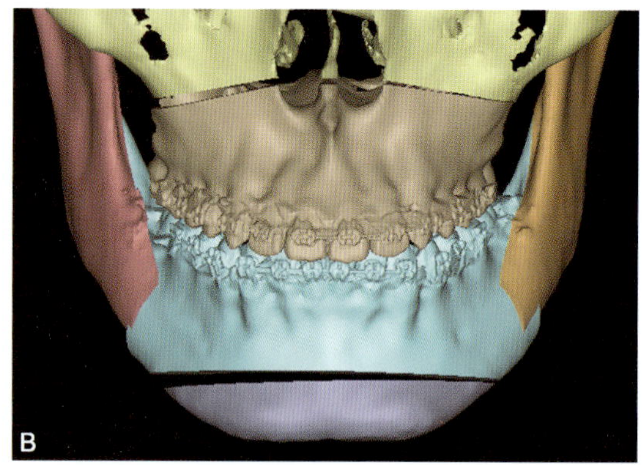

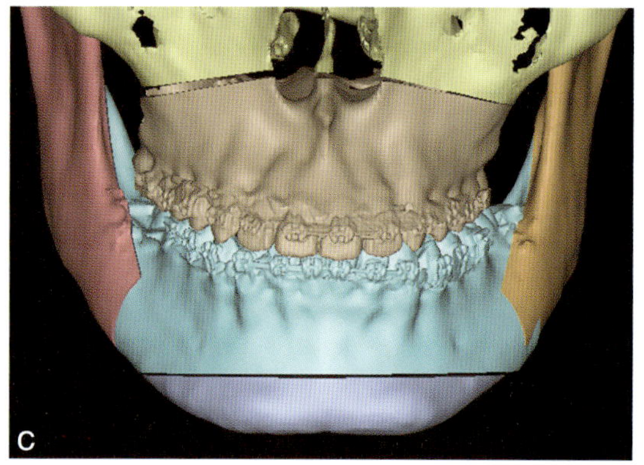

图 12-27 颏部楔形骨段切除式恢复颏部对称性
A. 颏部楔形骨段切除前；B. 切除部分骨；C. 切除后复位。

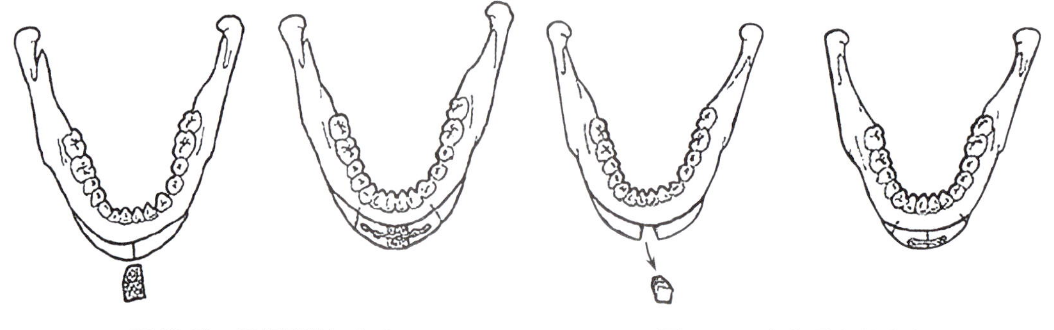

图 12-28 颏部骨段加宽术

图 12-29 颏部骨段缩窄术

第三节 术中术后并发症及其预防处理

一、术中并发症

1. 出血 水平骨切开颏成形术出血的原因有软组织切开剥离时的活跃出血、骨切开时骨髓腔的渗血、损伤颏神经血管束以及口底软组织的损伤。预防措施包括：骨切开时麻醉应

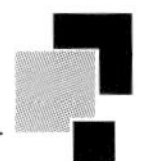

给予低压控制麻醉；用骨蜡填塞骨创面的活跃出血点；及时结扎活跃的软组织出血点；避免骨切开时间过长和对舌侧口底软组织的损伤。

2. 颏神经损伤　不适当的牵引暴露以及骨切开线位置过高均可造成颏神经的损伤而导致术后较长时间的下唇颏部麻木，特别是某些较为复杂的骨切开术式，颏神经损伤成为其主要并发症。为避免颏神经的损伤，骨切开线的位置设计要适当，术中应避免粗暴牵拉，并仔细保护颏神经。一般情况下不必要过多解剖颏神经，以免解剖过程中的损伤以及解剖后颏神经暴露时更易因牵拉而损伤。

3. 骨段骨折　在未充分截开颏部骨质之前，使用暴力撬动或骨凿凿劈，可造成骨段末端的骨折。这不仅会影响骨段的移动及准确就位，也常造成双侧下颌侧方形态的不对称。水平骨切开颏成形术的骨切开线向两侧延伸可至第一磨牙相对应的下颌下缘，骨切开线长，加之骨皮质密度高，故应尽可能使用往复锯将两侧骨质充分截开。这样可以较快地完成骨切开，还可减少骨段骨折的发生。

二、术后并发症

1. 感染　术后伤口的感染较少见。一旦发生感染，除全身使用抗生素治疗外，更重要的是局部处理，每日可用 1.5%过氧化氢、生理盐水冲洗伤口 2~3 次，表面覆盖碘仿纱条。一般在 1~2 周内局部会有新鲜肉芽组织生长，上皮重新覆盖，伤口二期愈合。如采用植骨加高术式或其他复杂骨切开方式，黏骨膜切口最好不使用电刀，关闭切口时仔细对位缝合、加压包扎等都是保证伤口一期愈合、避免感染的重要步骤。一般术后应每日两次冲洗清洁口腔，并要求患者进食后及时使用漱口液漱口，以维护口腔的清洁。

2. 口底血肿　主要是操作时损伤口底软组织而造成术后局部软组织渗血。术中若发现软组织活跃出血应及时结扎止血，对于广泛的渗血亦应使用明胶海绵或止血纱布填塞压迫并适当观察，当渗血不多时再行关闭切口，以避免造成术后口底血肿。严重的口底血肿会使舌体向上抬高并向后压迫移位，导致呼吸障碍，甚至发生窒息，对此应予以高度重视。一旦患者口底肿胀明显，并伴有呼吸梗阻症状，应果断再次手术，开放伤口清除血块，严密止血。

3. 术后唇颏部麻木及不适感　颏神经受损后会出现唇颏部麻木不适等症状。术中的牵拉、挤压都会对颏神经造成损伤，即使未切断颏神经，仅术中牵拉颏神经，也会出现这一并发症。局部麻木及感觉异常可能是暂时的，也可能是持久性的，因此，在术前须向患者充分说明。术中操作轻柔准确，仔细保护颏神经是控制该并发症的有效手段。

（王　兴　李自力）

参考文献

1. 王兴，张震康，王洪君，等. 中国美貌人群的侧貌软组织 X 线头影测量研究. 口腔医学纵横杂志，1991(2)：86-90
2. 王兴，张震康. 中国美貌人群的 X 线头影测量研究. 中华口腔医学杂志，1991，26(1)：3-6
3. 王兴，张震康. 口内入路水平骨切开颏成形术. 中华口腔医学杂志，1988，23：96
4. BELL W H，GALLAGHER D M. The versatility of genioplasty using a broad pedicle. J Cranio Maxillofac Surg，

1983,41(12):763-769

5. TRAUNER R,OBWEGESER H. The surgical correction of mandibular prognathism and retrognathia with consideration of genioplasty. Ⅰ. Surgical procedures to correct mandibular prognathism and reshaping of the chin. Oral Surg Oral Med Oral Pathol,1957,10(7):677-689
6. HINDS E C,KENT J N. Genioplasty:the versatility of horizontal osteotomy. J Oral Surg,1969,27(9):690-700
7. KREKMANOV L,KAHNBERG K E. Soft tissue response to genioplasty procedures. Br J Oral Maxillofac Surg, 1992,30(2):87-91
8. SHAUGHNESSY S,MOBARAK K A,H GEVOLD H E,et al. Long-term skeletal and soft-tissue responses after advancement genioplasty. Am J Orthod Dentofacial Orthop,2006,130(1):8-17
9. LINDQUIST C C,OBEID G. Complications of genioplasty done alone or in combination with sagittal split-ramus osteotomy. Oral Surg Oral Med Oral Pathol,1988,66(1):13-16
10. HWANG K,LEE W J,SONG Y B,et al. Vulnerability of the inferior alveolar nerve and mental nerve during genioplasty:an anatomic study. J CraniofacSurg,2005,16(1):10-14

第十三章　颌骨牵张成骨

20 世纪 50 年代俄罗斯矫形外科医师 Ilizarov 的临床和实验研究工作奠定了牵张成骨（distraction osteogenesis，DO）的理论基础。1992 年美国整形外科医师 McCarthy 成功地将这项技术应用于口腔颌面部，报告了使用外置式牵引器完成的 4 例下颌骨牵张术的病例。1995 年，内置式颌骨牵张成骨技术问世并在短短的几年间成为了国际口腔颌面外科界和整形外科界的研究热点。这一技术的成功应用被誉为 20 世纪口腔颌面外科领域具有里程碑意义的新进展。本章简要介绍牵张成骨，特别是颌骨牵张成骨的发展历史、基本原理和临床应用等。

第一节　概　　述

一、发 展 简 史

早在 1905 年，意大利学者 Codivilla 就曾成功地尝试过肢体长骨（股骨）的牵引延长，但是使其成为一项可以成功应用的临床技术则归功于俄罗斯学者 Ilizarov 在 20 世纪 50 年代所进行的大量实验研究和临床研究工作。Ilizarov 在矫形外科领域所进行的这一具有里程碑意义的工作被世界各国学者所认识则是在 20 世纪 80 年代以后。他不仅通过实验研究奠定了牵张成骨的理论基础，而且通过大量实验和临床研究提出了一系列临床应用的基本原则和技术细节。迄今为止，这些基本原则仍是指导世界各国学者临床应用牵张成骨技术时所遵循的准则（图 13-1）。

颌骨牵张成骨（distraction osteogenesis for jaws）是在肢体长骨牵张成骨技术的基础上发展起来的。文献记载中最早的颌骨牵张成骨病例是著名德国口腔颌面外科医师 Wassmund 在他 1935 年出版的《口腔外科学》中引用的 Rosenthal 医师 1927 年完成的一个由牙支持的口内弹簧牵引装置所矫治的小下颌畸形病例。1973 年美国学者 Snyder 在一只狗的半侧下颌骨进行了颌骨牵张成骨的实验研究，成功地使狗的下颌骨逐渐牵引生成 15mm 的新骨。但是由于颌骨解剖的复杂性以

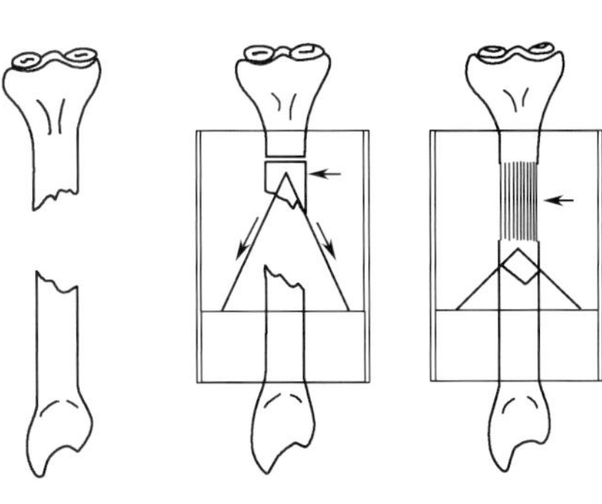

图 13-1　Ilizarov 肢体牵张成骨示意图

及其对于容貌结构的重要性，真正意义上的颌骨牵张成骨技术临床应用则公认是自 1992 年美国学者 McCarthy 首次报告使用口外牵引装置完成的 4 个儿童病例开始。McCarthy 的这一工作在国际上很快引起了广泛关注。但是口外牵引过程中产生的明显颜面皮肤瘢痕及其可能损伤面神经下颌缘支的并发症使许多学者对采用这一技术心存疑虑(图 13-2)。

1995 年 McCarthy 在美国，Wangerin 在德国先后研发了可以通过口内入路安放埋置于组织内的颌骨牵引器(distractor)，从而开启了内置式颌骨牵张成骨的新阶段(图 13-3)。此后，内置式颌骨牵张成骨技术迅速成为国际口腔颌面外科界以及整形外科界的研究热点，被认为是 20 世纪口腔颌面外科领域最重要的新进展。因为它的出现和应用为常规临床技术难以矫治的诸多复杂牙颌面畸形的矫正开辟了新的思路和途径。它不仅可以矫治严重的骨骼畸形，同时也使伴随的各类软组织(肌肉、血管、神经、皮肤等)得以延长。加之它较常规手术明显减小了手术创伤，减少了手术并发症，提高了术后稳定性等一系列优点，越来越受到口腔颌面外科医师与患者的欢迎。

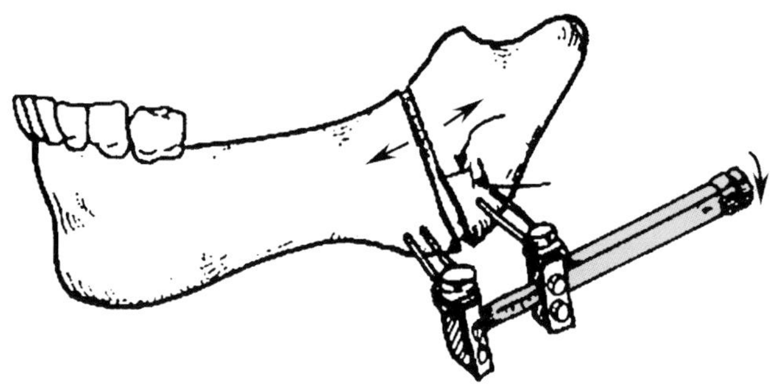

图 13-2　McCarthy 报道的下颌骨牵张成骨口外牵引器示意图

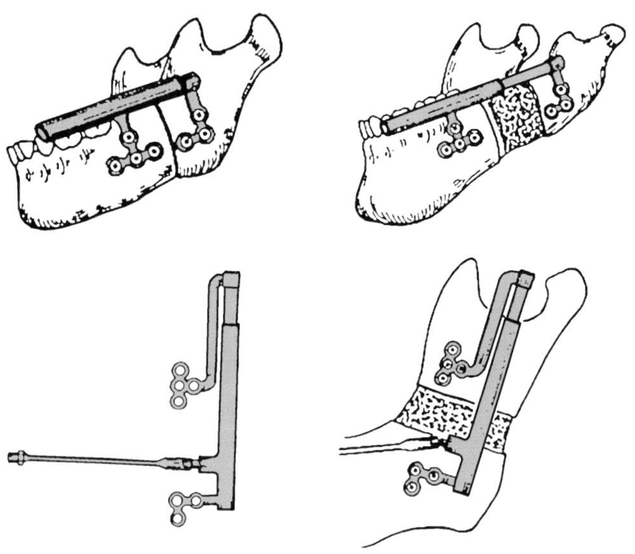

图 13-3　内置式下颌体与下颌支牵引器(Medicon 公司)示意图

二、牵张成骨的基本原理

对生物活体组织逐渐施加牵引力可以使其产生张力，而这种张力可以刺激和保持这些活体组织的再生与生长。Ilizarov 将其称为张力拉力法则（law of tension-stress）。在缓慢稳定的牵张力作用下，机体组织成为具有代谢活性的、以增生和细胞生物合成功能被激活为特征的状态。其再生过程取决于适当的血供以及牵张力作用的大小。

对于骨组织，牵张成骨是指在牵张力的作用下，在截开骨皮质的骨段之间会产生持续缓慢的作用力，这种机械张力会促使骨组织和骨周软组织的再生，从而在牵开的骨段之间的间隙内形成新骨并导致骨周软组织的同步生长。临床上利用这一原理，不仅可以矫正骨骼畸形，而且可以同步矫正伴发的软组织畸形。软组织的这一改变，一方面有利于减少复发，另一方面能提高各类畸形的矫治效果。

牵张力的稳定性是保证在骨牵开间隙内生成新骨的先决条件。骨段间轻微动度的存在都将导致大量纤维结缔组织和少量软骨组织生成，从而影响新骨生成。只有在良好稳定的条件下才会在牵开的骨间隙内生成新骨。

牵引的速度和频率是保证牵张成骨新骨生成的另一重要因素。Ilizarov 的研究结论是最佳牵引速度为 1mm/天。每天至少 4 次牵引，每次牵引 0. 25mm。在每天的牵引速度不超过 1mm 的前提下，牵引次数越多，越有利于新骨生成。牵引的速度过快，会产生骨的不连接；过慢则有可能过早骨愈合，须行再次截骨。但是在口腔颌面部血供丰富的条件下，特别是在上颌骨血供更为丰富的特殊条件下，是否可以适当提高牵引速度、减少牵引频次是许多学者正在积极探讨的课题。但在下颌骨的牵张成骨临床应用中，大多数学者仍主张每天牵引 1mm，牵引频率以每天 2~4 次为宜。

截开骨皮质不损伤髓质骨并尽可能保留骨膜不被剥离，是肢体长骨成功牵张成骨的另一重要条件。在肢体长骨牵张成骨时仅做环形骨皮质切开，注重保持髓质骨不被伤及。但在颌骨牵张成骨时，学者们坚持了大体一致的观点，即均采用骨膜下剥离暴露颌骨，然后完成截骨，安放牵引器。在应用颌骨牵张成骨技术的初期，一些学者提出对成人患者下颌骨应行双侧骨皮质截开，而对儿童患者则仅行单侧（唇颊侧）骨皮质截开，原因是儿童的骨骼结构不像成人那么坚硬，牵开较容易。事实上，根据北京大学口腔医学院正颌外科中心的临床观察，儿童患者因其骨骼钙化程度较差给牵引器的稳定固定造成了相对不利的条件，因此截骨应该更为充分，以保证牵引器在牵引过程中不致松脱，顺利完成牵引。

第二节　颌骨牵张成骨的临床应用

自 1996 年开始，在国际上迅速形成了颌骨牵张成骨的研究热点。许多国家的口腔颌面外科医师、整形外科医师都在致力于颌骨牵张成骨的实验和临床研究。涌现出大量的临床和实验研究报告。其中大多数报告还是关于牵张成骨技术用于矫治下颌骨发育不全的各类畸形，如半侧颜面发育不全畸形、小下颌畸形等。少数学者报告了应用牵张成骨矫治上颌骨发育不足、颞下颌关节强直以及下颌骨部分缺失的临床研究。本节介绍有关颌骨牵张成骨的临床应用，包括口外、口内颌骨牵引装置，颌骨牵张成骨的临床分期、适应证，患者的选择，下颌牵张成骨对下牙槽神经以及颞下颌关节的影响等。

一、颌骨牵引器

（一）牵引器的基本组成

所有的牵张装置基本上都是由固定装置和牵引装置两部分组成。固定装置部分必须确保截骨线两端骨段间具有良好的稳定性。固定装置又可分为牙支持式和骨支持式。牙支持式是通过粘接带环、唇弓、舌杆等装置将牵引装置固定于牙齿上，这一方式在牵张成骨过程中常易造成牙齿移动和骨段移动的不等量以及牙齿的倾斜移位等缺点，且稳定性较差，易复发。骨支持式即通过固定针、螺钉或种植体将牵引装置固定于颌骨。这种方式稳定性好、容易获得预期的成骨效果。一些学者利用能产生骨结合（osseointegration）的种植体作为固定装置既可用于骨牵引延长，又可被日后的种植修复所利用。

牵张器的牵引部分一般由螺杆和螺旋轨道组成。按照预定的速度和频率旋转螺杆，牵引装置连同固定于牵张器上的骨段便会沿螺旋轨道移动。在截开骨段间产生张力，刺激骨组织的生长，同时骨周围软组织，包括皮肤、肌肉、血管、神经被牵引延长，达到软硬组织同步延长的目的。

不同种类的牵引器，以上两部分的设计均不同。医师应根据患者的具体情况选择适宜的牵引器。

（二）口外牵引器

1992—1995 年，美洲学者均采用口外牵引装置矫治颌骨畸形，口外牵引器依靠四根穿过皮肤的固定针将牵开装置固定于颌骨之上，在牵张成骨过程中牵引器固定针的移动加之暴露于口外面颊的显眼处，不可避免地会形成明显的皮肤瘢痕，影响美观。因此在此阶段这一技术尽管受到关注，但是实际应用的学者并不多，主要是担心颜面皮肤瘢痕对容貌的影响以及有可能在牵引过程中损伤面神经下颌缘支。此后，学者们积极研制开发了内置式牵引装置。目前临床应用的大多数牵引装置为内置式牵引装置。1997 年 Polley 设计了固定于颅骨外侧的颅外固定牵引器用于矫治上颌骨发育不全畸形，目前亦在临床广泛应用（图 13-4）。

（三）内置式牵引器

内置式牵引器避免了口外牵引器的缺憾，它一出现便引起了人们的极大兴趣。较早进入临床应用的内置式牵引器是由 Medicon 公司研发的适用于下颌骨体水平向延长的牵引器，随后又设计生产了适用于下颌支垂直向延长的牵引器，但是左右侧、垂直水平向均为专用牵引器，这给临床医师的应用带来了不便。Leibinger 公司推出了同样适合于左右侧下颌骨体及两侧下颌支部延长的牵引器。这款牵引器优点是体积小；缺点是固定孔间距离太小，对医师截骨的准确性要求很高且不易改形，使手术中固定牵引器贴合表面较为困难。后来，Martin 公司推出的内置式牵引器吸取了上述牵引器设计的长处，稍加改动，能够使一个牵引器既可用于下颌骨水平向延长，又可用于下颌支部位的垂直向延长；既可用于左侧，又可用于右侧（图 13-5）。近年来各医疗器械厂家均推出了自己设计制作的内置式颌骨牵引器，国内一些厂家也推出了价格相对低廉、质量上乘的国产内置式颌骨牵引器以及颅外固定牵引器，为这一技术在我国的推广应用提供了方便（图 13-6）。

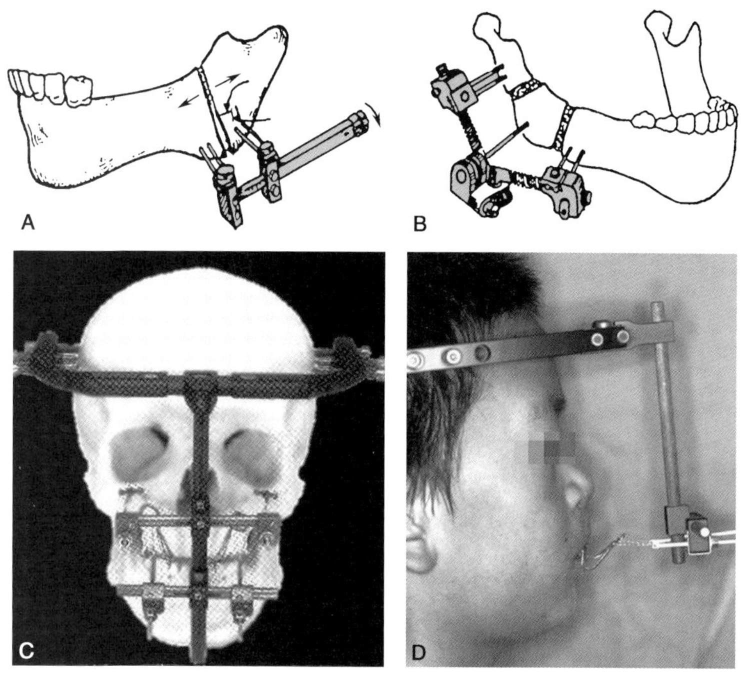

图 13-4　口外牵引器与颅外固定牵引器
A、B. 口外牵引器；C、D. 颅外固定牵引器。

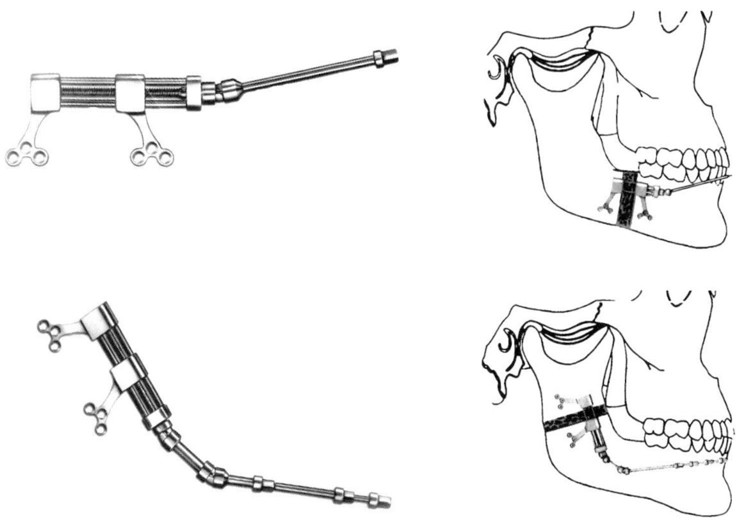

图 13-5　内置式下颌牵引器(Martin 公司)

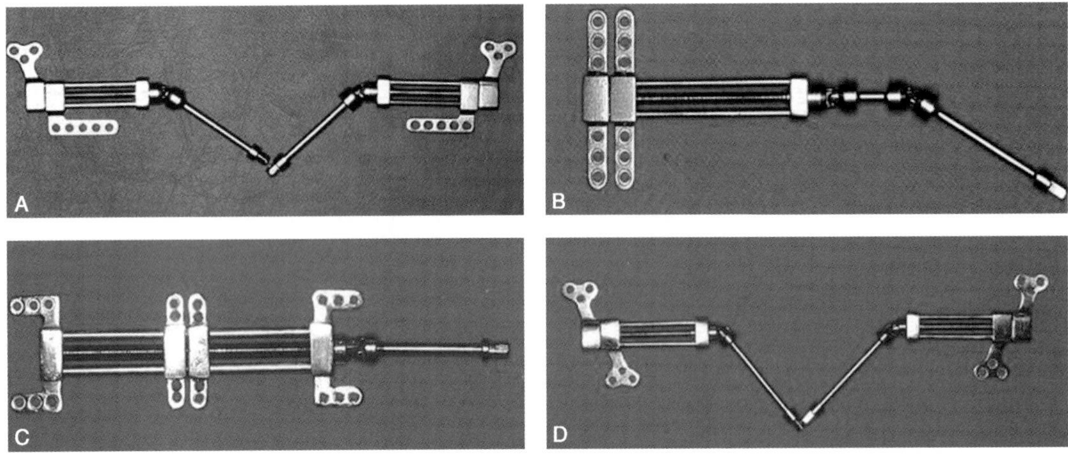

图 13-6 国产内置式颌骨牵引器
A. 上颌牵引器;B. 下颌牵引器;C. 下颌重建牵引器;D. 关节重建牵引器。

二、颌骨牵张成骨的临床分期

颌骨牵张成骨技术在临床上从截骨、安放牵引器到完成牵张成骨、拆除牵引器，一般经历三个阶段，又称为三个临床分期，即间歇期(latency period)、牵引期(distraction period)和稳定期(consolidation period)。

间歇期是指从安置好牵引器到开始牵开的时间。一般为 5~7 天。根据以往的临床经验，成人患者间歇期应在 7 天左右。儿童患者特别是年龄较小者(4~6 岁)，间歇期可适当减少，一般为 3~5 天。

牵引期是指每天按照一定速度和频率进行牵引达到设计牵开幅度所需要的时间。牵引期的长短依据术前设计的牵引幅度而定。如计划牵引 25mm，牵引期即为 25 天。

稳定期是指从完成骨段牵开后到拆除牵引器的这段时间。之所以需要较长时间的稳定期，是因为刚刚牵张生成的新骨实际上是还没有钙化、改建的骨基质。稳定期就是在牵引器的稳定作用下让生成的新骨进一步钙化、成熟，并在生物力学作用下发生改建。国际上普遍认为上颌骨牵张成骨的稳定期应在 3~4 个月，下颌骨应在 2~3 个月。但是根据作者单位的临床观察，无论是上颌骨还是下颌骨其稳定期均应适当延长。上颌骨应为 4~6 个月，下颌骨应为 3~4 个月。这可能与国人的饮食习惯有关。实际上近年来，国际上大部分学者在上下颌骨的牵张成骨过程中均适当延长了稳定期的时间，以利于新骨的成熟与改建。

三、适 应 证

Ilizarov 总结的牵张成骨技术应用于肢体长骨的适应证有 17 种之多，几乎包罗了因肢体骨骨髓炎、骨肿瘤切除、发育畸形、外伤等导致的各类骨病及骨缺损、缺失等。在口腔颌面部

牵张成骨技术的应用可涉及下颌骨、上颌骨的各种不同类型的发育不全畸形和骨缺损、缺失畸形，如小颌畸形、半侧颜面发育不全综合征、上颌骨发育不全、唇腭裂继发上颌发育不全、Nager 综合征、Crouzen 综合征、Robin 综合征、Treacher collins 综合征等。

（一）小下颌畸形

各种原因导致的重度小下颌畸形（mandibular micrognathia），如口腔颌面外科临床上常见的婴幼儿时期发病的双侧颞下颌关节骨性强直（TMJ ankylosis）导致的小下颌畸形就是选用这一技术矫治的最佳适应证。它可使下颌骨延长达到 30mm 以上，这不仅可以有效矫治此类患者严重的牙颌面畸形，而且对其伴发的阻塞性呼吸睡眠暂停（obstructive sleep apnea，OSA）也具有非常好的治疗效果（图 13-7）。

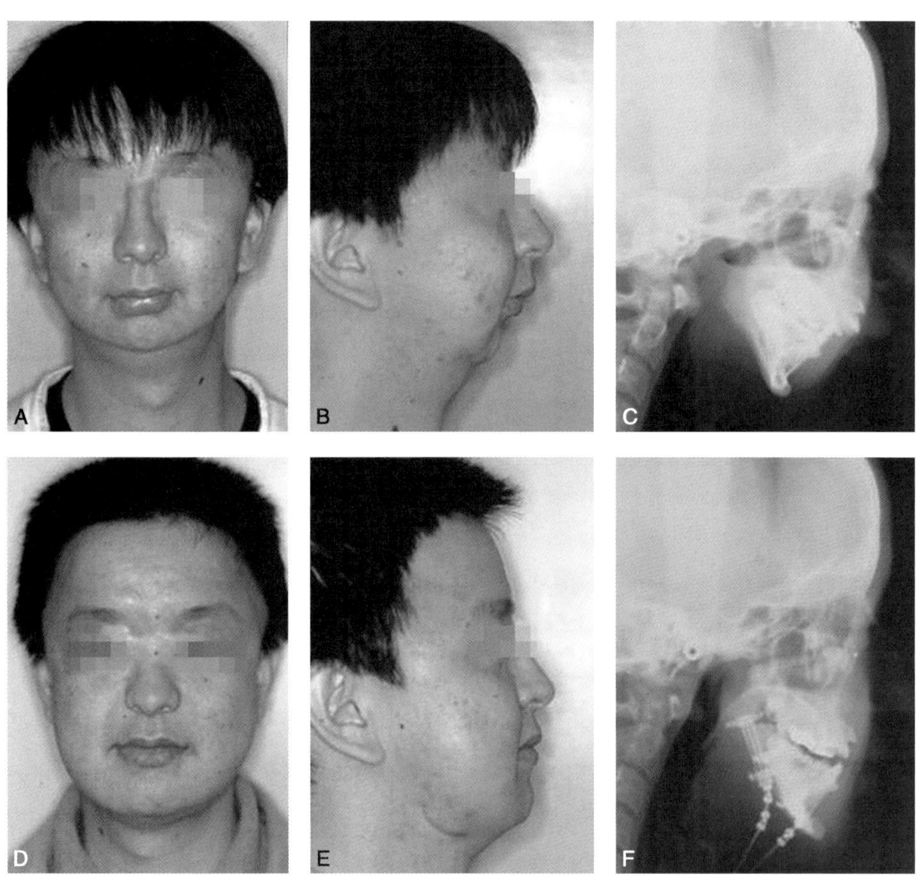

图 13-7　小下颌畸形的牵张成骨矫治

A、B、C. 为治疗前的面像与 X 线片；D、E、F. 为治疗后的情况，注意变宽的上气道。

对于大部分儿童患者及所有成年患者，安放内置式颌骨牵引器没有困难，但是对于个别婴幼儿又伴有严重 OSA 者，其颌骨体积较小，常常无法安置一个内置式牵引器。北京大学口腔医学院曾尝试使用颅外固定的牵引器（rigid external distractor，RED）行这类患者的下颌骨牵引，获得了良好效果，已成为这类婴幼儿重度小下颌畸形伴重度 OSA 患者的牵张成骨矫治手段（图 13-8）。

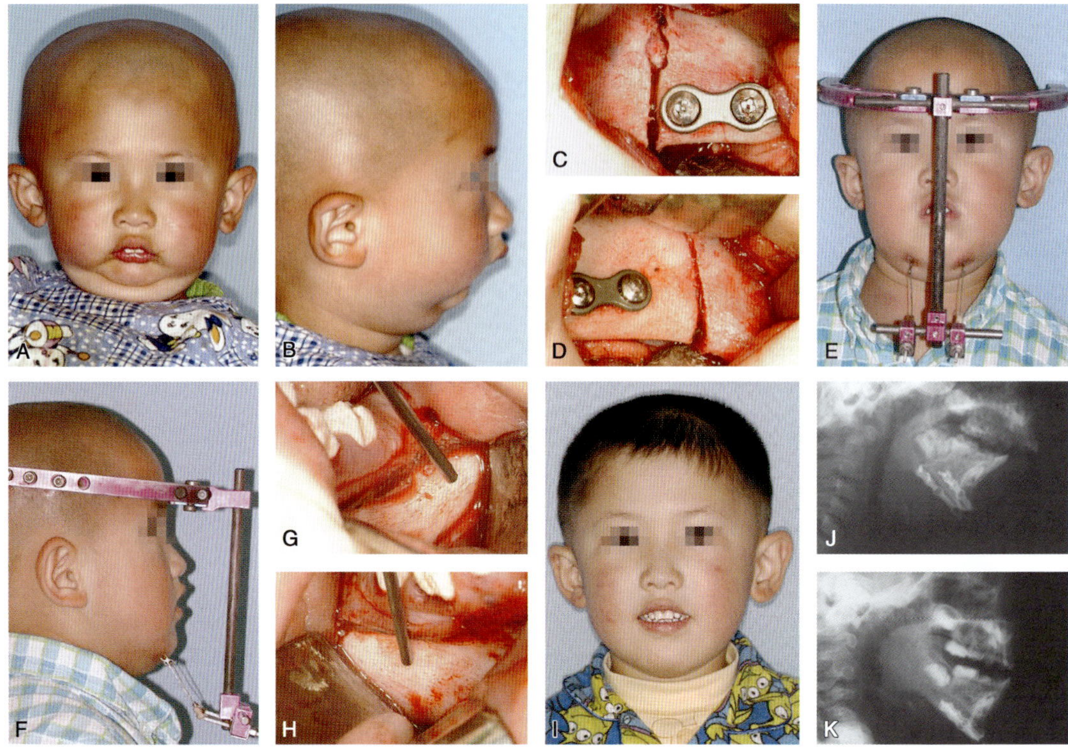

图 13-8 婴幼儿重度小下颌畸形伴重度 OSA 者使用颅外固定牵引器(RED)行下颌骨牵张成骨

A、B. 牵张成骨前正侧面像;C、D. 两侧下颌骨体部截骨并分别固定一个小型钛板,以便于 RED 连接;E、F. 安置 RED 并完成牵张成骨后的患者正侧面像;G、H. 牵张成骨后下颌牵开区 30mm 的新骨生成情况;I. 牵张成骨后患者的正面像;J、K. 牵引前与牵引后患者后气道改变的 X 线片。

(二)半侧颜面短小畸形

半侧颜面短小畸形(hemifacial microsomia)是以往临床矫治的一大难题,其颌骨畸形的矫治不仅受到骨骼条件本身的限制,而且伴发的软组织发育不全也进一步增加了手术难度,常规手术的矫治效果不佳,术后容易复发。过去这类畸形的矫治一般都需要等待患者发育停止后方才进行。这对患者的心理发育也造成了不利影响。近年来许多学者把下颌牵张成骨的焦点放在这类畸形的矫治上,获得了满意的效果。但是目前还缺乏儿童患者早期牵张成骨矫治后的长期随访研究。牵张成骨矫治后有无复发或与健侧的发育是否同步都有待进一步研究。但是有一点是肯定的,就是早期的牵张成骨矫治无疑会明显减轻畸形的程度,有利于患者的心理发育,同时也会给患者成年后的进一步矫治创造更有利的条件(图 13-9)。

(三)上下颌牙弓重度狭窄

上下颌骨牙弓的重度狭窄常常导致牙列的重度拥挤不齐,呈现出牙量、骨量的重度不协调。以往矫治此类畸形主要依靠正畸的牙弓扩展技术和减数拔牙以达到排齐牙列的目的。颌骨牵张成骨技术应用于上下颌牙弓扩展,不仅避免了常规扩弓的牙倾斜移动所伴有的较高的复发率,而且实现了真正意义上的增加牙弓骨量和快速扩弓。为不拔牙矫治重度牙列

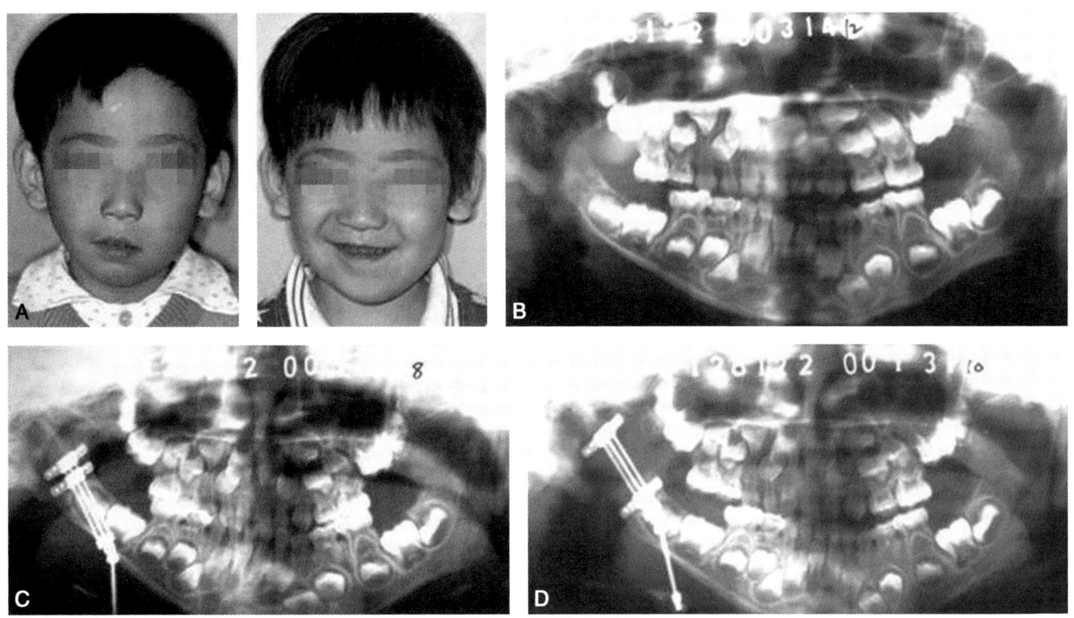

图 13-9　半侧颜面发育不全畸形的 DO 矫治

A. 矫治前后的正面像；B. 矫治前全口牙位曲面体层片；C. 牵引器安置后全口牙位曲面体层片；D. 牵引后全口牙位曲面体层片。

拥挤不齐提供了可能。目前已有多家公司推出了专门用于上颌骨和下颌骨牙弓扩展的内置式牵引器。常可使上下颌骨牙弓扩展达 15mm 以上（图 13-10）。

（四）下颌骨缺损、缺失的牵张成骨重建

利用 Ilizarov 的"双焦点"（bifocal）、"三焦点"（trifocal）牵张成骨原理，治疗下颌骨因肿瘤切除或外伤导致的部分缺失已在临床成功应用（图 13-11）。Ilizarov 的"双焦点"原理是针对肢体长骨大段缺失的情况采用在一侧骨断端的上方截开骨皮质，形成可牵引移动的骨段（又称移动盘，transport disk），向缺失间隙移动该骨段，使其与原骨段间不断生成新骨而最终与远心骨段的断端在压力下愈合。下颌骨缺损、缺失的重建则是在下颌骨骨缺失的一侧或两侧先形成一个或两个长约 1.5cm 的移动骨段，在特殊设计的双焦点或三焦点牵引器作用下不断向一端或缺失中心移动，并最终于牵开骨间隙处形成新骨并与对侧骨段在压力下愈合，从而达到不用植骨而重建颌骨缺失的目的（图 13-12）。

（五）牙槽骨的垂直牵张成骨

以往重度的牙槽骨吸收萎缩只有依靠植骨重建牙槽骨。特别是希望种植修复牙列缺失的重度牙槽骨吸收萎缩、缺失患者，重建缺失的牙槽骨恢复牙槽骨的垂直高度已成为一个临床难题。垂直牵张成骨技术（vertical osteodistraction）的出现为这一难题的解决提供了简便易行而有效的新手段。近年来临床中不仅有大量成功牵引萎缩的牙槽骨的报告，而且在重建植入的腓骨瓣上也成功实施了垂直牵张成骨，从而使其满足种植修复的需要（图 13-13）。

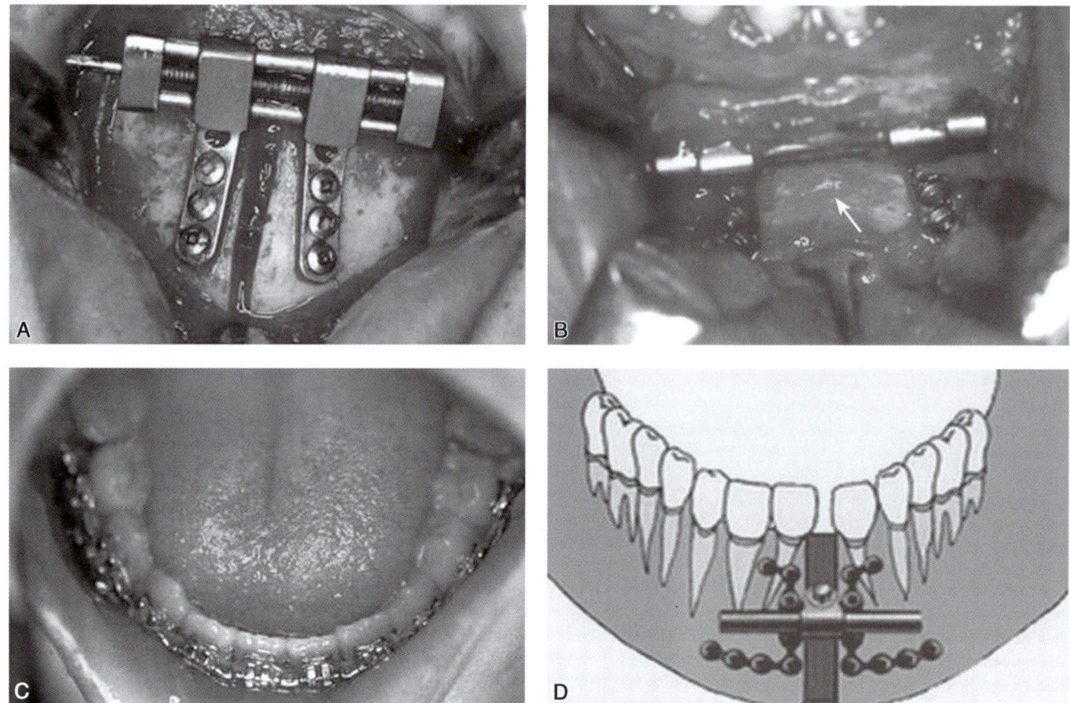

图 13-10　牵张成骨矫治下颌牙弓重度狭窄

A. 下颌骨中线部截骨并安置好牵引器的情况；B. 牵张成骨完成后，15mm 牵张区新骨生成情况；C. 正畸治疗后牙列排齐的情况；D. 下颌骨扩大牙弓牵张成骨示意图。

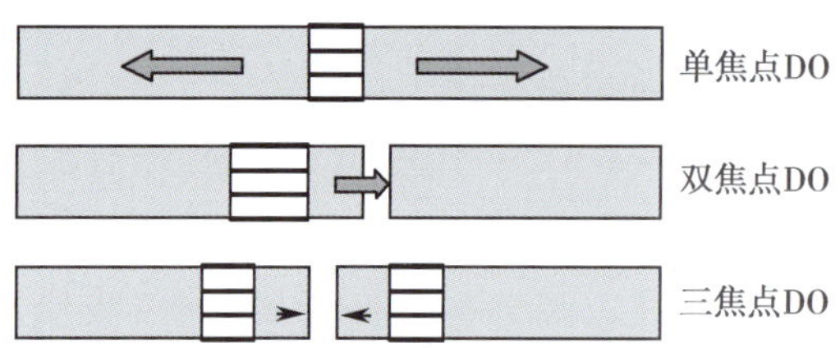

图 13-11　三种不同牵张成骨方式

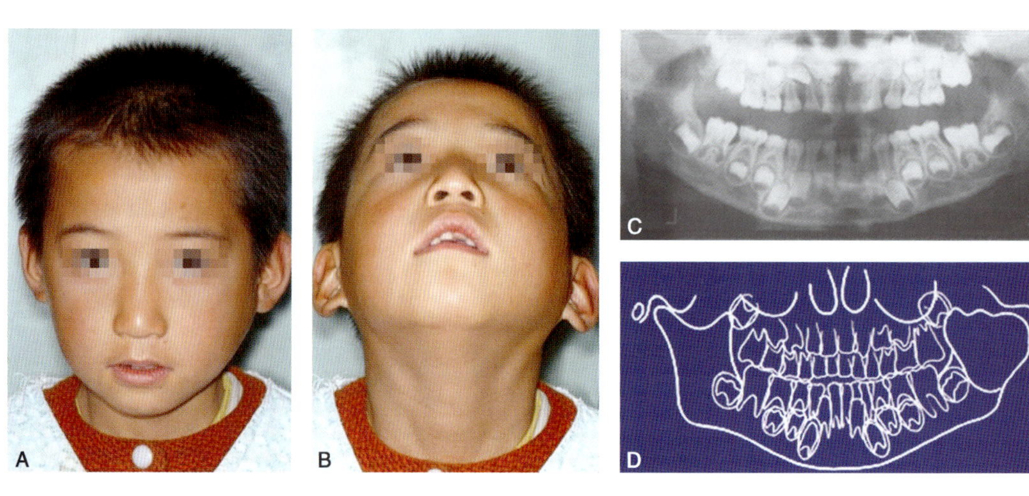

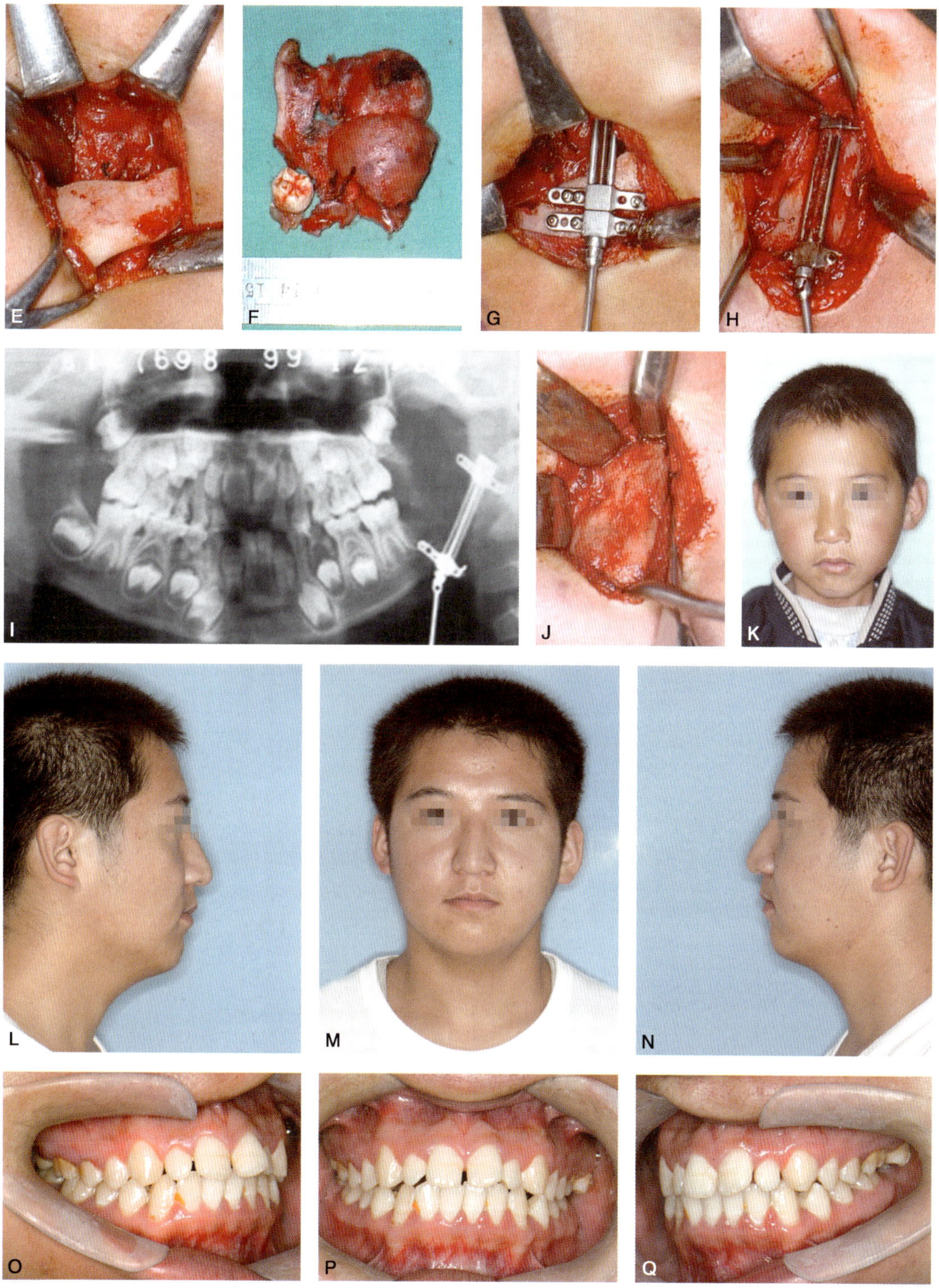

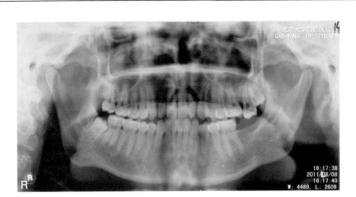

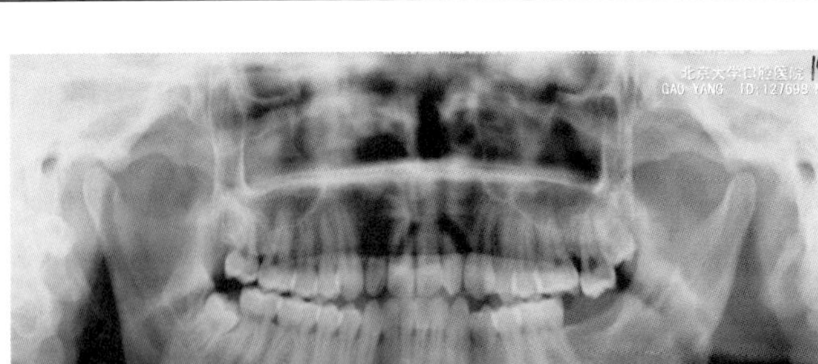

图 13-12　下颌支切除后的牵张成骨重建

A、B. 男，8 岁，术前正、侧面像，可见右面颊膨隆；C、D. 术前全口牙位曲面体层片及描迹图，可见右侧下颌支多囊性占位性病变；E～H. 分别为病变切除后术野、切除的标本、安置好牵引器以及牵引完成后新骨生成情况　I～K. 分别为完成牵引后的 X 线片、牵引器拆除后新骨生成情况以及拆除牵引器后患者面像　L～Q. 分别为患者 12 年后（20 岁）随访时的正面像、侧面像及咬合像　R. 为 20 岁时的全口牙位曲面体层片，可见牵引侧下颌支形态、结构和体积基本与健侧一致。

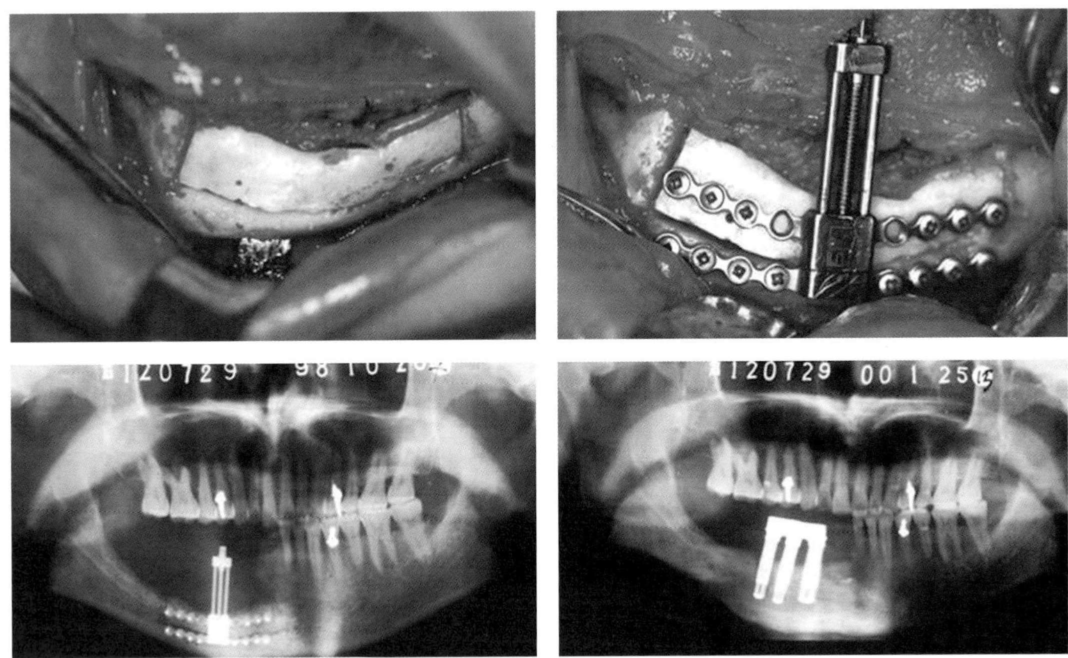

图 13-13　垂直牵张成骨技术增高牙槽骨并行种植牙修复

（六）上颌骨发育不全的牵张成骨

上颌骨发育不全是许多颅颌面发育不全综合征的主要临床症状。唇腭裂患者也常继发严重的上颌骨发育不全。常规正颌外科矫治此类畸形因患者腭部瘢痕的存在常常使上颌骨的移动幅度受到限制，因此矫治效果常不理想。而且大幅度移动颌骨后，一方面需要大量植骨，另一方面术后复发率较高。内置式或颅外固定牵引器的上颌骨牵张成骨可以使上颌骨前徙达 15mm 以上。完全可以满足上颌前徙的需要，并且前徙后上颌骨比较稳定，较少复发，牵引完成后对患者的腭咽闭合影响较小，不易加重这类患者原本存在的腭咽闭合不全。因此，上颌骨的牵张成骨在这类患者的畸形矫治中不失为一个较佳的选择（图 13-14）。

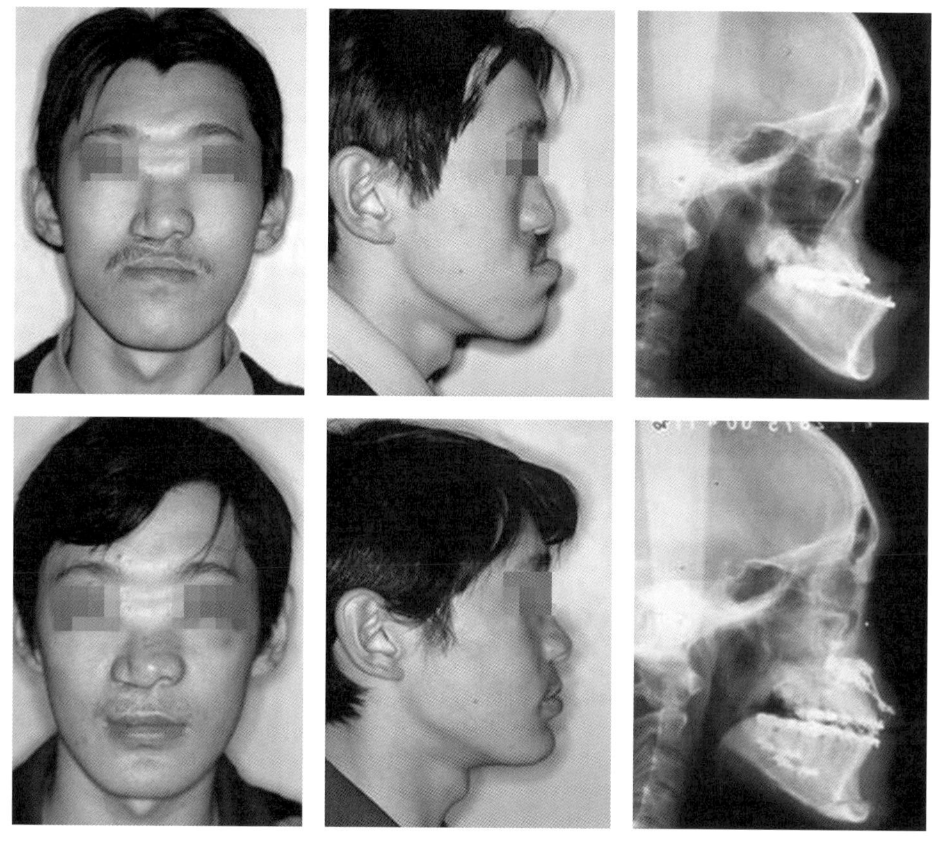

图 13-14　腭裂继发上颌骨发育不全畸形的牵张成骨矫治

内置式上颌骨牵张成骨易于为成人患者所接受，但上颌骨前徙的距离受到限制，过多的前徙还伴有牵引后上颌容易下垂的弊端。颅外固定牵引器因在牵引期间影响患者的社会活动，成人患者不易接受，但是其稳定性好，牵引幅度不受限制，且拆除牵引器方便，在儿童患者中广泛应用。

上颌骨发育不全，特别是在腭裂继发上颌骨发育不全的情况下，常常伴发有严重的牙列拥挤不齐。这实际上是由于严重的骨量、牙量不调造成的。整体的上颌牵引前徙常常并不能为牙列提供足量的骨量以容纳拥挤的牙齿，因此上颌前部牵张成骨不失为一个更佳的选择。临床中根据牙列拥挤的具体情况，可在前磨牙间截骨，离断牙槽骨及前部上颌腭部骨板，于截骨线两侧安放牵引器，行上颌前部牵张成骨。这一牵张成骨方式常常可以在牙列的两侧增加 10mm 以上的骨量，从而达到尽量减少拔牙，保留牙列完整，利于矫正后咀嚼功能恢复的目的（图 13-15，图 13-16）。

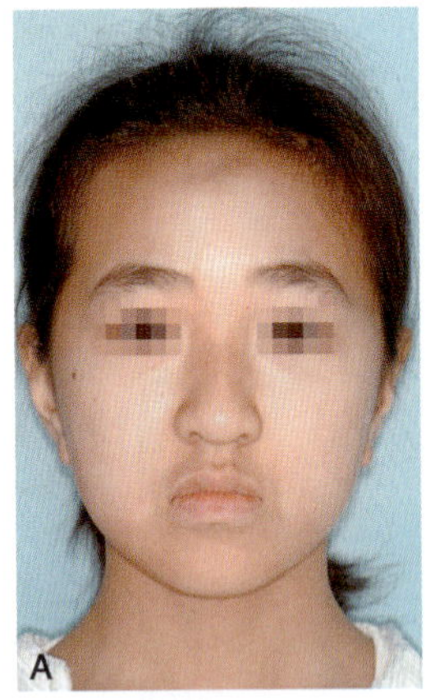
A

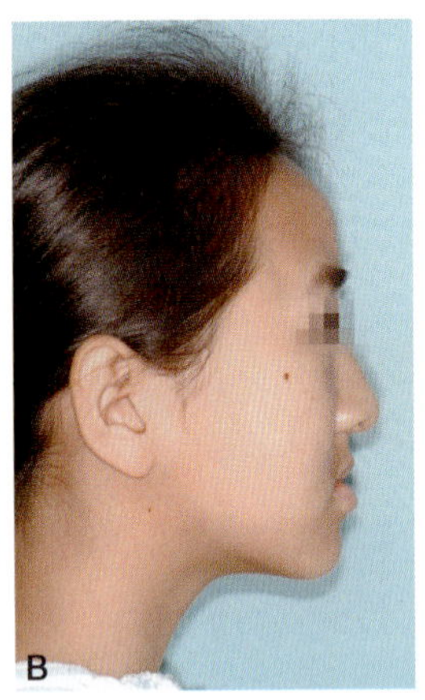
B

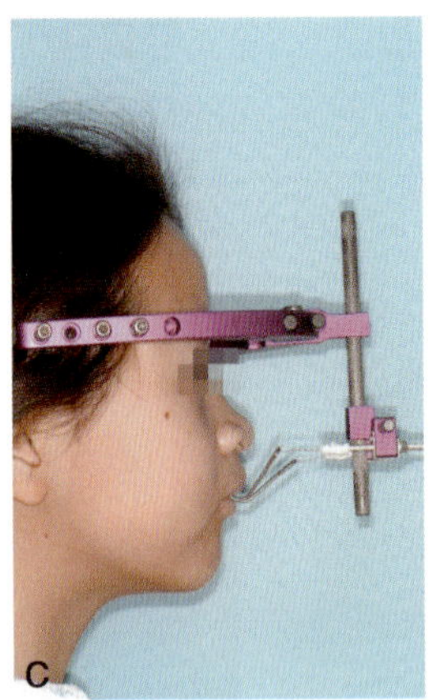
C

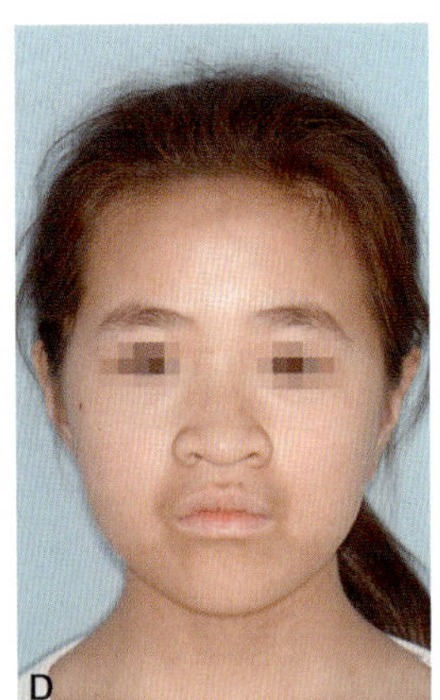
D

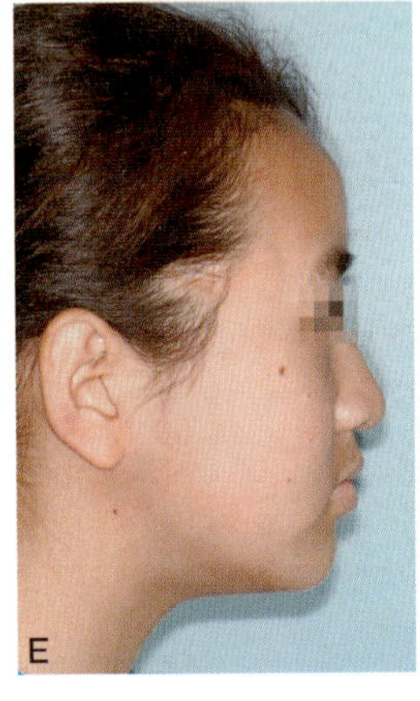
E

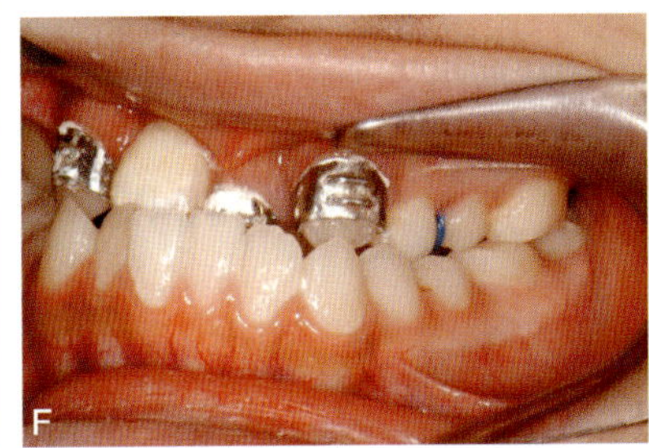
F

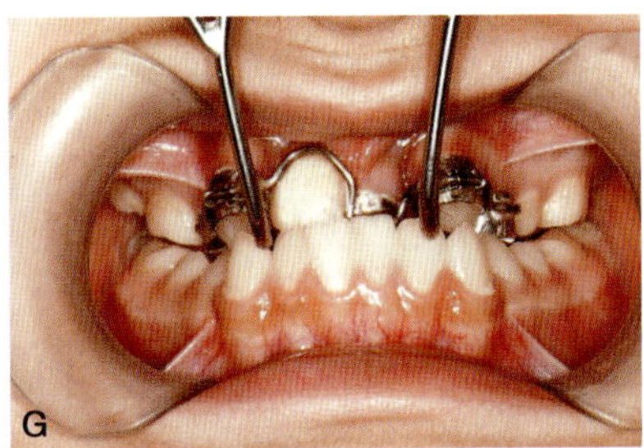
G

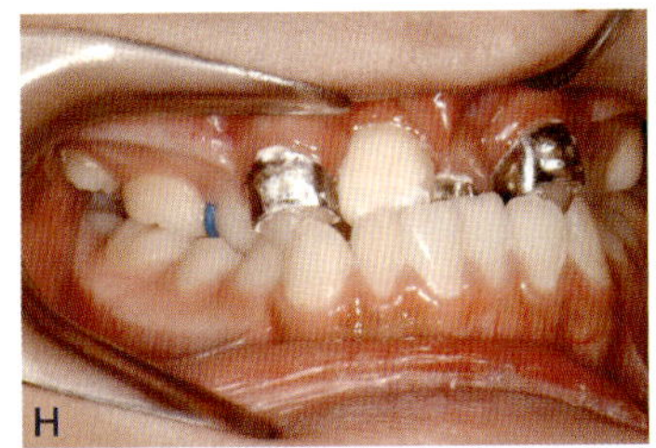
H

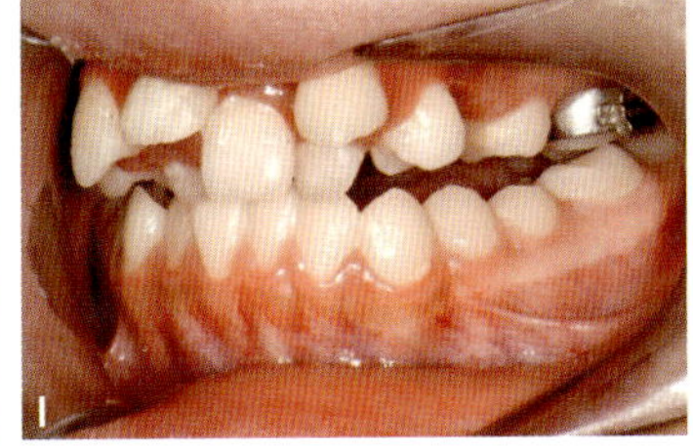
I

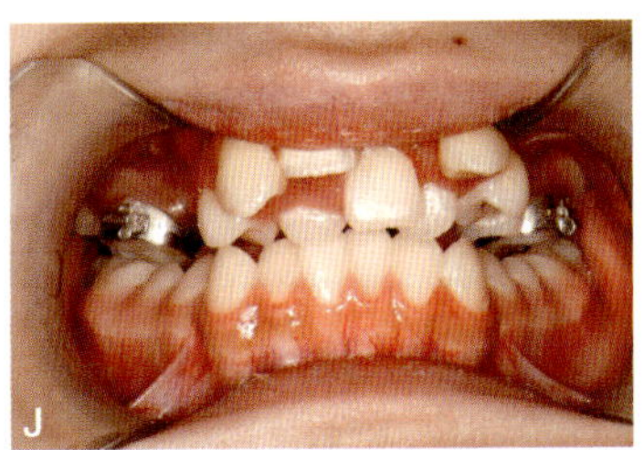
J

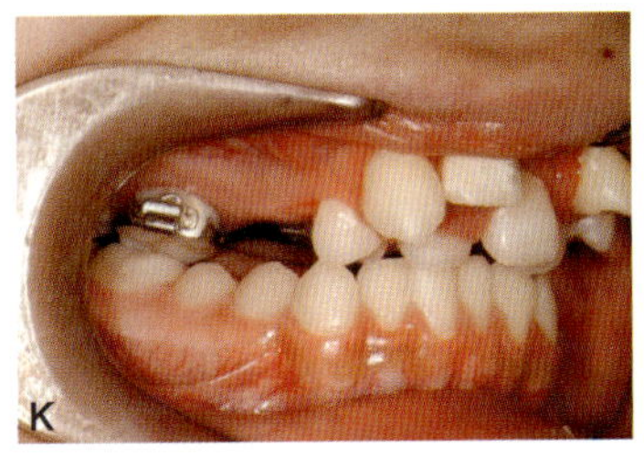
K

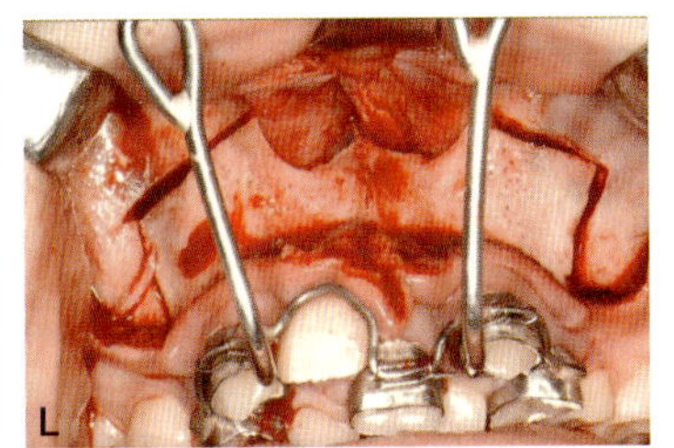
L

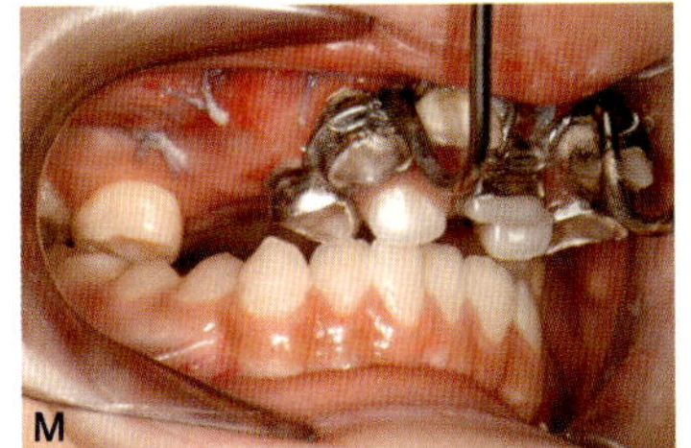
M

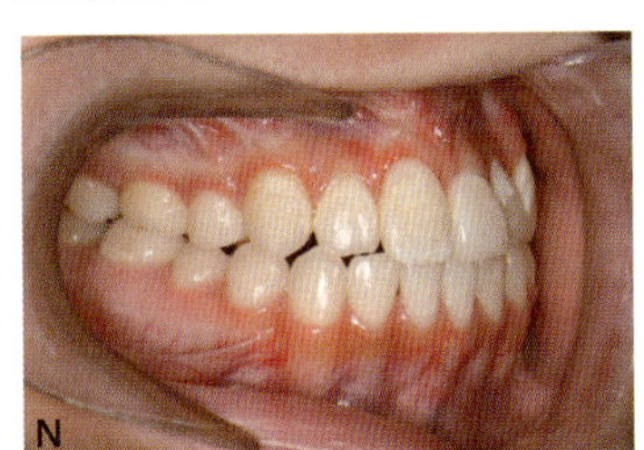
N

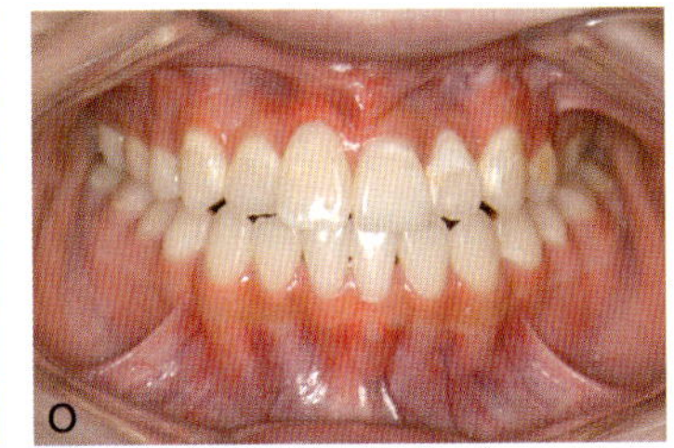
O

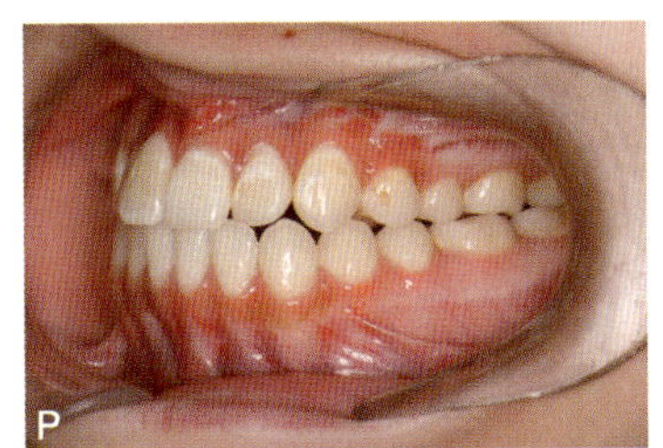
P

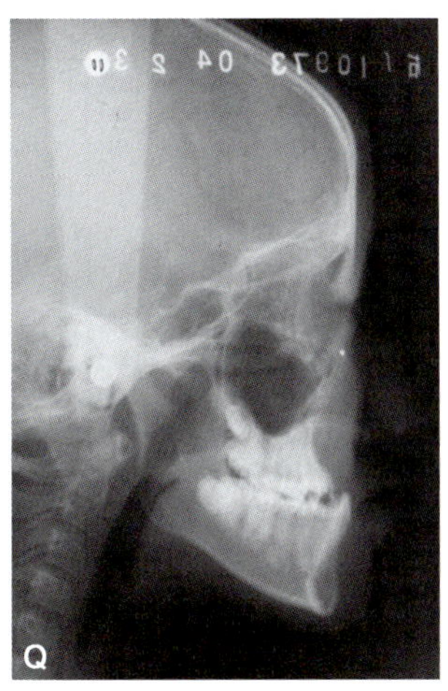

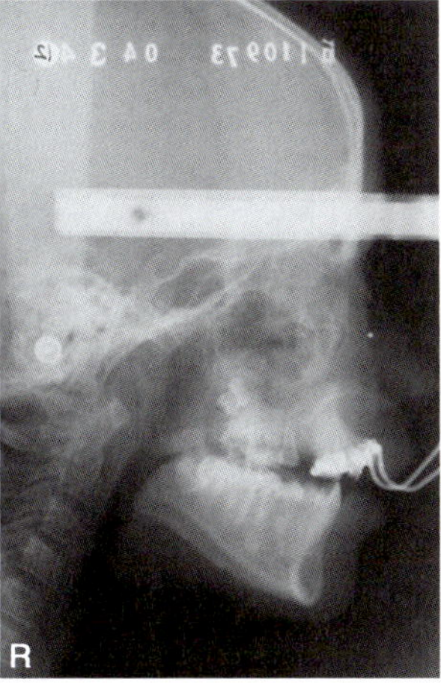

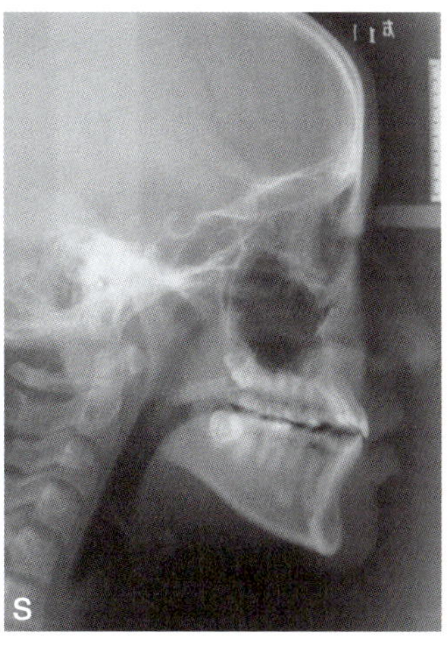

图 13-15　腭裂继发上颌骨发育不全、牙列重度拥挤的上颌骨前部牵张成骨矫治病例

A. 牵张成骨前正面像;B. 牵张成骨前侧面像;C. 牵张成骨时戴颅外固定牵引器的侧面像;D. 牵张成骨后正面像;E. 牵张成骨后侧面像;F~H. 牵张成骨前正侧面咬合像;I~K. 牵张成骨后正侧面咬合像;L、M. 术中上颌前部截骨后安置颅外固定牵引器的情况;N~P. 正畸治疗完成后的正侧面咬合像;Q~S. 牵引前、牵引后以及完成正畸治疗后的侧位 X 线片。

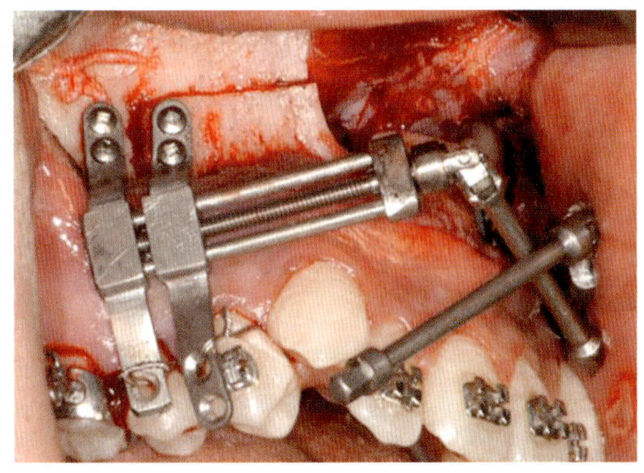

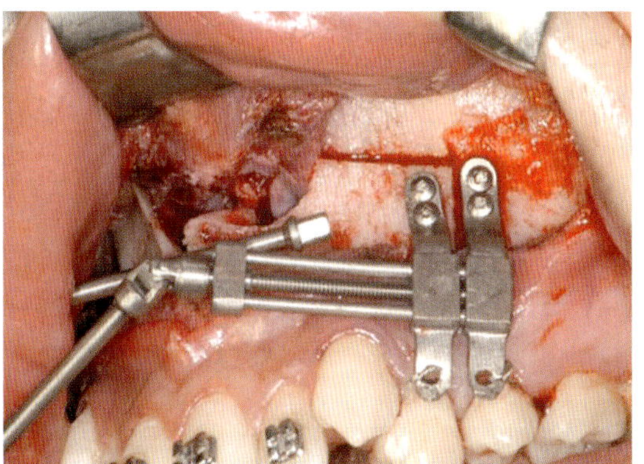

图 13-16　腭裂继发上颌骨发育不全、牙列重度拥挤的上颌骨前部截骨,安置内置式牵引器口内照片

(七) 颞下颌关节的牵张成骨重建

长期以来颞下颌关节强直的治疗是口腔颌面外科临床的一大难题。它不仅影响患者的一系列口颌系统生理功能,还常常伴发严重的牙颌面畸形,而且许多患者还伴发不同程度的OSA。以往的治疗手段大多以解除关节强直、恢复患者的开口功能为目的。即使是仅为此目的,目前临床中多种多样的治疗方法都面临一个共同的难题——复发。1997 年 McCormick 报告采用口外牵引装置治疗颞下颌关节强直取得成功。其优点是:①可有效恢复患侧下颌支的高度,利于患者颜面畸形的矫治;②可在术后 2~3 天开始强迫性开口训练,因而复发率低。1998 年笔者开始使用内置式颌骨牵引器治疗颞下颌关节强直,其后又设计了专门用于矫治颞下颌关节强直的内置式颌骨牵引器,经过 40 余例颞下颌关节强直矫治的应用,获得了十分满意的效果(图 13-17,图 13-18)。

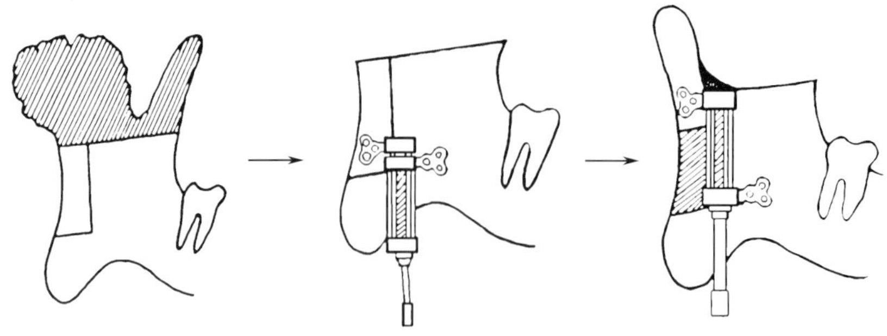

图 13-17　颞下颌关节的 DO 重建示意图

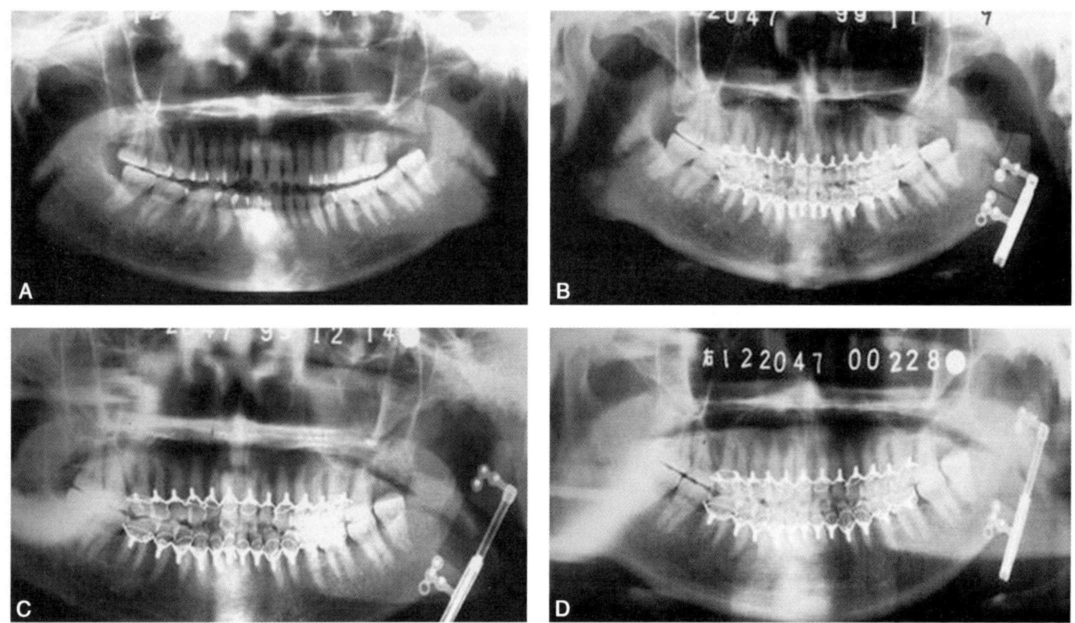

图 13-18　用输送盘 DO 技术重建髁突的颌骨曲面体层片
A. 治疗前；B. 牵引前；C. 牵引中；D. 牵引后。

四、患者的选择

（一）患者的年龄

关于患者年龄的选择，学者们的意见基本一致，即越早越好。因为幼儿具有较强的潜在生长能力，易成骨，矫治效果好，这也是较常规手术治疗颇具优势的地方。但是年龄过小，发育尚不成熟的颌骨常使牵引器的安置不易进行。因此，学者们认为 4 岁以后似乎是一个较为适当的年龄。早期手术的优点如下颌骨的延长可早期解除其对上颌骨生长发育的限制，有利于上颌骨的正常发育。另外，颌面畸形的早期矫正也有利于儿童心理的健康发育等。

（二）选择牵张成骨还是正颌外科

为患者选择颌骨牵张成骨还是选择常规正颌外科治疗？这也是近年来口腔颌面外科界存在争议的一个问题。颌骨牵张成骨虽然具有许多优势，但是其疗程较长、患者负担的费用

较高，且需要行第二次手术拆除牵引器是不争的事实。因此认为凡是一次正颌外科手术可以满意矫治的，即使手术复杂一些，也还是应该选择正颌外科，万不可把颌骨牵张成骨技术当成一种时髦。相反，常规正颌外科的确难以矫治或矫治效果不好的疑难复杂畸形则应选择颌骨牵张成骨技术矫治。

五、操作程序及方法

1. 截骨线的设计　术前应在 X 线片上仔细设计截骨的部位和截骨线的方向，并根据不同畸形矫治需要选择合适的牵引器。

2. 切口　根据患者年龄的大小、颌骨的大小、牵引器安放部位等选择不同的手术切口。上颌骨牵引、增高牙槽骨高度的垂直牵引、上下牙弓扩展以及成人下颌骨体部牵引多采用口内黏骨膜切口，也可采用口外切口。儿童的下颌骨牵引可采用口内或口外下颌下皮肤切口。颞下颌关节强直的假关节成形均采用下颌下皮肤切口。牙间截骨时，可采用口内外联合切口。

3. 截骨　截骨前应就牵引器安放位置及方向做出精确准备。首先按术前设计摆放好牵引器，修改牵引器固定臂，使之完全贴合于颌骨的表面形态，然后备好至少 3 个固定螺孔后再开始截骨。

上颌骨截骨多采用 Le Fort Ⅰ型截骨，或 Le Fort Ⅰ型不全截骨。下颌骨截骨无论是在下颌支部位还是下颌骨体部，除下颌管所在部位仅做颊侧骨皮质截开外，其余部位均做全层骨皮质截开。下颌管所在部位的舌侧骨皮质则依靠轻柔翘动使其裂开。14 岁以下儿童患者也可仅做颊侧骨皮质切开。

4. 牵引器安置　安装截骨前准备好的螺孔固定牵引器。近年来随着 3D 打印技术的广泛应用，也可在 3D 打印的头模上，根据截骨线的设计部位、安置牵引器部位颌骨的表面形状，事先将牵引器的固定臂弯制成贴合颌骨表面的形状，这样更有利于术中牵引器的安置，而且牵引器的位置更加准确。

5. 试牵引　固定好牵引器后试行牵引，对张力过大或截骨不充分者应行补充截骨。

6. 冲洗缝合切口

7. 间歇期　术后应有 3~7 天的间歇期。儿童患者为 3~5 天，成人患者 5~7 天。

8. 牵引期　间歇期后开始牵引。每天 3~4 次，每次 0.25~0.4mm。儿童患者每天可牵引 3 次，每次 0.4mm，亦可每次牵引 0.5mm，每日牵引 2 次。成人患者每天 4 次，每次 0.25mm。根据患者不同情况，可适当调整牵引速度和频率。但牵引距离每天不超过 1~1.5mm。对于出现牵引时疼痛、下唇麻木等症状者，可适当减慢牵引速度，减少牵引频率。牵引期的长短依术前设计的牵引距离而定。

9. 稳定期　完成牵引后，牵引器须原位稳定一段时间。上颌骨牵引稳定期为 3~4 个月，下颌骨牵引稳定期为 2~3 个月。

10. 拆除牵引器　稳定期后根据 X 线片观察到的新骨生成改建情况，决定拆除牵引器。根据患者畸形矫治需要，其他矫治手术也可与牵引器拆除同期进行。

11. 注意事项　①要注意选择设计合理、质量可靠的牵引器；②术前应准确设计牵引器安置方向，术中应严格按照术前设计安放牵引器；③下颌骨牵引时的截骨应尽可能保护下牙槽神经血管束不被截断。

六、颌骨牵张成骨的并发症

（一）牵张成骨的并发症

口外入路的颌骨牵张成骨技术不可避免地有皮肤瘢痕生成，影响美观，而且牵引器长时间暴露于颜面，易导致感染，并影响患者的日常社会生活。牵张成骨过程中也可能损伤面神经下颌缘支。内置式颌骨牵张成骨避免了上述缺点，但也存在感染及在牵引过程中的伤口裂开等并发症。在牵引过程中牵引器脱落、断裂亦有报道。下颌牵张成骨过程中截骨不当、牵引的速度频率不当有可能损伤下牙槽神经血管束。过长距离的牵引也会由于肌肉、神经的过分牵拉而产生疼痛。

（二）牵张成骨对下牙槽神经及颞下颌关节的影响

下颌骨牵张成骨有可能对下牙槽神经（inferior alveolar nerve，IAN）产生不同程度的影响。牵开区的下牙槽神经有一时性的可逆的脱髓鞘变，并有少量轴突细胞发生变性。王晓霞等使用恒河猴所进行的实验研究表明：牵引完成时牵引区 IAN 出现退行性变，神经纤维粗细不匀，单位面积轴突计数锐减，髓鞘厚度明显增加。但牵引后 6 周，肿胀及退行性变明显消失，轴突连续性恢复，施万细胞大量增生，脱髓鞘变的神经纤维重新髓鞘化。至牵引 12 周基本恢复正常。但是在下颌骨牵张成骨过程中应严格控制牵引的速度与频率，以避免对下牙槽神经产生不可逆性的损伤。在牵引过程中一旦出现下唇及颏部麻木应立即减慢牵引速度。

下颌骨牵张成骨对颞下颌关节的影响是轻微的、可逆的。牵引侧的髁突后斜面变平，髁突软骨层变薄并有新骨沉积，微小骨折及退行性改变。继续固定 10 周后，髁突出现修复性改变。临床和实验研究均未见髁突有缺血性骨坏死的情况发生。单侧延长下颌骨时，延长侧髁突的体积变大，位置更直立，垂直轴向接近正常，而未延长侧未见有明显异常改变。双侧延长的病例，髁突体积均增大，形态更趋于对称和直立，从而更接近正常。

七、展　望

早期，将牵张成骨技术在口腔颌面部应用的基础与临床研究大多是由整形外科医师开始的，他们较早使用了口外法颌骨牵张成骨技术，而且在下颌骨发育不全畸形的矫治中做了大量工作。但是因牙颌面畸形中涉及的错殆畸形的矫治，既是这类畸形矫正中的一个重要问题，又恰为整形外科医师所不熟悉。因而整形外科医师的临床研究报告中，较少有人展示其牙殆矫治的对比结果。近年来，口腔颌面外科医师在这一领域的研究工作显然弥补了上述不足。但是仅靠口腔颌面外科医师对牙殆问题的关注还远远不够，必须有正畸科医师的参与，才能使这一技术在牙颌面畸形矫治中的应用趋于完善。

内置式颌骨牵张成骨技术一经问世，便引起了学者们的极大兴趣，但其发展历史还很短，需要不断改进与完善。相信会有各种各样适合于不同畸形矫治、适用于上下颌骨不同部位的牵引器在不久的将来出现。一个内置式颌骨牵引器家族将会进一步推动这一技术在口腔颌面部应用的完善和发展。

颌骨牵张成骨技术一方面手术操作简单,不需要植骨,使出血等手术并发症明显减少,手术风险明显降低;另一方面它在一些需要大范围移动颌骨的复杂病例矫正中可达到常规手术所无法达到的矫治效果。同时延长伴随软组织的优势更是常规手术所不具备的。因此,随着这一技术的发展和成熟,其自身优势将会进一步充分发挥,为更多复杂或疑难牙颌面畸形的矫治提供新手段。

(王　兴)

参考文献

1. 王兴,林野,伊彪,等.颌骨牵引成骨在矫治半侧颜面发育不全中的应用.中华医学杂志,2001,81(5):1-5
2. 王兴,林野,周彦恒,等.口内入路的颌骨牵引成骨技术.中华口腔医学杂志,1999,35(3):170-173
3. 王兴,伊彪,梁成,等.内置式颌骨牵引器的研制及临床研究.中华口腔医学杂志,2002,37(2):145-149
4. 王兴,林野,伊彪,等.内置式颌骨牵引成骨的系列临床和实验研究.北京大学学报(医学版),2002,34(5):590-593
5. 王晓霞,王兴,李自力,等.单侧下颌骨牵引成骨术对颞下颌关节的影响.北京大学学报(医学版),2003,35(6):649-653
6. 梁成,王兴,伊彪.应用牵引成骨技术治疗颞下颌关节强直.中华医学杂志,2002,82(12):807-809
7. 范海东,王兴,林野,等.牵引成骨技术在矫治唇腭裂继发重度上颌发育不全畸形中的应用.中华医学杂志,2002,82(10):699-702
8. 林野,王兴,李健慧,等.牙槽骨垂直牵引成骨种植术的临床研究.中华口腔医学杂志,2002,37(4):253-256
9. ILIZAROV G A. The tension-stress effect on the genesis and growth of tissues. Part Ⅰ. The influence of stability of fixation and soft tissue preservation. Clin Orthop,1989(238):249-281
10. ILIZAROV G A. The tension-stress effect on the genesis and growth of tissues:Part Ⅱ. The influence effect of the rate and frequency of distraction. Clin Orthop,1989(239):263-285
11. MCCARTHY J G, SCHREIBER J, KARP N, et al. Lengthening the human mandible by gradual distraction. Plast Reconstr Surg,1992,89(1):1-8
12. MCCARTHY J G, STAFFENBERG D A, WOOD R J, et al. Introduction of an intraoral bone-lengthening device. Plast Reconstr Surg,1995,96(4):978-981
13. POLLEY J W, FIGUEROA A A. Management of severe maxillary deficiency in childhood and adolescence through distraction osteogenesis with an external, adjustable, rigid distraction device. J Craniofac Surg,1977,8(3):181-185
14. WANG X, WANG X X, LIANG C, et al. Distraction osteogenesis in correction of micrognathia accompanying obstructive sleep apnea syndrome. Plast Reconstr Surg,2003,112(6):1549-1557
15. WANG X, LIN Y, YI B, et al. Mandibular functional reconstruction using distraction osteogenesis. Chin Med J(Engl),2002,115(12):1863-1867
16. WANG X X, WANG X, LI Z L. Effect of Mandibular Distraction Osteogenesis on the Inferior Alveolar Nerve: An Experimental Study in Monkeys. Plast Reconstr Surg,2002,109(7):2373-2383

第十四章　上颌骨发育畸形及其外科矫治

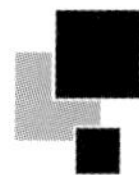

上颌骨畸形可能在三维空间，即前后向（矢状）、垂直向和横向（水平向）上出现发育过度或发育不足。上述三维方向的发育异常可单独存在，也可能同时发生，有时还伴有下颌骨与颏部的大小或位置异常，或与不对称性颌骨畸形同时发生。本章主要讲述临床上常见的上颌骨发育畸形的临床表现及其外科矫正。

第一节　上颌发育过度

一、上 颌 前 突

上颌前突（maxillary protrusion）又称上颌前后向发育过度（anteroposterior maxillary excess），是东方蒙古人种中最常见的牙颌面畸形之一。

（一）病因与临床表现

上颌前突的病因与遗传和环境等因素有关，临床上常可见这类患者有家族遗传倾向。另外，某些口腔不良习惯（如吮指、咬下唇和口呼吸等）长期作用也可导致上颌前突。

临床特征为：面中份前突，开唇露齿，自然状态下双唇不能闭合，微笑时牙龈外露过多。多伴有颏后缩畸形，闭唇时颏肌紧张，颏唇沟变浅或消失。上下前牙牙轴方向常向唇侧倾斜，前牙深覆𬌗、深覆盖，上颌两侧尖牙间宽度不足（图 14-1）。

（二）诊断

根据临床检查和 X 线头影测量分析结果进行诊断。头影测量分析显示 SNA 和 ANB 角大于正常，软组织测量的鼻底点（Sn）前移。大多数上颌前突患者颏前点（Pg）位置后移（图 14-2）。一些患者还存在下前牙-牙槽突发育过度，表现为双颌前突，如伴颏部发育不足，侧面观呈“鸟嘴”样面容。鉴别诊断除判定是牙性和骨性畸形外，还应明确有无下颌发育不足。

（三）治疗

处于发育阶段的上颌前突可采用正畸治疗，成人的上颌前突应采用外科-正畸联合治疗。绝大多数上颌前突是由于上颌前部牙-牙槽骨向前发育过度所致。此类畸形一般不伴有严重的功能障碍，但影响外观。患者手术治疗的目的主要是容貌的改善。少数患者整个上颌骨向前发育过度，称为面中份前突（midface protrusion）。

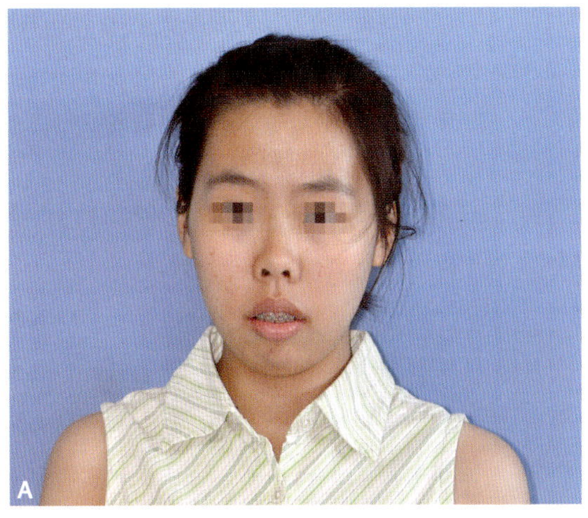

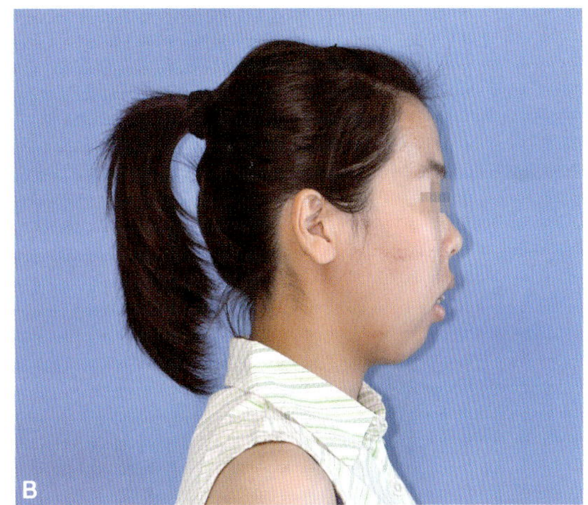

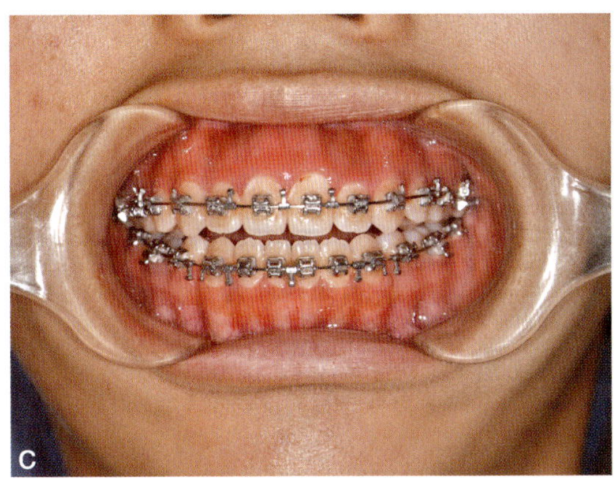

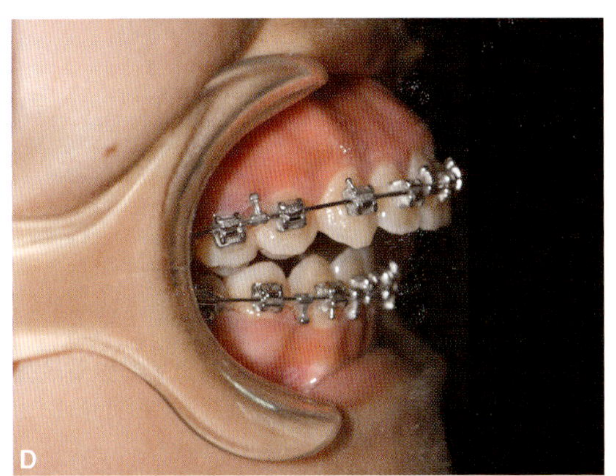

图 14-1　上颌前突患者临床表现

A. 上颌前突患者正面像；B. 上颌前突患者侧面像；C. 上颌前突患者正面咬合像；D. 上颌前突患者侧面咬合像。

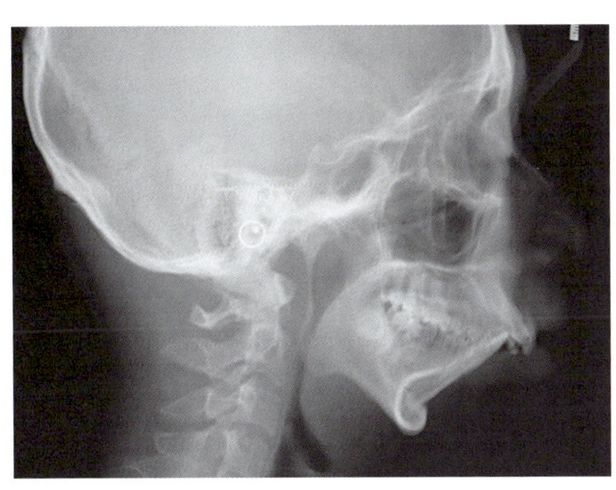

图 14-2　上颌前突侧位 X 线片

1. 术前正畸治疗　对于上颌牙列不拥挤或轻度拥挤者，采用固定矫治器排齐牙列。双侧第一前磨牙可留待手术时拔除。若牙列拥挤或牙轴需要适当舌倾，则可先拔除上颌第一前磨牙，利用部分间隙排齐牙列或调整牙轴。对预先拔除上颌第一前磨牙者，应注意控制好骨切开处相邻牙牙根的位置，防止牙根过于接近，影响手术截骨。许多患者下牙列出现拥挤，下前牙代偿性唇倾，唇侧骨板较薄，牙龈附着少甚至退缩严重。最好采取拔除双侧下颌第一前磨牙的方案，应用正畸手段排齐整平牙列，通过控根内收下前牙解决牙轴唇倾，关闭拔牙间隙。

2. 模型外科分析和计算机辅助设计　其目标为明确骨切开的部位、截骨量以及骨块移动的距离。通过模型外科与计算机辅助设计模拟上颌后退术后，检查上下牙弓的宽度是否协调，面部侧貌变化是否满意，前牙覆𬌗、覆盖关系是否协调，以及尖牙和第二前磨牙间的骨接触面积大小，确定有无必要扩大上颌尖牙区牙弓。最后通过模型外科制作𬌗导板。具体请参见本书第七章相关内容。

3. 外科手术　上颌前部牙槽突发育过度导致的上颌前突可以通过上颌前份节段性骨切开术后退上颌前部骨段而达到治疗目的（图 14-3）。

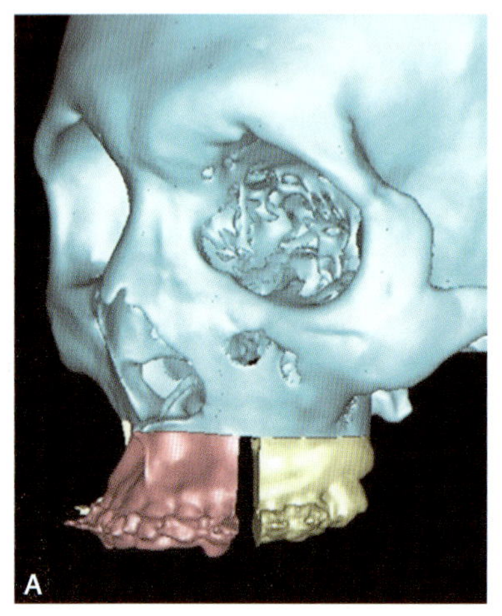

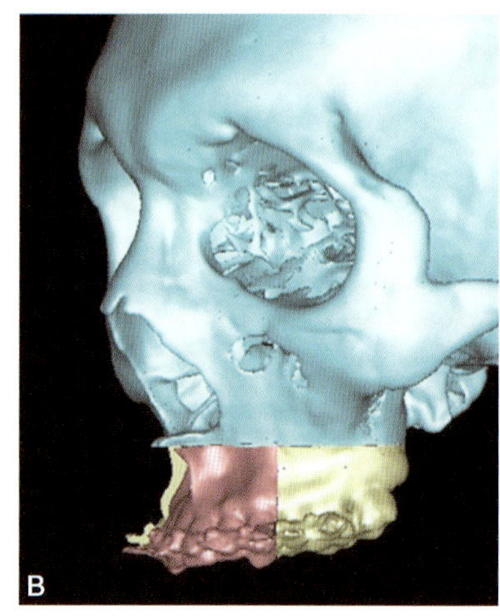

图 14-3　上颌前份节段性骨切开术后退上颌前部骨段

A. 上颌前突上颌前份节段性骨切开；B. 上颌前突上颌前份节段性骨切开并后退上颌。

面中份前突病例，其上颌后退的距离超过 6mm 应选择上颌骨 Le Fort Ⅰ型骨切开术上移、后退上颌（图 14-4）。

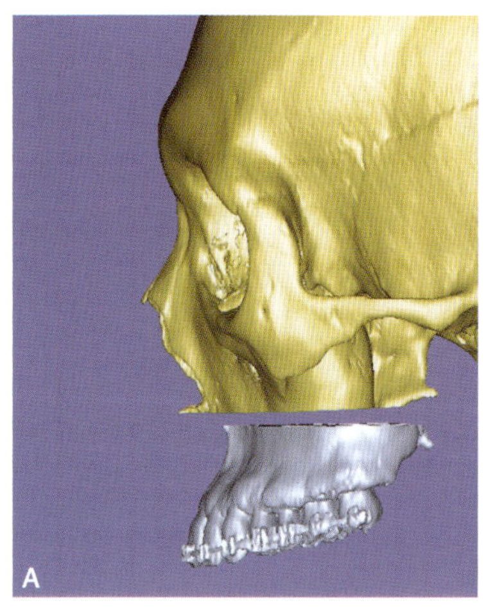

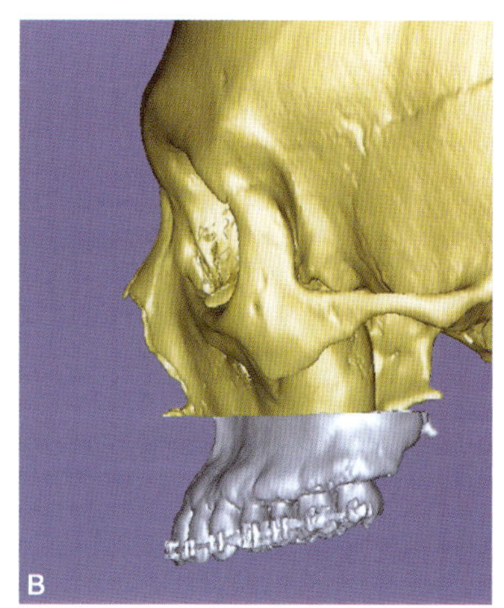

图 14-4　上颌骨 Le Fort Ⅰ型骨切开术上移、后退上颌

A. 上颌骨 Le Fort Ⅰ型骨切开术上移上颌；B. 上颌骨 Le Fort Ⅰ型骨切开术上移并后退上颌。

需要较多的上移上颌前份者需要上颌骨分段骨切开术上移、后退上颌。同时伴有颏部后缩的病例应配合颏前徙成形术（图 14-5）。

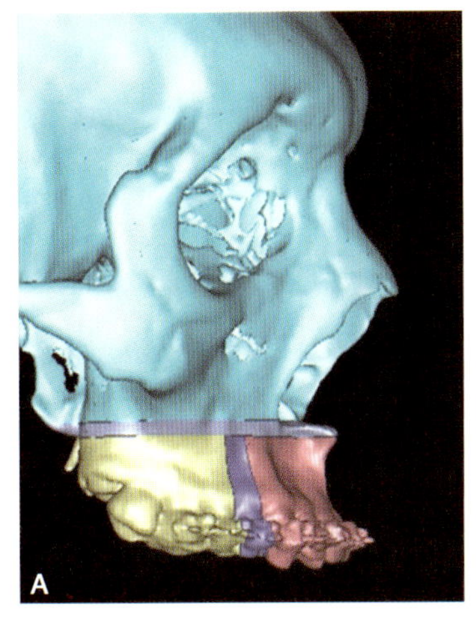

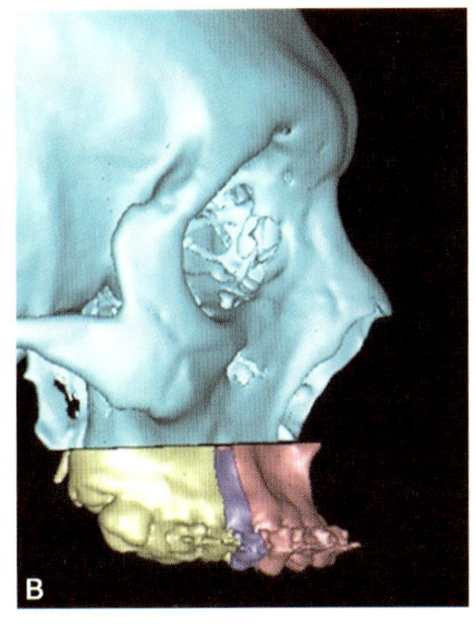

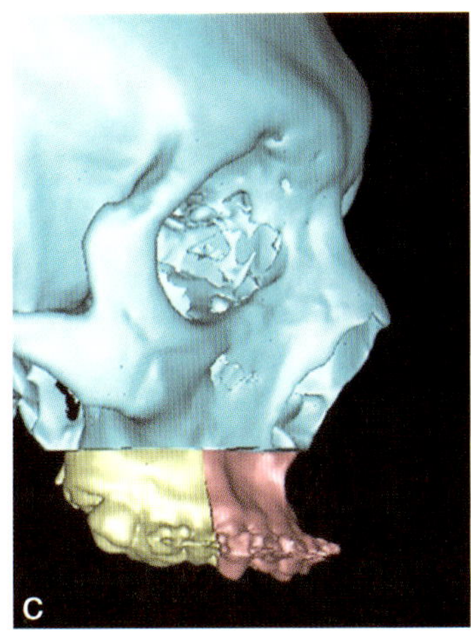

图 14-5　上颌骨 Le Fort Ⅰ型骨切开术

A. 上颌前份节段性骨切开术上移、后退上颌骨手术设计；B. 上颌骨 Le Fort Ⅰ型骨切开术上移后退上颌骨；C. 上颌前份节段性骨切开术后退上颌骨。

双颌前突患者应同时行下颌骨矫正术。另外，常需辅以软组织成形术，如牙龈成形术等。

4. 术后正畸治疗　排齐牙列，关闭剩余间隙，进一步协调牙弓和建立稳定的咬合关系。这大约需要 6 个月时间（图 14-6，图 14-7）。

（四）讨论

绝大多数上颌前突患者行上颌前部骨切开术就能获得良好矫正效果，但对面中份前突即上颌整体前突者，需要较大幅度后退上颌并上移上颌，应选择 Le Fort Ⅰ型分块骨切开术，多需要同时行下颌骨手术，以协调磨牙关系，有时还应配合颏前徙成形术以获取理想美容效果。

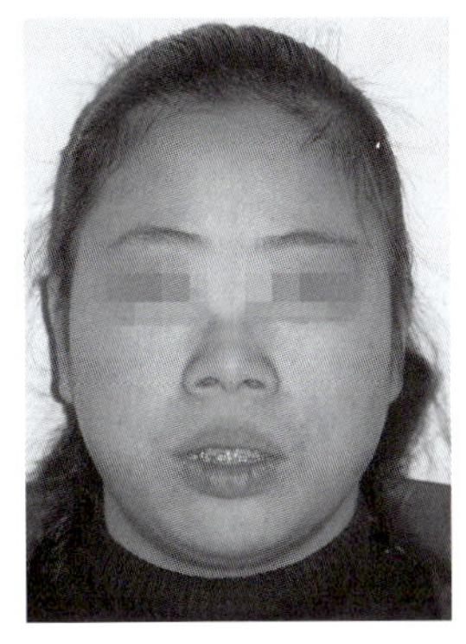
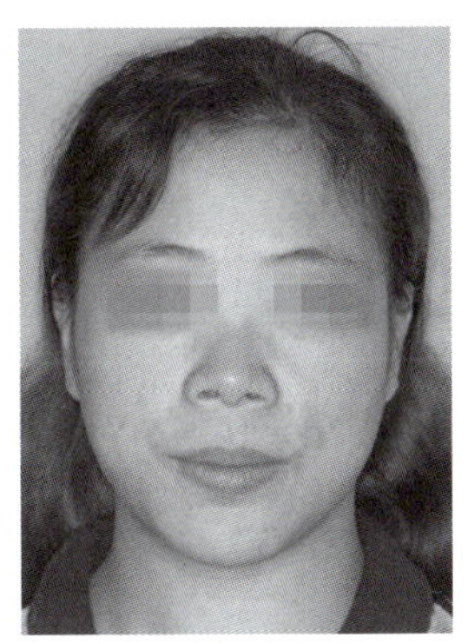
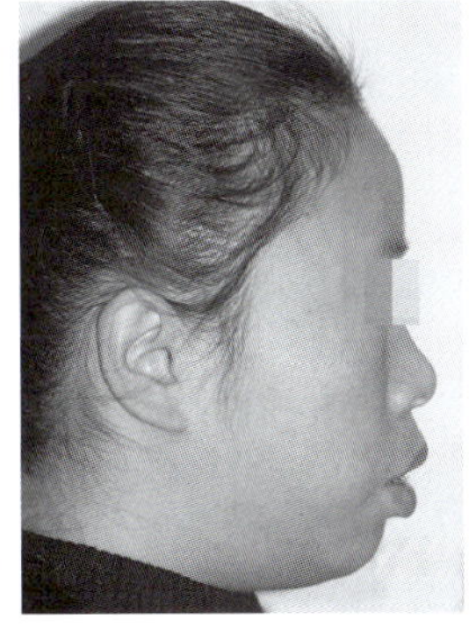
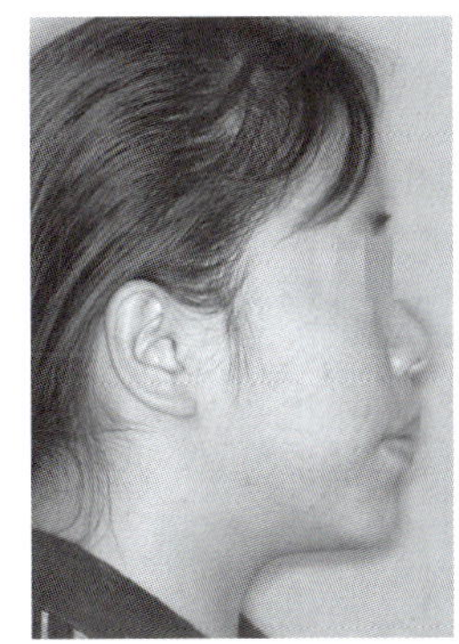

图 14-6　上颌前突患者矫治前后正侧面像

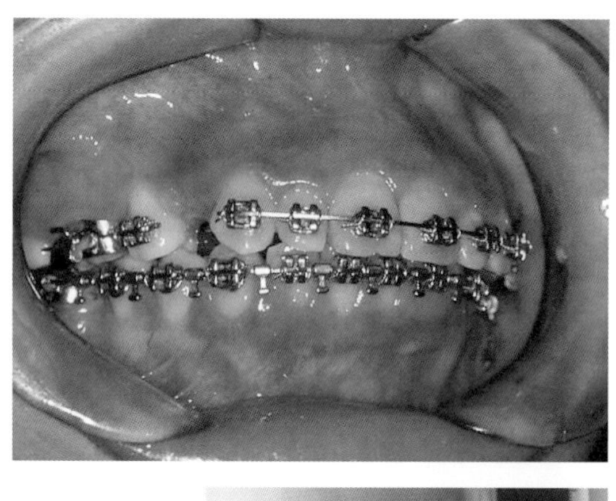
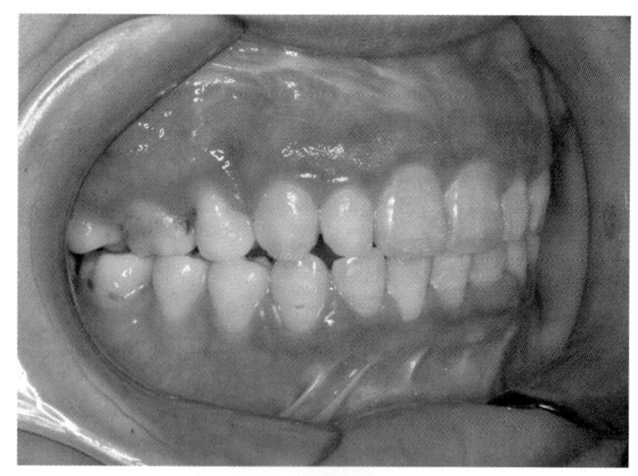
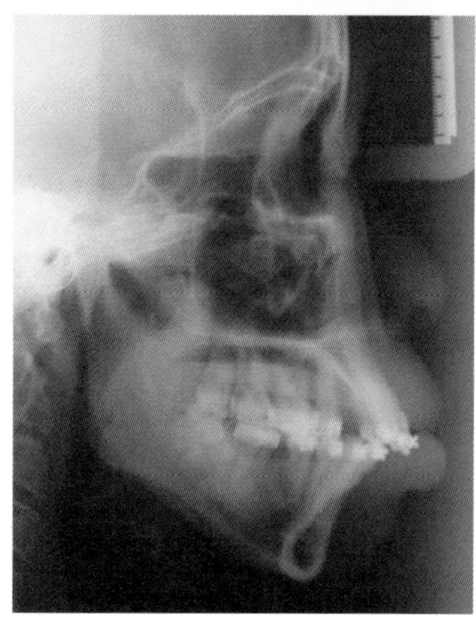
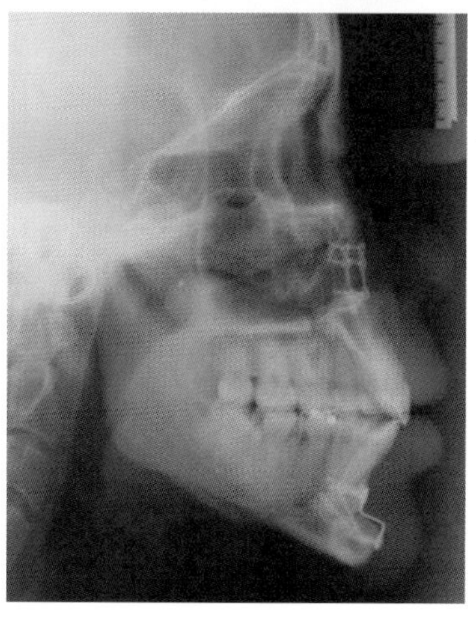

图 14-7　上颌前突患者矫治前后咬合及侧位 X 线片

二、上颌垂直向发育过度

上颌垂直向发育过度(vertical maxillary excess),经常伴有前牙开𬌗畸形,这是因为上颌后牙区的牙槽高度增加,下颌逆时针方向旋转使磨牙早接触所致,因此,这类畸形又被称为骨性开𬌗(skeletal open bite)。上颌垂直向发育过度,可以导致颜面结构比例关系失调,可与上颌骨前后向发育过度并存。此类畸形常伴有下颌骨发育畸形,特别是颏后缩畸形,后者被称为长面综合征(long face syndrome)。

(一) 临床表现

表现较为多样化,主要是由于上颌垂直向特别是后部牙槽过长所致,典型表现为:前牙或全牙列开𬌗,面高比例失调,双唇不能自然闭拢,下颌及颏后缩等(图 14-8)。

(二) 诊断

根据临床表现和影像学检查与分析不难做出诊断。面高比例失调是主要诊断依据。正常人上面高(N-ANS)约占全面高(N-Me)的 45%,下面高(ANS-Me)约占全面高的 55%,而这类颌面畸形的下面高比例明显增加。

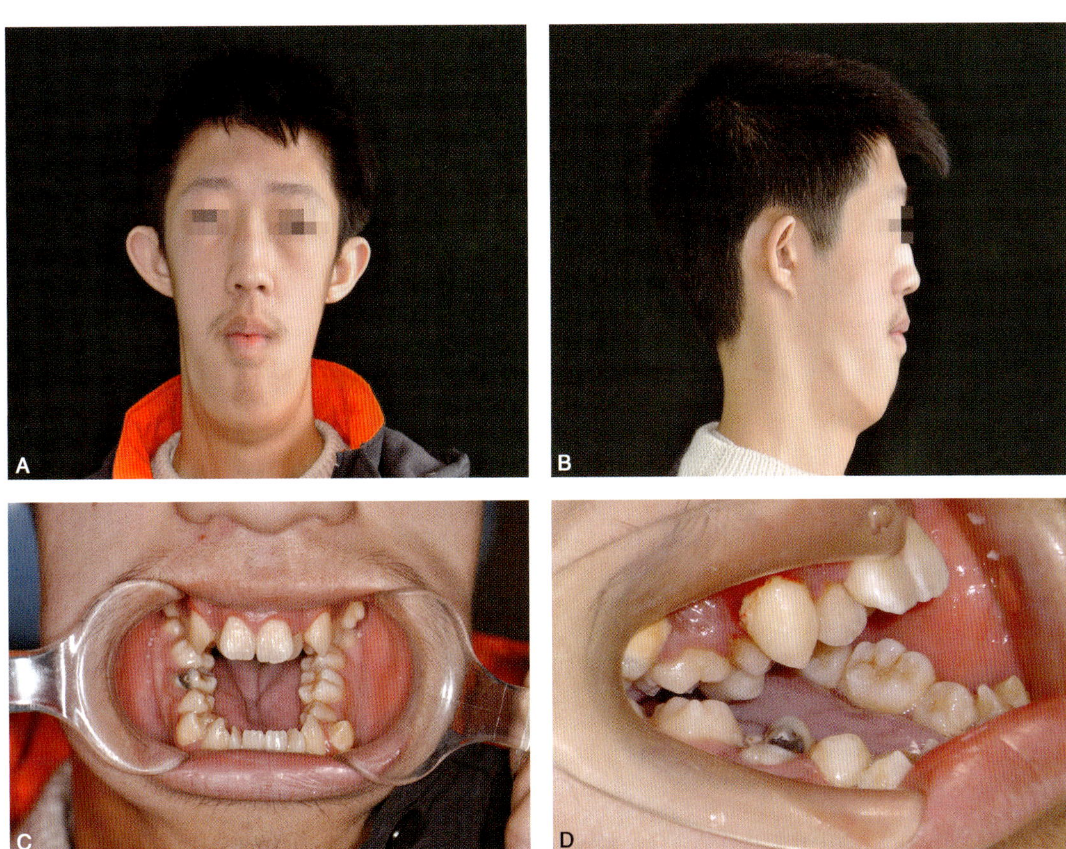

图 14-8　上颌垂直向发育过度患者面像及口内像

A. 正面像；B. 侧面像；C. 正面咬合像；D. 侧面咬合像。

（三）治疗

上颌垂直向发育过度畸形的治疗原则为外科-正畸联合治疗，基本术式是用 Le Fort Ⅰ型骨切开术上移上颌骨，矫正开𬌗（图 14-9）。

术前正畸治疗后，根据唇齿关系，即上唇与上颌切牙的距离关系，决定手术中上颌骨上移的量。正常人在唇松弛状态下，上前牙牙冠暴露于上唇下约 2～3mm，而上颌垂直向发育过度的患者，上前牙暴露较多。一般来说，上颌骨向上移动时，上唇亦随之少量上移，大约为上颌上移量的 20%，因此在确定上颌骨上移量时，应行 1mm 的过度矫正，才能获取理想的唇齿关系。如果将正常唇齿量设定为 2mm，对一个露齿量为 6mm 的上颌垂直向发育过度的患者，上颌上移量应定为 5mm，而不是 4mm（6mm 减 2mm）。

根据模型外科和计算机模拟手术制订手术方案。对于开𬌗不严重的病例，一般选择 Le Fort Ⅰ型骨切开术，截除一段骨质，上移上颌骨牙槽部的骨段。对于开𬌗严重的病例，有时为了关闭开𬌗，在上颌后牙区可能需要较大幅度的移动，应选择上颌骨分段骨切开术，将上颌骨牙槽部分为三段向上移动。上颌骨特别是后份上移后，下颌骨将顺逆时针方向自动旋转，关闭前牙开𬌗，同时缩短下面高。有时还需配合下颌骨升支部手术、颏成形术以及同期或二期鼻整形术等以获取更协调的咬合关系与匀称的外貌（图 14-10）。骨性开𬌗患者术后有较大的复发趋势，因此术后正畸治疗十分重要。

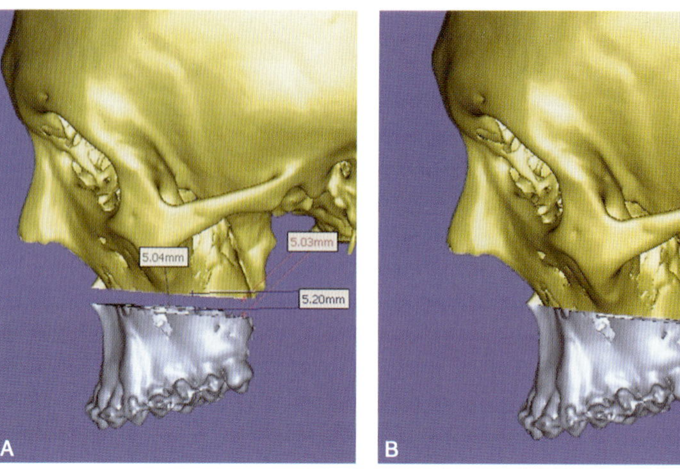

图 14-9　上颌骨 Le Fort Ⅰ型骨切开术上移上颌

A. 上颌垂直向发育过度畸形　Le Fort Ⅰ型骨切开术；B. Le Fort Ⅰ型骨切开术上移上颌骨。

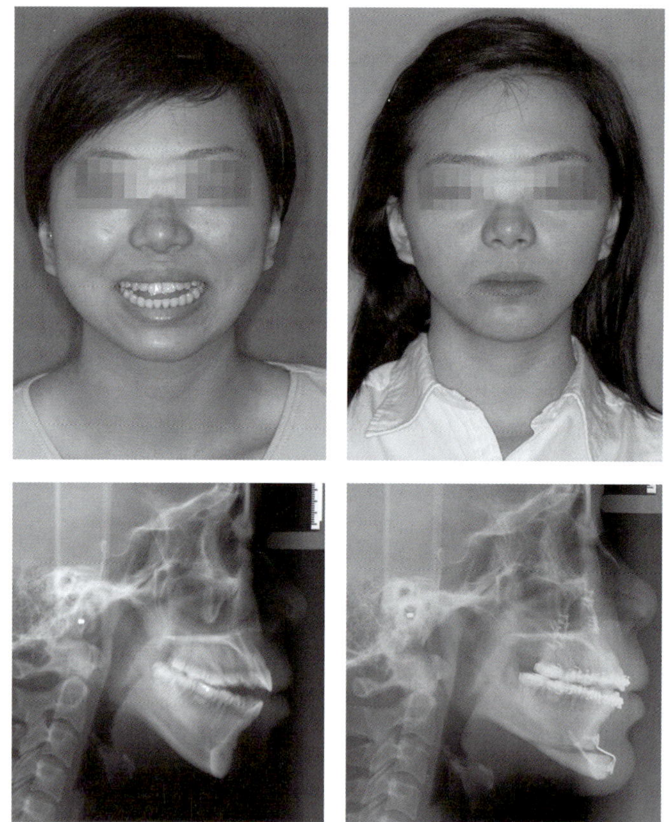

图 14-10　开殆患者矫治前后正面像及侧位 X 线片

第二节 上颌发育不足

上颌发育不足(maxillary deficiency)可以涉及上颌骨的三维空间位置与大小的异常,在临床上以上颌前后向或横向发育不足为多见。

一、上颌前后向发育不足

上颌前后向发育不足(anteroposterior maxillary deficiency)又称上颌后缩(maxillary retrusion)。上颌前后向发育不足常常伴有上颌骨横向发育不足或垂直向发育不足,临床上单纯上颌后缩较少见,与下颌发育过度同时并存者多见。

(一) 病因与临床表现

上颌前后向发育不足的病因包括原发性因素和继发性因素。原发性上颌发育不足最常见的病因是先天畸形,如唇腭裂,特别是双侧完全性唇腭裂患者常致原发的上颌骨前后向发育不足。另外其他可能引起颌骨发育异常的因素,如遗传和环境等因素同样也可引起上颌骨前后向不足。继发性上颌骨发育不足最常见的病因是医源性因素,如唇腭裂患者在幼儿时期接受的唇裂整复术和腭裂整复术,特别是不适当的手术时机和手术方法会引起严重的上颌骨发育不足。唇裂修复术可能导致的上唇张力过大,腭裂修复术硬腭部松弛切口处瘢痕组织的挛缩都可能造成严重的上颌前后向发育不足。

临床特征为:面中部凹陷,垂直距离变短,上唇后缩,下唇紧闭,无正常的唇间间隙,鼻部后移。前牙或全口牙呈反𬌗,上前牙代偿性唇向倾斜,下前牙代偿性舌向倾斜。常伴有发音功能异常,特别是唇齿音,咀嚼时前牙切割功能障碍(图 14-11)。

(二) 诊断

根据临床检查和 X 线投影测量分析结果进行诊断。侧位 X 线头影测量结果显示:SNA 角小于正常,SNB 角正常或大于正常,ANB 角小于正常。

临床上需鉴别的疾病主要是伴有上颌骨发育不足的颅面综合征。如颅面骨发育不全综合征(Crouzon 综合征),除面中部发育不足外,同时伴有颅骨畸形、眶间距增宽、眼球突出等畸形。Treacher Collins 综合征的表现则有面中部发育不全,眼睑、颧骨及下颌骨发育不全。

(三) 治疗

手术是唯一能矫治该类畸形的方法。其治疗目标应争取功能与容貌俱佳的效果。对于上、下颌骨严重不协调的病例,特别是唇腭裂伴发的上颌骨发育不足的病例,青春期可以进行正畸干预的同时,配合牵张成骨技术,以促进上颌骨的前后向发育。骨骼发育成熟后,主要采取外科-正畸联合治疗手段。

治疗程序如下。

1. 术前正畸治疗　前牙去代偿,排齐牙列,协调上下颌牙弓宽度等。

2. 手术设计　通过模型外科和计算机辅助设计,明确颌骨切开的部位和骨块移动的距离。完成定位𬌗板的制作(图 14-12)。

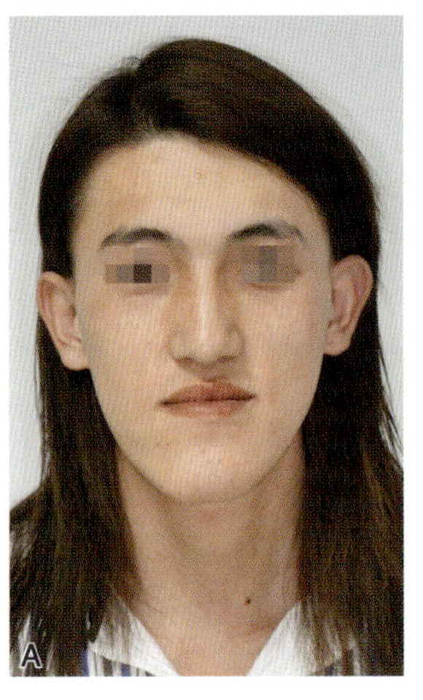

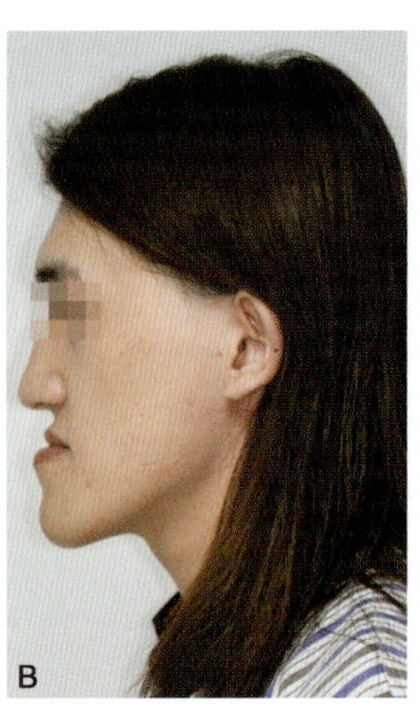

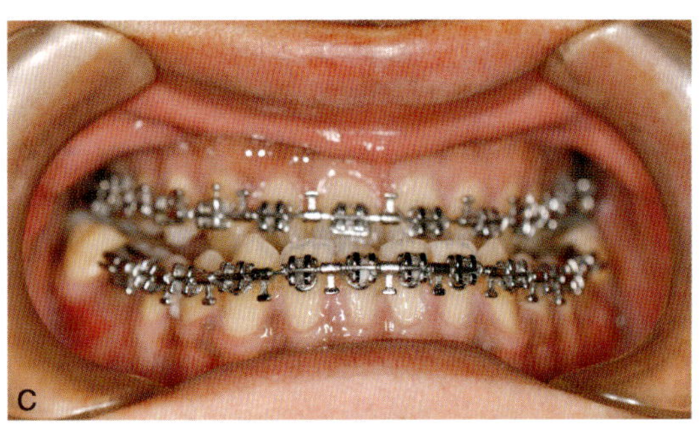

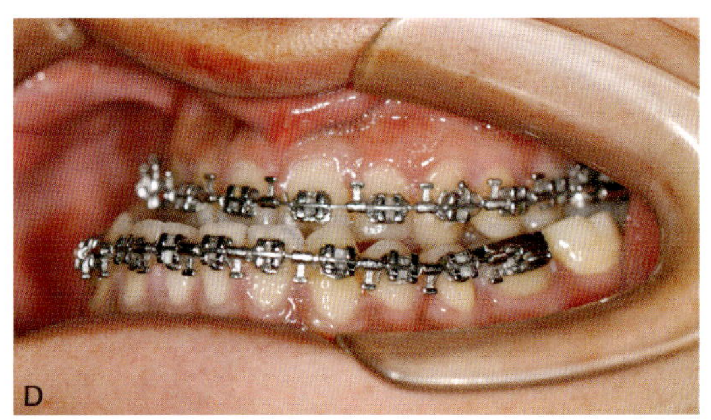

图 14-11 上颌前后向发育不足患者容貌及咬合图

A. 正面像;B. 侧面像;C. 正面咬合像;D. 侧面咬合像。

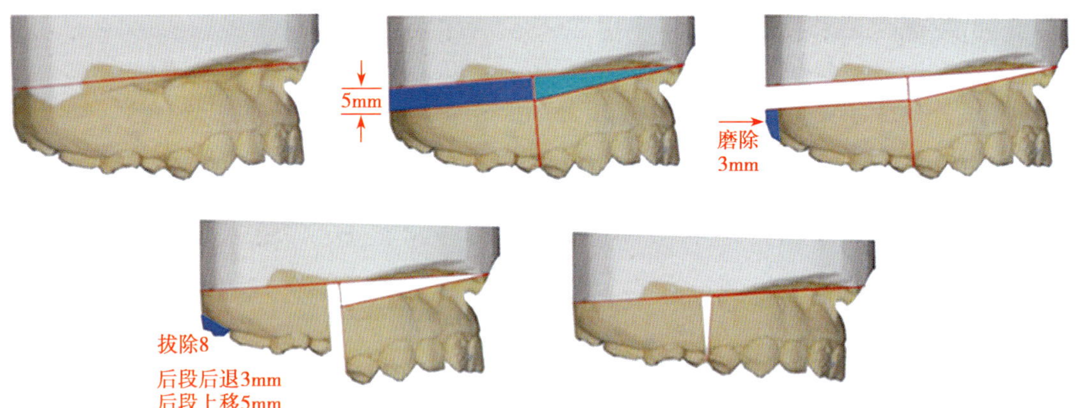

图 14-12 模型外科示意图

3. 上颌骨切开前徙手术 对于上颌前徙距离不超过 8mm 的病例适用上颌骨 Le Fort Ⅰ型骨切开术或改良高位上颌骨 Le Fort Ⅰ型骨切开术前徙上颌,利用坚固内固定技术完成移动骨块的固定(图 14-13,图 14-14)。上唇短缩明显者,需应用 V-Y 成形技术,同时完成上唇软组织整形。同时伴有鼻部畸形者,亦可同期完成鼻整形术。对于上颌骨发育严重不足、面中部凹陷特别明显者,有时考虑上颌骨 Le Fort Ⅱ型骨切开术前徙颧-上颌骨复合体。

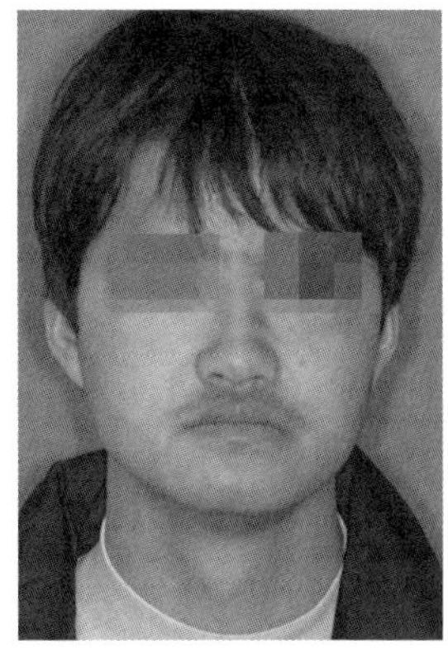
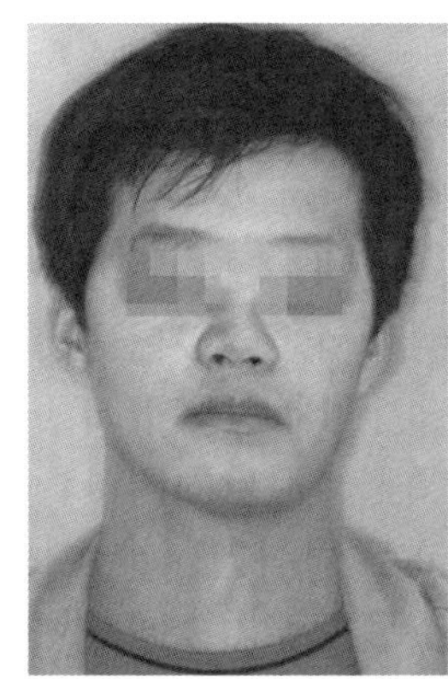
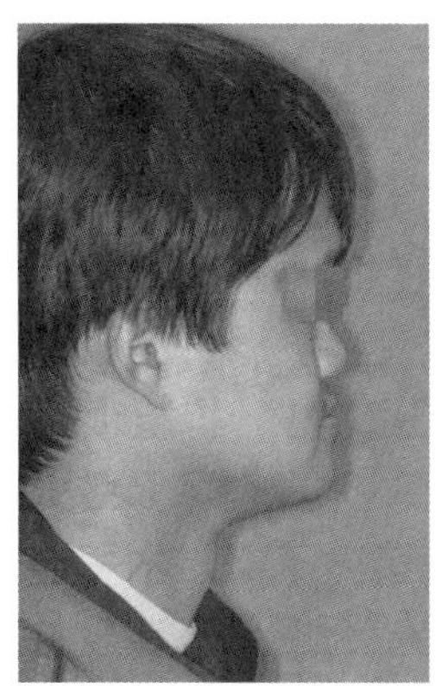
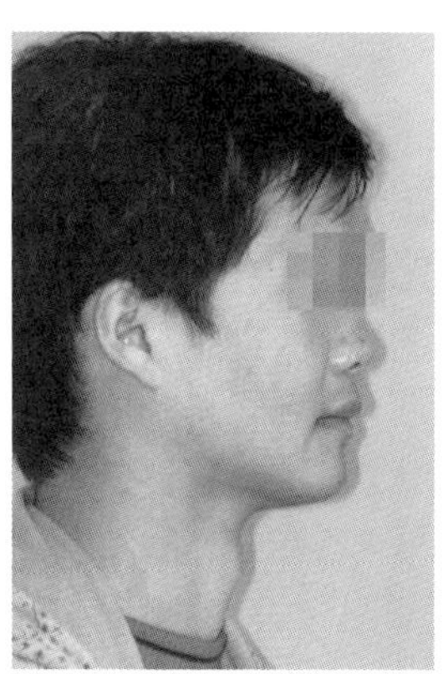

图 14-13　上颌骨发育严重不足患者矫治前后正侧面像

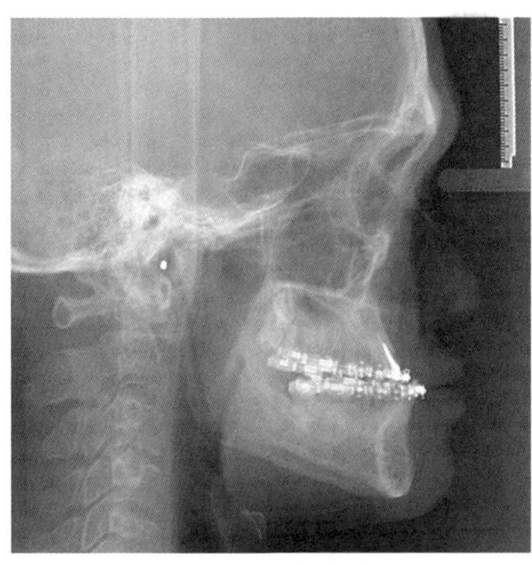
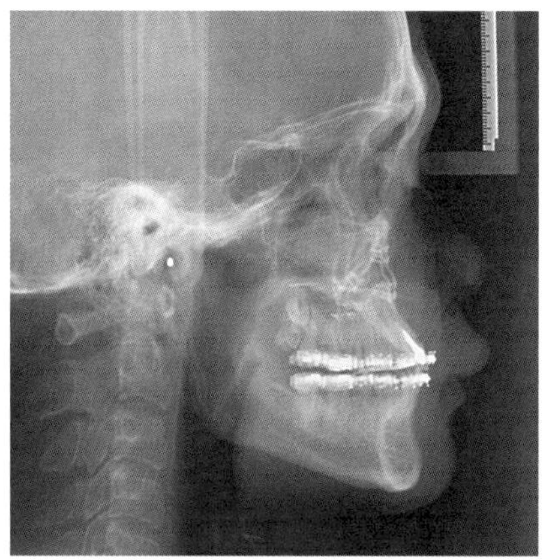
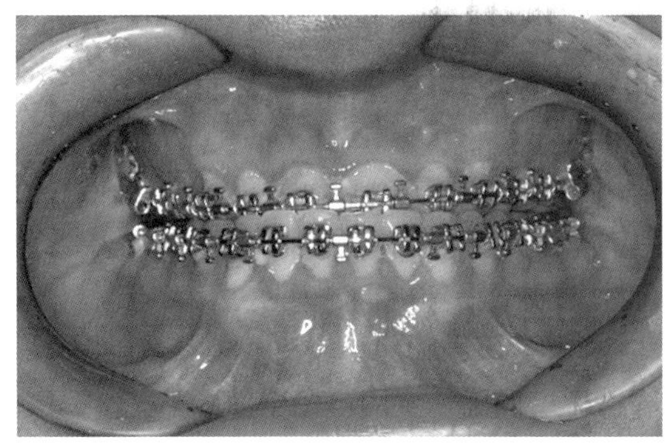
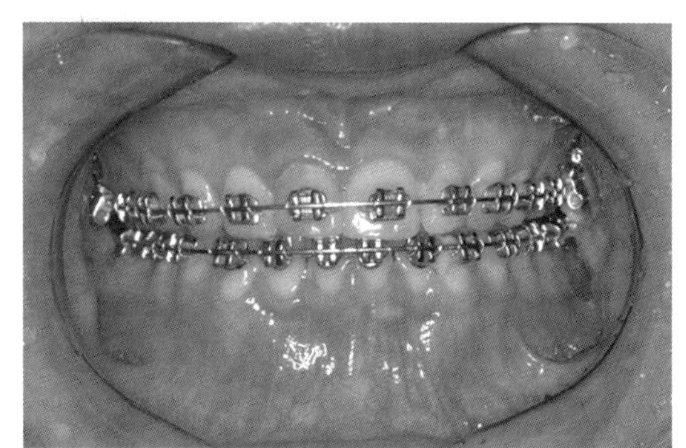

图 14-14　上颌骨发育严重不足患者矫治前后侧面 X 线片及咬合像

4. 牵张成骨　大量文献报道：当采用传统的正颌手术前徙上颌骨超过 8mm 者，其复发率明显增加。腭裂手术后的腭部瘢痕可能会限制上颌骨前徙。另外，对于腭裂患者伴发或继发的上颌骨前后向发育不足，前徙上颌骨后可能导致腭咽闭合不全加重。此类病例应考虑应用牵张成骨技术治疗。通过 Le Fort Ⅰ型骨切开术或改良上颌骨 Le Fort Ⅰ型骨切开术，应用口内牵张或颅外牵引器，分别以颧突和颅骨作为支抗，可以使上颌骨移动至预定的部位同时完成相应的软组织改建。

5. 术后正畸治疗　建立稳定良好的上下颌咬合关系，防止畸形复发。

（四）讨论

上颌骨 Le Fort Ⅰ型骨切开前徙术，其复发倾向随着前徙距离的增加而增大，有时需要在骨断端间植骨以降低复发倾向。然而，对于严重后缩特别是唇腭裂修复术后继发面中份发育不足的病例，可选择上颌骨牵张成骨技术，有时需要配合下颌后退术以获取协调稳定的牙颌位置关系。对同时伴有牙槽突裂的病例，上颌骨手术应在牙槽突裂植骨修复术后6~12个月进行。

二、上颌横向发育不足

上颌横向发育不足（maxillary transverse deficiency），又称为上颌缩窄畸形（maxillary constriction）。上颌横向发育不足在上颌骨发育畸形中比较常见，常与上颌前后向发育不足同时存在。

（一）病因与临床表现

上颌横向发育不足的病因包括先天性、发育性和医源性因素。研究发现，导致此类畸形最常见的发育性病因是长期的吮指习惯。所以临床中此类畸形常伴有前牙开𬌗。医源性上颌横向发育不足常见于外科治疗后腭裂患者，手术创伤限制了上颌骨的横向发育。

上颌横向发育不足患者多首诊于口腔正畸科，其主要的临床表现是牙𬌗畸形。单侧或双侧反𬌗，上牙列拥挤，个别或数颗牙明显的腭侧或颊侧异位，牙弓排列呈“沙漏”状，腭穹窿狭窄而高拱（图 14-15）。

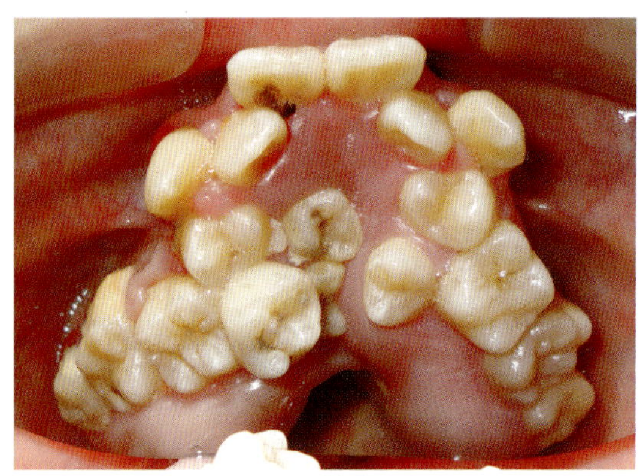

图 14-15　上颌横向发育不足上颌𬌗观

单纯的牙性错𬌗导致的上下牙弓不协调一般仅限于一或两个牙位，而超过两个牙位的错𬌗通常认为是骨性错𬌗所致。上颌横向发育不足导致上下颌后牙的牙弓不协调，因此必然导致咀嚼功能的降低。

（二）诊断

根据临床特征可以发现此类畸形，模型研究诊断可以进一步区分后牙区反𬌗是相对性的或是绝对性的。通过上下颌石膏牙列模型做相对移动，使尖牙区获得Ⅰ类𬌗关系，此时后牙区的反𬌗如已经得到矫正，即为相对性的上颌横向发育不足。此情况最常见于安氏Ⅲ类

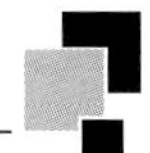

错殆的患者，临床检查发现后牙区反殆，经石膏模型相对移动后，达到尖牙区获得Ⅰ类殆关系时，后牙同时获得了正常的覆盖关系。如通过上下颌石膏牙列模型做相对移动，使尖牙区获得Ⅰ类殆关系时，仍存在单侧或双侧的后牙区反殆，即为绝对性的上颌横向发育不足。

影像学检查是提供量化诊断指标的最有效的手段，三维CT扫描和测量完成量化诊断的同时可以进一步指导治疗。

（三）治疗

治疗目的为建立协调和稳定的上下颌位置关系，保证咀嚼功能，减小颊前庭多余的空间。

治疗方法如下：腭中缝未完全骨化的上颌横向发育不足的患者，即青春期和青春期前的病例均可通过正畸手段扩弓治疗。对于成年患者可采取上颌骨分段骨切开术和外科辅助快速上颌扩大的方法进行矫正。

1. 上颌骨分段骨切开术

（1）适应证

1）上颌横向发育不足同时伴有上颌骨前后向或垂直向发育不足的患者。

2）以双侧上颌第一磨牙间距离测量，上颌牙弓宽度需要增加的距离小于7mm。

3）由于上颌横向发育不足，导致严重不协调的Spee曲线。

（2）术前正畸治疗：排齐牙列，去除或调整牙代偿性倾斜，对于前牙开殆及上牙弓横向的问题无须矫治。手术治疗前可以通过正畸治疗获得骨切开处牙间的距离。

（3）上颌骨手术：为了方便手术操作，通常是先完成Le Fort Ⅰ型骨切开术的水平骨切口，降下折断上颌骨后根据模型外科设计与患者个体情况行上颌分段骨切开术，例如腭中线切开，或/和上颌前后分块骨切开术等（图14-16）。完成上述操作后，有时仍需通过牵引技术对抗腭部软组织的牵拉，因为此时扩宽上颌牙弓的阻力仅来自于腭部黏骨膜。根据殆板指导完成骨块的就位和固定。为了增加术后的稳定性，当骨块间的距离大于5mm时，应考虑自体骨块的植入。

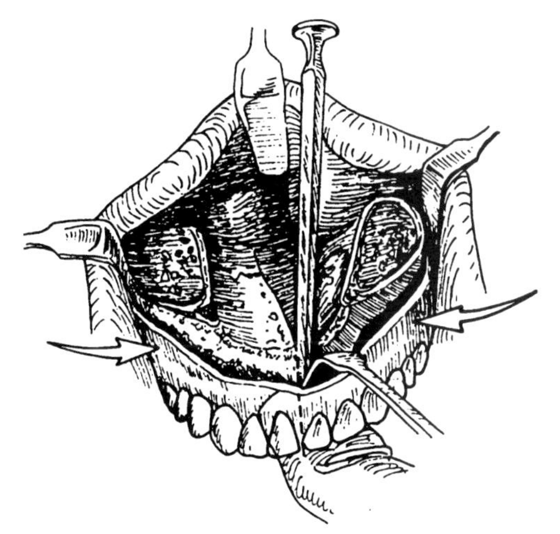
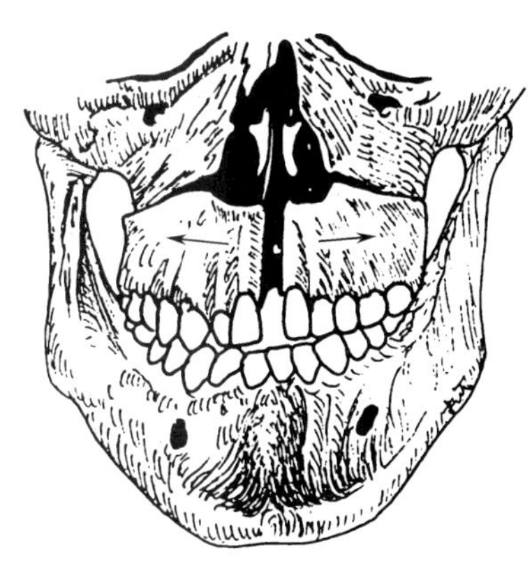

图14-16　腭中线切开术示意图

2. 外科辅助快速上颌扩大(surgically assisted rapid maxillary expansion,SARME)

(1) 适应证

1) 单纯上颌骨横向不足。

2) 以双侧上颌第一磨牙间距离测量,上颌牙弓宽度需要增加的距离大于7mm。

(2) 术前正畸治疗:需要在上颌安装扩弓装置,这实际是一种牵张器(图14-17)。

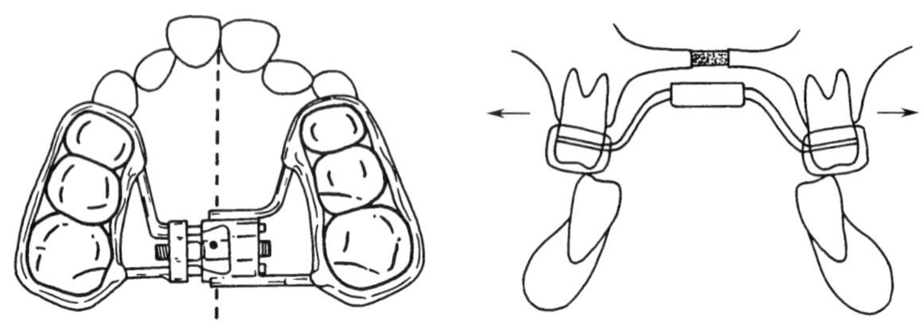

图 14-17 上颌安装扩弓装置

(3) 外科辅助扩弓:软组织切口及显露步骤同 Le Fort Ⅰ型骨切开术,完成双侧上颌结节间水平骨切口,切口方向与殆平面保持平行。离断鼻中隔连接,以避免术后双侧骨段运动不一致可能导致的鼻中隔偏曲。接下来即进行腭中缝的离断。骨凿于鼻腔面鼻棘下方处置入腭中缝处,根据腭板走向调节骨凿的角度,同时用手指在口腔内感触,以保护腭黏骨膜避免其穿透。当腭中缝离断后,开始进行鼻骨外侧壁即鼻骨与上颌骨连接处离断,此处骨凿置入深度注意不要超过30mm,以避免伤及腭降动脉。最后凿开翼上颌连接,离断方法同上颌骨 Le Fort Ⅰ型骨切开术。在确保各骨段可以充分移动后,旋转扩弓器达到2mm的牵张距离,检查切牙间是否获得了2mm的间隙。牵张过程中,如遇到明显阻力,需要再次检查各骨折线是否充分离断。

术后5天开始扩弓,每天旋转2次,即每天牵张0.5mm,直到预期的牵张距离。为了顺利完成扩弓,牵张过程应在术后1个月内完成,否则骨折线处的骨性愈合会影响效果。牵张结束后牵张器须固定6个月,此过程中可以进行其他常规牙列正畸治疗(图14-18)。

在离断腭中缝中切牙部位时,应确保双侧中切牙的近中处有相应的牙槽骨组织,否则会导致此处的牙周损伤。在上颌弓扩大过程中,应密切观察中切牙间软组织的变化,如发现有骨面裸露,应即减缓牵张速度,否则可导致中切牙间牙龈组织缺损和牙周损伤。

(四) 讨论

上颌骨横向发育不足在上颌骨发育畸形中是最容易复发的一种。回顾性研究显示采用上颌骨分段骨切开术,术后随访期发现约28%的病例会出现一定程度的复发。因此,在模型外科和手术设计时,可以通过2~3mm的过度矫正预防,另外术后殆板的固位亦是保证牙槽骨段在理想位置达到骨愈合的关键,通常建议术后6周配戴殆板,当殆板去除后,应及时应用唇颊侧正畸辅助装置以维持骨段的理想位置。对于外科辅助扩弓的术后稳定性和复发倾向,文献报道不尽一致,但总体认为其复发倾向小于上颌骨分段骨切开术。

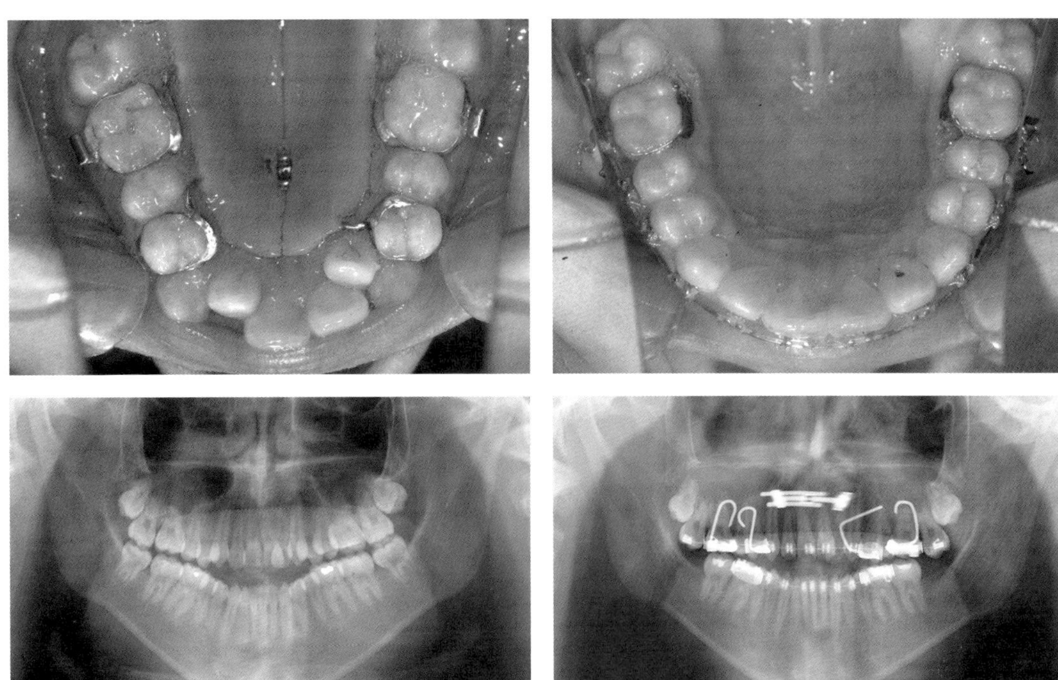

图 14-18　外科辅助扩弓殆面像及全口牙位曲面体层片

（卢　利　白晓峰）

参 考 文 献

1. 胡静，王大章. 正颌外科. 北京：人民卫生出版社，2006
2. 王兴，张震康，张熙恩. 正颌外科手术学. 济南：山东科学技术出版社，1999
3. POSNICK J C. Orthognathic surgery：principles and practice. Philadelphia：Saunders，2013
4. REYNEKE J P. Essentials of orthognathic surgery. Hanover Park：Quintessence，2010
5. BELL W H，GUERRERO C A. Distraction osteogenesis of the facial skeleton. Hamilton：BC Decker，2007
6. BETTS N J，VANARSDALL R L，BARBER H D，et al. Diagnosis and treatment of transverse maxillary deficiency. Int J Adult Orthodon Orthognath Surg，1995，10(2)：75-96
7. EPKER B N，WOLFORD L M. Dental facial deformities surgical-orthodontic correction. St Louis：Mosby，1980
8. FONSECA R. Oral and maxillofacial surgery. Philadelphia：WB Saunders，2008
9. VANDERSEA B A，RUVO A T，FROST D E. Maxillary transverse deficiency-surgical alternatives to management. Oral Maxillofac Surg Clin North Am，2007，19(3)：351-368

第十五章　下颌骨发育畸形及其外科矫治

下颌骨是构成人类颜面部的一个重要骨性支架，也是颌面部唯一能动的骨。临床上常见因其大小、形状和位置的异常导致面下 1/3 畸形，这种畸形对患者的容貌、咬合关系、咀嚼功能与心理健康会造成影响。下颌骨可以分为前后向、垂直向及水平向三个方向的畸形，分别导致了下颌骨长度、高度及宽度的异常，也可常见不同方向上的混合畸形。这些畸形中以前后向发育异常最为多见，本章主要介绍两种临床中最为常见的下颌骨发育畸形——下颌发育过度与下颌发育不足。

第一节　下颌发育过度

下颌发育过度（mandibular excess），又称为下颌前突（mandibular prognathism），是指下颌骨相对于颅底位置过分向前生长，造成前牙反𬌗等咬合关系错乱及面下部畸形，是最常见的牙颌面畸形之一。在临床上单纯下颌发育过度常表现为安氏Ⅲ类错𬌗畸形，这在临床矫治的各类牙颌面畸形患者中约占 35%，在美国，12~17 岁的青少年中约有 1%的发病率，而在我国更为常见。实际上，根据流行病学调查蒙古后裔以及东亚人包括中国人、韩国人和日本人的下颌前突和安氏Ⅲ类错𬌗畸形发病率是最高的。

一、病　　因

下颌发育过度的病因主要有遗传、创伤等多种因素，其中遗传可能占主导地位。临床上常常可以看到有家族史的患者，欧洲的 Habsburg 家族颌骨症就是遗传因素的一个典型例子。目前科学研究已经表明一些基因位点可能是导致下颌前突的易感区域，比如对于韩国人和日本人来说，1p35-36、6q25、19p13、5p13 可能是易感区域，1p36、4p16、14q24-31 对于中国汉族人来说可能是易感区域，在这些位点内的基底膜蛋白多糖、软骨基质蛋白-1、碱基磷酸酶、红细胞膜蛋白带 4.1、生长激素受体、β 变形生长因子-3、胰岛素样生长因子-1 等都被推测和下颌前突易感性相关联。另外一些环境及周边因素也被认为会造成下颌前突，比如内分泌紊乱（肢端肥大症、巨人症、垂体腺瘤）、鼻气道堵塞（扁桃体肥大）、习惯性的下颌前突姿势位以及创伤等。其中创伤（如下颌骨骨折）和一些导致舌体肥大的疾病（如舌脉管瘤），如发生在青少年时期更容易导致下颌前突。根据美国的一个流行病学调查，青少年的安氏Ⅲ类错𬌗畸形问题从少年早期到青春期持续增加，这可能暗示着青少年的下颌骨发育加速期相

对上颌来说更晚，而创伤和疾病更会明显加重这一倾向。

二、临 床 表 现

1. 面部轮廓　面下 1/3 向前突出，尤以下唇前突更为明显，从而使面中部显得后缩，侧面观呈凹面型，下颌角通常较钝，下颌下缘夹角变锐；多数伴有颏部前突，部分患者颏突度基本正常，但大多存在颏唇沟的变浅或消失，及相对突起和增厚的下唇和唇红。有的还伴有面下 1/3 左右不对称，出现面中线、下颌牙中线、颏中线三者不一致。

2. 咬合关系　前牙反殆、对刃殆或开殆，后牙安氏Ⅲ类错殆关系，常伴有台阶式的殆平面、下前牙直立或舌倾及上颌前牙唇倾。有的患者出现下唇部无法闭合且下颌前牙开殆的情况，上颌前牙唇倾并出现牙间隙。Ⅲ类错殆伴有前牙开殆、反覆盖、后牙锁殆的情况也比较常见。

3. 功能改变　下颌前突能使咀嚼肌活动不协调，咀嚼效能降低，咀嚼功能障碍，甚至伴有颞下颌关节功能紊乱；严重者有闭口不全，影响发音功能。长期的不良影响还可导致牙列和牙周组织改变，比如继发性咬合创伤、牙列拥挤。

4. X 线头影测量

1）面部高度增加，下颌前突，下颌骨长度大于正常值，下颌骨相对颅底位置偏前方，其相关测量值高于正常值，如 SNB 角大于 80°，ANB 角减小甚至为负角，B 点位于 A 点前方等。颏前点（pogonion）可见位于零子午线前方（图 15-1）。

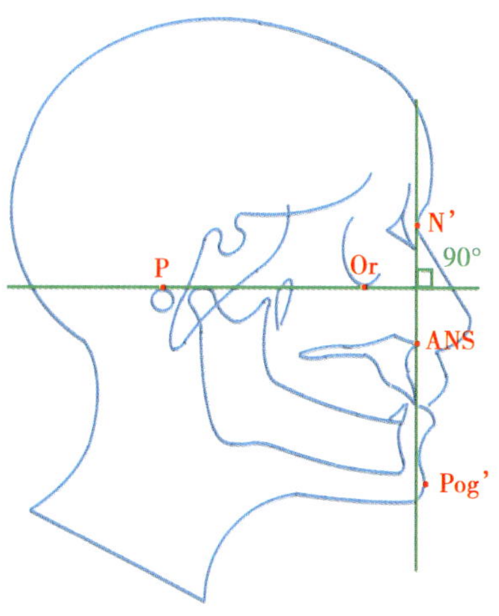

图 15-1　零子午线

通过软组织鼻根点（N'）作一条垂直于 FH 平面（眶耳平面）的直线，从侧貌美学来讲软组织颏前点（Pog'）应当位于这条直线的前后 2mm 以内。

2）通过头影测量分析还可帮助确定前牙反殆是由于下颌骨整体发育过度，还是由前部牙槽骨发育过度引起的，前者磨牙关系多为安氏Ⅲ类错殆，颏前点位置前移，后者多为安氏Ⅰ类错殆，颏前点位置正常甚至后缩。依据 X 线头影测量与相关软件分析可以分辨骨源性与牙源性畸形，后者 SNA、SNB 值常为正常。还应鉴别由于上颌骨发育不足导致的假性下颌前突，后者也表现为安氏Ⅲ类错殆及前牙反殆，但依靠 X 线头影测量分析不难鉴别，上颌骨发育不足者，其上颌骨相对颅底位置偏后方，SNA 角常小于 80°，SNB 角可为正常值。

三、矫治设计与治疗步骤

对于骨性下颌前突的患者，单纯采取掩饰性正畸治疗，使上颌前牙过度唇倾、下颌前牙过度舌倾来获取正常的覆殆、覆盖关系，不能有效解决患者容貌及功能上的缺陷。因此需要正畸-正颌联合治疗才能取得外形与功能俱佳的矫治效果，其治疗分为青春前期患者的生长调控治疗，术前正畸、正颌手术及术后正畸四个阶段。

（一）青春前期患者的生长调控治疗

从 19 世纪中期，临床医师就开始制作各种装置比如颏兜来试图矫正儿童时期不断加重的Ⅲ类错𬌗畸形。然而，大多数研究表明颏兜的使用与否与骨性Ⅲ类错𬌗患者下颌的最终大小都没有显著区别。尽管在依从性很好的学龄前儿童身上，颏兜能够减少下颌向前生长，但是一旦颏兜治疗停止，在随后的儿童时期这种下颌过度生长的模式还是无法被阻止，甚至出现反跳。颏兜治疗可以完成的改变最多的是下颌生长矢量被转为更向下和向后的旋转。一个相对被广泛认可的标准是，青春前期的骨性Ⅲ类错𬌗儿童的反覆盖如果超过 2~4mm，那么最终的正颌手术将不可避免。

（二）术前正畸

多数下颌发育过度的患者，因代偿机制常发生下颌前牙的舌倾与上颌前牙的唇倾，这对术中的下颌骨后退及术后正常𬌗关系的建立存在极大影响，因此需要通过正畸的方法去除这种牙代偿，故术前正畸又被称为正畸去代偿矫治。旨在从功能及外形基础上完善咬合关系，减少或避免对颌骨的分块截骨，简化手术过程、降低手术风险，并稳定、巩固手术矫正后的效果。临床上常采用固定矫治器来矫正发生倾斜的前牙，使其长轴恢复正常。对于上颌牙弓狭窄、牙列拥挤的患者，现多倾向于通过扩弓、牙间邻面片切等方式进行矫正。而对一些上颌牙列严重拥挤的患者，可考虑拔除双侧上颌第一前磨牙或外科辅助上颌快速扩弓为排齐牙列及去除上颌前牙代偿提供间隙。一般不将拔牙作为首选，是因为拔除上颌前磨牙可能导致或加重上颌牙弓的狭窄及前牙反𬌗的程度，这会使下颌后退后上下颌骨均显得较后缩，从而形成双颌畸形的表现，最终可能不得不同时进行上颌前移或扩大术来矫治单纯的下颌发育过度。在这方面外科辅助上颌快速扩弓具有它独特的优势，这正在引起众多临床医师的关注。

在术前正畸过程中，由于长期习惯的咬合平衡被打破，患者常自觉咀嚼功能受到影响且反𬌗加重，这需要在矫治前与患者进行充分的沟通，得到患者的理解，最好在术前 1 个月将矫治弓丝换成固定方丝唇弓。同时，在正畸过程中，应定期取牙颌模型，观察牙移动的情况变化，为之后的下颌后退手术做准备。一般情况下，术前正畸去代偿越彻底，上下颌间能取得更为理想的尖窝关系，术中下颌后退就越顺利，术后下颌的位置也就越稳定，大量的临床研究表明良好的尖窝锁结关系能有效克服术后复发倾向。

（三）虚拟手术与模型外科

随着计算机技术的不断发展，术前模拟术后的颜面侧貌已不再是梦想。利用 X 线头影测量数据，通过 VTO 分析模拟手术，可显示出特定的手术方案带来的颜面侧貌变化。近年来发展起来的三维手术模拟系统，能更直观地了解术后面型，既能供患者本人观看，又能帮助医生更好地进行手术设计。但是由于患者个体差异以及软件设计的不完善，这种预测图像并不完全代表术后的真实容貌，这一点要向患者讲明。

在手术进行前，还应通过模型外科模拟下颌后退的手术过程，以建立术后良好稳定的𬌗关系，并制作定位𬌗板，便于术中确定下颌位置；在模型上获得的上下颌相对移动距离才是真实可靠的，面型预测也应根据这个数据进行。在𬌗架上确定下颌位置时除考虑良好的尖窝关系外，还须尽量避免下颌模型后缘过度的水平向移动，以减少术后复发的可能；对于一些错𬌗关系比较复杂的病例，也可在模型外科中确定是否需要进行附加的上颌手术。

（四）正颌手术

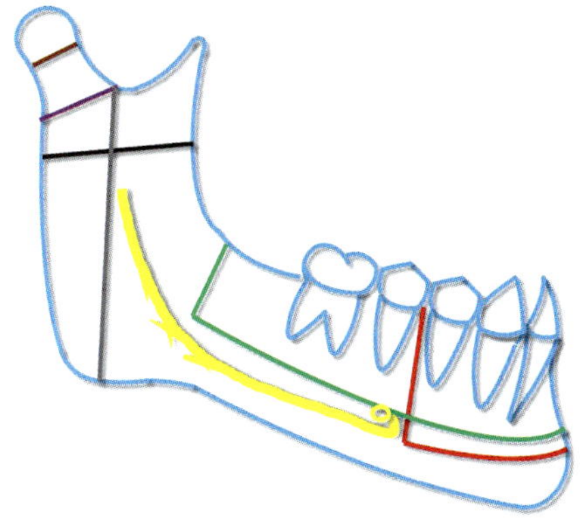

亮黄色线条：下牙槽神经管；红色线条：下颌前牙区根尖下截骨；绿色线条：全下颌骨体部截骨；棕色线条：髁突截骨；紫色线条：髁突颈部截骨；黑色线条：下颌支水平向截骨；深灰色线条：升支垂直截骨术。

图 15-2　多种正颌手术下颌截骨线路示意图

自从对下颌发育过度的患者实施外科与正畸联合治疗以来，国内外学者采用过多种手术方法，包括下颌体部骨切开术、下颌前部根尖下骨切开术、髁突截除术、髁颈部截骨术、乙状切迹下升支水平骨切开术等（图 15-2）。

但长期研究与临床实践发现，上述方法均伴有较多的并发症，术后效果不理想。随着外科技术的不断进步以及骨固定材料的不断发展，几种经过不断改良、并发症相对较少的新术式被大多数学者所认同、接受，这些手术是：下颌支垂直或斜行骨切开术和下颌支矢状劈开术，按手术入路方式又分为口内和口外两种，以口内法最为常用。对于磨牙关系正常，仅由于下颌牙槽骨发育过度导致前牙反𬌗的患者，可选择行下颌前部根尖下骨切开后退术进行矫正。对于颏部形态、大小或位置不理想者，可同期施行颏成形术。对于术前颏部突度正常的患者，在后退下颌骨后，颏部会显得相对后缩，此时，为了能获得一个协调的鼻唇颏关系，可行颏前徙术，从而使患者术后容貌更加和谐。

在后退下颌骨时，如出现比较复杂的情况，单纯采用 SSRO 或 IVRO 不能达到较好的容貌矫正，此时还需要采用其他手术来辅助获取理想的矫治效果。

当下颌严重发育过度或伴有上颌后缩时，单纯的下颌后退手术不能彻底纠正畸形，且术后稳定性也较差，常出现复发。此时，可施行上颌骨前徙的手术。若后牙咬合关系良好，前牙开𬌗明显，可行上颌前部骨切开术，改善前牙开𬌗情况。若上下颌后牙弓宽度不调，无法建立稳定的后牙咬合关系，可行 Le Fort Ⅰ型骨切开术加腭中缝切开术或腭中缝旁 U 形切开术，增加上颌牙弓宽度，在增加腭中缝宽度时，应充分考虑腭黏骨膜对增宽的限制，以防术后复发。

（五）术后正畸

在术后，当骨骼愈合基本完成，颌骨处于稳定期时，即可开始术后正畸治疗。若术中采用钢丝固定，其临床骨愈合期约为 6~8 周，这之后再行正畸治疗；若为坚固内固定者，约 4~5 周后即可开始术后正畸治疗。行下颌支垂直或斜行骨切开术者颌间牵引固定需要 4~6 周，拆除橡皮圈后应进行开口训练，待开口度基本恢复后再开始术后正畸；而行下颌支矢状劈开术者，一般不需要颌间固定，只在术后双侧各用 1~2 根橡皮圈行颌间Ⅲ类牵引即可，多在术后 4 周开始正畸治疗。

术后正畸治疗是为了进一步排齐牙列，防止牙齿的异常移动，关闭术前和术中形成的间隙，调整覆𬌗、覆盖关系，建立良好的尖窝锁结关系，保持术中所建立的咬合关系。对于有复发倾向者，可施以轻力Ⅲ类牵引，必要时可采用上下颌垂直牵引及头帽颏兜。

由于正颌外科术后可能存在不同程度的复发，故须戴用保持器来保持牙𬌗关系的稳定，戴用时间为1年左右。

四、并发症及术后管理

本部分主要列举下颌骨双侧升支矢状劈开下颌后退的一些相对特异的术后并发症，其他术后并发症请参考相关章节。

1. 髁突移位　一些病例中可见由于截骨后髁突位置不理想而导致术后咬合混乱、髁突动度不足以及髁突表面的结构改变风险。有不少方法被用于定位下颌骨近心段，但是这些方法和装置是否必要仍有争论，毕竟髁突是否应该完全符合术前原有的解剖位置仍没有定论。近来 Koichiro Ueki 等学者浏览大量文献后认为，髁突位置在术前术后不应该出现显著变化，除非术前就存在明显的颞下颌关节疾病，但轻微的位置变化并不明显增加术后颞下颌关节病的风险。

2. 开𬌗　术后出现开𬌗的风险主要也是由于术中固定不充分。如果开𬌗严重的情况需要钛板重新固定，但如果开𬌗并不严重可以通过颌间牵引来解决。

3. 骨折　术中近远心端间的固定不良可能导致术后骨折。特别对于下颌后退较多的患者，近心远心段骨间接触面积相对不够(图15-3)。

因此，固定时单纯使用单皮质钉加微型钛板固位力可能不充分，从而增加了术后反弹和骨折的风险。

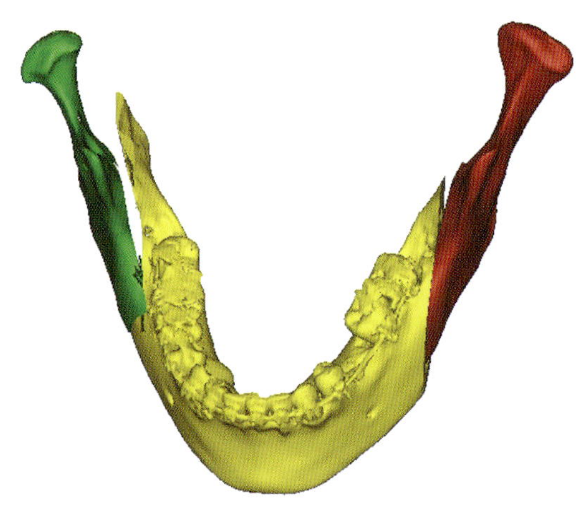

图15-3　不充分的骨间接触示意图
下颌骨双侧矢状劈开后退后近远心段截骨末端呈现线状接触，后方开大无接触。

4. 神经损伤　发生概率最高的是下牙槽神经，术后出现下唇麻木的症状非常普遍，但通常到术后1年以后这个症状发病率会降低到10%以下。至于舌神经和面神经损伤相对不常见。舌神经损伤的出现常常是因为双皮质钉刺穿后进入舌侧软组织。而罕见的面神经损伤主要出现在口外入路或者在大幅度下颌后退同时矢状截骨线位于升支后缘的情况(图15-4)。

5. 气道变窄　由于下颌的后退，带动整个下颌及舌部软组织向后，进一步压缩气道空间。不少研究报告表明这引发了呼吸紊乱，最常见的就是阻塞性睡眠呼吸暂停，造成打鼾、气道堵塞、睡眠时缺氧、白天疲困等症状。但在最新的一个研究中，通过三维量化评价认为，通常的下颌后退手术并不会明显引发呼吸紊乱，但在某些明显肥胖和中老龄患者，这个风险确实存在，在这种情况下，宜采用双颌手术，因此这类患者的术前气道评估显得尤为必要。

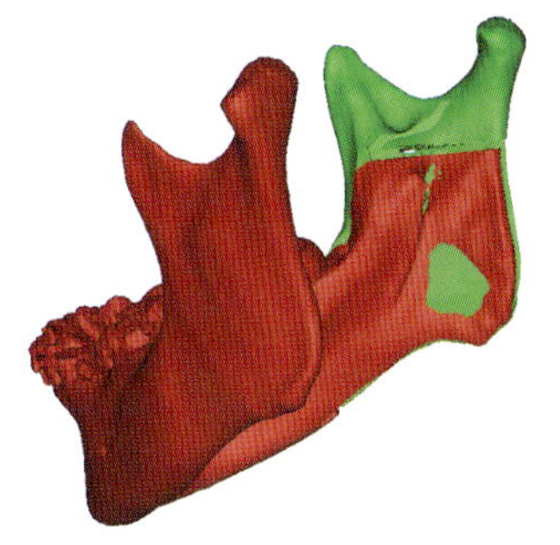
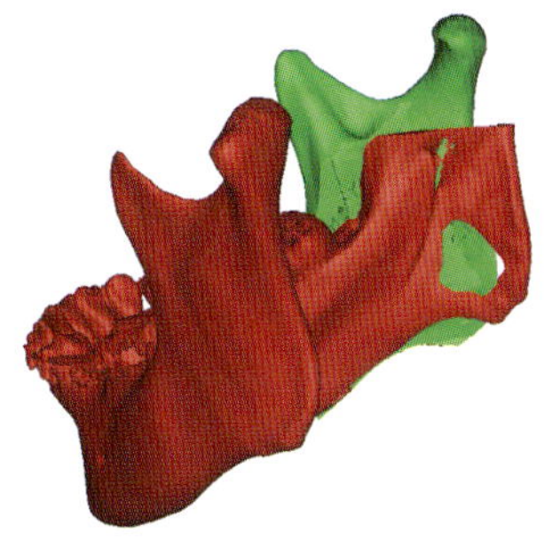
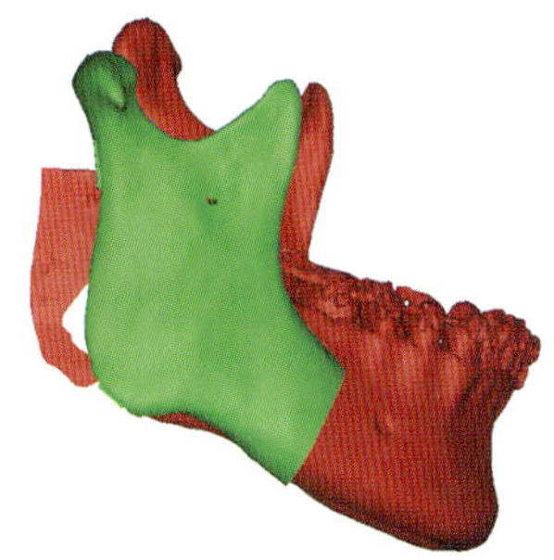

图 15-4 面神经损伤图解

传统的 Obwegeser Dal Pont 下颌支矢状劈开术进行后退时出现的截骨远心段末端升支后缘过度向后的情况，可能导致面神经因受过度牵拉而受损。

6. 颞下颌关节功能紊乱　文献表明经过正颌手术，大部分的患者颞下颌关节症状都有所改进，但也有极少部分没有变化，甚至加重。另外，由于下颌手术术后制动的缘故导致的咀嚼肌和结缔组织的纤维化或萎缩可能最终影响关节动度，而在当前随着坚固内固定的广泛应用使得颌间结扎的时间明显减少，同时通过加强术后的早期功能锻炼和物理治疗，大多数患者的关节动度都能够在 3 个月内恢复到术前水准。当然极少数由于不良刚性固定造成的髁突转矩增加而出现的关节动度不足则需要重新手术固定。还有一些由于关节内出血、纤维化和本身存在的关节紊乱则需要通过去除病因来治疗。

五、典型病例

病例一：张某，男，25 岁。自觉下颌前突逐渐加重十余年，要求矫治。

【检查】面下部前突，颏部无偏斜。前牙反𬌗，后牙安氏Ⅲ类错𬌗。上颌前牙唇倾，下颌前牙舌倾，牙列拥挤。X 线头影测量分析显示：SNA 角 82.9°，SNB 角 88.3°，ANB 角为 −5.4°。

【诊断】下颌发育过度

【治疗】正畸-正颌联合治疗

（1）术前正畸：排齐上下颌牙列，去除牙代偿，整平下颌 Spee 曲线，调整上下颌牙弓宽度。

（2）正颌手术：下颌 BSSRO 后退 9mm。

（3）术后正畸：精细调整咬合关系，6 个月后结束治疗（图 15-5~图 15-7）。

病例二：王某，女，22 岁。因“地包天”要求矫治。

【检查】下颌前突，前牙反𬌗，后牙安氏Ⅲ类错𬌗。X 线头影测量分析显示：SNA 角 82°，SNB 角 84°，ANB 角为 −2°。左颞下颌关节弹响。

【诊断】下颌前突伴左颞下颌关节紊乱综合征

【治疗】经术前正畸治疗后行双侧 IVRO 手术矫正。术后面型与咬合关系恢复正常，左颞下颌关节弹响消失（图 15-8~图 15-10）。

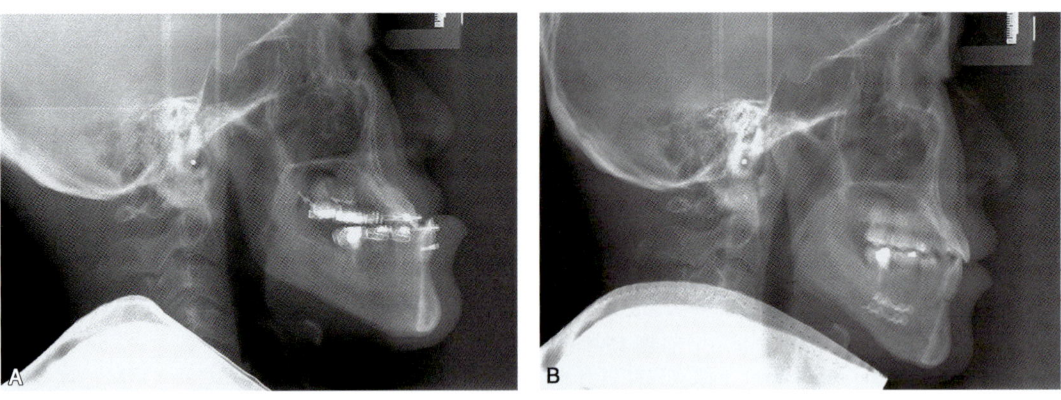

图 15-5　手术前后 X 线头颅侧位影像

A. 术前 X 线头颅侧位片；B. BSSRO 下颌后退术后 X 线头颅侧位片。

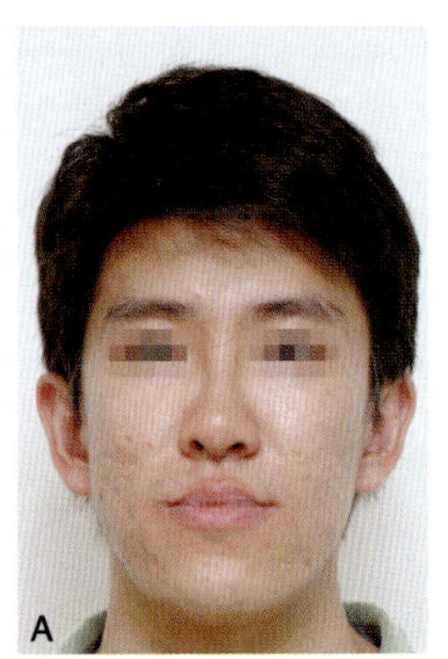
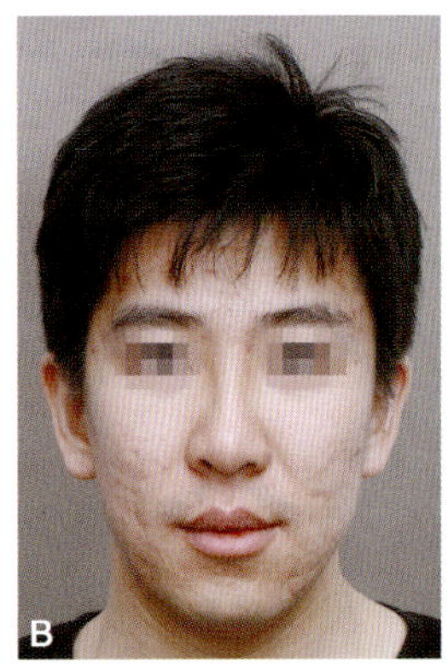
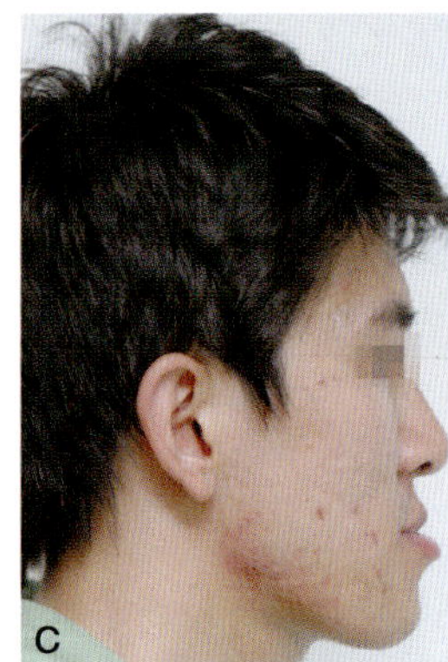
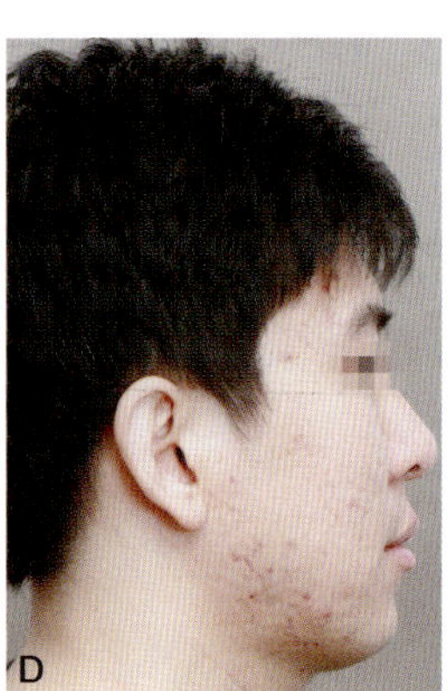

图 15-6　手术前后正侧面像

A. 术前正面像；B. 术后正面像；C. 术前侧面像；D. 术后侧面像。

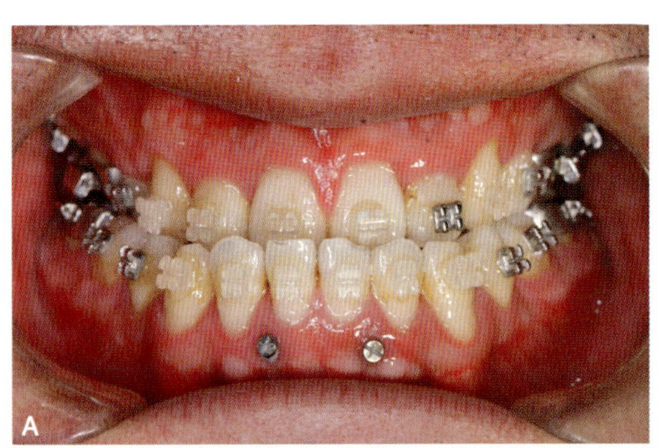
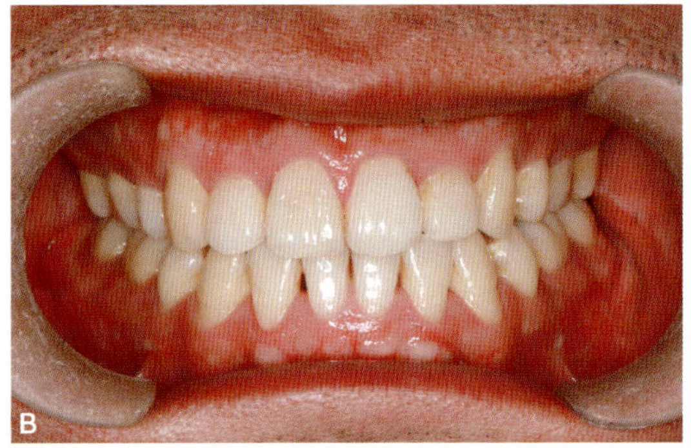

图 15-7　手术前后的咬合关系

A. 术前；B. 术后。

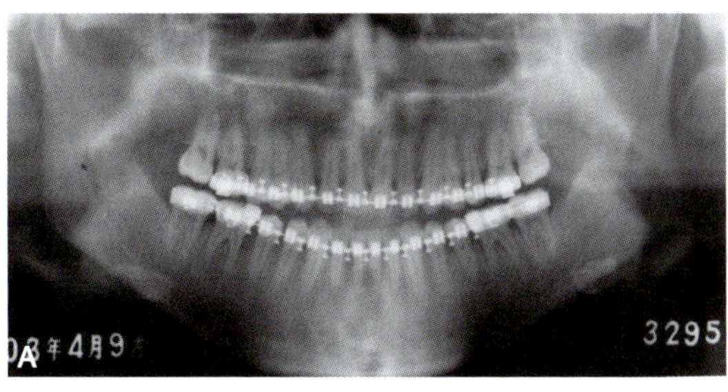

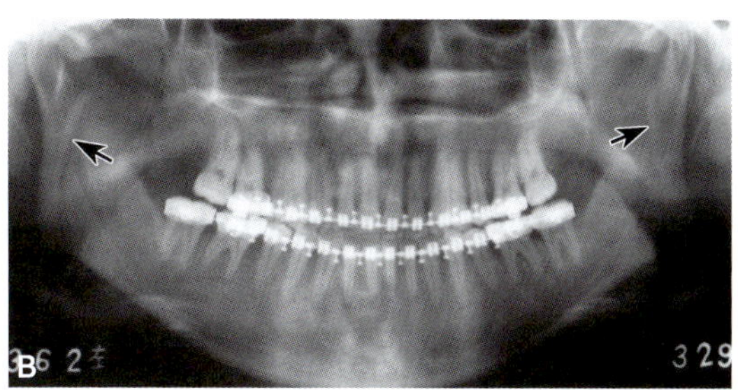

图 15-8　手术前后全口牙位曲面体层片
A. 术前；B. 术后。

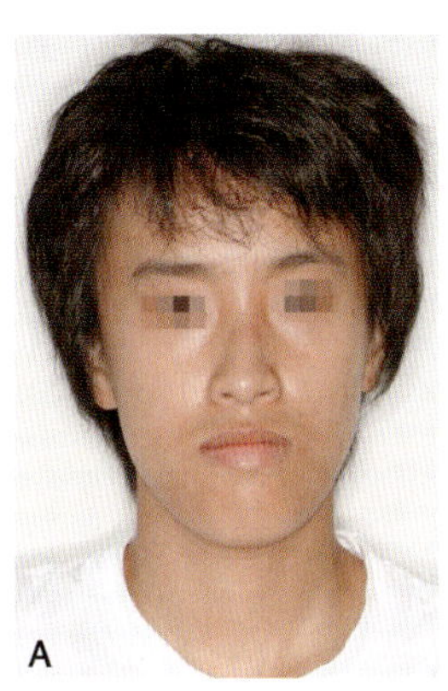

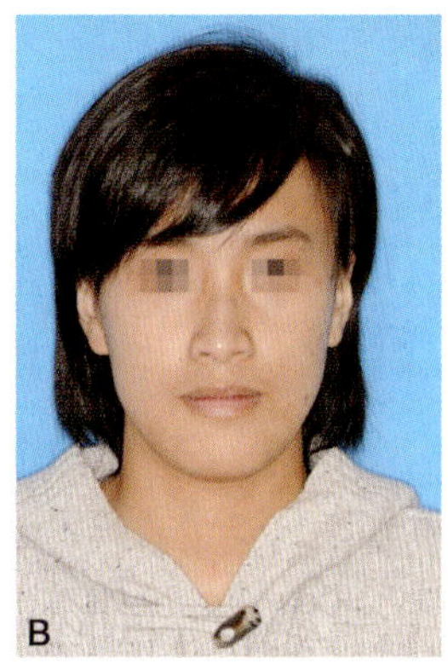

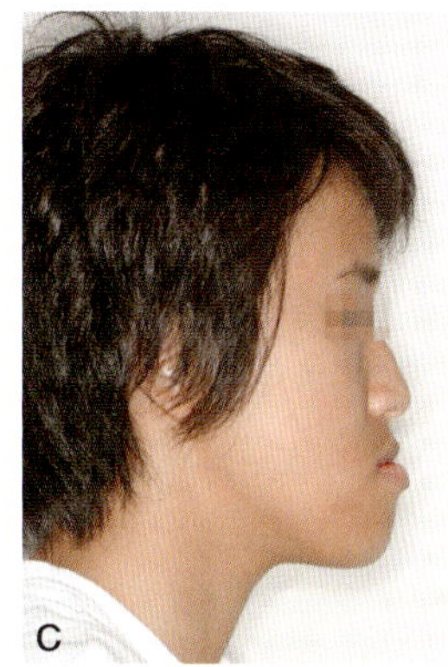

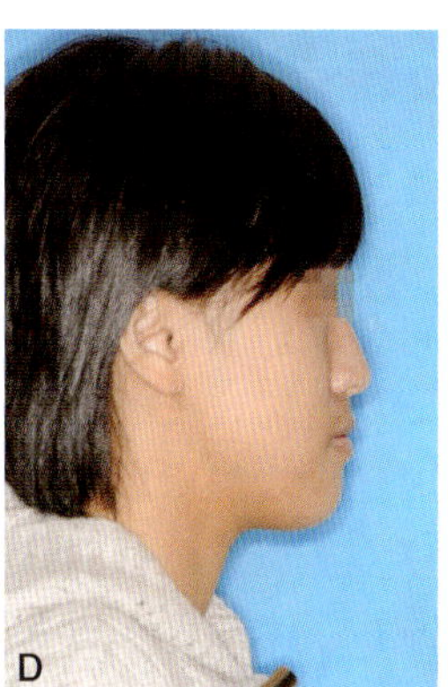

图 15-9　手术前后正侧面像
A. 术前正面像；B. 术后正面像；C. 术前侧面像；D. 术后侧面像。

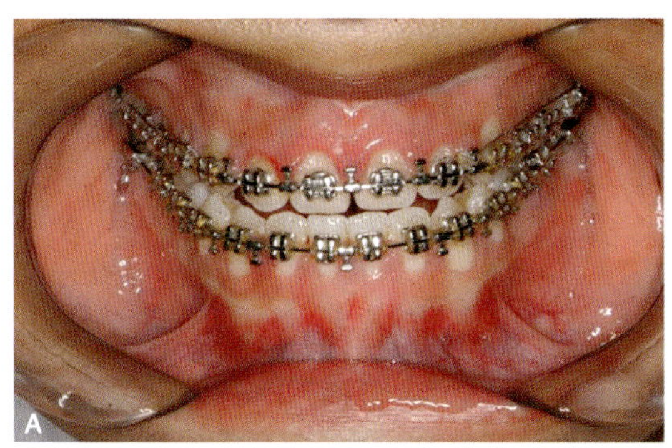

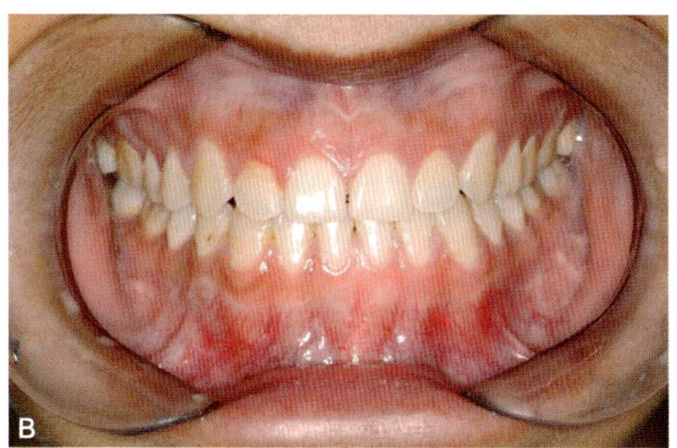

图 15-10　手术前后的咬合关系
A. 术前；B. 术后。

六、讨　论

1849 年，Hullihen 对一名因烧伤后瘢痕挛缩致使开𬌗及下颌前突畸形的患者，施行了第一例下颌体部截骨术，这是外科手术对下颌前突畸形矫治的最早应用。此后，1895 年，Jaboulay 行髁突部位截骨术；1910 年，Babcock 行升支部位水平骨切开术；1957 年，Obwegeser

行下颌支矢状劈开术；1968 年，Winstanley 行下颌支外侧面截骨的下颌支垂直骨切开术等。上述这些术式有的随着医学的发展被众多学者不断改良，而有的术式则在实践中因缺点过多而被淘汰。下颌支垂直骨切开术（IVRO）与下颌支矢状骨劈开术（SSRO），在经过了长期临床验证以后，目前已成为国际公认的矫治下颌发育过度的理想术式。

国际上，针对此两种术式的优缺点，形成了两个学派，即是以 Wolford 为代表的 SSRO 学派和以 Ghali 与 Sikes 为主的 IVRO 学派。两种术式的特点如下。

1. 术中　IVRO 操作简单，用时较短，出血少；手术风险及治疗费用较 SSRO 低，且术中不易损伤下牙槽神经。由于不需要坚固内固定，对髁突位置的影响相对较小，但由于髁突在冠状面上发生了一定程度的旋转，可致使关节功能区进入非功能区。而 SSRO 在术中行矢状骨劈开，较易损伤下牙槽神经。由于近远心骨段间的接触面积较大，又为骨松质接触，在坚固内固定后，容易达到早期骨愈合；又因是在三维方向上行骨块的移动，故可矫正两个方向以上的下颌骨畸形。

2. 术后　大量临床研究表明，IVRO 在术后因翼外肌的牵拉使髁突向前下方轻度移位，这在一定程度上有助于术前颞下颌关节病的好转甚至痊愈；而术中近远心骨段的相互重叠可使术后颜面宽度略有增加。其骨段主要是骨皮质的重叠，因此骨愈合相对较慢。术后颌间结扎需较长时间（4~6 周），在此期间，患者的进食、发音及口腔卫生都受到较大的影响，同时还会增加术后呼吸道意外的发生率。SSRO 因需要进行坚固内固定，相对 IVRO，髁突较难恢复至正常位置，术后可能会加重或出现关节症状，但在术后不需要马上行颌间结扎，从而减少了术后呼吸道并发症的风险，且术后 4~5 周即可开始正畸治疗，缩短了矫治时间。

3. 适应证　对于下颌前突伴有颞下颌关节紊乱综合征的患者；下颌支厚度严重不足（缺乏骨松质），或者不愿内置钛板，或惧怕下牙槽神经损伤的患者可首选 IVRO。而 SSRO 则适用于下颌骨前突伴有其他方向异常（如开𬌗），术后希望早期恢复进食与发音的患者。这些适应证并非绝对的，在临床上应灵活应用，统筹兼顾。

颞下颌关节作为人体最复杂、最灵活的关节之一，有其重要的生理作用，而下颌骨的手术必须要以不损害颞下颌关节为前提。因此众多学者针对 IVRO 和 SSRO 对关节的影响做了大量研究。综合国内外文献报道一般认为 IVRO 对颞下颌关节的功能有正面作用，美国著名正颌外科专家 Bell 甚至专门用这种手术治疗颞下颌关节紊乱病，因此对术前伴有关节盘前移位等关节问题的下颌前突患者可首选这种术式。SSRO 对颞下颌关节的影响是众说纷纭，目前多数学者倾向于认为 SSRO 较 IVRO 对髁突位置的不利影响较大。但是经过术后正畸治疗及咬合关系的调整，许多患者术前的关节症状仍可得到缓解。实际上 SSRO 对关节的影响并不是手术本身造成的，而可能是行坚固内固定时使髁突位置改变造成的。

第二节　下颌发育不足

下颌发育不足（mandibular deficiency），又称下颌后缩（mandibular retrognathism），是指由于下颌骨向前生长不足，导致下颌相对于颅底及正常位置的上颌骨出现位置靠后，后于正常位置。而这种不足如果合并垂直向的改变往往就会形成两个亚类畸形，即安氏Ⅱ类 1、2 分类畸形。当整个下颌骨，包括下颌体、下颌支、颏部及髁突出现发育障碍时，就会形成小（下）颌畸形（micrognathia）。因人种的差异，在我国下颌后缩畸形相对少见，而在西方国家却是很

常见的一种牙颌面畸形，据统计，在白种人中约有10%存在深覆盖，其中约5%需要通过正颌-正畸联合治疗方能达到较好的效果。

一、病　　因

下颌发育不足的病因主要包括先天性因素和后天获得性因素两类。前者又分为遗传因素和环境因素（特指子宫内的环境影响，比如羊水压力）。遗传因素，如在北欧国家特别是斯堪的纳维亚人中下颌后缩畸形的比例较高，而一些颅面发育异常综合征（如 Treacher Collins 综合征、Pierre Robin 综合征等）及第一、第二鳃弓综合征也可导致下颌后缩，还有一些先天小舌的疾病，或者脑干神经病变造成的功能区域神经肌肉萎缩也会导致下颌发育不足。后天获得性因素包括胎儿出生时的产伤，婴幼儿时期的髁突损伤、创伤后瘢痕挛缩、颞下颌关节强直或类风湿性关节炎引起的成年后的小下颌畸形。一些不良唇舌习惯以及一些会造成牙齿萌出障碍的疾病都会影响牙槽骨的发育，最终造成下颌发育不足。一些肿瘤性疾病，除了手术本身造成的颌骨缺损，还可能需要进行放疗或者化疗，这都会直接影响骨的生长能力，导致最终的下颌发育不足。

二、临 床 表 现

（一）安式Ⅱ类1分类错𬌗畸形患者

1. 面部轮廓　侧面像颏部后移，面下1/3突度不足，从而使垂直高度显得较短；下颌发育不足让人有“大鼻子”的错觉；颏部到咽喉距离变短；轻度发育不足的患者下唇形态可正常，若发育不足较严重者，下唇变得外翻，常楔在上颌中切牙之后；颏唇角常常是锐角；通常上唇会因为前牙外翻而显得短而翘突；面型角明显增加，呈凸面型。正面像上可见下唇线弧度明显变大，颏唇沟变深；同时呈现“双下巴”面容。

2. 咬合关系　前牙深覆盖，通常也有覆𬌗变大和 Spee 曲线弧度变大；下颌前牙区常有拥挤，而上颌前牙区有可能出现散在间隙。

3. 功能改变　下颌后缩不仅在外观上严重影响了患者的容貌，造成了患者心理上的障碍，更存在着一些较为严重的功能影响。如严重的下颌后缩及小下颌畸形常伴有颞下颌关节紊乱综合征，有的甚至伴有阻塞性睡眠呼吸暂停（obstructive sleep apnea，OSA）（图15-11），具体表现为睡眠时打鼾、呼吸暂停，日间极度嗜睡，机体长期处于低氧和一时性缺氧状态，严重者可合并心脑血管病变，甚至发生猝死。

4. X线头影测量

1）下颌骨长度小于正常值，下颌骨相对颅底位置偏后方，其相关测量值小于正常值，如 SNB 角小于78°、ANB 角增大、B 点后缩等。但是由于下颌后缩的患者多存在颅底平面（SN 平面）的异常倾斜，一定程度上会影响 SNB 角的测量，此时可能需要对过大的 SN 与 FH 夹角进行补偿处理；同时，颜面垂直高度的差异也会对测量判断产生影响。对此，王兴等人建议以 N 为零点，以 FH 平面的平行线为水平坐标，其垂线为垂直坐标，计算各标志点的 XY 坐标值，从而评价上下颌骨的位置关系和下前牙代偿性前倾的程度。通过X线头影测量分析，还可评价唇、颏部突度、鼻唇角、颏颈角等软组织情况，以便于进行矫治的设计。

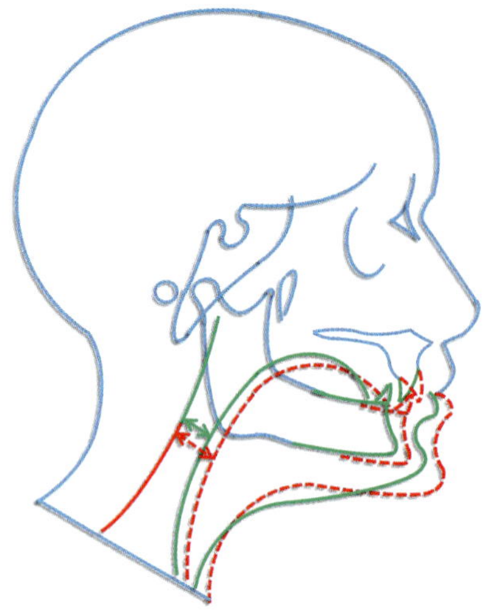

图 15-11 正常与下颌发育不足患者的气道对比
由于下颌后缩，下颌骨上附着的包括舌体及后方下方肌肉及软组织后退，导致了气道狭窄，加大了 OSA 发病的可能。图中红色虚线代表正常人的头颅侧位描迹，红色双箭头指示其气道宽度。绿色实线代表下颌发育不足患者尤其是安式Ⅱ类 1 分类患者的头颅侧位描迹，绿色双箭头指示其气道宽度。

2）以 X 线头影测量的下颌平面角（MP-FH）大小为标准（正常值 27.3°±6.1°），Epker 和 Wolford 将下颌发育不足分为三种类型（图 15-12）：低角型（MP-FH 小于 22°，下颌垂直向发育不足，常表现为Ⅱ类 2 分类内倾型深覆𬌗）、均角型（下颌垂直向基本正常，多为Ⅱ类 1 分类）和高角型（MP-FH 大于 32°，下颌垂直向发育过度，多为Ⅱ类 1 分类及前牙开𬌗）。

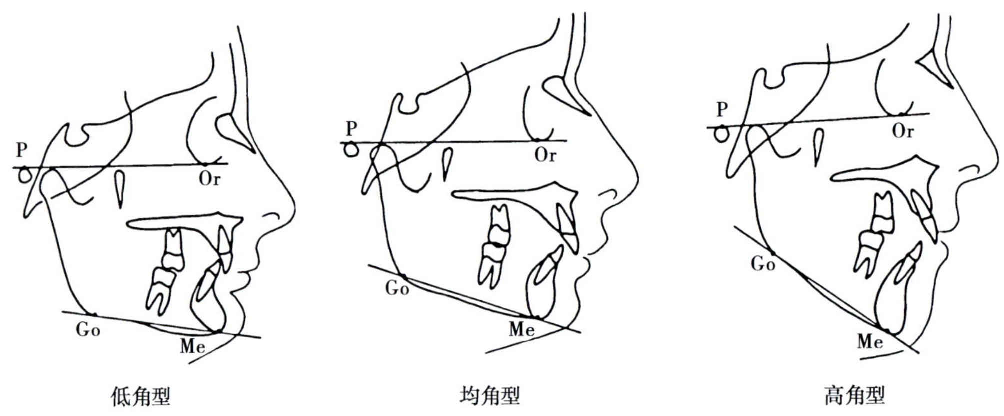

图 15-12 Epker 和 Wolford 展示的下颌发育不足分类

3）其他：由于颞下颌关节强直是造成下颌后缩及小下颌畸形的原因之一，在治疗前可通过颞下颌关节张闭口侧位片、螺旋 CT 或 MRI 了解双侧颞下颌关节的情况。对于严重小下颌畸形还应根据头颅侧位片观察上气道的宽度，联合多导睡眠监测结果，对患者的睡眠情况进行全面评估。另外，从容貌外观上观察，下颌后缩与上颌前突的表现很相似，较难分辨，但通过 X 线头影测量分析可进行鉴别。上颌骨发育过度者，其相对于颅底位置偏前方，SNA 角常大于 84°，SNB 角可为正常值。

（二）安氏Ⅱ类 2 分类错𬌗畸形患者

1. 面部轮廓　颏部逆时针旋转明显；下唇前后向常常不足；合并方脸；下颌平面角变小；正侧面均常可见颏唇沟加深；下面高往往不够。正面像上还常可看到升颌肌群发育明显。

2. 咬合关系　上颌中切牙舌倾；上颌侧切牙唇倾；骨性或牙性深覆𬌗，Spee 曲线曲度深；由于深覆𬌗上颌切牙腭侧的牙龈组织常有咬痕。

3. 功能改变　主要是由于深覆𬌗导致的下颌向前移动被限制从而引发的颞下颌关节弹响（关节盘前移位最常见）。

4. X 线头影测量　主要常见低下颌平面角，即 MP-FH 夹角小于 22°。SNB 角小于 78°，但由于深覆𬌗以及发育过程中下颌逆时针旋转的缘故，颏前点不一定位于零子午线后方。因此术中常要附加颏后退成形术。根据头影测量获得的最小矢状咽径值，还可推测患者睡眠呼吸暂停低通气指数，来判断是否存在 OSA。

三、矫治设计与治疗步骤

（一）安氏Ⅱ类 1 分类错𬌗畸形患者

1. 术前正畸　青春期后期生长调节已经不太可能，如果不做正颌手术，那么正畸的手段主要为矫正深覆𬌗和深覆盖，因此在治疗开始最重要的就是正畸和正颌医师与患者商量决定到底是单纯采用正畸治疗还是两者结合治疗。一旦决定正畸联合正颌手术治疗，那么术前的正畸治疗任务主要就是去代偿，排齐牙弓，调整上下颌切牙到预定的前后向和垂直位置，这一点非常重要，因为直接关系手术中颌骨移动的量和方向，因此直接影响术后的面貌，最后是匹配上下颌牙弓。对于下颌前牙区拥挤和深 Spee 曲线的患者，常有必要拔除两个第一前磨牙，但不建议拔除上颌的前磨牙。如果上颌拥挤，常常通过扩弓来解决间隙不足，以此满足上下颌牙弓匹配。如果上颌确实需要拔牙，也更倾向于拔除第二前磨牙，以减少切牙内收，减轻对下颌前移的限制。对于Ⅱ类错𬌗患者，还可以通过计算下前牙唇倾度，从而推算下颌牙列拥挤度来决定是否需要拔牙。通常情况下，下切牙每唇倾 2.5°，对应下颌牙列拥挤为 1mm，一般来说，拥挤度达 5mm 以上者，需要通过拔牙达到去代偿的目的。对于高角、均角和低角三类患者，以高角组下切牙唇倾度最大，按上述计算方法，高角组患者需要通过拔牙去代偿的概率较高。

对于 Spee 曲线曲度深的患者，不要着急在术前压平曲线。像一些短脸患者常有一个突出的颏部。如果曲线压平，那么整个下颌骨手术时就需要附加旋转，这造成颏部更突，侧貌不理想。常规来讲，短脸患者的 Spee 曲线可以通过术后前磨牙的外展获得的间隙来平整。下面部越高，那么术前通过切牙内收平整曲线的必要性就越高。因此拔牙的必要性主要存在于有深 Spee 曲线和前牙拥挤的患者中。当然通过手术来平整也是可以考虑的。

最后是匹配上下颌牙弓。这对术后的稳定性非常重要。这里主要考虑三个方面的问题：第一是尖牙间宽度，如果上颌尖牙间宽度不足，下颌前移后的位置和咬合就不理想。尖牙早接触会导致下颌侧移，尖牙旋转，最后不利于中线矫正，这通过术后的𬌗垫调整是不理想的。第二是下颌第二磨牙应该和第一磨牙联合平整，否则手术时会导致咬合干扰。第三是上下颌牙弓形态要相似，下颌发育不足的患者上颌牙弓通常有狭窄，需要通过扩弓来满足匹配需要。正畸扩弓一般以 5mm 为限，超过 5mm 最好采用外科辅助上颌扩弓，否则易复发。

2. 虚拟手术与模型外科　手术前，利用 X 线头影测量数据，通过 VTO 行术后颜面侧貌预测分析，并利用模型外科模拟下颌前移的手术过程，在达到良好稳定的𬌗关系后，制作定

位殆板。在模型外科预测中发现下颌前移量偏大者,可考虑增加上颌骨后退手术。

3. 正颌手术　矫治下颌后缩的首选正颌术式是下颌支矢状骨劈开术。而在以前,曾使用过的术式有下颌支倒L形骨切开术、升支水平或斜形骨切开术、C形骨切开术与全牙列的根尖下骨切开术等。目前,除下颌支倒L形骨切开术仍被选择性使用外,其他术式基本被淘汰(图15-13)。下颌发育不足患者的颏部常显得后缩,同期行颏前徙成形术能达到更好的美容效果。20世纪90年代以来,牵张成骨技术被引入正颌外科,该技术为严重下颌发育不足及小下颌畸形的外科矫正提供了新的选择。

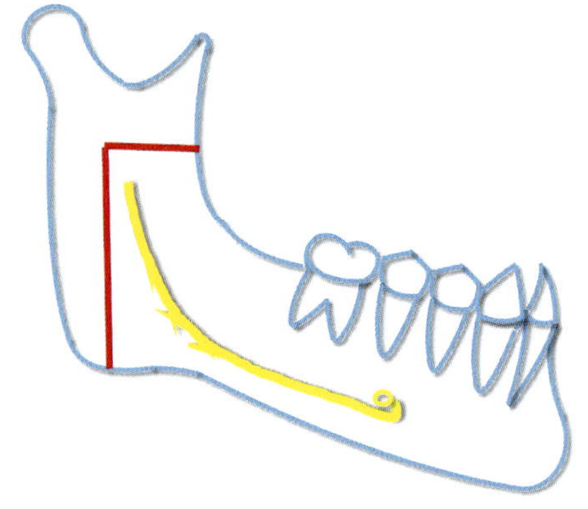
图15-13　下颌支倒L形截骨线示意图
避开下颌小舌,在下颌小舌上方和后方做水平和垂直截骨。

针对下颌发育不足的三种类型,其正颌外科术式上略有不同。对于高角伴开殆的患者,其手术设计较为复杂。通常需要行Le Fort Ⅰ型骨切开术上移上颌骨解决其垂直向发育过度并改变殆平面角度,此时下颌会发生一定程度的逆时针方向自动旋转使得下颌前移并关闭开殆;若不够还应行SSRO前徙下颌(必要时同期行颏前徙术)来改善高角面型。

4. 术后正畸　对行下颌支矢状劈开术的患者,一般术后4~5周后就可开始行术后正畸治疗。在治疗中进一步调整颌位,校正中线,协调上下颌牙弓形态,稳定并细调咬合关系,防止术后复发。对于有复发倾向者,可选择性使用Ⅱ类颌间牵引。同时也需要进行最终的Spee曲线平整和轻微反咬合的矫正,以及最终少量拔牙间隙的关闭。在术后正畸结束后,应戴用保持器进一步巩固咬合关系。

(二)安氏Ⅱ类2分类错殆畸形患者

1. 术前正畸　首先调整上下颌切牙的垂直前后向位置,特别是上颌切牙的唇向倾角,有利于创建良好的牙弓形态、唇支持和充分的前牙覆盖。其次是平整Spee曲线,曲线不必一定在术前完全压平。一些深覆殆患者视情况而定可以选择术后平整曲线,因为先行下颌前徙手术会旋转咬合平面,从而增加下面部高度。

而在一些深覆殆严重的患者,可能需要通过磨牙上衬垫玻璃离子来打开咬合,否则曲线很难压平。当然,通过前牙区分段截骨也是可以考虑的,那么牙列也需要进行分段压平。

2. 正颌手术　BSSRO手术常选。考虑部分患者术后会出现的颏部前突的状况,术中须附加颏成形术来改善侧貌,并通过颏部截骨线的设计同期增加面高;一些手术可以通过下颌前徙同时行前部根尖下或下颌骨体截骨手术来压平咬合平面,其中体部截骨可以增加面高;一些病例也可选择做全下颌骨根尖下截骨手术,这样可以保持颏部位置不变,而下唇随着牙槽骨的前移而推前,侧貌得到改善。一些下颌平面角极低的病例可能需要做双颌手术,通过整个上下颌复合体顺时针旋转的方式来获得相对理想的侧貌。

术中需要注意的是,固定之前一定要确保前牙相对关系理想。即便有轻度的牙列中线偏移也一定要确保骨性中线的对齐。另外,由于下颌前徙,上下颌后牙区有轻度反殆的倾向,需要尽量让反殆双侧均匀分布,否则会加大正畸医师术后矫正的难度。

3. 术后正畸　有些Spee曲线没有压平的患者可以通过术后牙齿移动来矫正。上颌保

留稳定弓丝，下颌使用工作弓丝及Ⅱ类牵引来逐渐形成新的稳定咬合。后牙反殆可以用上下颌交错弹性牵引来矫正。

四、并发症及术后管理

本部分主要列举了下颌骨双侧升支矢状劈开下颌前徙的一些相对特异的术后并发症，其他并发症请参考相关章节。

1. 髁突移位　大量的下颌前徙无疑会使得髁突转矩明显。因此术中近远心段之间的干扰应当彻底去除。

2. 开殆和偏殆　术后开殆的风险和下颌后退术一样存在，主要也是来源于钛板固定不充分，如单侧固定不充分就会导致中线偏移、单侧Ⅱ类错殆。若出现上述错殆，严重者需要拆除钛板重新固定，轻症者则通过术后的弹性牵引基本能解决问题。

3. 骨折　相对下颌前徙来讲，近心远心段间接触面积相对充分，术后的骨折风险也就降低。但当髁突转矩增大而接触段过薄，术后骨折也有可能发生。

4. 复发　Van Sickels 研究认为当下颌前徙超过 7mm，术后复发就比较明显。这种复发通过术后 1~2 周的颌间骨性固定能够被减少。另外的方法是通过舌骨上肌肉的切开松解来减少这种复发，但仅推荐在大量前徙同时有下颌骨明显旋转的病例中应用。

5. 神经损伤　主要集中在下牙槽神经。特别是下颌前徙量比较大的情况下，术后下唇麻木的风险就更高。因为前徙量大，下牙槽神经随着远心端前徙的量也大，再加上近心段的密切贴合，增加了下牙槽神经的压迫和牵拉损伤。因此术中应充分游离下牙槽神经。

6. 颞下颌关节功能紊乱　尽管有研究认为下颌前徙使得附带肌群张力变大，从而会导致髁突改建和移位。大部分的文献报道患者颞下颌关节症状在经过正颌手术后都有所改进。还有研究者认为相比而言，骨性Ⅱ类患者的症状改进比例不如Ⅲ类患者，骨性Ⅱ类开殆患者的髁突形态改变和盘移位术后的比例要高于Ⅲ类患者，但症状上没有显著区别。也有研究认为下颌前徙超过 7mm 和下颌逆时针旋转会导致术后早期的咀嚼肌轻度不适和其他的颞下颌关节症状，但随着时间这些症状都会逐渐好转。

五、典型病例

患者，女，25 岁。自觉上颌前突小下巴，牙列不齐要求矫正，2 个月前曾于外院行拔牙正畸矫治，效果不佳。

【检查】面下部过短并后缩，上颌轻度前突，微笑露龈，颏唇沟过深。口内恒牙列，上颌左右第一前磨牙缺失，下颌双侧第一磨牙缺失；前牙深覆殆，后牙安氏Ⅱ类错殆。X 线头影测量分析显示：SNA 角为 85.2°，SNB 角为 76.0°，ANB 角 9.2°。

【诊断】骨性Ⅱ类错殆（下颌发育不足伴上颌前突）

【治疗】正畸-正颌联合治疗

术前正畸：排齐上下颌牙列，竖直上下颌前牙牙轴去除牙代偿，整平下颌 Spee 曲线，调整上下颌牙弓形态，对齐颏前点与下颌牙中线。

正颌手术：Le Fort Ⅰ型手术后退上颌 2mm，上移 3mm，同期行 SSRO 前徙下颌 8mm。

术后正畸:精细调整咬合关系,10 个月后结束治疗(图 15-14~图 15-16)。

术后修复治疗:缺牙区固定或者种植义齿修复。

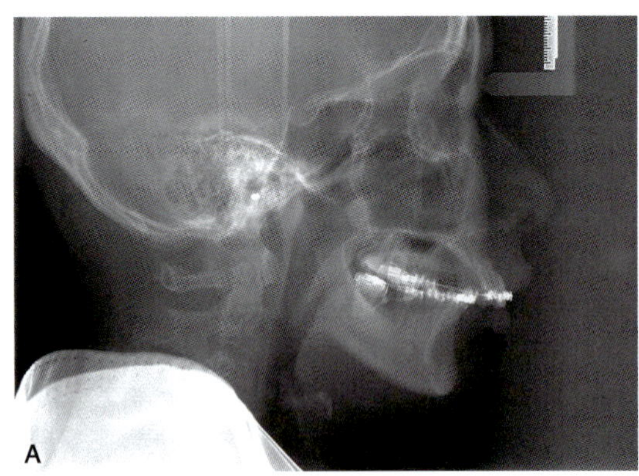
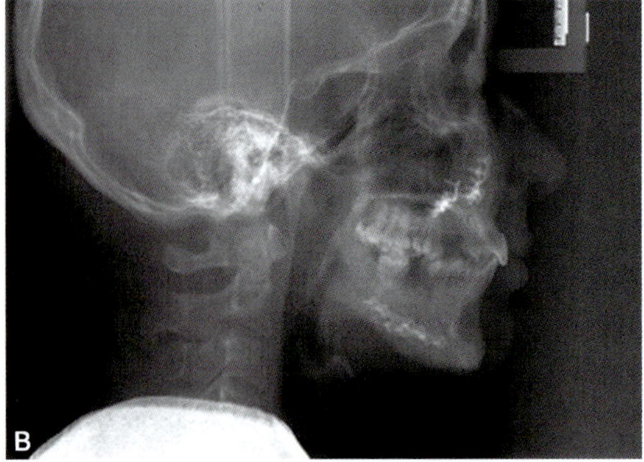

图 15-14　Le Fort Ⅰ型上颌后退合并 SSRO 下颌前徙术手术前后 X 线头颅侧位影像

A. 术前;B. 术后。

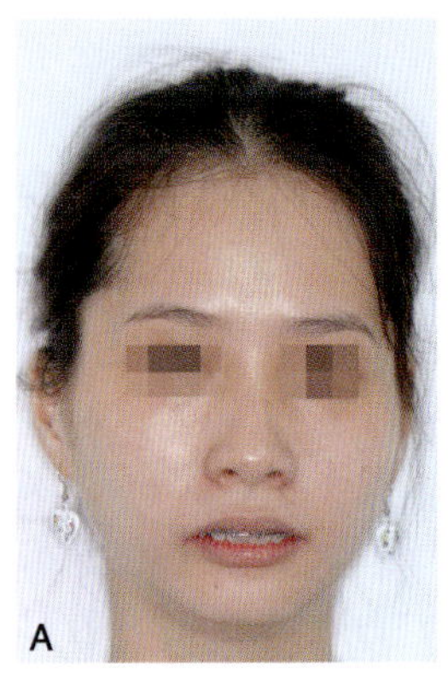
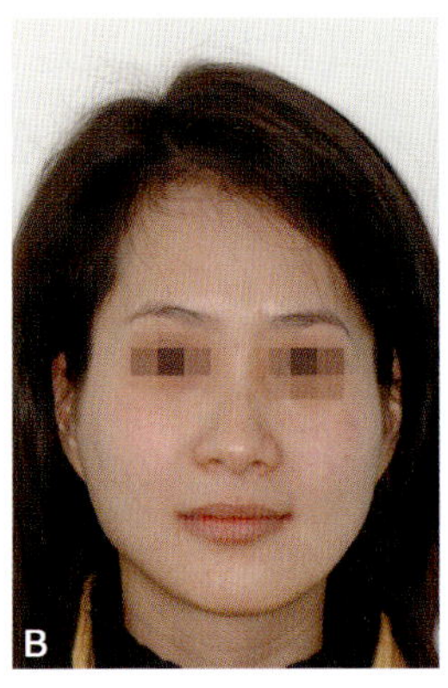
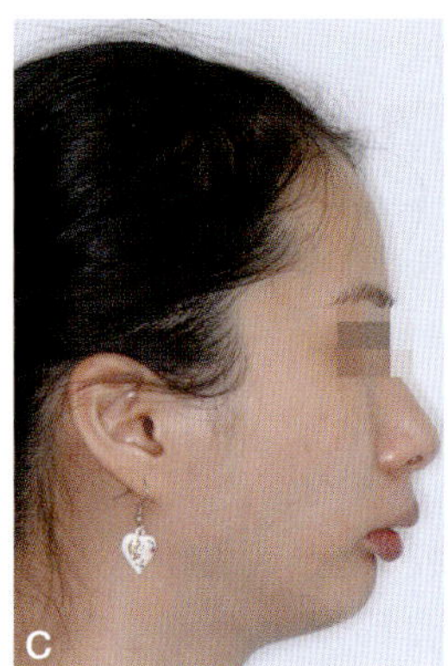
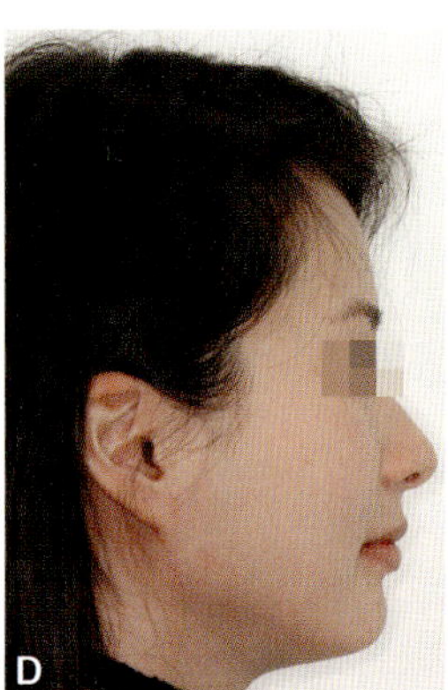

图 15-15　手术前后正侧面像

A. 术前正面像;B. 术后正面像;C. 术前侧面像;D. 术后侧面像。

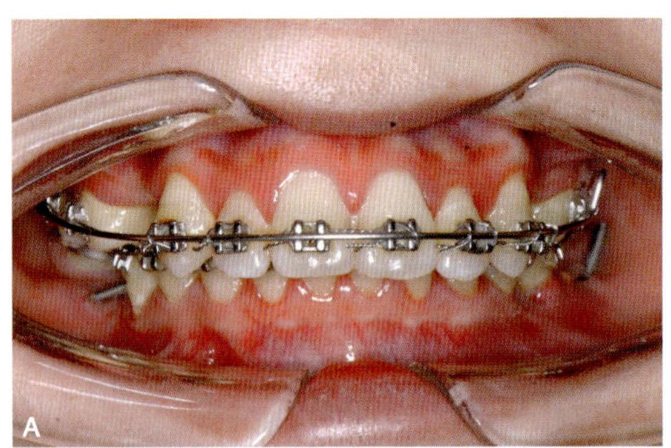
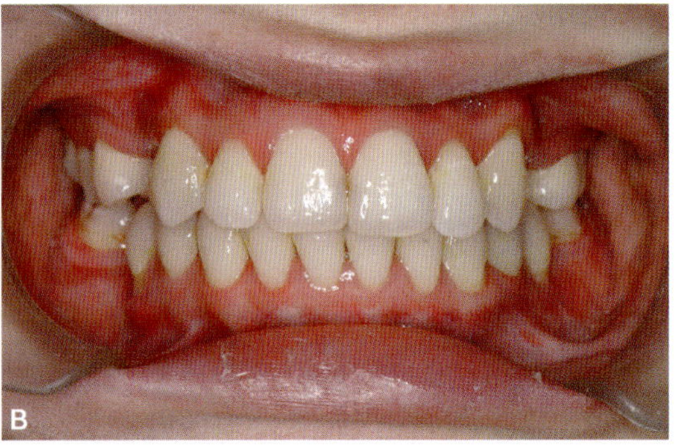

图 15-16　手术前后的咬合关系

A. 术前;B. 术后。

六、讨　论

（一）术式的选择

1906 年，Eiselsberg 使用体部台阶式截骨来延长下颌体部长度；1907 年 Blair 使用升支水平骨切开术来前移下颌；1927 年，Wassmund 使用倒 L 形升支骨切开术加髂骨移植矫正下颌后缩；1957 年，Obwegeser 首先报告了经口内进路的下颌支矢状骨劈开术；1960 年，由 Dal Pont 对其进行了重要改进，从而形成了被世界大多数学者接受的 Obwegeser-Dal Pont 手术方式。

在矫正下颌后缩的手术中，有些术式因其存在较多或较严重的并发症，目前已很少使用，甚至被弃用。而下颌支矢状骨劈开术却沿用至今，且成为了矫正下颌发育不足的理想术式。

20 世纪 90 年代，颌骨牵张成骨（distraction osteogenesis，DO）的临床应用为下颌发育不足的矫治提供了新的途径（图 15-17）。1992 年，McCarthy 首先报道了用口外牵引法矫治 4 例半侧颜面发育不全畸形的病例。1994 年，Havilik 及 Moore 等相继使用口外牵张装置矫治了重度小下颌畸形。1996 年，欧美学者相继研制出了内置式颌骨牵张器，从而避免了口外装置造成颜面皮肤瘢痕的不足。

DO 因其特殊的治疗理念，有其优势。首先，对许多严重的面骨发育不足或者骨缺失较多的畸形，通过普通手术均需要进行植骨，且易复发。利用 DO 的成骨原理可以在不植骨的情况下进行矫治，同时还能同期延伸伴随的颜面部皮肤、肌肉、血管和神经，使其外观与功能均能得到较好恢复，而且明显降低了术后的复发率，提高了术后稳定性。其次，DO 的手术过程相对简短，在儿童早期即可进行。

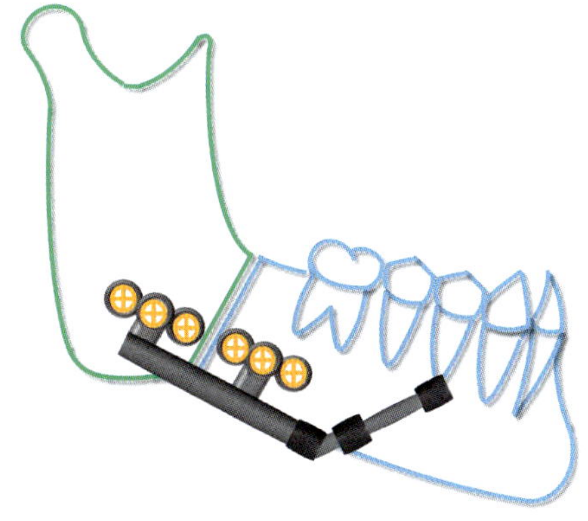

图 15-17　下颌骨牵张成骨术示意图
下颌骨体做下牙槽神经血管束分离后全层截断下颌骨，近心段和远心端分别安装牵张器的近心部和远心部，螺钉严格固定后，最前方的柄暴露于口内，通过旋转带动曲干，从而逐渐牵张下颌骨近远心段。

但是，DO 作为一项新兴技术用于矫治下颌发育不足仍存在许多不足。比较而言，有着多年历史并经过了多次改良的 SSRO 更为成熟，也被临床医师更乐于使用。

首先，对于大多数轻中度下颌后缩的患者，SSRO 可满足其下颌前移量的需求，故而，一次手术即可达到矫治的目的。而 DO 在置入和取出颌骨牵张器时都需要进行手术与麻醉，这就增加了手术的次数以及相应的风险和费用。

其次，SSRO 经过术前正畸去代偿及模型外科预测，在手术中就将下颌骨前移到一个相对稳定、基本满足要求的位置，术后进行半年到 1 年的正畸，微调咬合关系即可。而 DO 是在牵张过程中达到一个较好的咬合关系，这就对其牵引方向提出了较高的要求，如果方向不准确，容易产生下颌中线偏移或开𬌗，并且在牵引期，患者需要多次进行复诊，观察咬合情况及成骨情况，在牵引后还需留置牵张器 12 周以上来巩固稳定成骨，DO 术后的正畸时间约为

SSRO 的 2~3 倍,这对患者的正常工作和生活都会带来不便。

综上所述,国内外大多数学者认为 SSRO 仍是目前矫治下颌后缩畸形的首选术式。而在以下情况可以考虑选择 DO。

(1) 严重的下颌后缩或小下颌畸形患者,需要下颌骨前移超过 10mm 者,传统的正颌手术方法无法达到或者需要植骨,且术后容易复发。

(2) 外伤、肿瘤手术等造成下颌骨严重缺失或缺损者,手术无法恢复下颌骨正常形态者,在不考虑植骨时,可行 DO 以增加骨量。

(3) 伴有颞下颌关节强直的下颌后缩患者,或者伴发 OSA 的下颌后缩患者,可考虑行 DO,同时进行其伴发疾病的治疗。

(二) 其他手术的配合使用

许多下颌发育不足的患者,颏部发育也存在一定程度的不足,在矫正下颌后缩畸形后,部分患者的颏部仍显得后缩,此时需在术前进行评估,可在进行下颌前移手术的同时行颏前徙术,从而达到更为协调的面容。

部分下颌发育不足患者的下前牙严重唇倾并常处于高位,可能会直接咬到上颌腭侧黏膜,为了能在术后获得更好的前牙覆殆、覆盖关系,可同时行下颌前部根尖下骨切开术以降低下前牙位置。如果确定采取下颌前部根尖下骨切开术,在术前正畸时应使下颌前牙区与后牙区形成一台阶状殆平面,下降前部牙骨段后恢复正常殆平面。

一些下颌发育不足患者往往合并上颌骨前后向与垂直向的发育过度,表现为开唇露齿,这类患者应后退上移上颌骨并同时前移下颌骨,即行双颌手术,常用的术式为上颌 Le Fort Ⅰ型骨切开术加下颌 SSRO 手术。但对于上颌突度较小、面下 1/3 较扁平的患者,应慎重考虑,因为后退上颌骨可能会使面下 1/3 显得更为凹陷。

(谢志坚　潘　珲)

参 考 文 献

1. CHANG H P, TSENG Y C, CHANG H F. Treatment of mandibular prognathism. J Formos Med Assoc, 2006, 105(10): 781-790
2. KO J M, SUH Y J, HONG J, et al. Segregation analysis of mandibular prognathism in Korean orthognathic surgery patients and their families. Angle Orthod, 2013, 83(6): 1027-1035
3. BRUNELLE J A, BHAT M, LIPTON J A. Prevalence and distribution of selected occlusal characteristics in the US population, 1988-1991. J Dent Res, 1996, 75: 706-713
4. CLERCK H D, CEVIDANES L, BACCETTI T. Dentofacial effects of bone-anchored maxillary protraction: a controlled study of consecutively treated Class Ⅲ patients. Am J Orthod Dentofacial Orthop, 2010, 138(5): 577-581
5. POSNICK J C. Orthognathic surgery: principles and practice. Amsterdam: Elsevier Medicine, 2013
6. BARAKAT A A, ABOU-ELFETOUH A, HAKAM M M, et al. Clinical and radiographic evaluation of a computer-generated guiding device in bilateral sagittal split osteotomies. J Craniomaxillofac Surg, 2014, 42(5): e195-203
7. UEKI K, MOROI A, SOTOBORI M, et al. A hypothesis on the desired postoperative position of the condyle in orthognathic surgery: a review. Oral Surg Oral Med Oral Pathol Oral Radiol, 2012, 114(5): 567-576
8. UESUGI T, KOBAYASHI T, HASEBE D, et al. Effects of orthognathic surgery on pharyngeal airway and respiratory function during sleep in patients with mandibular prognathism. Int J Oral Maxillofac Surg, 2014, 43(9): 1082-1090

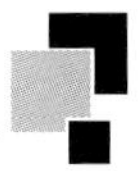

9. FANG B, SHEN G F, YANG C, et al. Changes in condylar and joint disc positions after bilateral sagittal split ramus osteotomy for correction of mandibular prognathism. Int J Oral Maxillofac Surg, 2009, 38(7): 726-730
10. 王兴, 张震康, 张熙恩. 正颌外科手术学. 济南: 山东科学技术出版社, 1999
11. REYNEKE J P. Essentials of orthognathic surgery. 2nd ed. Hanover Park: Quintessence, 2010
12. FONSECA R J. Oral and maxillofacial surgery. Philadelphia: WB Saunders, 1999
13. WESTERMARK A, SHAYEGHI F, THOR A. Temporomandibular dysfunction in 1,516 patients before and after orthognathic surgery. Int J Adult Orthodon Orthognath Surg, 2001, 16(2): 145-151
14. YAMADA K, HANADA K, HAYASHI T, et al. Condylar bony change, disk displacement, and signs and symptoms of TMJ disorders in orthognathic surgery patients. Oral Surg Oral Med Oral Pathol Oral Radiol Endod, 2001, 91(5): 603-610
15. FREY D R, HATCH J P, SICKELS J E V, et al. Effects of surgical mandibular advancement and rotation on signs and symptoms of temporomandibular disorder: a 2-year follow-up study. Am J Orthod Dentofacial Orthop, 2008, 133(4): 490. e1-8
16. GARCIA A G, MARTIN M S, VILA P G, et al. Minor complications arising in alveolar distraction osteogenesis. J Oral Maxillofac Surg, 2002, 60(5): 496-501
17. 胡静. 正颌外科学. 北京: 人民卫生出版社, 2006
18. SAULACIC N, ZIX J, IIZUKA T. Complication rates and associated factors in alveolar distraction osteogenesis: a comprehensive review. Int J Oral Maxillofac Surg, 2009, 38(3): 210-217

第十六章　双颌畸形与双颌外科

第一节　概　　述

一、双颌畸形的概念与双颌外科的发展

早期的正颌外科技术，由于手术技术的不成熟加之对术中术后各种并发症的担忧，绝大多数都只做单颌的矫治手术，即使是双颌畸形，也是由多次单颌手术来完成。20 世纪 80 年代，发展成熟起来的双颌外科技术使双颌畸形的双颌外科同期矫治成为现实，不仅极大地提高了正颌外科的诊治效率，也使正颌外科的矫治效果达到前所未有的水平。可以说，双颌畸形的双颌外科同期矫治，是正颌外科发展的重要标志，使现代正颌外科学进入了一个新的发展历史时期。

双颌畸形（bimaxillary deformities）是指同时累及上颌骨及下颌骨的发育异常所导致的牙颌面畸形，同时亦可伴有面中份及颧骨畸形。此外，由于颌面部外伤初期治疗不当、婴幼儿时期发病的骨性颞下颌关节强直以及唇腭裂术后亦可引起继发性双颌畸形。

临床常见的双颌畸形主要包括上颌前突伴下颌发育不足（骨性Ⅱ类错𬌗），下颌前突伴上颌发育不足（骨性Ⅲ类错𬌗），上颌垂直向发育过度伴下颌后缩又称长面综合征，上颌垂直向发育不足伴下颌发育不足即短面综合征以及双颌前突畸形与不对称性的双颌畸形等。对上下颌骨骨折一期治疗未能复位所致错位愈合、颞下颌关节强直或唇腭裂术后引起的继发性双颌畸形，将在本书有关章节中讨论。本章主要讨论由于生长发育异常所致双颌畸形及其双颌外科矫治。

由于双颌畸形本身的复杂性，相应的治疗难度较大，过去主要采用分期的单颌手术治疗，不仅使疗程明显延长而且矫治效果（功能与形态）欠满意。20 世纪 70 年代中期，随着口内入路牙颌面畸形矫治外科技术的不断发展与成熟，以及围手术期处理，麻醉技术与专用手术器械、设备的不断发展完善与进步，为同期进行双颌畸形矫治的双颌外科技术的探索提供了必要条件。到 20 世纪 80 年代，各国学者总结和发展了 70 年代探索双颌畸形同期矫治术的经验，使之更加完善可靠，加之坚固内固定技术的应用，至 20 世纪 80 年代后，才使双颌畸形的同期外科矫治术逐步成为一种较为安全有效的常规手术，并获得了牙颌功能与形态美容俱佳的效果。双颌畸形同期外科矫治术的成熟和应用，为矫治累及多个颌面骨骼的复杂牙颌面畸形奠定了坚实的基础。

国际上率先提出双颌外科概念的 W. Bell 教授指出：双颌外科的确切概念就是上颌 Le Fort Ⅰ型骨切开术加下颌骨下颌支部位的骨切开术再加上水平骨切开颏成形术。这三个手术同期实施，构成了完整的双颌外科。

二、双颌外科手术设计与术前准备

由于双颌外科需要同时在上、下颌骨分别截骨，并使截开的牙骨段按照术前设计的矫治方案在三维方向上移动，故其截骨线的部位和走向、牙骨段移动的方向和距离均需要十分精确的设计，其相关内容和步骤可参阅本书相关章节。

本节主要强调在设计和术前准备过程中，首先要根据 X 线头影测量分析，在殆架模型上，做好上、下颌骨矫正移动的模拟手术，即所谓模型外科。其步骤是先完成上颌手术模拟，确定上颌移动后的模型位置，并按模拟好的上颌模型位置将其固定在殆架上，继而按计划确定的咬合关系，确定下颌模型的模拟位置，最后将模拟好的上、下颌模型固定在殆架上。模型在殆架上模拟移动的位置，应与 X 线头影测量分析的结果一致。其后是在模型外科模拟手术预测分析的基础上，制作好两副殆板：将上颌模型在殆架上模拟就位后，制备中间殆板（intermediate splint），继而，根据上颌模型的确定位置，使下颌模型与之建立协调的咬合关系，模拟手术完成后的颌骨最终位置，再制备终末殆板（final splint）（图 16-1）。

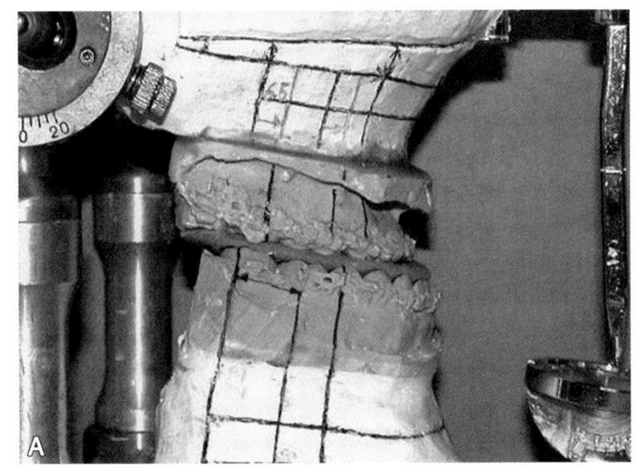

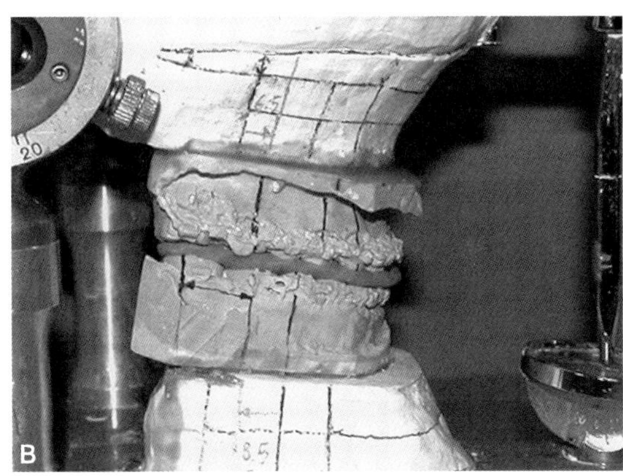

图 16-1　双颌畸形的模型外科设计与殆板制作
A. 在上颌手术矫治位制作中间殆板；B. 在上下颌最终矫治位制作终末殆板。

三、双颌外科的手术程序及殆板制作

双颌外科实质上是将上颌手术与下颌手术联合进行，必然涉及谁先、谁后施行较妥。目前最常采用的手术程序是先行上颌手术，然后做下颌手术，若需要，最后进行颏部手术。而最常采取的术式组合是上颌 Le Fort Ⅰ型骨切开术联合下颌支矢状骨劈开术（SSRO）或下颌支斜行骨切开术（IORO），必要时配合水平骨切开颏成形术。由于坚固内固定的应用，也可采用先行下颌 SSRO，再行上颌 Le Fort Ⅰ型骨切开术。此外，双颌手术除上述组合模式外，尚有上、下颌骨不同术式的组合，例如双颌前突畸形最常采用的上颌前部骨切开术（AMO）联合下颌前部根尖下骨切开术（AMSO）后退术，如采用此联合术式，则最好先按计划矫正位后退下颌骨段，再截骨上颌骨段后退至矫正位更为顺当。

双颌手术操作中一个重要环节是双殆板的应用。在完成上颌 Le Fort Ⅰ型骨切开术后，须戴入中间殆板引导并确定上颌按术前设计的矫正位就位，接着行上颌骨的坚固内固定。然后进行下颌骨的正颌手术，此时拆除中间殆板，戴入终末殆板，引导松动的下颌远心骨段就位于已戴至上颌牙列的终末殆板后，在临时颌间结扎下行下颌骨段的坚固内固定（图 16-2）。最后再行水平骨切开颏成形术，同样采用坚固内固定按照设计位置固定移动后的颏部骨段。

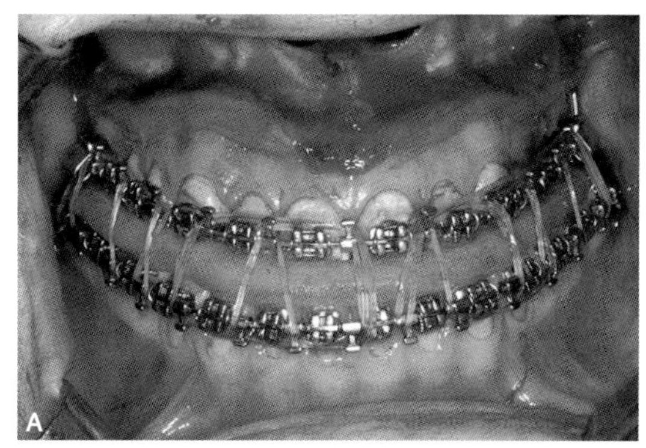

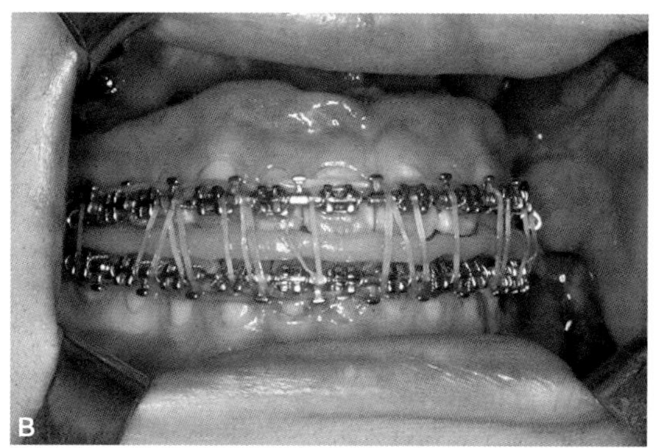

图 16-2　双殆板在双颌手术中的应用
A. 中间殆引导上颌骨就位固定；B. 终末殆板引导下颌骨就位固定。

四、双颌外科并发症的防治及术后康复治疗

目前双颌手术已成为一种应用广泛、相对安全，可矫治各种累及上、下颌复杂牙颌面畸形的常规手术，但由于麻醉与手术时间相对较长，出血也较单颌手术多，因此，出现手术并发症的可能性要大于单颌手术，特别是出血与呼吸道梗阻。另外，因复位骨段不稳定，可能引起的术后复发等应予特别注意。

此外，由于双颌外科术中对颌周附着的肌肉、筋膜等软组织进行了较广泛的剥离，术后瘢痕形成，髁突的移动及术后必要的颌间牵引都可能引起口颌系统的生理功能的下降。因此，除术中尽量避免广泛剥离颌周软组织，减少手术创伤外，术后应加强必要的康复治疗，如术区的理疗、主动与被动的张口训练以及肌力与肌耐力训练等。

第二节　常见双颌畸形的同期矫治

由于累及上、下颌骨的畸形类型和程度不同，其采用的同期双颌外科（simultaneous bimaxillary surgery）设计也有差异，但外科手术的基本原则及相应的手术方法一致。其术前准备、麻醉选择也基本同前。基于上、下颌骨在同期手术中，需要分别向不同的三维空间方位移

动，以矫治畸形并恢复正常咬合关系，因此，术前的X线头影测量分析、诊断、手术设计、模型外科、疗效预测、术前正畸，以及双殆导板的制作等均应特别仔细、准确。

鉴于采用的主要单颌手术已分述于前，在此仅以最有代表性的双颌畸形为例，将相应的手术设计和方法简介如下。

一、下颌前突伴上颌发育不足

下颌前突伴上颌发育不足（mandibular prognathism with maxillary deficiency）是临床最常见的一类双颌畸形，在亚洲的黄种人群中发生率高于美洲白种人群的发生率。根据华西口腔医院口腔颌面外科的资料，该类畸形同期矫治术的病例占该科双颌同期外科手术的50%以上。

（一）临床特征与诊断

1. 面中部及鼻旁区扁平或凹陷，上唇短而后缩，鼻唇角较小。

2. 前牙呈不同程度的反殆，或伴有开殆，磨牙关系为Ⅲ类殆关系。

3. 上下颌牙列常呈现拥挤不齐，咀嚼功能障碍，重者其上下颌仅有少数牙有咬合接触。上颌前牙常出现代偿性唇倾，下颌前牙则表现为代偿性舌倾。

4. 部分患者可出现颞下颌关节弹响、疼痛等颞下颌关节紊乱病的症状。

5. X线头影测量显示，上下颌骨的大小，形态、位置及三维空间关系失调。主要表现为：①代表上颌骨与颅基底关系的SNA角小于正常值，A点后移，上颌骨前后向长度缩小；②代表下颌与颅基底关系的SNB角大于正常，B点及Pg点前移，下颌骨前后向长度增长；③代表上下颌骨关系的ANB角为负值；④上前牙长轴呈唇向代偿性倾斜，下前牙长轴呈舌向代偿性倾斜；⑤根据上述特征，配合模型外科分析，诊断不难，但要与单纯的下颌前突相鉴别，以免治疗设计错误，引起不良后果。

（二）下颌前突伴上颌发育不足的双颌外科矫治（surgical correction of mandibular prognathism with maxillary deficiency）

1. 手术设计　采用上颌Le Fort Ⅰ型骨切开术前徙上颌，配合经口内双侧下颌支斜行骨切开术（图16-3A），或采用双侧下颌支矢状骨劈开术（图16-3B）后退下颌。如术前预测发现在下颌后退并与前徙的上颌协调后，颏部仍存在突度、高度异常及对称性问题者，可按设计行水平骨切开颏成形术。

2. 手术步骤及要点

（1）上下颌骨切开术：通常先行上颌Le Fort Ⅰ型骨切开术继而行下颌支矢状骨劈开术或下颌支斜行骨切开术。

（2）复位与固定：戴入中间殆板，将已离断的上颌向前牵引至设计矫正位后，行坚固内固定。然后用终末殆板引导下颌后退至设计位。若下颌施行的为IORO，则须做颌间牵引固定；若下颌为SSRO后退术，则可行坚固内固定（图16-4~图16-6）。

（3）术后处理：至少监护24小时，由于上下颌均施行了较大手术，要特别注意观察出血和水肿，加强护理，保持呼吸道通畅。

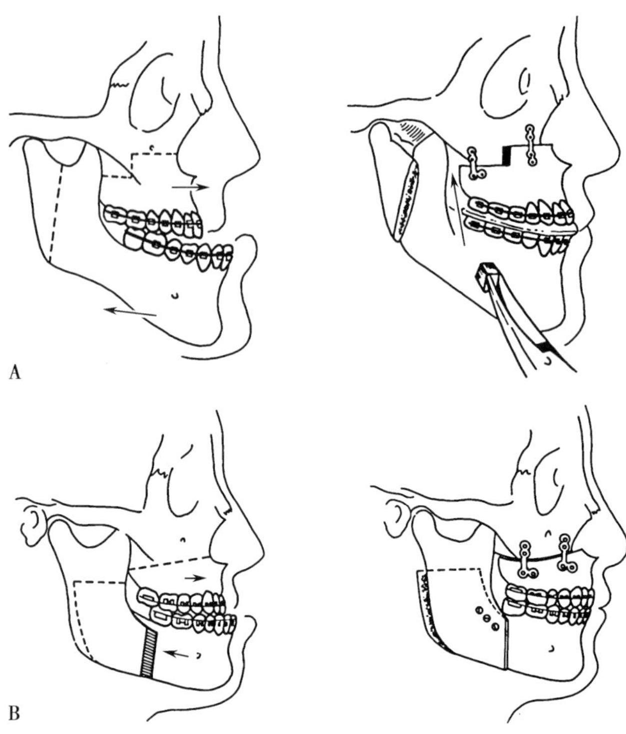

图 16-3　下颌前突伴上颌发育不足的手术设计

A. 上颌 Le Fort Ⅰ型骨切开术前徙上颌,配合经口内双侧下颌支斜行骨切开术;B. 双侧下颌支矢状骨劈开术后退下颌。

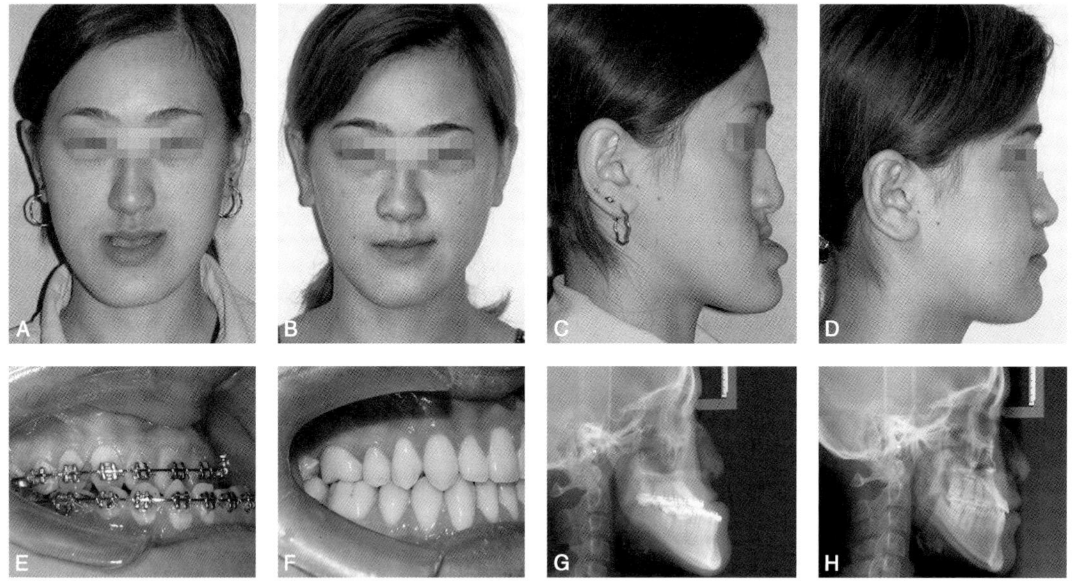

图 16-4　高位 Le Fort Ⅰ型+IVRO 同期手术效果

A、B. 术前、术后正面像;C、D. 术前、术后侧面像;E、F. 术前、术后咬合像;G、H. 术前、术后头颅侧位 X 线片。

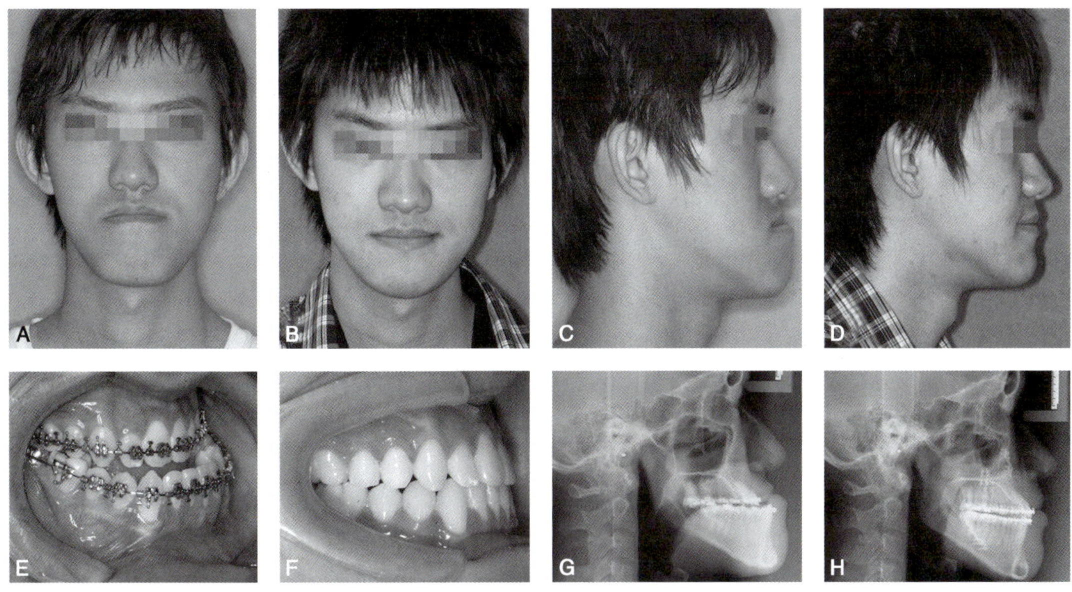

图 16-5　Le Fort Ⅰ型+SSRO 同期手术效果

A、B. 术前、术后正面像；C、D. 术前、术后侧面像；E、F. 术前、术后咬合像；G、H. 术前、术后头颅侧位 X 线片。

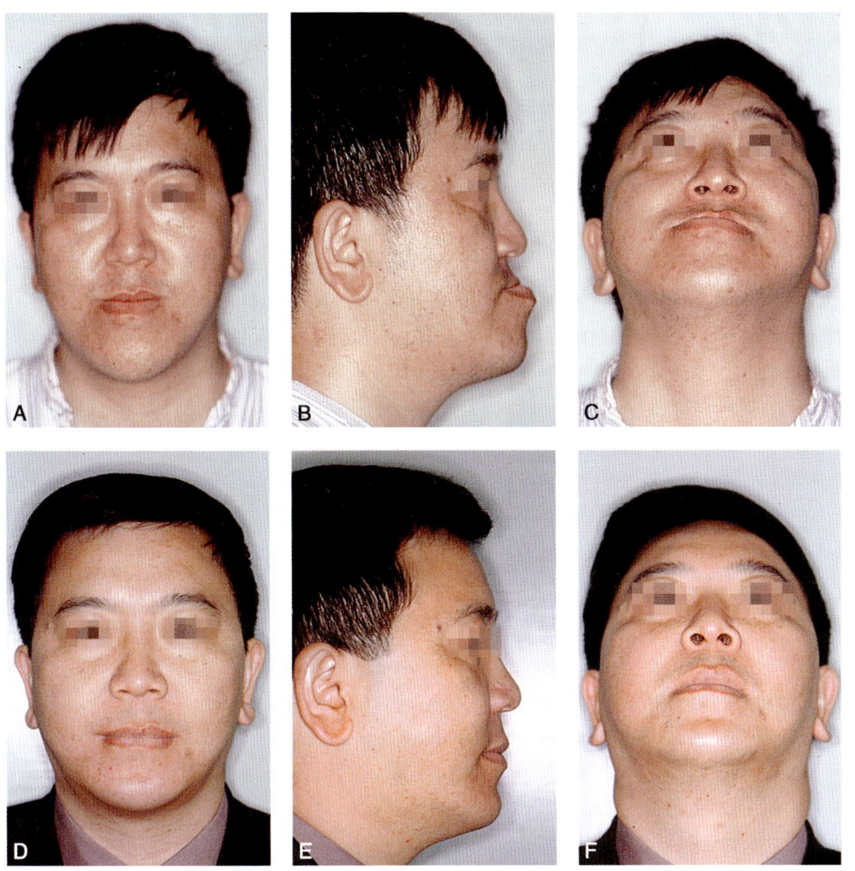

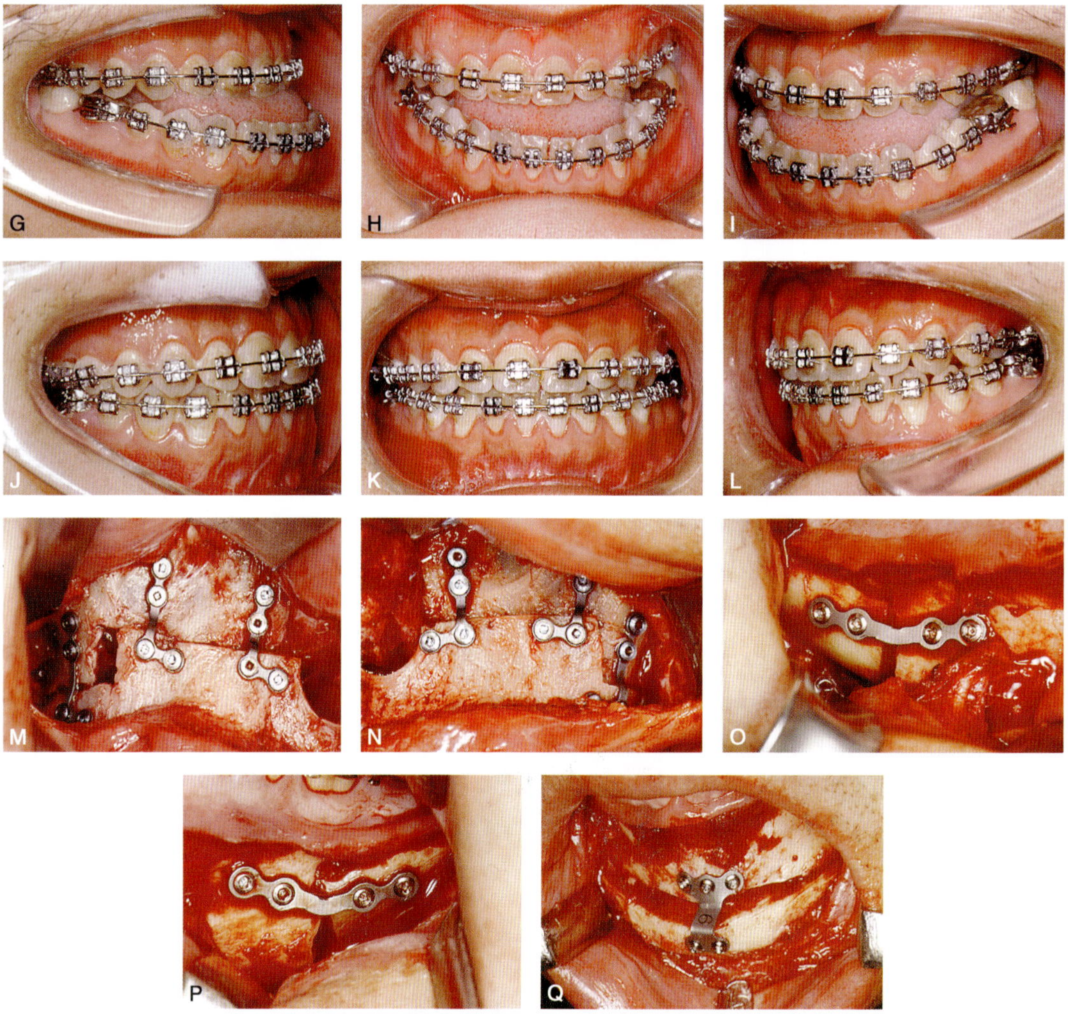

图 16-6 重度上颌后缩伴下颌前突的双颌外科矫治

A~C. 术前面像；D~F. 术后面像；G~I. 术前咬合像；J~L. 术后咬合像；M~Q. 上颌骨台阶状 Le Fort Ⅰ型骨切开术前徙上颌骨、下颌骨为双侧 SSRO，后退下颌骨，颏前徙并行坚固内固定。

二、上颌垂直向发育过度伴下颌后缩

上颌垂直向发育过度伴下颌后缩（maxillary vertical excess with mandibular retrusion），又称长面综合征（long face syndrome），是影响牙颌功能与颜面美观较明显的一类牙颌面畸形。

（一）临床特征与诊断

1. 前面部总高度增加，主要是面下 1/3 增长，导致面部上、中、下垂直向比例及面高与面宽比例失调。

2. 下颌姿势位时，上下唇不能自然闭合，露齿。微笑时上唇明显提升，过度露龈（smiling gingiva）。

3. 多数呈前牙开𬌗或深覆盖,亦有出现全口开𬌗者。

4. 下颌发育不足,呈现明显的下颌及颏部后缩,磨牙安氏Ⅱ类错𬌗。面高增长的情况亦可出现在下颌发育过度(前突)、颏部高度明显增加的病例中,这类情况其磨牙为安氏Ⅲ类错𬌗,一般归类于下颌前突或是上颌后缩下颌前突。

5. 亦可出现上颌缩窄及后牙反𬌗。

6. X线头影测量分析显示:①上面高增加,上颌牙槽骨高度增加,下面高增加。腭平面后部向后下旋转,从颅基底至腭后部标志点(PNS)的线距增加。②下颌前后向发育不足,B点及Pg点后移,下颌向后下旋转,呈现下颌平面角增大、下颌角变钝,下颌支变短。③SNA角多为正常,但SNB角明显小于正常。

(二)上颌垂直向发育过度伴下颌后缩的双颌外科矫治(surgical correction of vertical maxillary excess with mandibular retrusion)

1. 手术设计　采用上颌Le Fort Ⅰ型骨切开术上移上颌,配合下颌SSRO前徙并上旋下颌。然后根据具体情况可行水平骨切开颏成形术。

2. 手术步骤及要点　通常先做上颌Le Fort Ⅰ型骨切开术,并在垂直向按设计要求切除适量骨质,上颌上移至矫正位,观察下颌能否自动逆时针旋转至正常咬合位。下颌轻度后缩的病例,在上颌上移后,有可能通过下颌的自动上旋前移而达矫正位。如不能达到正常咬合,则按设计施行SSRO前徙术。发现颏部仍显后缩者,再同时施行颏前徙成形术(图16-7)。

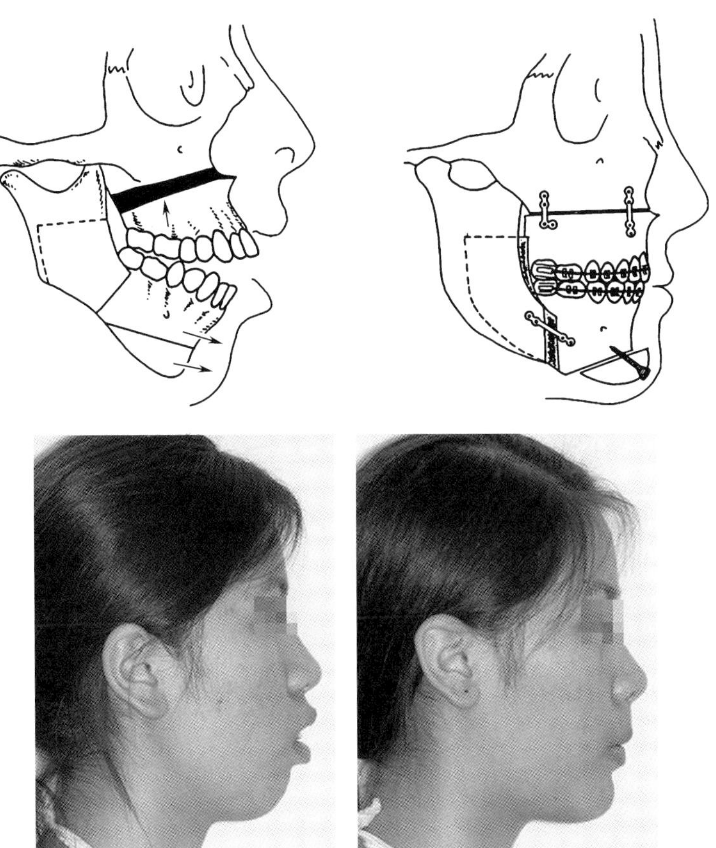

图16-7　双颌手术设计与矫治效果

在行上颌垂直向上移上颌截除部分骨段时，应特别注意，部分患者的腭降神经血管束常常位于上颌窦内后壁交汇处的骨壁内，在离断此处的骨壁时，或者在去除神经血管束周围的骨组织时，都极易损伤该神经血管束，造成出血，双侧损伤者对截开移动的牙-骨段的血运影响极大，术后应特别予以关注，避免造成牙骨段的缺血性骨坏死。

三、上颌垂直向发育不足伴下颌发育不足

上颌垂直向发育不足伴下颌发育不足（maxillary vertical deficiency with mandibular deficiency），又称短面综合征（short face syndrome），临床上不常见（图 16-8）。

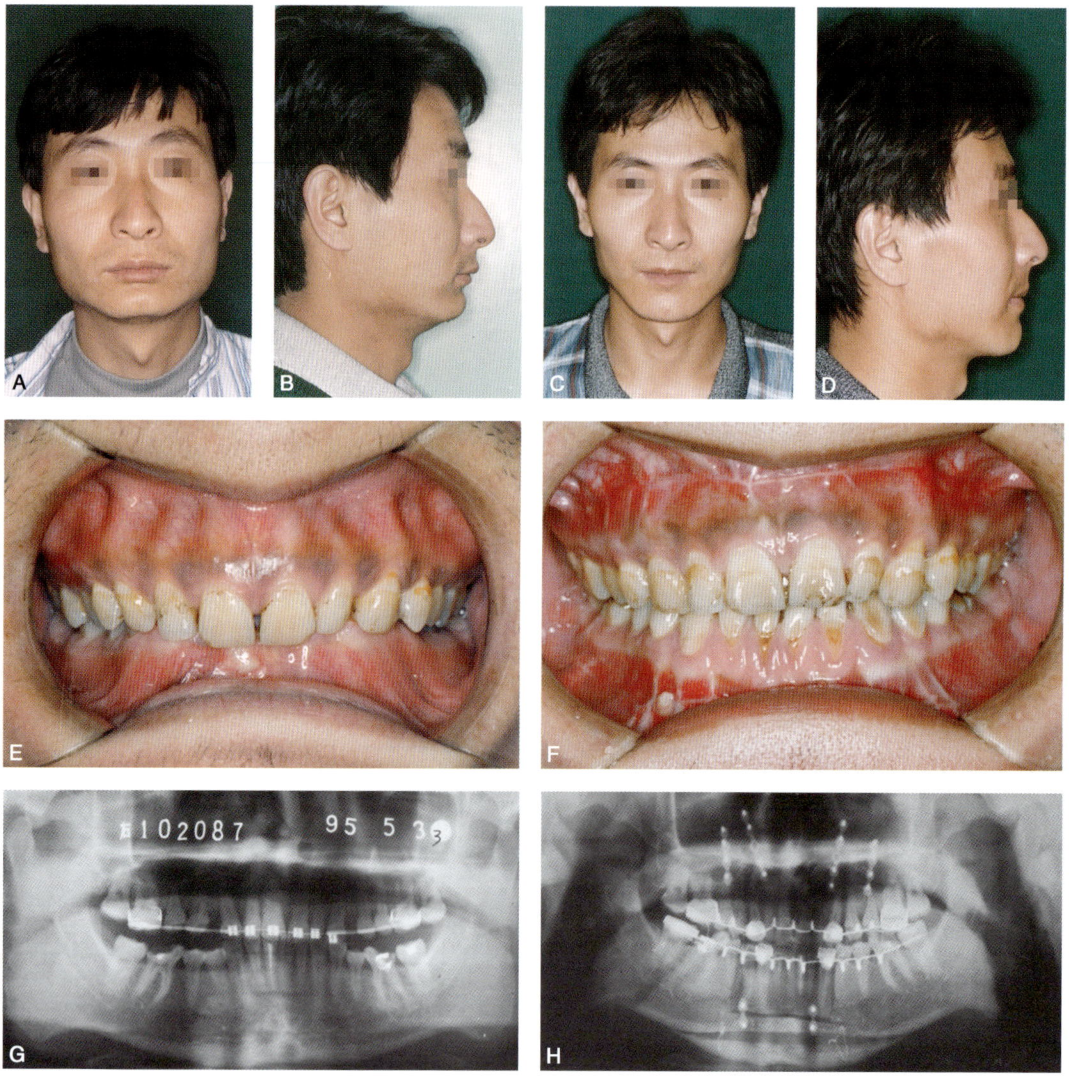

图 16-8　短面综合征的双颌外科矫正

A、B. 术前正侧位面像；C、D. 术后正侧位面像；E、F. 术前、术后咬合像；G、H. 术前、术后全口牙位曲面体层片。

（一）临床特征与诊断

1. 前面高不足，尤以面下1/3过短，面部宽度和高度比例失调，呈短而宽的方面型。下颌平面角低，下颌角相对呈直角。

2. 下颌姿势位时，上下唇紧贴，不露齿，说话时亦很少见上切牙外露。颏前点前突；下唇呈外翻卷曲状，颏唇沟加深。

3. 前牙呈深覆𬌗，覆盖大，或呈闭锁𬌗，磨牙呈安氏Ⅰ类或Ⅱ类𬌗，Spee曲线增大。部分重度患者下前牙常常咬及上颌腭部黏膜，上前牙常常咬及下前牙唇侧牙龈。

4. 鼻唇角减小，呈锐角，鼻翼基底增宽，鼻孔呈扁宽状。

5. 常伴有较严重的颞下颌关节紊乱病的相关症状。

6. X线头影测量分析显示，全面高缩短，下颌支变短及下颌平面角减小等。

（二）上颌垂直向发育不足伴下颌发育不足的双颌外科矫治（surgical correction of maxillary vertical deficiency with mandibular deficiency）

1. 手术设计　采用上颌Le Fort Ⅰ型骨切开术前徙并下降上颌，在截开的骨间隙内植骨，配合SSRO前徙术及水平骨切开颏成形术（图16-9A）。

2. 手术步骤及要点　按计划完成Le Fort Ⅰ型骨切开，下降上颌骨段至预定矫正位后，在骨断面的间隙内植骨，用钛板坚固内固定，继行双侧SSRO前徙下颌（必要时加AMSO），用终末𬌗板引导至计划矫正位固定，最后行水平骨切开颏成形术（图16-9B）。

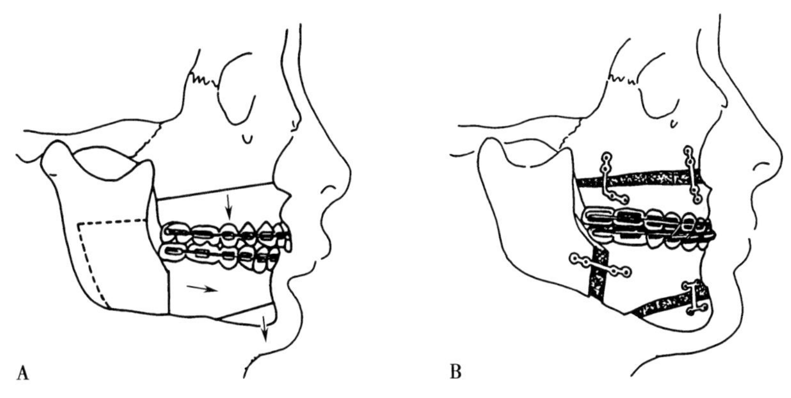

图16-9　双颌手术设计及效果示意图
A. 术前设计；B. 术后效果。

四、上颌横向发育不足伴下颌后缩或前突

上颌横向发育不足（maxillary transverse deficiency），即上颌缩窄，是一种常见的骨性错𬌗畸形，并常伴有下颌发育不足（后缩）或下颌发育过度（前突）而呈双颌畸形。

（一）临床特征与诊断

1. 上颌牙弓缩窄，腭盖高拱，上下颌横向关系失调，呈单侧或双侧后牙反𬌗，常伴有牙列拥挤及牙齿错位或扭转。

2. 伴下颌发育不足者，呈下颌后缩，安氏Ⅱ类错𬌗，常伴开𬌗。伴下颌发育过度者，呈下颌前突，安氏Ⅲ类错𬌗，前牙反𬌗。

3. X线头影测量分析显示，前述相应类型的X线影像特征。

4. 根据上述特征，诊断不难，但应与牙源性上颌牙弓缩窄相鉴别。牙源性者仅采用正畸治疗即可矫正。

（二）上颌横向发育不足伴下颌后缩或前突的双颌外科矫治（surgical correction of transverse maxillary deficiency with mandibular retrusion or protrusion）

以往对这类双颌畸形，常采用上颌 Le Fort Ⅰ型分段骨切开术矫治上颌缩窄，但其缺点较多，主要是复发率高，目前已少采用。本节主要介绍目前常用的一种矫治该类双颌畸形、效果满意而稳定的手术模式。其手术设计及手术要点如下。

1. 第一阶段　采用上颌横向牵张成骨术（maxillary expansion by osteodistraction）扩宽上颌至预定位置（图 16-10），原位固定 4~6 个月，在完成左右中切牙的牙间间隙关闭、去代偿等术前正畸治疗后，即可行下颌畸形的矫治术。

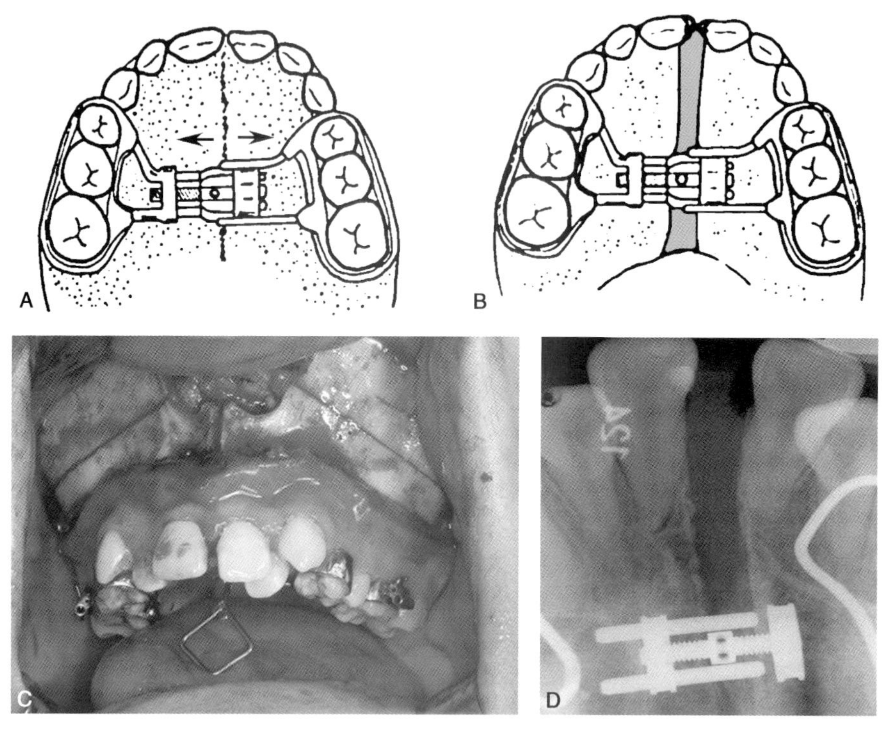

图 16-10　横向牵张扩宽上颌骨

A. 牵张前示意图；B. 牵张后示意图；C. 行上颌 Le Fort Ⅰ型牵张术；D. X线片显示上颌中线被扩开。

2. 第二阶段　下颌畸形矫治术。如系伴发下颌发育不足即采用 SSRO 或 SSRO+颏前徙术矫正（图 16-11）。若系伴发下颌前突，则采用 SSRO 或 IVRO 后退下颌。而后完成术后正畸治疗。

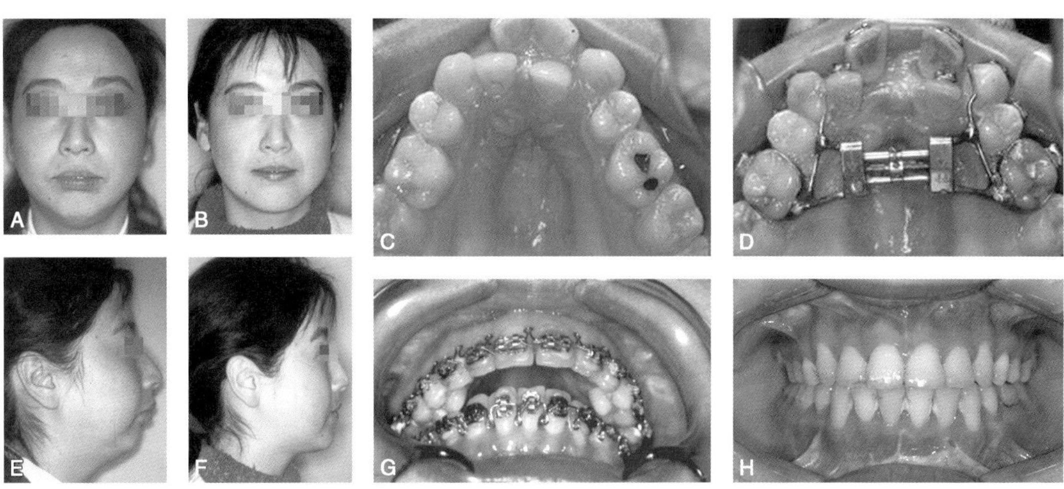

图 16-11　上颌缩窄伴小下颌畸形的矫治

A、B. 术前、术后正面像；C、D. 牵张前、牵张后上颌殆面观；E、F. 术前、术后侧面像；G、H. 术前、术后咬合像。

五、双颌前突

双颌前突（bimaxillary protrusion）系由上、下颌牙槽骨发育过度、前突引起的一类牙颌面畸形，多见于蒙古人种及黑色人种。

（一）临床特征与诊断

1. 上、下唇及上下牙前突，下颌姿势位时，上下唇分离，不能自然闭合。微笑时，微笑露龈（smiling gingiva），强力闭唇时，可见下唇下方与颏之间有由肌收缩引起的软组织隆起。

2. 常伴有颏后缩，与上下牙前突构成鸟喙状面容（侧面观）。

3. 上、下前牙纵轴明显唇向倾斜，前牙排列整齐或有轻度拥挤，上下前牙关系可呈深覆殆或对刃殆，后牙多为安氏Ⅰ类殆关系。

4. X线头影测量分析显示，SNA角与SNB角通常均大于正常，其颏点（Pg）后缩。

根据上述临床特征，诊断并不困难，但需与SNB角正常的上颌前突畸形相鉴别。

（二）双颌前突畸形的矫治（surgical correction of bimaxillary protrusion）

一般情况下，双颌前突畸形的矫治多采用上颌前部骨切开术和下颌前部牙-骨段的骨切开术同期手术矫治，其设计及手术要点如下。

1. 一般在术前拔除上、下颌第一前磨牙，完成术前正畸及相应准备后，行上颌前部骨切开及下颌前部根尖下骨切开术。若有颏部后缩，可附加水平骨切开颏成形术。

2. 按设计分别完成上、下颌前部骨切开术，截除上、下颌第一前磨牙区的相应骨量后，以殆板作引导，使上、下颌前份截开的牙-骨段后退至计划矫正的位置。用小型钛板固定，最后分别于上、下颌加用术前备妥的唇弓丝，加强固定（图 16-12）。

其他类型的对称性双颌畸形，可根据患者的个体情况，选择相应的手术方法，合理配合使用，以矫治相应的双颌畸形。

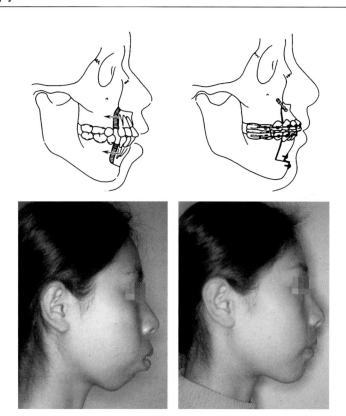

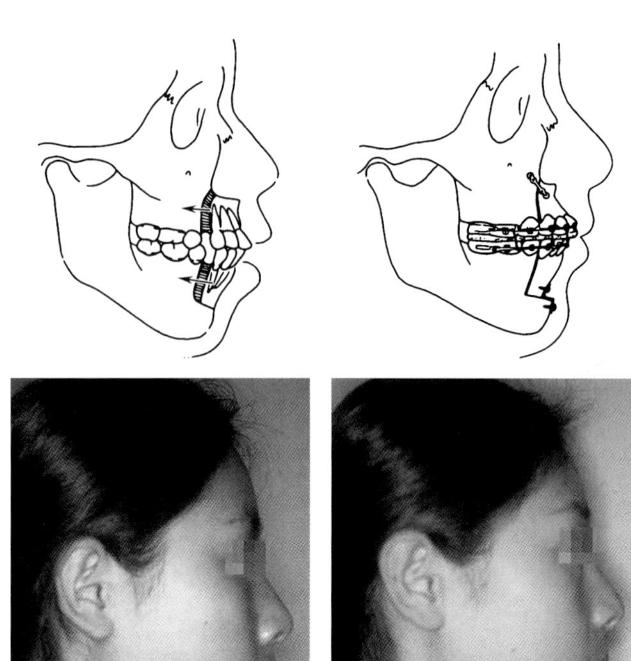

图 16-12　双颌前突手术设计与矫治效果

六、颜面不对称畸形

颜面不对称畸形是一类种类多、矫治难度大的复杂牙颌面畸形。其矫治均须使用双颌外科技术,才有可能获得较为满意的矫治效果。例如一侧髁突颈部发育过长导致的颜面不对称畸形、半侧颌骨肥大造成的复杂牙颌面畸形等常常是由多种正颌外科技术组合完成矫治。因其在本书中已有专门章节(第十七章)介绍,故本章不再详述(图 16-13,图 16-14)。

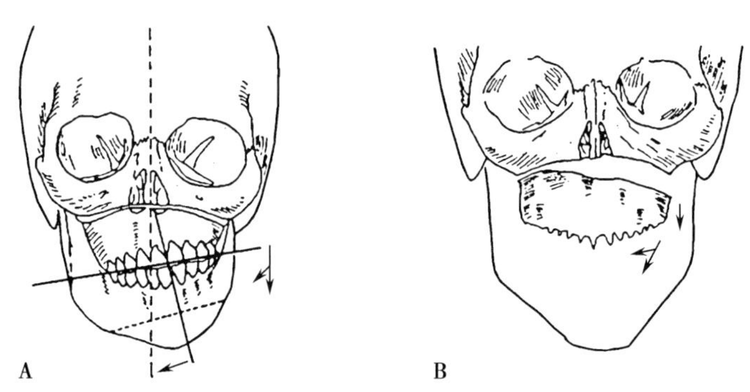

图 16-13　颜面不对称畸形的矫治设计和矫治效果
A. 术前设计;B. 术后效果。

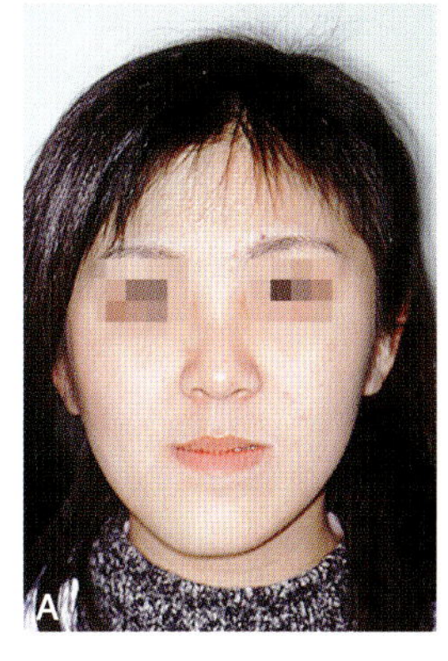
A

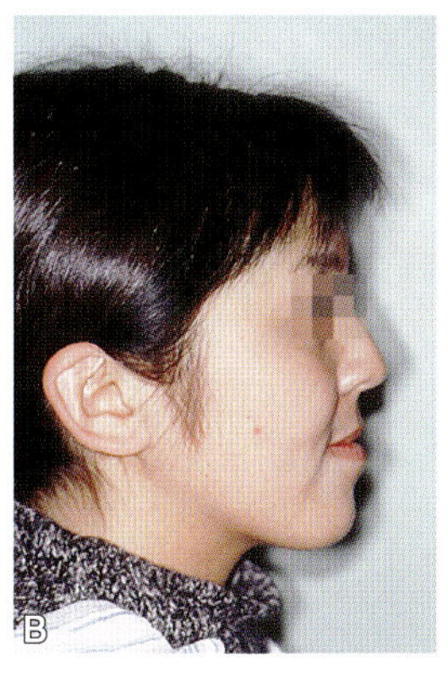
B

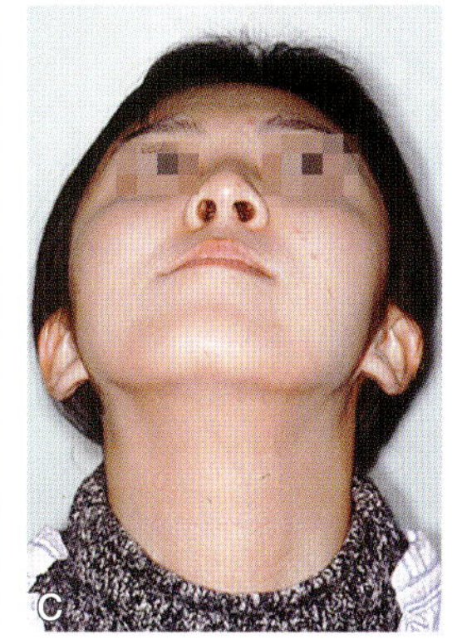
C

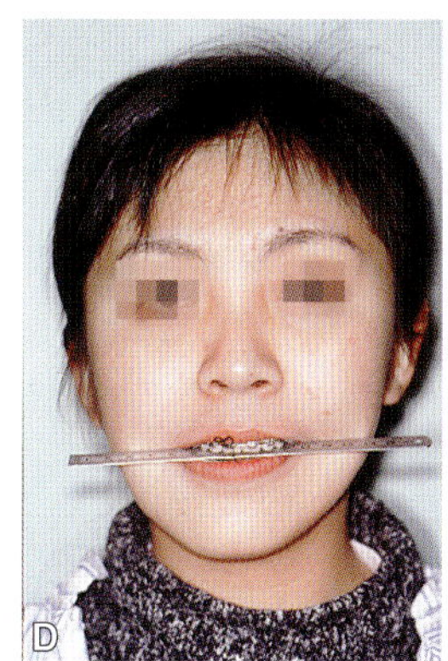
D

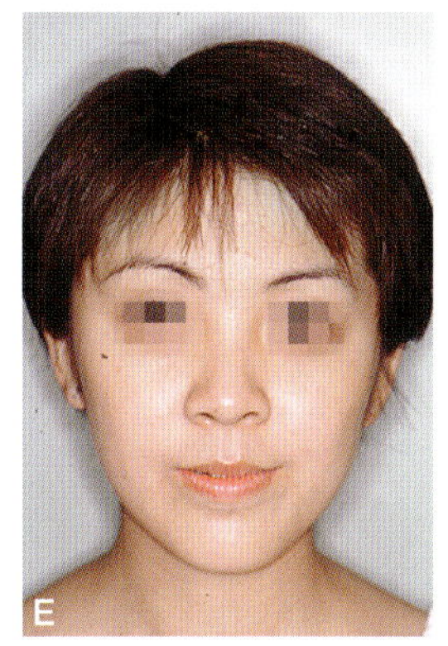
E

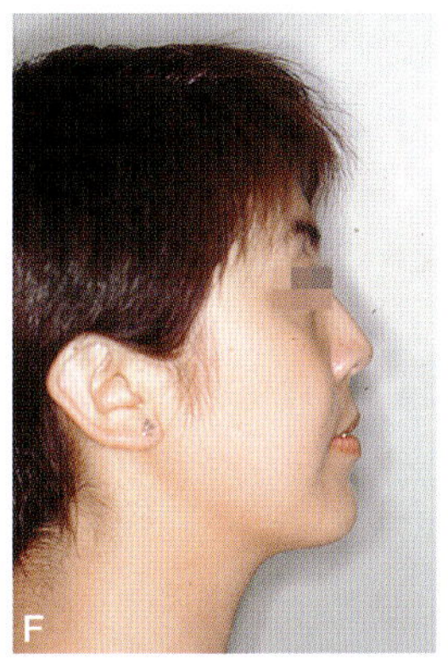
F

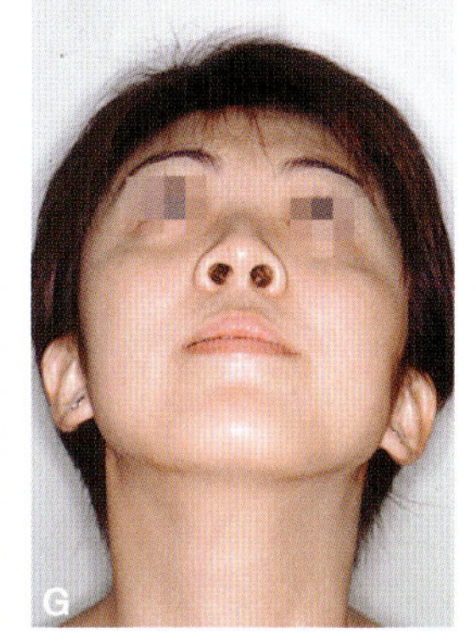
G

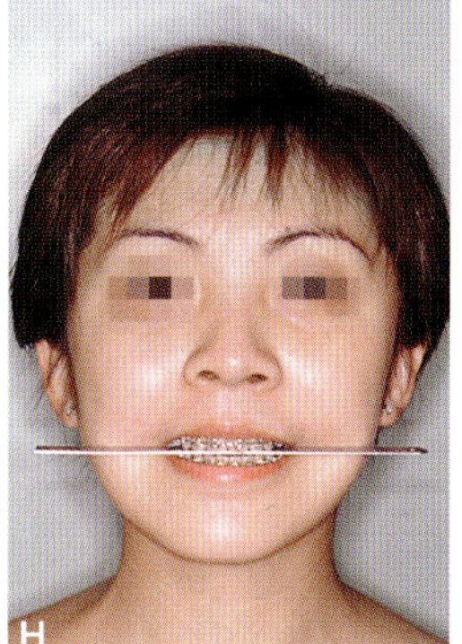
H

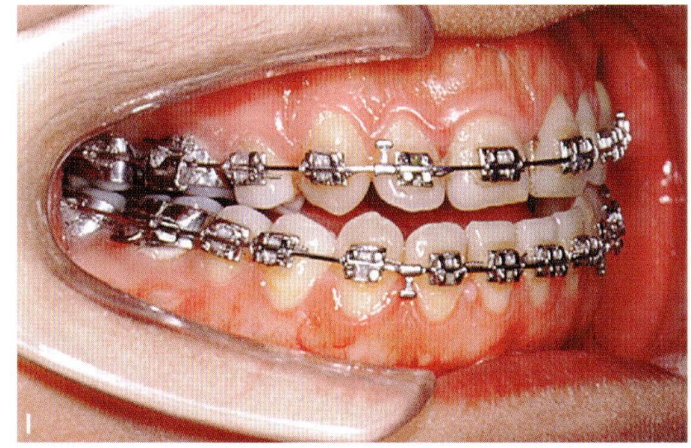
I

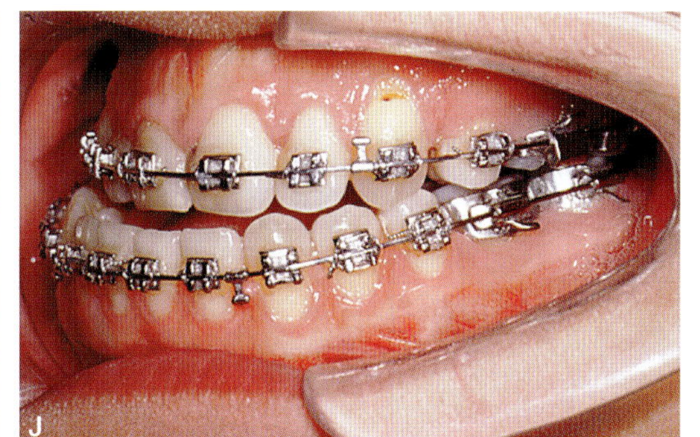
J

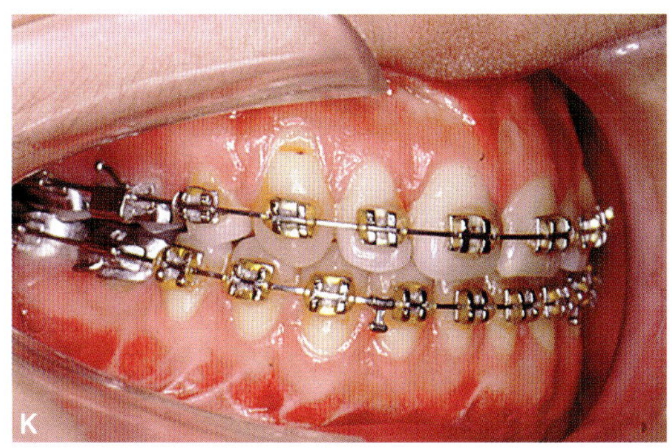
K

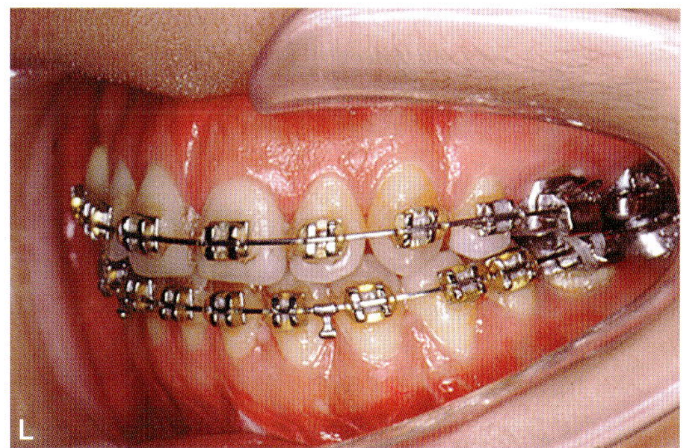
L

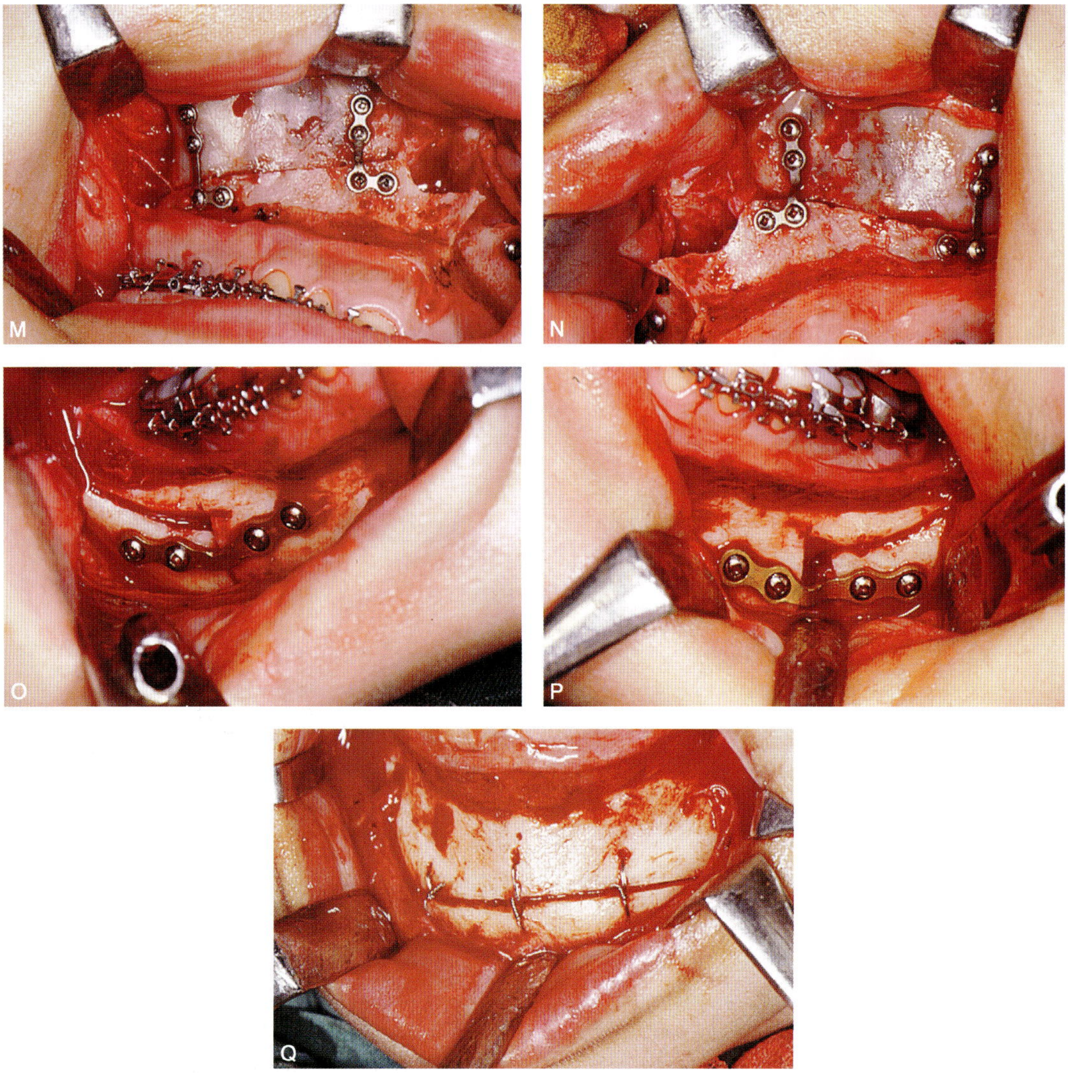

图 16-14　下颌骨左侧髁突颈部过长导致的颜面不对称畸形的双颌外科矫治

此类患者常伴有上下颌骨及颏部畸形：上颌常表现为中线偏斜，殆平面偏斜，下颌则明显偏向健侧，可中线偏向健侧，颏下缘的高度也常不一致，须行双颌外科矫正同时还须行术前术后正畸治疗。A～D. 术前面像；E～H. 术后面像；I～L. 术前、术后咬合像；M～Q. 上、下颌骨及颏部手术的截骨及固定情况。

第三节　累及软硬组织的不对称双颌畸形

累及软硬组织的不对称双颌畸形（bi-jaw asymmetric deformities）是更为复杂而矫治难度大的一类畸形，现以进行性半侧颜面萎缩畸形（progressive hemifacial atrophy，PHA）的矫治为例进行介绍与讨论（图 16-15）。

一、临床病理特征

进行性半侧颜面萎缩畸形又称 Romberg Disease 或 Parry-Romberg Syndrome，由 Parry

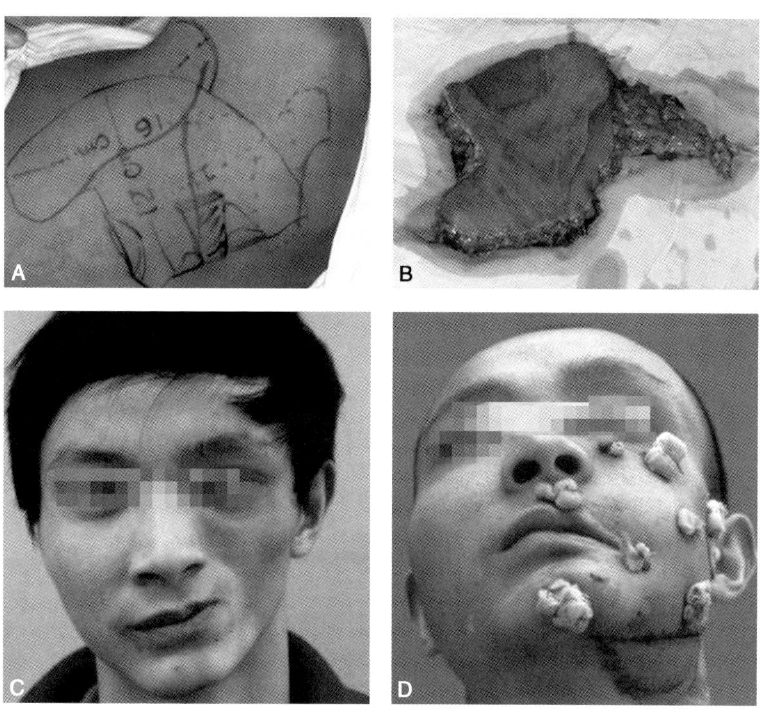

图 16-15　半侧颜面萎缩的外科整复
A. 肩胛瓣设计；B. 取下的皮瓣；C. 术前；D. 术后。

在 1825 年首先报告，是一种病因尚不完全清楚，多在 10～20 岁发病，临床中呈进行性发展（但有自限性）的一侧颌面部软硬组织萎缩性病变，累及颅面骨及包括肌肉在内的软组织，或有眼部病变，个别影响脑神经及中枢神经系统。病初表现为患区皮肤及皮下组织萎缩伴皮肤出现褐色斑。一般为单侧发病，止于面部中线。该畸形可累及患侧颏、唇、颊、颧或眉、额及舌部软组织。10 岁前发病者，患侧颅颌面骨萎缩明显。病变按受累范围及组织结构可分为三型。轻（Ⅰ）型：患侧三叉神经一个分支范围的软组织受累；中（Ⅱ）型：患侧三叉神经两个分支范围的软组织受累；重（Ⅲ）型：患侧三叉神经三个分支范围的软组织及骨组织受累。本病诊治过程中，要与半侧颜面短小畸形（hemifacial microsomia）相鉴别。

二、治疗设计与方法的选择

PHA 的传统治疗旨在改善畸形容貌，方法包括患区皮下生物材料植入，自体脂肪（处理后）注射，带蒂皮（肌）瓣移植、自体骨或软骨移植以及血管化游离组织（如大网膜）瓣移植等方法整复颜面轮廓。上述方法对骨结构受累轻微者短时有一定效果，但植入组织术后多发生不同程度的吸收，而对累及骨及软组织的重型病例，上述治疗则收效甚微，因病变不仅累及患侧的上下颌骨及相应的咬合与软组织，且往往引起对侧颌面部不同程度的继发畸形，故手术设计将随累及的组织器官和程度不同而有差异。同时，该类畸形的矫治不可能通过一

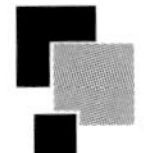

次性手术达到功能与形态均较满意的效果。现以一侧上、下颌骨合并颜面软组织发育不足及萎缩为例,简述如下。

1. 第一阶段　同期矫治上下颌畸形。手术设计为Le Fort Ⅰ型骨切开术,联合健侧下颌支斜行骨切开,患侧倒L形骨切开,颏部水平骨切开后,进行相应方向旋转和移位。

(1) 行上颌Le Fort Ⅰ型骨切开及骨移植术:按设计所需行上颌Le Fort Ⅰ型骨切开术,使上颌骨段由患侧下降,前徙并向对侧旋转至矫正位置(见图16-13)。

(2) 患侧下颌支倒L形骨切开及对侧下颌支斜行骨切开术:按设计要求完成两侧下颌支截骨后,试行将带有下颌牙列的中央骨段自患侧下降,前徙并向对侧旋转至矫正位(图16-16)。对严重的骨畸形患者(主要是患侧下颌骨严重短小者),也可行下颌骨下颌支部位的垂直延长牵张成骨术,以达到满意矫治效果。

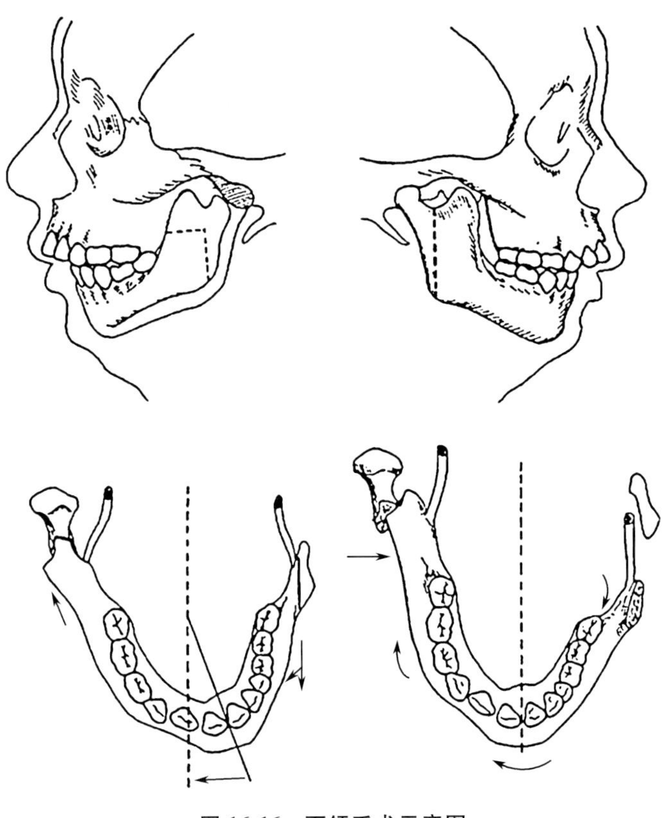

图16-16　下颌手术示意图

(3) 行骨移植固定术:按上颌骨段移动至计划矫正位置后遗留间隙的大小和形态,将切取的自体髂骨或取自下颌骨的骨块修改成形后,移植于骨断面之间的间隙内,并行坚固内固定。将下颌骨完成截骨后,下降患侧并向对侧旋转至计划矫正位,使之与已经戴入上颌牙列的𬌗导板吻合后,做颌间暂时固定,使上下颌及咬合保持在矫正位的基础上,于患侧下颌支倒L形骨缺损间隙内,植入髂骨并用小夹板固定,最后完成水平骨切开颏成形术(图16-17)。

2. 第二阶段　整复软组织不足,恢复颜面软组织形态。

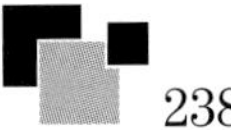

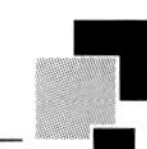

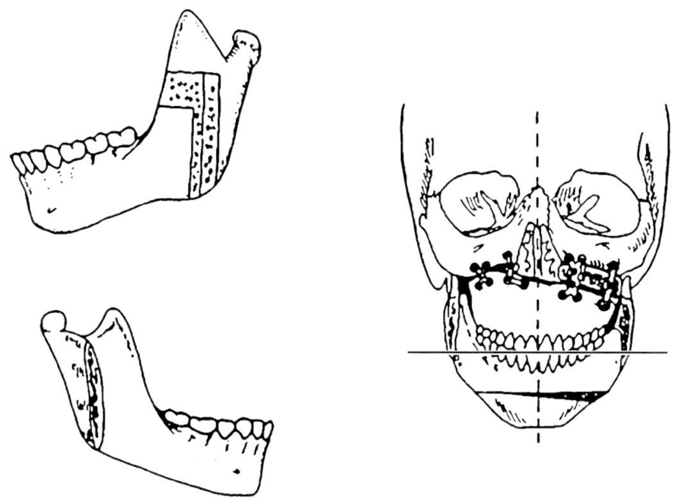

图 16-17　植骨固定与颏成形术示意图

软组织的整复当以畸形、缺损的类型而异，一般在第一阶段手术 3 个月后即可进行。现以患侧颜面软组织包括皮肤、皮下及肌层和黏膜严重萎缩、短缺的进行性半侧颜面萎缩为例，简述软组织的整复治疗。

手术设计方面，已有多种方法与设计，现介绍一种作者所用效果较为满意的术式设计，即去表皮的血管化肩胛瓣游离移植整复术，必要时配合舌瓣带蒂移植整复唇萎缩畸形。

以往常用的方法包括大网膜游离或带血管蒂游离移植，或真皮脂肪游离移植整复术等，均因术后移植组织有较大程度吸收，效果欠佳。作者采用带血管蒂的复合肩胛皮瓣（植入皮下部分去除表皮），亦可用其他血管化的肌皮瓣移植整复的方法。皮下组织及皮肤组织，具有成活率高、吸收及萎缩小等优点（图 16-18）。如伴发红唇萎缩缺损的病例，可采用带蒂舌瓣移植，效果良好（图 16-19）。

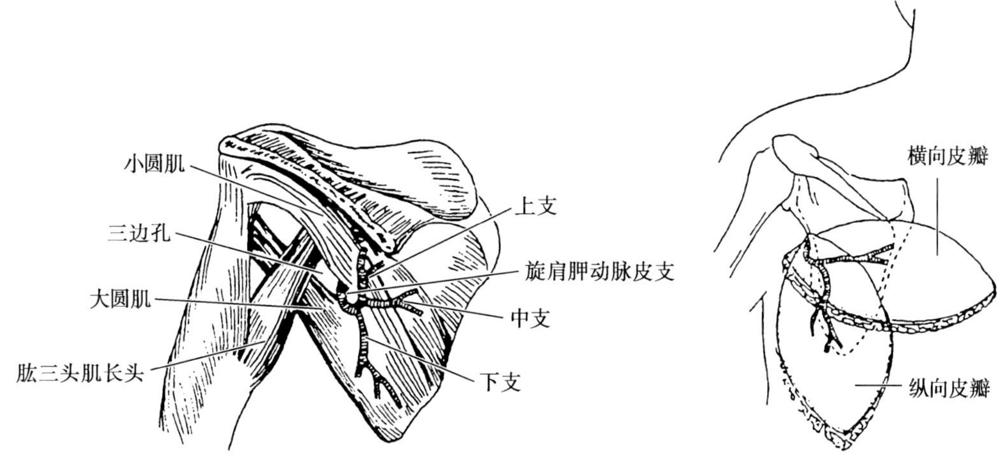

图 16-18　肩胛皮瓣局部解剖与设计示意图

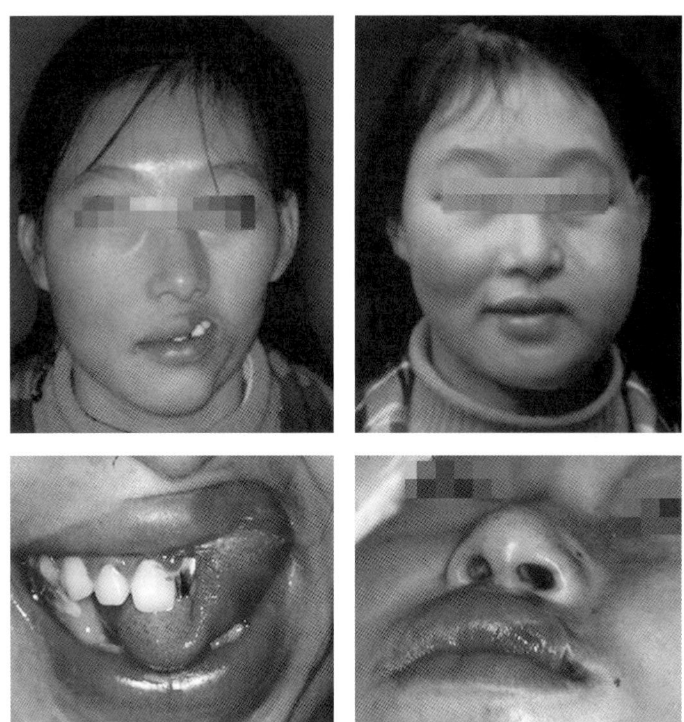

图 16-19　半侧颜面萎缩伴红唇缺损软硬组织（含舌瓣）整复术后

三、讨　　论

1. 手术时机　一般选在萎缩病变停止 1~2 年后施术，以免病变继续发展，再现畸形，影响治疗效果或须再次手术。

2. 本设计术式系针对病变同时累及颌面骨骼及软组织萎缩的病变特点，旨在恢复、重建颌面骨的正常三维结构以及牙颌系统功能，同时重建较为满意的容貌形态，为此采用了正颌外科、口腔正畸以及组织移植联合治疗的方案。术前应按本章第二节所述精确做好手术设计与术前准备，充分评估骨与软组织的缺失量及形态。

3. 采用两阶段治疗是基于首先必须矫治骨的畸形并待其愈合稳定后，才能评估和设计整复软组织萎缩畸形的大小、范围及所需组织量，并据此选择最合适的移植组织类型与供区。

4. 移植软组织的选择

（1）选用血管化的去表皮肩胛皮瓣游离移植的优点：肩胛皮瓣系以旋肩胛动脉皮支为血供的轴型皮肤、皮下组织及筋膜复合组织瓣（见图 16-18）。旋肩胛动脉呈水平方向绕过肩胛骨外侧缘后，自肱三头肌长头、大圆肌和小圆肌之间的“肌三角”间隙穿出，随即分出行向浅面进入皮下和皮肤的皮动脉支和走向深面的肌动脉支。上述“肌三角”是寻觅肩胛瓣血管蒂重要而恒定的解剖标志。旋肩胛动脉的位置及走行亦较为恒定，常有两条静脉伴行，动脉

管径约1.5~3.0mm，静脉管径约在2~5mm，其可用血管蒂长达5~8cm。根据该动脉皮支的分布，皮瓣宽可达15cm（但10cm内最安全），必要时，尚可携带部分肩胛骨和前锯肌。该皮瓣可用组织量丰富，厚度合宜，瓣区毛少，供区创缘可直接关闭，不遗留功能障碍与畸形，故系整复口腔颌面部大型软组织畸形、缺损的优选血管化皮瓣。移植瓣应根据个体情况设计好植入患区皮下的去表皮区，以及补充皮肤不足的皮岛区。虽然植入皮下部分的瓣组织去除了皮肤的表皮层，但含有部分皮肤附件，故术后要注意观察可能出现的皮脂腺阻塞性囊肿，如发生，切除即可。

（2）舌瓣系修复红唇缺损的最佳移植材料，富含黏膜与肌肉。采用局部带蒂舌瓣移植安全可靠。术前应根据红唇缺损情况设计好舌瓣位置（一般选用舌前、侧部）及形态大小，制备好对侧后牙殆垫，供舌瓣移植及断蒂前使用。

（王　兴　王大章）

参考文献

1. 胡静，王大章. 正颌外科. 北京：人民卫生出版社，2006
2. 王兴，张震康，张熙恩. 正颌外科手术学. 济南：山东科学技术出版社，1999
3. 王大章. 口腔颌面外科手术学. 北京：人民卫生出版社，2003
4. 邱蔚六. 邱蔚六口腔颌面外科学. 上海：上海科技出版社，2008
5. 王大章，罗颂椒，陈扬熙，等. 下颌前突综合征及其双颌畸形同期外科矫正术. 中华口腔科杂志，1986，21（6）：330-334
6. 艾伟健，周会喜，薛国初，等. 双颌畸形同期外科矫治术48例报道. 中国口腔颌面外科杂志，2004，2（2）：91-94
7. 刘曙光，艾伟健，段培佳，等. Le Fort Ⅰ型骨截骨上颌骨整体后退术矫治骨性Ⅱ类上颌骨前突畸形. 中国口腔颌面外科杂志，2008，6（4）：261-265
8. RIPLEY J F，STEED D I，FLANARY C M. A composite surgical splint for dual arch orthognathic surgery. J Oral Maxillofac Surg，1982，40（10）：687-688
9. BUCKLEY M J，TUCKER M R，FREDETTE S A. An alternative approach for staging simultaneous maxillary and mandibular osteotomies. Int J Adult Orthod Orthogn Surg，1987，2（2）：75-78
10. TURVEY T A. Simultaneous mobilization of the maxilla and mandible：surgical technique and results. J Oral Maxillofac Surg，1981，40（2）：96-99
11. EPKER B N，TURVEY T，FISH L C. Indications for simultaneous mobilization of the maxilla and mandible for the correction of dentofacial deformities. Oral Surg Oral Med Oral Pathol，1982，54（4）：369-381
12. TURVEY T，HALL D J，FISH L C，et al. Surgical-orthodontic treatment planning for simultaneous mobilization of the maxilla and mandible in the correction of dentofacial deformities. Oral Surg Oral Med Oral Pathol，1982，54（5）：491-498
13. LABANC J P，TURVEY T，EPKER B N. Results following simultaneous mobilization of the maxilla and mandible for the correction of dentofacial deformities：analysis of 100 consecutive patients. Oral Surg Oral Med Oral Pathol，1982，54（6）：607-612
14. WANG D Z，CHEN G，LIAO Y M，et al. A new approach to repairing cleft plate and acquired palatal defects with distraction osteogenesis. Int J Oral Maxillofac Surg，2006，35（8）：718-726

15. LEMHAN J A, HAAS A J. Surgical-orthodontic correction of transverse maxillary deficiency. Dent Clin North Am, 1990, 34(2):385-395

16. HUNT J A, HOBAR P C. Common craniofacial anomalies: Conditions craniofacial atrophy/hypoplasia and neoplasia. Plast Recontr Surg, 2003, 111(4):1497-2508

17. IÑIGO F, JIMENEZ-MURAT Y, ARROYO O, et al. Restoration of facial contour in Romberg's Desease and hemifacial microsomia: Experience with 118 Cases. Microsurgery, 2000, 20(4):167-172

第十七章　颌面不对称畸形及其外科矫治

第一节　概　　述

颌面部不对称畸形（facial asymmetric deformities）是指由于各种原因导致的颌面部软硬组织的不对称。然而在现实生活中，几乎没有人的面部是左右完全对称的。对于大多数人来说，这种不对称是生理性的，既不影响局部和整体的功能，也不会在美学上给人以不协调的感觉。但如果这种不对称超过一定限度，他人或本人就可以明显感觉到，或者导致形态、功能和结构上的缺陷则称为颌面部不对称畸形。临床检查和相关数据测量（如正面观宽度五等分）显示颌面部左右侧比例明显不协调与不对称（图 17-1）。在大多数患者中，颌面部不对称畸形主要的特征就是颌骨的不对称，由于上下颌骨三维空间内的生长方向和相互关系之间的不协调和偏差，进一步引起上下颌前牙中线偏移和咬合关系紊乱，而外观上最明显的标志是颏部的偏斜。部分患者还同时出现颌面部左右侧软组织厚度的差异，如半侧颜面萎缩、半侧颌骨肥大畸形等，从而使不对称畸形更为严重。

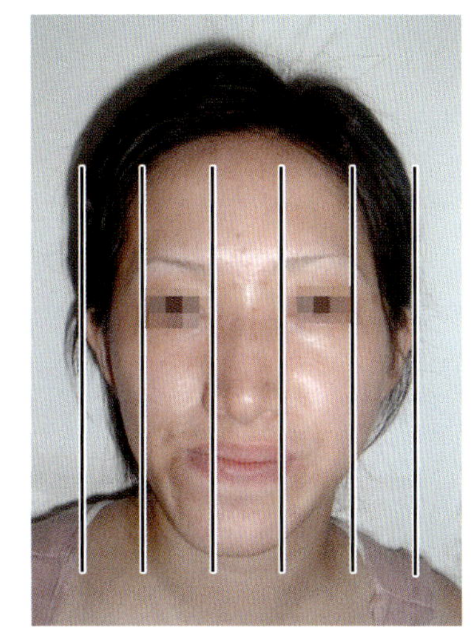

图 17-1　面部宽度五等分

一、颌面部不对称畸形的病因、发生机制及类型

颌面部不对称畸形的病因很多，可以分为先天性、发育性和获得性三大类。广义上，引起颌面部形态改变的疾病均可导致颌面部不对称畸形，例如肿瘤、血管畸形、面瘫、颌面部外伤等。然而，本章并不对上述疾病进行讨论。一般意义上的颌面部不对称畸形多指先天性和发育性畸形，即胚胎发育或出生后生长发育过程中出现的局部区域器官形态和结构上的畸形、缺陷和异常，并引起功能障碍。颌面部不对称畸形可表现为孤立性的、局部性病变，也可能是全身系统综合征的一部分，可能合并有肢端畸形、心肺疾病、脊椎畸形等。许多颌面部不对称畸形的发病机制尚不明确。发病因素包括先天因素，后天因素如生活习惯和外伤、感染或炎症等，家族发病率也有报道，这表明存在基因遗传的可能性。因此，对于某种颌面部不对称畸形患者来说，很可能是先天性及后天性诸多因素作用的结果。

（一）先天性不对称畸形

先天性异常是胎儿在子宫内发育的时候就形成的，它还可以分为两种情况：①先天畸形：是由于胚胎时期的发育异常所导致的，单侧唇腭裂就是其中的一种。它可以由于胚胎发育期受病毒、外来药物等因素干扰而产生，也存在基因遗传的可能性。②压迫变形：是由于在胎儿时期受到外来机械力的持续作用引起的身体某部位形态和位置的异常。下颌偏斜畸形就可能是胎儿在子宫内的后期生长中，受到弯曲的头和肩膀长时间的压力引起的变形。

1. 半侧颜面短小畸形（hemifacial microsomia） 是一种第一、第二鳃弓不全综合征引起的先天性颅颌面畸形（图 17-2）。目前有研究认为是由于胚胎时期神经嵴细胞的形成和迁移时的缺失或胎儿在发育过程中镫骨动脉的出血影响了第一、第二鳃弓的发育导致半侧颜面短小畸形。然而，真正的病因还没有完全明确。

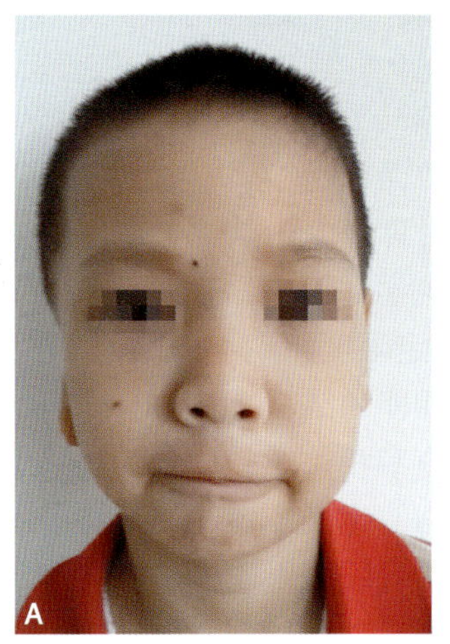

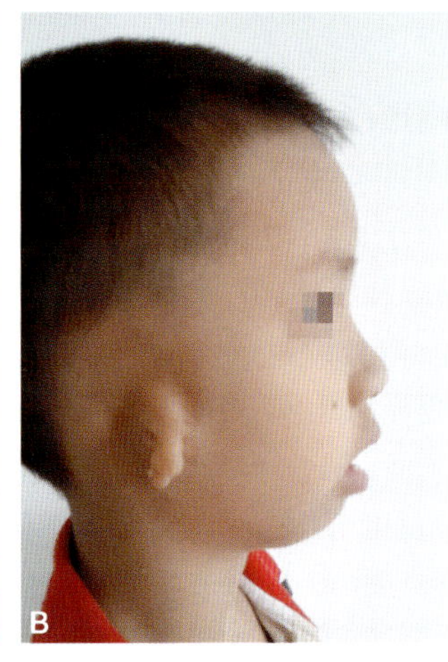

图 17-2 半侧颜面短小畸形
A. 正面像；B. 患侧侧面像。

2. 先天性半侧面部肥大（congenital hemifacial hyperplasia） 是一种较少见的颅颌面软硬组织的单侧增生。有学者认为存在先天性致病因素，Pollock 等认为面部的不对称发育是由于神经嵴的异常迁移所导致；Yoshimoto 等发现半侧面部发育过度的患者成骨细胞增生活跃，认为成纤维细胞生长因子选择性地传递给成骨细胞的信号传导受体，从而导致半侧面部的过度生长。

（二）发育性不对称畸形

从婴儿出生到成年时期逐渐出现的畸形称为发育性畸形，临床上相当一部分患者属于发育性不对称畸形。

1. 单侧髁突肥大（unilateral condylar hyperplasia） 是指一侧髁突增生肥大或者髁突颈部较对侧增长，从而导致颌骨的不对称畸形。早在 1836 年，Adams 就首次报道了该种病例，并认为髁突增生肥大与类风湿性关节炎有关。但直到目前其病因及发病机制尚未完全明确，大多数学者认为下颌偏突颌畸形是由于遗传、内分泌变化、局部血供或营养异常、双侧髁突受力不均衡（如单侧咀嚼）及微创伤等先天性或后天性因素，干扰了髁突的协调发育过程，造成双侧髁突颈部长度不一致或一侧髁突增生肥大，从而使患侧下颌体及颏部逐渐向健侧偏移，在生长发育期表现得更为明显，并引起咬合关系紊乱。

2. 半侧下颌肥大畸形(hemimandibular hyperplasia)　其显著特点就是髁突、髁突颈、下颌支以及体部的弥散性增生(图 17-3)。有学者推测半侧下颌骨的增生和延长其实是髁突的过度生长的不同表现。他们认为如果髁突过度生长,得不到阻止,就会进展为半侧下颌的整体增生和延长。年轻女性发病较多,似与内分泌紊乱有关。尽管命名有所不同,但病因还没有确立。髁突的生长情况可以通过一系列临床比较、头影测量的追踪,以及 ^{99}Tc 同位素骨扫描等方法来评估。总之,还没有发现一种评估髁突生长是否处于静止期的理想办法,治疗方案也要根据患者的年龄和髁突生长的活力来确定。

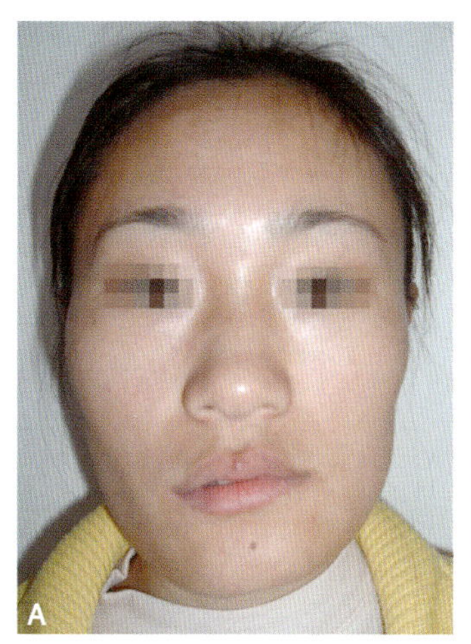
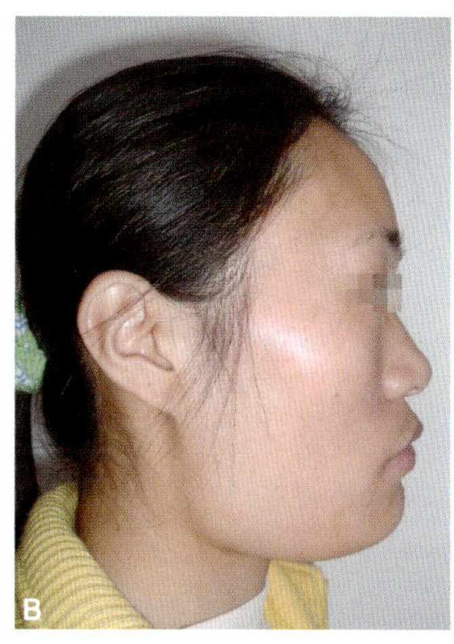

图 17-3　半侧下颌肥大畸形
A. 正面像;B. 患侧侧面像。

3. 半侧颜面萎缩(hemifacial atrophy)　又称为进行性半侧颜面萎缩(progressive hemifacial atrophy)、帕里-龙贝格综合征(Parry-Romberg syndrome),其显著特点是单侧的面部皮肤、软组织(包括肌肉)、软骨以及骨组织的渐进萎缩(图 17-4)。通常左侧比右侧多见,有些还

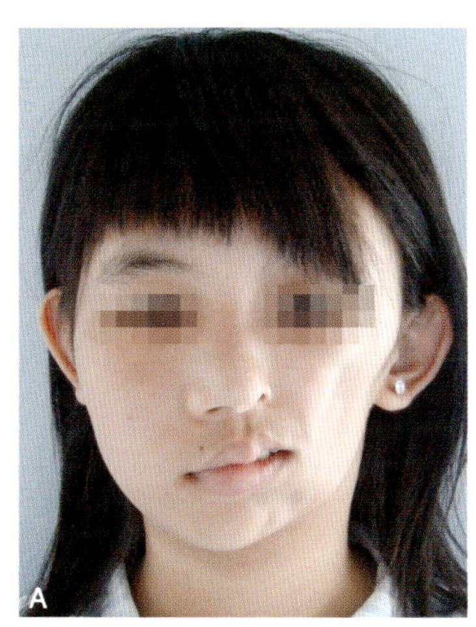
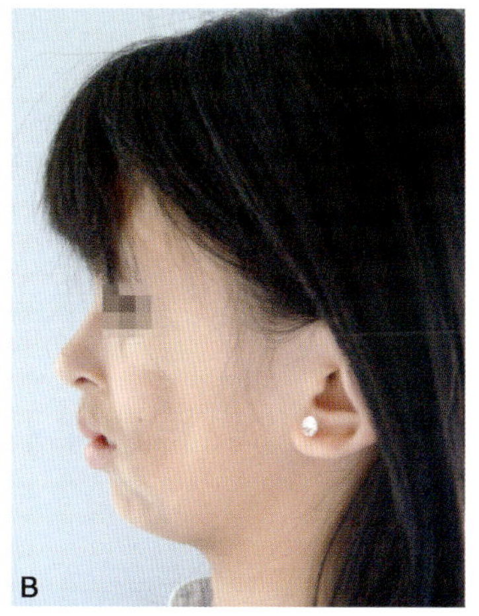

图 17-4　半侧颜面萎缩畸形
A. 正面像;B. 患侧侧面像。

伴有癫痫、三叉神经炎、表皮色素沉着以及同侧的脱发症等。本病多在20岁以前发病,在发病以后2~15年快速进展。半侧颜面萎缩畸形的病因及发病机制仍然不清楚,有学者认为病毒感染、局部血供障碍以及医源性放射治疗等后天因素都可能导致一侧颜面软硬组织发育不全,从而导致成年后半侧颜面萎缩畸形。也有学者发现本病患者常有交感神经过度兴奋,或三叉神经炎时在三叉神经分布区内有组织萎缩,说明与神经的异常活动有关。一些患者有颜面部及颈部外伤史,或甲状腺手术造成颈交感神经刺激后诱发半侧颜面萎缩,也有动物实验表明,中断颈上神经节营养作用可引起半侧颜面萎缩,表明外伤也可能是该病的一个重要诱发因素。

4. 斜颈畸形(torticollis)　即胸锁乳突肌偏斜,斜颈被认为是在出生时创伤引起血肿,长时间压迫胸锁乳突肌纤维引起的肌肉挛缩。然而确切的病因仍不清楚。这种状态下如果不对患侧颈部和胸锁乳突肌区进行理疗或者手术治疗,随着患者的生长发育,斜颈的同侧将会出现面部畸形,特别是下颌偏斜畸形(图17-5)。

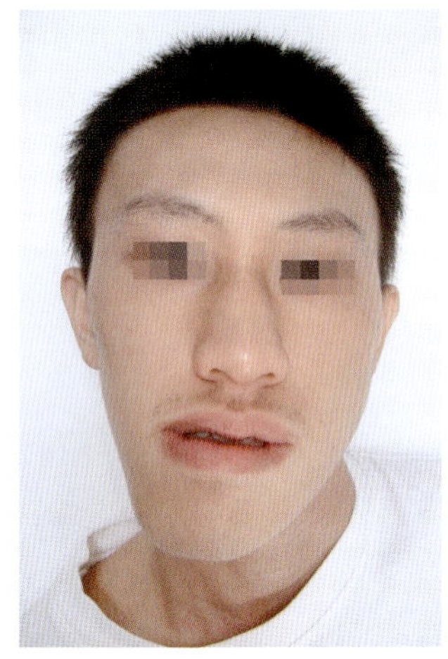
图17-5　斜颈引起偏斜畸形

(三)获得性不对称畸形

出生后由于创伤或其他病理因素引发,在生长发育过程中逐渐产生的畸形称为获得性不对称畸形,有时也称为继发性不对称畸形。

1. 髁突损伤　在儿童生长发育期间的一侧髁突损伤是引起面部不对称畸形的常见因素。儿童期下颌遭受创伤,尤其是颏部遭受外力撞击而对冲性地损伤髁突,或由于婴儿出生时使用产钳损伤了关节,可以引起关节腔内积血,逐渐机化后形成瘢痕并且限制髁突的移动,最终使关节纤维性强直和骨性强直。由于关节强直造成下颌的主要生长中心髁突被破坏和咀嚼功能的减弱,患侧下颌骨发育迟滞,其不对称畸形随着年龄的增长而日益明显。解剖结构上,中耳与颞下颌关节紧密相邻,在儿童岩鼓裂处只有很薄的软组织隔开,当儿童患化脓性中耳炎时脓液可直接扩散到颞下颌关节而引起关节和髁突的炎症性损害,从而导致关节的强直,但随着我国医药卫生事业的发展和高效广谱抗生素的应用,炎症引起的关节强直已退居第二位。

2. 幼年型特发性关节炎(juvenile idiopathic arthritis,JIA)　面部不对称畸形也见于颞下颌关节患有幼年型特发性关节炎的患者。JIA好发于18岁以下的儿童,是一种累及一个或多个关节的慢性炎症。颞下颌关节频繁受侵就会干扰面部的发育,形成面部不对称。典型的JIA患者的面部特征有小颌畸形、Ⅱ类错颌畸形以及前牙开耠。

二、诊断、手术设计及注意事项

(一)检查及诊断

颌面部的对称性可通过正面观察判定,以眉间点与鼻突点的垂直连线(面部对称者此线应经过颏中点)为面部正中线,比较两侧颜面部是否对称(图17-6,图17-7)。颌面部不对称畸形都有明显的临床特征,通过面部对称性及耠关系检查,结合病史一般可以确诊。需要注

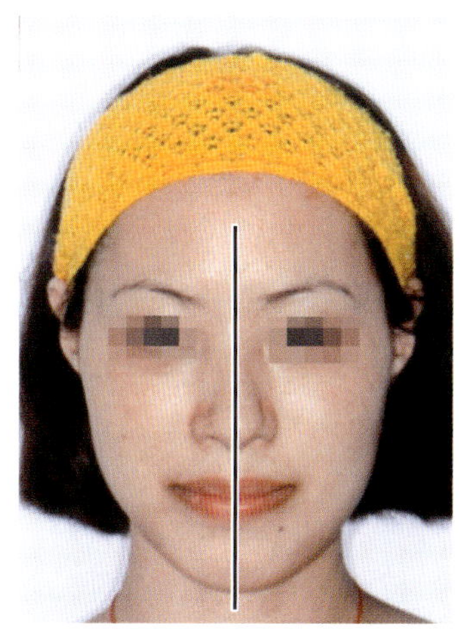

图 17-6　面部对称

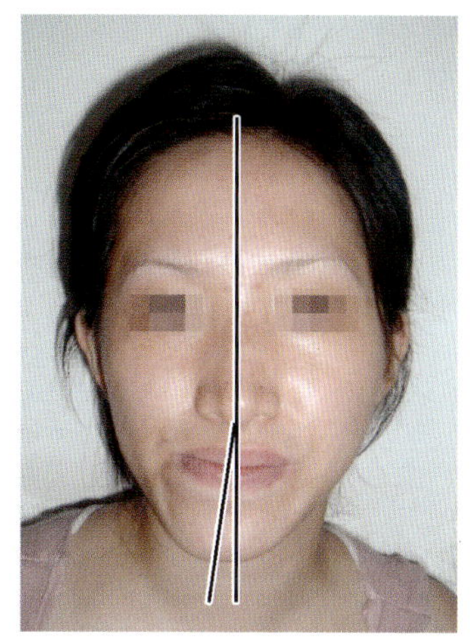

图 17-7　面部不对称

意的是，颌面部不对称畸形的表现多样，需要仔细评估和鉴别。首先要确定患者的主诉。病史搜集应包括面部的受伤史、关节炎病史、先天畸形等重要信息。头颈部的检查应当包括以下内容。

（1）视诊整个面部及五官的对称性。

（2）触诊面部软硬组织以确定引起缺陷的原因。

（3）比较牙中线和面中线，以及面部中心轴的关系。

（4）检查下颌角是否对称，以及角前切迹是否相同。

（5）检查咬合关系，错𬌗、开𬌗及𬌗平面偏斜情况。

（6）检查张口度，有无下颌开口偏斜及颞下颌关节功能紊乱情况。

不对称畸形的治疗，特别是外科手术治疗必须建立在准确的诊断、生长监测和良好的计划之上。对颌面不对称畸形患者需要建立长期追踪和监测记录，确保可以及时进行干预和处理。

治疗前 X 线检查及颅颌面骨三维重建应作为常规检查，以便了解骨骼畸形的程度及范围，为手术设计提供参考。X 线侧位头影测量可反映上下颌骨与颅底的关系，正位片可测量分析骨性对称情况及𬌗平面倾斜度，全口牙位曲面体层片提供下颌骨的整体情况，CT 及三维重建可以直观反映骨畸形状况（图 17-8），甚至可通过三维 CT 和虚拟现实软件模拟外科治疗。软组织情况可通过照片定点测量，也可视情况从 CT 或 MRI 获取肌肉发育信息。通过以上影像资料的分析有助于评估患者畸形类型和程度，了解畸形与邻近颅面骨的关系。对照术前术后影像，可以确定治疗效果。

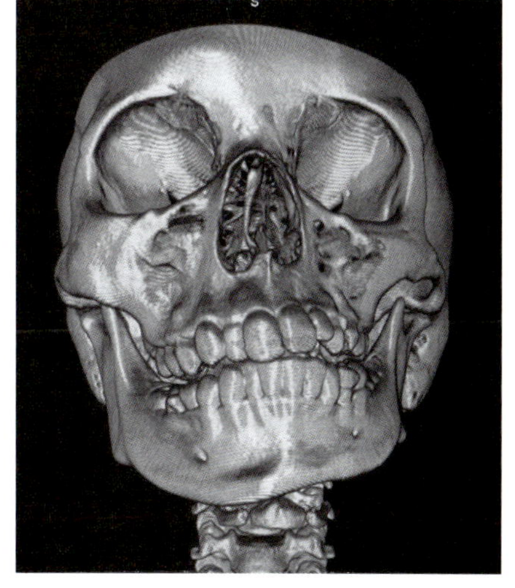

图 17-8　三维 CT 重建显示颌面骨结构不对称

部分患者需要通过放射性核素骨闪烁扫描术或同位素骨扫描来评估和检测骨发育状况。骨扫描常用^{99}Tc，用于检查髁突和下颌骨区的活跃生长情况。有条件的可使用单光子发射计算机体层显像仪（single photon emission computed tomography，SPECT）。SPECT增加了影像对比，提高了病变发现、定位能力和诊断的准确度。但对于局部有感染、肿瘤的患者，会出现假阳性结果。

热塑技术和手工石膏铸造技术常用于外科模型制备。目前更精确的方法的是通过CT三维成像和虚拟技术，采用快速成型工艺，立体雕刻成形，并根据模型制作手术模板或植入体。

由于不对称畸形可能合并其他病变，如半侧颜面肥大可伴有单侧大脑半球增大、癫痫、智力缺陷、肾母细胞瘤等，需要相应检查以排除相关疾病。

（二）治疗计划及注意事项

颌面部不对称畸形的治疗是综合性治疗，需要多个学科的协作。颅颌面外科、正畸科、儿童外科、修复科、心理学等各科专家组成研究诊治团队，相互协作并提出合理的治疗方案，以达到治疗目标，即：改善面部不对称畸形，达到可接受的咬合关系，恢复正常口腔颌面部功能。

治疗计划如下。

1. 正畸治疗，牙列排齐并去代偿。
2. 局部病变的治疗，如阻生齿拔除、TMD治疗。
3. 通过正颌、牵张成骨技术、移植骨重建下颌骨髁突等矫正不对称。
4. 术后通过正畸建立良好的咬合关系。
5. 软组织畸形的治疗，包括充填物如自体脂肪颗粒、生物材料的置入或软组织游离移植术，以及义耳等。

治疗的总原则是个体化治疗。这是由于畸形的个体差异很大，因此所有治疗必须基于不同年龄，身体状况，骨生长情况，疾病的类型、程度，并对各种影像和模型进行准确的测量和分析评估。

在外科方面，颌面部不对称畸形治疗主要包括骨组织的重建或改建和软组织的修复。原则上应先进行骨组织的重建或改建，然后再对软组织进一步修复。骨形态异常可通过正颌外科或牵张成骨术矫正，骨缺损或缺如则需要进行骨移植重建。面部不对称的手术计划和其他的颌面部畸形是一样的，但更多的重点是放在正面像的改善。

是否做双颌或单颌手术要视畸形的具体情况而定。一般上颌骨手术方式为Le Fort Ⅰ型骨切开，下颌骨术式为BSSRO或一侧SSRO、对侧IVRO，必要时还应辅助其他术式，如颏成形术等。而对于髁突病变如肥大引起的不对称畸形，一般认为，在生长活跃期停止之前不要进行外科手术治疗，除非是绝对适应证，否则应尽量避免关节开放性手术。

牵张成骨技术现已广泛应用于骨畸形和骨缺损的治疗。以往单一方向的牵引器已经逐渐被多维的下颌和上颌牵引器取代。牵张成骨技术的缺点是治疗时间长，器械较昂贵，以及可能并发局部感染和外瘘。但其独特的对骨组织的改建和延长效果是其他手术无法比拟的。

软组织异常和缺损应当在所有骨组织畸形的治疗已经完成，而且面部发育完成后才进行。虽然存在一定的相关性，骨畸形严重程度并不能完全反映肌肉等软组织的缺失和发育不良的状况。软组织的治疗主要有两种方法：较轻的缺陷通过注射充填物如自体脂肪颗粒或聚乙醇酸等生物材料即可修复；而较大的缺陷则往往需要皮肤肌筋膜瓣血管化移植才能获得满意的效果。

第二节　下颌偏突颌畸形

下颌偏突颌畸形(laterognathism of the mandible)是临床上最常见的颌面部不对称畸形，可发生于儿童时期，但一般到青春发育期逐渐明显。临床主要表现为面下三分之一不对称，颏部偏向健侧，同时伴有咬合关系紊乱。目前病因仍未完全明确，但在大多数患者的影像学检查上显示一侧髁突颈发育过长或双侧髁突颈发育不等长(图 17-9)，部分患者一侧髁突明显增生肥大，呈球状或椭圆球状(图 17-10)。因此，大多数学者认为下颌偏突颌畸形是由于遗传、内分泌变化、局部血供或营养异常、双侧髁突受力不均衡(如单侧咀嚼)及创伤等先天性或后天性因素，干扰了髁突的协调发育过程，造成双侧髁突颈部长度不一致或一侧髁突增生肥大，从而使患侧下颌体及颏部向健侧偏移，并出现咬合关系紊乱。然而，少部分下颌偏突颌畸形患者影像学检查显示双侧髁突及髁颈长度并无明显差异，这可能表示下颌骨的不对称生长，也可能发生在下颌骨的其他部位，如下颌支或下颌体。

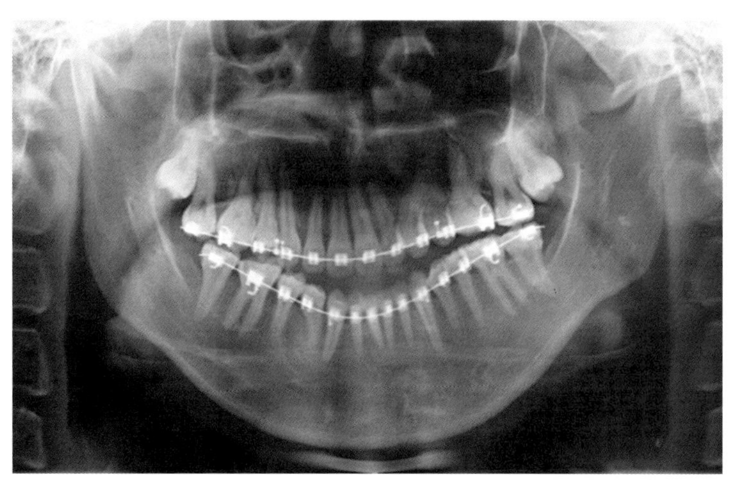

图 17-9　右侧髁颈比左侧长

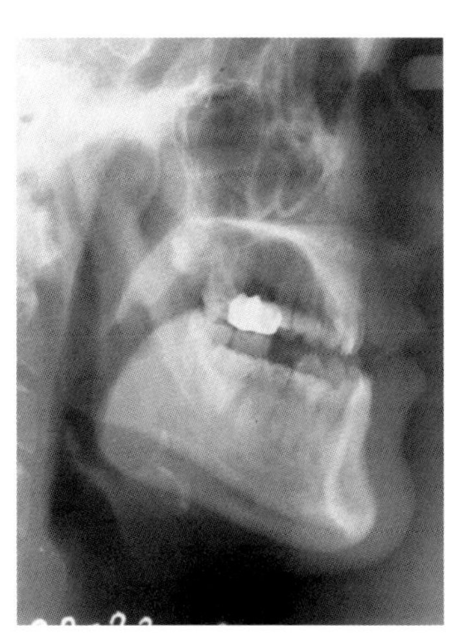

图 17-10　右侧髁突增生肥大呈球状

下颌偏突颌畸形必须靠外科手术矫治。由于认识到一侧髁突增生肥大或髁突颈过长是该疾患的主要原因，早期的学者主张采用髁状突切除术，认为切除增生过长的髁突，既可纠正偏斜的下颌，又可阻止患侧髁突的继续生长，防止复发。但这种手术破坏了正常的颞下颌关节结构，严重影响患者的颞下颌关节功能，并可能继发引起张口偏斜、咬合关系紊乱及咬合不稳定等后果。近年来，许多研究证实髁突及颈部的增生过长具有自限性，一般在成年后停止生长，因此主张对于发育已停止的患者应尽量保留髁突的完整性，而改在下颌支部施行手术矫正畸形。目前这一观点已被普遍接受并被大量的临床实践证明是正确的。但是对于一侧髁突严重增生肥大并引起严重偏颌畸形者，或有证据显示髁突骨瘤或软骨瘤存在时，则需行髁突摘除术，摘除髁突后应同时施行颞下颌关节成形术，以尽量恢复颞下颌关节的基本功能。

下颌偏突颌畸形一般可分为：单侧下颌前突畸形（unilateral mandibular excess）和单侧髁状突肥大（unilateral condylar hyperplasia）。

一、单侧下颌前突畸形

单侧下颌前突畸形（unilateral mandibular excess）将从以下几个方面予以介绍。

（一）临床表现及诊断

1. 面部特征和牙𬌗关系　畸形主要由一侧髁突颈发育过长所引起，表现为面下1/3不对称，颏中线偏向健侧，侧面观基本正常或轻度下颌前突（图17-11）。咬合关系紊乱，患侧磨牙多呈安氏Ⅲ类关系，健侧磨牙大多数仍呈安氏Ⅰ类关系，下颌前牙中线偏向健侧，从患侧尖牙至健侧尖牙常常表现为正常覆𬌗到反𬌗的过渡（图17-12）。

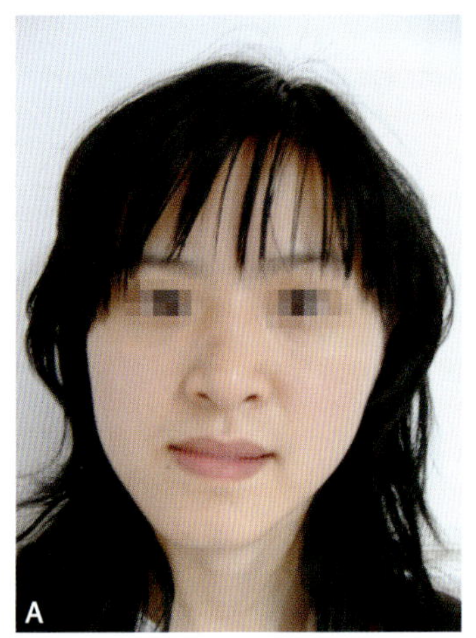

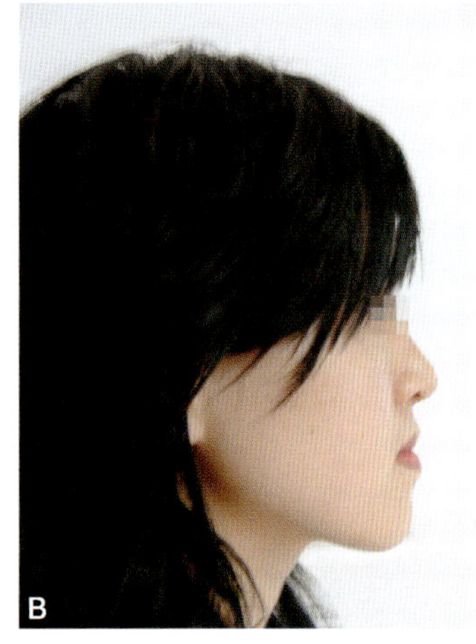

图17-11　单侧下颌前突面像
A. 正面像；B. 侧面像。

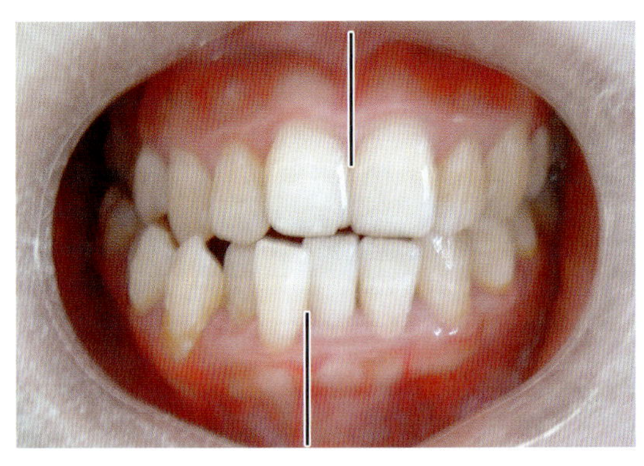

图17-12　单侧下颌前突咬合关系

2. 影像学检查　颌骨曲面体层片显示两侧髁突颈不等长，X线头影测量正位片显示颏中线偏健侧，侧位片通常表现为前牙切对切或轻度反𬌗关系。根据临床及X线检查，其诊断并不困难。

（二）治疗原则与方法

1. 术前正畸　如上所述，偏颌患者前后牙无法获得正常的覆𬌗、覆盖关系。为了提高咀嚼效率，在生长发育过程中上下颌前后牙牙体长轴发生代偿性倾斜以适应已经偏斜的下颌牙弓，同时经常伴有牙列拥挤、不齐和个别牙扭转、移位等畸形。手术前必须进行正畸治疗，其目的是排齐牙列，去除牙代偿，使患侧后牙区深覆盖，健侧后牙区反𬌗加大。正畸后由于牙尖接触减少可能暂时影

响咀嚼功能,但为手术旋转下颌牙弓使其与上颌牙弓协调并获得良好的咬合关系创造条件。

2. 下颌骨切开术　一般在下颌支骨切开,通过左右旋转下颌体矫正下颌偏斜。术式主要为下颌支矢状骨劈开术(sagittal spilt ramus osteotomy,SSRO)和下颌支垂直骨切开术(vertical ramus osteotomy,VRO)及相关的改良型手术。下颌支矢状骨劈开术适用于后退或前徙下颌骨,也适用于其他方向旋转移动下颌骨,并较易施行骨间坚固内固定;下颌支垂直骨切开术只适用于后退下颌骨,一般难于施行骨间坚固内固定而须术后颌间固定4~6周。术前应做石膏模型模拟手术,对下颌偏斜不严重的病例,当模拟手术旋转下颌体至上下颌中切牙中线基本对齐、咬合关系良好状态时,如健侧磨牙近远中关系无明显改变而患侧下颌后退不超过一个前磨牙牙位,可考虑采用患侧(单侧)下颌支矢状骨劈开或垂直骨切开术旋转后退下颌骨至正常位置的方法进行矫正,否则应采用双侧下颌支骨切开术旋转后退的方法进行矫正。采用患侧单侧下颌支骨切开术旋转后退下颌骨势必使对侧(健侧)下颌支及髁突发生相应的旋转移位,这是否会对健侧的颞下颌关节造成有害影响或诱发颞下颌关节紊乱病,许多专家有争议。国内学者王大章等通过山羊单侧下颌支斜行骨切开旋转后退术动物模型实验,结果发现术后对侧颞下颌关节结构发生适应性改建,并未出现病理性损害。作者的临床观察也显示,按上述适应证采用的患侧单侧下颌支骨切开术旋转后退术病例中,并未出现健侧长期关节不适或诱发颞下颌关节紊乱病。说明健侧髁突的轻度移位并不一定导致关节结构与功能发生病变。但采用患侧单侧下颌支骨切开旋转后退术,由于患侧下颌角区骨段重叠变厚,而健侧下颌支向内旋转,术后部分患者下颌角区可能形成新的不对称,术前应有所评估。作者认为,除少数轻度单侧下颌偏颌病例采用患侧单侧下颌支骨切开旋转后退术外,大部分病例应采用双侧下颌支骨切开术旋转后退的方法进行矫正,这样有利于双侧颞下颌关节和功能的平衡及预防术后畸形的复发。

3. 上、下颌骨切开术　部分偏突颌畸形严重的患者,上颌骨产生适应性偏斜,使𬌗平面明显偏斜,应同时采用上下颌骨切开术矫正。上颌采用Le Fort Ⅰ型骨切开,摆平上颌𬌗平面,下颌根据具体情况,选择下颌支的垂直或矢状骨切开术。由于下颌体不但需要在矢状面前后旋转,还需要在冠状面左右上下摆动以适应新的𬌗平面和获得良好的咬合关系,临床上大多采用下颌支矢状骨劈开术进行矫正(图17-13,图17-14)。

4. 颏成形术　通过以上手术,获得良好咬合关系,且上下切牙中线基本对齐后,仍存在

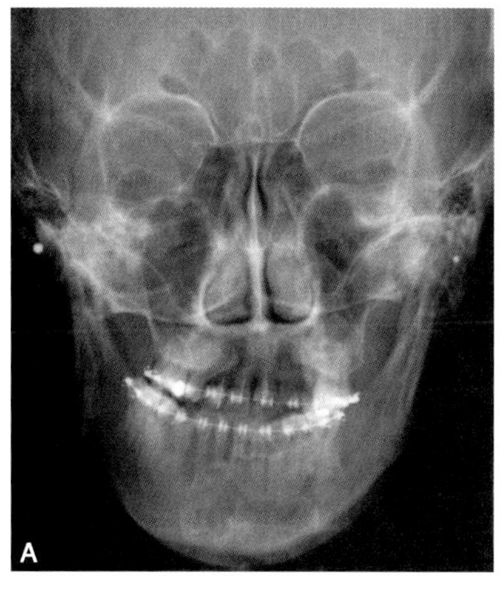

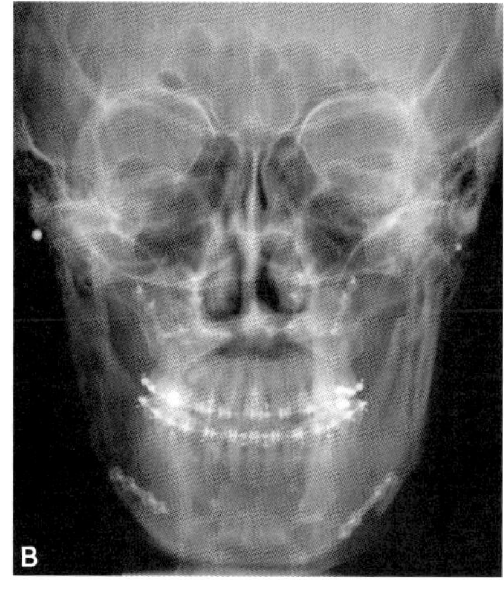

图17-13　𬌗平面偏斜手术前后X线头影测量正位片
A. 手术前;B. 手术后。

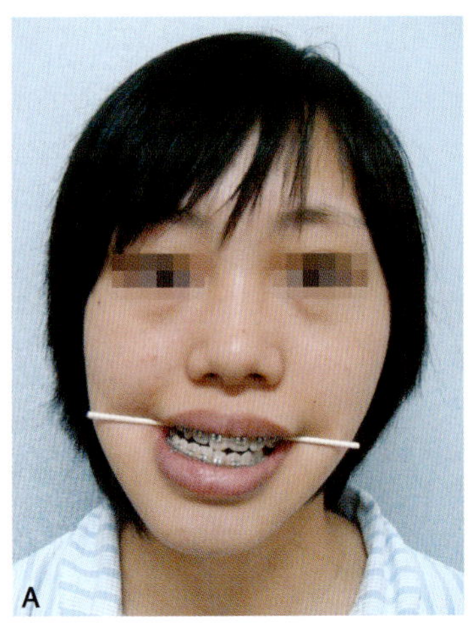
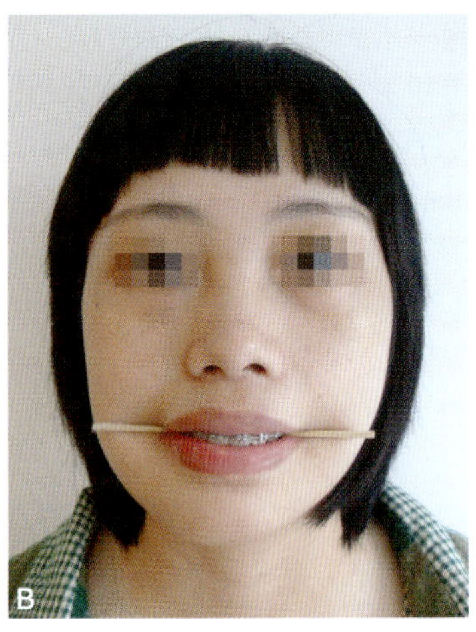

图 17-14　𬌗平面偏斜手术前后正面像
A. 手术前；B. 手术后。

颏中线偏斜者，可同期行颏成形术摆正颏部。

二、单侧髁突肥大

单侧髁突肥大（unilateral condylar hyperplsia）将从以下几个方面予以介绍。

（一）临床表现及诊断

1. 面部特征和牙𬌗关系　由于患侧髁突明显增生肥大，使患侧下颌支长于健侧。患者正面观呈不对称性畸形，健侧面部较丰满，患侧呈扁平伸长状，患侧下颌角低于健侧，下颌中线、颏中线及开口型均偏向健侧。患者常伴有关节疼痛、弹响、张口度异常等症状。静态或张口活动时，可于患侧耳屏前扪及增大的髁状突。咬合关系紊乱，前牙及健侧后牙呈反𬌗，患侧后牙呈近中𬌗，下颌牙中线偏健侧。患侧上颌骨可伴有代偿性伸长，使𬌗平面倾斜。

2. 影像学检查　颞下颌关节 X 线片及曲面体层片显示患侧髁突骨质增生肥大，增大的髁突骨质有明显的界线，外形呈球状、鹅卵石状或不规则形状，一般无骨质破坏。患侧髁突的大小可为正常侧的 2~3 倍，可伴有髁突颈部增长（图 17-15）。X 线头影测量片可见下颌

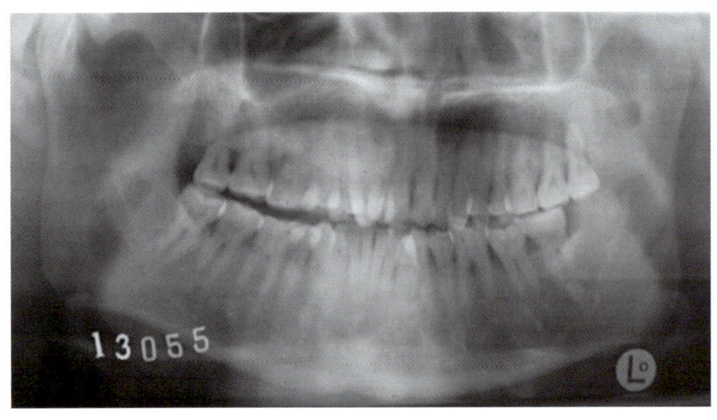

图 17-15　左侧髁突肥大曲面体层片
左侧髁突呈鹅卵石状，大小为右侧的 2~3 倍。

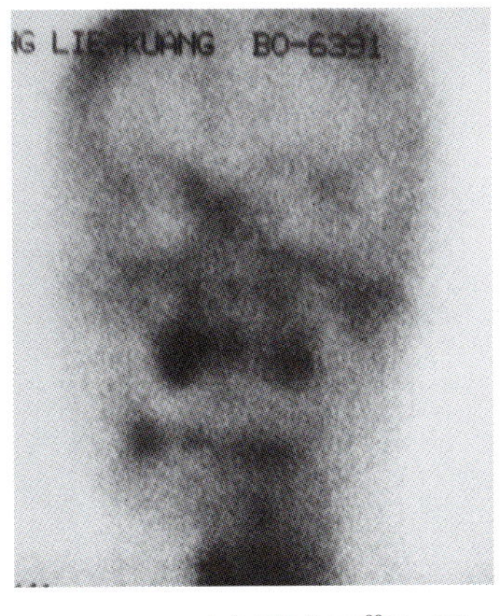

图 17-16　左侧髁突区^{99}Tc 摄取率明显高于右侧

骨呈不对称性畸形改变。^{99}Tc 骨扫描显示患侧髁突区^{99}Tc 摄取率高于健侧(图 17-16),其摄取率的高低可作为判断患侧髁突是否活跃生长的一个参考值。

3. 鉴别诊断　单侧髁突肥大应与髁突骨软骨瘤鉴别诊断,两者临床表现非常相似,骨软骨瘤在 X 线片上可同时表现有骨皮质破坏及不同程度的骨化现象,可造成髁突的局限性改变,常引起关节绞锁。而髁突肥大骨质无破坏性改变,很少发生关节绞锁症状。有时两者的鉴别诊断非常困难,最终需要依靠组织病理学检查。

(二) 矫治原则与方法

对于髁突增生肥大不是很严重且生长发育已停止,未明显影响患侧的颞下颌关节功能的病例,目前多主张保留髁突的完整性,而采用下颌支骨切开术矫正偏颌畸形,治疗过程参见单侧下颌前突畸形部分。对于髁突增生肥大严重和/或伴有患侧颞下颌关节运动功能障碍者,或有证据显示患有髁突骨瘤或软骨瘤者,往往需要行患侧髁突摘除术,摘除髁突后应同时施行颞下颌关节成形术(图 17-17~图 17-19)。

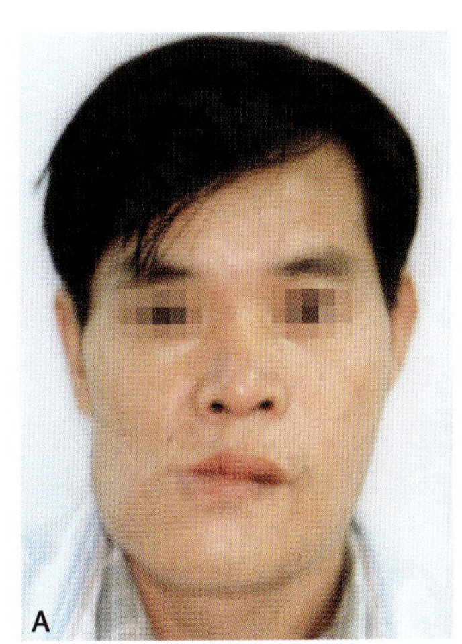

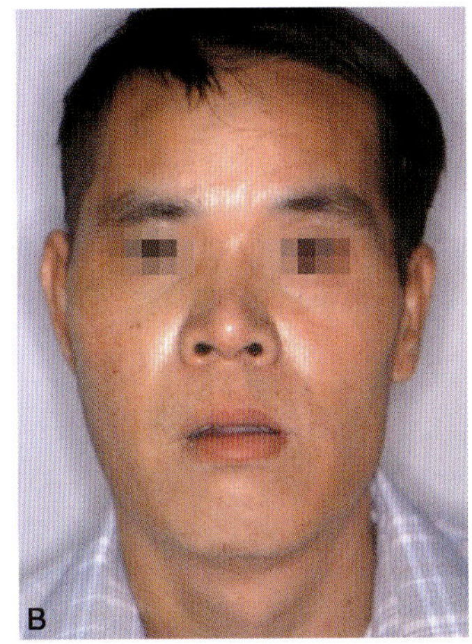

图 17-17　左侧髁突肥大手术前后正面像

A. 手术前;B. 手术后。

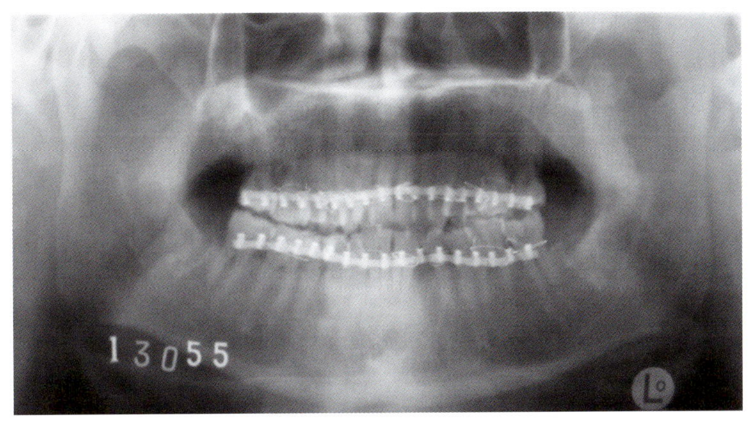

图 17-18　左侧髁突肥大术后曲面体层片

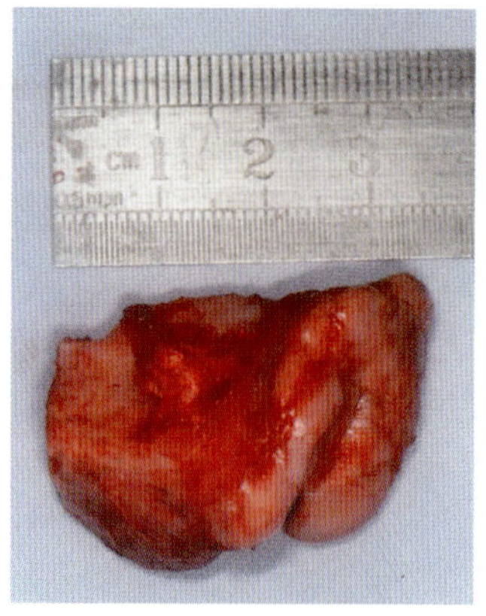

图 17-19　切除的髁突

三、典型病例

患者,女,24 岁。自觉“下巴偏斜”,要求矫正。

【既往史】无特别。

【临床检查和诊断】面下 1/3 不对称,颏部偏向右侧,𬌗平面轻度偏斜。牙列不齐,左侧磨牙呈安氏Ⅲ类关系,右侧自侧切牙至磨牙反𬌗,下颌前牙中线偏向右侧。侧面观轻度下颌前突。曲面体层片显示左侧髁突颈比右侧长;X 线头影测量正位片显示颏下点偏离中线约 7mm;侧位片显示 SNA 角为 82°,SNB 角为 82°,Pg 点位置正常。经临床及影像学检查分析诊断为左侧单侧下颌前突畸形。

【治疗】术前正畸排齐牙列和去除牙代偿治疗后,取石膏模进行模型外科手术,旋转下颌至上下颌切牙中线基本对齐且咬合关系基本协调后制作咬合导板。在全麻下行双侧下颌支矢状骨劈开术,向左旋转下颌骨,咬合导板就位后,下颌截骨处小型钛板坚固内固定。术后 2 个月开始术后正畸。正畸结束后,患者不但外形满意,也获得了良好的咬合关系(图 17-20~图 17-22)。

【讨论】对于绝大多数下颌偏突颌畸形患者,术前正畸是必须的,有条件时都应进行。

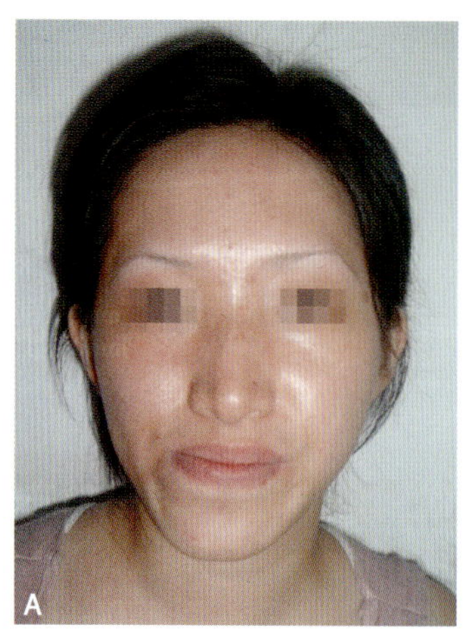
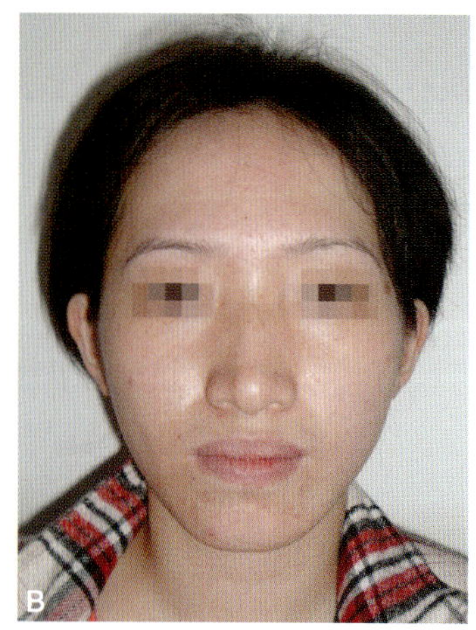

图 17-20　手术前后正面像

A. 手术前;B. 手术后。

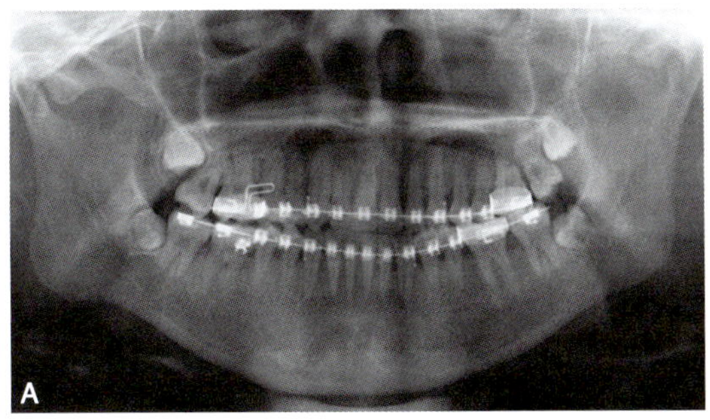

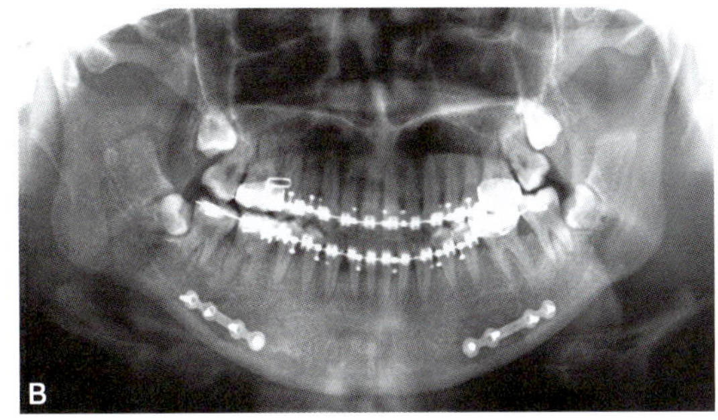

图 17-21　手术前后曲面体层片

A. 手术前；B. 手术后。

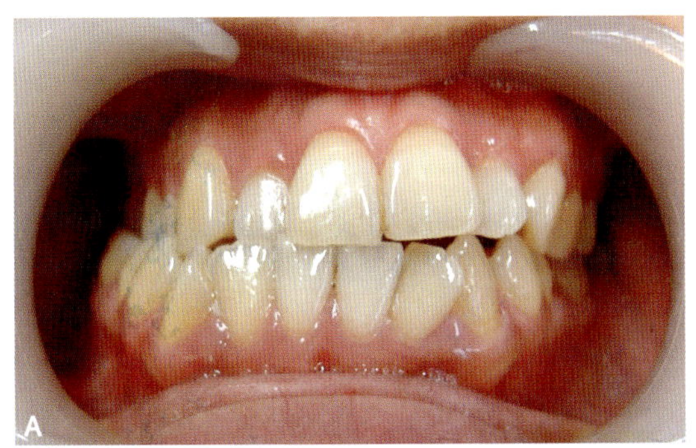

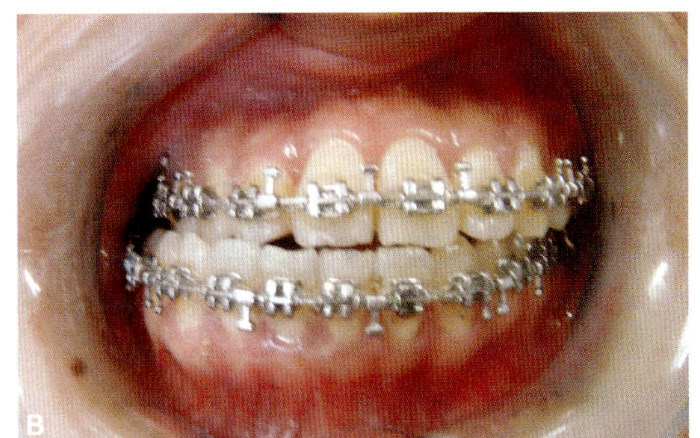

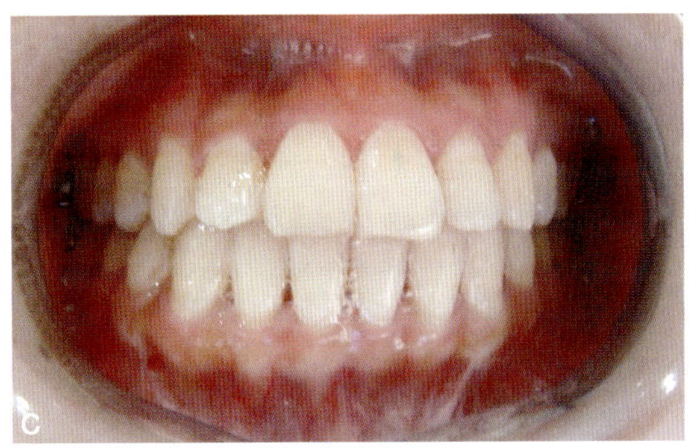

图 17-22　正畸前后及治疗结束后咬合关系

A. 正畸前；B. 正畸后手术前；C. 治疗结束后。

只有通过术前正畸使上下牙体长轴去代偿、上下牙弓形状相互协调，术后才能获得良好的尖窝关系和咬合稳定性；多数下颌偏突颌畸形患者伴有不同程度的𬌗平面偏斜，当𬌗平面偏斜不严重（左右侧偏斜相差小于 6~7mm）时，通过下颌支骨切开术旋转矫正下颌偏斜后，即可获得基本正常的面部对称性，而不一定需要同期 Le Fort Ⅰ型骨切开术矫正𬌗平面，这样可减少手术创伤。至于是否还须辅以颏成形术，可在术前预测，当颏中点偏离面中线的距离与模型手术旋转下颌至上下颌切牙中线对齐所需的距离相差小于 2~3mm 时，可不做颏成形术，否则应考虑进一步做颏成形术。当然也可以术中确认，完成下颌支骨切开术并固定好咬合关系后，如颏中点仍偏离面中线则可考虑做颏成形术，但由于手术牵拉造成组织肿胀，有时难于准确认定颏中点。

第三节　半侧下颌肥大畸形

半侧下颌肥大畸形(hemimandibular hypertrophy)也称单侧下颌巨颌(unilateral macrognathia),以往常常与单侧髁突肥大混淆。Hayward 于 1980 年在讨论非对称性下颌发育过度畸形中将其分类为单侧下颌前突、单侧髁突肥大和单侧下颌巨颌,并对后者作了较为详细描述;Obwegeser 和 Makek 在 1986 年就把这种畸形命名为半侧下颌肥大畸形(hemimandibular hyperplasia)或者半侧下颌骨延长(hemimandibular elongation)。目前也有学者认为半侧下颌肥大畸形是半侧颜面肥大畸形(hemifacial hypertrophy)的一种类型。半侧颜面肥大畸形大致分为两类:①半侧颅面肥大,一侧的颅骨、颞骨、颧骨、上颌骨及下颌骨均增生肥大,常伴有患侧颜面软组织,包括皮肤、皮下组织、肌肉等肥大;②畸形局限于下颌骨,表现为单侧髁突、下颌支和体部肥大。确切病因并不清楚,一般认为由于遗传或某些环境因素导致一侧髁突和下颌骨在三维空间方向的过度生长,使单侧下颌骨整体发育过度所致。年轻女性发病可能与内分泌紊乱有关。

一、临床表现与诊断

发病率比下颌偏突颌畸形低,女性患者较多见,其颌骨畸形在生长发育期发展较迅速,成年后一般不再发展。

(一) 面部特征和牙殆关系

面部不对称,患侧面部丰满,垂直高度明显大于健侧,患侧下颌体部向下突出明显,下颌骨下缘下垂,颏点无明显偏斜或偏向健侧(见图 17-3),畸形严重病例下颌骨下缘不但下垂,而且向外增厚,使患侧面部呈扭曲状不对称畸形。殆平面向患侧倾斜,殆关系可因上下颌适应性改变而无明显紊乱,下颌牙中线无明显偏斜或偏向健侧,畸形严重者患侧牙齿可出现反殆甚至开殆。张闭口功能一般无明显障碍。

(二) 影像学检查

X 线头影测量正位片和曲面体层片显示患侧髁突、下颌支及下颌骨体部明显比健侧增大。患侧下颌角低于健侧并呈圆弧状,下颌下缘向下弯曲呈弓状畸形,下颌管位置下移也呈弓形弯曲,并靠近下颌骨下缘(图 17-23)。头颅三维 CT 重建能更直观地观察两侧颌骨的大

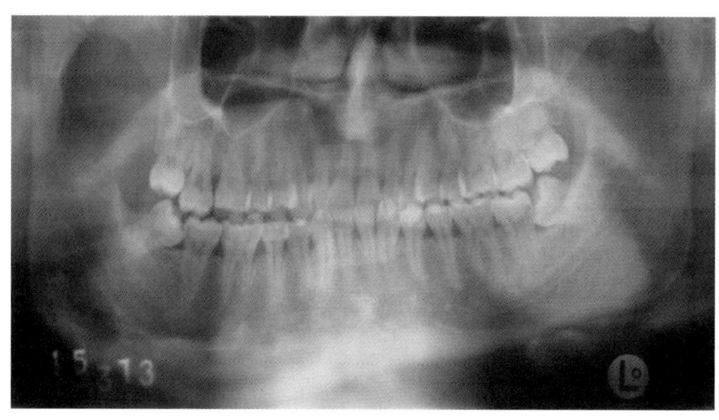

图 17-23　半侧下颌肥大畸形患者曲面体层片
右侧髁突、髁颈、下颌支及体部明显肥大,下颌管位置下移。

小和对称性，了解畸形累及的范围。^{99}Tc 骨扫描可显示患侧髁突区及下颌体^{99}Tc 摄取率整体高于健侧（图 17-24）。

（三）鉴别诊断

1. 下颌髁突骨软骨瘤　在临床中，由单侧下颌髁突骨软骨瘤所导致的面型改变与半侧下颌肥大畸形非常相似，但前者患侧下颌支与下颌体一般无明显的增生肥大，下颌管位置基本正常，而大多数有关节的症状，X 线检查有助于鉴别。另外，对切除的髁突标本进行病理学检查可以鉴别。

2. 下颌骨骨纤维异常增殖症　该病属于良性纤维-骨性病变。局限于一侧下颌骨的骨纤维异常增殖症造成的面部不对称畸形，有时类似半侧下颌肥大畸形。由于骨纤维异常增殖症的 X 线表现有基本的影像特征，可作出鉴别。

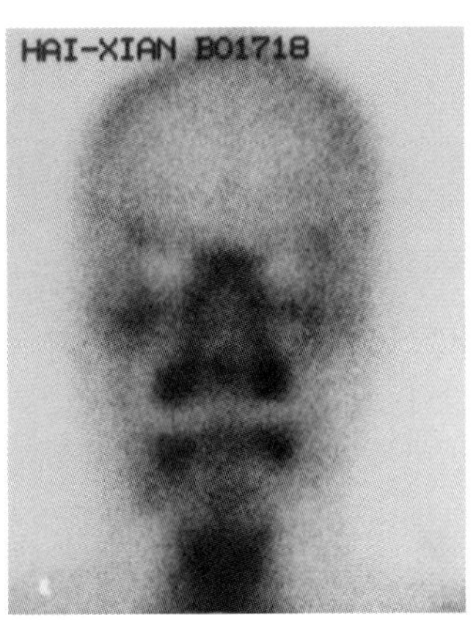

图 17-24　右侧髁突区及下颌体^{99}Tc 摄取率整体高于左侧

二、治疗原则与方法

治疗的主要目的是恢复颌面部的对称性，改善面容及咬合关系。临床上应根据畸形程度来选择治疗方法。

（一）𬌗平面轻度或无明显偏斜、咬合关系基本正常者

1. 患侧髁突切除术和颞下颌关节成形术，阻断髁突的继续生长　选择耳前切口或下颌下切口，可直接显露并切除肥大的髁突，并打磨使之圆钝而形成关节头，术中应尽量减少关节盘的损伤。亦可完成下颌支垂直骨切开术后，使近心骨段完全游离，将髁突与关节窝分离，与近心骨段整体取出，在离体情况下切除髁突并修整近心骨段上端以形成关节头，然后将骨段重新植入原位并适当上提使关节头与关节窝更加贴合，近远心骨段小型钛板固定（图 17-25）。后一种手术可以避免术后患侧下颌支高度不足，但实际上已是自体游离骨移植，血运较差，易于感染，骨段愈合后也有可能发生骨吸收。

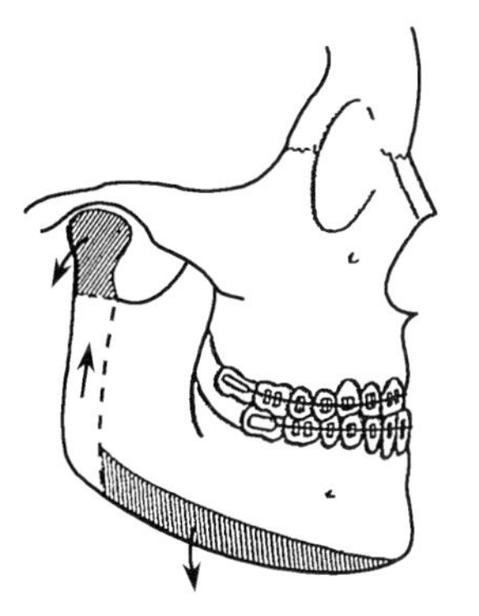

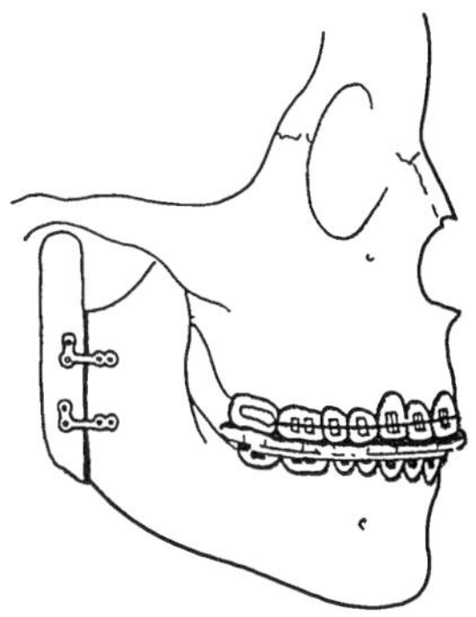

图 17-25　半侧下颌肥大畸形手术示意图

2. 下颌角和下颌体成形术　根据术前头影测量正、侧位 X 线片和下颌曲面体层片以及颅颌面三维 CT 检查结果，准确测量患侧下颌角及下颌下缘骨增生量并设计截骨方法。手术

应尽量采用口内切口，剥离显露患侧下颌角及下颌体颊侧骨板、下颌下缘及颏孔，根据术前设计用骨钻或骨锯标记截骨线。如果截骨线位于下颌管下方，可直接截除增生肥大的下颌下缘和下颌角；如果截骨线靠近下颌管或位于下颌管上方，为了避免损伤下牙槽神经血管束，应采用神经血管束游离手术，具体方法是：暴露患侧下颌下缘及下颌体颊侧骨板后，首先根据术前设计作截骨标记线，然后每隔大约 1cm 自截骨标记线到下颌下缘做垂直骨切口，只切开外侧骨皮质并分块凿除，再用刮匙刮除下方的骨松质，仔细游离血管神经束并加以保护，然后完成内侧骨皮质的切除。最后修整打磨锐利的骨边缘使其光滑(图 17-26)。对于增生肥大严重、不便于通过口内切口手术的患者，可采用口外切口行下颌角和下颌体成形术，但切口应隐蔽，一般在下颌角和下颌下缘下方 1.5cm 处并与之平行，切口长度根据需要截骨的范围而定，有时可配合口内切口以尽量缩短口外切口的长度。

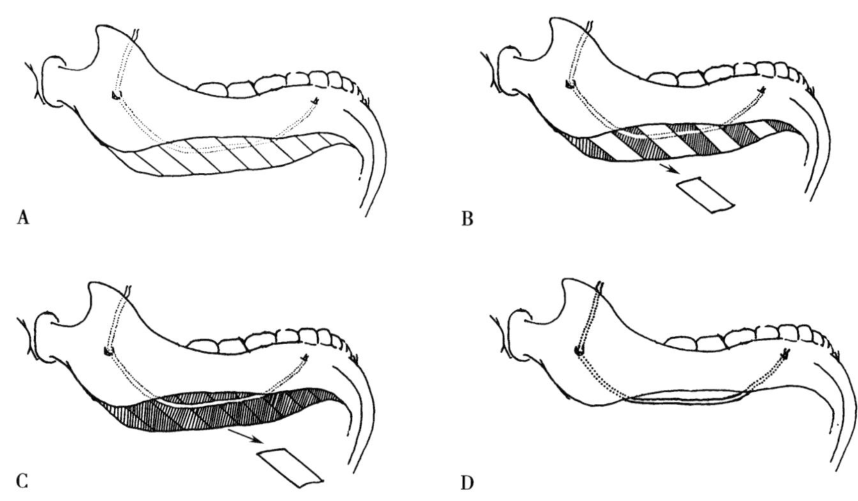

图 17-26　下颌体成形术示意图

A. 截骨设计；B、C. 截骨过程；D. 截骨完成后。

3. 颏成形术　经颞下颌关节成形术和下颌体成形术后，如患者的颏部仍存在一定程度的不对称畸形，颏点偏向健侧，则可以采用水平骨切开颏成形术，移动旋转颏部至正中对称的位置，小型钛板固定。

术后为了保持咬合关系的稳定，应进行颌间牵引 4 周左右，以获得良好的外形和功能(图 17-27，图 17-28)。

（二）殆平面明显偏斜、咬合关系紊乱患者

1. 术前正畸　排齐牙列，消除由于颌骨位置异常所引起的牙代偿，协调上下颌牙弓宽度和弧度，为术后建立良好的咬合关系创造条件。

2. 上颌 Le Fort Ⅰ型骨切开术矫正偏斜的殆平面　由于患侧上颌骨向下偏斜，全上颌骨 Le Fort Ⅰ型骨切开后，按术前模型手术设计的截骨量，在患侧上颌骨楔形截除一段骨质，上移患侧骨段以摆正上颌殆平面。

3. 患侧髁突切除术和颞下颌关节成形术　手术方法同前所述。

4. 下颌支骨切开术　患侧通过颞下颌关节成形术及下颌支垂直骨切开术调整和恢复与上颌的正常咬合关系时，如对侧下颌骨须前后移位或髁突过度旋转，则应在对侧同时采用

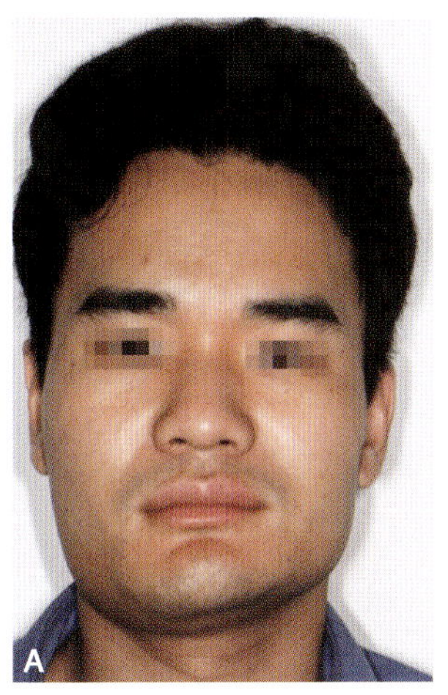

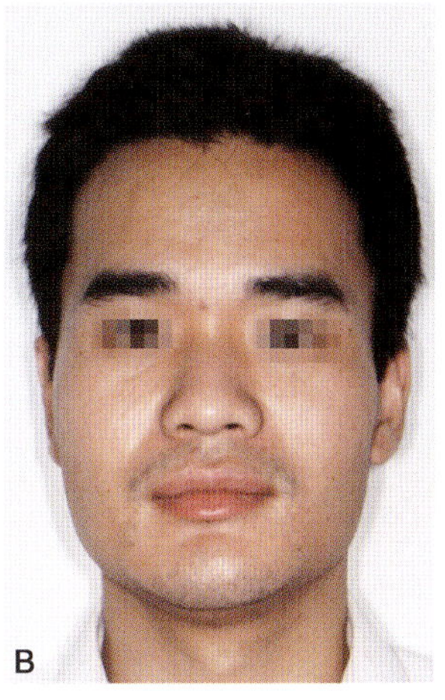

图 17-27　半侧下颌肥大手术前后正面观
A. 手术前;B. 手术后。

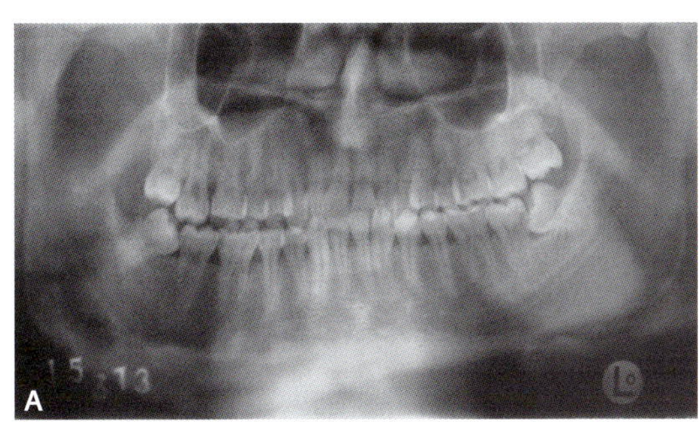

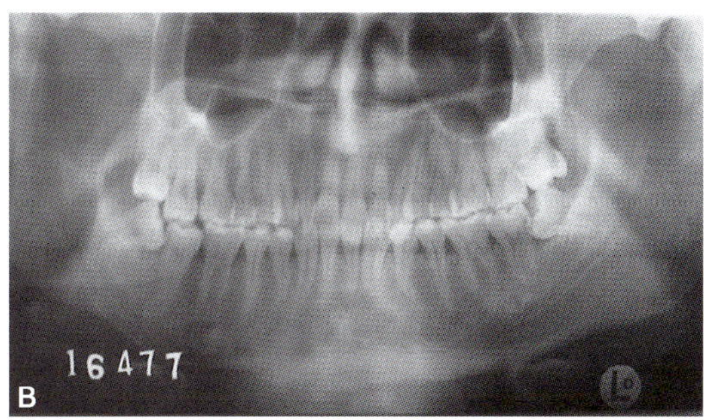

图 17-28　手术前后曲面体层片
A. 手术前;B. 手术后。

口内入路的下颌支矢状骨劈开术。

5. 下颌角和下颌体成形术　手术方法同前所述。

6. 颏成形术　手术方法同前所述(图 17-29)。

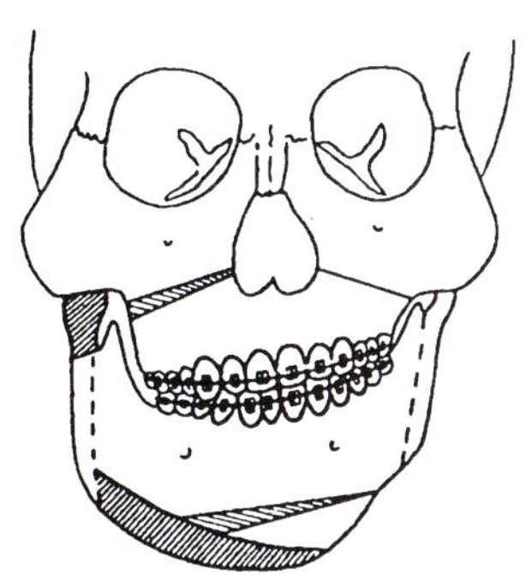
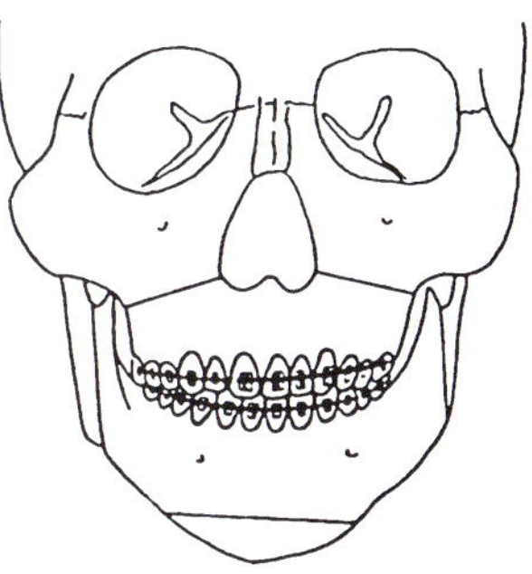

图 17-29　半侧下颌肥大畸形手术示意图

第四节　单侧小下颌畸形

单侧小下颌畸形(unilateral micrognathia)是由一侧下颌骨生长不足引起,主要是单侧髁突发育不全所致。在临床上先天性或发育性单侧髁突发育不全引起的单侧小下颌畸形并不多见,其病因目前也并不清楚,而由于创伤、炎症及医源性等因素破坏单侧颞下颌关节生长区所产生的继发性单侧小下颌畸形则较常见。

一、临床表现与诊断

(一) 面部特征和牙殆关系

面下 1/3 不对称,正面观患侧较健侧短小,殆平面偏斜,颏部偏向患侧(图 17-30)。咬合关系紊乱,下颌中切牙及颏中线偏向患侧,患侧前牙可能深覆殆、深覆盖,后牙常为安氏Ⅱ类关系(图 17-31);继发性单侧小下颌畸形可追溯到影响患侧颞下颌关节生长发育的炎症、创伤及手术等病史,临床上面下 1/3 不对称畸形更为严重,颏部短小并偏向患侧,侧面观呈小颏畸形。咬合关系紊乱,下牙弓变小,下颌牙拥挤,与上颌牙形成深覆殆、深覆盖关系。开口型偏患侧。

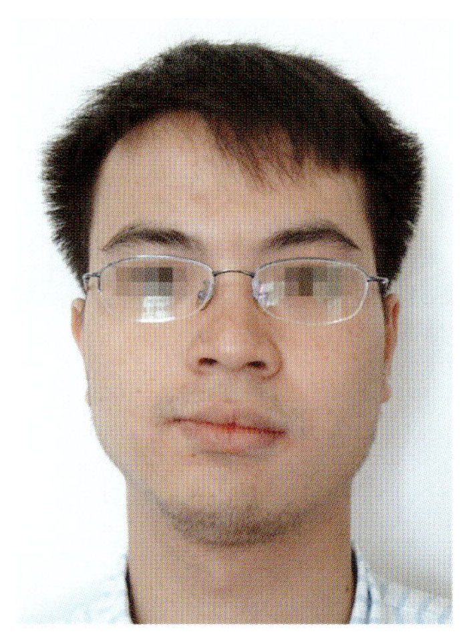

图 17-30　单侧小下颌畸形正面像

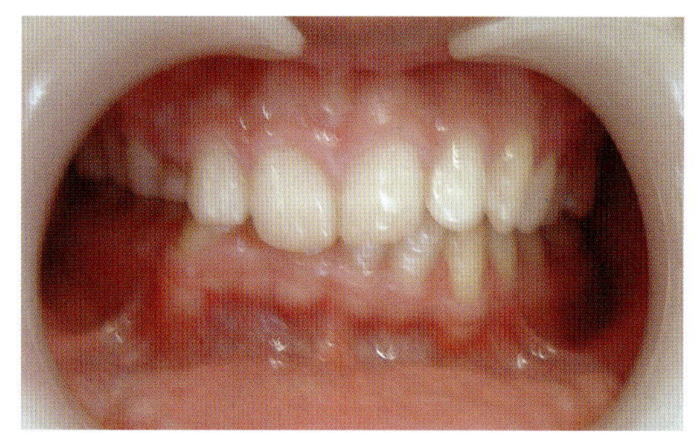

图 17-31　单侧小下颌畸形咬合关系

(二) 影像学检查

患侧髁突与下颌支较健侧短小,下颌体长度不足,患侧可能出现明显的角前切迹(图 17-32)。继发性单侧小下颌畸形由于曾经历过高、中或低位颞下颌关节成形术,可见患侧髁突及下颌支有缺损等解剖结构破坏的征象。

二、治疗原则与方法

(一) 先天性或发育性单侧小下颌畸形

有条件时应先进行术前正畸,排齐牙列,去除存在的牙代偿;殆平面无明显偏斜时可采

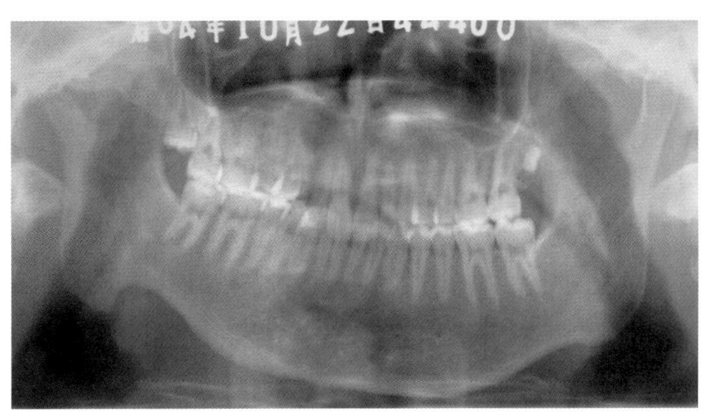

图 17-32　右单侧小下颌畸形曲面体层片

用下颌支矢状骨劈开术，旋转和前徙患侧下颌骨，使其与上颌骨恢复正常的咬合和中线关系。如果𬌗平面明显偏斜，则应同时采用上颌 Le Fort Ⅰ型骨切开术和下颌支矢状骨劈开术予以矫正；施行以上手术后，颏部如果仍然偏斜或短小，则还须施行颏成形术（图 17-33）。

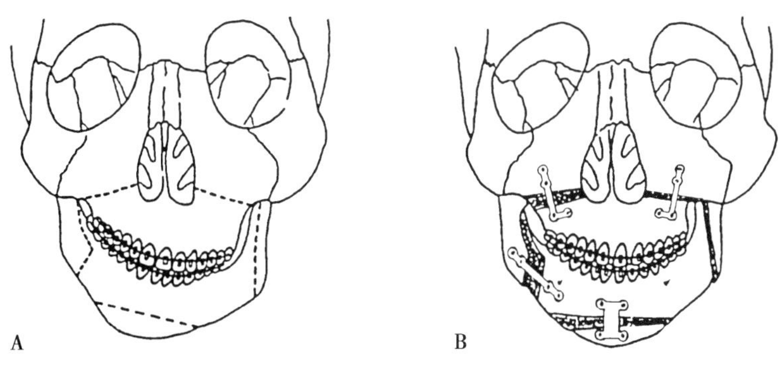

图 17-33　单侧小下颌畸形手术示意图
A. 手术前；B. 手术后。

（二）继发性单侧小下颌畸形

继发性单侧小下颌畸形治疗过程相对复杂，应根据每位患者不同的骨缺损情况和畸形程度采用不同的手术方法。

1. 上颌骨 Le Fort Ⅰ型骨切开术　继发性单侧小下颌畸形往往伴有严重的𬌗平面偏斜，应采用上颌 Le Fort Ⅰ型骨切开术予以矫正，部分患者上颌前突或由于小下颌畸形使上颌相对前突，也可采用 Le Fort Ⅰ型骨切开术整体后退上颌骨予以矫正。

2. 下颌骨切开术　下颌牙弓无明显窄小或经过术前正畸扩弓，模型外科手术显示上下颌牙弓基本协调者，可采用下颌支矢状骨劈开术，旋转和前徙患侧下颌骨，使其与上颌骨恢复正常的咬合和中线关系。如患侧下颌体长度明显不足及下颌牙弓明显窄小，可在患侧下颌体部牵张成骨或于下颌支行倒 L 形截骨后植骨以扩大下颌牙弓，并与上颌骨恢复正常的咬合和中线关系。

3. 下颌支及下颌角成形术　伴有患侧下颌支部分缺损、下颌角升高时，可通过自体骨移植术修复，一般采用肋骨移植修复下颌支和髁突，髂骨移植修复下颌角，以恢复颜面部的对称性。

4. 颏成形术　通过上述各种手术后，如颏部仍有偏斜，可采用颏成形术予以矫正。继发性单侧小下颌畸形往往存在较严重的小颏畸形，颏成形术主要用于前徙颏部和增加颏部高度。

三、典型病例

患者，男，22岁。自觉“下巴偏斜及后缩，影响外观”要求矫正。

【既往史】14年前因张口受限做过右侧下颌关节及下颌支区手术。

【临床检查和诊断】面下1/3不对称，颏部短小并偏向右侧，颏中点偏离面中线约10mm，𬌗平面偏斜（右侧高于左侧12mm）。牙列不齐，前牙深覆𬌗、深覆盖，下颌切牙中线偏右侧，右侧后牙安氏Ⅱ类𬌗，左侧磨牙仍呈中性关系，但是锁𬌗。开口度3.5cm，开口型偏右侧。侧面像呈“鸟嘴状”。曲面体层片显示右侧下颌支后缘及髁突缺损，右侧下颌角发育不良，X线头影测量侧位片显示SNA角为85°，SNB角为70°，ANB角为15°，Pg点位置后缩。经临床及影像学检查分析诊断为继发性右侧小下颌畸形。

【治疗】患者因故未施行术前正畸。全麻下同期行：①上颌Le Fort Ⅰ型骨切开术，右侧下降6~7mm，左侧上升4~5mm，矫正偏斜的𬌗平面；②口外切口右下颌支倒L形骨切开术，下降和前徙右侧下颌体部至与上颌获得较协调的咬合关系及前牙覆𬌗、覆盖关系，遗留的间隙（长25mm）植入自体髂骨（图17-34）；③采用自体髂骨修复发育不良的右侧下颌角和缺损的下颌支后缘及髁突（图17-35）；④颏成形术，矫正短小而偏斜的颏部。术后外形满意，咬合关系得到恢复（图17-36~图17-38）。

【讨论】继发性单侧小下颌畸形由于病程长，小下颌畸形严重，下牙弓变小，与上牙弓明显不协调，手术扩大下牙弓非常重要。本病例由于右下颌支后缘缺损，宽度不足，不应选用常规下颌支矢状骨劈开术前徙下颌骨，而采用下颌支倒L形骨切开术可较大幅度地前徙术侧下颌骨，扩大下牙弓；术前模型手术显示，前徙和旋转右下颌体部至与上颌获得正常的咬合关系时，左侧磨牙的锁𬌗解除，而近远中关系改变不大，故左侧（健侧）下颌支未做垂直或矢状骨切开术，而是让左侧下颌支和髁突随着右侧下颌骨向前向左旋转而相应旋转，术后随访1年未发现颞下颌关节不适症状。患者未做术前正畸，这对术后建立理想的尖窝关系和咬合稳定性有一定的影响，有条件时可通过术后正畸适当补救。

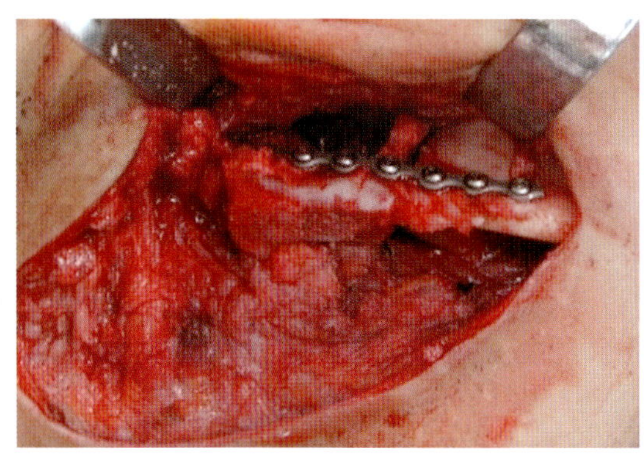

图17-34　下颌支倒L形骨切开术，间隙内植骨

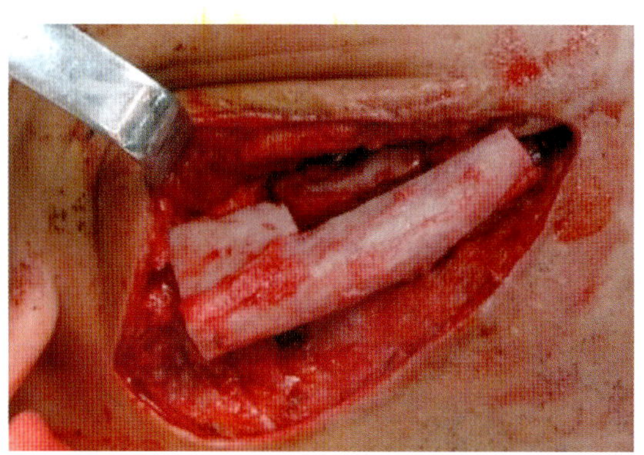

图17-35　下颌角植骨重建

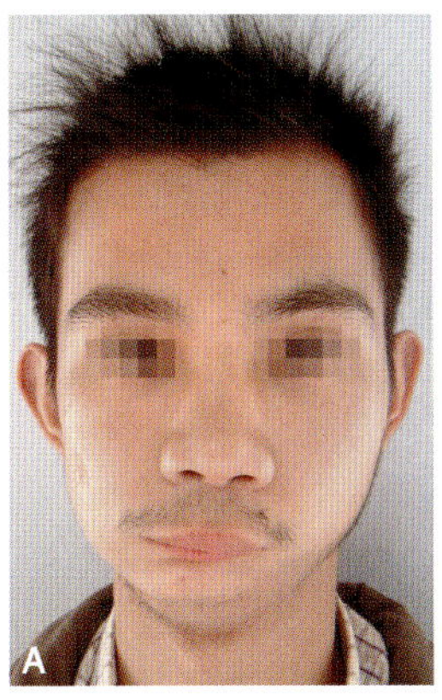
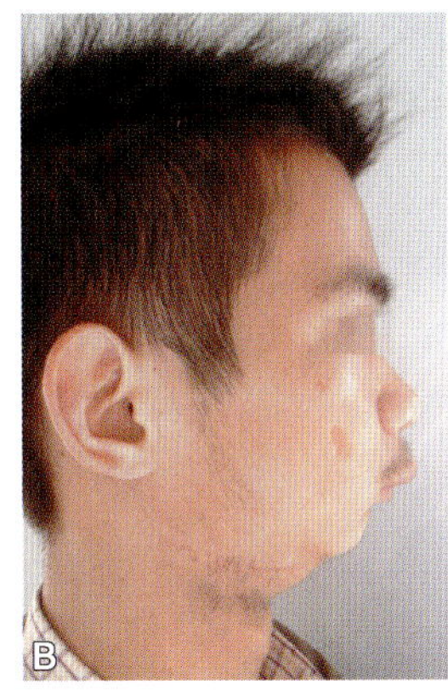
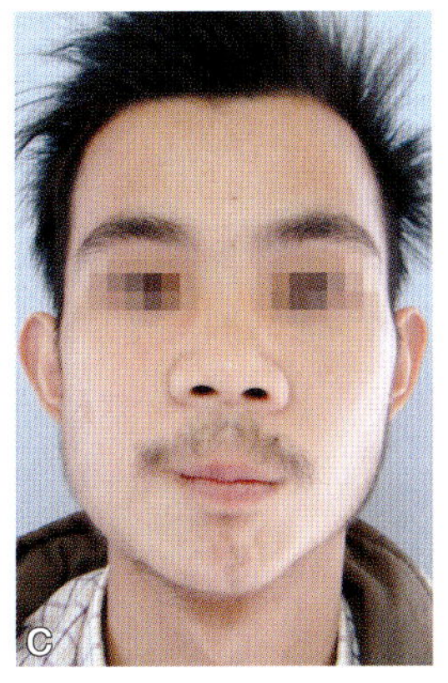
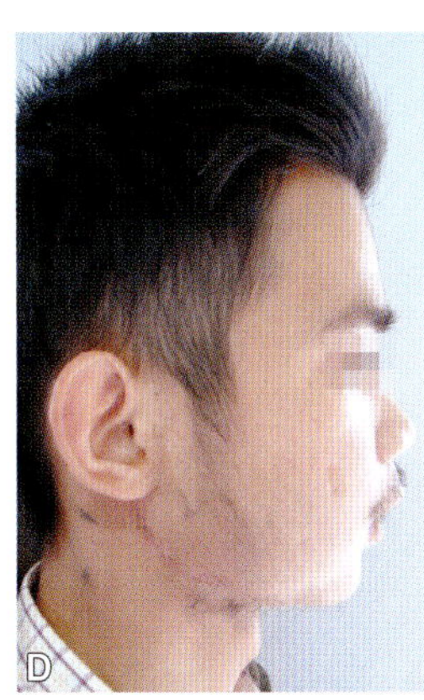

图 17-36 继发性右侧小下颌畸形手术前后面像
A. 术前正面像;B. 术前侧面像;C. 术后正面像;D. 术后侧面像。

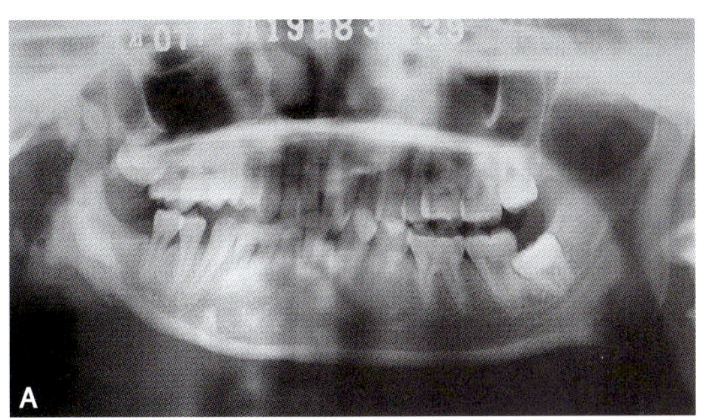
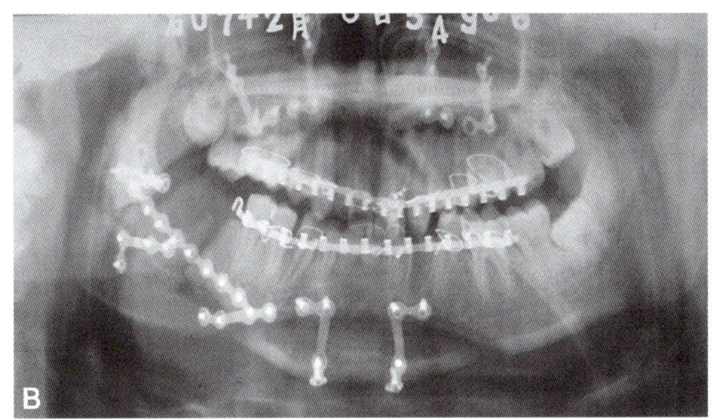

图 17-37 继发性右侧小下颌畸形手术前后曲面体层片
A. 手术前;B. 手术后。

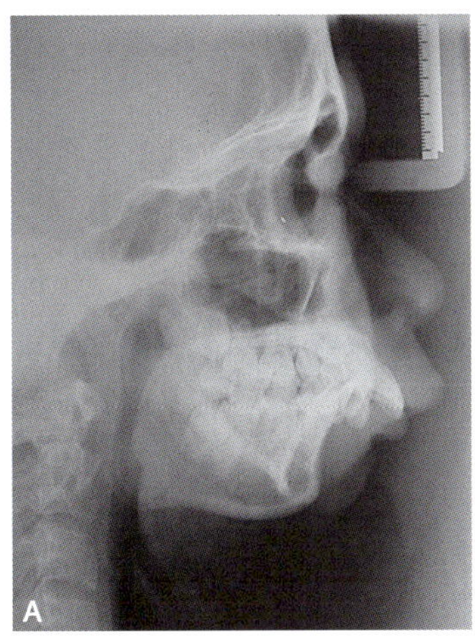
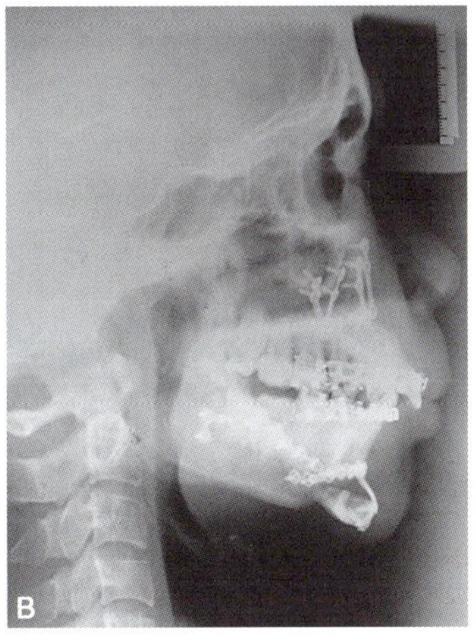

图 17-38 继发性右侧小下颌畸形手术前后 X 线头影测量侧位片
A. 手术前;B. 手术后。

第五节　半侧颜面短小畸形

半侧颜面短小畸形（hemifacial microsomia）是一种先天性畸形，主要由第一、第二鳃弓发育异常引起，临床表现多样，可累及多个面部器官，甚至颅骨和脊柱，因此也被称为第一和第二鳃弓综合征（the first and second branchial arch syndrome）、耳下颌发育不全（otomandibular dysostosis）、眼-耳-脊柱发育不良（oculo-ariculo-vertebral spectrum）、Goldenhar 综合征等。

一、临床表现与诊断

主要表现为以患侧下颌、上颌、耳及颊部为中心的骨骼、肌肉及其他软组织的发育不良，严重者向上可累及颅底、颞骨、颧骨、眶部和乳突等区域。但患侧下颌支及颞下颌关节不同程度发育不良或缺如，是区别于其他颌面部畸形的重要依据之一，而且其畸形的严重程度与面部其他部位的软硬组织的受累程度呈正相关。新生儿发病率大约 5 000∶1～6 000∶1，男性较多见。患者颜面明显不对称，患侧面部高度不足，颏部较短小并偏向患侧，𬌗平面偏斜，咬合关系紊乱；患侧面颊部皮下组织及肌肉比健侧薄（但没有进行性半侧颜面萎缩畸形严重，有时仅表现为局部凹陷），并经常伴有面横裂（大口畸形）、外耳畸形与副耳等（图 17-39）。根据病变的严重程度，其临床表现有所不同。

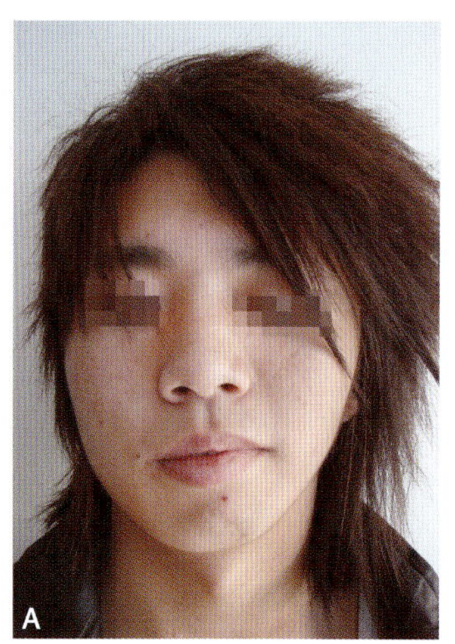
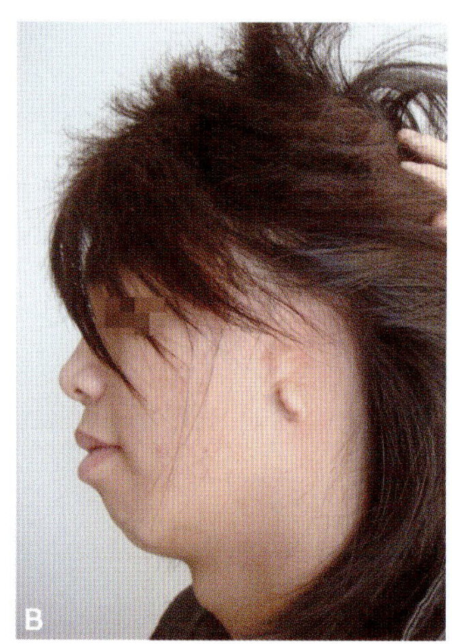

图 17-39　半侧颜面短小畸形患者正侧面像
A. 正面像；B. 侧面像。

1. 骨骼畸形　以下颌支发育不良和短小最为常见（图 17-40），严重者可有下颌支的缺损和颞下颌关节髁突的缺如。下颌体部相对较为正常。患侧上颌骨发育不良而显短小，垂直高度变短。严重的病例可累及患侧的颞骨乳突、颧骨颧弓，表现为乳突气房减少，颧突消失而显扁平。患侧外眦部塌陷，眼眶纵轴变短，如额骨同时发育不良，则可出现小眼眶畸形。

2. 外耳畸形　大多数先天性小耳畸形实际上是半侧颜面短小畸形的各种不同程度的

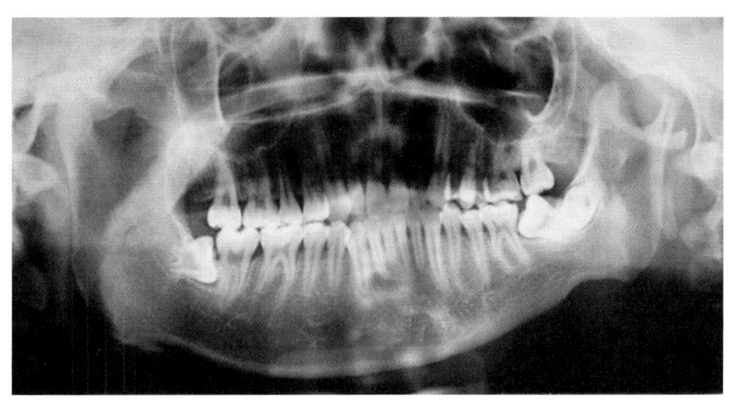

图 17-40　左侧颜面短小畸形患者曲面体层片(Ⅰ型 B 类)

表现,常与下颌发育不良的程度同步。轻度表现为贝状耳、卷曲耳等,外耳廓稍变小;中度为半耳畸形,或残耳畸形(残留耳垂及部分软骨);重度为无耳畸形。中、重度的小耳畸形多无外耳道,听骨链不发育仅有骨导听力。

3. 其他软组织畸形　大多数患者伴有患侧口角裂或口角皮赘等,多数中、重度的半侧颜面短小畸形患者伴有部分或全部的面神经发育不良,可累及面神经的任何一支。

由于下颌支和颞下颌关节的畸形是半侧颜面短小畸形最常见和最基本的病变,1969 年 Pruzansky 以此将半侧颜面短小畸形分为 3 类:Ⅰ类(轻度):下颌支及髁突发育不足但没有形态异常;Ⅱ类(中度):颞下颌关节的形态发育异常,常常向前内侧移位,髁突变平,关节窝缺失,可伴有喙突的缺失;Ⅲ类(重度):下颌支很小或缺如,关节窝及颞下颌关节完全缺失。在此基础上 Munro(1985)根据畸形程度和累及范围进一步将半侧颜面短小畸形分为 5 种类型:Ⅰ型:又分为 A 与 B 两种亚型,A 类患侧颌面骨结构完整但发育不足,颜面轻度不对称,𬌗平面无偏斜;B 类患侧颌面骨发育完整但明显不足,不对称畸形严重,𬌗平面明显偏斜。Ⅱ型:半侧颌面骨发育不足伴髁突及部分下颌支缺如。Ⅲ型:半侧颌面骨发育不足伴下颌支、关节窝及颧弓的缺如。Ⅳ型:伴有颧骨的部分缺如及眶骨畸形。Ⅴ型:除上述骨骼畸形外,还伴有患侧颅骨畸形,眼眶下移明显或小眶畸形,甚至眼球缺如。临床上以Ⅰ型 B 类至Ⅲ型之间的患者最多见。Pruzansky 和 Munro 分类主要依据颅颌面骨的畸形程度,考虑半侧颜面短小畸形累及器官和组织的广泛性,近年来提出了 OMENS 分类法(O:眼眶不对称;M:下颌骨发育不足;E:耳畸形;N:神经功能障碍;S:软组织发育不良),根据组织器官解剖结构的异常程度按 0~3 进行打分,这种分类方法比较直观、全面,对临床治疗有一定指导意义。根据临床特征性表现及 X 线检查(特别是颅面骨三维 CT 重建),不难对该畸形及类型做出诊断。

二、治疗原则与方法

半侧颜面短小畸形累及组织范围广,临床表现复杂,目前主张应根据畸形的类型和患者的不同年龄阶段而决定治疗方案。面横裂(大口畸形)应在婴幼儿期修复;儿童期可开始畸形的相关矫正治疗,主要是牙正畸及通过𬌗导板引导颌面骨骼尽量向正常方向生长,减轻咬合紊乱和殆平面偏斜。以往主张待患者生长发育基本停止后再进行畸形的手术矫治，其顺序是首先通过植骨或正颌骨切开术矫正骨骼畸形，尽量恢复颅颌面骨结构和两侧的对称性，必要时再进行软组织凹陷充填术，最后是外耳畸形的整复治疗或外耳再造。近年来，由于牵张成骨技术的应用，可在儿童或少年时期即采用牵张成骨术，不但延长了发育不足的上下颌骨，还同时扩张患侧面部软组织，获得了良好的临床效果，已成为半侧颜面短小患者骨畸形的治疗手段之一。

1. Ⅰ型A类　颌面骨完整但发育不足，殆平面偏斜不明显者，可在发育不足较明显的骨骼表面进行贴附式植骨，从而恢复颜面部左右的对称性。植骨区域常见于下颌支或下颌体部的外侧、上颌骨眶下缘区、颧骨、眶外侧壁或颞窝等部位，最常采用自体髂骨或肋骨，也可采用骨代用品。

2. Ⅰ型B类　颌面骨虽发育完整但不对称畸形严重，殆平面明显偏斜者，采用正颌手术矫正，其术式与先天性或发育性单侧小下颌畸形的治疗方式相类似，包括：①上颌 Le Fort Ⅰ型骨切开术，下降（必要时前徙）患侧上颌骨以矫正偏斜的殆平面并使上颌骨左右基本对称；②一侧或双侧下颌支矢状骨劈开术前徙旋转下颌骨以矫正下颌不对称畸形；③颏成形术进一步矫正颏偏斜或小颏畸形。经过以上正颌手术后，患侧面部仍显短小时，可考虑于下颌支外侧及下颌下缘植骨，以获得较对称的颜面形态。也可以通过牵张成骨术延长患侧的上、下颌骨并矫正殆平面偏斜。

3. Ⅱ型　除患侧颌骨发育不足外尚有髁突及部分下颌支缺如，矫治方法除上述Ⅰ型B类畸形的各种手术外，一般还须采用带软骨头的肋骨移植术重建患侧颞下颌关节（图17-41）。

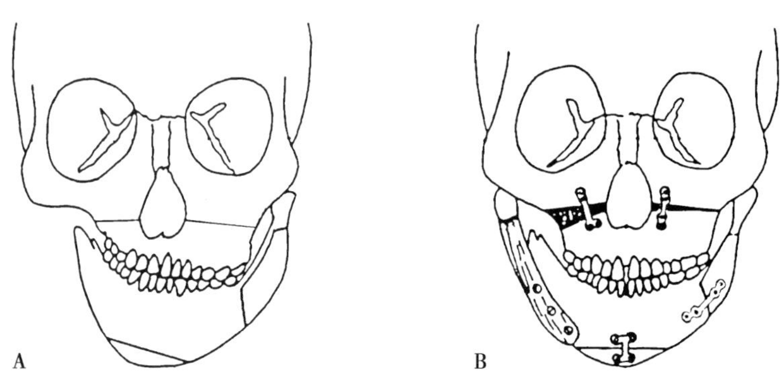

图 17-41　Ⅱ型半侧颜面短小畸形手术示意图
A. 手术前；B. 手术后。

4. Ⅲ型　患侧下颌支短小伴有髁突、颞下颌关节窝及颧弓的缺如。在Ⅱ型各种手术基础上，还须采用肋骨移植重建患侧颧弓，其方法是将改制成适当形态大小的肋骨前端固定于颧骨，后端固定于颅骨形成颧弓。

5. 对伴有颧骨缺失以及眶骨畸形的Ⅳ、Ⅴ型半侧颜面短小畸形的患者，除采用常规正颌外科手术矫治颜面不对称畸形外，还须用自体骨移植术重建缺如的颧弓颧骨以及眶骨结构与外形。

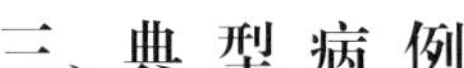

三、典型病例

患者，女，15 岁。自觉“面下部歪斜，右耳畸形”要求矫正。

【既往史】出生时即发现右侧大口畸形、残耳及外耳道缺失，2 岁时施行大口畸形修复术。

【临床检查和诊断】面部整体向右侧偏斜，面下 1/3 不对称更为严重，颏部短小并偏向右侧，颏中点偏离面中线约 18mm，𬌗平面偏斜（右侧高于左侧 15mm）。右侧颊部软组织发育稍差，近口角处皮肤轻度瘢痕（大口畸形术后遗留）。牙列不齐，前牙深覆𬌗、深覆盖，下颌切牙中线偏右侧，右侧后牙安氏Ⅱ类𬌗关系，左侧后牙安氏Ⅰ类𬌗关系，锁𬌗。侧面像颏短小并后缩，呈“鸟嘴状”。右耳半耳畸形，位置异常，外耳道缺失。头颅三维 CT 片显示右侧髁突、关节窝及喙突缺失，右侧下颌支短小，上端为不规则圆钝骨残端，右侧下颌角发育不良。右侧上颌骨、颧骨发育不足，颧弓后半部缺失（图 17-42）。经临床及影像学检查分析诊断为右侧颜面短小畸形（Ⅱ型）。

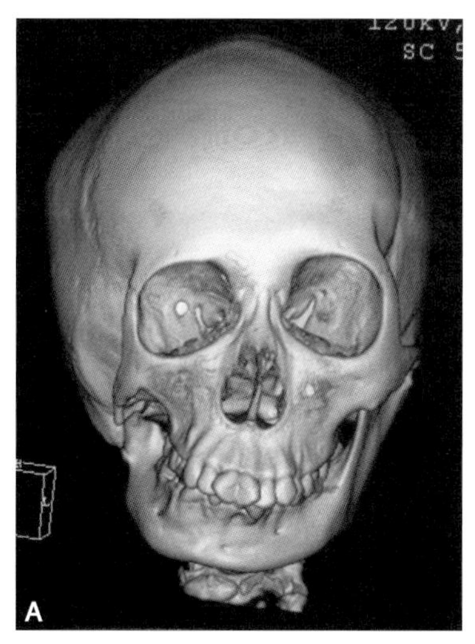

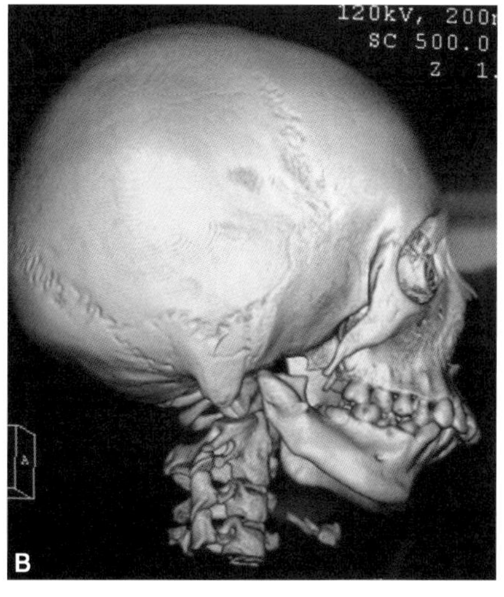

图 17-42　右侧颜面短小畸形三维 CT 正侧位片（Ⅱ型）
A. 正位片；B. 侧位片。

【治疗】术前正畸，排齐牙列。矫正手术分两期进行。第一期全麻下行上颌 Le Fort Ⅰ型骨切开术和右侧下颌角骨切开术，各置入牵张器一个，进行上、下颌骨同步牵张成骨，右上颌向下延长约 12mm，偏斜的𬌗平面得到矫正；右下颌向前下方延长 20mm，偏斜的下颌骨得到矫正（图 17-43～图 17-45）。牵张成骨结束后 2 个月进行第二期手术，全麻下取出上下颌牵张器，用带软骨头的肋骨移植术重建患侧颞下颌关节及右下颌支，并同期行颏成形术，矫正短小而偏斜的颏部。治疗后患者的外形和咬合关系得到明显改善（图 17-46～图 17-52）。患者将择期进行患侧种植义耳修复。

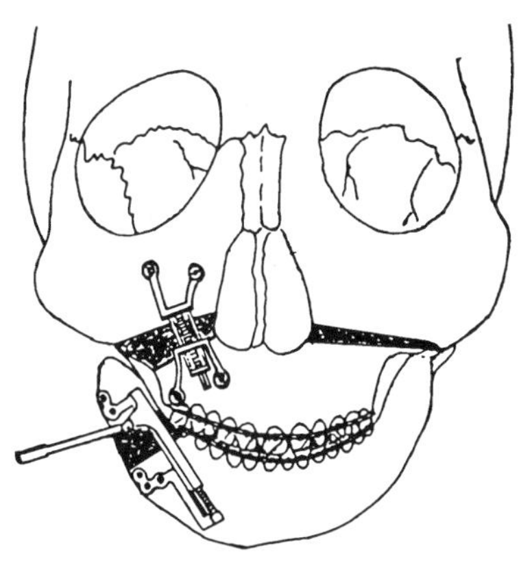

图 17-43　上下颌同步牵张成骨示意图

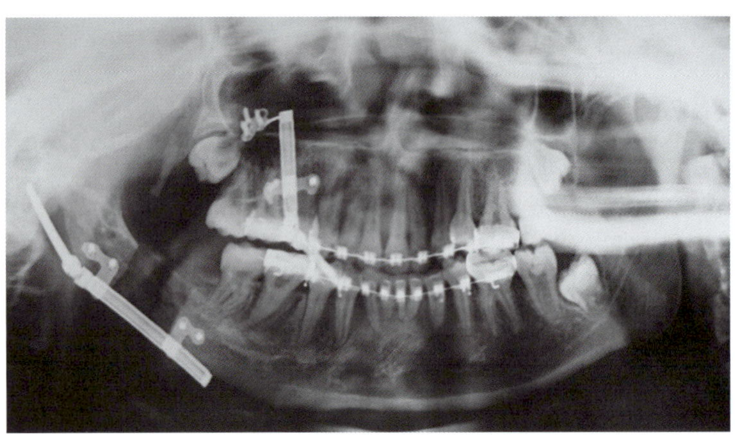

图 **17-44** 牵张成骨结束后曲面体层片

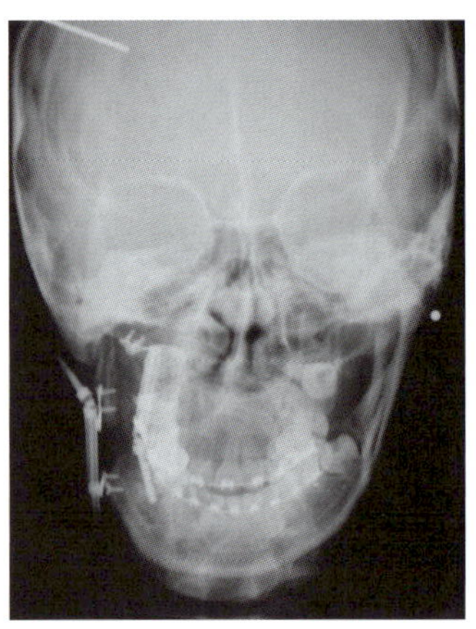

图 **17-45** 牵张成骨结束后头影测量正位片

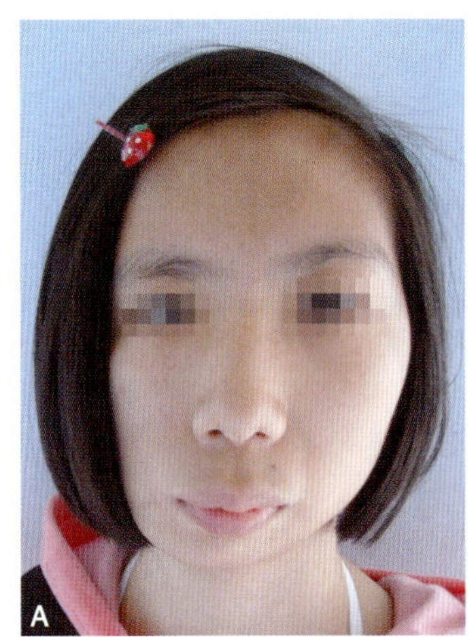

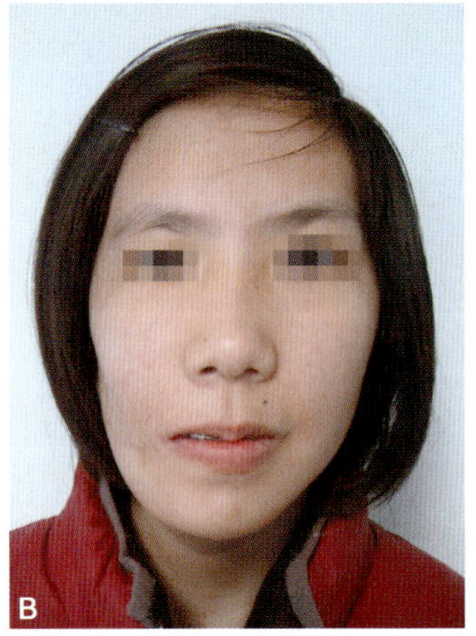

图 **17-46** 治疗前后正面像

A. 治疗前；B. 治疗后。

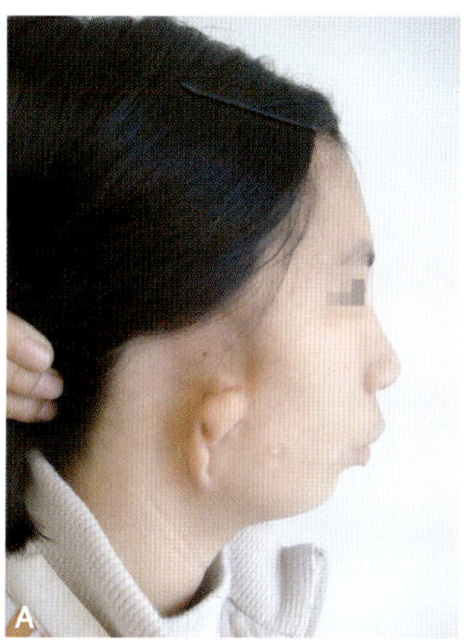

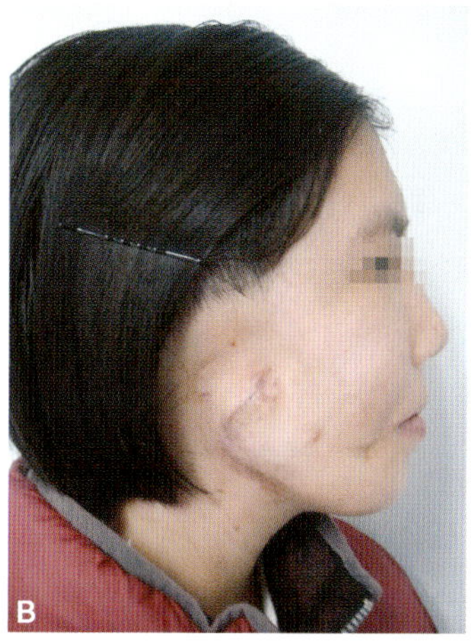

图 17-47 治疗前后右侧面像
A. 治疗前；B. 治疗后。

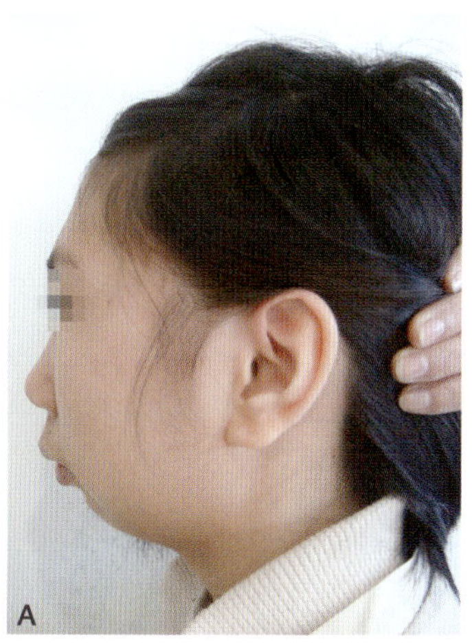

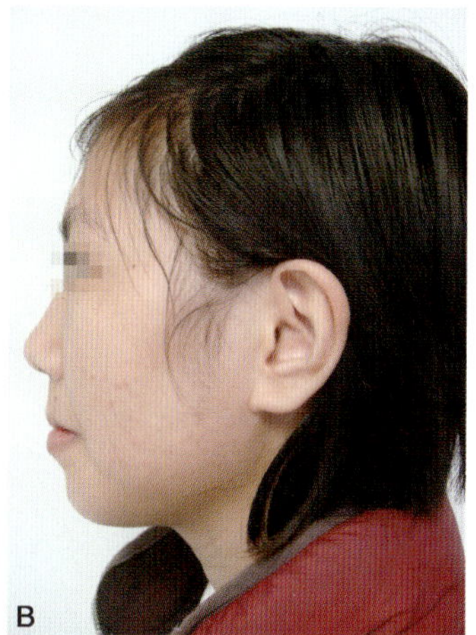

图 17-48 治疗前后左侧面像
A. 治疗前；B. 治疗后。

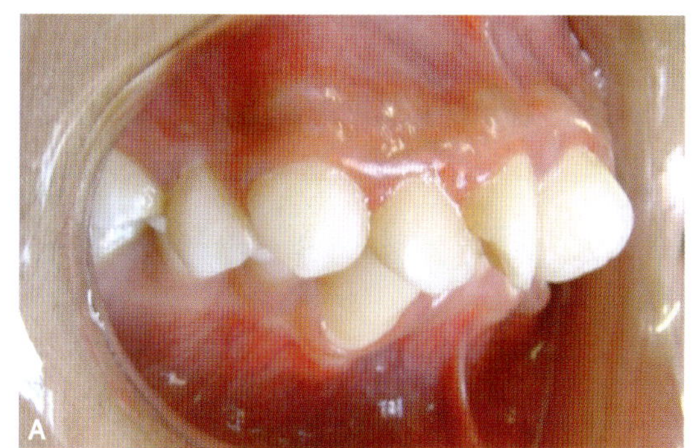

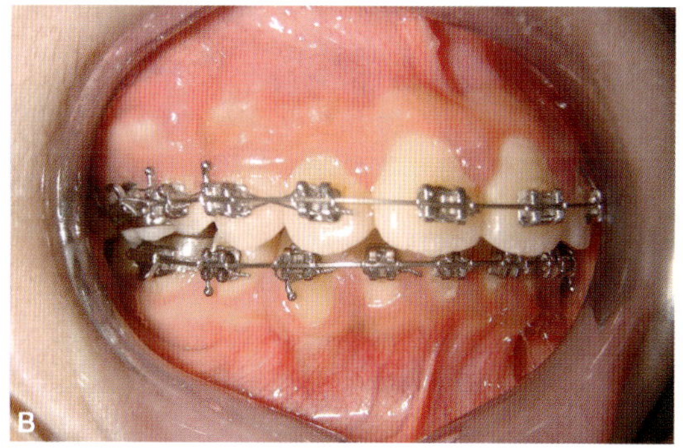

图 17-49 治疗前后咬合关系
A. 治疗前；B. 治疗后。

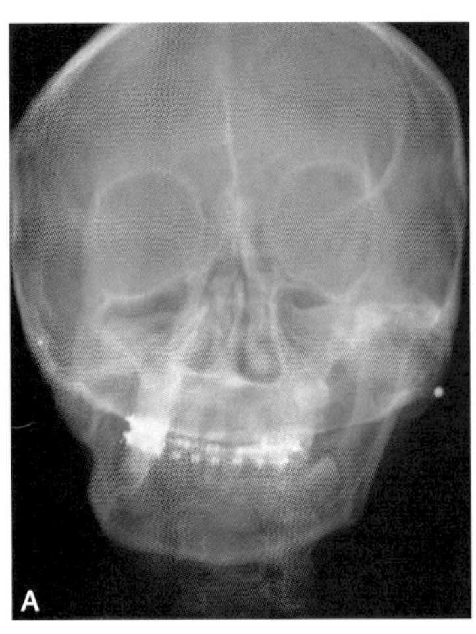
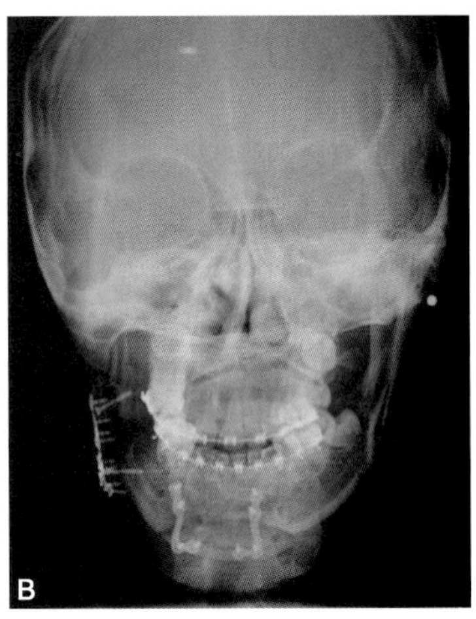

图 17-50　治疗前后头影测量正位片
A. 治疗前；B. 治疗后。

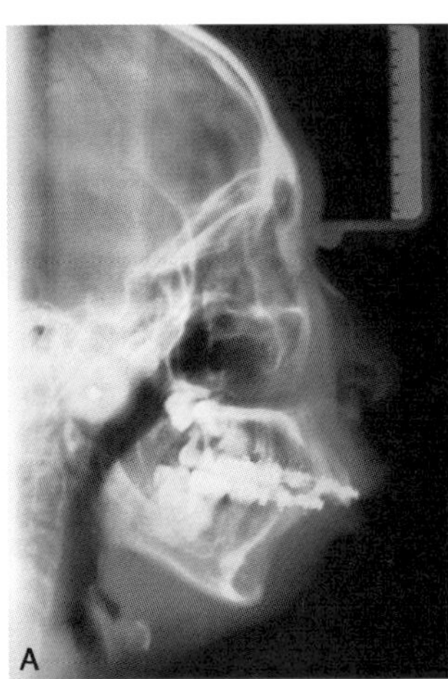
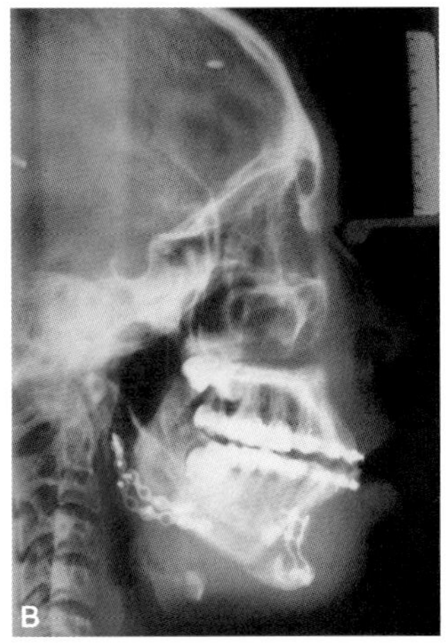

图 17-51　治疗前后头影测量侧位片
A. 治疗前；B. 治疗后。

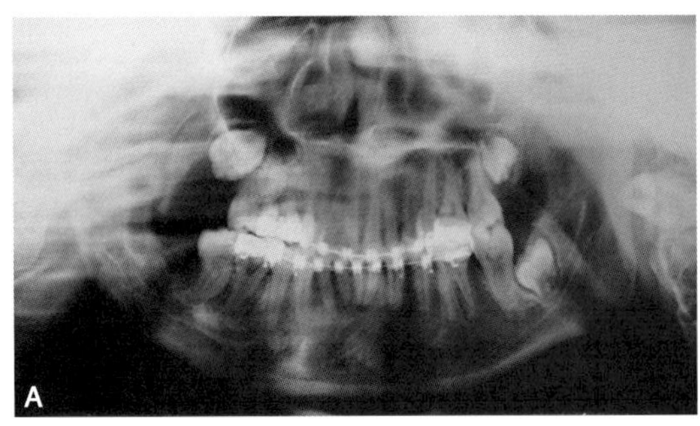
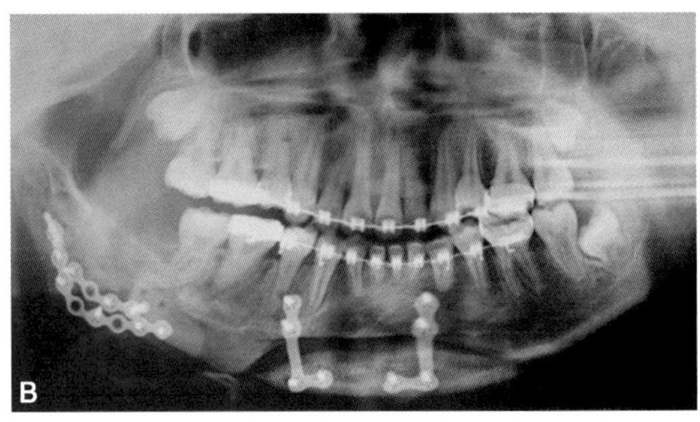

图 17-52　治疗前后颌骨曲面体层片
A. 治疗前；B. 治疗后。

【讨论】半侧颜面短小畸形的治疗一般采用正颌外科的多种骨切开方式组合,并配合游离骨移植来矫治,有明显软组织不足时再辅以局部软组织充填术。应用牵张成骨术不但使发育不足的颌骨得到延长,同时也扩张了患侧面颊部软组织,有学者认为矫治效果比分期或同期进行骨、软组织重建手术的效果更好,并降低了畸形复发率。以往有报道通过牵张成骨术延长患侧的上、下颌骨并矫正殆平面偏斜,其方法为同期施行上颌骨 Le Fort Ⅰ型骨切开术(离断患侧翼上颌连接但不离断健侧翼上颌连接)和下颌支或角骨切开术后,将上下颌牙列颌间结扎,只安置下颌牵张器,当牵张下颌骨时上颌骨同时获得牵张,这种牵张术能始终保持原有的咬合关系而不会引起开殆,但患侧后牙近中殆和前牙深覆殆、深覆盖无法改善,向前延长患侧下颌骨时,有可能引起患者上颌前牙的过分前突。于上、下颌骨患侧截骨处各安置一个牵张器,进行同步牵张,可在向下延长患者上颌骨的同时向前向下延长患侧下颌骨,逐渐改善咬合关系。外耳再造可选用自体软骨及皮瓣组织移植再造和种植义耳,前者塑形难以逼真,数年后可能因瘢痕挛缩而变形;后者利用种植体固位,硅胶义耳形态逼真,是一种理想的外耳再造方法,但费用昂贵。

(曾融生)

参考文献

1. HUMPHRY G M. Excision of the condyle of the lower jaw. Assoc Med J,1856,4(160):61-62
2. PRUZANSKY S. Not all dwarfed mandibles are alike. Birth Defects,1969,1:120
3. POSWILLO D E. The pathogenesis of the first and second branchial arch syndrome. OralSurg Oral Med Oral Pathol,1973,35(3):302-328
4. LAURITZEN C,MUNRO I R,ROSS R B. Classification and treatment of hemifacial microsomia. Scand J Plast Reconstr Surg,1985,19(1):33-39
5. OBWEGESER H L,MAKEK M S. Hemimandibular hyperplasia-hemimandibular elongation. J Maxillofac Surg,1986,14(4):183-208
6. STABRUN A E. Impaired mandibular growth and micrognathic development in children with juvenile rheumatoid arthritis. Eur J Orthod,1991,13(6):423-434
7. MCCARTHY J G,SCHREIBER J,KARP N,et al. Lengthening the human mandible by gradual distraction. Plast Reconstr Surg,1992,89(1):1-8
8. MOLINA F,ORTIZ MONASTERIO F. Mandibular elongation and remodeling by distraction:a farewell to major osteotomies. Plast Reconstr Surg,1995,96(4):825-840
9. JOHNSTON M C,BRONSKY P T. Prenatal craniofacial development:new insights on normal and abnormal mechanisms. Crit Rev Oral Biol Med,1995,6(4):368-422
10. COHEN M M. Perspectives on craniofacial asymmetry. Ⅰ. The biology of asymmetry. Int J Oral Maxillofac Surg,1995,24(1 Pt 1):2-7
11. SEOW W K,URBAN S,VAFAIE N,et al. Morphometric analysis of the primary and permanent dentitions in hemifacial microsomia:acontrolled study. J Dent Res,1998,77(1):27-38
12. YOSHIMOTO H,YANO H,KOBAYUSHI K,et al. Increased proliferative activity of osteoblasts in congenital hemifacial hypertrophy. Plast Reconstr Surg,1998,102(5):1605-1610
13. KABAN L B,PADWA B L,MULLIKEN J B. Surgical correction of mandibular hypoplasia in hemifacial microsomia:the case for treatment in early childhood. J Oral Maxillofac Surg,1998,56(5):628-638
14. STASSEN L F,KERWALA C J. New surgical technique for the correction of congenital muscular torticollis(wry

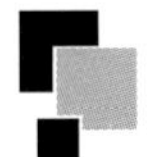

neck). Br J Oral Maxillofac Surg,2000,38(2):142-147

15. MONAHAN R,SEDER K,PATEL P,et al. Hemifacial microsomia:etiology,diagnosis and treatment. J Am Dent Assoc,2001,132(10):1402-1408
16. SHAH J R,JUHÁSZ C,KUPSKY W J,et al. Rasmussen encephalitis associated with Parry-Romberg syndrome. Neurology,2003,61(3):395-397
17. STRUMAS N, ANTONYSHYN O, CALDWELL C B, et al. Multimodality imaging for precise localization of craniofacial osteomyelitis. J Craniofac Surg,2003,14(2):215-219
18. ALEXANDER J G. ,DAVINDER J S. ,DAVID W L. Hemifacial microsomia:clinical features and pictographic representations of the OMENS classification system. Plast Reconstr Surg,2007,120(7):112-120
19. SÁNDOR G K,MCGUIRE T P,YLIKONTIOLA L P,et al. Management of facial asymmetry. Oral Maxillofac Surg Clin North Am,2007,19(3):395-422
20. AHN H W,SEO D H,KIM S H,et al. Correction of facial asymmetry and maxillary canting with corticotomy and 1-jaw orthognathic surgery. Am J Orthod Dent Orthop,2014,146(6):795-805
21. CHEN Y R,BENDOV-SAMUEL R L,HUANG C S. Hemimandibular hyperplasia. Plast Reconster Surg,1996, 97:730-731
22. 吴昆玲,王大章,肖邦良.单侧下颌升支斜形骨切开后退旋转术对颞下颌关节盘及滑膜影响的组织学研究.华西口腔医学杂,1994,12(1):23-25
23. 曾融生,王成,王剑宁,等.上下颌同步牵张成骨治疗半侧颜面萎缩畸形.中华口腔医学研究杂志(电子版),2008(2):152-158

第十八章　唇腭裂术后继发颌骨畸形的外科矫治

第一节　概　　述

唇腭裂是临床上最常见的先天性颌面部发育畸形。传统的唇腭裂手术常限于关闭裂隙来矫治软组织畸形，但随着年龄的增长，多数患者（尤其是腭裂患者）面部骨骼畸形逐渐显现，许多患者渴望得到矫治。近20年来，随着唇腭裂序列治疗概念的逐渐普及和治疗程序的规范，唇腭裂术后继发牙颌面畸形的外科矫治是序列治疗中的一个重要内容，也是正颌外科中的一个特殊问题。唇腭裂患者的颌骨，尤其是上颌骨，与非腭裂患者不同，除腭部黏膜存在明显瘢痕，影响面部血供外，瘢痕的存在还限制了上颌骨的移动，同时患者上颌骨缺乏连续性，增加了手术的难度，所以唇腭裂术后继发颌骨畸形常更复杂和严重，矫治也更困难。本章仅介绍与正颌外科密切相关的唇腭裂术后颌骨畸形的外科矫治，涉及软组织畸形的二期整复请参考《唇腭裂与面裂畸形》（第2版）等书籍。

一、影响腭裂患者上颌骨生长发育的因素

唇腭裂患者上颌骨生长发育不足的发生率较一般人群高，其造成原因一直是临床医师所关注的问题，也是唇腭裂临床研究的焦点之一。

唇腭裂修复术多在婴幼儿期完成，而患者手术后随着颌面部的生长发育多表现出系列继发畸形，除鼻、唇等软组织畸形外，很大部分患者还出现了不同程度的颌骨畸形，主要表现为上颌骨发育不足，骨性Ⅲ类错䝁。导致这种畸形的原因，有人认为腭裂患者本身已具有颌骨发育不良的倾向，双侧唇腭裂更加明显，随着生长发育畸形加重。唇腭裂患者术后上颌骨发育不足是腭裂患者固有的上颌发育方式，与手术关系不大。但多数学者认为，腭裂手术，特别是在儿童早期实施硬腭修复术是引起术后上颌骨发育不足的主要原因，手术年龄越小，手术损伤对上颌骨发育影响越大。

具体表现如下。

1. 唇裂修复术后局部瘢痕对前颌骨产生不平衡的压力，限制上颌骨向前的生长发育（图18-1）。

2. 腭裂手术形成的瘢痕挛缩限制了上颌骨前后向和水平向的生长发育。

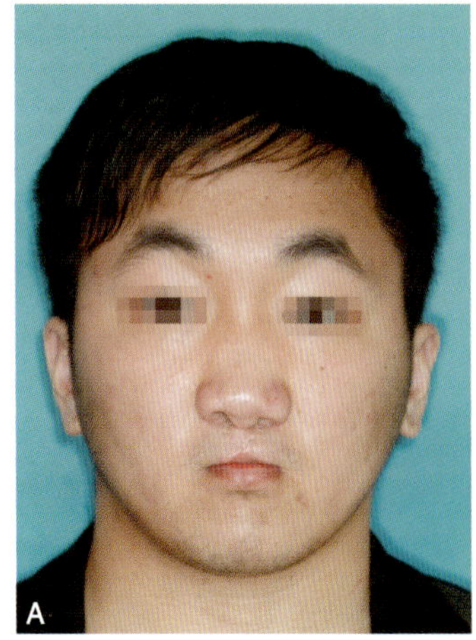
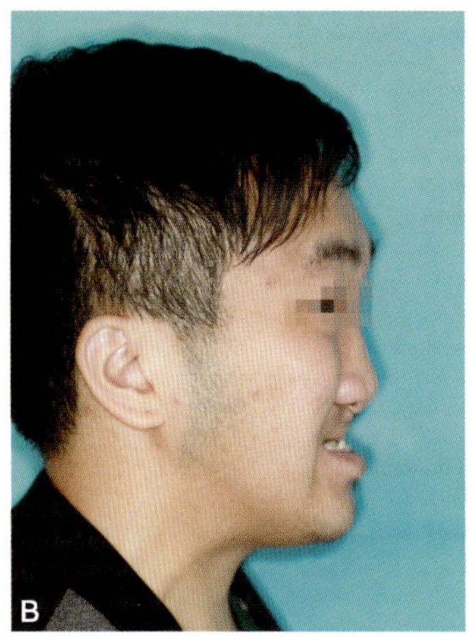

图 18-1　唇部瘢痕临床表现

A. 正面像；B. 侧面像。

3. 手术的创伤和干扰使鼻中隔对上颌骨向前生长的刺激作用减弱。

4. 腭裂修复术中对黏膜瓣的剥离影响了局部血运，也抑制了上颌骨的生长（图 18-2）。

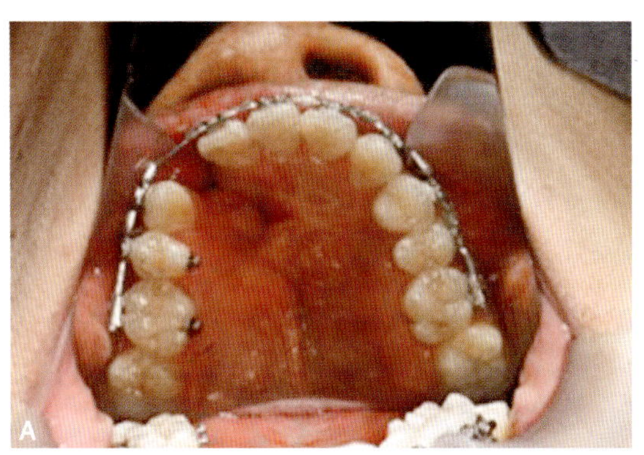
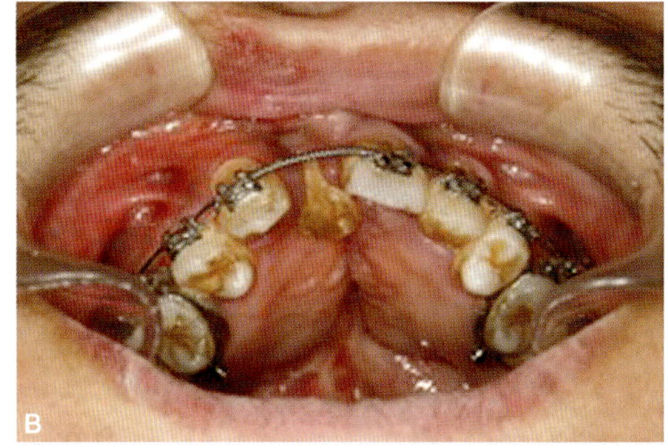

图 18-2　腭部瘢痕临床表现

二、腭裂术后继发颌面畸形的特征

（一）唇腭术后颌面部生长发育特征

这类患者畸形是多方面的。硬组织畸形包括上颌骨后缩、上颌骨发育不足、单侧或双侧鼻旁区发育不足、面中份凹陷、牙槽突裂、前颌骨游离、反𬌗、腭高拱、牙排列不齐、牙弓狭窄以及假性下颌前突。软组织畸形包括鼻翼塌陷、鼻小柱短小偏斜、鼻尖扁平、鼻唇角过小、上下唇比例失调、口鼻瘘、龈唇沟处粘连以及软腭长度不足等（图 18-3）。

（二）唇腭裂术后继发畸形行正颌外科治疗的特殊性

1. 腭部瘢痕与血供　根据颌骨血液动力学研究结果，Le Fort Ⅰ型骨切开术后腭侧蒂是主要的血供来源，非腭裂患者只要保留此蒂的完整性，可保证移动牙骨段的活力和愈合。腭裂术后患者腭部软组织瘢痕较多，尤其是经过多次腭裂修复者尤甚，有些患者一侧或两侧腭

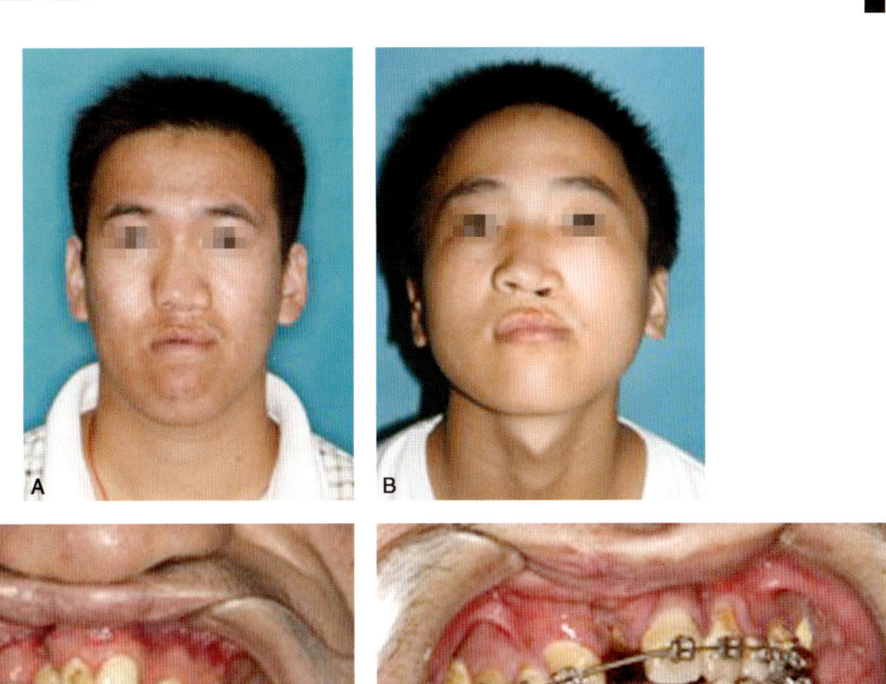

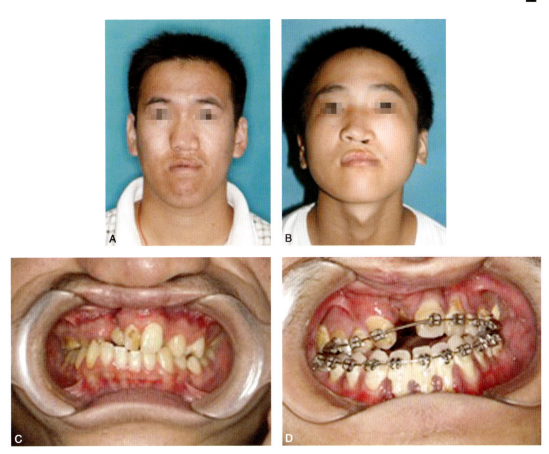

图 18-3　唇腭裂术后患者的常见畸形

A、B. 鼻翼塌陷，鼻小柱偏斜；C. 口鼻瘘；D. 牙弓狭窄，下颌假性前突。

大动脉已阻塞。这样的组织作为营养蒂血供明显少于非腭裂患者。另外，腭裂患者的上颌骨常是分离的，且表现为三维方向上的发育不足，正颌手术除须充分前移上颌骨外，还要协调各骨段的移动位置。加之这类患者上颌牙弓狭窄，上下颌牙弓宽度不一致，常须扩展上牙弓。这些操作都可能造成腭侧蒂张力过大甚至撕裂，从而影响血供。有些患者需要同期行牙槽裂植骨，将裂隙两侧的腭侧黏膜尽量翻向腭侧，并使其组织面相对，这也在一定程度上影响了腭侧蒂的血供。所以手术前要设计好方案，尤其是计算好上颌骨前徙的距离。术中操作要轻柔，不要损伤或过分牵拉腭侧蒂，否则将因血供不足而使移动牙骨段延迟愈合或不愈合，甚至发生部分或整块骨段坏死。

2. 上颌移动限度和术后复发　Le Fort Ⅰ型骨切开术在临床应用已较广泛，根据临床观察，非腭裂的患者上颌移动可达 10mm 左右。唇腭裂继发颌骨畸形的患者，上颌骨往往存在严重的发育不足，需要前移量超过 10mm，且需要不同程度的下降或扩弓。唇腭裂术后患者上颌骨周围及腭部黏骨膜瘢痕粘连，限制了上颌骨过多前徙。虽然有人认为将翼上颌连接处的截骨线前移至上颌结节，可以更充分地游离上颌骨，但在临床实际工作中，上颌前移量超过 8mm 已很困难。由于腭部瘢痕组织的弹性和可移动性比正常黏骨膜差，腭裂患者行 Le Fort Ⅰ型骨切开前徙上颌骨术后复发率远高于非腭裂患者，而且复发量与上颌骨前移量成正比。过多地前移上颌骨，更增加了正颌术后的复发趋势。

三、唇腭裂继发颌骨畸形的矫治原则

(一) 唇腭裂继发畸形行正颌手术的时间和顺序

1. 随着唇腭裂序列治疗的逐渐普及,接受序列治疗的患者明显增加。对唇腭裂患者应在 9~11 岁尖牙萌出前,牙根形成 1/2~3/4 时修复牙槽嵴裂,使尖牙自然地或通过正畸手段萌出于移植成活的骨质中。唇腭裂患者常伴有错𬌗畸形,牙槽嵴裂修复前后应进行正畸治疗,排齐牙列或同时扩展缩窄的上颌牙弓。待患者发育停止后进行正颌外科手术。由于内分泌的作用,面部的生长发育女性在 18 岁左右基本完成,男性则持续到 20 岁以后。所以应选择在颌骨生长发育基本完成后施术,方能获得良好而稳定的治疗效果。但也有学者主张以手的籽骨骨化程度以及患者及亲属心理情况综合分析判断。

2. 成年或发育生长接近完成前来就诊而又未进行牙槽嵴裂修复的患者,若为单侧唇腭裂术后者,可以同期进行牙槽裂修复术及 Le Fort Ⅰ型骨切开术前移或前下移动上颌骨。若为双侧唇腭裂术后的成年患者,应先修复牙槽嵴裂,使上颌骨连为一体,6~8 个月后再进行 Le Fort Ⅰ型骨切开手术。因为这样的患者其前颌突仅唇组织及鼻中隔与上方组织相连,而其他部分为游离状态,在进行 Le Fort Ⅰ型骨切开术后,前颌突容易发生因缺血而不愈合甚至出现坏死的情况。临床中也有采用多个唇侧软组织纵行切口代替常规的水平切口,但此方法常因操作过程中视野暴露不好,致使软组织剥离过多而导致血供不足出现侧方坏死,纵行切口也在一定程度上影响上颌骨的充分游离和移动。

3. 唇腭裂术后继发畸形患者若正颌手术前伴有鼻小柱偏斜及短小、鼻翼塌陷、鼻孔不对称、唇红缘不齐、唇部瘢痕和其他软组织畸形,可根据情况有些可与正颌手术同期进行,有些需要分次或多次手术进行矫正,以达到理想的效果。

(二) 术式的选择

唇腭裂患者,当上颌骨前移距离较大时,除增加复发的趋势外,还会影响血运,从而影响骨的愈合。所以,对上颌后缩严重的患者而言,不论其为真性或假性下颌前突,均可同时采用下颌支骨切开术(如 SSRO 或 IVRO)适量后退下颌,建立稳定的上下颌关系。为了有效地预防术后复发,除采用坚固内固定技术外,应适当延长颌间牵引时间。稳定的𬌗关系也是控制术后复发的因素之一,因此,对唇腭裂继发畸形患者进行手术前后正畸治疗是必要的。

对于牙槽裂未修复的唇腭裂畸形患者,可采用 Le Fort Ⅰ型骨切开与牙槽裂修复同期进行。少数唇腭裂术后患者,上颌位置基本正常,上颌牙列经过正畸治疗后排列基本正常,但显得下颌前突,可采用牙槽裂修复术,同期行下颌支手术后退前突的下颌骨。

(三) 手术前后的正畸治疗

详见研究生教材《口腔正畸学》(第 2 版)。

第二节　常见唇腭裂术后继发颌骨畸形的矫治

一、单侧唇腭裂术后继发颌骨畸形的手术矫治

(一) 分期牙槽裂修复与正颌手术

唇腭裂书中也称之为牙槽嵴裂整复。

适应证：适用于儿童患者、成人牙槽嵴裂过宽、局部瘢痕严重、软组织不够丰满或全身条件差不宜长时间手术者。

1. 牙槽嵴裂修复术　按常规的牙槽嵴裂修复术进行［详见研究生教材《唇腭裂与面裂畸形》(第2版)］。

2. 正颌外科手术　单侧唇腭裂术后颌骨畸形主要表现在面中三维方向上的发育不足，应采用 Le Fort Ⅰ型骨切开术前移或前下移动上颌骨可对畸形进行矫正。对上颌后缩严重的患者，为达到正常的覆𬌗、覆盖关系，也须配合下颌支矢状骨劈开或垂直骨切开术后退下颌骨。

(1) Le Fort Ⅰ型骨切开术：适用于经过牙槽嵴裂修复，鼻前庭瘘及鼻腔瘘不复存在，分离的上颌骨已连为一体者。前庭软组织切口与常规的 Le Fort Ⅰ型手术切口相同。由于患侧鼻底黏膜反复手术存在大量瘢痕，进行分离时应格外小心，避免穿破鼻底或腭部黏膜。因为腭后部骨质缺损，鼻底黏膜与腭黏膜连为一体，在分离鼻底黏膜时不要过于向后。折断降下上颌骨时可使用撑开器插入梨状孔边缘逐渐加力，动作应轻柔，边降下边分离患侧鼻底黏膜，以免撕裂或造成难以缝合关闭的鼻底黏膜瘘口。将上颌骨移动至理想位置后，骨段之间应采用坚固内固定。上颌骨前移及下降后遗留的间隙过大须植骨，以获得稳定的𬌗关系，减少术后复发(图18-4)。

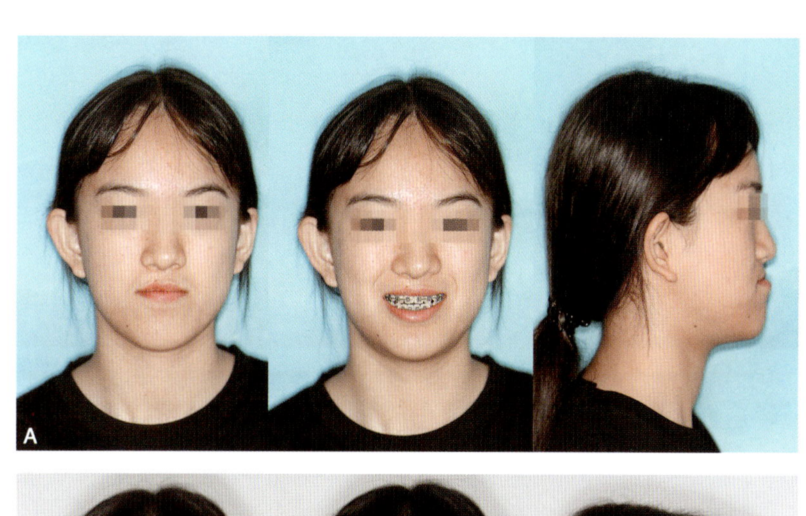

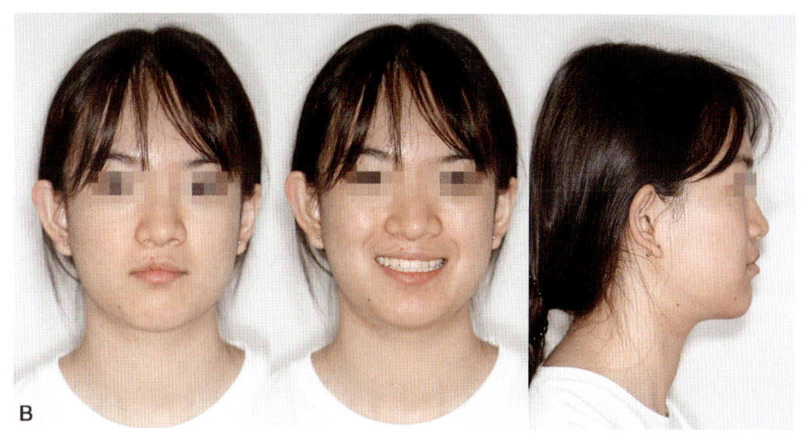

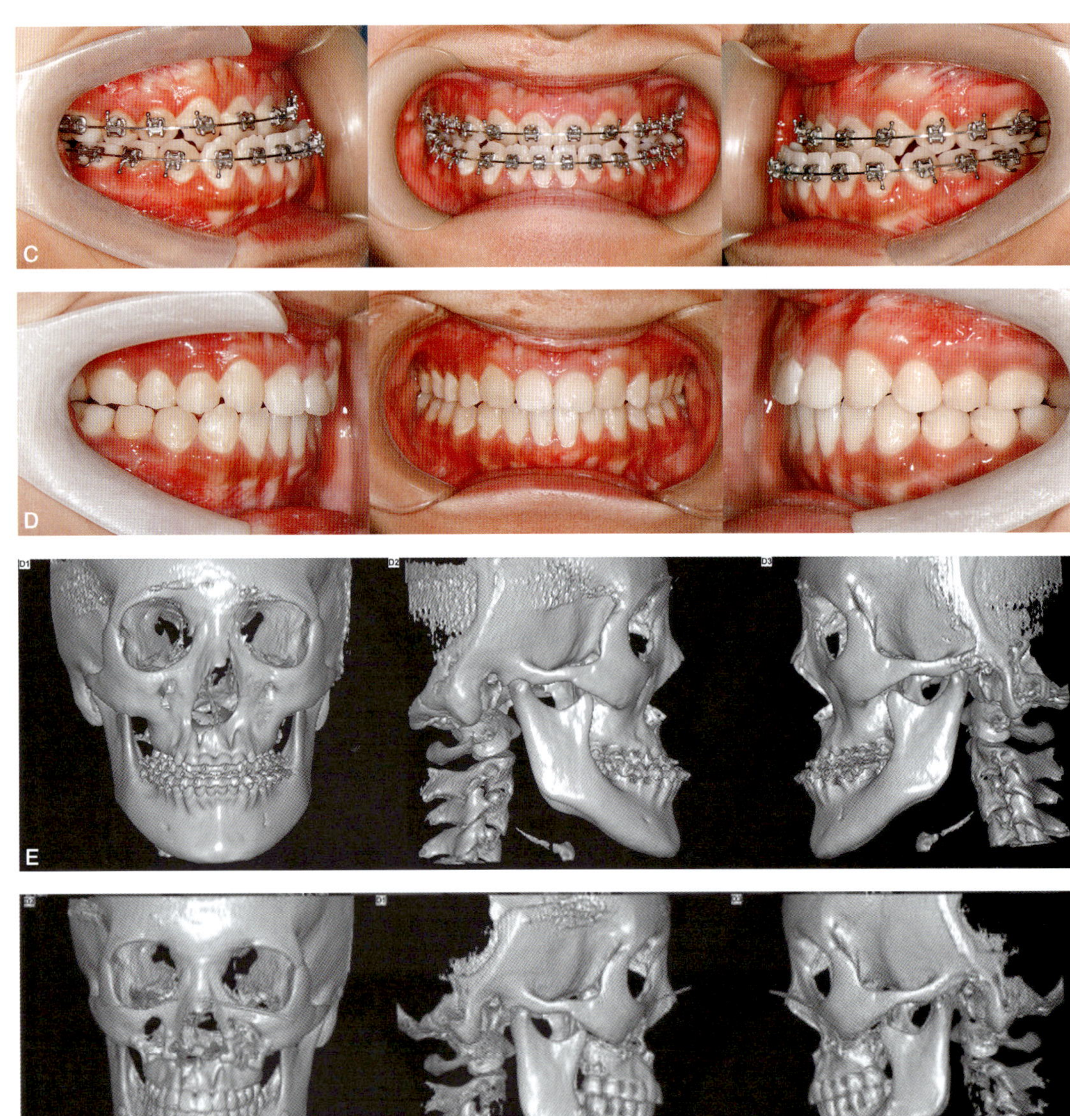

图 18-4 单侧唇腭裂术后颌骨畸形的正颌手术治疗
A. 正颌术前面像；B. 正颌术后面像；C. 正颌术前口内像；D. 正颌术后口内像；E. 正颌术前 CBCT 三维重建；F. 正颌术后 CBCT 三维重建。

（2）下颌手术：通常采用下颌支矢状骨劈开术或下颌支垂直骨切开术矫正真性或假性下颌前突。对伴有颏过长、不足或不对称者，可同期行颏成形术矫正（图 18-5，图 18-6）。

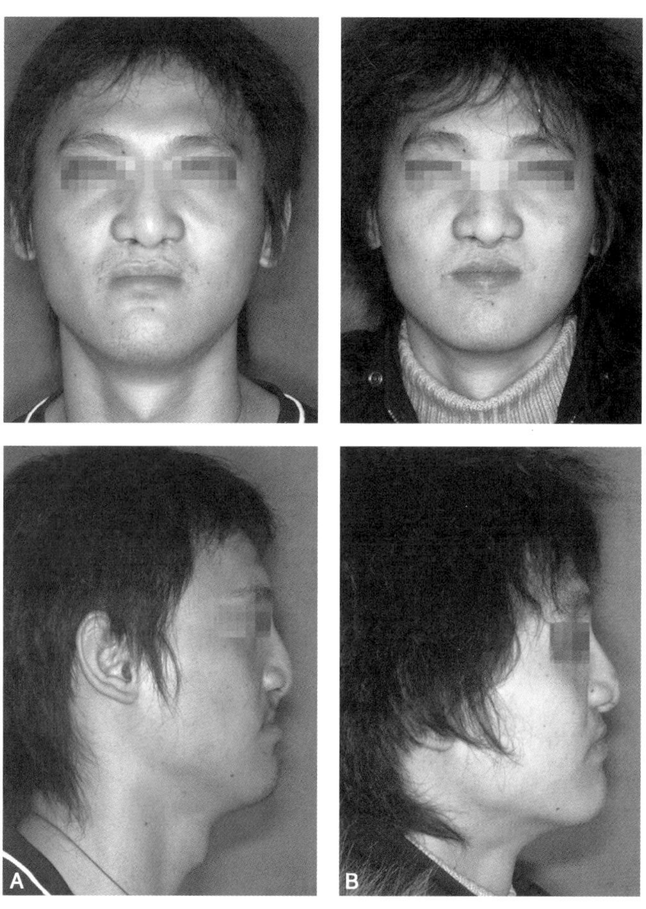

图 18-5　手术前（A）与手术后（B）的面型变化对照

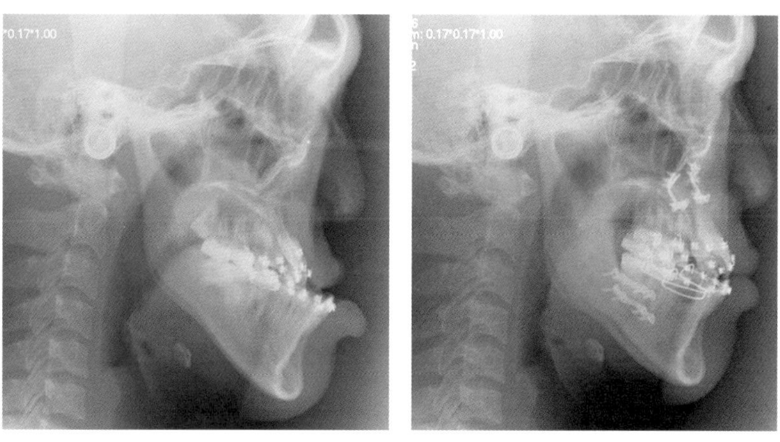

图 18-6　手术前后的 X 线头影测量片

（二）牙槽嵴裂与正颌手术同期修复

由于正颌手术技巧的提高及器械的改进，加之术前进行了良好的正畸治疗，使牙槽嵴裂修复术及正颌手术可以一次完成。

适应证：成年患者。手术时间较长，操作复杂，应充分考虑患者的局部及全身条件。

1. Le Fort Ⅰ型骨切开术与牙槽嵴裂修复术同期进行。

（1）切口设计：为便于关闭前庭沟处牙槽嵴裂瘘口，切口不采用常规的前庭沟底水平切口，而是改变为沿前庭瘘口的边缘切开，并延至牙槽嵴裂隙处的牙龈缘，瘘口周围软组织切开过程中要注意其深度。然后自裂隙向远中切开牙龈缘及牙龈乳头，患侧至第一磨牙处，健侧至第二前磨牙处，切口转向上达前庭沟并可向远中稍作延长（图 18-7）。

（2）剥离：用小骨膜剥离器自切口边缘的骨膜下剥离，暴露出前鼻嵴、梨状孔、上颌骨前壁、颧牙槽嵴等部位，然后在骨膜下潜行分离至翼上颌连接。剥离鼻腔时先剥离侧壁及鼻中隔黏膜，使其有一定延展性，最后剥离鼻底黏膜以免穿破。健侧鼻腔黏膜可剥离到硬腭后缘，患侧鼻腔黏膜已与腭黏膜粘连在一起，在鼻底形成大量瘢痕和组织团块，分离鼻腔黏膜比较困难，可将鼻侧壁及鼻中隔黏膜尽量向后分，腭裂缝合处因瘢痕粘连，鼻腔黏膜的分离往往不能达到硬腭后缘，可在折断下降上颌骨后，直视下边向下牵拉上颌骨边进行鼻腔黏膜的锐分离。分别切开患侧鼻腔内外侧黏骨膜，鼻腔黏膜上方两侧缝合后形成鼻底，下方两侧缝合后关闭腭部裂隙，形成一个完整的植骨床（图 18-8）。离断黏膜要适度，若过深，在缝合后的鼻底与口腔顶黏膜间易形成瘘孔，影响牙槽嵴裂的植骨；若横断黏膜切口过短，患侧鼻腔黏膜分离不足，则影响上颌骨充分折断下降及移动。

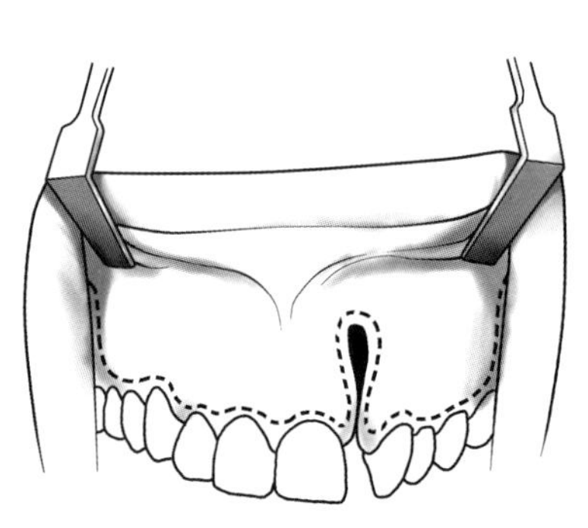

图 18-7　同期手术软组织切口设计

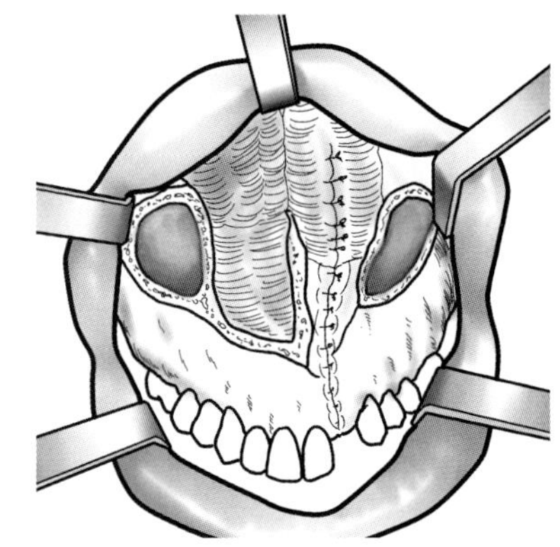

图 18-8　缝合后形成完整的鼻底及口腔顶

（3）骨切开：视上颌后缩情况决定骨切开线的位置，截骨前在上颌前壁作垂直参考线以测量上颌前移的距离和位置。上颌后缩不严重者，可采用常规 Le Fort Ⅰ型骨切开术，眶下区明显凹陷者截骨线可上移至眶下孔下缘。用骨钻或往复锯自梨状孔边缘作水平截骨线，切开上颌骨前壁及后壁。高位截骨时在颧牙槽嵴处做一台阶降低水平骨切开线后份的高度（图 18-9），避免离断翼上颌连接时伤及颌内动脉及其分支。上颌骨内壁较薄，使用平骨凿易凿开。两侧截骨方法相同。用鼻中隔凿凿断鼻中隔与腭板的连接，注意有些唇腭裂患者鼻中隔会发生偏曲。在用弯骨刀凿断两侧翼上颌连接时，弯骨刀放置位置不可过高，凿子方向自上向下，以免损伤颌内动脉造成严重出血，同时术者应将另一只手的示指放在相应的腭黏

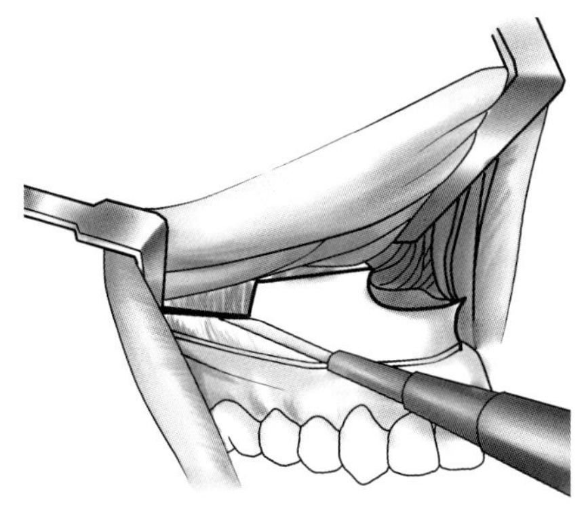

图 18-9　高位 Le Fort Ⅰ型骨切开线

膜上，保护腭黏膜不受损伤。助手用骨凿敲击凿柄，不可用力过猛，应有节奏且适当用力。

（4）折断下降：当上颌牙骨段与其上部的颅面结构充分切开离断后，可在翻牙槽嵴处的截骨间隙插入撑开器，适力进行撑开，将上颌骨向下折断。如有很大阻力，可能有骨连接未充分离断，应仔细寻找再充分截开。如患侧鼻黏膜断口过小，影响上颌骨下降和前移，可适当延长横断切口。逐渐加大向下撬动的力量，使骨段活动度增加，也可在上颌骨前鼻嵴处和患侧上颌骨前段钻孔后穿一钢丝，向前下方牵引骨段，同时寻找影响上颌骨移动的阻力，将其凿开或剥离，操作过程需轻柔，避免损伤裂隙处的鼻腔黏膜。因腭部及颌周瘢痕组织的牵拉，须反复摇摆牵拉活动才可能松解张力，使游离的上颌骨段充分前移到设计的位置，并就位于𬌗板内。有时在健侧设计分段骨切开，应先分段切开后，再就位于𬌗板内。

关闭口鼻腔瘘是非常重要的一步，在上颌骨前移到位后，要妥善处理好口鼻腔瘘。剥离牙槽嵴裂处的鼻腔黏膜，暴露裂隙两侧的牙槽骨及腭板边缘，将裂隙两侧的腭侧黏膜尽量翻向腭部，使两侧组织面相对，严密缝合，避免组织内卷，缝合形成完整的口腔顶，结扎上颌唇弓，使上颌成为一体。向下牵拉上颌骨，将患者鼻腔两侧黏膜瓣向上翻起，严密缝合形成完整的鼻底。后端与腭部缝合的伤口相连。这样在鼻底与口腔顶的软组织间形成一个植骨床。

（5）植骨：一般情况下有两个部位需要植骨，一为牙槽嵴裂隙处，另一为上颌骨前下移位后形成的截骨断面间隙处。取出的骨块修整后置于间隙内，应与间隙上下骨质密切接触。移植到牙槽嵴裂处的骨源为髂骨骨松质碎骨块或颅骨外板切成的骨粒，牙槽嵴裂隙修复的目的是使上颌骨与腭板前份融合为一体。因此，植骨床的预留无须过分向后，否则难以缝合。在鼻腔黏膜与腭黏膜后端不要遗留空隙，否则鼻腔分泌物可不断进入植骨区引起感染导致牙槽嵴裂植骨失败。在裂隙处的植骨量要充分，不留间隙，否则可能影响骨愈合。最后用钛板做骨段间的坚固内固定（图 18-10）。另外，患侧鼻翼塌陷者须在梨状孔边缘的外侧及下方植入塑形后的块状骨，使之丰满，为日后鼻畸形修复奠定基础。

（6）缝合：唇腭裂继发上颌骨发育不足的患者，尤其在上唇裂隙侧发育短小，前庭部较浅，上颌骨向前下移位后唇侧黏膜更显不足，缝合时张力过大需要在唇颊组织瓣下，特别是在患侧做广泛的松解，使唇瓣在没有张力的情况下能严密覆盖牙槽嵴裂植骨创面。鼻前庭瘘周围的黏膜往往不规则，应修剪并去除血供不足的黏膜瓣边缘。先关闭牙槽嵴裂处伤口，可采用褥式加间断缝合，自瘘口上端至牙槽嵴顶严密缝合。再缝合各牙龈乳头，将唇或颊与腭面乳头贯穿缝合。在张力较大时，须将一侧或两

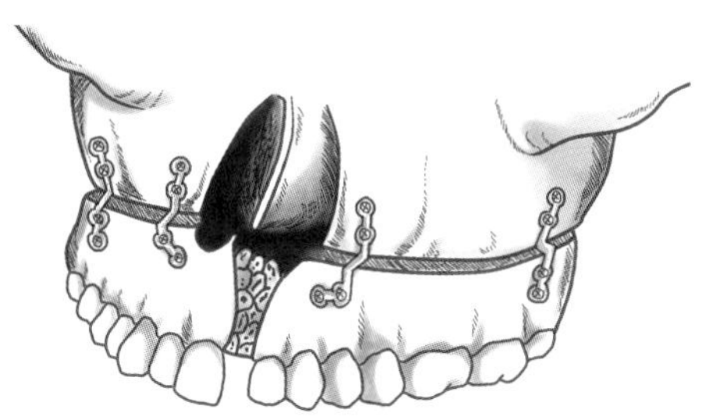

图 18-10　植骨完成后用钛板行坚固内固定

侧唇颊软组织瓣向前滑行以关闭鼻腔前庭瘘处的伤口，若在唇颊瓣远中的垂直切口处遗留骨创面，可用碘仿纱条覆盖创面，并固定于该处。

二、双侧唇腭裂术后继发颌骨畸形的手术矫治

（一）分期牙槽嵴裂修复及正颌外科手术

因双侧唇腭裂的畸形严重和复杂，所以大多数这类患者继发颌骨畸形伴有牙槽嵴裂时宜分期手术，以获得满意的效果。双侧牙槽嵴裂修复术后 6~8 个月可行正颌手术，此时上颌骨已连为一整体，可按 Le Fort Ⅰ型骨切开术式操作，但手术难度更大，尤其是鼻底黏膜处有瘢痕粘连，剥离时应谨慎轻柔，折断降下上颌骨段时，用力要适中，若有明显的阻力，应将骨连接部凿开，逐渐加大移动量，以免造成过多的鼻底黏膜撕裂。如有黏膜撕裂应尽量缝合，以减少出血，伴有下颌前突畸形者，仍须行下颌支骨切开术或颏成形术。

（二）同期上颌后部骨切开术及牙槽嵴裂修复术

1. 适应证　同期手术仅限于前颌骨位置基本正常，而后部上颌骨宽度和/或高度不足需折断降下移动或扩弓的病例。前颌骨与两侧上颌骨分离，若折断降下，将因血供不足易导致骨段延迟愈合、不愈合甚至坏死。

2. 手术方法

（1）在两侧上颌前庭沟黏膜转折处稍上方做软组织切口，自颧牙槽嵴向前到裂隙缘，并绕裂隙边缘做切口。在前颌骨唇侧不做水平软组织切口，只做一小的垂直切口用于完成下一步的骨切开。用小骨膜剥离器自切口边缘的骨膜下剥离，暴露范围与 Le Fort Ⅰ型手术相同。

（2）从前颌骨唇侧的垂直切口插入窄骨刀，凿开前颌骨于犁骨和鼻中隔的骨性连接（图 18-11）。用骨钻或骨锯自 Le Fort Ⅰ型骨折线处切开上颌骨外侧壁，使用薄的平凿适当用力凿断上颌骨内侧壁，弯凿离断翼上颌连接。在颧牙槽嵴处插入撑开器适当加力，上颌后部骨段即游离，充分松解后使之就位于设计的殆板内。对侧同法操作。根据情况可在两侧上颌后部骨段移动后的间隙内植入适当的骨块，骨段间可使用坚固内固定。缝合鼻腔上部两侧黏膜瓣形成鼻底，缝合鼻腔下部黏膜形成口腔顶，其间为植骨床，植入的碎松质骨块，需与间隙上下骨质密切接触。还可根据患者美观需要，在鼻旁、眶下区采用贴合式植骨（onlay bone graft）（图 18-12）。缝合前庭瘘口及牙龈切口时，若有张力可将唇颊瓣向前滑行先关闭

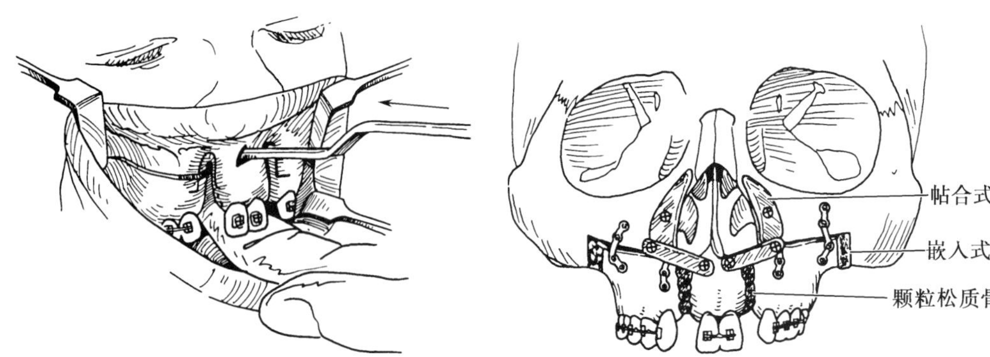

图 18-11　凿开前颌骨与犁骨及鼻中隔的连接　　**图 18-12**　在移动后的间隙内植入骨皮质或骨松质

鼻前庭处伤口，在唇颊瓣远中遗留的骨创面，可用碘仿纱条覆盖。伴有下颌前突畸形的患者可行下颌升支手术或颏成形术予以矫治。

三、患侧骨段切开矫治术

该术式适用于健侧上颌骨发育正常，而患侧上颌骨向中线移位，前、后牙均呈反𬌗，部分患者合并垂直向发育不足。

手术方法如下。

1. 切口　在裂侧骨段从裂隙处至第一磨牙龈颊沟黏膜转折处做水平切口，沿骨面向上剥离，翻起黏骨膜，充分暴露裂侧上颌骨前、外侧面。

2. 骨切开　在前磨牙上方 5mm 从裂隙前缘至上颌结节做水平骨切开，用弯骨刀伸入上颌结节骨膜下，注意骨刀方向，凿开翼上颌连接（图 18-13）。

3. 移动骨段　小心松动裂侧上颌骨骨段，注意保护好腭侧黏骨膜软组织血供蒂，将骨段充分活动后，按预先设计的模型外科要求复位，戴入事先准备好的𬌗板。

4. 固定　用 L 形钛板行骨间坚固内固定。

5. 若裂侧骨段垂直发育不足，可将其适当下降，骨段下降后遗留的间隙超过 5mm 应考虑植骨。

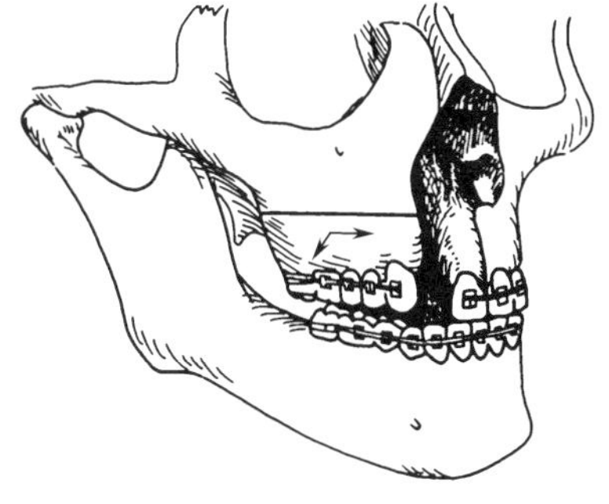

图 18-13　裂侧上颌骨切开复位示意图

6. 若患侧牙弓狭窄严重，手术中难以达到良好的咬合关系，也可将事先设计的扩弓矫治器戴入腭部，术后用正畸手段扩宽裂侧上颌牙弓（图 18-14）。

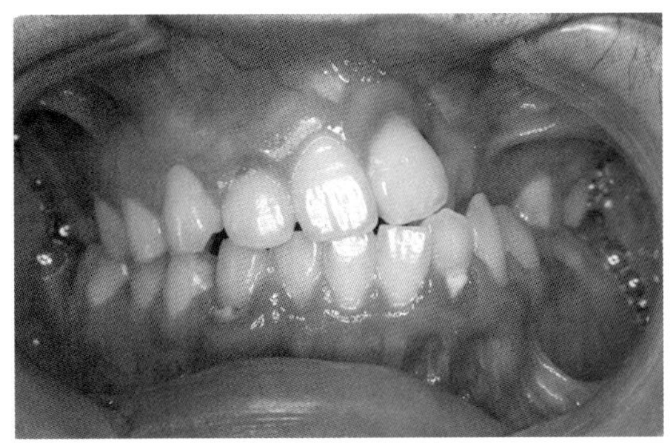

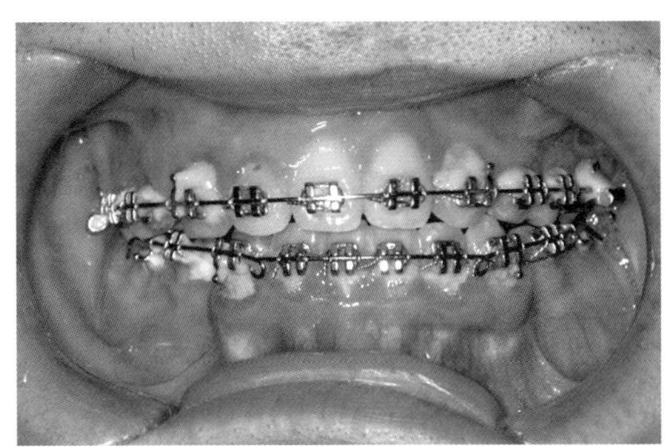

图 18-14　配合术后正畸恢复咬合关系

四、牵张成骨术

唇腭裂患者也常继发严重的上颌骨发育不足，采用常规的正颌手术矫治此类畸形因受到腭部瘢痕的限制，颌骨的移动受到影响，矫治效果常不理想。使用内置式或颅外固定牵引器的上颌骨牵张成骨（distraction osteogenesis，DO）可使上颌骨大幅度前徙，这项技术的应用为矫治唇腭裂伴严重上颌发育不足的患者开辟了一个新领域（详见第十三章颌骨牵张成骨）。

第三节 术后处理

（一）术后出血

腭裂患者行 Le Fort Ⅰ型骨切开术后，伤口发生渗血的情况较非腭裂患者多见，除上颌骨特殊的解剖特点外，腭裂患者还有以下情况：①鼻腔黏膜与口腔黏膜粘连，上颌骨移动过程中，须适当剥离，增加了渗血的可能；②上颌骨分为 2~3 段，加之移动困难，手术中时间较长，创伤较大。针对上述情况临床医师在手术过程中应注意，分离口鼻腔黏膜时，动作要轻，控制上颌前徙距离，尽量减少口鼻腔黏膜的撕裂；其次对鼻腔黏膜和骨创面的小渗血点要及时处理，否则，在血压回升后，少量渗血可能发展为活跃的出血。更详细的相关内容请参见研究生教材《唇腭裂与面裂畸形》。

（二）颌间牵引

与常规正颌手术相比，颌间牵引对腭裂患者更为重要，因为此类患者上颌骨分为 2~3 段，加之腭部瘢痕的牵拉，术后稳定性欠佳。所以术后早期配合颌间牵引，使其就位于䝼板，有助于䝼关系的稳定。有许多研究资料表明，腭裂继发颌骨畸形患者正颌外科术后，复发率较高，且复发程度也大于常规正颌手术的患者，因此，延长颌间牵引时间，适当加大牵引力度对保障骨块稳定有一定意义。

（三）术后保持

由于唇腭裂患者腭部骨组织缺损，软组织瘢痕挛缩、肌肉力量的不协调，手术后稳定性较差。所以，这类患者术后正畸结束还应进行长时间的保持，有些为达到良好的矫治效果，甚至需要终生保持。

对于唇修复过紧的唇腭裂患者，常须再次手术松解，才能保证正颌术后上颌前牙的位置和前部的颌间关系。

（杨学文）

参考文献

1. 胡静，王大章. 正颌外科. 北京：人民卫生出版社，2006
2. 王兴，张震康，张熙恩. 正颌外科手术学. 济南：山东科技出版社，1999
3. 杨学文，东耀峻. 坚强内固定技术在正颌外科中的应用. 口腔医学研究杂志，2003，19(4)：284-286
4. 沈国芳，唐友盛，SAMMAN N，等. 98 例唇腭裂患者牙颌面畸形的正畸-正颌外科联合治疗分析. 中国口腔颌面外科杂志，2003，1(2)：74-77
5. 邱蔚六. 口腔颌面外科学. 6 版. 北京：人民卫生出版社，2008
6. BELL W H. Modern practice in orthognathic and reconstructive surgery. Philadelphia：WH Saunders，1992
7. PROFITT W R，WHITE R P，SARVER D M. Contemporary treatment of dentofacial deformity. St Louis：Mosby，2003
8. JAMES J N，COSTELLO B J，RUIZ R L. Management of cleft lip and palate and cleft orthognathic considerations. Oral Maxillofac Surg Clin North Am，2014，26(4)：565-572
9. PAULUS C. Orthognathic surgery for patients with cleft lip and palate. Rev Stomatol Chir Maxillofac Chir Orale，2014，115(4)：239-244

第十九章　创伤性牙颌面畸形及其正颌外科矫治

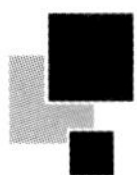

颌面骨折错位愈合继发牙颌畸形是口腔颌面创伤较常见的并发症，一般认为是创伤导致的牙列、咬合及颌骨的位置关系错乱，严重影响患者的咬合关系及咀嚼功能。本章将就这类创伤性（后）牙颌面畸形的产生原因、临床表现与矫治方法进行介绍与讨论。

第一节　概　　述

本节主要介绍与澄清一些概念，并阐述颌面创伤后导致的继发性牙颌面畸形的原因。

一、陈旧性骨折的概念

通常所说的牙颌面畸形是指颌骨发育性畸形，还有一类畸形是继发于颌面创伤后的骨折错位愈合（dislocation healing）所导致的创伤性牙颌面畸形或创伤后错𬌗（post-tramatic malocclusion），也有学者称之为陈旧性骨折（old fracture）。一般认为，陈旧性骨折的含义为骨折移位后由于治疗延误未作及时处理的骨折，或者由于技术原因导致咬合或面型发生改变而影响外形及功能的骨折。根据骨折愈合规律，上颌骨超过3周，下颌骨超过4周，骨折线周围会发生大量纤维性骨痂或骨性骨痂包绕，可形成临床愈合，原骨折线在影像学及临床上仍然存在，临床上仍可以沿原骨折线进行复位与固定，只是术中要用较大的复位力或结合骨切开才能使牙颌面关系恢复正常。

如果骨折超过3个月，就会发生错位骨性愈合，导致咬合错乱，面型异常，骨折线经过吸收与改建会变得模糊甚至完全消失，此时原骨折线在手术中可能看不到，也无法沿原骨折线进行复位与固定。这时候，只有通过各种类型的骨切开术，按照正颌外科的矫治程序，通过移动颌骨的位置才能使咬合及错位的骨骼回复到正确位置，恢复面部外形与咬合功能。

笔者认为这是两种不同的概念，颌面陈旧性骨折概念比较笼统与宽泛，指超出一定时间而未作正确处置发生的骨折错位愈合，其中可能有牙颌面畸形，也可以没有牙颌畸形，例如颧骨陈旧性骨折、眼眶陈旧性骨折等，与咬合没有太大关系。颌面陈旧性骨折继发的牙颌面畸形，创伤史和咬合错乱是必备条件，其范畴相对较窄，例如幼时髁突骨折造成的成年后偏颌畸形，上、下颌骨骨折错位愈合导致的颌骨、咬合关系及面型的异常，本章重点叙述这类创伤性牙颌面畸形及其治疗方法。

二、创伤性牙颌面畸形的发生率

颌面部创伤约占全身创伤的10%~35%,而颌骨骨折占全部颌面创伤住院患者的50%~70%,但文献中有关创伤性牙颌畸形的发生率则报道很少,这主要是多数文献中缺乏有关治疗时间的统计资料,仅把陈旧性骨折作为个案报道。史俊等2008年统计1 420例颌面部创伤骨折病例,超过3周后才获得治疗的病例占43.6%,其中首诊治疗后需要二次重新手术治疗的占34%。邹立东2003年报道1 048例颌骨骨折中,3个月以上就诊者占21.4%。张伟等2006年统计1 097例颌面部骨折患者中,颌面部陈旧性骨折仅91例,占8.3%,数据差异较大。国外亦缺乏创伤后牙颌畸形发生率的报告。因此,今后在进行颌面创伤流行病学调查时,应增加治疗时间这一重要指标,伤后治疗时间是决定是否采用正颌外科矫治的一个重要指标。

根据第四军医大学(现空军军医大学)口腔颌面外科的资料表明,超过3周才来治疗颌骨骨折的患者约占总住院患者的40%,而超过2~3个月前来治疗颌骨骨折的患者约占全部骨折的20%。这部分患者主要有两种类型,一是颌骨骨折错位愈合造成的面部畸形,主要影响美观,咬合关系并不受影响,如颧骨及眼眶骨折、鼻眶筛骨折等。二是骨折错位愈合造成的牙颌畸形,严重影响咀嚼功能,也影响面容,是最难处理的骨折类型之一,需要借助正颌外科技术进行治疗。

三、创伤性牙颌面畸形的原因

造成颌骨骨折错位愈合的因素众多,但根据文献及临床观察,主要有以下几种情况。

(一)严重的合并伤不允许做确定性颌骨骨折治疗

胡锦等2009年报道,在15 611例颅脑创伤患者中,合并颌面部损伤患者占40.37%,因此,这部分颌面部骨折患者往往由于颅脑损伤重,10%合并有重要脏器伤,生命体征不稳定,不允许做专科治疗,为救治患者生命而延误了颌面骨折的最佳处理时间,该资料中患者平均住院时间为20天,最长住院时间为275天,所以继发牙颌畸形的概率很高。但这种状况仍有改善的潜力,对于伴发颅脑损伤的颌面部骨折最理想的治疗方式是联合手术,即只要患者全身情况允许,就可以在神经外科手术的同时进行颌骨骨折的复位与内固定手术,即便不能同时手术,颌面外科专科治疗也要尽早介入,例如行手法复位、颌间牵引及固定等措施,这样可早期防止继发畸形的发生。

(二)专业之间缺乏沟通

在我国现有的医疗体制中,口腔颌面外科常常设在专科医院中,综合医院很少设颌面外科,技术力量不足,而颅脑伤合并颌骨骨折患者常首诊就在综合医院中,因此神经外科及颌面外科缺乏有效会诊与沟通,缺乏治疗程序的交接,往往是治疗完颅脑外伤后再治疗颌骨骨折,或者未作下一步颌面外科治疗的医嘱,很多患者错失了最佳治疗时机,最终导致骨折错位愈合与牙颌畸形。或者患者缺乏相关医学知识,不知道到颌面外科就诊,待患者出现咬合紊乱、张口受限等功能障碍时才来就诊,这时颌骨骨折已经发生了错位愈合,失去了最佳治疗时机。

此外，还有部分患者幼时髁突发生创伤采用保守治疗，但随着发育导致颌骨发育性不一致，成年后出现了面部偏斜、下颌后缩等异常，就诊时可以发现患者两侧下颌支高度不一致、咬合平面偏斜等症状，这种情况也需要正颌外科手术来解决咬合关系及颌骨的异常。

（三）技术性因素

我国自20世纪80年代后期引入颌骨骨折坚固内固定技术以来，这种先进内固定技术的推广与应用非常迅速，但发展极不平衡，沿海城市及东部发达地区县级医院对颌骨骨折已广泛采用钛板系统，而在西部不发达地区，仍处于刚起步阶段，使用该技术出现的问题并不少见，其中最多见的就是骨折内固定后出现的继发性牙颌畸形，很多患者需要重新处理或行正颌外科矫治。究其原因主要是选择固定方法与手术操作不规范，对其生物力学基础、原理、技术要求和适应证以及颌间牵引等缺乏正确认识与临床经验，甚至有的医生术中对骨折只做固定不行复位，从而导致术后出现颌面畸形与咬合错乱（图19-1）。

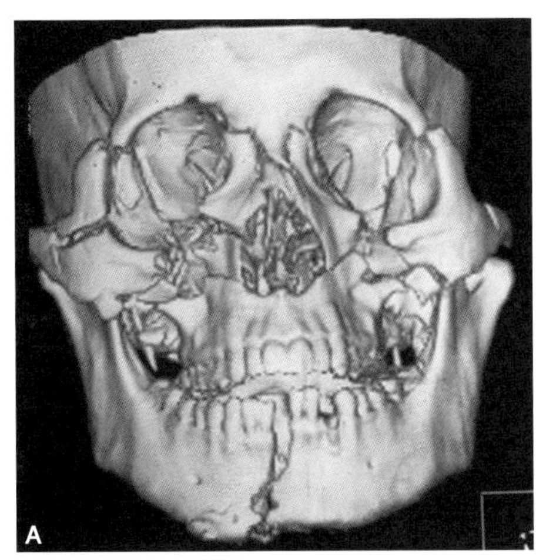

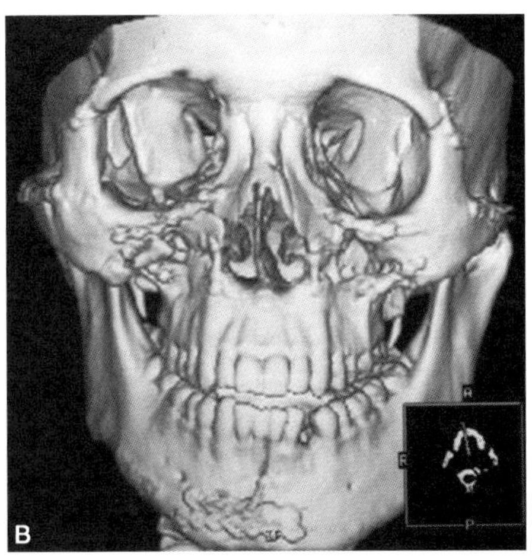

图19-1　未完全复位就固定导致术后咬合错乱

A.骨折后的CT影像；B.固定后的影像，咬合错乱。

因此，要降低颌面创伤后牙颌畸形的发生率，必须引入多学科的联合诊治、治疗程序的合理制订，坚固内固定技术的正确选择与运用等方面须做大量深入的工作。现就几个颌骨骨折固定中存在的基本问题做一分析，以图在源头上减少技术性错误，降低陈旧性牙颌畸形的发生率。

1. 关于颌间牵引与固定　颌间牵引与固定是颌骨骨折治疗最古老的方法，而且被证明行之有效，即便是目前坚固内固定技术广泛应用的今天，仍然不能完全取代颌间牵引固定的作用。一方面，外科医师在松动或切开骨折线后，通常需要配合使用颌间牵引技术使颌骨段正确复位，咬合关系恢复正常时才用钛板与螺钉行坚固内固定，仅凭手法复位或观察骨折断端对合情况就固定的经验并不完全可行。另一方面，在临床中，我们经常发现术中咬合关系恢复良好，术后完全不用颌间固定的患者，在出院前或复查时咬合关系出现偏差，如咬合干扰、牙齿轴向位置改变等情况，说明咬合关系的维持并未做到位。坚固内固定原则之一是主张术后尽早张口行使功能，未说明术后颌间固定要多长时间，一般理解为术后1~3天，这主要是指新鲜骨折。但对于3周之内复位比较困难的骨折，笔者认为术后维持3~5天，甚至更长时间的颌间固定是合适的。对于较长时间的陈旧性骨折，尽管通过手术将骨折段复位并固定，咬合关系得以恢复，但复位后的骨骼与肌肉之间仍然存在不良应力，这种不良应力如果不被中和与抵抗，可能会缓慢释放，从而导致咬合关系的变化，颌间牵引固定就可以起到对抗与中和这种应力的作用。因此，术后颌间牵引固定的时间不能机械地理解为尽可能少应用，而应视术中骨折的复杂程度、骨折复位的难度来决定固定时间。

2. 几种容易被忽视的情况

（1）髁突骨折伴下颌骨颏正中联合骨折常常使下颌骨变宽，如果采用口内入路固定颏正中联合骨折，其舌侧的间隙是否关闭不能直视观察到，经验不足者固定后常常不能解决下颌牙弓后份变宽的问题，导致术后咬合异常。解决这个问题的关键是固定前用手挤压两侧下颌支，同时观察咬合关系的恢复（图 19-2），一旦确认咬合关系恢复，即可做颌间固定，然后对骨折进行坚固内固定，接骨板可以采用过弯的技术以防止舌侧间隙的张开。

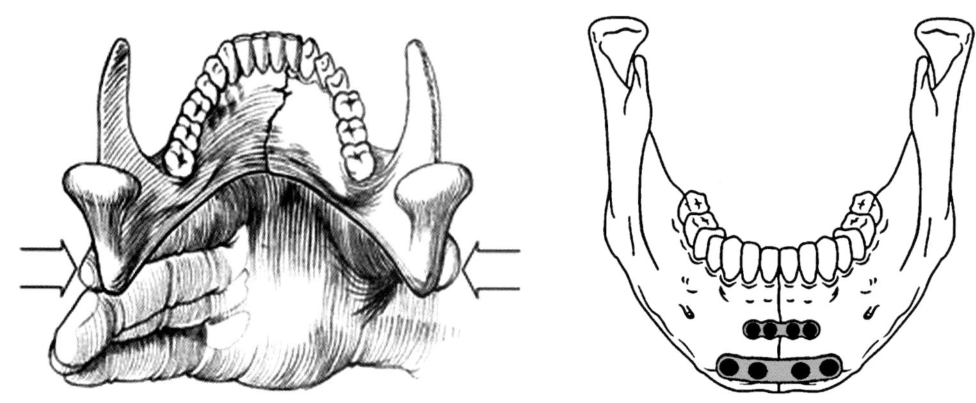

图 19-2　用手协助下颌后份牙弓复位后固定

（2）上颌骨矢状骨折，也是面中部常见的骨折，硬腭的骨折裂隙如不关闭，常常影响咬合关系的恢复，如果上颌骨矢状骨折同时伴有颏部及髁突的骨折，下颌骨宽度变大，很可能出现术后面部变宽的情况，因此，应特别注意矢状骨折的正确复位。可采用上颌把持钳摇动，并去除骨折间的碎骨片及骨痂，或在骨折两侧打入螺钉，以持骨钳夹持螺钉晃动颌骨来使之复位，复位后观察咬合关系的恢复，然后用钛板或钢丝结扎固定（图 19-3）。

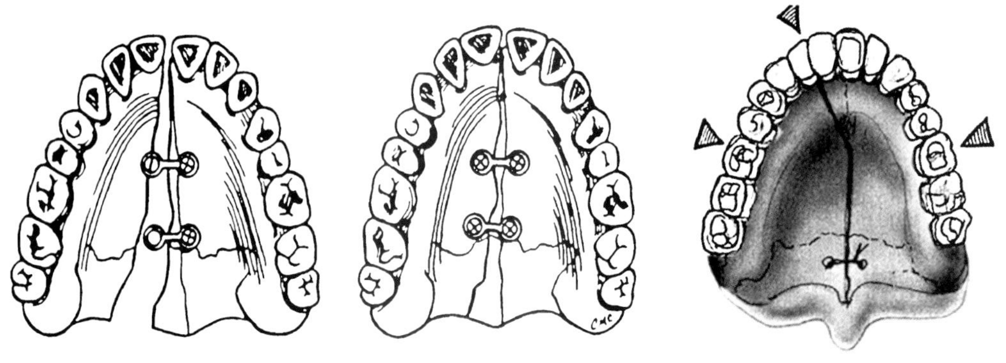

图 19-3　上颌矢状骨折的复位与固定

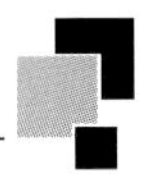

（3）全面部骨折应注意复位顺序，应遵循先复位固定容易恢复牙列连续性的部位，将复杂骨折变为简单骨折，恢复伤前咬合关系的原则。充分显露所有骨折线，完全复位后再做固定，防止不复位就固定的情形发生。此外，还应注意不受力的部位用微型钛板；受力部位、主应力区用小型钛板或固定力更强的锁定板及重建板固定，防止因固定强度不足导致的术后骨折移位与咬合错乱。

第二节　创伤性牙颌面畸形的临床特征

与发育性牙颌面畸形的临床表现类似，因颌骨骨折错位愈合所导致的创伤性牙颌面畸形也主要有以下三大临床特征。

一、咬 合 错 乱

咬合错乱可以表现为开殆畸形，如前牙开殆、后牙早接触，主要为髁突陈旧性骨折造成，如双侧髁突骨折后由于髁突向前内移位，使得下颌支高度降低，下颌支向上移位导致上下颌后牙早接触，形成开殆（图 19-4）。同样，上颌骨的横断骨折，骨折后部向下移位的错位愈合，也可造成前牙开殆畸形。单侧髁突陈旧性骨折可表现为一侧咬合早接触，而另一侧开殆，同时下颌中线偏向伤侧。

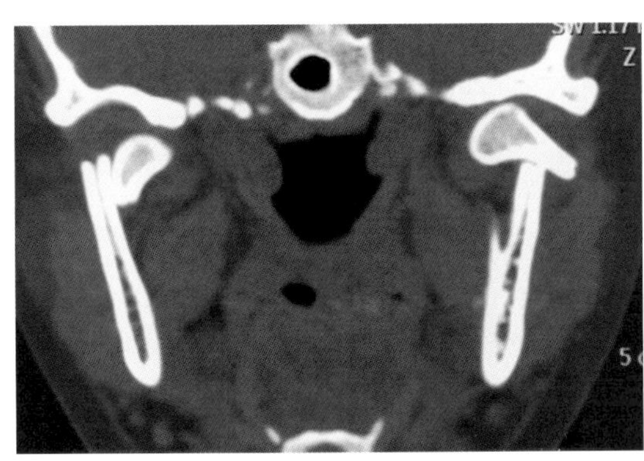
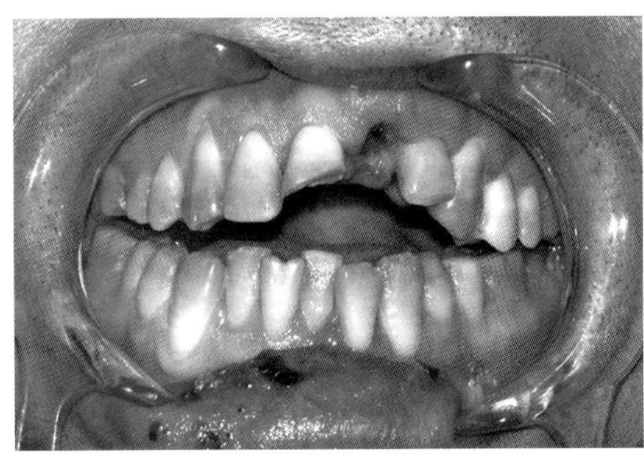

图 19-4　双侧髁突骨折导致的前牙开殆

咬合错乱的另外几种情况是牙弓变宽，这与骨折后的移位漏诊以及术中复位不良有关，例如上颌骨的矢状骨折，硬腭后部的分离变宽使上颌牙弓后部整体变宽，如骨折未作处理或漏诊，就可能发生锁殆畸形。再如髁突骨折如伴有颏正中联合骨折，来自颏部前方的外力可使颏正中联合的舌侧出现分离，同样也可以使下颌后部牙弓变宽（图 19-5）。在全面部骨折中，如果上述两种情况同时发生，仅从咬合关系观察可能会误诊或漏诊，术中也可能误导医师做内固定，术后才发现患者面部横径变宽，需要再次手术。当颌骨发生粉碎性骨折后，特别是全面部的骨折，多处骨折线错位愈合可造成难以判断骨折线移位的咬合错乱，这种情况需要仔细研究，普通平片难以发现骨折线，需要拍摄 CT 片、结合模型外科等多种手段才能辨别骨折及牙齿的移位特征。

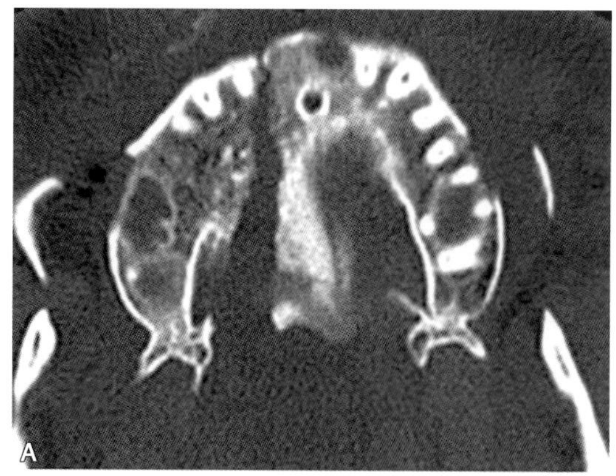

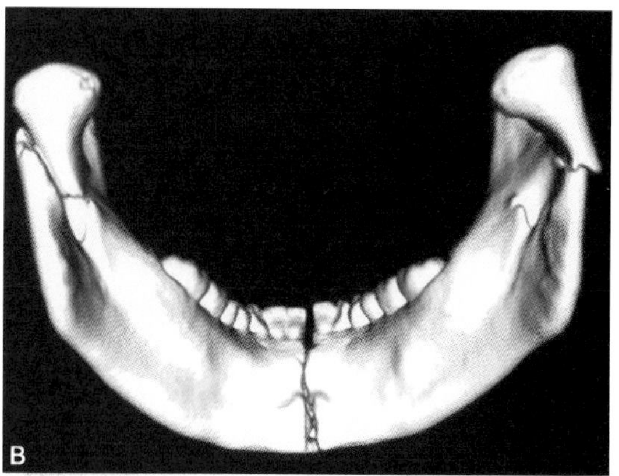

图 19-5　颌骨骨折后牙弓变宽

A. 上颌矢状骨折使上颌牙弓变宽；B. 双侧髁突合并颏正中骨折使下颌牙弓变宽。

二、面型异常

创伤性牙颌畸形除表现为咬合错乱外，面型改变也是重要特征，对上颌骨而言，处于面中部，外力可使其向后移位，导致面中部塌陷。骨折位置越高，影响的结构越多，如鼻根塌陷、面部拉长以及内眦增宽等，颧骨、眼眶骨折可导致眶内容积变大，导致眼球内陷、眼裂下降等畸形（图 19-6）。下颌骨的骨折错位愈合常可导致面部过宽、下颌偏斜、下颌后缩等畸形。儿童期的下颌髁突骨折由于影响下颌骨的发育，可导致成年后严重小颌畸形与偏颌畸形。

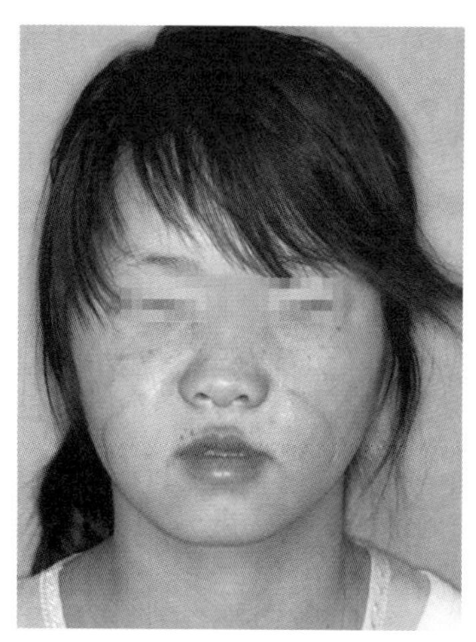

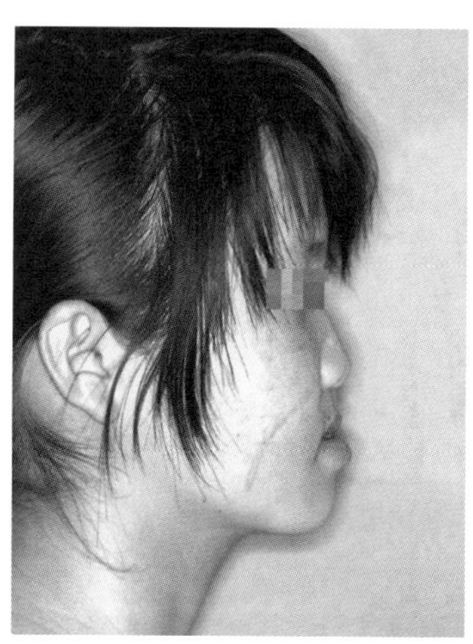

图 19-6　陈旧性面中份骨折导致颌面畸形

三、功能障碍

陈旧性颌骨骨折患者多数伴有口颌系统功能障碍，如张口受限，咀嚼、吞咽与语言功能异常等。有面神经与视神经损伤者还会有面瘫和视力降低，甚至失明。

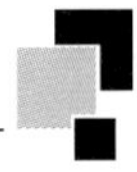

儿童髁突骨折还可导致关节强直、下颌发育不良以及阻塞性睡眠呼吸暂停综合征等。

第三节　创伤性牙颌面畸形的诊治程序与手术设计

创伤性牙颌面畸形的治疗曾是颌面外科最棘手的临床问题之一，在20世纪80年代引入正颌外科矫治技术之后，经过近30余年的临床总结，显示正颌外科技术是解决该临床难题的有效手段，特别是近年来引入的数字化设计与预测技术，进一步提高了手术设计与实施的科学性与准确性。

颌面骨折错位愈合所致的牙颌面畸形及咬合关系紊乱，给患者造成外形与功能障碍以及严重的心理创伤。因此，作为一名正颌外科医师，一旦接手这类患者，应对其进行积极处置，全面了解患者的受伤及治疗经历、全身恢复情况以及牙颌畸形的主客观评估，从而制订出科学合理的治疗方案。

与新鲜骨折或3周之内的骨折不同，陈旧性骨折造成的牙颌畸形的治疗策略都应遵循正颌外科诊疗程序，并结合颌面创伤外科的原则，治疗的主要目的仍然是把恢复咬合关系作为金标准，其次尽最大可能恢复患者的面型对称性和美观，以及张闭口运动功能（图19-7）。

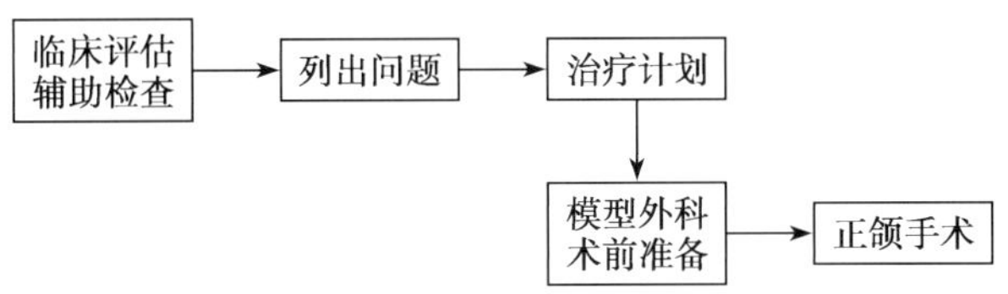

图19-7　创伤性牙颌面畸形的诊疗程序

一、临床检查与评估

创伤性牙颌面畸形患者的临床检查重点应放在受伤史与治疗经过上。了解患者的致伤原因和方式、受力的部位和体位、受伤后的治疗过程以及延误治疗的原因。临床检查应全面评估患者牙颌系统的结构和功能，包括面部外形的对称性、比例的协调性，以及颌面部的突度、宽度和高度等。

口颌系统应重点观察咬合关系是否处于正常位置，牙列是否有台阶，牙齿是否有舌侧倾斜，有无开𬌗、反𬌗或锁𬌗。结合伤前或手术前后的影像学资料，分析骨折移位与错𬌗畸形的关系，如有开𬌗，应重点检查髁突有无骨折错位，如有锁𬌗，应注意颏正中联合舌侧是否有未关闭的裂隙，上颌骨是否有矢状骨折；反𬌗应注意询问受伤当时外力的作用部位和方向。

临床检查还应注意面部垂直距离的变化，面中部如受到来自正前方的外力，可造成面中部凹陷，上颌骨后退形成反𬌗；如受到来自前上方的外力，可造成高位上颌骨骨折甚至颅面分离骨折，上颌骨不仅后退，而且下降，导致面中部拉长，颧骨突度丧失，同样也可以引起咬合异常。双侧髁突陈旧性骨折可造成下颌后退、开𬌗、颏部后缩等，单侧髁突陈旧性骨折还可造成面部偏斜。

二、影像学检查与测量

(一) 影像学检查

创伤性牙颌畸形与发育性颌骨畸形由于形成原因不一样,因此影像学评估的内涵也不一样,颌骨发育性畸形常仅拍摄全口牙位曲面体层片及头颅定位侧位片即可,以获取颌骨与颅骨的空间位置信息,而创伤性牙颌畸形除要获取以上信息外,还要获取骨折线的数目、骨折的移位方向和程度等信息,颌骨创伤后由于骨折线多、相互重叠等特点,这些信息仅靠平片不能清晰获得,因此冠状位和轴位 CT 是必要的,在骨折没有愈合之前,CT 可以清晰地显示上、下颌骨的骨折线及移位的细节特征,特别是对髁突骨折的类型及移位方向,对颞下颌关节强直的细节显示比平片提供的信息多,三维 CT 重建可以获得整个或者局部颌面骨骼的表面概貌,得到更多骨折的移位信息,通过影像学评估,可助外科医师做出准确诊断并制订出合理的手术计划。

伤后两个月以内的陈旧性牙颌畸形患者,影像学上多数骨折线并未愈合,有的骨折线还非常清晰,但这些影像学特征与复位的难度不成正比,不能因为骨折线清晰而低估了复位的难度,因为多数移位很小的骨折线正处于愈合改建期,已达到临床愈合,需要重新切开才能复位。

对于严重的陈旧性全面部骨折,研究影像学资料时应注意抓住有价值的骨折移位信息,特别注意上颌骨矢状骨折、颏部中线舌侧缝隙、髁突骨折移位与牙颌畸形的关系。

(二) 影像学测量与分析

常规的头影测量对正颌外科是必要的,一般要拍摄全口牙位曲面体层片、头影测量正侧位片,必要时拍摄关节片,在头影测量片上通过手工定点、画线,得到上下颌骨与颅骨的位置关系和各种数据,通过分析数据做出诊断,设计手术方案,具体方法见有关章节介绍。但需要指出的是,常规的测量方法使用的是二维影像,并不直观与全面,虽然现在已有计算机软件可以做二维影像测量,但终究摆脱不了上述局限性,有些创伤性颌骨畸形用常规的测量方法也不适宜,特别是对于复杂骨折的测量。相比之下,三维测量直观、简便,镜像技术还可以立体比对发现问题所在。因此,利用三维影像特别是基于 CT 重建的影像测量是值得开展的一个术前评估手段。

三、模型分析及模型外科

模型分析与研究是牙颌畸形最直观的观察方法,通过牙颌模型可以获得牙齿及牙弓、上下颌𬌗关系及空间位置信息,将准确的牙颌关系转移到𬌗架上,有利于医师利用模型模拟手术并获得对手术有指导意义的数据。

对于较简单的骨折后牙颌畸形患者,可通过石膏模型,进行切开、移动与拼对,在获取良好咬合关系的状态下,上简单𬌗架制作𬌗导板供术中使用。对于复杂牙颌畸形患者,特别是失去参照𬌗平面的情况下,需要使用可调式𬌗架,利用面弓转移技术将咬合及𬌗平面转移至𬌗架上进行模型外科分析。具体内容请参考本书第七章相关章节。

值得注意的是，创伤性牙颌畸形的模型外科经常要做分块截骨移动，才能获得满意的殆关系。

四、新技术的运用

超过3个月的陈旧性骨折由于骨改建和骨愈合已经完成，缺乏明显的原骨折线和正常标志作为参照，因此难以进行准确复位。尤其对于多发性、粉碎性骨折的错位愈合，是颌面部骨畸形整复治疗的难点。传统的保守治疗及简单的切开复位固定术难以达到改善面型、恢复咬合关系的目的。因此，手术的精确性、可预测和个体化设计是未来的一个发展方向。

（一）数字化设计与快速成形技术

传统的正颌外科手术设计程序基本上是手工化，如头影测量的手工定点、人工测量与分析，殆导板也是人工制造。近年来，三维影像技术和图像软件在医学领域中广泛应用，在口腔颌面外科也相继得到应用，其中最先得到应用的领域就是颌面整复外科和正颌外科，是非常有发展前景的技术。数字化辅助设计与快速成形技术（digital design and rapid prototyping）的具体过程包括三维信息采集、三维模型建立与编辑处理、三维模型输出与成形等过程。

（二）数字模拟外科

创伤后牙颌面畸形与发育性牙颌面畸形的不同是前者是由创伤造成，因而决定了患者有时不能完全采用正颌外科的方法设计手术，例如患者张口受限或者完全不能张口，因此不能取得牙颌模型，也无法进行模型外科；还有的患者由于创伤造成多数牙缺失，无法获取咬合关系，这些情况用传统的正颌外科诊疗程序是无法进行的。利用计算机技术将CT二维或三维图像重建出来，在计算机上进行数据三维测量，得到与手工测量同样的诊断，同时还可以在计算机上进行截骨移动来模拟手术过程，取代手工的模型外科。医师只须掌握软件的操作过程就可以完成复杂病例的测量定点、分析诊断、手术设计和效果预测，明显提高了工作效率。

目前数字模拟外科采用的是基于CT或CBCT数据的图像软件的手术设计与模拟，使用的三维重建软件有很多种，目前最常用的是Mimics或Simplant，最新的软件还有3dMD face+Surgcase CMF系统，这是一套以三维照相和CT数据为基础的，将软、硬组织拟合的三维重建软件，利用这些软件，医师术前就可以在计算机上设计并模拟手术，做缺损的修复与重建，还可用3D打印技术加工出头颅模型、定位模板、殆板，甚至制造出个性化钛固定板，以保证手术的精确性。

（三）计算机辅助导航手术

计算机辅助手术（computer aided surgery，CAS）技术是随着计算机辅助、医疗成像、空间定位技术发展起来的一门新兴技术，是多学科交叉研究领域。手术导航系统（surgical navigation system）是其重要分支。它以X线图像、CT/MRI等医学图像为载体，采用精密定位系统跟踪患者与手术器械的相对位置并进行虚拟实时显示，以辅助医师进行精确的手术操作。手术导航技术于20世纪80年代末首先应用于神经外科手术，随后逐渐推广应用于整形外科、颌面外科、骨科、耳鼻咽喉科以及关节脊柱等其他手术领域。手术导航技术突破了传统手术手段的界限，为医师发挥专业水平提供了便利平台。对提高手术定位精度、优化手术路径、缩短手术时间等方面有十分重要的意义。

数字化导航技术集多种高端技术为一体，对于习惯使用传统手术技术的外科医师来说，适应及普及还需要时间，设备的实用性还有待于进一步提高，但是这项技术随着时间的推移，将有更广泛的应用空间。

第四节　常见创伤性牙颌面畸形的正颌外科矫治

继发于颌面部骨折造成的创伤性牙颌面畸形的外科治疗，特别是超过 3 个月的陈旧性骨折的手术治疗，由于存在牙颌关系错位，多数还伴有张口受限，甚至多数牙缺失，导致颌位空间位置失去参照标准，使得手术难度加大，手术方式不能完全按照正颌外科的传统模式进行，有时需要采用变通的方式，如复位加骨切开、截骨加植骨以及植入人工材料等方式矫正面部畸形。本节主要介绍常见创伤性牙颌面畸形的正颌手术矫治，而伴有严重颌面软硬组织缺损的情况这里不予讨论，请参见颌面创伤或修复重建外科相关章节内容。

一、面中部骨折错位愈合

面中份骨骼主要包括上颌骨、颧骨及鼻筛区骨。面中部损伤可能波及诸多骨乃至邻近重要器官，如大脑与眼球。对伴有颅脑损伤的面中份骨折，由于必须先抢救生命，处理颅脑损伤，可能延误了及时治疗面中部骨折的时机。加之颌面部血运较丰富，伤后软硬组织愈合较快，因此容易造成面中部骨折的错位愈合，导致继发性牙颌面畸形的发生。

上颌骨为面中部的重要骨骼，内有上颌窦，形态不规则，骨质较薄弱，受损伤后易发生骨折，且骨折线走向多不规则。上颌骨骨折可分为 Le Fort Ⅰ~Ⅲ型骨折，也可为单纯的上颌窦前壁骨折或眶下骨折。上颌骨骨折经常不同程度地波及鼻骨、颧骨、眶骨等。由于打击力量的大小、方向和作用部位不同，可发生单侧或双侧骨折。

上颌骨骨折后畸形表现各异。骨折移位后可致面中 1/3 塌陷、变长、颅面分离。由于上颌向后下移位，导致殆平面下降，上下后牙早接触，前牙开殆或反殆。同时伴有下颌运动障碍。

上颌骨骨质较疏松，血运丰富。如骨折后未及时、积极有效地处理，易发生错位愈合。早期的错位愈合，骨折处尚为纤维性组织，可凿开原骨折线，松动骨折块，恢复正常咬合关系后行坚固内固定。但对较晚期的错位愈合，则必须根据畸形情况重新选择切骨术式矫治面中部畸形，恢复原有容貌和正常咬合关系。

（一）Le Fort Ⅰ型骨切开术

任何类型的 Le Fort 分类骨折，只要不伴有鼻眶区及颧骨明显异常者，均可采用 Le Fort Ⅰ型骨切开术式矫正面中份塌陷、面部垂直向及水平向的位置异常。通过移动上颌骨，恢复面部外形及咬合关系。无论原有骨折线的走向如何，截骨线均采用常规的 Le Fort Ⅰ型骨切开术进行矫正（图 19-8）。

（二）Le Fort Ⅱ或Ⅲ型骨切开术

对上颌骨骨折错位愈合伴有上颌及鼻眶区后缩，造成面中份骨骼整体后下移位、面中份塌陷者，可根据具体情况采用 Le Fort Ⅱ或Ⅲ型骨切开术进行矫正。

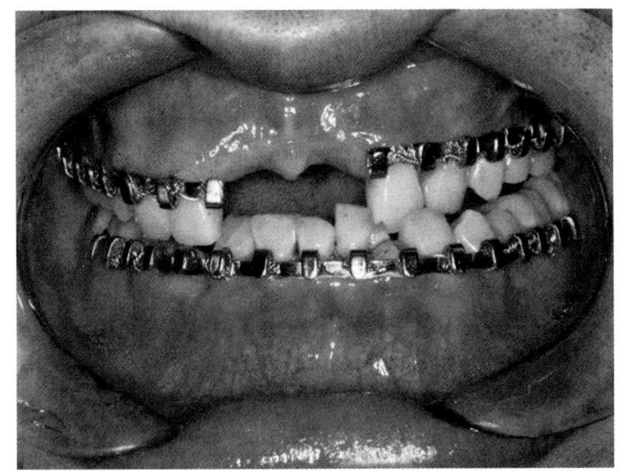
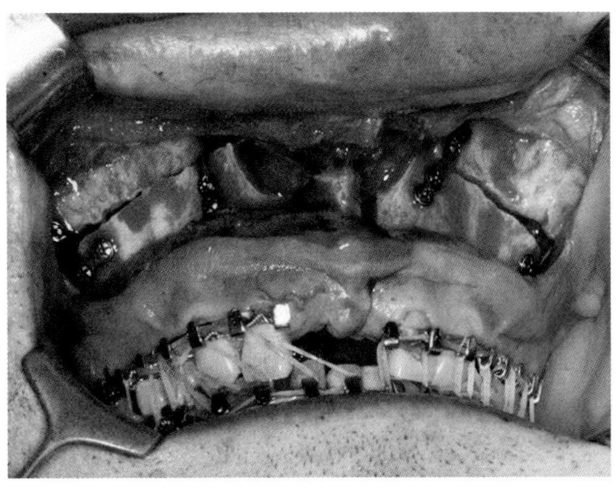

图 19-8　Le Fort Ⅰ型骨切开术矫正创伤后错殆

二、下颌骨骨折错位愈合

下颌骨是颌面部体积最大、位置较突出的骨。其损伤的概率较高，居颌面骨骨折的首位。下颌骨骨折的好发部位有颏部、颏孔区、髁突颈部及下颌角部。下颌骨骨折后的移位主要受打击力量和方向、肌肉牵拉等因素的影响。在临床中，单纯下颌体骨折错位愈合不多见，但由于颏部粉碎性骨折或髁突骨折未得到及时与正确处理而导致的继发性牙颌畸形并不少见。

（一）颏部粉碎性骨折错位愈合伴骨缺损

对多发的或粉碎性颏部骨折，两骨折线之间的骨段可因颏舌肌、颏舌骨肌、下颌舌骨肌和二腹肌前腹的牵拉而向后下移位，造成下颌牙弓狭窄及错殆畸形。

如果骨折后时间较长或未得到及时处理，骨折断端已发生愈合，有时候还伴有骨质缺损，对这种陈旧性骨折，应在术前取模型进行仔细分析与研究。通过对模型的切开、移动与拼对，明确需要重新切开的部位、骨段的移动方向以及是否需要植骨以及植骨量的多少。对颏部粉碎性骨折伴骨质缺损者，可能存在下牙弓缩窄，对这类患者的矫治必须扩宽下颌牙弓，重新协调上下牙弓宽度并恢复其良好咬合关系，可采用颏正中部植骨加重建板固定的方法进行整复，也可采用牵张成骨技术进行矫治，这种方法无须植骨且可同时扩张软组织。

（二）髁突骨折错位愈合或缺失

双侧髁突骨折错位愈合主要表现为下颌顺时针旋转，下颌支变短，颏后缩及前牙开殆。单侧髁突骨折后多有伤侧下颌支缩短，下颌偏斜，伤侧后牙早接触，前牙及对侧牙开殆。有时候在临床中还可能见到因各种原因将髁突摘除的创伤病例，也存在类似的牙颌畸形。对这类牙颌畸形的矫治，应根据个体情况选择合适的手术方案。通常须采用下颌支矢状骨劈开术前移并旋转下颌骨，关闭前牙开殆，恢复咬合关系及面型。如果颏部的突度仍然不足，可同期做颏前徙成形术。对髁突缺失的患者，可行关节重建术并恢复下颌支高度。对咬合已发生错乱者，可请正畸医师会诊，通过术前与术后正畸治疗重新建立稳定的殆关系。

三、注意事项

（一）骨折时间问题

与正颌外科骨切开术不同，陈旧性骨折造成的牙颌畸形截骨应注意时间问题，伤后超过3周、少于2个月的病例，骨折从组织学上和影像学上并未完全愈合，这些情况需要注意手术中应采用复位加骨切开的方式，即骨折愈合的部位采用骨切开，而未愈合处尽量沿原骨折线重新打开骨折线，使错位的骨折段复位，恢复咬合关系。例如低位上颌骨骨折应避免在原骨折线处做截骨，以防止在撬动时发生原骨折线与新骨切开线之间的骨缺损，给骨折固定造成困难。而对于3个月以上的牙颌畸形，术中也发现骨折线消失的患者，可重新选择骨切开线手术。

（二）骨折块的血运

由于发生过骨折，且组织愈合与局部血运正在进行或构筑当中，再次做骨切开时应依照正颌外科的手术原则，防止损伤软组织蒂导致切开后的骨折块坏死。上颌骨应特别注意保护位于上颌骨后内壁的腭降动脉，以薄骨凿行上颌窦内侧壁离断时，切忌骨凿进入太深，凿断血管。行翼上颌连接离断时，骨凿方向切忌向上，并以手指在口内感知骨凿深度及方向。当行颌骨分段截骨时，应考虑分开的牙-骨块的血运问题，防止牙及骨段的坏死。

（三）骨切开位置与注意事项

一般来说，截骨位置可选择在原骨折线处，打开骨折线，恢复咬合关系即可，但是有些情况则不是如此，截骨线可与骨折线不在一处，例如由于髁突骨折造成的下颌支变短，使正常侧牙列向患侧移位导致咬合畸形，此时可选择下颌支的垂直骨切开术或矢状劈开术，一方面使下颌支高度增加，另一方面使咬合关系复位。也有下颌骨多处粉碎性骨折者，下颌骨在扭曲的状态下发生错位愈合，此时可行下颌骨的分段截骨，截骨方式采用环皮质骨切开，保护好下牙槽神经血管束，截骨时用骨凿震开而非劈开，然后各骨块分别对位咬合关系，并戴入殆导板维持咬合关系，最后做骨折的重新固定。

行Le Fort Ⅱ型、Ⅲ型骨切开术时，其难度在眼眶内下缘的截骨，此处的骨切开线应绕过泪囊窝的后边向下到眶下缘，避免损伤泪器与内眦韧带的附着，然后截骨线与颧上颌缝截骨线相连。鼻根部截骨的角度特别重要，应避免角度偏上造成颅底骨折和脑脊液鼻漏。一般角度参照术者手指放于口内硬腭区，骨凿放置的方向指向硬腭后缘，凿开鼻中隔的骨性部分，用上颌把持钳夹持住硬腭，用力将上颌骨向下向前做折断降下。

殆平面与颅底平面形成45°角，当高位Le Fort型骨折错位愈合时，上颌骨常常沿颅底平面向下、向后移位，致使面部拉长，下颌骨下移，形成开殆畸形（图19-9A），遇到这种情况时，截骨后应注意将整个上颌骨行向上、向后复位，并做坚固内固定，这样下颌骨可随之旋转，消除开殆畸形，并防止面中部更加拉长（图19-9B）。

（四）咬合关系的维持

创伤性牙颌面畸形手术矫正后最大的问题是咬合的维持，多数患者的牙列并不完整，殆导板的制作与配戴都困难，术后牙殆关系再次发生问题的情况经常出现，因此术前应选择合适的办法做颌间固定，牙列完整时可利用带钩正畸托槽进行固定；如牙齿稀少时可选择颌间固位螺钉做颌间固定；无牙齿可利用时，可使用导板式殆托固定颌位关系。关节强直患者正

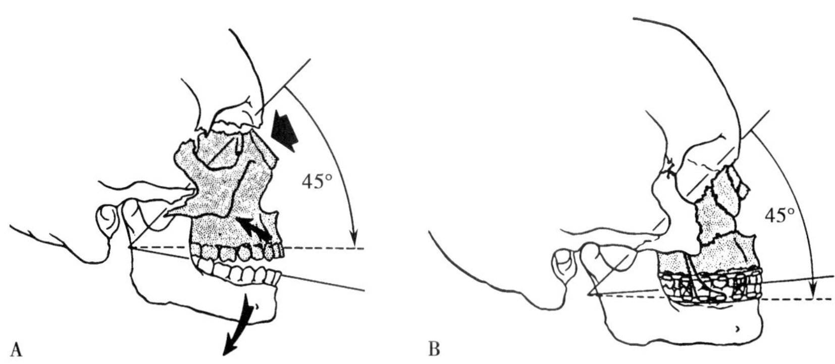

图 19-9　高位 Le Fort 型骨折及复位时的情形

A. 面中份骨折致开𬌗；B. 复位并固定。

颌外科术后咬合关系的固定也经常出现矛盾，一方面骨切开处愈合需要固定；另一方面关节在术后需要早期张口训练，这个矛盾可采取交替进行的方法，密切观察咬合与开口情况予以处置。

临床实践证明正颌外科是治疗创伤性，特别是陈旧性骨折所致牙颌面畸形的一种可靠技术与有效手段。这种方法可以通过颌面外科与口腔正畸医师的密切合作，经过模型外科分析，定位𬌗板的制作以及必要的术前术后正畸治疗，使创伤性牙颌畸形患者获得咬合功能与面部外形的良好恢复。

计算机辅助外科是近年来出现的基于数字化医学图像与信息科学的一种新技术。这种技术在颌面创伤与正颌外科领域的应用，特别是对伴有颌骨与牙列缺损的修复重建外科与种植外科的手术设计，值得期待。

（刘彦普）

参 考 文 献

1. 王兴，张震康，张熙恩. 正颌外科手术学. 济南：山东科技出版社，1999
2. 张益，孙勇刚. 颌骨坚固内固定. 北京：北京大学医学出版社，2003
3. 张伟，黄训，于子莹，等. 颌面部骨折 1 097 例临床分析. 吉林医学，2006，27(9)：1061-1062
4. 胡锦，姚海军，刘永，等. 华东六省一市颅脑创伤合并颅面损伤住院患者调查. 中华神经外科疾病研究杂志，2009，8(1)：47-52
5. 张清彬，东耀峻，李祖兵，等. 正颌外科技术在陈旧性颌骨骨折治疗中的应用. 中国口腔颌面外科杂志，2008，6(4)：200-302
6. 田卫东，汤炜. 口腔颌面数字化外科的应用与展望. 口腔颌面外科杂志，2008，18(6)：381-384
7. 刘彦普，龚振宇，何黎升，等. 大块下颌骨缺损的个体化数字设计及外形与功能重建. 中国修复重建外科杂志，2005，19(10)：803-806
8. 邹立东，张益，何冬梅，等. 1 084 例颌骨骨折的临床回顾性研究. 中国口腔颌面外科杂志，2003，1(3)：131-134
9. 史俊，邱蔚六，徐兵，等. 1 420 例颌面部创伤患者临床分析. 上海口腔医学杂志，2008，17(6)：574-577
10. BELL W H. Modern practice in orthognathic and reconstructive surgery. Volume Ⅲ. Philadephia：W. B. Saunders company，1992
11. FONSECA R J. Oral and maxillofacial surgery. Volume Ⅲ. Philadephia：W. B. Saunders Company，2000

12. YAREMCHUK M J, GRUSS J S, MANSON P N. Rigid fixation of the craniomaxillofacial skeleton. Oxford: Butterworth-Heinemann, 1992

13. MATHOG R H. Maxillofacial trauma. Baltimore: Willianms and Wilkins, 1984

14. YOKOO S, KOMORI T, FURUDOI S, et al. Orthognathic surgery for occlusal reconstruction of old malunited jaw fracture. Kobe J Med Sci, 2006, 52(3): 37-47

15. TERAJIMA M, YANAGITA N, OZEKI K, et al. Three-dimensional analysis system for orthognathic surgery patients with jaw deformities. Am J Orthod Dentofac Orthop, 2008, 134: 100-111

第二十章　颞下颌关节强直继发颌骨畸形的矫治

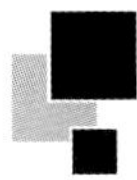

颞下颌关节强直在经济发达的欧美国家已经非常少见。但在发展中国家，特别是在中国、印度、埃及等人口众多的国家，则是口腔颌面外科的一种较为常见的疾病。外伤是颞下颌关节强直的主要病因。但在经济不发达地区，关节及其周围区域的感染所造成的颞下颌关节强直仍占有较大比例。颞下颌关节强直好发于儿童及青少年，发病年龄在15岁以内的儿童约占75%~90%。此类患者除存在开口受限外，常会继发下颌骨的发育不足、小下颌畸形伴阻塞性睡眠呼吸暂停(obstructive sleep apnea，OSA)、面部不对称畸形、咬合平面及口角偏斜、咬合关系紊乱、牙列拥挤、下前牙过度唇倾等。部分患者尚可发生上颌骨、颧骨、颧弓等继发性的位置关系失调。患者的患病年龄越小、病程越长，产生的颌面部畸形越严重。

第一节　颞下颌关节强直与颌骨发育畸形的形成

关节强直是指由于疾病、损伤或外科手术而导致的关节固定，运动丧失。颞下颌关节强直(ankylosis of temporomandibular joint)在临床上可分为关节内强直和关节外强直两大类。关节内强直是由于一侧或两侧关节内发生病变(创伤或感染等)造成的髁突与关节窝之间形成纤维性或骨性粘连，简称关节强直，亦称为真性关节强直；关节外强直是由于病变(创伤、放疗或感染等)导致口颊部或上下颌间软组织的瘢痕挛缩，引起开口受限，而关节本身的结构正常，亦称为假性关节强直或颌间挛缩(intermaxillary contracture)。此外，关节内和关节外强直同时存在者，称为混合性强直。本章着重讨论关节内强直继发颌骨畸形的临床治疗。

一、颞下颌关节强直对颌骨发育的影响

(一) 下颌骨的生长发育

下颌骨在出生后1.0~1.5岁时左右两侧骨融合完成。此后下颌骨通过两种生长方式进一步发育，即软骨成骨和骨表面增生。除髁突表面具有软骨生长能力外，下颌骨体积及长度的增加，都是由骨膜下骨表面基质的沉积形成。这种基质的沉积又与肌肉的作用、髁突的生长和牙齿的萌出有关，并由此决定了下颌骨的生长。多数学者认为下颌骨的生长符合功能生长理论。特别是下颌角和喙突的形成主要是依靠咬肌、翼内肌及颞肌的功能运动。

下颌骨的生长包括三个方向的生长。

1. 长度的增长　下颌骨依靠下颌支前缘陈骨吸收和后缘及外侧新骨增生而增加长度，

以此提供恒磨牙的萌出位置。髁突软骨向后上方向生长也使下颌骨长度明显增加。同时，下颌骨外侧新骨增生、内侧陈骨吸收，也可使下颌骨的长度进一步增加，并可使两侧下颌角的距离增加，使下颌骨向四周扩大，为呼吸道的发育提供更广阔的空间。下颌骨的增长以磨牙区为最多。据测算，以第二乳磨牙至下颌角距离为例，在新生儿约为 10mm，6 岁时约为 20mm，成人时则为 45~50mm。下颌骨长度的增长，女孩比男孩早 1 年。进入青春期后，男性下颌骨会加速生长。

2. 宽度的增长　下颌骨外侧面新骨增生，内侧面陈骨吸收可增加宽度。随着下颌骨向后生长，髁突也随颞凹向侧方生长，使下颌支宽度增加。

3. 高度的增长　下颌支高度的增加主要是靠髁突新骨的生长。生长发育过程中下颌角的形成使下颌支高度进一步增加。此外，喙突在生长过程中也可使下颌支高度有所增加。

颏是灵长类中只有人类才具有的特征。从幼儿到成人的发育过程中，颏的基底部和前牙区根尖部下方的骨质增生，根尖部的牙槽附近的骨质向内吸收，使颏部慢慢地突出来。颏部的突出程度对侧貌的和谐具有重要意义。

颌面部的生长发育与全身发育基本同步，具有性别差异和个体差异，并与牙的萌出有关。颌面部的发育包括四个快速期。第一快速期：3 周~7 个月，为乳牙萌出时期；第二快速期：4~7 岁，为第一恒磨牙萌出时期；第三快速期：11~13 岁，为第二恒磨牙萌出时期；第四快速期：16~19 岁，为第三恒磨牙萌出时期。在生长发育期内发生的颞下颌关节强直均会导致颌面部的继发畸形。

（二）颞下颌关节强直对下颌骨生长发育的影响

在颞下颌关节强直形成的过程中，髁突的正常组织结构被破坏，表面的纤维软骨层逐渐消失，取而代之的是纤维结缔组织的长入，并使髁突与同样遭受外伤或炎症破坏的关节窝、关节结节及周围解剖结构发生粘连，形成纤维性强直。在此基础上，增生的纤维结缔组织可逐渐骨化，使关节窝、关节结节和髁突之间发生骨性粘连并融合成一个骨球。关节的正常解剖结构消失，形成骨性强直。

髁突的软骨生长是下颌骨长度和高度增长的主要来源。颞下颌关节发生纤维性强直后，髁突软骨被破坏，失去了向后上方生长的能力，使患侧下颌骨长度特别是下颌支高度的发育出现明显不足。

开口受限的程度在关节纤维性强直时差异较大，开口度可从不足 10mm 到大于 20mm 不等。总体对咀嚼和进食影响不严重，仍可为下颌骨表面增生提供必要的生理性刺激。只是由于功能运动的幅度明显减小，下颌骨长度和宽度的增加仍少于正常状态下的下颌骨增长。因此纤维性强直继发的下颌骨畸形相对较轻，较少发生重度发育障碍。

部分关节纤维性强直可长期存在而不发生骨性强直。但多数情况下关节及其周围增生的纤维结缔组织会逐渐发生钙盐沉积，最终骨化成一个骨球，形成关节骨性强直。这一骨化过程的跨度个体差异较大。骨性强直形成得越快、越早，对颌骨的发育越不利。此时开口度多小于 5mm，甚至完全不能开口。

从关节强直发生与快速生长期的关系方面观察，当强直发生在快速生长期时，患儿的面部发育障碍会很快显现出来。但是当强直发生在两个快速生长期之间时，在进入下一个快速生长期之前，面部的畸形可能并不明显。关节强直发生时的年龄越小，病程越长，受影响的快速生长期越多，继发的颌面部畸形越严重。发生在婴幼儿时期的关节强直多会造成明

显的颌骨畸形并可伴发重度的OSA（图20-1）。如果关节强直发生在处于生长发育过程中的儿童、青少年，因病变程度和病程长短可出现不同程度的颌骨发育畸形。严重者可造成重度的小下颌畸形伴OSA（图20-2）。如果关节强直发生在颌骨生长发育已基本稳定的青年或成年人，则不会造成患者明显的面部畸形。

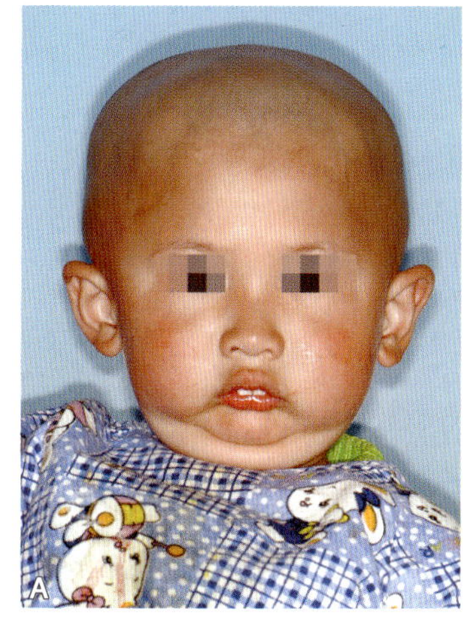
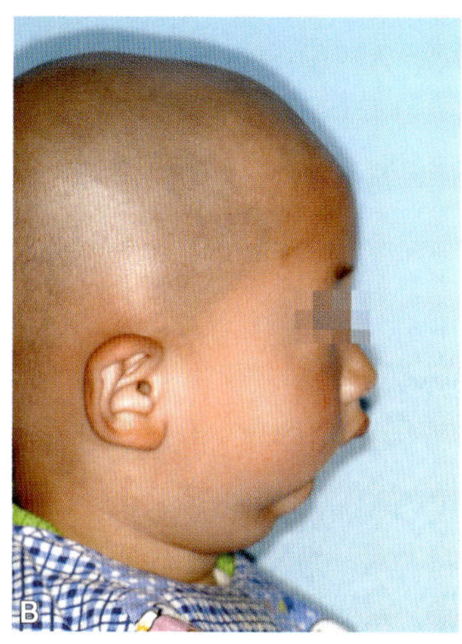

图20-1　幼儿关节强直继发颌骨畸形
A. 正面像；B. 侧面像。

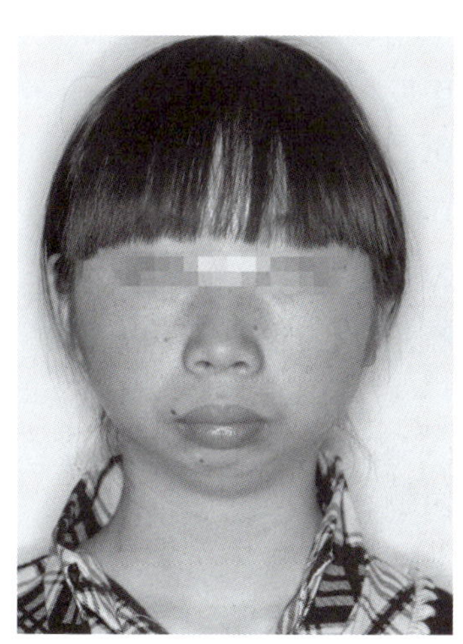
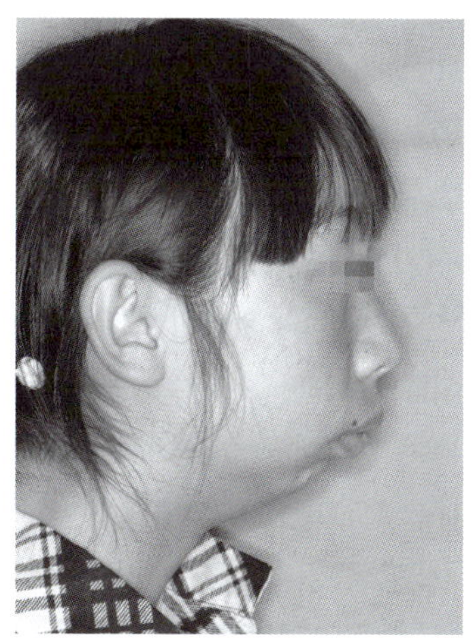

图20-2　儿童关节强直继发重度小下颌畸形

（三）颞下颌关节强直继发颌骨畸形的临床表现

1. 开口困难　如果是没有进行过颞下颌关节强直假关节成形术或是术后关节强直复发的病例，则仍存在开口困难或完全不能开口。开口困难的程度因强直的性质而不同，纤维性强直可有一定的开口度；而骨性强直则几乎不能开口。

如果是已经进行过颞下颌关节强直假关节成形术并且没有复发的病例，则开口度可基本正常。

2. 颌骨发育畸形　单侧颞下颌关节强直以面部不对称为主要表现。下颌及颏部偏向患侧。患侧下颌体、下颌支短小;上颌垂直高度不足,上颌平面偏斜,上颌患侧殆平面、患侧下颌下缘高于健侧;患侧面部软组织丰满;健侧下颌由于发育基本正常,面部显得扁平。如果患侧下颌骨明显发育不足,侧貌可表现为轻度或中度小颌畸形。

双侧颞下颌关节强直的面型基本对称,以小颌畸形为主要表现。特别是发生在婴、幼儿或儿童时期而又没有及时治疗的关节强直,可继发严重的小颌畸形。因下颌过小,使上颌呈现假性前突,形成特殊的小下颌面容(见图 20-1)。

根据北京大学口腔医院颌面外科对 22 例男性关节强直继发重度颌骨畸形患者的 X 线头影测量分析显示,儿童青少年时期发病的成年患者除存在严重的下颌骨矢状向和垂直向的发育不足外,同时存在上颌前牙舌倾、下颌前牙过度唇倾、下颌前牙牙槽突明显过度生长、舌骨严重下移位、后气道间隙明显变窄等特征性变化。

受到下颌骨发育不足的影响,上颌骨在矢状方向同样存在发育不足。而且由于患者上下唇闭合困难,上唇对上颌前牙作用力增加,造成上颌前牙的舌倾变化。本组病例的 SNA 角均值为 80. 2°,上颌中切牙角(UI-SN)均值为 96. 7°,与正常均值 SNA 角 82. 8°和 UI-SN 角 105. 7°比较,差异具有高度显著性。

在生长发育过程中,为扩大固有口腔容积以容纳舌体和口底组织,维持正常生理机能,患者下颌前牙出现了明显唇倾,下颌中切牙角(LI-MP)均值达 110. 2°,远大于正常参考均值 92. 6°。为了弥补下颌发育不足,建立前牙的咬合接触,患者出现牙槽突的过度生长,自切端至颏下点距离明显变长。同时,为了减轻对呼吸道的压迫,舌体和口底组织向下方移位,舌骨位置明显降低,距下颌下缘的距离 MP-H 达 29. 6mm,比正常值增加了近两倍。

3. 咬合关系紊乱与牙体、牙周疾患　单侧关节强直常发生牙弓形态不对称,殆平面偏斜,殆曲线不对称。下颌磨牙因萌出间隙不足而发生不同程度的萌出不全、错位萌出或阻生。前牙区多发生牙轴倾斜、深覆殆、深覆盖。下颌前牙唇倾明显,双侧关节强直牙弓形态、殆平面及殆曲线基本对称。但下颌牙弓狭窄,磨牙可发生正锁殆。前牙区深覆殆、深覆盖。下颌前牙唇倾更为明显,牙槽突过长。

由于长期不能开口和正常咀嚼,牙齿缺少自洁作用,患者口腔卫生差,龋齿、残冠、残根和牙周组织疾病较为常见。

4. 阻塞性睡眠呼吸暂停　婴、幼儿或儿童时期发病者常形成严重小下颌畸形,由于开口受限和下颌骨的严重发育不足使口腔容积明显减小,舌体和口底软组织出现后移位压迫呼吸道,造成后气道间隙明显狭窄。北京大学口腔医院颌面外科的一组临床病例头影测量结果显示后气道间隙均值为 3. 63mm,不足正常成人均值(12. 12mm)的三分之一,因此患者均伴有中度或重度的阻塞性睡眠呼吸暂停。表现为睡眠中反复发作的以呼吸暂停和通气不足为主的呼吸紊乱,伴有打鼾,频繁发生血氧饱和度下降,高碳酸血症和睡眠结构紊乱,可出现日间极度嗜睡,甚至造成全身生长发育障碍,身高和体重明显低于同龄儿童。

二、颞下颌关节强直的手术治疗

颞下颌关节成形术(arthroplasty of temporomanibular joint),又称为假关节形成术,是目前治疗颞下颌关节强直、解决张口受限的唯一方法。1826 年 Barton 首次采用髁突切除术治疗

骨性颞下颌关节强直,开创了骨性颞下颌关节强直手术治疗的先河。经过近两个世纪的不断探索与研究,在世界各国口腔颌面外科医师和矫形外科医师的共同努力下,骨性颞下颌关节强直的治疗效果得到了显著提高。在手术方法的改进、关节重建材料的选择、术后关节功能的康复训练等方面均积累了大量有益的经验,取得了长足的进步。使骨性颞下颌关节强直患者术后的复发率由早期的50%~70%降低至现在的不足20%。但是无论采用何种手术方法仍然无法完全避免关节强直的术后复发。特别是儿童患者,术后存在较高的复发比例。如何降低术后复发率目前仍是困扰口腔颌面外科医师的临床难题之一。

(一)颞下颌关节成形术的手术方法

经典的颞下颌关节成形术的手术程序为:充分切除强直部位的增生骨质;切除患侧喙突;必要时切除对侧喙突或行关节成形;颞肌筋膜瓣或人工材料衬垫关节窝;应用植入物重建下颌支,维持截骨间隙和下颌支高度;植入物行坚固内固定;早期的功能锻炼。目前,这一治疗程序已被多数学者所认同。而手术方法的区别主要在于重建下颌支的植入物种类的不同。

1. 自体骨移植　颞下颌关节成形术中肋骨肋软骨复合体移植是目前临床最常用的较为理想的植入物。肋骨肋软骨复合体容易获得并可多次切取。具有足够长度用于重建下颌支高度。儿童患者的肋骨肋软骨复合体尚具备一定的生长潜力。但手术操作相对复杂,术后可能出现植入骨的感染、吸收、折断,甚至过长。可能发生供骨区的并发症。而且儿童患者肋骨骨质较为疏松,不易获得牢固的固定效果,影响术后开口训练。

此外,喙突移植颞下颌关节成形术(图20-3)、下颌支后缘截骨倒置颞下颌关节成形术在临床中也较为常用。其优点是避免了开辟第二手术区取骨的操作。

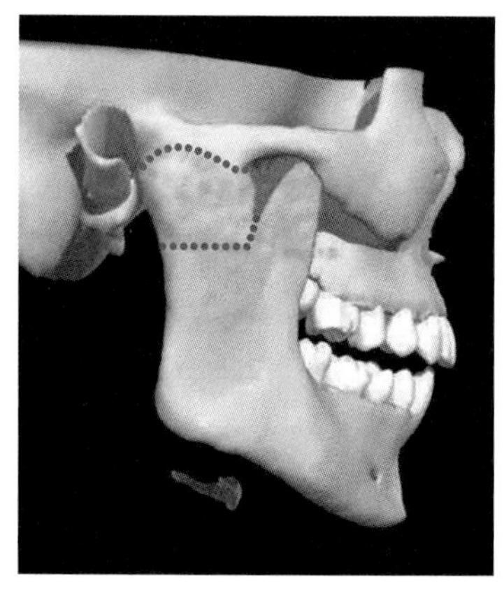
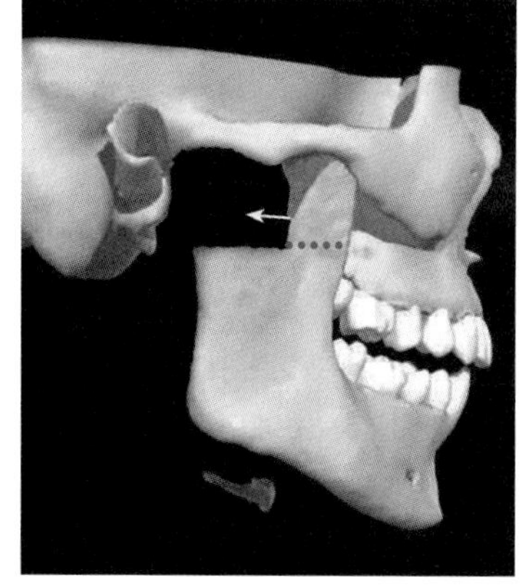
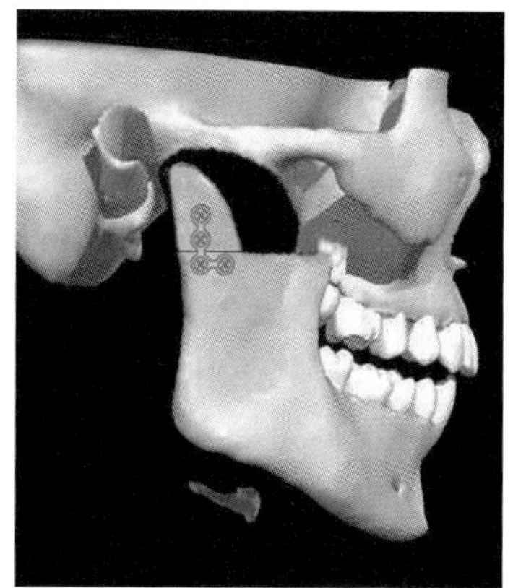

图20-3　喙突移植颞下颌关节成形术

2. 人工材料　颞下颌关节成形术中使用医用高分子聚合材料、金属等人工代用品或人工关节进行颞下颌关节成形,可简化手术操作,但有可能发生植入物破碎、移位、异物反应等并发症。人工关节费用昂贵,普通患者难以承受。

3. 牵引成骨　颞下颌关节成形术的手术方法是在去除增生骨质形成截骨间隙后,于下颌支后缘残端制备传送盘(transport disc)。以关节成形牵引器将其与下颌支残端固定。术后通过牵引器的牵引来形成一个新的髁突,重建关节结构(图20-4)。此方法为颞下颌关节

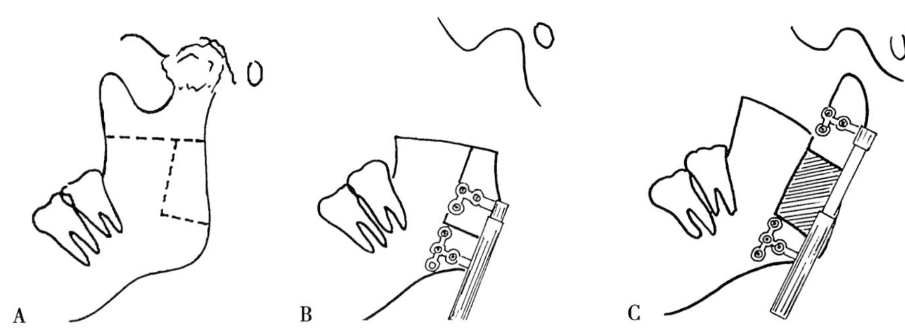

图 20-4　牵引成骨颞下颌关节成形术

A. 截骨线设计；B. 截骨与牵引器固定；C. 牵引成骨治疗完成。

成形术提供了一种新的治疗手段。手术操作较为简便；避免了取骨和植骨；允许早期开口训练，有效降低术后复发率；传送盘具有良好的血液供应，能预防移动骨段骨质的吸收，保证了新形成的假关节的稳定性。其不足之处在于需要二次手术取出牵引器。

4. 关节松解术　适用于关节纤维性强直手术治疗。手术原则是彻底清除关节内的纤维组织，摘除残余骨折片，在关节前内侧找到移位的关节盘，予以复位并缝合固定。

（二）颞下颌关节成形术手术时机的选择

成人及生长发育基本稳定的青年患者关节成形手术应尽早进行，以解决患者的开口功能。此点在临床上不存在争议。争论焦点主要集中在幼儿及进入快速生长发育期的青少年患者的手术时机。部分学者认为髁突是下颌骨的生长中心，由于关节强直的破坏，此中心的生长速度减弱或停止，但仍可能存在一定的生长发育能力。依据是部分患者在儿童时期发病，没有进行任何治疗，成年后并没有出现明显的颌面部发育畸形。因此主张在儿童、青少年生长发育基本稳定以后再进行关节成形手术，防止由于手术对生长中心的进一步破坏而加重面部畸形。而且此阶段患者的成骨能力强，术后又难以配合坚持开口训练，关节强直容易复发。一旦复发不仅进一步影响下颌骨发育，也给第二次手术增加了困难。多数学者则对此持不同意见。他们认为颌骨的生长动力主要来自于呼吸、开口、咀嚼等功能刺激，髁突的破坏只对髁颈部以上的发育产生影响，不会造成颌骨发育障碍；并强调手术的干预能早期恢复开口功能并使颌骨继续发育，有效改善面部畸形。认为最佳手术年龄为 6~11 岁。同时也不提倡过早手术。也有少数学者认为手术是否会阻碍或促进颌骨生长并不明确。早期手术至少可以改善患者口腔卫生，预防猖獗龋的发生，使患者恒牙得以保留。所有学者都强调了术后张口训练的重要性。

根据北京大学口腔医院颌面外科的经验，儿童、青少年关节成形术应尽可能避开颌面部的发育快速期，特别是青春期。此阶段患者的成骨能力旺盛，术后复发风险增加。临床典型病例为 1 例 6 岁女性患者，关节成形术后开口训练 2 年以上并且没有明显阻力，开口度始终维持在 35mm 以上。进入青春期后突然出现开口困难，虽然再次进行积极的开口训练，但 1 年后关节强直复发。我们认为早期手术可选择在 6~7 岁进行。此时患者已经基本度过第二个快速发育期并可配合术后的开口训练。不提倡过早手术。因为手术本身也可造成颌骨发育障碍，而且关节成形手术对关节区的创伤同样可以成为强直复发的病因。

早期手术虽可尽早解除开口受限，促进颌骨和全身生长发育，但术后复发可能性增大。生长发育稳定后再手术可明显降低术后复发率，但会加重颌骨继发畸形。如何选择关节成

形术的手术时机目前并没有统一观点，需要术者灵活把握。

总之，何时进行关节成形手术受诸多因素影响，如患者的就诊年龄、发病年龄、开口受限程度、颌骨继发畸形程度、是否伴有 OSA、营养状况、发育状况、配合能力，包括患者的经济状况、对矫治效果的期望值等。术者应结合临床经验和患者的具体情况，为患者设计一套尽可能完善且实际的治疗程序。对于已经发生关节强直术后复发的患者，再次进行关节成形手术应慎重，尽可能安排在生长发育稳定后进行。

第二节　颞下颌关节强直继发颌骨畸形的矫治

颞下颌关节强直继发的颌骨畸形因发病年龄、病程长短的不同而存在巨大差异。轻、中度畸形通过常规的正畸-正颌联合治疗即可得到有效解决。而重度畸形则只能通过牵引成骨结合正畸-正颌联合治疗才能取得较为理想的治疗效果。

一、矫治原则、治疗设计与常用术式

（一）矫治原则

由于患者发病年龄、病程长短、就诊年龄、畸形程度存在较大差异，尚无法制订出统一的治疗程序。治疗上以功能和美观兼顾为原则，对不同年龄段的患者有侧重点地进行个体化治疗设计。结合患者的经济条件，在其承受能力之内完成关键的治疗。

（二）治疗设计

根据患者年龄、畸形表现、是否已经完成关节成形及治疗效果，对颌骨继发畸形进行矫治设计。其中变化较大的是对婴幼儿、儿童患者和重度小下颌畸形伴 OSA 患者的治疗设计。

1. 青少年、成年患者继发轻、中度颌骨畸形的治疗设计　关节强直继发的轻、中度颌骨畸形通过常规的正畸-正颌联合治疗即可获得有效矫治。此时期如果关节强直尚未治疗，应先行关节成形术。对于部分咬合关系基本正常且颌骨畸形较轻的患者，也可以考虑关节成形与正颌手术同期进行。必要时行术后正畸进一步改善咬合关系。同期治疗的优点是一次手术解决开口与面型问题，节省时间与费用。但正颌术后需颌间制动，增加了关节强直术后复发的风险；关节成形术后开口训练对正颌术后的骨愈合产生不利影响，甚至造成固定钛板折断或意外骨折。根据北京大学口腔医院颌面外科的临床经验，纤维性强直或骨性强直，但骨粘连范围局限，咬合关系基本正常的患者可以同期进行关节成形和正颌外科治疗。如果为关节强直复发或骨性强直粘连广泛者，为防止关节强直复发，关节成形与正颌手术分期进行更为安全。

青少年患者待其生长发育基本稳定后再开始正畸-正颌联合治疗。此时期如果患者伴有 OSA，临床症状轻、无明显低氧血症者可密切观察。低氧血症较为明显，特别是出现日间嗜睡症状时应使用持续气道正压呼吸（continue positive airway pressure，CPAP）治疗以改善睡眠状况。

2. 青少年、成年患者继发重度颌骨畸形的治疗设计　牵引成骨是治疗重度小下颌畸形伴 OSA 最有效的方法。对于关节强直继发的小下颌畸形应首选牵引成骨治疗，然后再通过

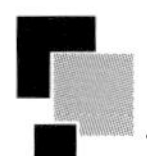

正畸-正颌联合治疗进一步改善面型和咬合关系。

如果患者尚未完成关节强直手术,可选择下列组合进行下颌骨牵引成骨与关节成形。

(1) 先行下颌骨牵引成骨,拆除牵引器时再进行关节成形。此方法的优点是利用强直的关节作为支撑,下颌骨的牵引前移更为可靠,不会因为关节成形术后的假关节后移位而抵消部分下颌骨的牵引量。

(2) 先进行关节成形,再行下颌骨牵引成骨。此方法适用于患者存在前牙区深覆𬌗干扰、不打开咬合则无法牵引前移下颌骨的患者。

(3) 下颌骨牵引成骨与关节成形同期进行。此方法可以减少手术次数。适用于下颌支体积足够大,可同时完成上述两个手术的患者。

3. 婴幼儿、儿童患者的治疗设计　患儿多以开口受限为主要就诊目的。因病程较短,多数患儿的面部畸形尚不明显。治疗设计为选择合适的年龄进行关节成形手术。如果为纤维性关节强直或局部骨球较小的骨性强直,可尽早手术。手术方法应选择关节松解术或髁突高位切除术等创伤小的治疗方法。如果骨粘连范围较广,则应在 6~7 岁时行颞下颌关节成形术。对于可能存在的颌面部轻、中度畸形可暂时不予处理。

对于部分已经发生明显小下颌畸形伴 OSA 患儿,治疗上以应用牵引成骨方法解决小下颌畸形和 OSA 为主。治疗时注意尽可能做到过度矫治,然后选择合适的时机进行关节成形手术。

术后定期复查,观察关节成形术后开口度的变化、患儿颌面部生长发育趋势、睡眠呼吸状况,必要时对出现的问题进行相应治疗。

(三) 常用术式

1. 上颌 Le Fort Ⅰ型骨切开术　用于矫正上颌骨的突度,摆正𬌗平面,调整上颌平面角。此外,还可通过上颌 Le Fort Ⅰ型分块骨切开术调整牙弓形态、整平𬌗平面。

2. 下颌支矢状骨劈开术　用于单侧颞下颌关节强直健侧下颌支,下颌前徙幅度不超过 15mm 时。也可用于关节成形术后体积和形态基本接近正常的患侧下颌支,下颌前徙幅度不宜超过 10mm。根据北京大学口腔医院颌面外科临床经验,患侧下颌支矢状骨劈开术可通过口内入路操作完成且无须植骨,但操作难度较大,具有一定正颌外科临床经验者方可使用。

3. 下颌支倒 L 形骨切开术和下颌支垂直骨切开术　是目前临床较为常用的前徙关节强直侧下颌骨的下颌支骨切开术式。通过口外入路操作,视野清楚;便于术区周围瘢痕的剥离和松解,以减少下颌前徙的阻力;植骨后的坚固内固定方便(图 20-5)。下颌前徙幅度不宜超过 10mm,前徙后形成的间隙内必须植骨。

4. 颏成形术　用于进一步增加颏部及下颌突度,加长面下三分之一高度,摆正面中线,改善面部对称性。对于轻、中度继发畸形,单纯行颏成形术即可获得明显治疗效果。

5. 颌骨牵张成骨　用于下颌体部的大幅前徙和下颌支高度的延长。当关节强直健侧下颌前徙幅度超过 15mm、患侧下颌前徙幅度超过 10mm 或患侧下颌支高度增加大于 5~8mm 时,应选择颌骨牵张成骨进行治疗。特别是对于存在严重小下颌畸形并伴有 OSA 的关节强直患者应首选牵张成骨进行治疗。此方法不仅可以逐渐延长下颌骨达 30mm 以上,而且可以同期扩张周围软组织,减少复发倾向。

6. 其他术式　此外,尚可通过下列术式,如下颌角成形术、下颌下缘修整术、颧骨成形

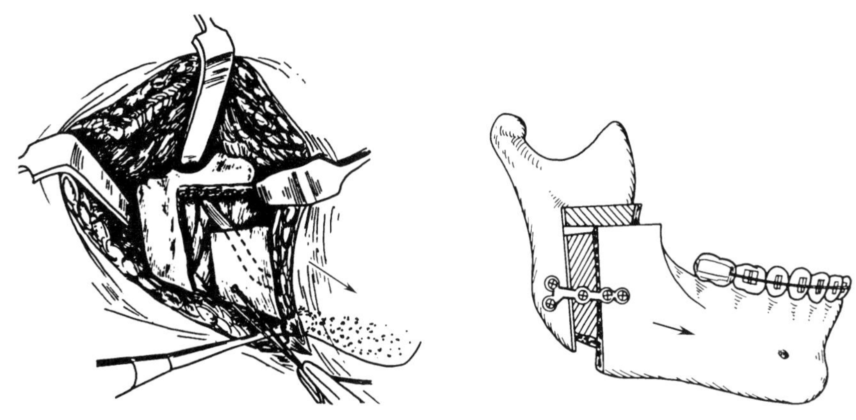

图 20-5　下颌支倒 L 形截骨术的植骨与固定

术、脂肪填充术、吸脂术、颊部软组织成形术、植骨术、人工材料植入术等，进一步改善面部对称性，提高矫治效果。

二、关节强直继发颌骨畸形的手术治疗

颞下颌关节强直分为单侧与双侧强直，其继发畸形表现不同。单侧颞下颌关节强直常继发面部不对称畸形，同时存在轻、中度小下颌畸形，部分患者可伴发轻、中度 OSA。双侧颞下颌关节强直以中、重度小下颌畸形为主要表现，常伴发中、重度 OSA。不同患者继发的颌面部畸形表现差异较大，矫治计划应针对个体制订。根据患者年龄和继发颌骨畸形程度选择合理的临床治疗设计。

（一）青年、成年患者继发颌骨畸形的手术治疗

1. 关节强直继发轻、中度颌骨畸形　此类患者的治疗类似于常规的下颌后缩畸形的正畸-正颌联合治疗。与之区别之处在于患侧下颌骨前徙幅度相对较小（不超过 10mm）。在治疗设计之初即应通过模型和 X 线片预测下颌骨前徙幅度。如果患侧下颌前徙超过 10mm 而且患者伴有 OSA 时，则应考虑是否通过牵引成骨方法进行治疗。

术前正畸设计时，为加大下颌前徙幅度，可将 34、44 牙减数，利用此间隙后移下颌前牙，加大前牙覆盖，去除下颌前牙唇倾代偿。如果患者前牙覆盖已经比较大或存在明显的开𬌗，也可以避免下颌减数，以缩短术前正畸时间。

术前正畸完成后，根据正畸效果和患者畸形表现，通过不同的术式组合矫治关节强直继发的颌骨畸形。颌骨畸形较轻、面型基本对称且上颌骨发育基本正常时，可只进行下颌前徙（下颌支矢状骨劈开或倒 L 形骨切开）结合颏成形术矫治小下颌畸形（图 20-6）。如果患者为单侧关节强直继发颌骨畸形且面部不对称明显，则须通过双颌外科治疗矫治颌骨畸形。此时患侧上颌发育受限，导致𬌗平面倾斜。患侧高，健侧低。须行上颌 Le Fort Ⅰ型骨切开术摆正𬌗平面。健侧上颌骨上移、患侧上颌骨下降，或以患侧上颌骨下降为主。下降幅度应不超过 5mm。下降后形成的间隙内须植骨并固定牢固。超过 5mm 临床不易实现且复发倾向明显，宜采用牵引成骨方法解决。必要时还可同时调整上颌突度。通过前徙（下颌支矢状骨劈开或倒 L 形骨切开）结合旋转下颌骨矫正下颌骨不对称并恢复正常咬合关系。同时行颏成形术摆正前徙颏部至理想位置（图 20-7）。

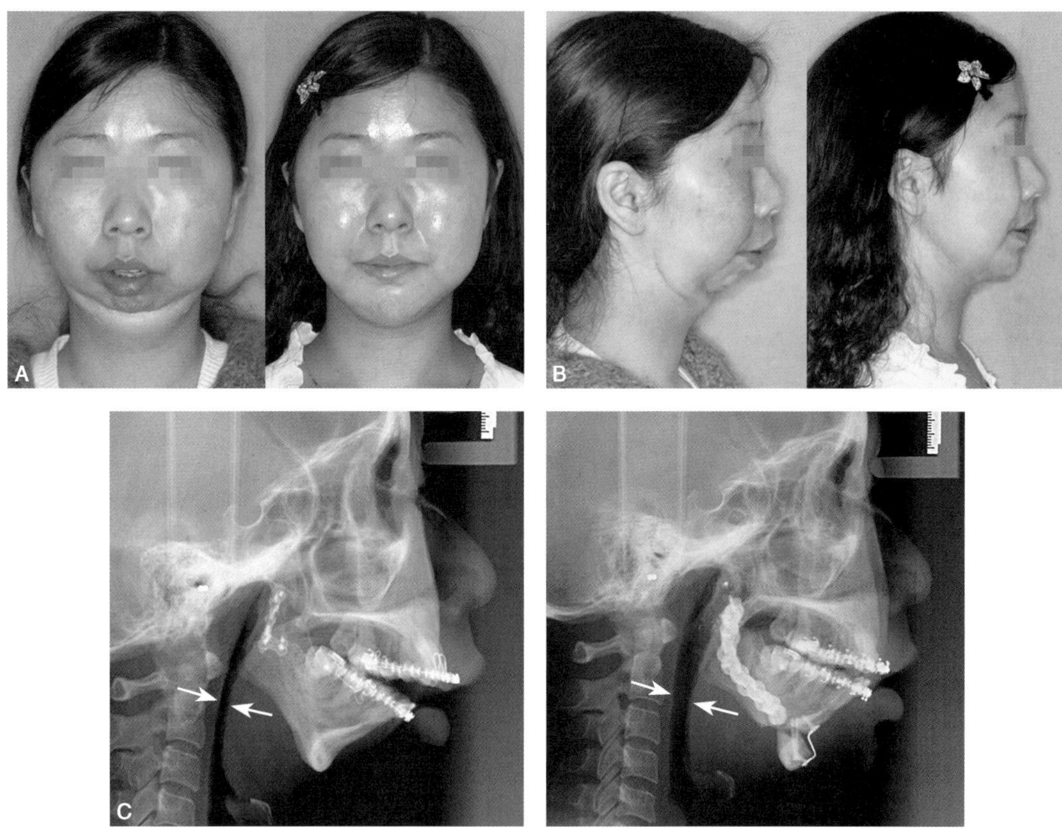

图 20-6　下颌前徙结合颏成形术矫治小下颌畸形

A. 术前术后正位面像；B. 术前术后侧位面像；C. 术前术后后气道间隙变化。

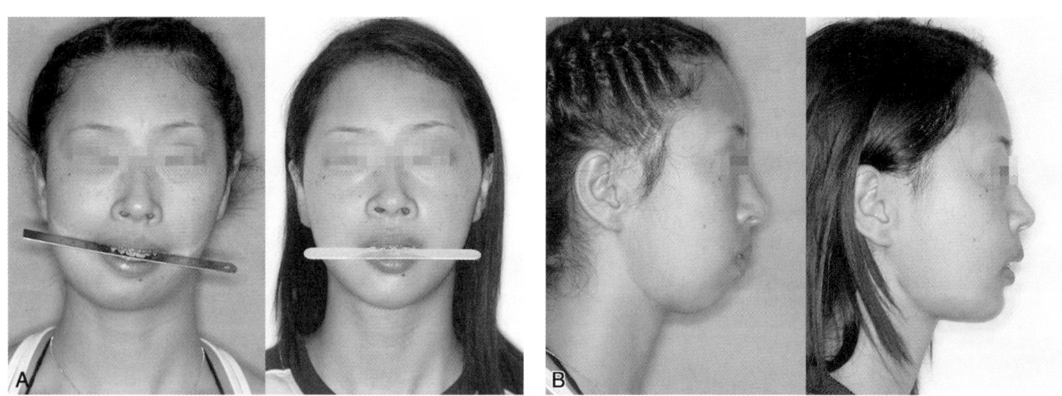

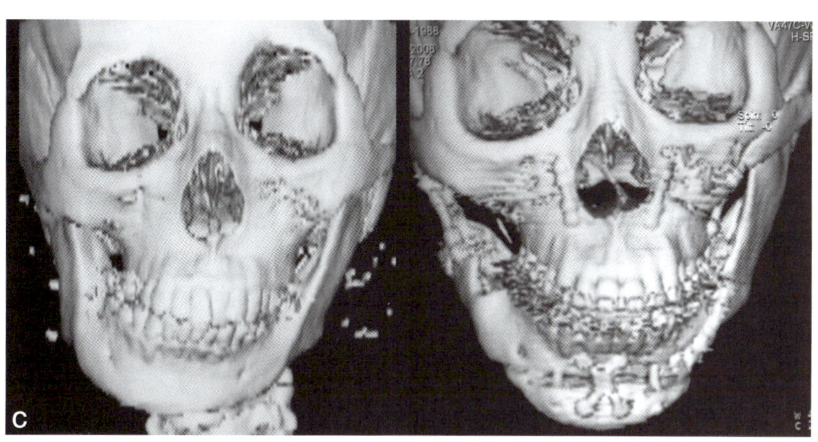

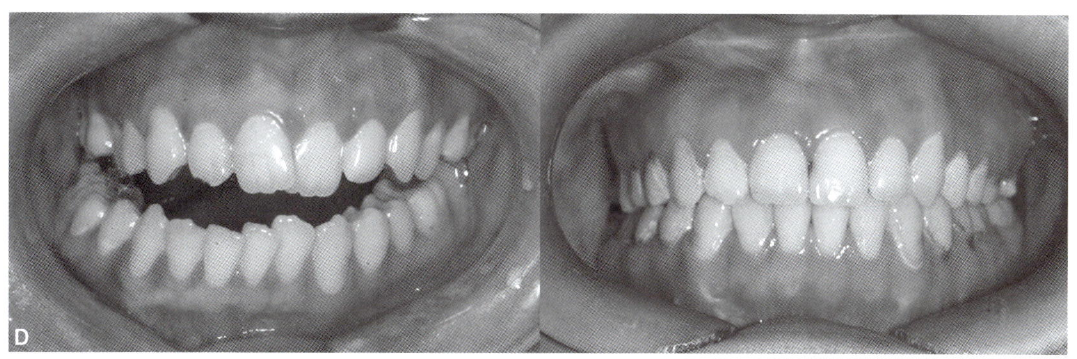

图 20-7 前徙且旋转下颌骨结合颏成形术矫治小下颌畸形
A. 术前术后正位面像；B. 术前术后侧位面像；C. 术前术后 CT 三维重建图像；D. 术前术后咬合像。

部分年轻患者虽然存在较为明显的颌骨畸形甚至已经伴发中度 OSA，但受经济条件所限，仅能完成相对简单的临床治疗。此时可在关节成形的同时行颏成形术，尽可能前徙颏部改善外观（图 20-8）。并将关节成形时去除的骨质修整后置于颏成形的台阶处防止颏唇沟过深。对于单侧强直患者还可通过修整患侧下颌下缘、于健侧颏孔区及下颌体凹陷处植骨来改善面部对称性。待患者经济状况改善后再进行系统的正畸-正颌联合治疗。

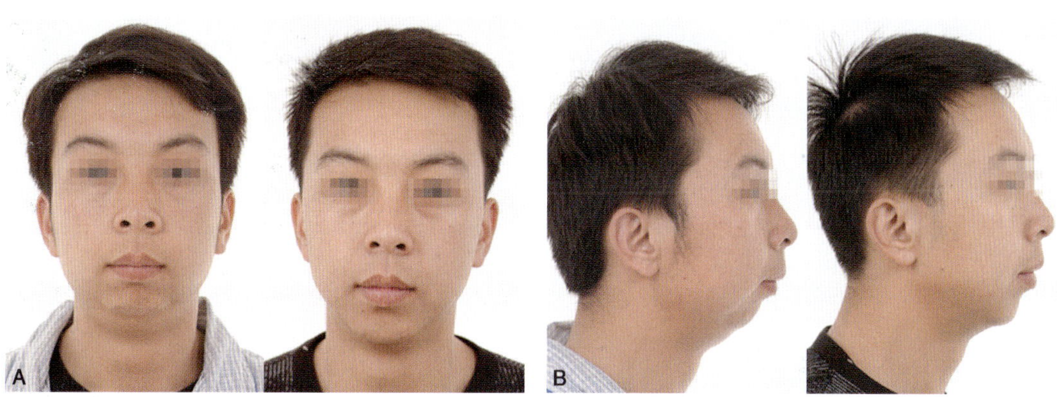

图 20-8 关节成形术结合颏成形术矫治关节强直继发颌骨畸形
A. 术前术后正位面像；B. 术前术后侧位面像。

2. 关节强直继发中、重度颌骨畸形　关节强直继发中、重度小下颌畸形患者常伴发OSA。牵引成骨可以大幅度前徙下颌骨(牵引量可超过30mm),是目前治疗重度小下颌畸形伴OSA最有效的方法,而且在逐渐延长下颌骨的同时也使其周围附着的软组织得到延长,避免了因软组织牵拉导致的畸形复发。此类患者畸形程度重、治疗方法复杂、治疗周期长,而且多数患者经济状况差。如何能够利用有限的资源完成尽可能多的治疗也是摆在医师面前的难题之一。在治疗方面,OSA治疗与容貌的改善之间也存在一定矛盾,治疗OSA所需的下颌牵引幅度大于改善容貌所需的下颌牵引幅度。对于年轻人,临床治疗应侧重于容貌改善;而中年患者,特别是肥胖患者应将治疗重点放在OSA上。

治疗的第一步是下颌骨的牵引成骨。根据X线片预测下颌前徙幅度,并确定行单侧牵引还是双侧牵引。能常规手术达到前徙量者尽量避免牵引治疗(能单侧牵引则避免双侧牵引)。部分患者可能存在下颌支高度严重发育不足,必要时也应进行牵引成骨治疗以增加下颌支高度。如使用双向牵引器则可同时完成下颌支和下颌骨的牵引延长。

牵引治疗结束后,患者的咬合关系严重紊乱。此时根据正颌手术的需要进行术前正畸设计。去除下颌前牙唇倾代偿,必要时34、44减数。可将上颌切牙牙轴调整为轻度舌倾,以便上颌在正颌前徙过程中适当逆时针旋转。调整上下颌牙弓形态,整平殆平面。

术前正畸完成后行双颌外科治疗。为避免下颌后退,维持下颌骨牵引成骨效果,常常需要大幅度前徙上颌。术中可通过14、24、34、44(术前正畸未减数者)减数,然后行上颌Le Fort Ⅰ型分块骨切开术配合下颌前部根尖下骨切开术以避免上颌大幅前徙造成上颌突出影响美观。此外,还可通过上颌逆时针旋转(前部切端上移、磨牙下降)来减少上颌整体前徙幅度。因下颌骨牵引后下颌体骨质发生改变,在进行下颌支矢状骨劈开时注意防止发生意外骨折。最后通过颏成形改善颏部突度和对称性。如果患者尚未进行关节成形且下颌支体积足够大,也可先行下颌骨和关节的同期牵引成骨治疗,然后进行正畸-正颌联合治疗(图20-9~图20-11)。

关节强直继发中、重度颌骨畸形患者常伴发颧骨、下颌角、下颌体及面颊部软组织的不对称。常需要通过下颌角成形术、下颌下缘修整术、颧骨成形术、脂肪填充术、吸脂术、颊部软组织成形术等手术,进一步改善面部对称性,提高矫治效果。

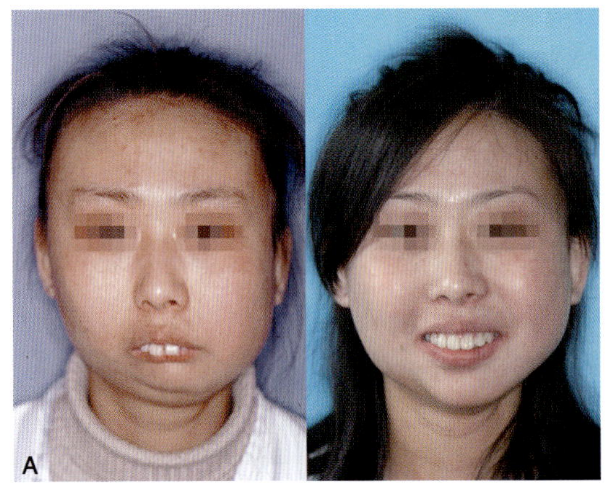

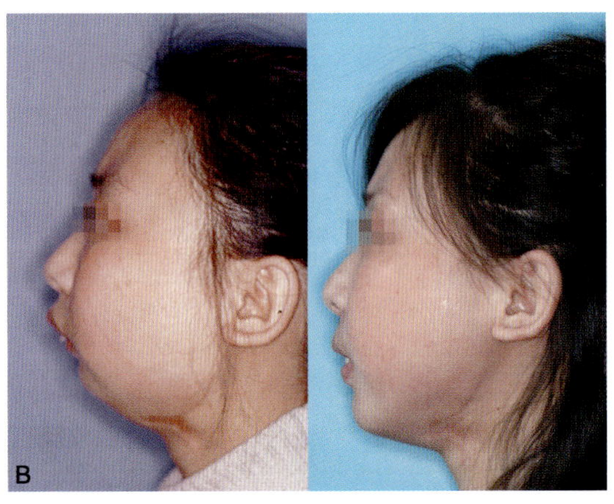

图20-9　牵引成骨结合正畸-正颌联合治疗矫治左侧关节强直术后复发继发颌骨畸形治疗前后面像
A. 治疗前后正位面像;B. 治疗前后侧位面像。

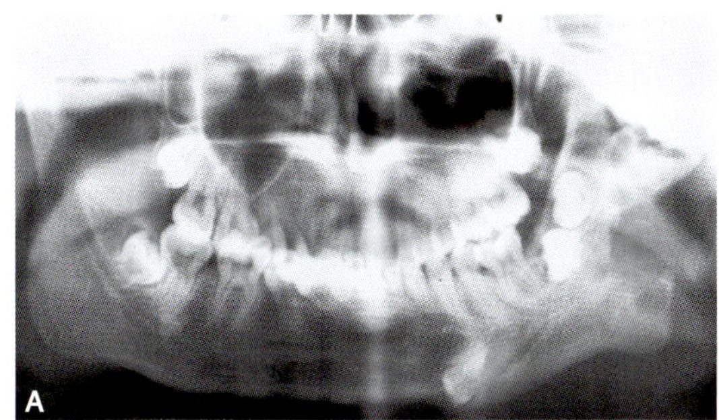

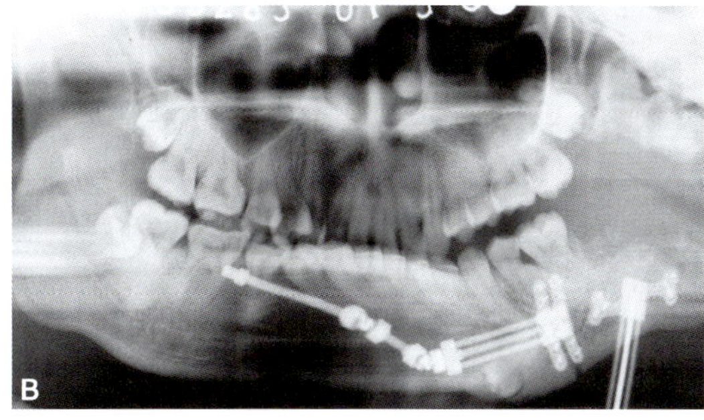

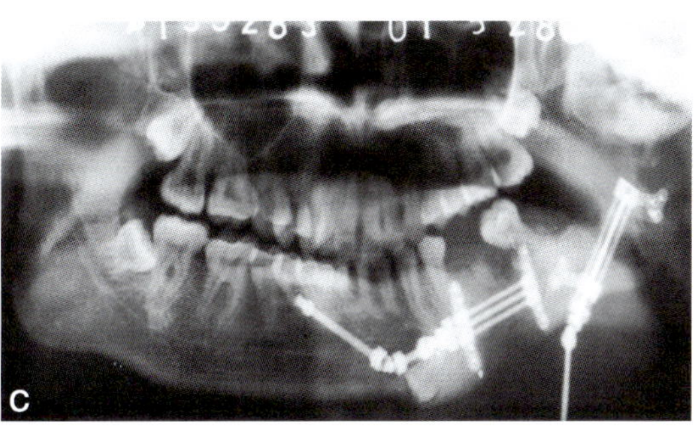

图 20-10　牵引成骨结合正畸-正颌联合治疗矫治左侧关节强直术后复发继发颌骨畸形治疗前后全口牙位曲面体层片

A. 术前(左侧关节强直术后复发)；B. 截骨与牵引器固定；C. 牵引成骨治疗完成。

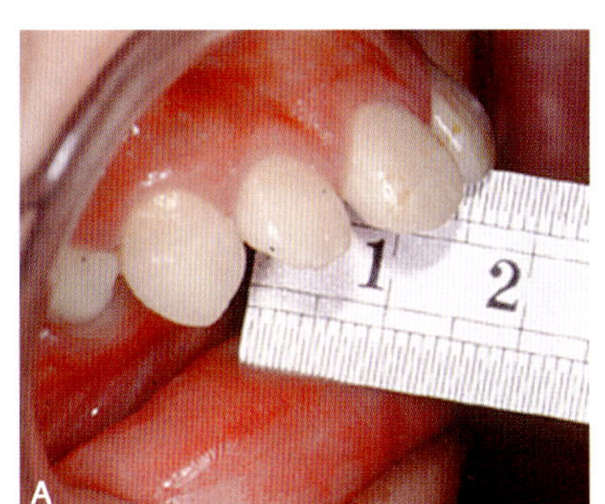

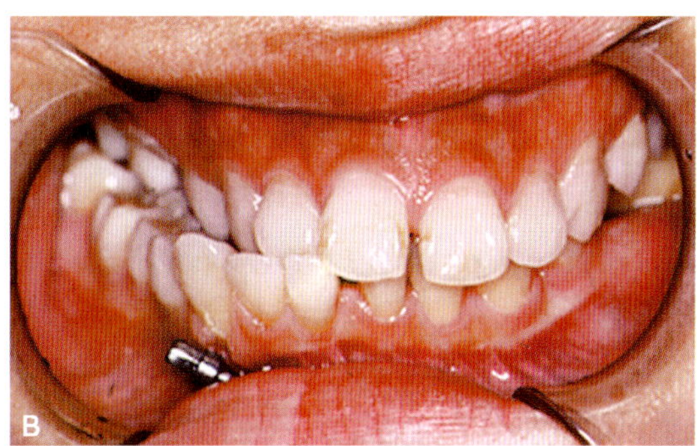

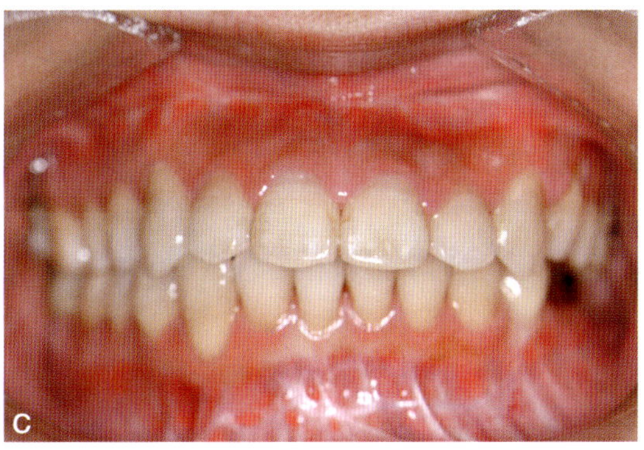

图 20-11　牵引成骨结合正畸-正颌联合治疗矫治左侧关节强直术后复发继发颌骨畸形治疗前后咬合关系

A. 治疗前重度深覆盖；B. 牵引成骨治疗后；C. 正颌术后。

（二）生长发育期患者继发颌骨畸形的手术治疗

1. 关节强直继发轻、中度颌骨畸形　对面部畸形尚不明显，未进行关节成形的患儿，部分学者主张尽早手术以促进颌骨和全身生长发育。无论是单侧或双侧，均主张采用自体肋骨-肋软骨游离植骨的方式行关节成形术，植骨方向自后上斜向前下，并尽量使下颌前移，甚至达到前牙反𬌗的位置。也可考虑采用自体喙突移植的方法进行关节成形术。根据北京大学口腔医院颌面外科的经验，患儿的关节成形手术应尽可能避开颌面部的发育快速期，以降低术后复发。对于纤维性关节强直或局部骨球较小的骨性强直，可尽早手术。手术方法应选择关节松解术或髁突高位切除术等创伤小的治疗方法。如果骨粘连范围较广，则应在6~7岁时行颞下颌关节成形术。

对于已经完成关节成形手术的患儿应进行定期复查，观察患儿开口度、颌骨发育和睡眠呼吸状况，督促患儿开口训练。已存在的颌面部轻、中度畸形，只要没有造成患儿睡眠呼吸障碍，可暂时不予处理。如果患儿出现睡眠呼吸暂停、低氧血症，特别是日间嗜睡时，应使用CPAP治疗。如患儿不能配合CPAP治疗，应考虑行下颌骨牵引成骨。使用内置式牵引器，牵引量应达到25~30mm（使牵引后下颌骨的突度接近成年人），向前下方牵引使下颌支高度也得到部分延长，并为上颌骨的发育预留空间。

2. 关节强直继发中、重度颌骨畸形　部分婴幼儿时期发生关节强直的患儿很早就出现严重的小下颌畸形伴OSA，并造成一定程度的全身发育障碍。此时治疗的重点为尽早应用牵引成骨方法延长过小的下颌骨，去除OSA对患儿全身发育的不利影响。

儿童患者可应用内置式牵引器对双侧下颌骨进行延长。牵引量应参照成人面型标准尽可能做到较大幅度的过矫治。如条件允许可考虑应用双向牵引器同时对下颌支和下颌体进行延长。

婴幼儿患者因颌骨体积非常小，无法放置过大的内置式牵引器，限制了过度矫治的幅度。根据北京大学口腔医院颌面外科临床研究，对于双侧关节强直患儿可考虑使用颅外支持式牵引器（rigid external distractor，RED）对患儿的下颌骨进行牵引延长。手术采用下颌下切口，在患儿下颌角前方完成全层截骨，将小型钛板固定于远心骨段的下颌下缘并使钛板前端自患者颏下皮肤穿出。将颅外固定架固定于患者颅骨上，用双股钢丝将钛板前端与RED的外置牵引装置连接在一起。3天间歇期后进行常规牵引成骨治疗。牵引结束后经过3~6个月的稳定期后拆除牵引器。与内置式牵引成骨技术相比较，RED牵引装置以颅骨为支抗，牵引力作用于下颌下缘，不受颌骨体积和钙化程度的影响，适用于儿童重度小颌畸形患者的治疗；牵引装置位于口外，牵引过程中可依据牵引效果随时调整牵引方向（包括垂直方向和左右方向），对术中下颌体的截骨部位和截骨方向要求不高，降低了手术操作的难度；牵引螺栓位于口外，有效牵引长度可达到30mm以上，能满足重度小下颌畸形患者的过度矫治需要；手术切口隐蔽，牵引过程中不会损伤面神经分支（图20-12）。此方法可用于年龄小、体重轻、小颌畸形严重伴OSA的患儿。待患儿全身状况改善后再行关节成形手术。

对于生长发育期儿童继发的颌面部畸形，只要不影响功能，均不主张早期进行外科手术治疗。应在患儿生长发育稳定后再行正畸-正颌联合治疗。

颞下颌关节强直继发颌骨畸形特别是严重畸形者临床治疗复杂，治疗周期长、费用高。解决这一问题的根本办法是预防颞下颌关节强直的发生。通过科普教育，提高儿童和家长对意外伤害的防范，及时治疗颌面部和全身的炎症性疾病。尽可能降低颞下颌关节强直的

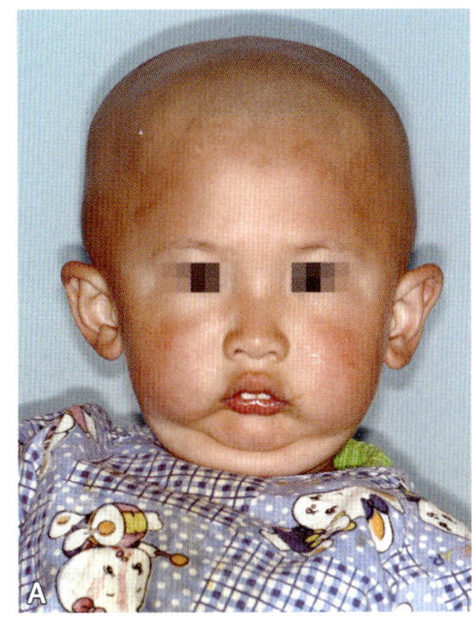

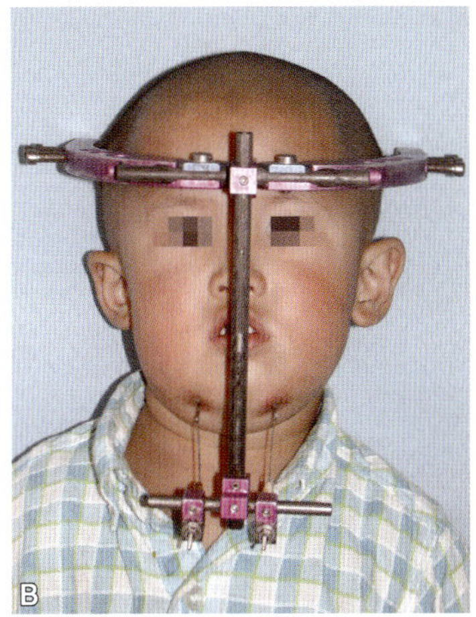

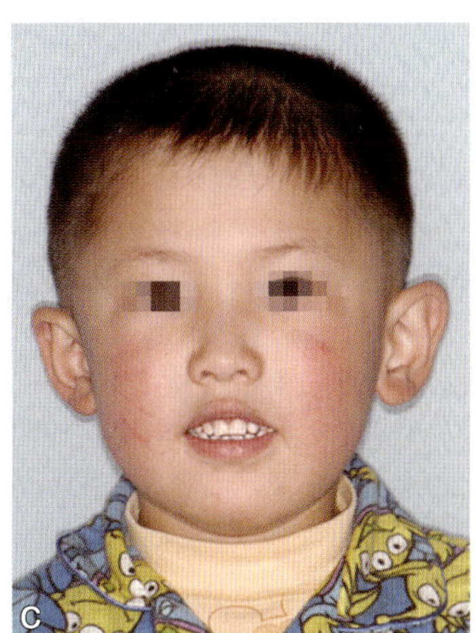

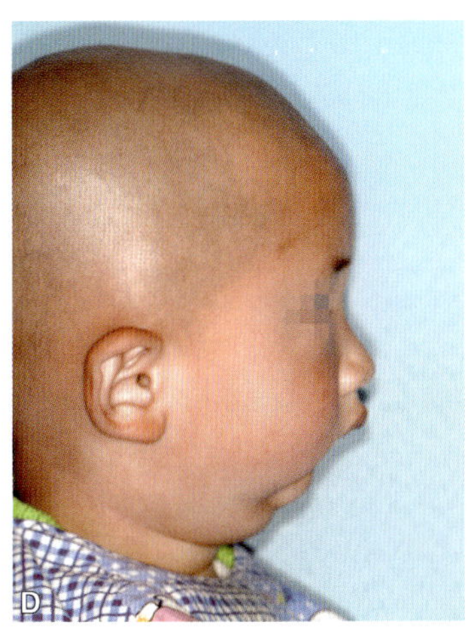

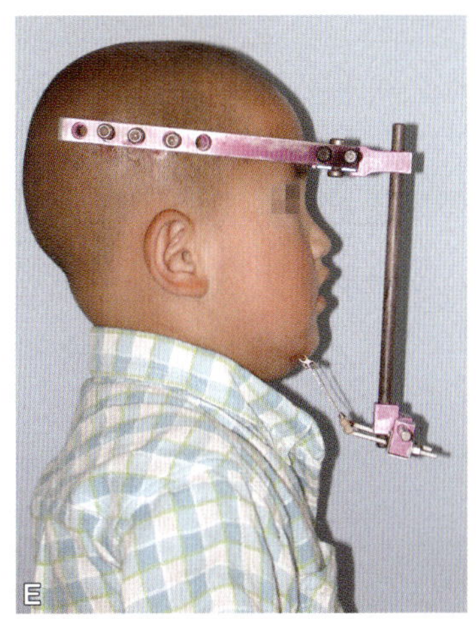

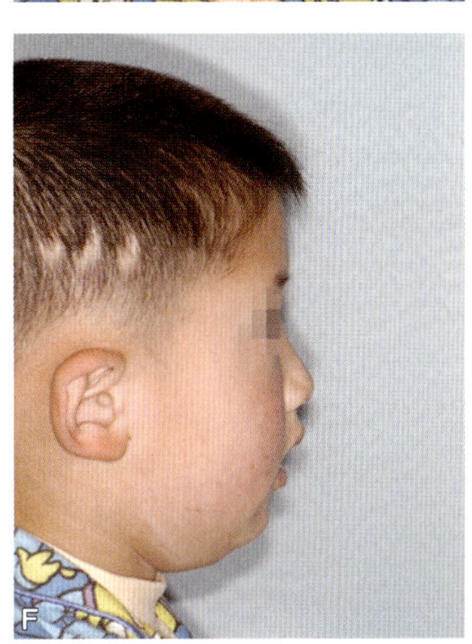

图 20-12　应用 RED 牵引延长幼儿下颌骨

A. 治疗前正面像；B. 牵引过程中正面像；C. 牵引治疗完成后 3 年正面像；D. 治疗前侧面像；E. 牵引过程中侧面像；F. 牵引治疗完成后 3 年侧面像。

发病率。当颞下颌关节强直发生后应尽早治疗，减轻畸形发生的严重程度。同时应通过社会捐赠，建立医疗基金，结合农村合作医疗、商业保险和医疗机构的费用减免，帮助贫困患者完成完善的治疗，使他们能够像正常人一样生活、工作。

（梁　成　胡　静）

参考文献

1. 王兴，张震康，张熙恩. 正颌外科手术学. 济南：山东科学技术出版社，1999
2. 胡静，王大章. 正颌外科. 北京：人民卫生出版社，2006
3. BELL W，GUERRERO C A. 颅颌面部骨骼牵引成骨. 王兴，王晓霞，译. 北京：人民卫生出版社，2011
4. 傅民魁. 口腔正畸学. 6 版. 北京：人民卫生出版社，2012
5. 张震康，俞光岩. 口腔颌面外科学. 2 版. 北京：北京大学医学出版社，2013
6. 伊彪，王兴，梁成，等. 颅外固定牵引矫治重度小下颌畸形伴阻塞性睡眠呼吸暂停综合征六例报告. 中华口腔医学杂志，2007，42(4)：203-205
7. 梁成，王兴，伊彪，等. 单侧颞下颌关节强直伴小颌畸形同期牵引成骨治疗的临床研究. 北京大学学报(医

学版),2007,39(1):33-36

8. 梁成,王兴,伊彪,等.应用牵引成骨技术治疗颞下颌关节强直继发的小颌畸形.中华整形外科杂志,2012,28(6):416-420
9. 梁成,王兴,伊彪,等.牵引成骨颞下颌关节成形术治疗颞下颌关节强直的临床应用.中华医学杂志,2013,93(10):756-759
10. KABAN L B,BOUCHARD C,TROULIS M J. A protocol for management of temporomandibular joint ankylosis in children. J Oral Maxillofac Surg,2009,67(9):1966-1978
11. JAIN G,KUMAR S,RANA A S,et al. Temporomandibular joint ankylosis:a review of 44 cases. Oral Maxillofac Surg,2008,12(2):61-66
12. MAKI M H,AL-ASSAF D A. Surgical management of temporomandibular joint ankylosis. J Craniofac Surg,2008,19:1583
13. SAYAN N B,KARASU H A,UYANIK L O,et al. Two-stage treatment of TMJ ankylosis by early surgical approach and distraction osteogenesis. J Craniofac Surg,2007,18(1):212-217
14. ZHU S S,HU J,LI J,et al. Free grafting of autogenous coronoid process for condylar reconstruction in patients with temporomandibular joint ankylosis. Oral Surg Oral Med Oral Pathol Oral Radiol Endod,2008,106(5):662-667
15. ZHU S,HU J,ZOU S,et al. Biomechanical properties of the condyle created by osteodistraction. J Dent Res,2008,87(5):490-494
16. STUCKI-MCCORMIK S U. Reconstruction of the mandibular condyle using transport distraction osteogenesis. J Craniofac surg,1997,8(1):48-52
17. MOLINA F. Mandibular distraction osteogenesis:a clinical experience of the last 17 years. J Craniofac Surg,2009,20(Suppl 2):1794-1800
18. ESKI M,DEVECI M,ZOR F,et al. Treatment of temporomandibular joint ankylosis and facial asymmetry with bidirectional transport distraction osteogenesis technique. J Craniofac Surg,2008,19(3):732-739
19. FEIYUN P,WEI L,JUN C,et al. Simultaneous correction of bilateral temporomandibular joint ankylosis with mandibular micrognathia using internal distraction osteogenesis and 3-dimensional craniomaxillofacial models. J Oral Maxillofac Surg,2010,68(3):571-577
20. ZHENG L W,MA L,SHI X J,et al. Comparison of distraction osteogenesis versus costochondral graft in reconstruction of temporomandibular joint condylectomy with disc preservation. J Oral Maxillofac Surg,2011,69(2):409-417
21. XIAO E,ZHANG Y,AN J,et al. Long-term evaluation of the stability of reconstructed condyles by transport distraction osteogenesis. Int J Oral Maxillofac Surg,2012,41(12):1490-1494

第二十一章　阻塞性睡眠呼吸暂停的正颌外科治疗

阻塞性睡眠呼吸暂停(obstructive sleep apnea,OSA)是一类以睡眠打鼾(snoring)和日间极度嗜睡(excessive daytime sleepiness,EDS)为特征的严重影响患者生活质量和社会接受性的睡眠呼吸紊乱,由于睡眠中反复发作呼吸暂停和低通气造成频发的低氧血症和高碳酸血症,常导致心肺血管和其他重要生命器官的病变,甚至发生睡眠中猝死。因此,OSA是一种潜在致死性疾患,日益受到医学界和全社会的重视。

OSA病因复杂,还未完全明了,目前比较集中的看法是上气道软组织塌陷和上气道结构异常造成的上气道梗阻的长期作用,导致呼吸中枢的调节机制发生障碍所致。OSA患者广泛存在着包括鼻甲肥大、鼻中隔偏曲、舌根肥厚、软腭过长、腭盖低平、下颌弓狭窄、下颌后缩和/或下颌发育不全等解剖结构异常,这些结构异常有的直接造成上气道的狭窄和阻塞,有的是因为其缩小了固有口腔的容积或舌根的位置,间接地导致上气道的狭窄,二者是引起OSA的重要解剖学或形态学原因,也是口腔颌面外科医师所关注的重点。

多导睡眠图(polysomnography,PSG)监测是建立诊断的“金标准”。血氧饱和度(oxygen saturation,SaO_2)与呼吸紊乱指数(respiratory disturbance index,RDI)是确定OSA严重程度的重要指标。若患者睡眠呼吸紊乱以阻塞性睡眠呼吸暂停为主,RDI>5,SaO_2<85%,即可诊断为OSA。

治疗OSA的手段分为非手术和手术治疗两种,外科手术是治疗OSA的基本方法之一,其目的是去除或避开上气道阻塞部位,防止上气道软组织塌陷,扩大上气道口径。常用手术方法包括:扁桃体、腺样体切除术,鼻中隔成形术、鼻息肉和鼻甲切除术,舌体缩小成形术以及腭垂腭咽成形术(uvulopalatopharyngoplasty,UPPP)等。近年来正颌外科手术已较广泛地用于OSA的治疗,特别对伴有下颌发育不足的OASA患者,有着十分显著的治疗效果。

第一节　上气道的评估和阻塞部位的判定

对OSA进行的手术治疗时,特别强调对上气道的评估和阻塞部位的判定。而评估和判定最主要的方法是临床常用的X线头影测量方法。

一、X线头影测量分析

作者通过对100名正常中国人(男、女各50名)上气道及相关结构测量,建立了国人上气道测量的正常参考值。其测量标志点和测量值(图21-1)。其中除包括正颌外科常用的S、N、ANS、PNS、A、B、Me、Go点和MP(下颌平面,通过Me点与下颌角下缘相切的连线)外,还有:①H(hyoid)点:舌骨点,舌骨体最前最上点;②P(palate)点:软腭软组织外形最末点;③Ge点:颏棘点,下颌正中联合最后点和舌最前点;④软组织轮廓包括咽后壁、舌和软腭外形。与上气道及相关结构有关的X线头影测量项目包括:①SNA角;②SNB角;③ANB角;④PNS-P:软腭长度;⑤PAS(posterior airway space):后气道间隙,在B点和Go点连线或延长线上,舌根至咽后壁的距离;⑥MP-H:H点至下颌平面的距离,代表舌骨位置;⑦SPD:软腭外形最宽距离,表示软腭厚度;⑧TD:Ge点至舌外形最后最上点距离,代表舌长度。根据上述测量项目,100位正常中国人上气道和相关结构正常参考值及Riley报告的正常参考值如表21-1所示。经统计学处理,男性与女性除SNB外,仅在PNS-P、SPD、TD三个数值上存在有意义的差异,这是由于男女性别间肌肉发达程度不同所致。

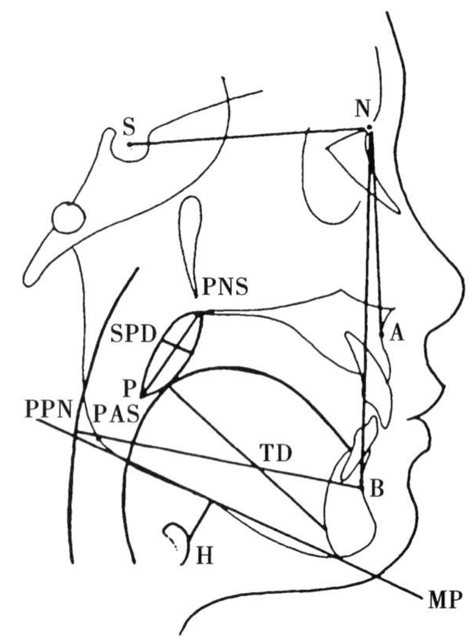

图21-1 上气道和相关结构的X线头影测量分析

表21-1 中国人上气道及相关结构X线头影测量正常参考值

	SNA/°	SNB/°	ANB/°	PNS-P/mm	PAS/mm	MP-H/mm	SPD/mm	TD/mm
男性 均数	80.9	78.18	2.72	38.16	12.12	11.08	10.52	59.36
标准差	3.41	3.04	1.90	3.20	2.91	4.82	1.64	2.67
女性 均数	79.74	76.15	3.59	35.36	11.36	9.42	9.01	56.26
标准差	2.92	2.84	1.74	3.77	3.01	5.08	1.59	3.18
Riley 均数	82	80		37	11	15.4		
标准差	2	2		3	1	3		

二、上气道异常的分类

二维的X线头影测量评价三维的上气道空间可能存在缺陷,Riley认为CT测得的后气道容积与其定义的PAS存在正相关关系,且具有统计学意义。我们认为由于侧位X线头影测量无法对上气道横径评估,确实存在某些不足。目前,采用CT、MRI等研究手段对上气道进行评估已在临床应用,能够获得更多关于上气道结构研究的信息。

另外鼻咽纤维内镜技术可用于动态评估自前鼻孔至声门的整个上气道,不仅能够在立位和卧位进行评估,还可能发现隐匿性病变(鼻咽部、下咽部肿物,蹼状声带等)。通过完成

Valsulva 和 Muller 动作及下颌前伸动作尚可评价上气道的顺应性以及下颌骨前徙对上气道的影响。

总之，对于上气道的评价应该多管齐下、优势互补才能获得全面信息，得出正确结论。因此，根据对上气道的全面评估，Fujita 提出了上气道异常的分类如下。

Ⅰ类：口咽部轻度狭窄。

Ⅱ类：口咽部及下咽部。

A：口咽部气道过度狭窄；

B：口咽部气道狭窄伴下咽部气道狭窄。

Ⅲ类：下咽部异常（即小颌或下颌后缩畸形致舌根后移）。

Fujita 发现，大多数 OSA 患者属Ⅱ类 B，即软腭和舌根两个部位的气道异常。对于上气道评估的各种方法应该综合运用，从而做出全面分析与判断，单一检查对 OSA 的诊断与治疗设计意义不大。

第二节　正颌外科手术治疗阻塞性睡眠呼吸暂停

正颌外科是通过各种截骨手术，使整体或部分颌骨连同相应的软组织在三维空间上发生定量移动，从而达到改善面型和咀嚼功能的目的。这种相应软组织的变化，也包括附着于颌骨上肌肉的位置、长度、受力角度的变化。正颌手术正是通过这种变化，达到改变舌根、舌骨等上气道相关结构的位置，从而扩大上气道，达到治疗 OSA 的目的。

一、正颌外科手术对上气道的影响

为了解释这个问题，我们选择临床常见的下颌前突畸形和下颌后缩/或小颌畸形患者（后者 PSG 检查无 OSA），对其手术前后上气道及相关结构，进行 X 线头影测量研究，表 21-2 和表 21-3 示其结果。

表 21-2　下颌前突畸形患者正颌外科手术前后上气道相关测量的变化

	手术前		手术后		手术前后比较	
	均数	标准差	均数	标准差	*t*	*P*
SNA/°	77.63	3.68	80.30	3.60	2.12	<0.05
SNB/°	82.63	4.22	78.93	4.03	2.63	<0.01
PNS-P/mm	34.47	3.81	35.27	3.73	0.61	>0.05
PAS/mm	17.37	5.29	13.80	4.38	2.10	<0.05
MP-H/mm	12.63	6.08	14.87	7.33	0.97	>0.05
TD/mm	67.79	5.54	65.33	5.29	1.31	>0.05

表 21-3 小颌/下颌后缩畸形患者正颌外科手术前后上气道相关测量的变化

	手术前		手术后		手术前后比较	
	均数	标准差	均数	标准差	t	P
SNA/°	79.25	2.25	80.17	2.21		
SNB/°	68.00	3.66	72.14	4.78	2.74	<0.05
ANB/°	11.25	2.92	8.57	3.69		
PNS-P/mm	39.63	3.66	38.00	3.46	0.89	>0.05
PAS/mm	8.25	3.24	11.86	5.52	1.59	>0.05
MP-H/mm	22.50	10.34	17.86	8.43	0.98	>0.05

从上述结果不难看出，后气道间隙(PAS)，代表舌根部气道口径，是随着正颌外科手术移动下颌骨而变化最大的部位，在下颌骨发生的有统计学意义的前后移动时，PAS 则发生明显的增大或缩小。尽管舌骨位置随颌骨移动亦发生变化，但这种变化并不明显。Wickwire 也认为，下颌骨前徙后，舌骨的位置经过一段时间的肌功能调整，仍然返回到原来的位置。

另外，上述结果还可看出气道周围肌肉对保持气道口径而进行的自我调整。下颌骨后徙后，颏舌肌的长度明显缩短，以维持舌根部气道的口径，这一现象在下颌前徙术后并未见到。

从上述结果我们还可以了解，下颌大幅度后移以后可能对上气道口径发生不利的影响。极个别严重下颌前突畸形患者在大量后移下颌骨以后出现了睡眠打鼾，甚至睡眠呼吸暂停。所以在对严重下颌前突畸形患者进行正颌外科手术前设计时，也应同时关注其上气道口径，如果其上气道已经偏窄，就应该在设计中适当增加上颌的前移量而减少下颌骨后徙幅度。

正颌手术前后移动颌骨对上气道的影响，主要是通过颏舌肌对舌体的牵引，扩大舌根部位的上气道口径，OSA 患者如果存在软腭过长或舌骨过低等其他问题，应配合其他手术或治疗措施。

二、正颌外科治疗阻塞性睡眠呼吸暂停的手术方法

正颌手术治疗 OSA 分为传统方法和 DO 技术两种。其原理均为通过下颌骨前徙和舌肌牵拉，改善舌根部气道口径。

（一）下颌前徙术

Kuo 和 Bear 首先使用下颌前徙术解除下颌骨发育不足患者的 OSA 症状。其术式为正颌外科经典的双侧下颌支矢状骨劈开术(SSRO，详见有关章节)。OSA 患者伴有明显的下颌后缩或小下颌畸形者，是本手术的适应证，但由于咬合关系的限制，往往需要配合术前术后的正畸治疗。

（二）颏前徙术

颏前徙术(advancement genioplasty)即将颏部向前移动，但有别于水平骨切开颏成形术的颏前移，因为即使截骨线仍为水平状，但截骨线设计较高，以保证将整个颏棘前移。过高的截骨线可能会引起下颌骨正中部位的骨折或下前牙根尖和颏神经损伤。为此，颏前徙术

改良为所谓“凸”字形(图 21-2A),在颏棘所在的下颌正中联合部位,截骨线仍然处于较高位,但最高处的宽度仅有 2.0cm,截骨线马上改为与一般颏成形术截骨线一样的位置。据报告,颏前徙量可达 18~23mm,以充分解除舌根处的气道阻塞。上述两种方法虽然有效,但没能排除下颌骨正中骨折的危险,而且可能给患者面型带来负面影响。Riley 改进颏前徙术即所谓“抽屉”形颏前徙术(图 21-2B)。这种手术入路与颏成形术相同,暴露颏部骨质后,剥离骨膜至下颌下缘,在下颌尖牙根尖下之间的颏部骨质上行矩形骨切开,舌侧骨皮质切开后,将该矩形骨块连同附着于其上的颏舌肌一同牵引向前并旋转 90°,以螺钉固定。外侧骨皮质和部分骨松质可以去除,这样对颏部外形无太大影响,由于保留了下颌骨下缘,正中骨折的危险性也有所降低。颏部明显后缩的 OSA 患者是前两种颏前徙术的适应证;面形基本正常、舌根气道狭窄的 OSA 患者,是后一种颏前徙术的适应证。颏前徙术前移舌根的量有限,因此只对中轻度 OSA 有效,由于手术规模不大,临床常与 UPPP 手术一并完成。

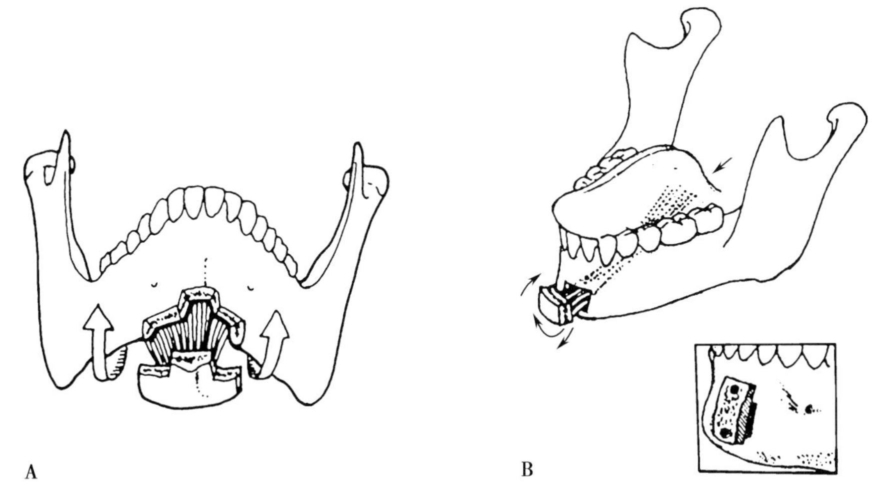

图 21-2　颏前徙术
A.“凸”字形颏前徙术;B.“抽屉”形颏前徙术。

(三) 颏部前徙和舌骨肌肉切断、悬吊术

1984 年由 Riley 和 Powell 以 inferior sagittal mandibular osteotomy with hyoid myotomy and suspension 的名称首先提出。单纯前徙下颌骨对舌骨位置改变不明显,但舌骨位置与舌位置关系十分密切,而且 OSA 患者舌骨处于低位和后缩位置者并不少见。手术方法如下(图 21-3)。

1. 麻醉　经鼻气管插管全身麻醉,手术区以含肾上腺素局部麻醉剂浸润。

2. 体位　平卧位,肩上垫一薄枕,使头尽量后仰。

3. 切口、扪及舌骨体,在其上方 1.0 cm 左右颈中部,沿颈部皮纹做横行切口,长约 5~7cm,以能充分暴露双侧舌骨大角及颏部并顺利截骨为度。切开皮肤、皮下组织、颈阔肌和颈深筋膜浅层,向下分离暴露舌骨体。

4. 舌骨下肌群切断　切开附着于舌骨体的骨膜,自中线开始,沿舌骨体下缘向一侧剥离舌骨下肌群,逐渐剥离至舌骨大角,仍沿其下缘剥离。此时助手使用 Alliss 组织钳牵引舌骨体向对侧,便于术者操作。小儿或年轻人舌骨大角较软,术者使用左手把持大角,利于分离剥离一直至舌骨大角末端,然后沿舌骨大角和舌骨体内表面剥离。对侧步骤相同。使舌

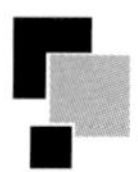

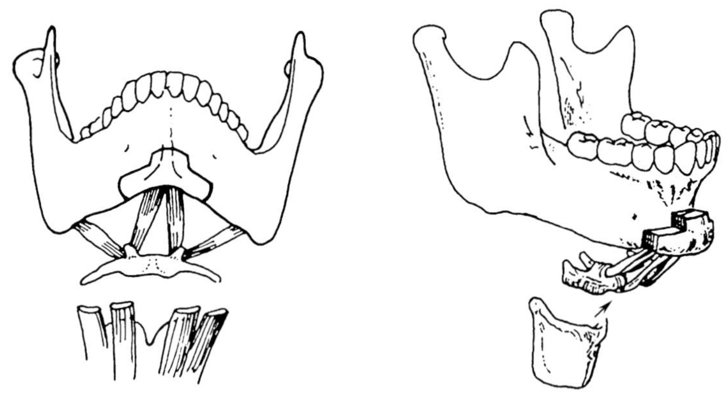

图 21-3 颏部前徙和舌骨肌肉切断、悬吊术示意图

骨充分向前上方移动。剥离采用钝锐结合的分离方法，以小骨膜剥离器和眼科手术剪进行。操作时应紧贴舌骨体和大角，不仅可以减少出血，也可以避免损伤喉上神经内侧支和甲状舌骨膜。切忌剥离舌骨体和大角的上缘，以免破坏舌骨上肌群附丽，影响手术效果。这一步骤完成后，舌骨手术区暂用盐水纱布填塞。

5. 颏部截骨　沿舌骨上肌群表面向上剥离直至下颌下缘。如果软组织张力太大，可适当延长颈部切口，颏部下颌下缘切开肌肉附丽和骨膜，从骨表面向上剥离截骨区域，操作时应避免与口腔相通。颏部截骨按前述颏部前徙术的截骨方式进行，充分前移颏部后，按坚固内固定技术原则，固定颏部骨块。

6. 阔筋膜悬吊　左大腿外侧取足量阔筋膜，分成两根 4mm 宽及适当长度备用。在前移的颏部骨块上，距中线 7~8mm，距下颌下缘 5mm 处，左右各制备一 1mm×2mm 骨孔，以备筋膜穿过。从舌骨小角内侧沿舌骨下缘-内侧-上缘剥离，将取得的阔筋膜从这一部位穿过绕过舌骨体，再将阔筋膜穿过同侧颏中线旁制备的骨孔，拉紧筋膜，充分向前上移动舌骨，重叠筋膜两端，4 号缝线反复缝合。彻底止血、冲洗，分层缝合创口，放橡皮引流条，创口覆盖敷料。

这种手术同时前徙了颏部的下半部骨段（携带颏棘和颏舌肌）和舌骨（携带舌骨上肌群），旨在充分前移舌根部，不改变咬合关系，故无须颌间固定，对面型影响不大。其适应证为中等程度 OSA（RDI<50，最低 SaO_2>70%），无严重的小颌畸形且无病态肥胖的患者。阔筋膜抗感染能力较差，所以手术通过口外切口一并完成，在剥离下颌骨骨膜时，应注意不能与口腔内相通。

舌骨下肌群应从舌骨上剥离，而不是切断，否则易引起出血，并可能损伤周围重要的解剖结构。喉上神经内侧支为感觉性神经，与喉上动脉一并紧贴舌骨大角下方穿过甲状舌骨膜进入喉部，损伤该神经后咳嗽反射消失，易引起吸入性肺炎。舌骨体和大角的深方，仅以一层甲状舌骨膜与咽腔相隔，一旦撕裂可造成误吸。剥离舌骨大角尖端时，既要保证游离充分，又要注意勿损伤其后方的舌动脉。

颏部充分前移，颏舌肌张力增加，而且要负担舌骨的悬吊，因此颏部骨块应行坚固内固定，才能保证术后效果的稳定。

（四）双颌前徙术

单纯前徙下颌骨，有时会受到咬合关系的限制；而且有些 OSA 患者不一定是Ⅱ类颌骨

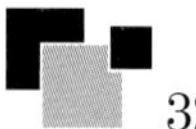

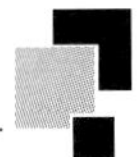

关系,因此手术前往往需要术前正畸;部分患者舌根部气道狭窄的同时,还有硬腭水平的气道狭窄,同时需要前徙上颌骨。Riley 和 Waite 报告了上颌 Le Fort Ⅰ型手术和下颌 SSRO 手术一并前徙上下颌骨,并不改变原有的咬合关系(图 21-4)。

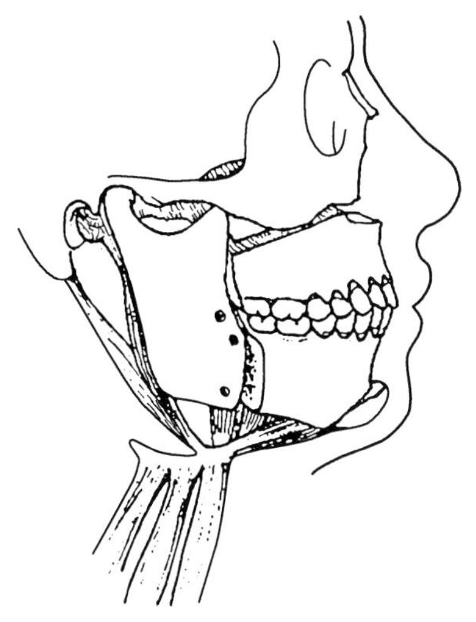

图 21-4　双颌前徙术治疗 OSA

双颌前徙术对于直面型的白种人来说,术后获得了凸面型和 OSA 的缓解,患者是可以接受的。但对于已经是凸面型的黄种人来说,术后面型将可能不被患者所接受。因此,我们设计了所谓的改良双颌前徙手术,即术中拔除上下颌双侧第一前磨牙,行上颌 Le Fort Ⅰ型分块截骨术、SSRO 和下颌前部根尖下截骨术,上下颌前部骨段不动或少动,使上下颌后部连同颌周肌肉一并前移,再通过上下颌复合体的适当逆时针旋转和颏前徙术,达到面型与咬合关系的改善和 OSA 缓解的治疗效果。

经过近三十年来的临床研究和实践,目前认为双颌前徙手术是治疗 OSA 最为有效的外科手术术式,甚至有学者认为双颌前徙术对于上气道阻塞部位分析的依赖程度已经减小,任何存在上气道阻塞的患者,无论其阻塞部位多么复杂,双颌前徙手术都会由于其大幅度地扩大了上气道口径、减小了上气道阻力而达到满意的治疗效果。双颌前徙术扩大了咽部与舌根部的骨性框架,从而改善了从腭咽部至舌根的整个上气道口径这一点已经通过二维的头颅 X 线影像和 CT 三维成像的研究所证实。另外,上下颌复合体的向前移动还改善了舌骨上肌群的肌张力,能够进一步改善上气道的塌陷程度。

双颌前徙手术一般用于其他治疗 OSA 的外科手术效果不满意的患者;但是对于那些严重的下颌骨以及上下颌骨发育不全合并 OSA 的患者,则可作为首选的手术术式;对于那些不适合其他 OSA 治疗手术者,亦可作为首选术式。

(五)颌骨牵张成骨

上述传统正颌手术有着治疗效果肯定、手术一次完成等优点,且到目前为止,仍然是治疗 OSA 的主要手术方法。但是,为了保证手术后骨段的顺利愈合,就必须要保持骨接触,下颌骨的前徙幅度受到一定的限制,而且颌骨前徙幅度越大,由于软组织的限制,术后复发倾向越明显。

自 20 世纪 90 年代 DO 技术开始用于颌面以来,许多过去使用传统的正颌外科手术无法治疗的严重颅面畸形得以矫治。重度小颌畸形合并 OSA 病例通过下颌体部和下颌支的 DO 延长,获得了十分满意的疗效。关于颌骨牵张成骨技术治疗的原理、方法和注意事项等,请见相关章节。

(六)颞下颌关节强直伴小颌畸形和 OSA 的矫正

我们所报告的 OSA 患者中,颞下颌关节强直伴小颌畸形占半数以上。对于这类患者,我们认为,手术亦应分阶段进行。第一阶段主要以解决张口受限,并确保关节强直不复发为原则,尽量去除骨球,行肋骨-肋软骨移植、下颌支垂直截骨-近心骨段倒置术或 DO 技术重建颞下颌关节。同时可行颏前徙术或舌骨悬吊等不改变咬合关系、无须颌间固定的手术，部分开大上气道口径。张口训练应在术后 7~10 天开始。

关节强直解除，只要生长发育尚未结束，加之咀嚼功能刺激，颌骨生长潜力释放，颌骨会有一个飞跃性生长过程。在这期间还可采用正畸治疗适当调整咬合关系。当关节功能恢复无强直复发，或患者成年以后，再实施第二阶段的正颌外科手术。解决遗留的面型和咬合关系不良等问题，还可以进一步开大上气道口径。

近几年来，我们对于颞下颌关节强直合并小颌畸形、OSA 患者，首先采用下颌体部 DO 技术前徙，先解决小颌畸形和 OSA 问题，拆除牵引器时再行假关节成形术，降低手术的风险，收到满意疗效。

三、正颌外科手术治疗阻塞性睡眠呼吸暂停的注意事项

1. 颌面外科医师参与 OSA 的治疗时，改变对以前常规进行的正颌外科手术的认识十分必要。

外科医师可熟练操作的上颌 Le Fort Ⅰ型和下颌 SSRO 手术，通常是为那些年轻且无复杂全身疾病背景的患者实施，面对 OSA 患者则完全不同。虽然 OSA 患者大多数清醒时看似健康，但在睡眠、麻醉和术后复苏中很容易发生严重问题。与其他正颌外科患者的不同点还包括：OSA 患者还有肥胖、高血压、心律失常等全身问题，虽然这些问题通过治疗可以得到控制，但外科手术和麻醉时的危险性相应增高。因此，选择正颌手术治疗 OSA，应被视为其他保守方法无效或非外科方法无法治疗时才使用，患者求治愿望必须十分强烈，术前应该反复向患者和家属交代手术的危险性，取得他们的理解，便于患者的配合。术前举行包括呼吸内科、麻醉科、颌面外科、ICU 等科室参加的会诊，对选择手术适应证、确定手术和麻醉以及监护方案并研究并发症的防治是十分必要的。

OSA 患者在选择正颌外科治疗时，应考虑以下问题：①上气道解剖异常的确认，X 线头影测量和鼻咽镜证实存在软腭或舌根气道狭窄。②保守治疗无效或无法治疗，或患者不愿意接受保守治疗；患者清楚地知道手术治疗的危险性，且手术治疗的愿望强烈。③PSG 报告，患者睡眠呼吸紊乱以阻塞性为主，无或仅伴少量其他呼吸异常。④患者年龄及全身情况能够耐受手术。

2. 麻醉　麻醉医师和外科医师均应充分了解 OSA 患者上气道狭窄和插管的困难性。术前反复研究 X 线头影测量片和鼻咽纤维镜录像资料十分必要。

气道狭窄致插管十分困难，或 OSA 和 EDS 症状严重，无法耐受清醒经鼻插管，或多次盲插不能成功者，可考虑先行局部麻醉下的气管切开，然后再行全麻和正颌外科手术。

即使患者各种反射恢复，自主呼吸正常，呼之能应，仍不能视为安全拔管的指征。因为 OSA 患者全麻术后短期，在麻醉剂作用下睡眠结构仍不正常，对缺氧的呼吸调节机制也不完善，再加上手术造成局部肿胀等因素，应保留气管内插管到次日上午或更长的时间，文献报告气管内插管应至少保留 3 天，这当然需要在适量镇静剂支持下，协助患者耐管。

3. 术后监护　由于上述原因，OSA 患者术后短期血氧减饱和程度甚至高于术前水平。

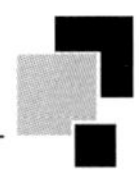

术后精心监护也是保证手术成功的关键。患者保留气管插管,必要时使用呼吸机辅助呼吸,Powell 还介绍了拔管后立即使用持续气道正压呼吸治疗,可免除大部分病例术后预防性气管切开术。

4. 持续气道正压呼吸(continuous positive airway pressure,CPAP)治疗 CPAP 作为 OSA 非手术治疗的主要方法之一,其效果是肯定的。Sulliven 认为 CPAP 能减少气道黏膜血运,减轻黏膜水肿状态。因此对 OSA 患者术前、术后起到如下作用:①迅速纠正睡眠呼吸紊乱和夜间低氧,减轻 EDS 症状,提高患者手术耐受性和信心;②纠正呼吸中枢对缺氧的不应状态;③对抗术后水肿反应和麻醉剂、镇静剂作用,减少气管切开的可能,预防术后并发症的发生;④巩固和补充手术疗效,为进一步手术做准备;⑤提供评估手术治疗效果的精确标准。

四、正颌外科治疗阻塞性睡眠呼吸暂停的效果评估

关于外科治愈的标准,大多数作者都以 PSG 监测中 RDI 作为评估指标。He 认为术后 RDI 应在 20 以下,因为 OSA 患者 RDI 大于 20 组和小于 20 组相比,其死亡率有显著差别。Riley 的标准是 RDI<20,其手术成功率是 67%。Waite 的标准是 RDI<10,更接近于正常人,他所报告的手术治愈率为 65.1%,症状解除达 96%。上述指标均未能包括夜间低氧血症改善情况。对治疗效果的评述是不全面的。

作者提出的诊断标准是:①外科治愈:RDI<10,最低 SaO_2>80%,血氧减饱和数(SaO_2 低于 90%次数)减少 50%;②外科缓解:RDI<20,夜间低氧相应改善。作者所报告病例的治愈率为 60%,缓解率为 80%,主观症状缓解接近 100%。

Riley 提出了以患者术前行 CPAP 治疗时的 PSG 监测结果作为个别化的精确标准,用手术后复查的 PSG 监测结果与之比较,以判断手术效果。

OSA 是一种潜在致死的、严重影响患者生活质量的睡眠呼吸紊乱,正颌外科及其他头颈部外科手术对其治疗是有效的。尽管存在一定风险,只要适应证选择合适,治疗措施得当,效果将令人满意。

目前,无论是传统的正颌手术还是 DO 技术治疗 OSA 的研究热点,是对其远期效果的追踪与评估。手术前徙下颌骨后均有一定的复发倾向,主要是通过远期观察,判断 OSA 的复发情况,并分析其原因所在。

Li 等所进行的大样本双颌前徙术后患者远期疗效观察研究结果表明,双颌前徙手术术后短期(6~9 个月)效果明显,年龄的增长和少量的体重增加不会对手术的远期效果构成明显的不良影响,但是明显的体重增加确实对手术后远期效果产生了明显的不良影响。体重的增加也是影响双颌前徙术后远期效果的唯一不利因素。因此,长期随访、关注体重的保持或减肥至关重要。

目前的研究虽然没有发现双颌前徙前徙量与 PAS 的变化具有有意义的相关关系,但是双颌前徙的前徙量与术后多导睡眠图(PSG)监测结果间确实存在相关关系。这就提示我们,上下颌复合体前移量越大就会有越好的临床效果。

第三节　典型病例分析

（一）病例 1

女，6 岁。因出生时产钳伤，致双侧颞下颌关节强直、小下颌畸形和 OSA。术前检查：PSG 监测，RDI：68.4，最低 SaO_2：34%；X 线头影测量分析，SNB：55°，PAS：2mm，MP-H：24mm。手术治疗：经鼻气管插管全身麻醉下进行双侧颞下颌关节假关节成形术、双侧肋骨-肋软骨植入、颏前徙术。术后复查：PSG 监测，RDI：4.5，最低 SaO_2：91%；X 线头影测量分析，SNB：62°，PAS：6mm，MP-H：8mm。患者夜间睡眠平稳，鼾声减小且均匀，EDS 症状消失。手术前后面像如图 21-5 所示。

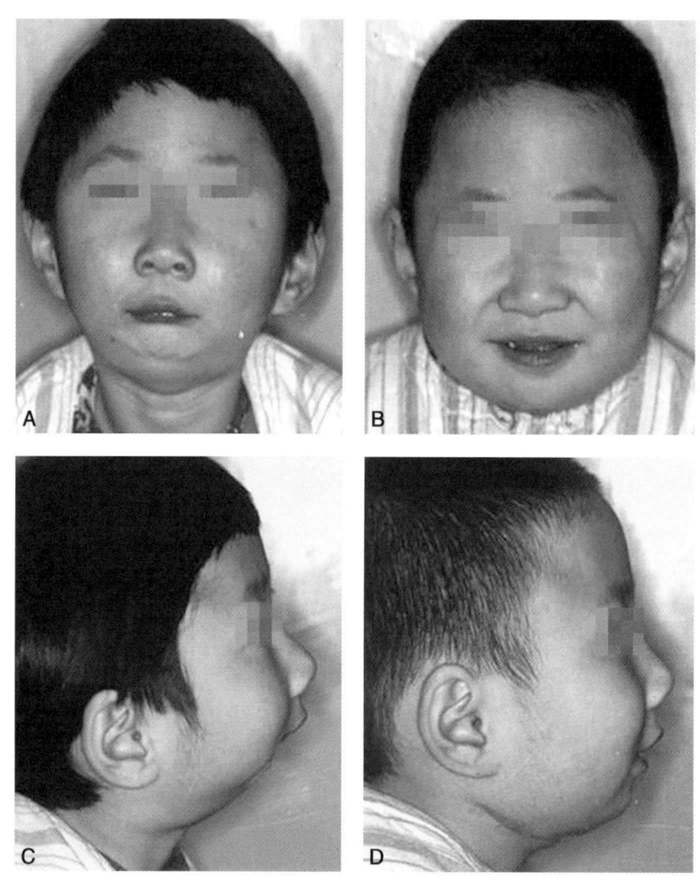

图 21-5　双侧颞下颌关节强直伴 OSA 的治疗前后的面型变化
A. 治疗前正面像；B. 治疗后正面像；C. 治疗前侧面像；D. 治疗后侧面像。

该病例为典型的婴幼儿期颞下颌关节强直，导致小下颌畸形和 OSA，病情严重。治疗采用重建颞下颌关节与开大上气道、纠正 OSA 一并进行，术后不仅获得了良好的张口功能和面型，重要的是其 OSA 已经完全缓解，去除了危及生命的隐患。

（二）病例 2

男，32 岁。因为严重的睡眠打鼾、憋气，伴严重的 EDS 影响工作而就诊。术前检查，PSG 监测，RDI：64.3，最低 SaO_2：66%；X 线头影测量分析，SNA：76°，SNB：67°，PAS：5mm，MP-H：20mm。经过完善的术前正畸治疗，在经鼻气管插管全身麻醉下行双颌前徙术和颏前徙术，上、下颌骨和颏部分别前徙 5mm、13mm 和 10mm。术后评估，PSG 监测，RDI：9.5，最低 SaO_2：88%；X 线头影测量分析，SNA：82°，SNB：77°，PAS：13mm，MP-H：16mm。各种睡眠和日间症状消失。手术前后面像、咬合像及 X 线片如图 21-6、图 21-7 所示。

该患者是典型的发育性下颌后缩畸形导致的 OSA，并已经由于 OSA 症状影响到工作。所采用的治疗方法是双颌前徙术加颏前徙术。由于患者术前上颌突度不足，允许上颌前徙 5mm，而下颌和颏部前徙量有 23mm 之多。患者术后 OSA 症状缓解，重新返回工作岗位；PSG 指标基本正常，面型和咬合关系亦有明显改善。

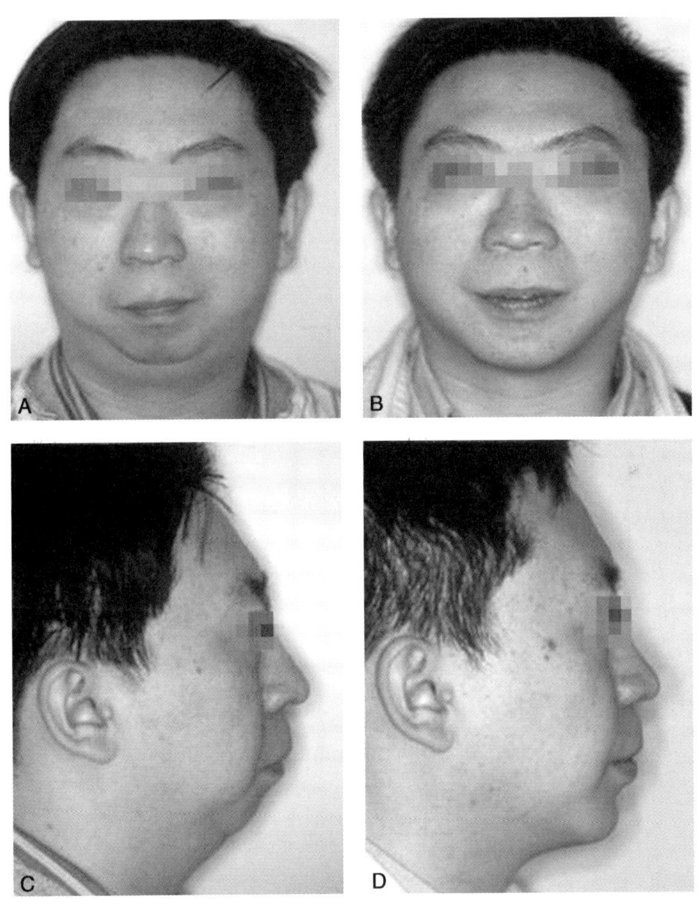

图 21-6　小下颌畸形伴 OSA 的治疗前后的面型变化

A. 治疗前正面像；B. 治疗后正面像；C. 治疗前侧面像；D. 治疗后侧面像。

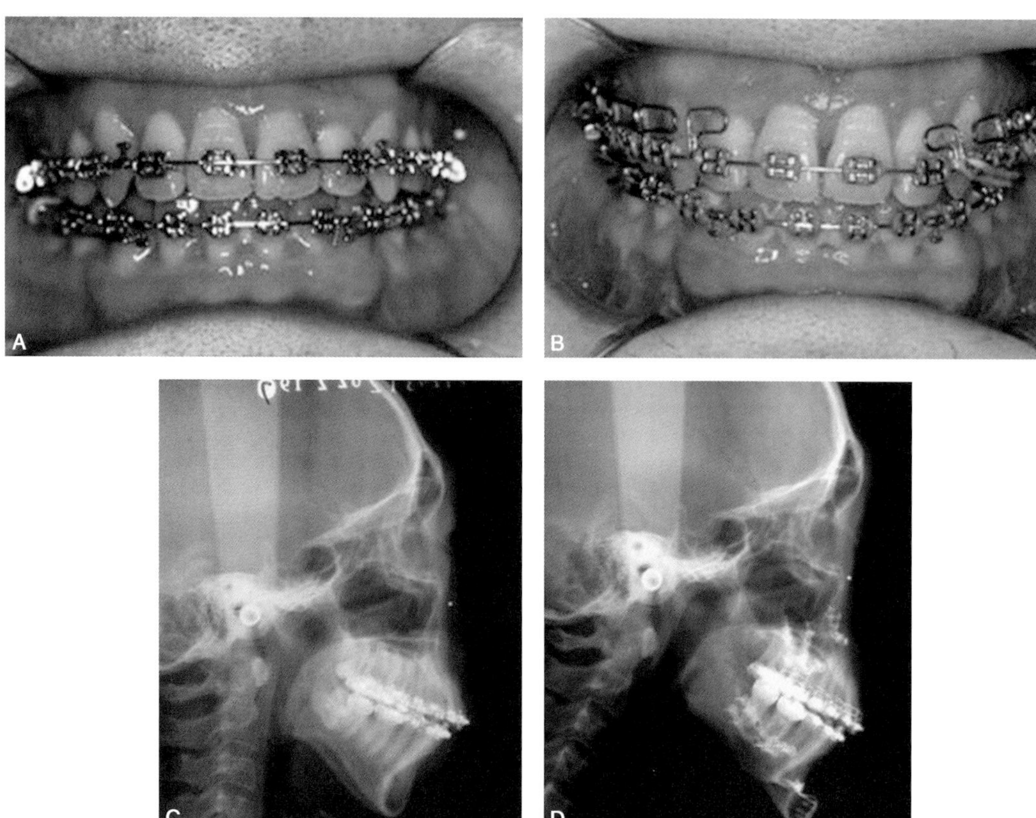

图 21-7　手术前后的咬合关系与 X 线头影测量片

A. 治疗前咬合关系；B. 治疗后咬合关系；C. 治疗前 X 线头影测量片；D. 治疗后 X 线头影测量片。

（三）病例 3

男，43 岁。睡眠打鼾、憋气 20 余年，伴日间困倦 8 年。术前检查，PSG 监测，RDI：45.5，最低 SaO_2：68%；X 线头影测量分析，SNA：79°，SNB：73°，PAS：4mm，MP-H：24mm。手术治疗分 2 阶段在经鼻气管插管全身麻醉下进行：第一阶段行下颌体部 DO 和颏前徙术，使得下颌和颏部分别前徙 25mm 和 12mm。经过 4 个月的稳定期后，拆除牵引器同时行第二阶段手术：上颌 Le Fort Ⅰ型截骨术。术后评估，PSG 监测，RDI：3.7，最低 SaO_2：92%；X 线头影测量分析，SNA：87°，SNB：75°，PAS：15mm，MP-H：16mm。各种主诉症状消失。其治疗前、中和后的面像、咬合像及 X 线片如图 21-8、图 21-9 所示。

该患者实际上用两个阶段、两种手术方式完成了双颌前徙术。这种选择是因为下颌骨需要较大幅度的前徙（25mm），使用 SSRO 无法满足。尽管手术前 SNA 以达到 79°，上颌前徙后更是达到了 87°，但面型协调，OSA 完全缓解。

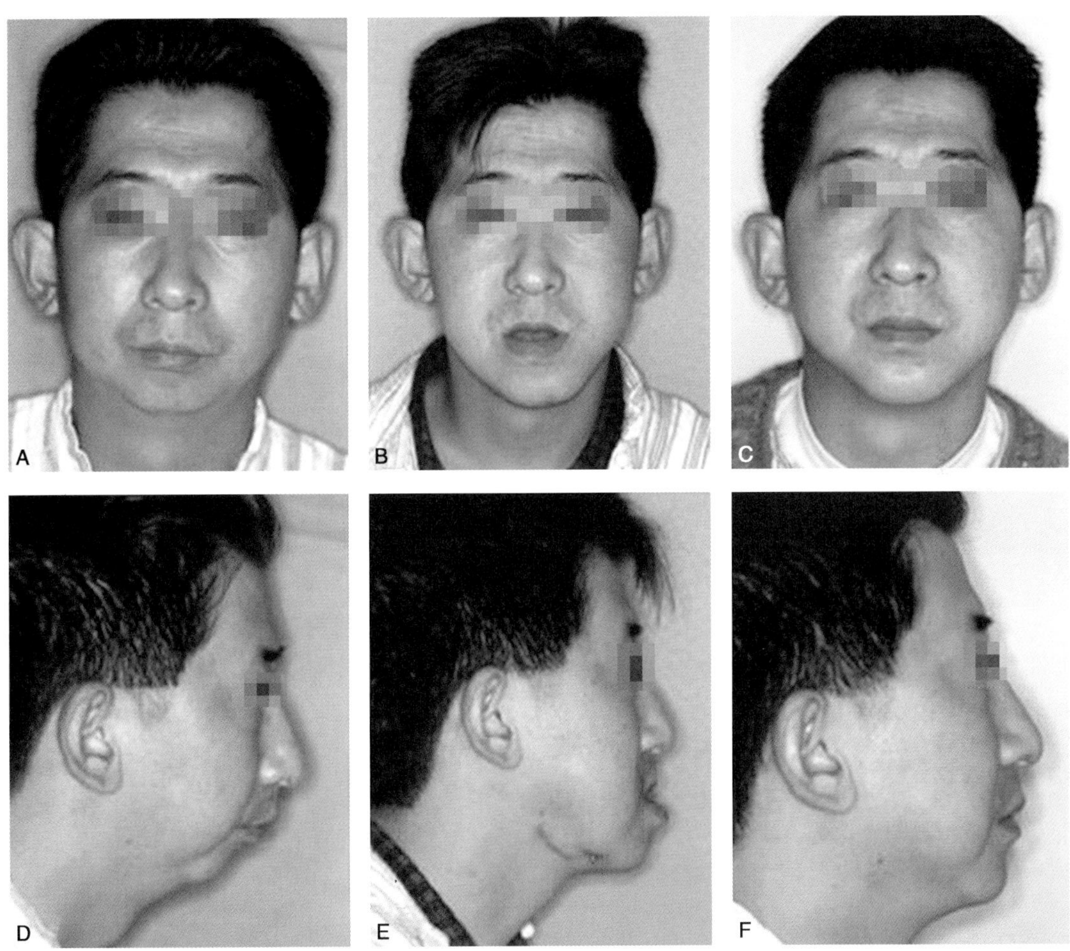

图 21-8　治疗前后的面型变化

A~C. 分别为术前、下颌 DO 后、正颌手术后的正面像；D~F. 分别为术前、下颌 DO 后、正颌手术后的侧面像。

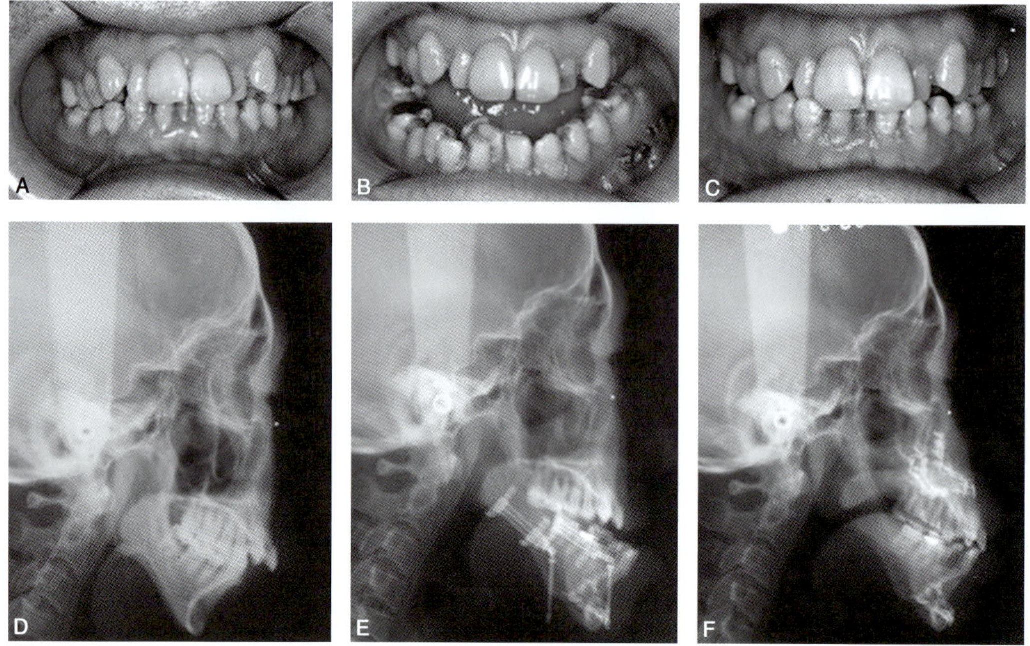

图 21-9　治疗前后的咬合与影像变化

A～C. 分别为术前、下颌 DO 后、正颌手术后的咬合像；D～F. 分别为术前、下颌 DO 后、正颌手术后的头颅定位侧位 X 线片。

（四）病例 4

女，33 岁。睡眠打鼾、憋气近 10 年，无明显日间困倦。术前检查，PSG 监测，RDI：32.5，最低 SaO_2：75%；X 线头影测量分析，SNA：81°，SNB：73°，PAS：5mm。患者面型表现为双颌前突和颏后缩，大幅度双颌前徙可能使得患者术后面型无法接受，因此设计了改良的双颌前徙术。手术在经鼻气管插管全身麻醉下拔除了 4 颗第一前磨牙，上颌 Le Fort Ⅰ型分块截骨术、BSSRO、下颌前部根尖下截骨术和颏前徙术，上下颌整体还进行了逆时针旋转。术后评估，PSG 监测，RDI：3.5，最低 SaO_2：91%；X 线头影测量分析，SNA：84°，SNB：81°，PAS：9mm。各种主诉症状消失。其治疗前、中和后的面像、咬合像及 X 线片如图 21-10～图 21-12 所示。

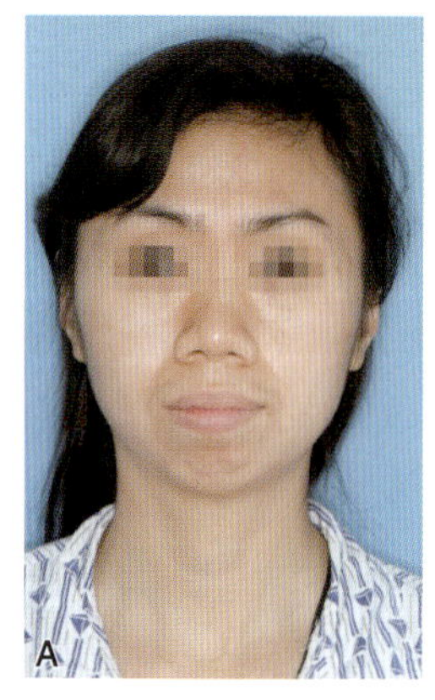
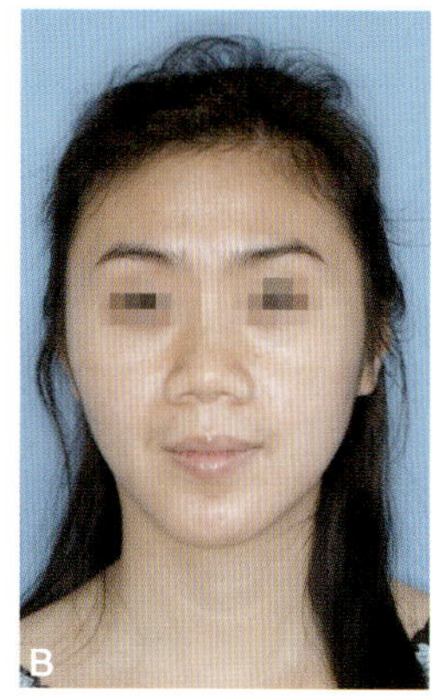
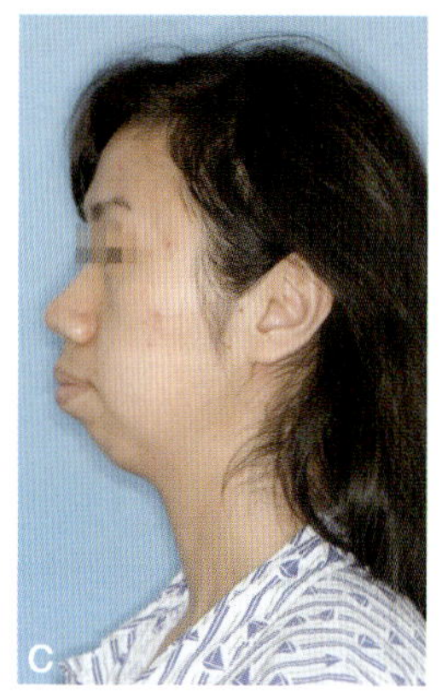
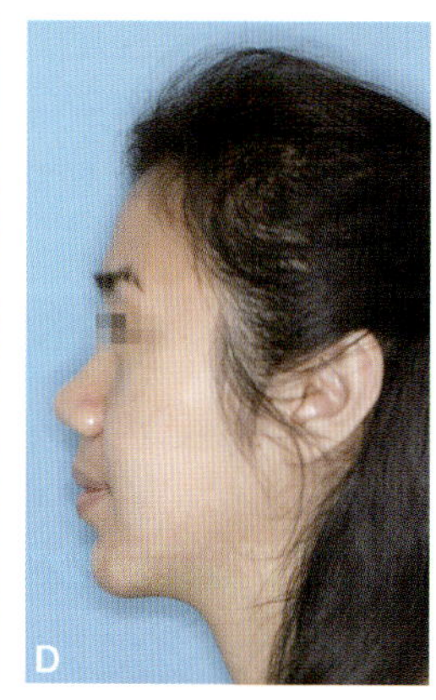

图 21-10　改良双颌前徙术术前术后正侧位面像

A. 术前正面像；B. 术后正面像；C. 术前侧面像；D. 术后侧面像。

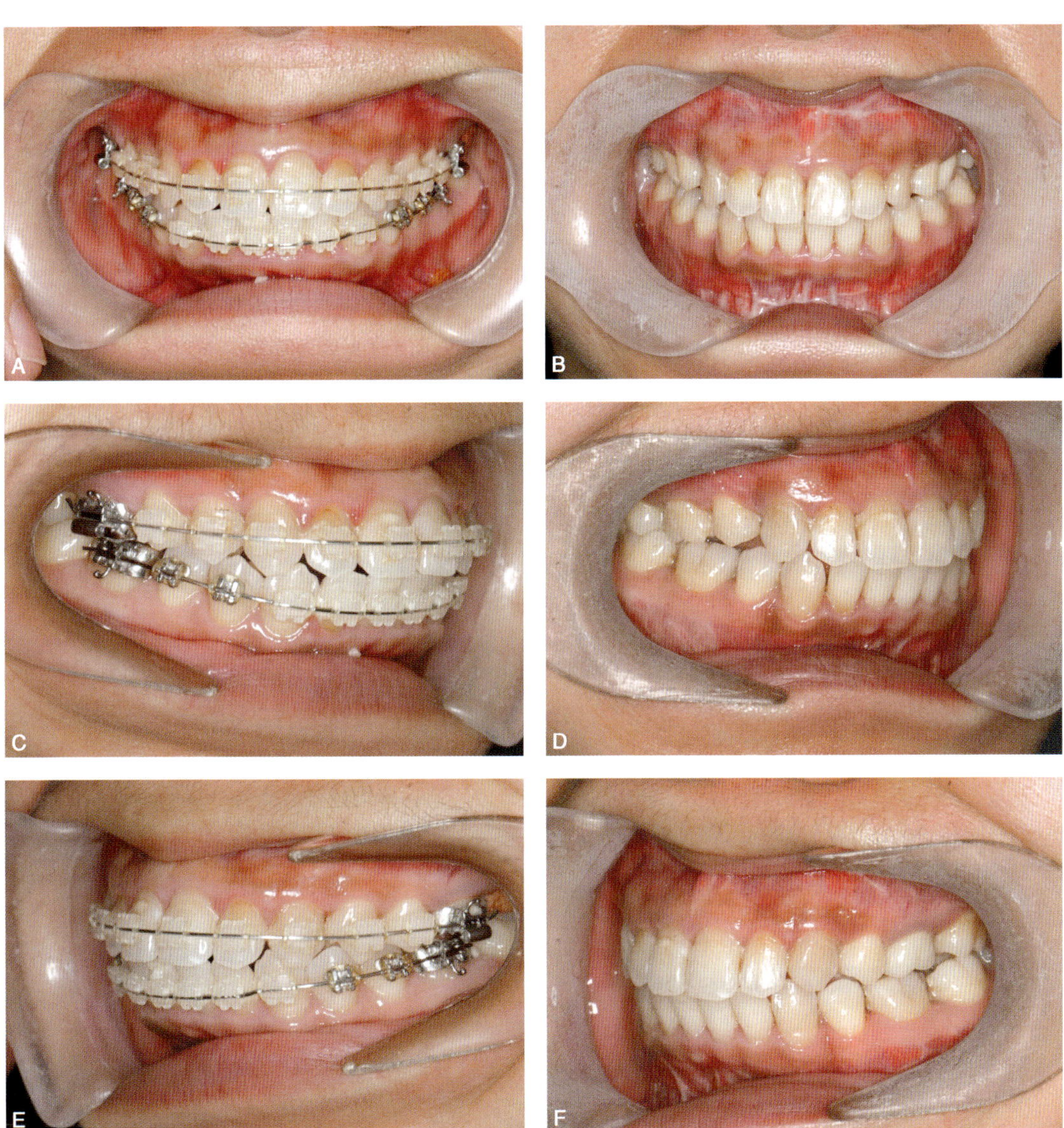

图 21-11　改良双颌前徙术术前术后正侧位咬合像

A. 术前口内咬合像正面观；B. 术后口内咬合像正面观；C. 术前口内咬合像右侧面观；D. 术后口内咬合像右侧面观；E. 术前口内咬合像左侧面观；F. 术后口内咬合像左侧面观。

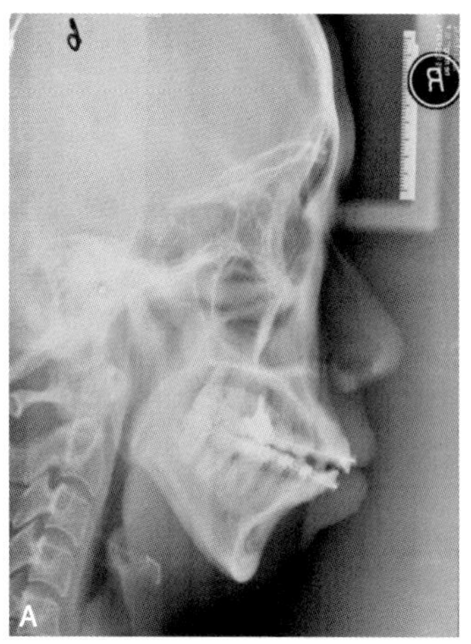

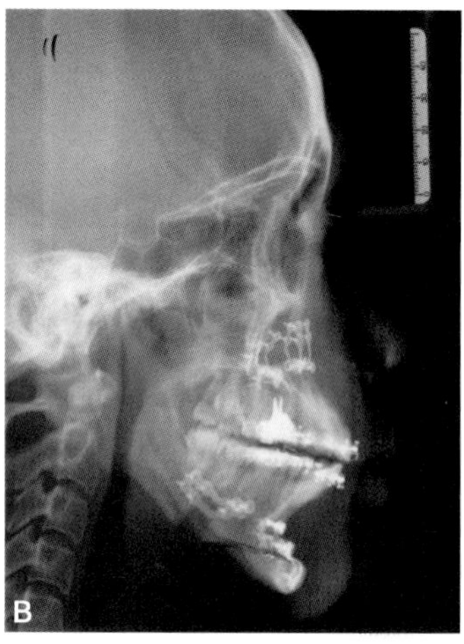

图 21-12　改良双颌前徙术术前术后头颅定位侧位 X 线片
A. 术前;B. 术后。

（伊　彪）

参 考 文 献

1. 伊彪,张熙恩,张震康,等. 正颌外科治疗阻塞性睡眠呼吸暂停综合征. 中华口腔医学杂志,1997,32(2):114-117
2. 王兴,梁成,伊彪,等. 小下颌畸形伴阻塞性睡眠呼吸暂停综合征的牵引成骨矫治. 中华医学杂志,2001,81(16):978-982
3. 伊彪,王兴,梁成,等. 颅外固定牵引矫治重度小下颌畸形伴阻塞性睡眠呼吸暂停低通气综合征六例报告. 中华口腔医学杂志,2007,42(4):203-205
4. 梁成,王兴,伊彪,等. 骨性颞下颌关节强直伴小颌畸形及阻塞性睡眠呼吸暂停综合征的牵引成骨治疗. 北京大学学报(医学版),2002,34:112-116
5. DASHEIFF R M,RICHARD F. Treatment goals for obstructive sleep apnea//BELL W H. Distraction osteogenesis of the facial skeleton. Hamilton:BC Decker Inc. ,2007:419-425
6. BOROWIECKI B,KUKUA A,BLANKS R. Cephalometric analysis for diagnosis and treatment of obstructive sleep apnea. Laryngoscope,1988,98:226
7. RILEY R W,POWELL N,GUILLEMINAULT C. Current surgical concepts for treating obstructive sleep apnea syndrome. J Oral Maxillofac Surg,1987,45(2):149-157
8. KOU P C,MEST R A,BLOOMQUIST D S,et al. The effect of mandibular osteotomy in three patients with hypersomnia sleep apnea. Oral Surg Oral Med Oral Pathol,1979,48(5):385-392
9. RILEY R W,POWELL N,GUILLEMINAULT C. Inferior mandibular osteotomy and hyoid myotomy suspension for obstructive sleep apnea:a review of 55 patients. J Oral Maxillofac Surg,1989,47(2):159-164
10. LI K K,POWELL N B,RILEY R W,et al. Long-term results of maxillomandibular advancement surgery. Sleep Breath,2000,4(3):137-140

第二十二章 颅面先天畸形及其外科矫治

正颌外科是通过对颌骨的切开(osteotomy)或部分骨质的截除(ostectomy)、带蒂牙骨块的移动和固定来矫治牙颌面畸形。而某些先天性颅面发育异常综合征,如 Apert 综合征和 Crouzon 综合征等尽管可能合并颌骨和牙位置关系的异常,但这不是通常所指的牙颌面畸形(dentofacial deformity),而属于颅面畸形(craniofacial deformity),需要采用颅颌面外科技术进行矫正。本章拟就这门学科的历史沿革、诊治技术与最新进展做一简要介绍与阐述。

第一节 颅颌面外科发展简史与学科形成

颅颌面外科的诞生是现代外科学史上重大的历史性事件之一。它是由法国教授 Paul Tessier(1917—2008)于 1967 创立的一门新兴学科。它通过特殊的骨切开或植骨的方法将颅颌面骨分块移动,并按照整形修复原则重新排列组合和固定,从而达到从根本上矫正各种颅颌面畸形的目的。

人类对颅颌面畸形的认识可以追溯到多年以前。早在 1732 年 Von Kulmus 就曾用拉丁文对颅颌面个别的病例进行了描述。而采用手术矫正的尝试,则在 18 世纪以后才见有个别病案的报道,但效果均不太理想。颅颌面畸形对患者身心的损害比较严重,并带来与之密切相关的社会问题。因此,对颅颌面畸形的诊断和治疗数百年来一直是无数专家学者为之努力奋斗的目标。尽管如此,到 20 世纪 50 年代初,人们对严重的先天性颅颌面畸形患者的治疗仍然显得不尽如人意,甚至一筹莫展。大量的颅颌面畸形仍然被判定为不可能被手术矫正的疑难病症。

法国是现代颅颌面外科的发源地。战争期间,特别是第二次世界大战期间大量的颅颌面严重创伤的一期处理和各种复杂畸形的二期修复为颅颌面外科的建立和发展提供了宝贵的经验。战后经济飞速发展,交通工具日益现代化,频繁的交通事故造成了大量的更加严重复杂的颅颌面创伤和畸形。而对这些严重复杂的颅颌面创伤和畸形的急救和整复治疗又大大地促进了颅颌面外科的发展。二战后科学技术的突飞猛进为人类认识和治疗各种严重复杂疾病不断地提供了新的思维和方法。同样,科学的进步也促进了麻醉复苏、感染控制及医学诊断的飞跃,并带动了包括肿瘤外科、创伤外科、整形外科、颅脑外科、颌面外科、小儿外科等医学科学整体水平的不断提高，为彻底矫正颅颌面严重畸形提供了宝贵的临床经验和必要的条件，也为颅颌面外科的建立和发展奠定了坚实的基础。

1967 年在法国南部 Montpellier 举办的整形外科年会上，Tessier 教授首次宣读了关于采用现代颅颌面骨切开技术治疗 Crouzon 综合征的论文。而该综合征在当时仍然被认为是极难或者不太可能通过手术予以彻底矫正的颅颌面严重畸形之一。Tessier 的论文引起了同行们的普遍关注和赞同。但他没有意识到他为颅颌面外科的创立和发展开创了历史性的新纪元。同一年在意大利罗马举行的国际整形外科年会上，Tessier 教授再次报道了从 1957 年治疗第一例眶距增宽综合征以来的 10 年时间里，把颅颌面骨切开游离并按整形修复的要求重新排列组合来矫正的 Crouzon 综合征和 Apert 综合征颅颌面高难度的严重畸形，并第一次提出了颅颌面外科（cranio-maxillo-facial surgery）的新概念。同年 12 月，Tessier 在法国巴黎举办了颅颌面外科历史上第一次学术研讨会。到会者均为当时世界著名的学术权威，包括颌面外科、颅脑外科、眼科、小儿外科及整形外科。在为期 1 周的巴黎研讨会上，Tessier 教授向到会的专家们展示了一门崭新的前沿性学科及其令人惊奇的矫治效果。

现代颅颌面外科的创立被认为是近代外科学史上继心脏外科手术以来又一重要的历史性事件。Tessier 教授创造性的工作，证实了有关颅颌面外科的一条最基本的原则，即：各种颅颌面骨畸形或缺陷完全可以通过颅颌面骨本身的重新排列组合或植骨充填的手段予以彻底矫正。基于这一基本原则，Tessier 教授提出了有关颅颌面外科手术的三个重要的基本理论。第一是通过颅外途径、颅内途径或颅内外联合途径可以进行包括眶骨在内的颅颌面骨骼的整块或分块骨切开并重新排列组合或重建；第二是颅颌面部骨骼在完全切断其固有血供或者游离的骨块重新排列组合与固定后，完全能够良好地生存而不发生坏死；第三是眶周骨骼及眶内容物能在较大范围内移动而不至于影响眼球本身的视力。正是由于这一创造性的基本原则使得大量的以往认为难于手术彻底矫正的严重的颅颌面畸形患者获得了相当满意或较大改善的整复效果，并使颅颌面外科在全球范围内迅速发展，而成为 20 世纪后半叶现代外科学历史上最富生命力的新进展之一。Tessier 教授也当之无愧成为了现代颅颌面外科的主要奠基人。

第二节　颅面畸形的病因、临床分类与诊断

颅面畸形是一类涉及颅骨、眶骨、颌骨以及面部相关软组织器官的先天性畸形，常造成颅面部显著变形及功能障碍，给患者身心造成严重影响。其畸形特点可归纳为以下几个方面。

1. 畸形常累及颅面部多个部位，而非某一器官或组织的畸形。

2. 畸形多涉及颅面骨骼、软组织以及面部重要器官，以骨骼发育不良、缺损及错位为主。

3. 畸形紧邻脑、眼与鼻等重要器官，给畸形的修复重建带来相当大的风险和难度。

4. 畸形的矫正需要多学科协作，并需分期多次手术方能完成。

一、病　因

颅面畸形的病因目前尚不十分清楚。通过对颅缝早闭症的病因研究发现:尸检后组织学和放射学研究提示其颅面部骨骼畸形是由于颅底软骨发育异常所致。颅底发育异常,可通过硬脑膜将异常的作用力传导至颅顶其他骨缝区域,在硬脑膜与颅缝的附着处,这种异常的作用力可激发颅缝处的成骨过程,导致颅缝早闭的发生。按照 Virchow 理论,颅缝早闭后,颅骨在与受累骨缝垂直方向上的生长停止,而与早闭骨缝平行方向的生长加速,最终导致颅盖骨的畸形,可见,受累的骨缝越多,发生的畸形也就越复杂。此外,多颅缝早闭导致的颅盖骨多方向的生长受限,很易导致狭颅症和颅内高压的发生。

颅面裂发生机制有可能用唇腭裂形成的理论予以解释,即融合障碍和中胚层穿透障碍理论。但阻碍正常融合的本质还不清楚。某些裂存在于胚胎预知的部位,即相邻胚胎结构的连接处,而另一些裂则不在已知结构的连接处,可能由于孕期外胚层闭合后受损所致。

颅面畸形的遗传学和细胞生理研究一直是大家关注的热点。尽管目前取得了重要进展,使得我们开始能够认识先天性颅颌面畸形以及相关组织器官和肢体发育畸形的发病机制,但是基因型和表现型的相互关系仍没有获得令人信服的解释,主要表现在:①相同的突变导致不同的表现型;②不同的基因突变可导致相同的表现型;③相同或者不同基因之间产生相互作用的机制,包括一些随机的因素如环境因素可能产生的作用等。随着科学的进步,期盼着能够应用分子技术进一步搞清先天性颅颌面畸形基因的缺损和变异,并在此基础上阐明其对颅颌面畸形形成的影响,以及在畸形发生时通过对基因的修正而对其进行早期干预或纠正。

二、临床分类和诊断

先天性颅面畸形是一类复杂的涉及颅颌面骨骼及相关软组织、器官结构的畸形。Marchac 曾经将先天性颅面畸形简单地分为颅缝早闭症(craniosynostosis)和颅面骨成骨不全症(craniofacial dysostosis)两大类。1974 年 Tessier 针对颅颌面裂提出 0~14 型分类法,以后 Oto 等进行了补充。可以说,Marchac 和 Tessier 的分类法包含了大部分先天性颅颌面畸形。实际上,典型综合征的分类和诊断比较明确,如 Crouzon 综合征和 Apert 综合征等。但临床实践中所遇到的颅面畸形表现多样,既有骨组织的发育不良,又有骨组织的缺损,同时伴有面部软组织的畸形。由于先天性颅面畸形的病因尚未十分明确,畸形累及的部位及程度不同,因而,很难对颅面畸形作出公认的囊括一切畸形的分类。目前采用的是根据颅面畸形的发病机制和不同临床表现将其分为颅缝早闭症、颅颌面畸形综合征以及颅颌面裂三大类。

先天性颅面畸形的诊断主要根据临床表现与影像学技术进行综合分析而得出。面中份凹陷伴眶间距过宽提示有 Crouzon 综合征的存在;外耳道闭锁、副耳和耳郭畸形常与第一、二鳃弓综合征有关。X 线头影测量(cephalometric radiography)与 CT 扫描与三维重建是常用于进行颅面畸形诊断的检查手段。

第三节　颅面畸形的手术时机、基本原则与注意事项

颅颌面外科是一门充满风险的新兴学科，也是现代外科学界最为活跃而又最为复杂的技术领域之一。颅颌面外科的手术区域涉及人体形态与功能最为紧密结合而解剖关系又最为复杂的特殊部位。一方面，颅颌面外科技术可以在保证功能的完整无损的情况下获得最为满意的形态结果；另一方面，颅颌面手术为了获得满意的形态效果可能造成重要功能的伤害甚至生命危险。一部分病例，如不进行手术则相对安全，而进行手术则可能产生严重并发症甚至生命危险。颅颌面外科手术所冒的这种风险与严重心脏病患者为了生存进行手术所冒的危险在一般范畴内还是有较大的差别。

一、手 术 时 机

手术治疗时间一般分为早期、中期和后期。早期手术年龄指患儿在1岁以内，其主要指征是依据有无颅内高压、视力障碍或者视神经萎缩以及呼吸障碍等。早期手术的目的主要是解除对患儿生命的威胁、脑组织发育的限制以及重要器官的危害，如Crouzon综合征和Apert综合征等。近年来，Marchac等认为针对部分颅骨缝早闭的患儿，尽管没有严重颅内高压等症状也可施行手术。中期是指6岁以前进行手术。此时手术的目的除了对颅面畸形的矫正以外，主要是帮助治疗患儿的心理问题。后期是指10岁以后，因为各种原因没有接受治疗的病例。应该指出的是：经典的正颌外科手术时间是在成年以后，这与颅颌面外科的手术时机明显不同。

二、手术基本原则

（一）手术入路

手术可采用头皮冠状切口、下睑切口以及口内入路三种。

1. 头皮冠状切口　经此入路可充分显露颅骨、眶上缘、眶外缘、颧弓以及颧骨体外上份、鼻骨，是目前最常采用的手术切口。

采用头皮冠状切口时，关键是注意保护面神经额支不受损伤，必须对颞部的解剖层次非常熟悉。手术时，切口应深及帽状腱膜下，在骨膜表面剥离，达颞肌上缘时应注意将颞顶筋膜与头皮一并掀起，向下在颞顶筋膜与颞深筋膜浅层之间剥离，快到颧弓上缘时，可见颞浅脂肪垫。在颧弓上1~2cm处水平切开颞深筋膜浅层，在颞浅脂肪垫内向下继续剥离显露颧弓，如此面神经额支可得到很好的保护。

2. 经下睑切口入路　Manson等于1987年提出经睫毛缘下切口的下睑肌皮瓣入路。他们认为靠近睑缘做切口的肌皮瓣入路不留下明显瘢痕。切口位于睫毛缘下2~3mm处，向外延长到外眦外8~10mm处。经此切口在眼轮匝肌下与眶隔表面向下剥离至眶下缘2~3mm，然后在眶下缘前面切开骨膜，在骨膜下剥离以显露眶底、眶内壁及外壁中下份、眶外缘、颧骨及上颌上份。在切开眶下缘骨膜时，切口应位于眶下缘前方，以免损伤眶隔。眶隔于眶下缘

外侧份附着于眶下缘的前面，切开骨膜时必须低于眶隔附着处，以减轻下睑的纵向短缩。Converse 的睫毛缘下切口入路与 Manson 稍有不同，先经睫毛缘下做切口，在皮下向下剥离，当到达睑板下缘时，再切开眼轮匝肌，形成一肌皮瓣，向下继续剥离至眶下缘。此外，还有一种睫毛下切口入路，直接在皮下剥离，形成一单纯皮瓣，当剥离至眶下缘 2～3mm 时，再切开眼轮匝肌及骨膜。但 Manson 认为该方法有缺陷，增加了下睑外翻的发生率。

经下睑睫毛缘下入路常见的并发症有：下睑瘢痕、下睑外翻、下睑短缩造成的巩膜外露(scleral show)以及下睑水肿等。

经下睑结膜入路是研究和报道较多的一种方法。Tessier(1973)应用此切口矫正先天性颅面发育畸形，同年 Converse 将此用于创伤后畸形的治疗。此后 Habal(1974)、McCord(1979)、Maniglia(1983)、Waite(1991)相继报道了此入路在眶颧骨折治疗时的应用。该切口的最大优点是术后下睑不留瘢痕，且术后下睑外翻的发生率明显低于经下睑皮肤切口入路。

3. 口内龈颊沟切口入路　该入路为 Converse(1950)最先采用，可充分显露颧骨、上颌骨及眶下缘。手术时注意保护眶下神经血管束，并注意勿损伤腮腺导管开口。

（二）骨块的切开与重新拼接

根据具体畸形情况设计相应的截骨方式，将骨块切开游离后，按预定的位置重新拼接，以重建颅面部正常的骨性支架，达到矫正骨骼畸形的目的，此为手术的重点和难点。由于颅面畸形的多样性，不仅不同畸形有不同的截骨方式，同一畸形的骨切开方式也可不同，将在相关章节中介绍。

（三）小钛板坚固内固定

小钛板是 20 世纪 60 年代末 70 年代初兴起的一种新型的内固定技术。1968 年 Luhr 首次报道了应用加压钢板及螺钉在下颌骨骨折治疗中的研究。1970 年，法国学者 Michelet 报道应用不锈钢小钢板坚固内固定配合 Obwegeser 的下颌支矢状骨劈开术治疗下颌前突的成功经验。20 世纪 80 年代中期，小钛板固定被广泛应用于所有颅颌面骨骼的整形或骨折的固定。目前常用的钛合金板具有良好的生物相容性与抗腐蚀性，且无毒、无致癌性，不干扰 CT 成像，植入后可永久保留于体内的特点。近年来，可吸收板也开始应用于颅面外科的骨块固定。

（四）植骨术

植骨是颅颌面外科技术中必不可少的重要步骤，对重建骨块的连续性，增加相应部位的骨体积非常重要。植骨方式主要包括内嵌植骨(inlay bone graft)和外嵌植骨(onlay bone graft)。①内嵌植骨：又称嵌入式植骨，即在骨断端间或骨缺损处的植骨，有助于重建骨质的连续性以及骨缺损的修复，保证骨质愈合；②外嵌植骨：又称贴附式植骨，是将骨移植物贴附于其他骨骼的表面。通过所植骨的塑形，有助于面部轮廓的重建。手术时，这两种方式常同时采用。

植骨材料包括：①自体骨，多采用颅骨、髂骨、肋骨、肋软骨、胫骨；②同种异体骨；③骨生物代用品，如羟基磷灰石人工骨、珊瑚石人工骨、生物陶瓷等。自体颅骨外板由于具有较厚的密质骨，植入后不易吸收，具有良好的弧度适合于面部骨骼的重建，加之常与其他手术位于同一术野，采取方便，骨量大，避免其他部位取骨所遗留的瘢痕，并发症少，目前已被广泛应用于颅面各种先天畸形及创伤后畸形的修复。在采用颅骨外板植骨时，应注意将骨皮质侧朝向软组织，骨松质侧朝向修复的骨面。Knize 与 Zins 通过实验发现，植骨时将骨皮质侧面向骨膜及软组织时能够减少移植骨的吸收。

植骨时应做可靠的内固定。动物实验及临床证实，植骨后采用钛钉或钛板坚固内固定有助于植骨体积的保持，并减少骨吸收。

（五）软组织整复

根据具体情况，软组织畸形的修复可与骨组织的重建同期手术，也可分期进行。软组织不足或缺损可用自体组织游离（可行血管吻合）与带蒂移植的方式进行整复，也可用生物材料替代品填充修复。

三、围手术期护理

由于颅颌面外科手术范围大，术中出血多、难度高、风险大，因此，对临床护理提出了更高更严格的要求。围手术期护理包括：手术前准备，实验室检查，资料收集，术前特殊仪器准备并保障顺利完成手术，术后患者的病情动态变化的观察和常规基础护理，出院指导等。由于颅颌面外科的特殊性，围手术期护理应特别注意眼球和脑组织的保护，并参照相关标准进行密切观察护理。除了严格按照颌面外科的常规原则以外，要严密观察患者神志、瞳孔、意识及四肢活动情况，术后 24～48 小时应特别注意观察患者是否有头痛、频繁呕吐、烦躁、嗜睡、高热、意识不清等，警惕可能有颅内压增高、颅内出血、脑水肿等，血压一般维持在 12kPa 为宜。发现异常情况，应报告医师及时正确处理。严密观察负压引流量，以了解术后出血情况，出血较多时要及时处理。

另外，颅颌面畸形患者的心理护理尤为重要。要充分了解患者的营养、智力、有无其他先天性疾病等一般情况，特别要重视掌握患者的心理情况。由于颅颌面患者均有不同程度的心理障碍，性格内向孤僻，情绪低落自卑，对自己悲观失望，严重者甚至有厌世轻生念头，很少参加社会活动，对别人的语言、表情、动作都非常敏感，心理障碍严重，应根据患者的年龄、病情、心理素质、文化层次等，采取相应的术前心理帮助和护理措施。应该尽可能向患者和家属介绍手术的必要性、复杂性、危险性和可能发生的并发症，术后恢复期间易出现的问题及愈后效果等，让患者了解情况，尊重科学，对手术期望不要过高，正确对待和评估手术效果，在术前就有较好的心理准备，以避免术后不必要的医疗纠纷。

第四节　常见颅面先天性畸形的外科矫治

Marchac 曾将先天性颅颌面畸形简单地分为颅缝早闭症（craniosynostosis）和颅面骨成骨不全症（craniofacial dysostosis）两大类。前者指因一条或多条颅缝过早闭合所导致的一组颅颌面畸形，包括三角头畸形、舟状头畸形、尖头畸形、短头畸形和斜头畸形；后者指一些比较严重和明确的综合征。根据作者多年的临床经验，Marchac 对颅缝早闭症的分类和手术指征在国人的认知范围内并不完全认可。如三角头畸形，国内相当多的专家和患儿家属不同意予以手术矫正。就颅面骨成骨不全症而言，更多的学者将其看作颅颌面畸形的各种综合征。本节重点介绍与正颌外科关系较密切的几种颅面畸形。

一、眶距增宽症

（一）概述

眶距增宽症(orbital hypertelorism)是指双眼眶内侧壁间骨性距离过度增宽的一种疾病,由 Greig(1924)首先描述。此症不是一种颅面综合征,而是一些先天性颅颌面畸形比较常见的临床表现之一。

眶距增宽症的病因复杂,较常见的有如下几种:①颅面正中裂;②颅面发育不良;③额鼻、额筛部脑膜膨出;④额鼻骨发育不全;⑤颅缝早闭,如 Crouzon、Apert 及 Cohen 综合征等。

（二）临床表现

眶距增宽症患者除眶间距离增宽外,其颅面骨及颅前窝亦有改变。借助 X 线片及 CT 检查,可观察到鼻骨、筛骨、筛板、鼻中隔等均增宽,而蝶骨一般不受影响,额骨则表现为窦腔增大或骨裂,视神经管间距一般正常。鼻部畸形在眶距增宽症患者有多种表现,如短宽鼻,鼻背宽阔平坦、鼻背中央凹陷、鼻小柱短小;分叉鼻,常伴有双重鼻中隔、双鼻尖;而由面部旁正中裂所致的分叉鼻常不对称,其中一侧接近正常,而另一侧则异常短小;长鼻,多见于颅面裂、脑膜膨出患者;鼻缺如,鼻背、鼻尖、鼻翼完全缺如,鼻孔直接与鼻咽部相通。因受脑膜膨出组织挤压,泪道时有堵塞及慢性炎症表现。

（三）诊断标准及分类

眶距增宽症的诊断主要依据眶间距离测量。测量时,通常选择眶内侧壁的泪点(dacryon)为基点,它是上颌骨鼻突、额骨及泪骨的交点。此点可在皮下摸到,但准确的测量需在头颅后前位 X 线片上进行。双侧泪点间距即为眶间距 IOD(interorbital distance)。IOD 有种族、年龄、性别上的差异。一般女性在 13 岁、男性在 21 岁左右,IOD 即基本恒定。

Tessier 以 IOD 为标准将眶距增宽症分为三度:

轻度　30~34mm

中度　35~39mm

重度　≥40mm

张涤生教授参照 Tessier 标准,初步提出适合国人的眶距增宽症诊断标准,即Ⅰ度 32~35mm;Ⅱ度 36~39mm;Ⅲ度≥40mm。

内眦间距 MICD(medial intercanthal distance)亦为常用的测量指标。可用 MICD 粗略估计 IOD,轻度者 MICD-5mm=IOD;重度者 MICD-10mm=IOD。

（四）治疗

1. 手术时机　目前多倾向早期手术治疗,但最早不宜低于 2 岁,此时骨质薄,截骨移位后固定不牢,且颅骨不能劈成两层利用。过早手术可能损伤牙胚,亦可能影响颅面骨的发育。多数人主张 5~6 岁时进行手术,此时骨组织薄、软,截骨方便。另外手术越早进行,越有助于小儿心理成长。具体手术时间选择应根据患者的具体情况进行,如病情发展迅速,或有角膜暴露等情况时,应尽早手术。

2. 手术方法　轻度畸形患者,一般无须眶周骨切开矫治,可行内眦成形及鼻畸形矫治来改善外观。中度畸形,可选择颅外路径眶周骨切开术式,如眶内侧壁骨切开内移或 U 形骨切开法,同时行内眦复位成形。重度畸形,则应采用颅内-外联合路径眶周骨切开术。

3. 常用骨切开方法

（1）眶内侧壁骨切开内移术：又称 C 形骨切开术。可选择冠状切口，如同时进行鼻成形术或者额部中份皮肤切除术，则可选鼻部皮肤切口。截除眶间中部一块鼻骨、筛骨，截断眶内侧壁大部骨质，将眶内侧壁骨块连带内眦韧带向中线移位，双侧靠拢后以钢丝或小钛板固定（图 22-1A）。

（2）U 形骨切开术：一般采用眶周外下及下睑缘皮肤切口或者配合口内切口，截去鼻根部旁中央区两块鼻筛骨组织，行眶内侧壁、外侧壁及眶底截骨，将骨块向中央移位，使之与中部鼻骨靠拢，用钢丝或小钛板固定（图 22-1B）。

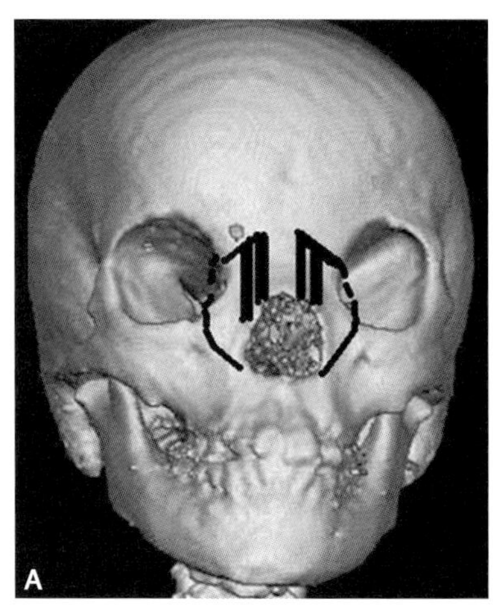

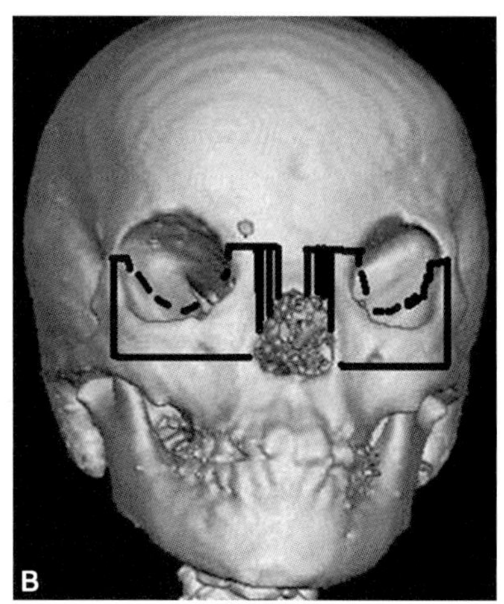

图 22-1　C 形与 U 形骨切开矫正术示意图
A. C 形骨切开术；B. U 形骨切开术。

（3）Tessier 法眶周骨切开：又称眶间中央骨切开术。取冠状切口、下睑缘切口及鼻背切口，自颅内外联合入路，行眶上壁、内侧壁、外侧壁、下壁及眶顶、眶底部截骨，使眶周完全游离；再行鼻根部中央截骨，截断鼻骨、筛骨及鼻中隔骨组织块。取下中央骨组织块，将两侧眶骨连带眶内容物向中线移位靠拢，固定。眶外侧壁骨间隙植骨，固定（图 22-2A）。

（4）Converse 法眶周骨切开：又称眶间旁中央骨切开术，方法与 Tessier 法基本相同，不同之处是保留鼻根部中央骨块及鼻中隔，术后能保留嗅觉，且鼻根部中央骨块可作为鼻部植骨的良好依托，故此法现为多数人接受并采用（图 22-2B）。

4. 颅内-外联合径路眶距增宽症矫治术　颅内-外联合入路使眶距增宽症手术更安全、更方便，且操作均可在直视下进行，故以下将详细介绍其操作步骤。

（1）切开及显露：头皮冠状切口，于帽状腱膜下层向前翻开皮瓣，于眶上缘 1～2cm 处切开骨膜，于骨膜下剥离至眶上缘，显露出眶上神经孔，凿去神经孔下缘骨质，游离出眶上神经血管束。两侧自颧弓上 1cm 处切开骨膜，骨膜下剥离显露眶外侧壁颞面。于眶内剥离，显露眶顶及内、外侧壁。

下睑缘皮肤切口或结膜切口，自眶隔筋膜分离达眶下缘骨膜，于距眶下缘 5mm 处切开骨膜，自骨膜下剥离显露上颌骨前壁，注意保护眶下神经血管束。于眶内剥离显露眶底，并与眶内、外侧壁伤口沟通。剥离至眶下裂处注意保护眶下神经血管束。眶内剥离时要尽量

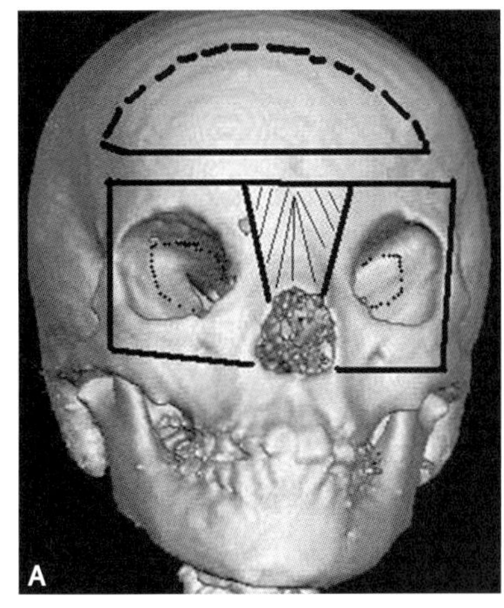

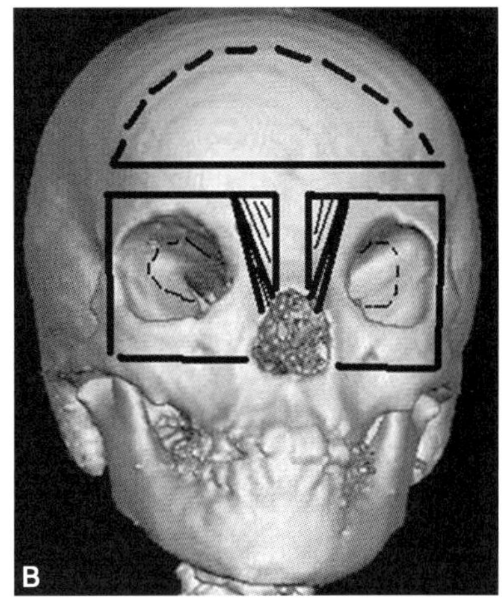

图 22-2　Tessier 法与 Converse 法骨切开矫正术

A. Tessier 法眶周骨切开；B. Converse 法眶周骨切开。

向后，一般须剥离至眶内中后 1/3 交界处。

鼻部正中皮肤纵行切口，骨膜下剥离，显露整个鼻根部及上颌骨鼻突、泪骨、筛骨纸板，与眼眶伤口连通。剥离眶内侧壁时注意保护内眦韧带及泪囊。

（2）前额开窗，显露颅前窝：打开额骨瓣，注意保护硬脑膜，此时可采用过度通气、甘露醇静脉滴注或放脑脊液法降低颅内压。即可抬起额叶脑组织，显露出颅前窝。

（3）截骨：于额骨开窗部与眶上缘之间保留一条 1cm 宽骨桥，即开始行眶上缘横向截骨，继而行眶顶、外侧壁、内侧壁、眶底及眶下壁截骨，注意保护脑组织、眶内容物及眶下神经血管束。

眶中央骨切开可按 Tessier 法或 Converse 法行正中或旁正中骨切开，截除鼻骨、筛骨、筛小房组织块。

（4）移位及固定：将两侧眶骨组织块向中线移位，靠拢，以钢丝、小钛板或可吸收内固定板、钉行坚固内固定。将鼻筛骨块移植于外侧骨间隙，并固定之。两侧内眦韧带在复位至原正常位置后，用钢丝以 8 字或环扎方式将其拴紧，拉拢固定。

（5）关闭伤口：将额骨瓣复位，固定。伤口彻底止血，冲洗干净，分骨膜、皮下、皮肤三层缝合伤口。可同时行鼻部植骨手术（图 22-3，图 22-4）。

5. 常见并发症及处理

（1）出血：手术范围广，手术时间长，截骨创面不易止血，故术中、术后可能出现失血性休克、血肿等。对应措施有：切口及剥离区注射含肾上腺素的局麻药，使用一次性头皮止血夹，用双极电凝仔细止血，截骨时采用控制性低血压麻醉，及时输血及静脉使用止血药物。

（2）颅内压增高：颅内压增高的主要原因为脑水肿及颅内血肿，故术中要注意保护脑组织，尽量避免和减少损伤、牵拉、压迫，硬脑膜止血要彻底。术后注意观察意识、瞳孔及躯体感觉和运动，最好行颅压监测。术后常规给予甘露醇及皮质激素。如颅压持续增高，非手术治疗无效时，应果断开颅探查、减压。

（3）脑脊液鼻漏：颅前窝及筛骨截骨时，有可能损伤局部硬脑膜，造成脑脊液鼻漏。多数通过体位引流，1 周后可自愈；而严重者则需开颅行硬脑膜修补。注意切不可堵塞鼻腔。

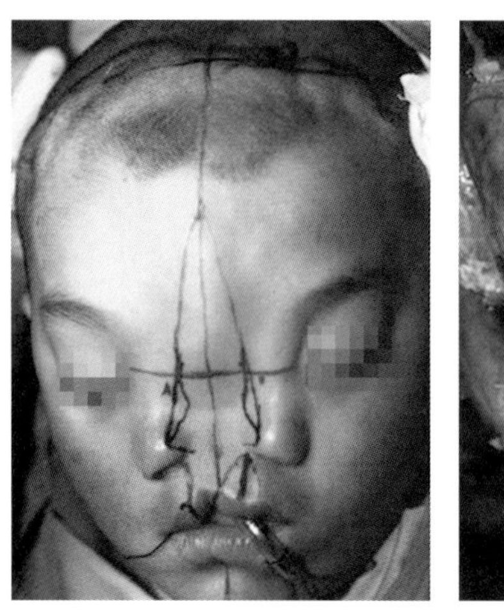
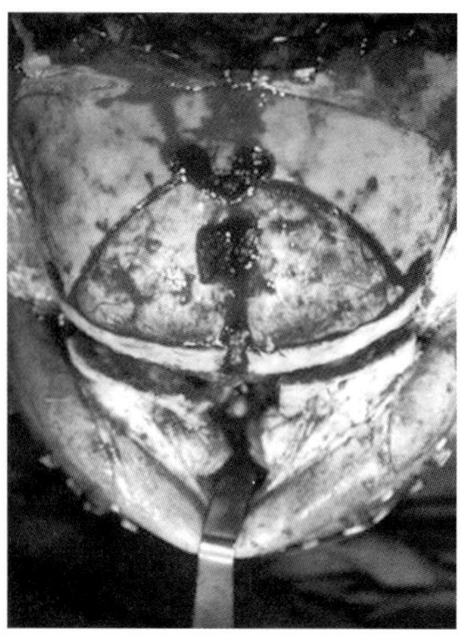

图 22-3　颅内-外联合径路眶距增宽症矫治术

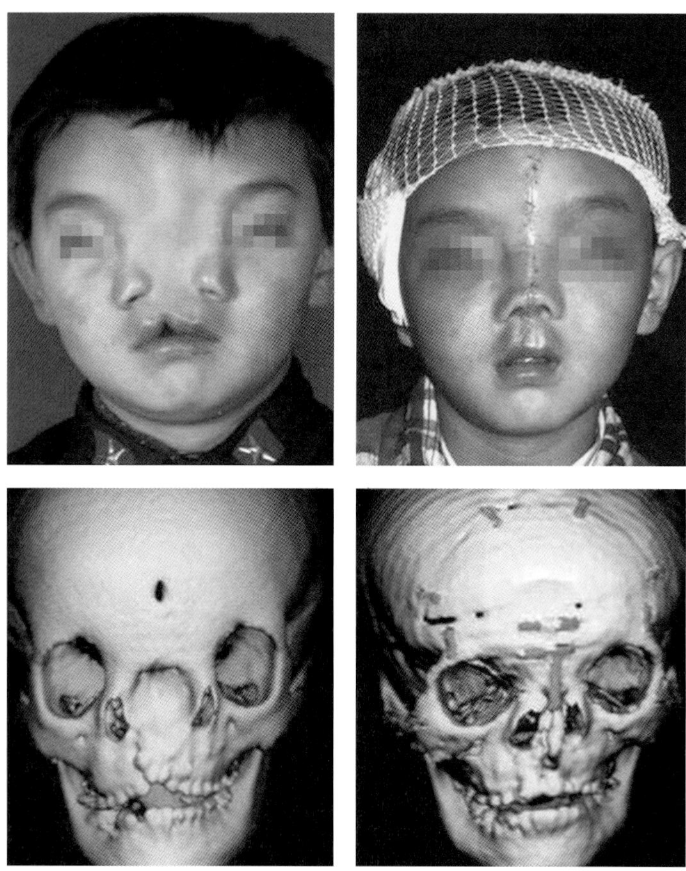

图 22-4　颅内-外联合径路眶距增宽症矫治术术前术后的正面像与三维 CT 重建

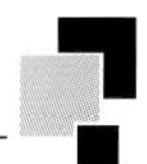

（4）颅内感染：因术后颅腔内外相通，骨间隙有无效腔，局部有小血肿，鼻旁窦与外界及伤口均相通，故颅内有可能发生逆行感染。对应措施为：术前详细检查有无慢性鼻-鼻窦炎、泪囊炎，术中严格无菌操作，围手术期使用广谱抗生素。

6. 术后复发问题　眶距增宽症在截骨矫治术后有复发的可能，究其原因有：筛小房及鼻间结构（如上鼻甲或鼻中隔）切除不足；眶周截骨时眶后部截骨不满意。故有人主张眶间截骨应过度，眶周截骨一定要完全离断，使眶腔能充分移动。William Y Hoffman 等人通过对 4 例眶距增宽症患者手术前后的 CT 片对比测量研究，发现术后骨性眶结构与软组织移动幅度相差显著，认为眼球等眶部软组织因受视神经及眼外肌等球后结构的限制，移动幅度不可能与骨眶结构完全一致，所以在行手术设计时应充分考虑这一点。

二、Crouzon 综合征

（一）概述

1912 年由法国神经学家首先报道。该病以颅缝早闭和蛙形脸为特征，其脸形主要特点为突眼征和面中部后缩。以常染色体显性病的方式遗传，其基因外显率接近 100%。发生率较 Apert 综合征为高，据上海第九人民医院报道占所收住的颅面畸形患者的 10.4%；Stricker 报道为 13.5%；David 报道为 14.9%；而 Bertelson 仅为 6.8%。

（二）临床表现及诊断

Crouzon 综合征患者颅骨畸形的表现特点各不相同。

Stricker（1994）按严重程度将其分为五类。

（1）上颌型 Crouzon 综合征；

（2）假性 Crouzon 综合征；

（3）颜面型 Crouzon 综合征；

（4）颅型 Crouzon 综合征；

（5）颅面型 Crouzon 综合征。

由于颅缝早闭的部位不同，可以出现舟状头、三角头或尖头畸形（图 22-5）。X 线检查可见冠状缝、矢状缝和人字缝分别或合并过早闭合。在 Crouzon 综合征，患者颅腔和眼眶发生继发于颅内压增高的改变，构成颅前窝后界的蝶骨受压，造成颅前窝和颅中窝的交界位置变低。蝶骨大翼由于颅内压增高而萎缩，颅中窝向下扩展与眶外侧壁平齐，眶外侧壁的前后径变短。这种蝶骨大翼的向前移位是造成眶内容量减少的主要原因之一。蝶骨体部比正常更靠下，这样的后果是颅底前凸。冠状缝早闭除引起颅骨在矢状方向上前凸之外，还引起颅前

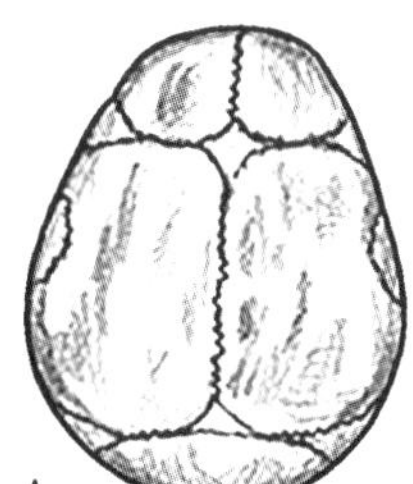

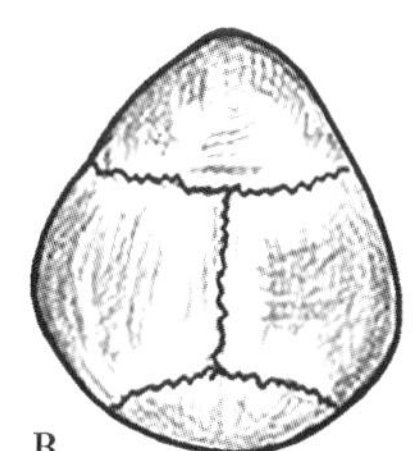

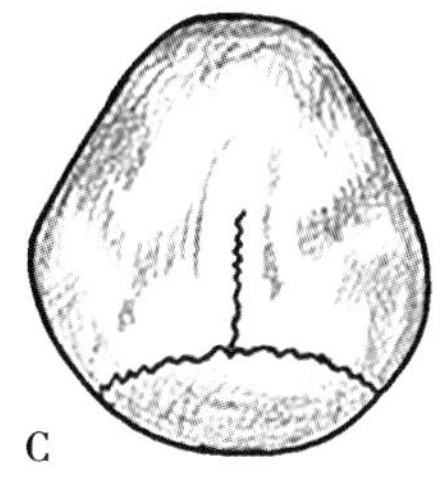

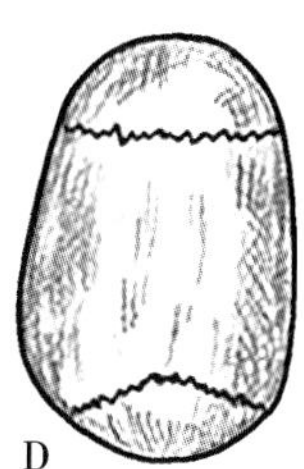

图 22-5　颅缝早闭的各种表现

A. 正常颅缝；B. 三角头畸形；C. 短头畸形；D. 舟状头畸形。

窝的底部在前后径上缩短。

在颅前窝基底部向下移位的同时，Crouzon 综合征患者的眶顶后份较正常人要低。眶顶除了这些改变之外，由于颅中窝向前下扩张而导致的蝶骨大翼向前内移位导致眼眶前后径进一步缩短。同样，筛骨迷路由于受筛状板的压迫向外移位。

由于 Crouzon 综合征存在上颌骨发育不良，眶底前后径也缩短。由于在三维立体空间上所有这些改变，包括眶顶、眶底、眶内侧壁和眶外侧壁，眼眶内的有效容积显著下降。深度每减少 1cm 将导致眶内容积减小 6ml。而眼球的体积正好是 6ml（Tessier，1971）。因此，Crouzon 综合征的突眼征的病理学基础就是眼眶容积的大小不足以容纳眶内容物。

Crouzon 综合征患者上颌骨在三维空间的各个方向上发育都较差。但 Tessier 注意到面中部骨骼的后缩可以由于额骨的后移和小颌畸形而被掩盖。上颌骨发育不良表现为眶底较浅，上牙弓较窄，双侧反𬌗。上颌牙槽骨骨量不足导致牙列排列过于拥挤。同时尚有腭弓狭窄高拱，颧弓变窄，翼腭窝重度狭窄。上颌骨后份向外下倾斜，磨牙早接触导致前开𬌗和下颌骨向下、向后旋转。

（三）手术时机及治疗原则

可分为早期治疗（1 岁之内）和晚期治疗（1 岁以后）。近年来主张早期手术，因为这样可以使患儿的心理和社会创伤降低到最低限度。早期手术的目的有两个：①降低颅内压，从而防止视力障碍的发生，允许大脑正常发育；②使大脑外形恢复正常。晚期手术，指患儿 1 岁以后进行的手术。主要包括 Le Fort Ⅲ型截骨推进术。

（四）手术方法

1. 双侧冠状缝早闭　近年来多采用额骨推进术，然而在突眼征不明显、双侧冠状缝早闭不严重的婴儿，可采用扩大的冠-蝶颧条带状骨切开术。

2. 额骨前移伴或不伴条带状骨切开术（图 22-6）　在双侧冠状缝早闭而且突眼征不超过中度的 Crouzon 综合征患者，Tessier 的额骨前移术比较有效。截骨线常向两侧眶外缘延展，以在蝶颧缝附近获得更多的骨质。此操作在儿童，尤其是 6 个月以内者，要比成人容易。截骨线经鼻额缝、眶顶和眶外侧壁，向颞窝处延展成楔形插入，以利于后期固定。前额骨瓣用钢丝固定在前移的眶上桥上。或者可用顶枕部骨移植来重建。额骨可推进 20mm。眶容

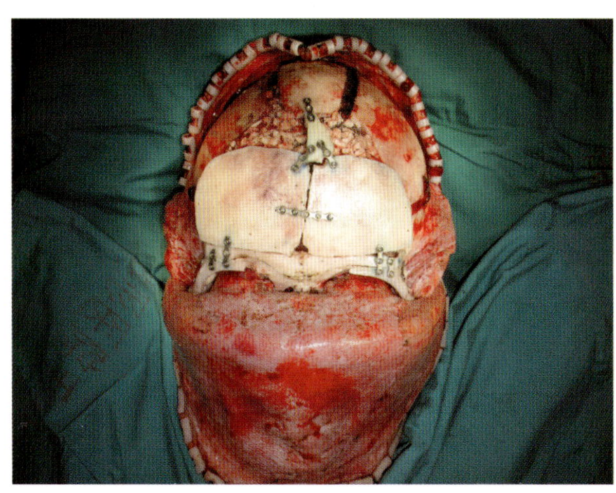

图 22-6　额骨前移术中照片

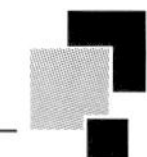

积显著增大。关闭头皮切口时可能会有张力,可以在帽状腱膜做松弛切口行减张缝合。

Marchac 改良了上述术式后,在颞部形成 Z 形骨瓣。此技术提供了矢状和垂直方向上的矫治。同时在不需要额外骨移植的情况下使额骨瓣和眶上骨瓣都得到良好固定。三维 CT 可见患者术后的颅腔容积显著增加。

对一侧冠状缝早闭,可用 Hoffman 提出的 McCarthy 改良的额骨前移术。在眶上 1cm 水平处截骨到颞区,常须在颅中窝钻孔以避免损伤颞叶。鼻额缝处做对应截骨,经过眶内侧壁的上半部分、眶顶,至眶外侧壁全厚。截骨线必须过中线到健侧。此时,形成青枝骨折而中线部分无凹陷。

3. Monobloc 或颅面骨前移手术　在面中部压缩明显、呼吸窘迫、突眼征明显、角膜暴露的患者,Muhlbauer 等人推荐推进术,或同时行前额、眶和面中部的手术矫正(图 22-7,图 22-8)。对婴儿来说,这是项危险的手术,只有眼球严重突出、颅内高压明显或呼吸受威胁时方可施行。McCarthy 则认为单纯用额骨推进术就可以解决角膜暴露的问题。婴儿的呼吸窘迫也可以用气管切开的方法解决。

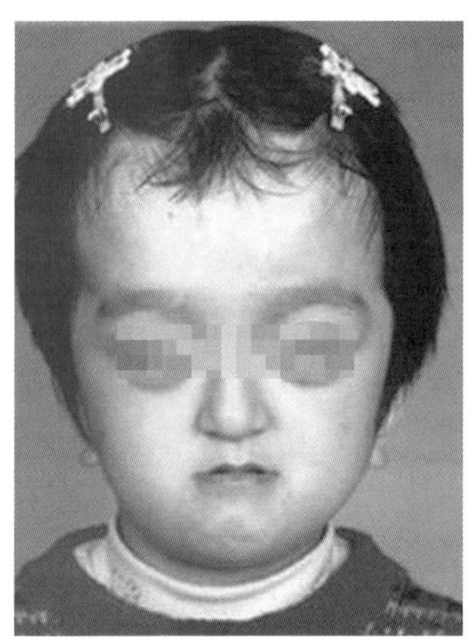
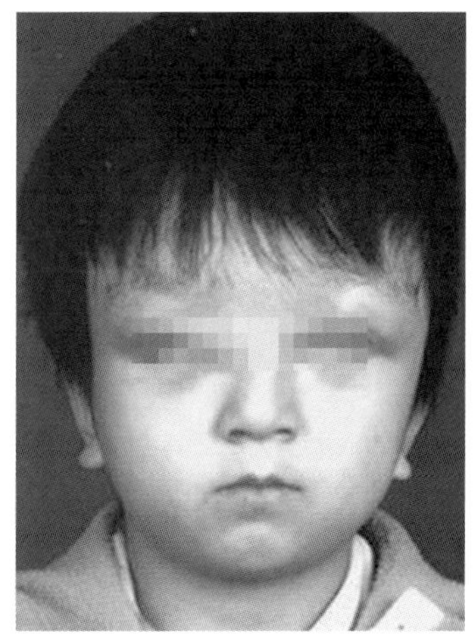

图 22-7　颅面骨前移术前术后正面像

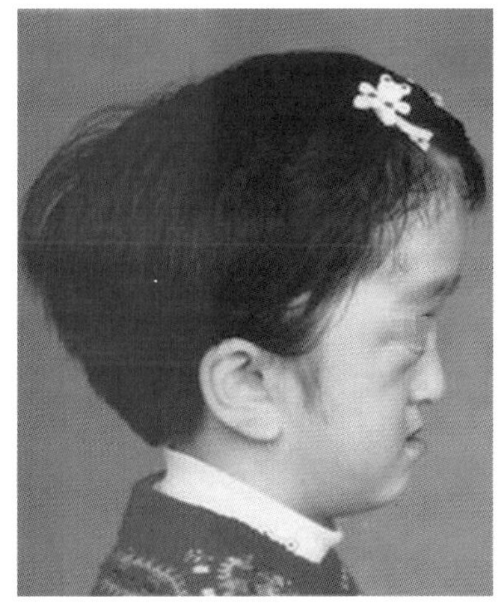
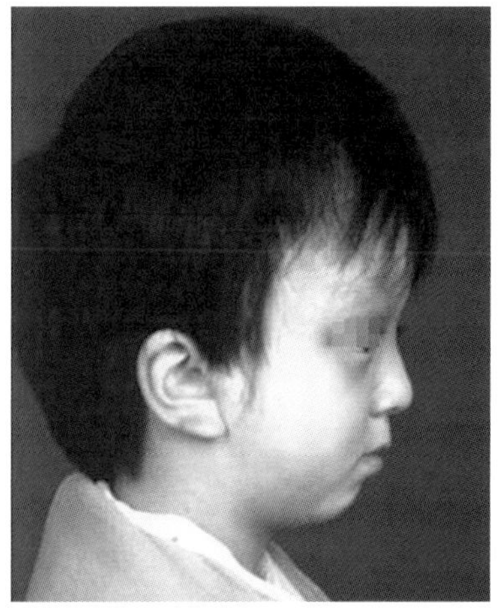

图 22-8　颅面骨前移术前术后侧面像

4. 近年来，采用骨牵张延长技术治疗 Crouzon 综合征的报道愈来愈多，骨牵张术可单独使用，也可和经典骨切开术组合使用。随着各种骨牵开延长装置的日趋完善和临床经验的积累，该技术完全可以成为矫正 Crouzon 综合征的可靠而有效的一种方法。

三、Apert 综合征

（一）概述

Apert 综合征又称为尖头并指（趾）综合征，是一种严重的先天性颅面畸形，由法国神经病理学家 Apert（1906）报告。大多数病例为散发，但也有家族性遗传发病的报道，为常染色体显性遗传，外显率几乎为 100%。Apert 综合征的发病率约为 1/10 万。其主要特征表现为多颅缝早闭、眼球突出、中面部发育不良、对称性双手双脚并指（趾）畸形。头颅以短头畸形或尖头畸形最为常见，婴儿患者尚可伴有前囟区膨隆。除上颌骨发育不良外，常可见腭弓高拱、腭裂、牙列拥挤以及前牙开䄂。

（二）临床表现及诊断

Apert 综合征患者头颅前后扁而高，前囟门突出，眼眶上缘低陷，上颌骨发育不良，腭弓高而窄，常合并腭裂，有前牙开䄂，易伴发痤疮、动眼神经麻痹、上睑下垂、额部皮褶及大耳垂等。双手及双脚为对称性的不同程度的并指（趾）畸形（图 22-9）。

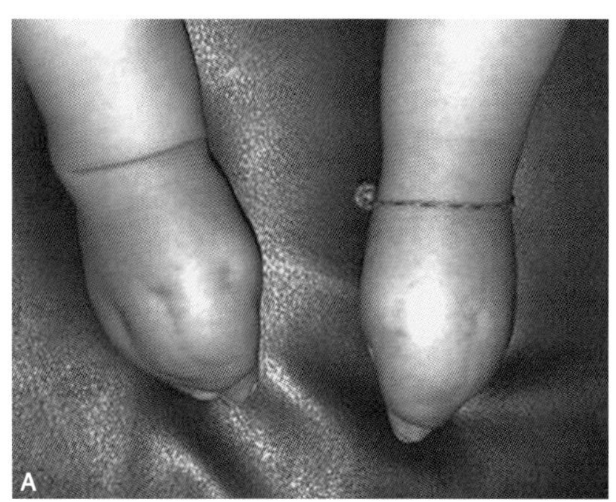

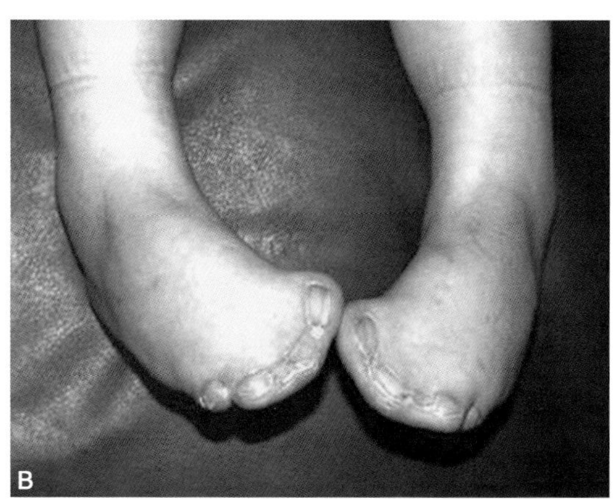

图 22-9　Apert 综合征患者双手及双脚对称性畸形
A. 并指畸形；B. 并趾畸形。

1. 颅的发育　Apert 综合征患者出生时表现为巨脑，颅骨高耸，头颅前后扁但宽度增加，头围达正常范围。未经手术治疗的患者从 3~58 岁其头围均低于正常值，但一般不会超过 2 个标准差。出生时患者均存在正中较宽的颅骨缺损区，从眉间区一直延伸到后囟，随时间推移骨岛形成并融合，至 2~4 岁时彻底闭合。尽管冠状缝在出生时已闭合，但前外侧囟（蝶囟）较正常大，人字缝及颞缝也是开放的，故 Apert 综合征的患者至少在正中缺损未愈前不应存在颅压增高的问题。

2. 中枢神经系统的畸形　除巨脑外，可出现胼胝体、穹隆结构的畸形，其他较常见的还有脑回畸形、脑白质发育不良及灰质异位。脑积水的发生并不常见。在 MRI 及 CT 上脑室

普遍有增大,过去将之称为代偿性的脑积水,但目前研究认为脑室形态的异常是由于 Apert 患者颅的外形异常所引起的,称之为脑室增大变形更为恰当。渐进性的脑积水也偶有发生,但不及在 Pfeiffer 综合征与 Crouzon 综合征的患者中多见。早期进行 MRI 检查有助于发现中枢神经系统畸形,出生时的 CT 及 MRI 检查可以作为基准,以后在 1 岁、2 岁、3 岁及 5 岁时复查,脑室增大变形及渐进性的脑积水可以通过与出生时的 CT 扫描作比较来观察。

3. 智力发育　Apert 综合征患者的智力可从正常至不同程度的智力缺陷,大多为轻至中度的智力缺陷,少部分为正常或严重的智力缺陷。中枢神经系统的畸形可能是导致大部分 Apert 综合征患者智力缺陷的原因。

4. 眼的表现　Apert 患者由于眼眶变浅,眶内容积缩小导致突眼,睡眠时眼睑闭合不全,须用眼膏保护,日间可能还须使用人工泪液。因眼球保护不佳容易导致外伤、角膜擦伤及暴露性角膜炎。当眼眶过浅时,在哭闹或咳嗽时,眼球会脱出眼眶并自动回纳。可有中度眶距增宽症,且眼眶水平轴线向外侧倾斜(反眼畸形)。外斜视是一个特征性的表现,眼球向外上方及内下方活动受限,下斜肌活动过强。远视、近视或散光也常见。斜视及明显的屈光不良会导致弱视。视神经萎缩并不常见,上直肌及其他眼外肌的缺失也不多见。

5. 肢体的畸形　并指(趾)几乎均为对称性,个别可出现不对称性的并指(趾)。常发生在第 2、3、4 指(占所有患者中的 45%),其远、中节指骨也多合并在一起,并共一个指甲。拇指单独分出,短且宽,并向桡侧偏斜,手掌平坦。第 2、3、4、5 指并指占 39%,掌心向内凹陷,呈勺状。第 5 指均合并在一起最少见,占 16%,婴儿期常见有明显的指节间凹陷。由于在胚胎时期手指的软骨性分节不良,指间关节会发生渐进性的骨化而导致手指僵直,X 线检查在出生时并不能发现关节部位的分节不良情况,但随时间的推移出现渐进性的骨化。脚的畸形与手大致相同,在幼儿期可发生渐进性的骨性融合,可以是纵向的也可以是横向的,常见的骨骼畸形为中节趾骨的缺失及第一跖骨的复生。患者的平均行走年龄为 10~31 个月(平均 19 个月),正常儿行走年龄为 11~14 个月。

肘关节活动轻度受限,而且经常出现旋转畸形,但不会进一步发展加重。肱骨通常有不同程度的缩短,仅 4%有严重的缩短,肩关节一般都有活动受限,而且随生长发育而加重。

6. 内脏表现　心血管及泌尿生殖系统的畸形发生率各为 10%和 9.6%。严重和多发性的心脏畸形往往导致患儿的早期死亡。泌尿生殖系统畸形以肾盂积水及隐睾常见,各为 3%和 4.5%。呼吸系统及消化系统的畸形发生率较低,均为 1.5%,气管软骨硬化比较特殊,仅在尸检中发现,该病使气管不能扩张,呼吸效率低下,不能清除分泌物,气管吸引时对气管表面的损伤大,因而对具有下呼吸道病变表现及体征的任何 Apert 综合征患者均应行支气管 MRI 检查。

7. 上呼吸道病变　颅面骨的畸形及异位影响了鼻咽及口咽腔的大小,鼻咽腔狭窄合并鼻后孔不通畅可导致呼吸困难、阻塞性睡眠呼吸暂停,甚至猝死。患者应严密观察打鼾和/或日间异常的嗜睡现象,严重者应去睡眠诊断中心明确诊断并治疗,防止进一步恶化。

8. 颈椎畸形　68%的患者有颈椎融合,其中 37%是单个的颈椎融合,31%为多发性的。C_5、C_6 融合最为常见,可以单独发生,也可与其他合并发生。不同程度的融合发生在关节面、神经弓、横突或是椎体的整块融合。尽管椎体融合会造成椎体垂直方向的不规则变化及受累椎间隙的狭窄,但在早期的 X 线上其骨化表现并不明显。Apert 患者在麻醉前均应行颈椎 X 线检查明确可能存在的畸形,因为颈椎畸形导致的颈部活动受限使已经存在的气道问题更加复杂。

9. 听力缺陷　中耳炎很常见,这是由于咽旁间隙狭窄导致了咽鼓管的功能不良,与腭裂及悬雍垂裂的发生率较高有关。在一些患者中发现镫骨底板先天性固定。因而在 Apert 患者中,先天性听力丧失的可能性应得到重视。

10. 皮肤　在肩、肘及膝关节的皮肤表面可以看到小凹陷,过度出汗也较常见,尤其是睡觉时,在哺乳、哭闹及其他交感兴奋性活动时也会出汗,体温升高明显。到青少年后,多见为油性皮肤,70%的患者在脸、胸、背上有明显的痤疮,少数患者的痤疮还可发生在前臂,提示为肢体末端器官对类固醇激素的反应。

11. X 线表现　颅腔的高度及宽度增加,前后径缩短,颅底蝶骨大翼明显前突,明显减少了眼眶的容积,导致了眼球突出。上颌骨发育不良致眼眶容积进一步减少,上颌骨的高度及鼻的长度也明显缩短,鼻腔的宽度和高度、骨性鼻咽腔的深度及鼻咽气道的大小均明显减小。下颌骨的大小和形态正常,但向后倾斜,整个面部的高度增加,但面上部的高度明显缩短,前牙反䝼与开䝼。

(三)治疗

手术治疗的原则为增加颅内空间,减少颅内压,使大脑得以正常发育,同时重建正常颅脑外形(图 22-10)。

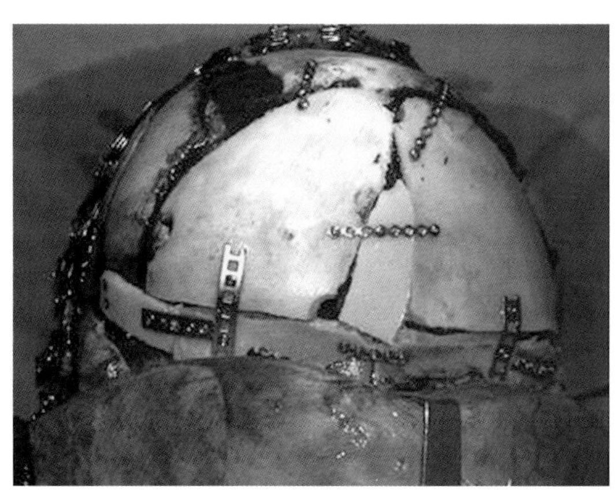
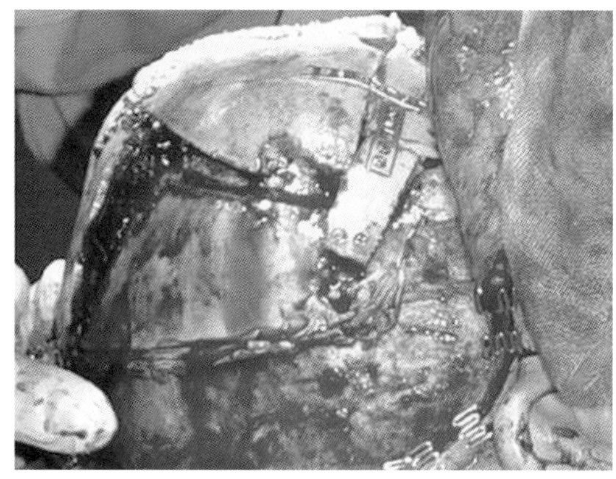

图 22-10　颅眶成形术

早期(3~6 个月):应松解冠状缝,并且行额骨前推塑形。早期的额部塑形,可行额眶前移或前额浮动骨瓣,不是为了防止或治疗颅压增高,而是为了减轻颅及颅底的进一步畸形及不利的生长变化,此期间大脑发育迅速,及时松解颅缝,在颅前窝提供足够的空间,解除颅腔对脑组织的压迫,可避免可能的脑组织损害,并可利用大脑发育的前推力量促进颅及颅底,甚至面中部的发育,增加骨性眶腔的容积,改善突眼的症状。也有学者认为该手术可以在 9~11 个月时做,除非已有了颅压增高的明显表现。幼儿期定期复查,如果发现有渐进性的颅压增高的表现,则还需要再次行额眶的截骨前移术,有时需做颅后窝的颅缝松解扩张。早期治疗延误时,一直到 4 岁时均适用该手术,4 岁后由于面部的畸形及额窦的发育使手术更加复杂。早期颅缝松解及额眶前移术后,仍存在以下问题:①颅腔的发育不正常,前额呈塔形;②面中部的发育不良难以避免;③额窦的发育不良导致眉弓平坦,眶上缘的凹陷及额部

形态不佳。

5~12岁：可行额眶前移、面中部前移伴或不伴面部中间劈开术，进一步矫正面中部畸形并行颅骨塑形（图22-11）。为避免硬膜外无效腔及继发感染的危险，额眶前移及面中部的前移应分期进行，中间相隔9~12个月。对严重的眼球突出者可行Monobloc颅面整块联合前移。Apert综合征患者多需要同时行面中部骨切开术使面中部的旋转弧度更趋于自然，矫正面中部的过宽和平坦，扩大上颌牙弓，延长鼻的长度，也可同时矫治眶距过宽。额部前移塑形，可矫正眶上缘凹陷。该手术应至少到5~7岁时做，此时颅腔及眶腔的发育达成人的85%~90%，这时或在此之后行重建手术可接近成人的标准，有望得到最终的稳定效果，而且这个年龄行手术也有利于患儿的心理发育。通过Le Fort Ⅲ型截骨前推整个面中部，并不能同时矫治突眼及反𬌗，二者的畸形程度并不一致，如过度矫正反𬌗，会致严重的眼球内陷。所以通过Le Fort Ⅲ型骨切开前移整个面中部可达到改善面型的目的，但不能完全矫正开𬌗及反𬌗，在其咬合关系稳定后，青春期的咬合错乱可行Le Fort Ⅰ型骨切开术，在水平、垂直及前后方向调整上颌骨位置，矫治严重的骨性Ⅲ类错𬌗，并配合正畸治疗。面下部的畸形可行颏成形术。对于中度的面中部发育不良患者，可等待咬合关系稳定后再施手术。但严重的面中部发育不良，则由于存在呼吸、咀嚼障碍及心理发育的影响，可早期行该手术。在二

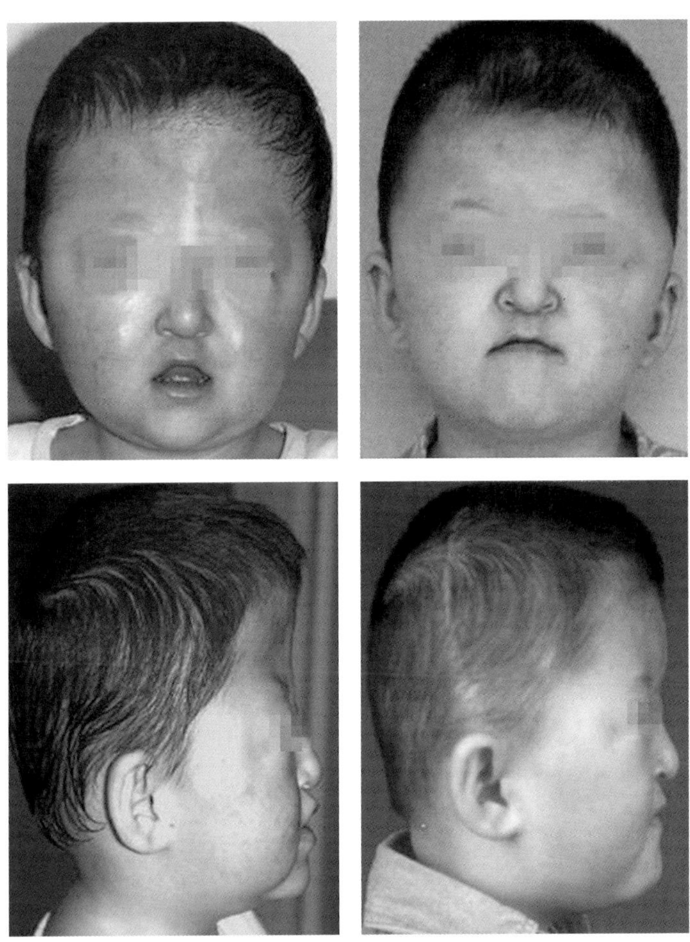

图22-11　额眶及面中部前移术前术后正、侧面观

期术后可立即用Delaire面罩做面中部牵引，促进颅底发育，使上颌骨向前旋转，下颌骨向后旋转。

利用牵张成骨的方式来矫治颅面畸形始于1992年，现已用于颅面的各个区域，尤其是用来矫治复杂的颅面畸形。在矫治颅缝早闭引起的颅面畸形时，通过上述的各种骨切开方式，如Monobloc骨切开伴或不伴面中部骨劈开，Le Fort Ⅲ型骨切开等，安装延长装置，按一定的速度和频率牵开直到获得所需距离，固定一段时间后，取出牵张器。传统的Monobloc骨切开前移后所产生的硬膜外无效腔，术后的感染率很高。而Monobloc骨切开后用骨牵张术逐渐使面中部达到理想位置，手术创伤小、失血少，危险性也降低，有可能对婴幼儿进行早期治疗，由于骨延长的同时脑组织也随之扩张，避免了硬膜外无效腔的形成，从而减少了感染的概率，并降低术后的复发程度。

四、Treacher-Collins综合征

（一）概述

Treacher-Collins综合征，又称下颌-面发育不良（mandibulo-facial dysostosis，MFD），是一种常染色体显性遗传性颅面复合畸形，主要累及面中部和面下部，病变涉及颅颌面骨骼及软组织畸形缺损，病变累及的范围可包括：①反先天愚型样睑裂倾斜；②下睑缺损；③下睑内1/3睫毛缺失；④颧骨及下颌骨发育不良或缺损；⑤外耳缺损；⑥鬓角前移。因畸形程度不同可有不同临床表现。

（二）临床表现

Treacher-Collins综合征可分为完全性和不完全性两大类。不完全性Treacher-Collins综合征患者面部畸形程度较轻，尽管外耳形态接近正常，但常伴有听力缺损，轻微反先天愚型样睑裂倾斜，下睑缺损位于中外1/3处，面裂经口角外侧向下指向下颌角。颧骨存在但发育不良，颧弓连续性完整，于眶下缘外下区域可扪及骨裂切迹。完全性Treacher-Collins综合征表现为下睑缺损、下睑内2/3睫毛缺损或完全缺失；颧弓缺失、眶外缘缺失、眶外壁仅由蝶骨大翼构成，外眦韧带由于缺少附着点导致外眦下移而出现睑裂的反愚型倾斜。此外还有咬肌和颞肌的融合及发育不良、耳畸形、鬓角前移以及下颌骨缺损等。

（三）诊断

根据患者典型的临床表现可作出诊断。为进一步了解骨骼畸形缺损情况，尚须做相关影像学检查，包括头颅侧位与正位X线定位片、华氏位片及颌骨全景片等。CT扫描和三维CT重建可以很好地显示骨裂隙部位和骨骼发育不良，为手术设计提供直观参考。咽后腔狭小可导致睡眠呼吸阻塞，必要时应测定和评价咽后腔的功能。

目前，随着超声技术的发展，人们已能在胎儿中检出Treacher-Collins综合征。Milligan等（1994）发现患有这种畸形的胎儿的羊水过多，无吞咽活动，双侧顶部颅径和头围的发育较正常胎儿差。

（四）手术治疗

1. 手术时机　睑缘修复可以在1岁以内进行。中面部截骨、颧骨颧弓的重建和眼眶、眼睑的再造可以在4~10岁时进行。颌骨手术可以在6~10岁进行，也可以在颌骨发育完成以后进行。外耳成形一般在6岁以后，以获得足够的软骨支架。

2. 手术方法　对眶面部复合畸形可联合进行整复治疗，也可按照部位分次进行手术整复。以下按照部位叙述。

（1）下睑缘发育不良：轻度下睑缺损可采用下睑及邻近组织Z改形术进行修复。中、重度下睑缘的全层缺损，最好用上睑皮瓣以外眦为蒂转移修复下睑（Z形皮瓣），该皮瓣既能修复全层的下睑外侧缺损，同时又可将外眦角上移。上睑皮瓣可沿重睑的切口设计，皮瓣长宽比例可为1∶3～1∶5。皮瓣掀起时应稍厚，带部分眼轮匝肌，以充填下睑全层的组织缺损。该上睑Z形瓣的外上缘应相当于再造后的外眦角部位，或可稍高于正常外眦角水平2～3mm，以起到矫枉过正之效。下睑中外缘切开后向下分离，跨过眶隔脂肪直达眶下缘骨壁和上颌骨前壁，切开骨膜，向外侧剥离至颧骨、颧弓，向上可显露眶外缘直至颧额处，如此分离后眶外侧和颧-上颌部的骨缺损均可显露在术野中，对于轻、中度的眶颧缺损，也可经此局部入路（Z形瓣）进行植骨，即插入L形的眶外下缘骨架，然后将骨架的上端固定于眶外缘额颧缝处即可。

上眼睑蒂瓣转移的同时，应做外眦韧带固定，即在皮瓣切口内分离出外眦韧带束，将其直接固定于眶外侧、额颧缝残存的骨壁上（在眶外缘骨壁上钻孔固定），使外侧眼裂位于正常位置上（图22-12）。

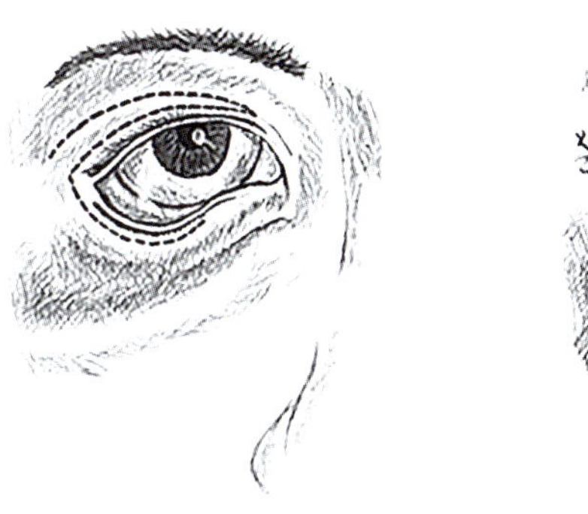
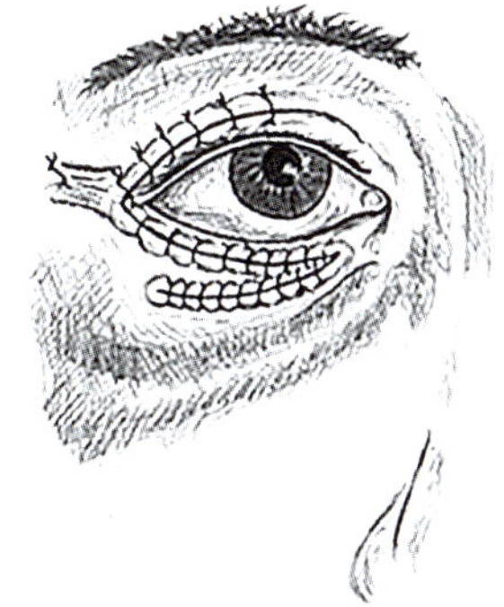

图22-12　上睑眼轮匝肌皮瓣修复下睑畸形

（2）颧部骨缺损：眶颧部骨缺损的治疗原则是，在颧骨缺损区植入分层叠加的肋骨片或自体颅骨外板（图22-13）。常规取冠状切口，也可选择上睑蒂瓣的局部切口入路。根据骨缺损情况，一般须植入3～4条自体骨（长8～10cm）。手术时应在眶下外侧对眼眶外下部进行

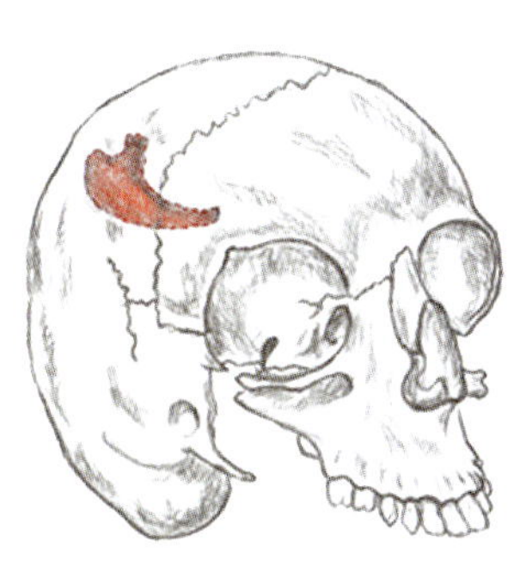
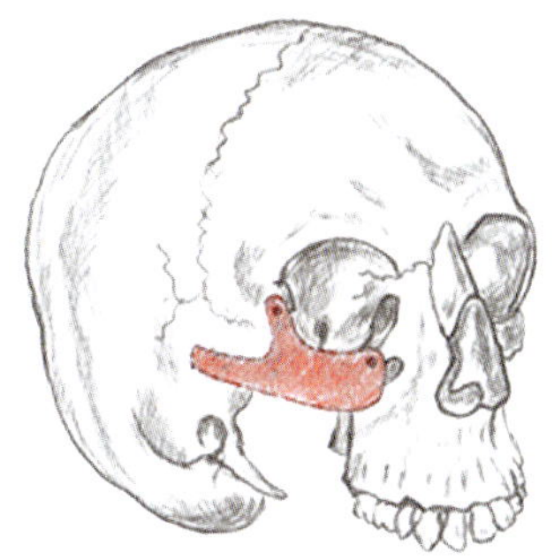

图22-13　重建颧弓

骨膜下剥离，必要时可部分切开骨膜，以松开眶周组织，有利于形成合适的植骨空间，但注意不要损伤眶下神经。植骨时需同时矫正外眦部向下的倾斜。一般来说，骨膜下分离可方便地显露骨缺损或骨裂隙。为保证自体骨植入后的位置，减少吸收，植入的骨片应做可靠的内固定。

眶环外下角卵圆形向下倾斜者，可以选择磨掉眶上缘的外侧和部分额骨以扩大眼眶外上缘，同时在眼眶的外下角和外侧壁植自体肋骨片，使眼眶由原来向下倾斜的卵圆形，变成眶横轴水平的近正方形的正常眼眶形态。在眶外上缘的磨改中，注意眶顶骨壁较薄，慎勿穿破而误入颅内。在眶外下缘缺损严重的病例，该部位的植骨片可向外下延伸，同时修复颧骨、颧弓的缺损或不足。移植肋骨片可互相镶嵌，固定效果较好。另外还应在眶底外侧填充肋骨片以抬高眶底，使眼眶外形更趋正常。

带颅骨膜蒂的颅骨外板一般取自颞顶部，颅骨膜蒂向下延伸与颞浅筋膜相连。但注意，由于 Treacher-Collins 综合征的颞眶部发育不良，有时也可伴有颞部软组织的发育不足、颞浅筋膜蒂过薄等情况。有鉴于此，在分离颞浅筋膜蒂时可带部分颞肌，旋转 90°，折叠充填于颞窝的凹陷区以达到术后颞部的丰满。另一方面，从颅骨板的解剖来看，其血供的 80%来自硬脑膜，20%来自颅骨膜，而对于带颅骨膜的颅骨板，一般来说，颅骨膜也只能给予颅骨板 60%的血供，因而认为与其进行复杂的颅骨膜-颅骨外板切取术，还不如做简单颅骨外板游离移植同样能起到较好的效果（图 22-14）。

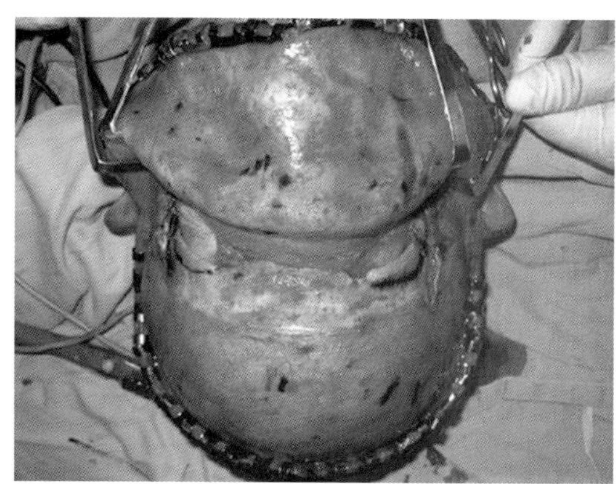

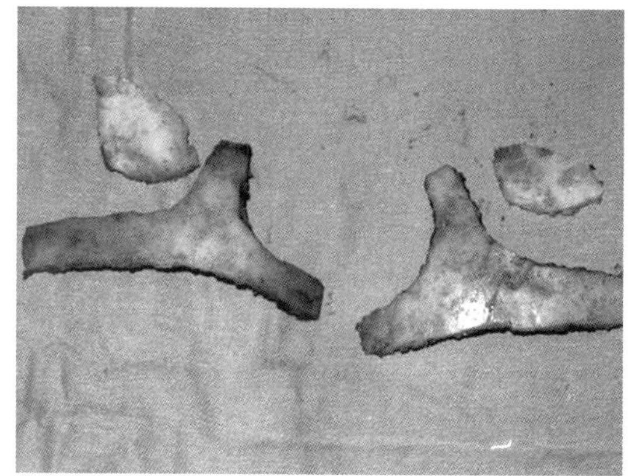

图 22-14　手术入路及待植入的颅骨外板

较早重建缺损的颧弓对颅面发育有良好的促进作用。因而，如能在颌骨发育以前完成颧弓的重建，有利于整个颅面部的协调发育。

（3）上颌前突：上颌骨所在的面中部畸形特征是，前后向过于前突，同时因缺乏横向发育而使上颌骨和腭弓狭长，加之颧突颧弓发育不良，使得整个颅面部更加不协调，缺乏立体感。

对于上颌骨鼻突宽而前伸，致额鼻角平坦或鹰钩鼻畸形的患者，有两种方法可供选择。轻度畸形可选用类似驼峰鼻矫正的手术方法。而对于颧弓缺损和上颌前突较严重的病例，可选用 Tessier 的上颌骨截骨法，其截骨线相当于不典型的 Le Fort Ⅲ型骨切开线。截骨后上颌骨整块与面中部和颅底脱开，然后以鼻根为支点向前旋转。该手术最好配合下颌骨下颌支或体部手术前移，以保证面部外形和咬合关系的协调。

（4）下颌后缩：对于轻度畸形，主要是改善颜面外形，可以做下颌体部的植骨（丰满双侧下颌部）、颏部的植骨前徙术。对较严重的病例，在考虑外形修复的同时，应进行生理功能的重建，手术目的是改善咬合关系，扩大咽腔以减少呼吸阻塞。术式可选用下颌支矢状骨劈开术以及侧L或C形骨切开术，还可在下颌骨体部植骨以增加侧方丰满度（图22-15）。

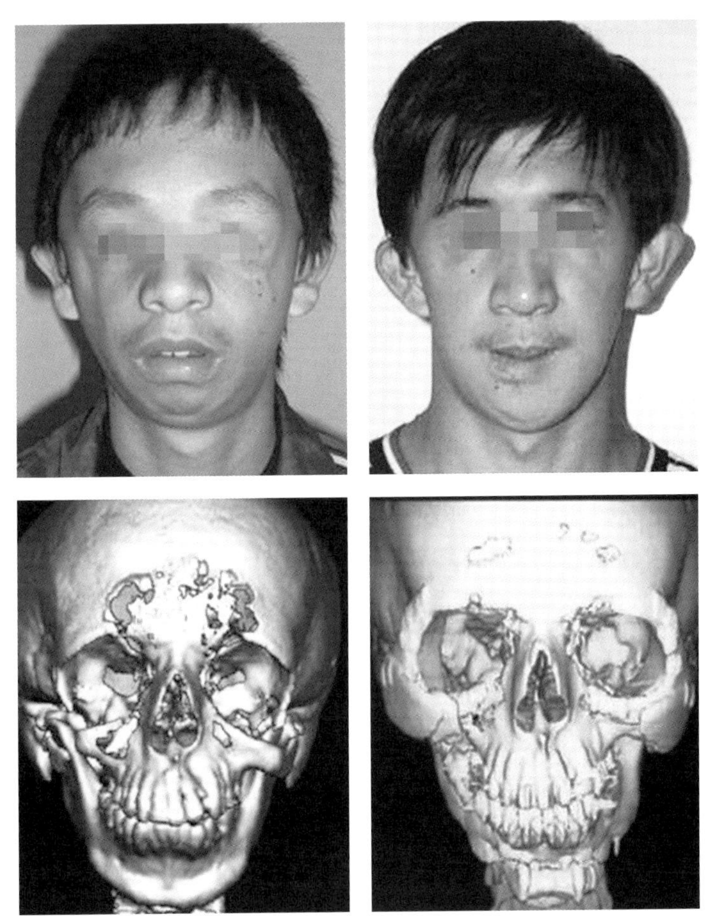

图22-15　颧部颅骨外板移植及下颌支手术术前术后正面观与CT重建影像

颅颌面外科的发展从1967年法国教授Paul Tessier创立至今已半个多世纪。随着各项技术及材料的成熟，颅颌面畸形的治疗也与时俱进。如牵张成骨技术、微创及内镜外科技术、数字化影像下导航等技术的探索应用，都极大地推动了颅颌面外科的现代化发展。这些新技术的应用，又衍生出了颅颌面微创外科、颅颌面种植外科等边缘或分支学科。新型生物材料、组织工程、干细胞等生物材料的成熟也加速着颅颌面外科现代化发展的步伐。

现代颅颌面外科随着自然与社会科学的进步而发展。如颅颌面外科生物-社会-心理医学治疗模式的开启、多学科的通力合作、动力系统的创新、影像技术的应用、分子遗传学水平的研究和诊断等，均为现代颅颌面外科发展提供了必要的技术手段和条件，使得颅颌面外科不断向着更为纵深和广阔的层面发展，也为我们对于颅面先天畸形的诊治提供了更为广阔的前景。

（归　来）

参 考 文 献

1. 张涤生. 颅面外科学. 上海:上海科学出版社,1997
2. 柳春明,黄旭民,侯敏,等. 经缝牵引成骨早期矫正儿童面中份发育不全. 中华整形外科杂志,2005,21(2):87-90
3. 穆雄铮,俞哲元,韦敏,等. 中面部外置式牵引成骨治疗 Crouzon 综合征. 中华整形外科杂志,2007,23(4):277-280
4. 归来. 颅颌面外科创立 40 周年回顾与展望. 中华整形外科杂志,2007,23(6):457-458
5. 归来,罗茂萍,戴汝平,等. 颅颌面外科与三维重建技术. CT 理论与应用研究,2000,9(3):31-34
6. JACSON I T,MUNRO I R,SALYER K E,et al. Atlas of craniomaxillofacial surgery. Missour :CV Mosby Company,1982
7. MONTOYA P. Modern imaging of craniofacial malformations. Ann Chir Plast Esthet,1997,42(5):365-399
8. WITHEROW H,DUNAWAY D,EVANS R,et al. Functional outcomes in monobloc advancement by distraction using the rigid external distractor device. Plast Reconstr Surg,2008,121(4):1311-1322
9. CRAFT P D,SARGENT L A. Membranous bone healing and techniques in calvarial bone grafting. Clin Plast Surg,1989,16(1):11-19
10. DELEON V B,ZUMPANO M P,RICHTSMEIER J T. The effect of neurocranial surgery on basicranial morphology in isolated sagittal craniosynostosis. Cleft Palate Craniofac J,2001,38(2):134-146
11. WARREN S M,GREENWALD J A,SPECTOR J A,et al. New developments in cranial suture research. Plast Reconstr Surg,2001,107(2):523-540
12. MATHIJSSEN I M,VAANDRAGER J M,VAN DER MEULEN J C,et al. The role of bone centers in the pathogenesis of craniosynostosis:an embryologic approach using CT measurements in isolated craniosynostosis and Apert and Crouzon syndromes. Plast Reconstr Surg,1996,98(1):17-26
13. WONG G B,KAKULIS E G,MULLIKEN J B. Analysis of fronto-orbital advancement for Apert,Crouzon,Pfeiffer,and Saethre-Chotzen syndromes. Plast Reconstr Surg,2000,105(7):2314-2323
14. SADOVE A M,KALSBECK J E,ELLIS F D,et al. Orbital teratoma associated with trigonocephaly. Plast Reconstr Surg,1991,88(6):1059-1063
15. CONVERSE J M,MCCARTHY J G. Orbital hypertelorism. Scand J Plast Reconstr Surg,1981,15(3):265-276
16. WHITAKER L A,VANDER KOLK C. Orbital reconstruction in hypertelorism. Otolaryngol Clin North Am,1988,21(1):199-214
17. LAURITZEN C,MUNRO I R,ROSS R B. Classification and treatment of hemifacial microsomia. Scand J Plast Reconstr Surg,1985,19(1):33-39
18. FEARON J A. Halo distraction of the Le Fort Ⅲ in syndromic craniosynostosis:a long-term assessment. Plast Reconstr Surg,2005,115(6):1524-1536
19. 杨斌,张智勇,滕利,等. 颅面外科奠基人:Tessier 教授. 中华整形外科杂志,2014,30(1):69-71

第二十三章　下颌角肥大外科矫治

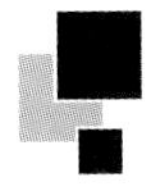

下颌角肥大（mandibular angle hypertrophy）又称为下颌角突出（prominent mandibular angle）。根据东亚审美文化，由于下颌角区骨质发育过度与咬肌肥大造成的面部过宽或方面型不符合容貌美的标准与要求，近十年来，随着人们生活水平的提高及对外表形象的关注，主诉要求缩窄面部宽度的整形美容患者日益增多，以改善面部轮廓为目的的下颌角缩小成形术已成为我国一些医院以及民营整形美容机构开展最为广泛的一种颌面骨骼整形手术。

第一节　病因病理与临床表现

由于下颌角突出及咬肌肥大使得下颌后部与双侧耳下区过宽，导致面部长宽比例失调，称为方颌或宽面畸形。在亚洲，下颌角突出或肥大以骨性为多，表现为下颌角向下向后或侧方发育过度，一些患者还伴有颏部发育不足。

一、病因与病理

关于下颌角肥大的病因目前并不完全清楚，主要有两种假说。第一种假说认为是肥大咬肌的异常张力导致了下颌角骨质的增生和突出。咬肌过度行使功能，如习惯性咬牙、磨牙症、偏侧咀嚼及其他牙源性疾患都可使升颌肌群负载过多，咀嚼力增强，刺激下颌角区骨骼和肌肉发育，导致下颌角与咬肌突出肥大。但部分学者对此持否定态度，因为许多下颌角肥大患者并不伴有以上因素，而且难以确定这些因素与下颌角肥大之间有明确的因果关系。第二种观点认为下颌角肥大是一种先天性发育异常或与种族有关的面部特征性发现。相比于西方人，下颌角肥大在东亚人群中的比例要高得多。

虽然下颌角肥大的病因尚不明确，但是其病理改变均为咬肌的良性肥厚和下颌角的发育过度。国外有学者对切除的咬肌标本进行组织学检查，显示为正常横纹肌纤维，同样下颌骨质也无异常改变，因此下颌角肥大不是严格意义上的疾病。绝大多数求医者不是真正的下颌角增生或咬肌肥大，也不能完全称为“畸形”。要求手术的目的纯粹是为了美容，这与东方传统审美观倾向于柔和的面部轮廓，青睐“瓜子脸”或“鹅蛋脸”有关。

二、临 床 表 现

患者多主诉面下部过于宽大，呈方面型或伴面部不对称，影响美观。咬合与咀嚼功能无障碍，极少数人可有咬肌区酸痛不适及容易疲劳等症状。查体可见下颌角外展，并向后下方突出，面下部增宽，面部长宽比例失调，呈方形面容（图 23-1）。常伴双侧颧骨颧弓突出或面下三分之一高度不足，颏部短小后缩等。部分患者双侧或单侧咬肌质地坚实肥厚。X 线头影测量和颌骨曲面体层片分析可见下颌角开张度（正常 120°左右）及下颌平面角（正常 28°左右）变小，下颌角间距增大。

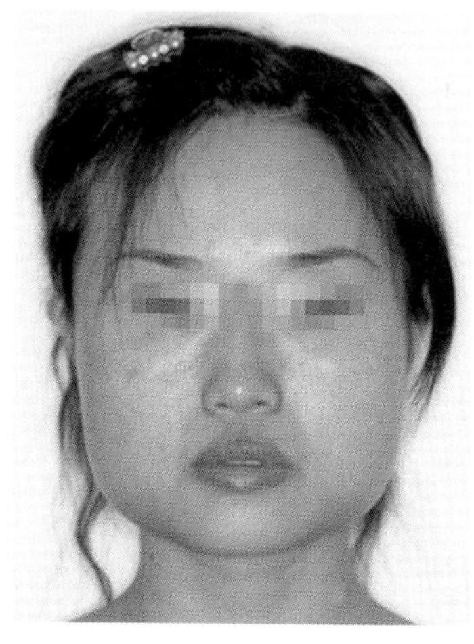
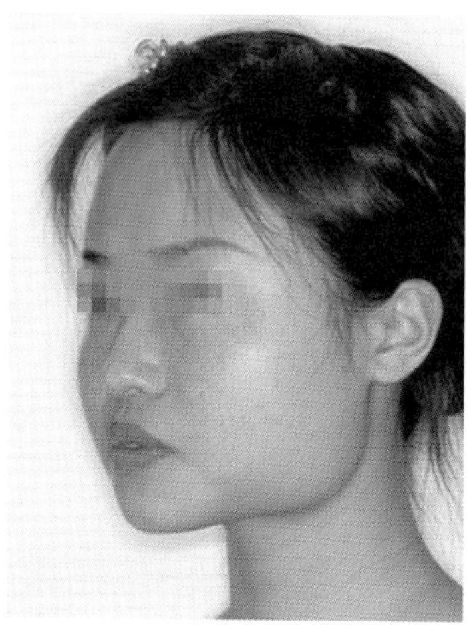
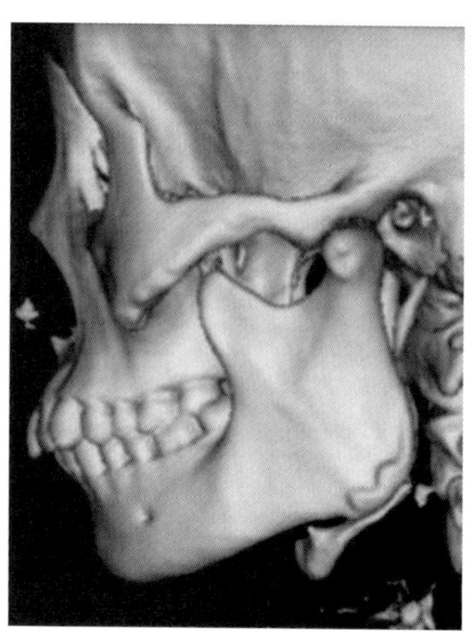

图 23-1　下颌角肥大的典型表现

关于下颌角肥大的诊断受医患双方主观因素以及不同地域文化背景等多种因素的影响，并没有统一的标准。西方学者认为，正面观两侧颧弓间距离应为面部最宽横径，两侧下颌角间距应与两侧颞部间距相同，而且应比双颧弓间的距离短 10%左右。但国内有学者认为这一标准并不适合东方人，双下颌角间距比双侧颧骨间距短 19%左右才符合东方文化对女性面型的审美要求。有学者通过分析一组容貌端正的青年人正面像，提出面中部宽度与面下部宽度之比为 1.41∶1左右时，面部宽度比例显得协调。当该值变小，则面型变方。

目前，临床上对下颌角肥大的诊断多带主观性，没有明确和细致的量化标准，主要依靠求医者的主诉同时结合医师的判断而定。另外，下颌角或咬肌区的肥大有必要与该部位的某些病变，如囊肿、炎症和肿瘤进行鉴别诊断，以免治疗失误。

第二节　下颌角肥大矫正术

对下颌角区进行的整形美容手术可以统称为下颌角成形术（mandibular angle plasty）。与西方不同，在东亚国家的患者多要求做的是下颌角缩小成形术。这种手术的方法较多，但主要分为下颌角截除术与下颌角骨外板截除术两大类。由于外科技术的发展，这种手术目前大都经口腔内入路完成，从而避免面部遗留手术瘢痕。

一、下颌角截除术

通过切除下颌角过于突出的部分达到缩窄或改善该区域面部宽度或外形的手术称为下

颌角截除术(mandibular angle ostectomy,MAO),这是最早开展的针对下颌角突出的外科手术(图 23-2)。经大量临床研究与随访观察,单纯下颌角截除术的正面缩窄效果并不明显。为此不断有学者对这个手术方法进行改进,主要是将截骨线向颏部方向延伸,以获取正面观的显著缩窄效果与流畅线条。近几年比较流行的下颌角 V-line 截除术就是一种改良术式:在下颌管的下方,将突出的下颌角连同至颏部下方的下颌下缘一并切除,从而改善整个下颌骨下方的宽度与外形。从正面观,这种术式截骨线走行近似于 V 字形,因此称为 V 形截骨术(图 23-3),这尤其适合于低角型方颌的外科矫正。

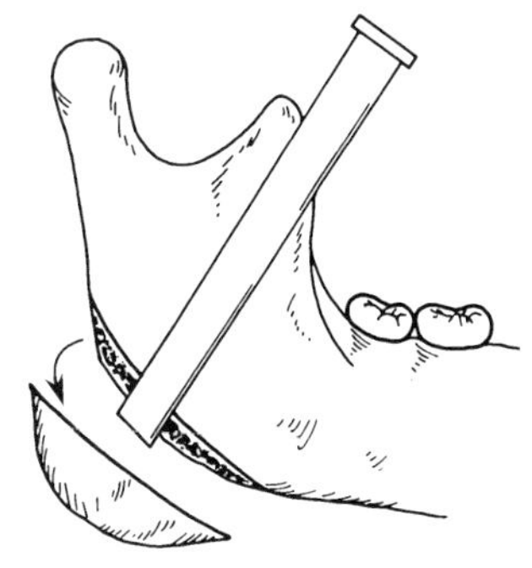

图 23-2　下颌角截除术示意图

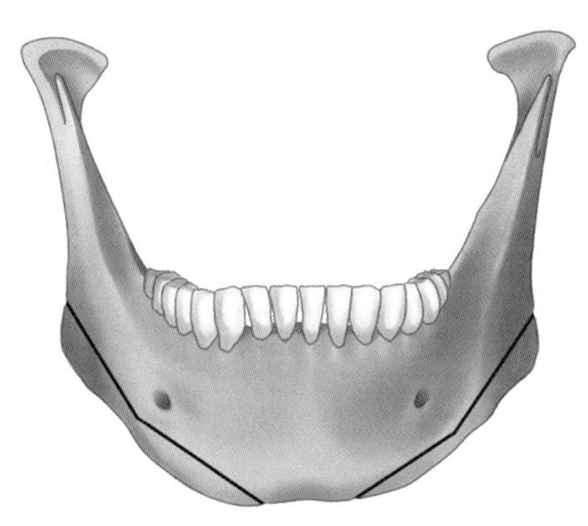

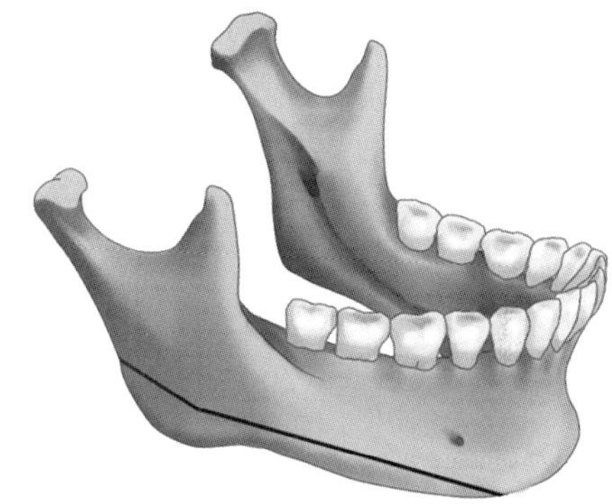

图 23-3　下颌 V-line 截骨线

(一) 适应证

下颌角向外侧与后方较明显突出,伴或不伴咬肌肥大,面型呈方形的患者。

(二) 术前准备

1. 颌骨全景片与 X 线头影测量的摄取与分析,重点观察下颌管的走行以及与下颌角的相对位置关系。术前常规照相。

2. 全身重要器官系统检查及生化检验,排除全麻与手术禁忌证。

(三) 手术方法与步骤

1. 切开与显露　口内黏膜切口从下颌支前缘外侧沿外斜线向前下,长约 4~5cm。在局部浸润注射适量含肾上腺素的生理盐水后,逐层切开黏膜、黏膜下组织与肌肉。在骨膜下剥离咬肌附着显露下颌支中下份外侧骨板及下颌支后缘,同时暴露出下颌角及其前方的下颌下缘。

2. 截骨线设计与标记　截骨范围的对称性截骨线设计:根据 Kamiishi 截骨线设计方法,在下颌曲面体层片或在下颌骨侧位片上,先标出下颌支前缘的垂线(L1)与下颌骨下缘的交点(A),再标出下颌咬合平面(L2)与下颌支后缘交点(R),这两个交点的连线(R-A)通常作为安全截骨线(图 23-4)。

3. 下颌角截除　用后缘牵开器钩住下颌支后缘,并向侧方牵开软组织显露下颌角。用摆动锯或反角机头按照术前设计的切骨线走向,先在骨面做一条略呈弧形的标志线,确定无误后再沿此切骨线走向行下颌角全层骨切开,特别要确保下颌支后缘全层骨切开(图 23-5)。

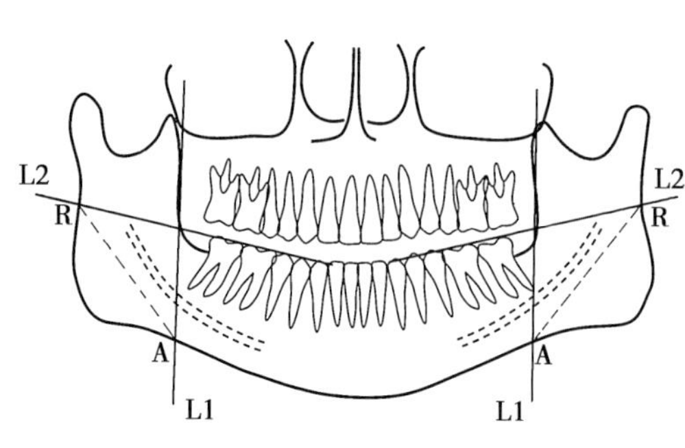

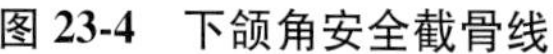
图 23-4　下颌角安全截骨线

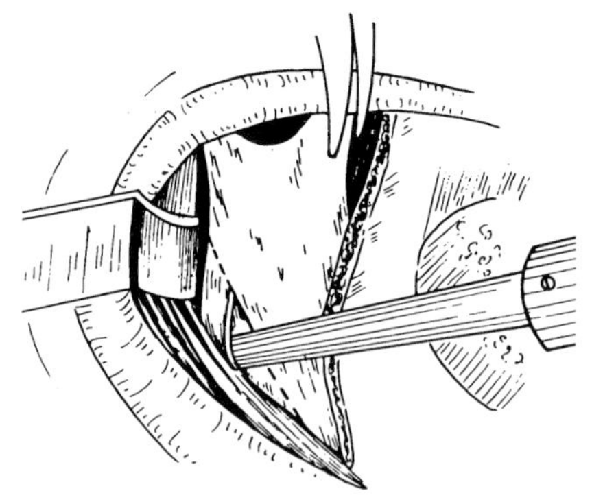

图 23-5　用摆动锯切除肥大下颌角

剩余的骨性连接可用弯骨刀轻轻凿断。随后用 Shea 牵开器钩住被截开离断的下颌角骨块，剥离下颌角内侧的翼内肌附着，将其完整取出。

4. 一般不行咬肌切除，但如果患者有重度咬肌肥大，可同时切除紧贴下颌支外侧面的内 1/3 层咬肌。对颊部过于丰满的患者可同期行颊脂垫摘除术。术毕彻底止血冲洗伤口后，缝合口内切口，放置橡皮引流条或安置负压吸引器，在口外下颌支与下颌角相应部位放置棉垫加压包扎。

（四）术后处理

术后注意观察伤口渗血与面部肿胀情况，及时吸出积聚在口咽腔的分泌物，确保呼吸道畅通。可注射地塞米松（每天 1 次，每次 10mg）2~3 天以减轻面部与嘴唇肿胀。常规静脉或肌内注射广谱抗生素 5~6 天，防止伤口感染。术后第 7 天拆除口内缝线，但面部加压包扎可再持续 1 周左右。从术后第 2 周开始进行张口训练，防止开口受限。

（五）并发症及其防治

1. 出血与血肿形成　如果口内切口位置过高，可能切断颊动脉，应予以结扎或电凝止血。在截骨时发生失误可能伤及下颌管内的下牙槽神经血管束，导致出血。另外，器械损伤沿下颌支后缘走行的面后静脉以及下颌角前方软组织内行走的面动脉可造成意外出血。面动脉损伤后出血较为凶猛，应妥善结扎止血。下颌角截除后的骨断端髓腔明显渗血，可用骨蜡填塞止血。咬肌的肌束较粗大，血供丰富，在手术切除部分咬肌后，常可见肌肉内滋养小血管的断端出血，这时应予以电凝或结扎止血。术后加压包扎也是防止伤口渗血和血肿形成的有效措施。

2. 髁突骨折　髁突意外骨折导致术后咬合错乱是下颌角截除术较常见的一种并发症。这种情况多由于下颌角骨切开不完全，尤其在下颌支后缘处还有骨皮质相连时，就用骨刀强行离断下颌角所致。因此，应特别注意下颌角后方截骨线的走向，务必将下颌支后缘的骨质完全切开后再用骨刀离断下颌角，使用骨刀时不要用暴力。

（六）注意事项

用摆动锯行下颌角的截除术，难以准确按术前设计的截骨线和范围进行切骨。经常出现的问题是将下颌角呈直线截除，使患者丧失一个具有自然弧度的下颌角，有碍美观。如果发生这种情况，需要对截骨断面的两端（尤其是前端）的角状突起进行打磨修整。必要时可行二次截骨，将前端呈三角形的骨突切除，使重新形成的下颌角处于正确的位置并具备协调的外部轮廓（图 23-6）。对下颌角过方（90°~100°左右）及下颌下缘下垂的患者最好采用 V-line 截骨术，对伴有颏后缩或过宽的患者还需附加颏成形术前徙或缩窄颏部。

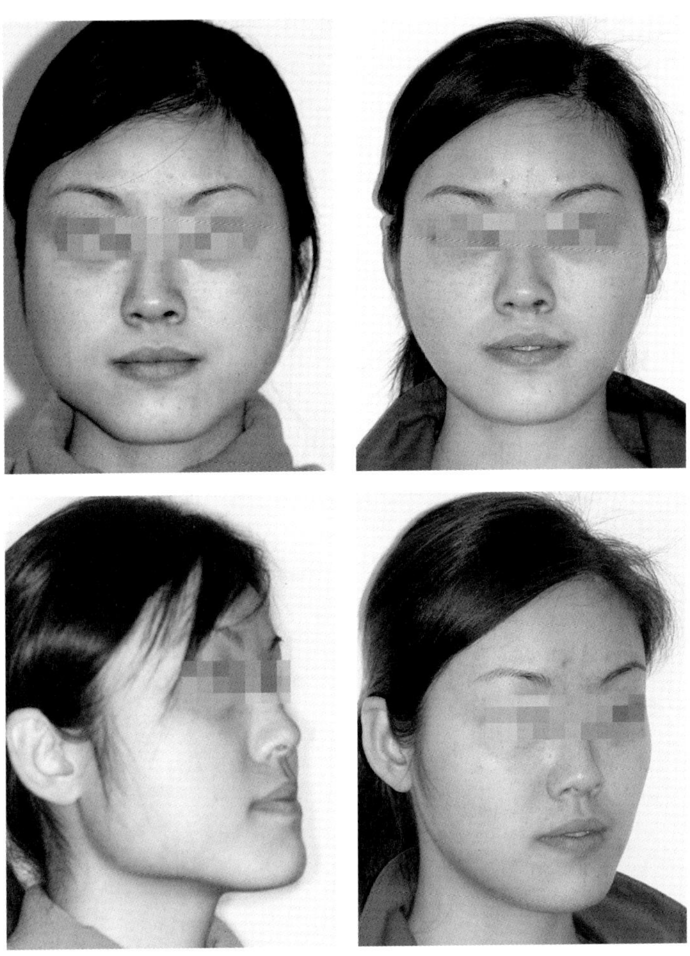

图 23-6　下颌角截除术后面型变化

二、下颌角外板劈开截除术

从矢状面劈开并截除下颌角区（含部分下颌支与下颌体）颊侧皮质骨外板以达到缩窄面下部宽度的手术称为下颌角劈开截除术（mandibular angle splitting ostectomy, MASO）。由于该手术须保留下颌角舌侧骨板，为免混淆，一般称为下颌角外板劈开截除术或下颌角外板截除术（图 23-7）。这种手术对下颌骨很厚实的患者的正面缩窄效果较理想。

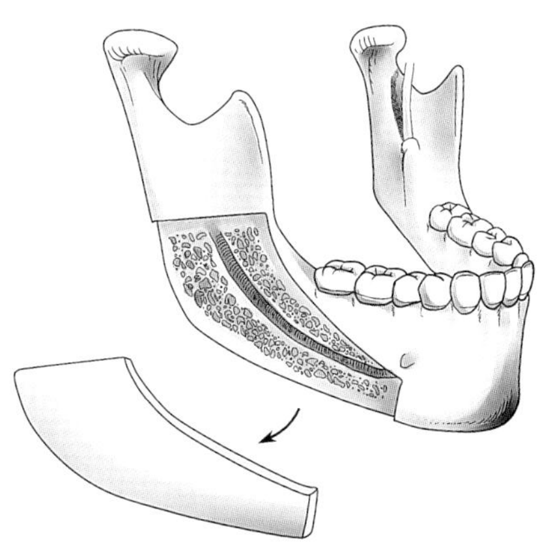

图 23-7　下颌角外板劈开截除术示意图

（一）适应证

对下颌角开张度与侧方轮廓基本正常，但从正面观面下部显得宽大的病例适合行下颌角外板劈开截除术。

（二）手术方法与步骤

1. 口内黏膜切口类似于下颌角截骨术，但须向前方延伸至颏孔区，可适当解剖松解颏神经血管束，以防损伤或撕裂。在骨膜下剥离咬肌附着暴露下颌支下份外侧骨板及下颌支后缘，同时显露出下颌角前方的下颌下缘。

2. 在下颌支外侧中份用往复锯或长裂钻从下颌支前缘至后缘做一条水平骨切开线，以刚切透外侧骨皮质为度（图 23-8）。然后用小球钻或裂钻，沿下颌支外斜线向前钻一排孔，深达骨髓，然后用裂钻将孔间骨皮质切开形成矢状骨切开线，根据患者具体情况决定此线的长短，可延至颏孔区前下方，注意勿伤及颏神经。

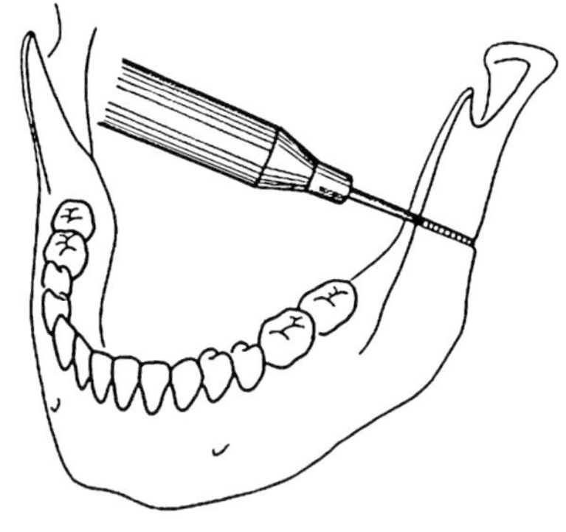
图 23-8　下颌支外板水平骨切开

3. 用往复锯或裂钻从矢状切开线的前端斜向前下将下颌下缘的骨皮质切开，并用裂钻将骨切口完整相连。在消除所有的骨皮质连接后，用 2~3 把薄骨刀交替插入骨切口，刀刃紧贴骨外板内侧面，敲击骨刀将骨外板逐步劈开，在确定下牙槽神经血管束位于舌侧骨板后，用 Kocher 钳将劈开的骨外板取出（图 23-9）。

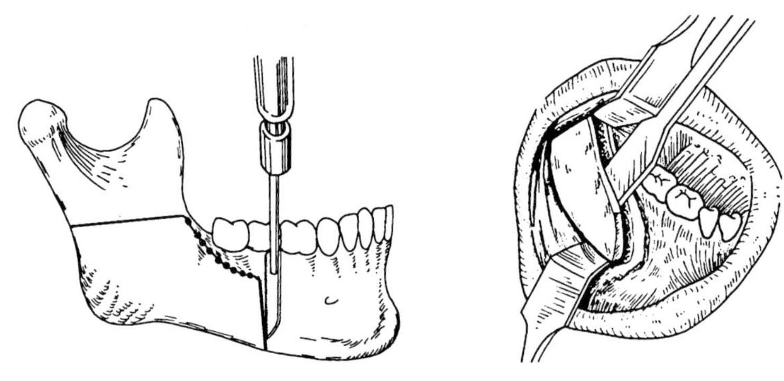
图 23-9　将下颌角区骨外板劈开后切除

4. 截除骨外板后，检查骨创出血点并用骨蜡填塞止血，用骨锉或球钻修整磨平骨创口的边缘突起或台阶。根据咬肌肥厚情况决定有无必要切除部分肌肉组织。用生理盐水冲洗伤口，吸净血凝块和碎骨屑，最后缝合黏膜切口。

（三）术后处理

同下颌角截除术。

（四）并发症及其防治

下颌角外板截除术最容易发生的并发症是在劈开外板时伤及下牙槽神经血管束，导致术后出现下唇麻木与感觉异常。因此在劈开外板时一定要谨慎，尤其对皮质骨厚实而髓质骨腔小的患者。相当多的患者术后出现下唇麻木，这可能是术中牵拉颏神经所致，过一段时间会逐渐恢复。如果在术中发现下牙槽或颏神经被离断，应及时行端端吻合术。

皮质骨外板切除后由于髓质骨腔的暴露可以导致骨创面持续渗血，可用骨蜡填塞。术后加压包扎也是防止伤口渗血和血肿形成的有效措施。

（五）注意事项

东亚人的面型一般偏宽偏圆，下颌角截除术对其侧貌有较大改善，但对正面观的缩窄效果不够显著。因此对下颌角开张度基本正常，但面下部较宽大的病例适合行下颌角外板劈开截除术（图 23-10）。如果对此类患者行下颌角截除术，不仅会破坏下颌角侧方自然弧度，而且达不到有效缩窄面下部宽度的效果。对下颌角既向后下方明显突出，下颌体与下颌角又向侧方外展，使面下部显得宽大的患者则应结合这两种术式同期进行矫治。

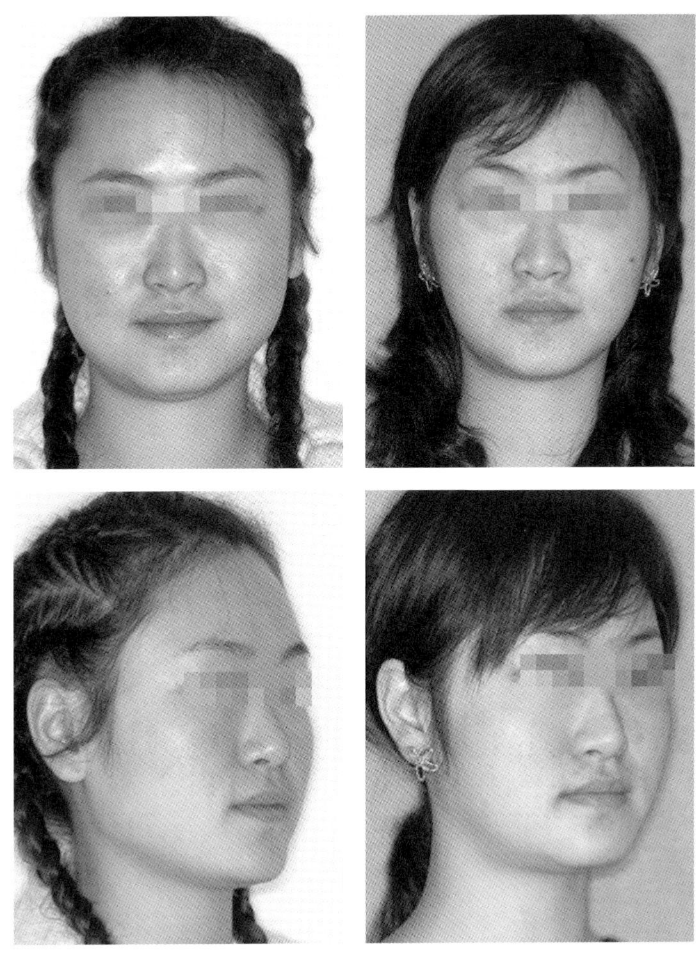

图 **23-10**　下颌角区骨外板截除术后面型变化

（胡　静）

参 考 文 献

1. 张熙恩，琚泽程. 口内进路外科治疗下颌角及嚼肌肥大. 中华口腔医学杂志，1992，27(4)：237-240
2. 陈小平，宋建良，谭晓燕，等. 方脸改型术. 中华整形烧伤外科杂志，1998，14：169-172
3. 胡静，王大章，邹淑娟. 经口内途径方颌畸形的外科矫治. 临床口腔杂志，1999，15(1)：25-26
4. 范海东，王兴，张熙恩，等. 改良下颌角矢状劈开去骨术在矫治中轻度下颌角嚼肌良性肥大畸形中的应用. 现代口腔医学杂志，2001，15(1)：18-20

5. 张智勇,归来,滕利,等. 双侧下颌角突出合并小颏畸形的治疗. 中华整形外科杂志,2002,18(4):214-216
6. 归来,侯全志,张智勇,等. 口内入路下颌角肥大弧形截骨术. 中华整形烧伤外科杂志,1999,15(5):336-338
7. BAEK S M,BAEK R M,SHIN M S. Refinement in aesthetic contouring of the prominent mandibular angle. Aesth Plast Surg,1994,18(3):283-289
8. YANG D B,PARK C G. Mandibular contouring surgery for purely aesthetic reasons. Aesth Plast Surg,1991,15(1):53-60
9. JIN H,KIM B G. Mandibular angle reduction versus mandible reduction. J Plast Reconstr Surg,2004,115(5):1263-1269
10. KIM S K,HAN J J,KIM J T. Classification and treatment of prominent mandibular angle. Aesth Plast Surg,2001,25(5):382-387
11. CUI J,ZHU S,HU J,et al. The effect of different reduction madibuloplasty types on lower face width and morphology. Aesth Plast Surg,2008,32(4):593-598
12. ZHU S,CUI J,GAO Y,et al. Changes of masseter muscles after mandibular angle ostectomy in rhesus monkeys. Ann Plast Surg,2009,63(6):670-675
13. HSU Y C,LI J,HU J,et al. Correction of square jaw with low angles using mandibular"V-line"ostectomy combined with outer cortex ostectomy. Oral Surg Oral Med Oral Pathol Oral Radiol Endod,2010,109(2):197-202

第二十四章　颧骨突出的外科矫治

颧骨位于眼眶的外下方，菱形，形成面颊部的骨性突起。颧骨的颞突向后接颞骨的颧突，构成颧弓。由此组成的颧骨复合体(malar complex)是面中部的重要骨性支撑，对于人的面部轮廓和容貌外形有着重要影响。颧骨的高低不仅关系着脸型，也影响着人的神态。东方的审美文化通常认为颧骨与颧弓突出或过高不美观。

第一节　临床表现及对容貌的影响

面中 1/3 的宽度主要取决于颧骨和颧弓的高度与宽度。颧骨的高低和面部其他位置的比例有关系。如与下颌骨的宽度、颞骨宽度和颞肌的发达程度有关系。另外，颧骨是否明显突出还与皮下脂肪多少有关系，如皮下脂肪过少、人明显消瘦者，也可显得颧骨颧弓相对突出。所以，颧骨和颧弓的高低属于一种相对概念，目前没有明确界限和诊断标准。

一、病因与临床表现

颧骨复合体的突出、肥大，除了外伤、炎症和良性肿瘤(如骨纤维异常增殖症和骨化纤维瘤)等原因外，大多为先天发育所致。

颧骨过突者大多呈菱形脸或圆面型，若同时伴有双侧下颌角肥大者面型则呈方形，其面型轮廓主要特征包括：颧突过高、颧弓肥大，面中 1/3 过宽且略显扁平、面上 1/3 凹陷，鼻部高度不足，面上部与面中部面型高宽比值小于 0.75，两侧眶外缘之间的距离过短及颞窝不丰满。面部往往显得粗犷和刻板。

二、颧骨突出对面容的影响

颧骨突出(prominent malar)对口腔颌面功能并无影响，主要是源于人种和文化的差异造成的审美观的不同。西方人有较长的颅面型，高鼻深目，颏部突出，配以高耸的颧骨能增加面部的层次感，使面部轮廓生动和谐，显得青春和富有美感。因此，在西方人中大多需要选择颧骨增高术。而东方人则属于中短的颅面型，有着相对较宽的面颊，低平狭窄的额眶，如再配以高突的颧骨，会造成比例不协调，使面中份显得扁平，并且给人以严肃刻板和不够亲切的感觉。对女性来说，更是显得过于男性化。另外，民间关于颧骨突出的迷信说法也使得人们背上沉重的思想包袱，缺乏自信。因此，很多颧骨突出的东方人都希望拥有一张柔和俊美的“鹅蛋脸”或“瓜子脸”，使得东亚人群的审美诉求中主要以减低颧骨突度为主，尤其以年轻女性较为多见。

颧骨过突过高的患者往往伴有双侧下颌角肥大和颏部的短小，呈典型的“方形脸”，显得鼻部和面中份更加扁平，缺乏美感。如单纯矫治颧部的突出，将使得下颌角的突出显得更加明显，因此，颧骨减低多需要同期进行下颌角成形术和隆鼻术，以及颏成形术等，以达到面部轮廓的协调和自然。

第二节　颧骨缩小成形术

自从 1983 年 Onizuka 提出通过口内切口磨削过高颧骨以来，颧骨缩小或减低术经历了一系列的变化和改进，目前已经较为成熟。最初的颧骨磨削术，因其适应范围较窄，不能解决颧弓突出的问题，在此不做叙述，这里仅对目前广泛采用的手术方法进行介绍。

颧骨缩小成形术(reduction malarplasty)，又简称颧骨降低术，按其入路可分为口内入路、冠状切口入路和口内外联合入路。各种入路均有一定的优缺点和适应证：冠状切口虽然可以在直视下进行操作，但因其明显的外部瘢痕，仅适用于年龄较大或者需要同期施行面部除皱术的患者。单纯口内入路虽然没有外部瘢痕，但需要进行更多的组织剥离，对颧弓根部的处理困难。口内外联合入路需要在耳前或者鬓角处行小切口以造成颧弓根的“骨折”，虽遗留小瘢痕，但减少了口内的剥离范围，还能有效降低颧弓突度。

一、适应证及术前准备

(一) 适应证

真性颧骨与颧弓过高或生理性肥大患者，无精神及心理疾病，身体健康，可耐受全麻手术者。

(二) 术前准备

摄取头颅正位 X 线片，测量面型高宽比值及骨性面高宽比值。颏顶位或颧弓位 X 线片可以帮助医师了解颧骨颧弓的突度。必要时可摄取头面部三维 CT 重建影像并借助模型外科，以更好地设计截骨线和截骨范围。在临床上还应结合患者的要求和面型特征，决定有无必要同期行下颌角成形与颏成形等。

二、手术方法与步骤

(一) 切开与显露

1. 口内切口　在口内上颌尖牙至第一磨牙前庭沟偏颊侧 6mm 处切开黏膜、黏膜下层及骨膜，显露颧牙槽嵴表面(图 24-1)。在骨膜下进行剥离，剥离范围包括：颧骨的眶下缘、眶外侧缘、颧颌缝、颧牙槽嵴及颧骨颞突。如完全口内入路，则应剥离显露直至颧弓前 2/3。剥离时注意保护眶下神经血管束。

2. 耳前小切口　口内外联合入路须在耳屏前颧弓根部或鬓角处，做一条约 5～7mm 长的皮肤切口，避开颞浅动脉钝性分离达颧弓表面，小心切开颧弓根表面的筋膜，用小骨膜剥

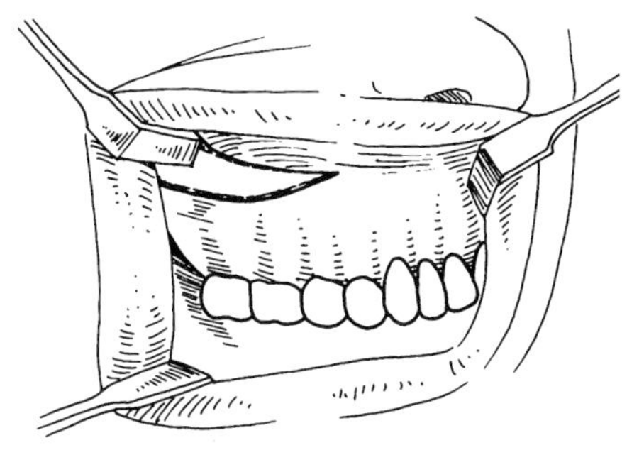

图 24-1　口内黏骨膜切口

离器剥离显露颧弓根部。

（二）颧骨体骨切开

按照骨切开方式的不同一般分为直线骨切开和改良L形骨切开。后一种改良术式由我国学者归来等报道。其主要优点是颧骨体部的骨切开可以在直视下操作，简便快捷。

1. 传统直线骨切开　从颧牙槽嵴与颧骨体交会处斜向后上方，用往复锯在颧骨颞突根部做一条骨切开线，此线上端必须位于眶外侧缘后方。有时候根据需要降低的程度在该骨切开线的后方再附加一条骨切开线，用薄骨刀全层切开，取出两线间的一段骨块（图 24-2）。

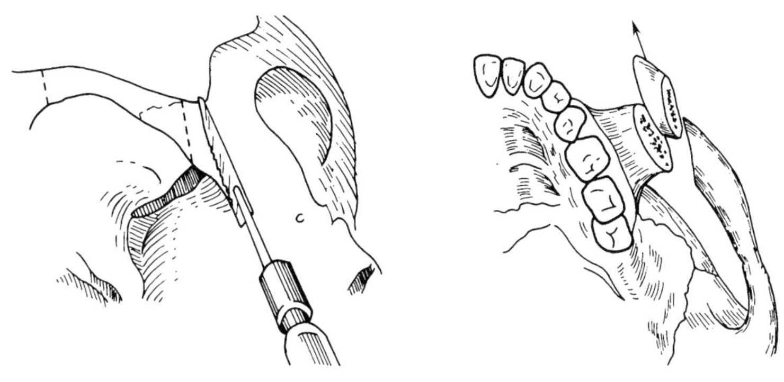

图 24-2　直线骨切开降低颧骨

2. L形改良骨切开　在颧上颌缝稍上方的颧骨表面用摆动锯做一条与颧骨下缘垂直的骨切开线（10~15mm 长），将颧骨内侧骨板切开（图 24-3）。随后根据需要在此线的上方约5~8mm 处附加一条骨切开线，同样切透内外侧骨板。用往复锯从垂直骨切开线的上端斜向后上方做一条基本与颧骨外下缘平行的骨切开线，此线上端出眶外侧缘（图 24-4）。用薄骨刀由此斜行骨切开间隙凿断全层骨连接后，截除两垂直骨切开线之间的骨段（图 24-5，图 24-6）。整个截骨过程均在骨膜下进行，操作时防止损伤颧骨和颧弓深面的翼静脉丛。

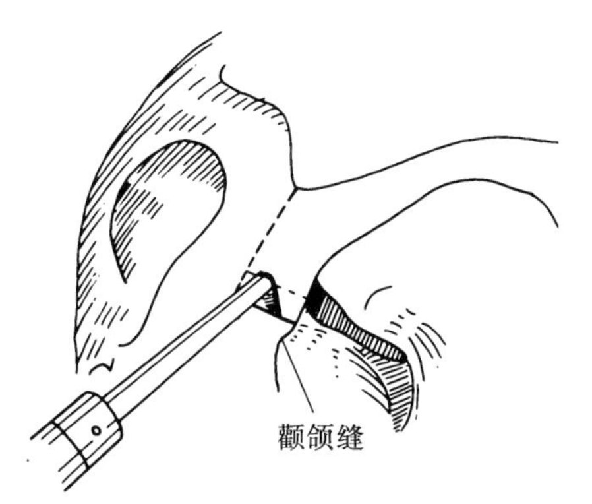

图 24-3　用摆动锯行垂直骨切开

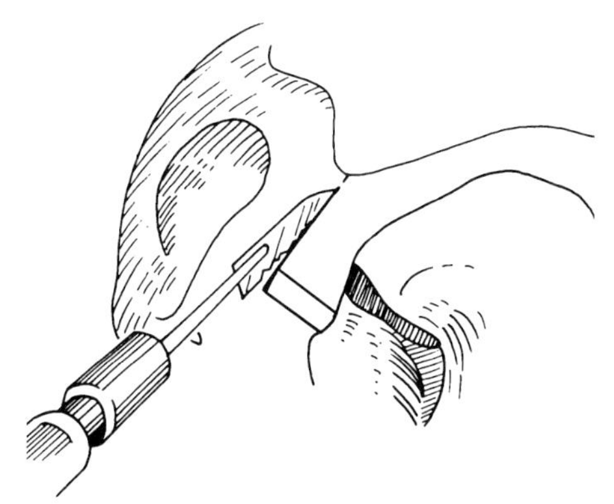

图 24-4　用往复锯行斜形骨切开

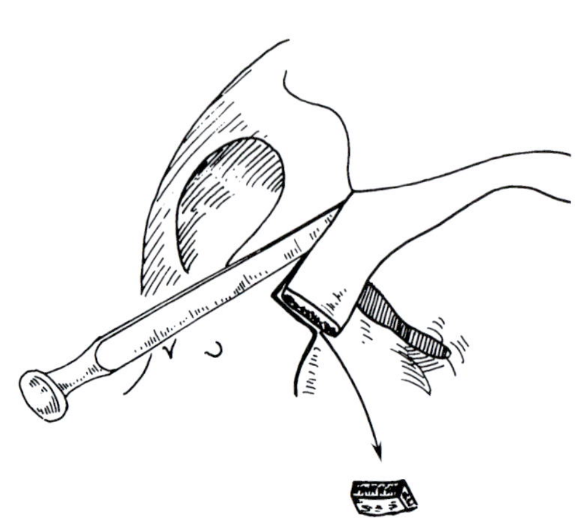
图 24-5　切除两垂直骨切开线之间的骨段

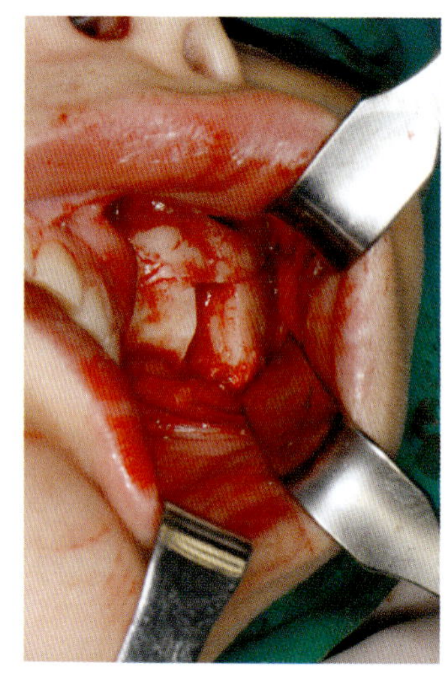
图 24-6　L 形改良骨切开去除切除骨段口内操作照片

（三）颧弓根骨切开

1. 口内入路　颧骨体下端骨切开术完成后，用骨刀通过颧弓内侧由内向外上方撬动，造成颧弓根部的“青枝骨折”。

2. 口内、耳前联合入路　通过耳前皮肤小切口暴露颧弓根部后，用往复锯或薄骨刀略斜向前将颧弓根切开。

（四）骨块移动及固定

骨切开术完成后，将已经松动的颧骨颧弓复合体按照术前预定的方向，向内方略向下推压复位，当颧骨颧弓降低程度达到要求后，用钛板固定颧骨体部及颧牙槽嵴处的截骨断端，也可直接用 1~2 颗 12~14mm 的长螺钉对颧骨体部的垂直截骨线行双皮质骨螺钉固定（图 24-7，图 24-8）。颧弓根部无须固定。最后用骨凿或磨头修整截骨断端，使之形成圆滑过渡。用同法进行对侧颧骨颧弓的切开、降低与固定，注意保持两侧的对称性（图 24-9）。

（五）缝合伤口

用生理盐水冲洗手术创口内的碎骨屑与血凝块，彻底止血后缝合口内黏膜切口，皮肤小切口用美容线缝合。

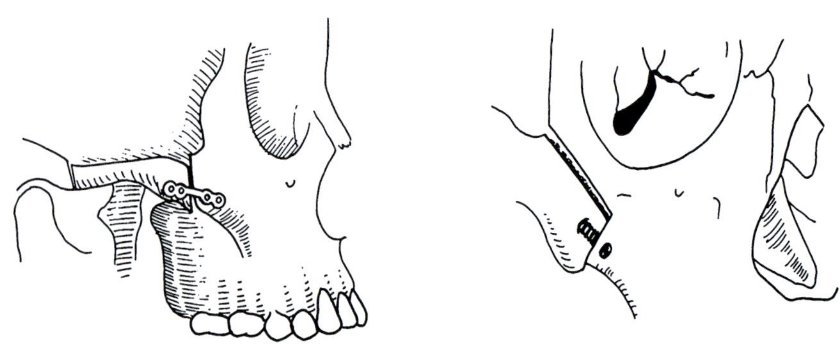
图 24-7　用钛板或螺钉行坚固内固定

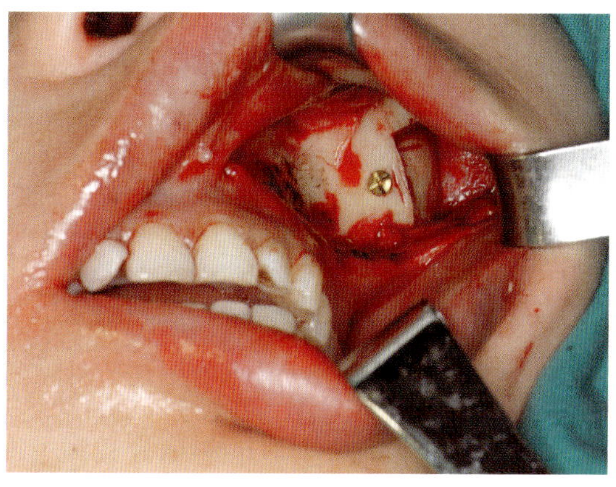

图 24-8　螺钉行坚固内固定口内操作照片

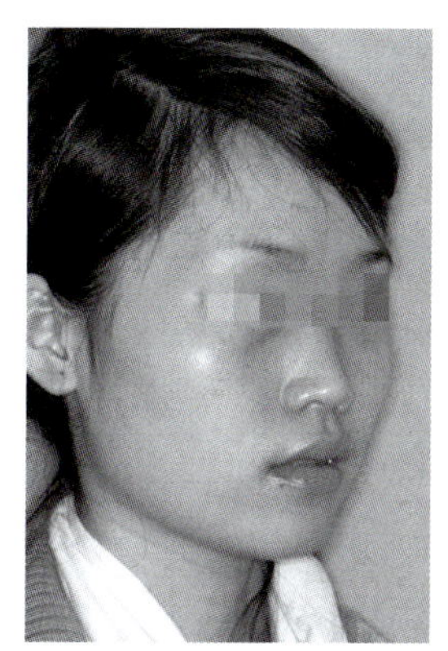
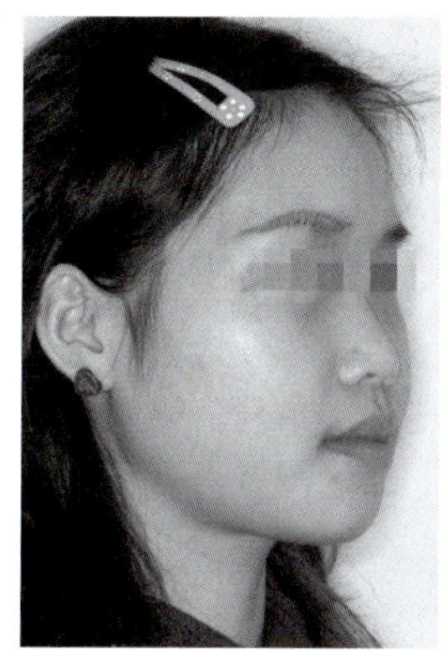
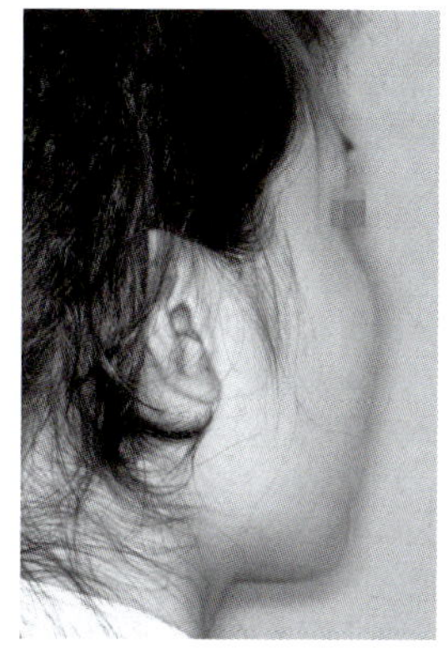
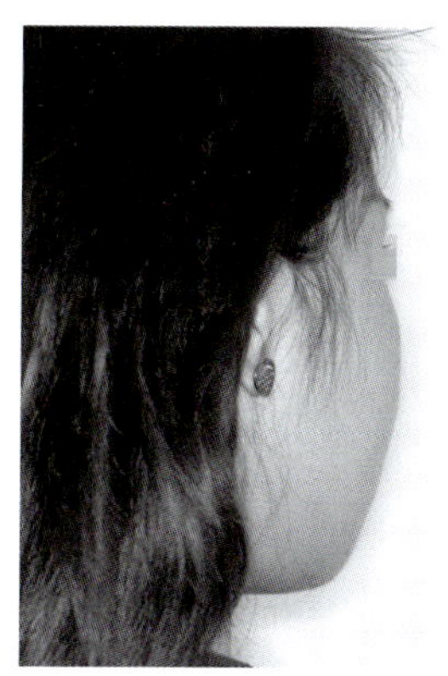

图 24-9　颧骨缩小成形术后面形变化

（六）术后处理

颧骨降低术后反应一般较轻，可正常进食，注意漱口。常规静脉或肌内注射广谱抗生素3~5 天。术后第 7 天拆除口内外缝线。

三、并发症及其防治

（一）神经损伤

眶下神经损伤后造成眶下区的麻木是该手术的常见并发症。这大多是由于剥离及视野暴露时对神经束的牵拉所致。整个手术过程须在骨膜下操作，截骨时锯片与眶下缘及眶下孔保持 5mm 以上的距离，并妥善保护眶下血管神经束。若发现神经被离断，应将神经断端进行端端吻合术。

面神经损伤偶有发生，主要见于口内外联合切口或全冠状切口时损伤面神经颧支及颞支，多为剥离时挤压所致。要求术者熟悉面神经的解剖分布，在分离颞深筋膜深面至骨膜表面时采用钝性剥离，并尽量减少对面神经的挤压和过分牵拉。

（二）上颌窦感染

行颧骨体部骨切开特别是L形骨切开时可能造成上颌窦的暴露，通常无碍，但术后最好应给予1周抗生素预防感染。术前应通过颌骨全景X线片观察上颌窦位置与气化情况，设计合理的截骨线位置与走向。

（三）颊部凹陷或下垂

术后颊部的凹陷及下垂是颧骨颧弓减低术的一个常见并发症。这与术中过多剥离颧弓下方及内侧的咬肌附着有关，因此应尽量减少对颧弓内侧和下缘咬肌附着的剥离，必要时对剥离的咬肌附着进行复位缝合。

（四）骨块松动

术后颧骨颧弓复合体可能受咬肌牵拉向外下方移位，少数颧弓根部完全骨折的患者，还可能发生颧弓内陷移位，压迫喙突，影响张口功能。因此术中最好用钛板或穿双皮质骨螺钉行坚固内固定。另外，术后3个月内应避免颧部受压或撞击。

（祝颂松）

参 考 文 献

1. 胡静，王大章. 正颌外科. 北京：人民卫生出版社，2006
2. 归来，邓诚，张智勇，等. 口内入路L型截骨矫正高颧骨. 中华整形外科杂志，2002，18：288-290
3. KIM Y H，SEUL J H. Reduction marlarplasty through an intraoral incision：a new method. Plast Reconstr Surg，2000，106（7）：1514-1519
4. LEE K C，HA S U，PARK J，et al. Reduction malarplasty by 3-mm percutaneous osteotomy. Aesthetic Plast Surg，2006，30（3）：333-341
5. WANG T，GUI L，TANG X. Reduction malarplasty with a new L-shaped osteotomy through an intraoral approach：retrospective study of 418 cases. Plast Reconstr Surg，2009，124（4）：1245-1253

第二十五章　正颌外科手术并发症及其防治

随着现代颌面外科与口腔正畸理论和技术的进一步发展，颌骨手术器械的不断改进，以及麻醉学、术后监护水平的提高，临床经验的不断积累，正颌外科已逐渐发展成熟，多数手术均能安全而顺利地实施，术后并发症明显减少。然而，绝大多数正颌外科手术为口内入路，切口狭小，视野暴露有限，操作过程较复杂，因而对手术技能要求较高。另外，如果术前设计不当，术中麻醉实施和操作失误，以及术后护理疏忽，亦可导致各种并发症的发生，甚至造成十分严重的后果。因此，熟悉正颌外科手术相关并发症及其可能发生的原因，在术前、术中及术后采取积极有效的措施予以预防，并及时处理这些并发症是保证手术成功的关键。

第一节　正颌外科术中并发症及其防治

一、出血和血肿

出血和血肿（hemorrhage and hematoma）是正颌外科手术最常见的并发症。术中损伤知名血管或骨髓腔持续渗血，可能引起患者失血过多。深在部位的血肿形成更应给予高度重视，尽早发现并及时处理。

正颌外科术中出血可分为动脉性出血和静脉性出血，其可为单纯的动脉性出血或静脉性出血，也可二者同时存在。动脉性出血主要是术中损伤了上颌动脉及其分支，如下牙槽动脉、腭降动脉、上牙槽后动脉、蝶腭动脉等。动脉性出血较汹涌，短期即可因大量失血而致失血性休克。静脉性出血主要发生在翼静脉丛，其次为下颌后静脉。大出血部位可位于下颌支、上颌骨后内侧及鼻腔内。咽侧壁及口底出血还可形成较大血肿而致呼吸道梗阻。正颌外科大出血可发生在术中及术后短时间内。术后创口继发感染也可引起迟发性出血。

（一）上颌出血

1. 急性出血　术中上颌出血主要是软组织和骨组织切口的渗血，术中受损伤风险最高的血管是腭降动脉、上牙槽后动脉和上颌动脉。术中大出血很少见，可能继发于凿开翼上颌连接或折断降下上颌骨时过于粗暴，导致翼板折断、颅底骨折，从而直接或间接损伤了颈部和颅底的血管，如上颌动脉、颈内动脉或颈内静脉。上颌动脉距翼上颌连接下端 25mm 左右，翼上颌连接的高度为 15mm 左右，因此行 Le Fort Ⅰ型骨切开术时，上颌骨后面的骨切开线不能过高，在离断翼上颌连接时，应确保骨凿放置的高度在上颌动脉下方并保持一定的安全界限，且方向略斜向内下方，以免直接损伤上颌动脉而致大出血（图 25-1）。在骨切开或骨凿断开上颌窦内侧壁时不要过深，以免直接损伤腭降动脉。在折断降下并移动上颌牙骨段时不要过于暴力，避免因牵拉过度而撕裂腭降动脉（图 25-2）。如果上颌骨非常难以移动，切忌暴力操作，可在第二磨牙后方的上颌结节处增加垂直骨切口，远离翼板折断降下上颌骨。

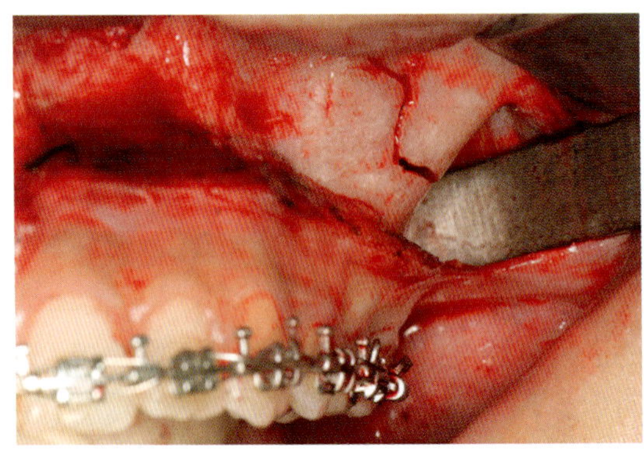

图 25-1　骨凿断开翼上颌连接时的正确放置方向 斜向内下方并保持在不超过龈缘上 25mm 的高度，可避免损伤上颌动脉。

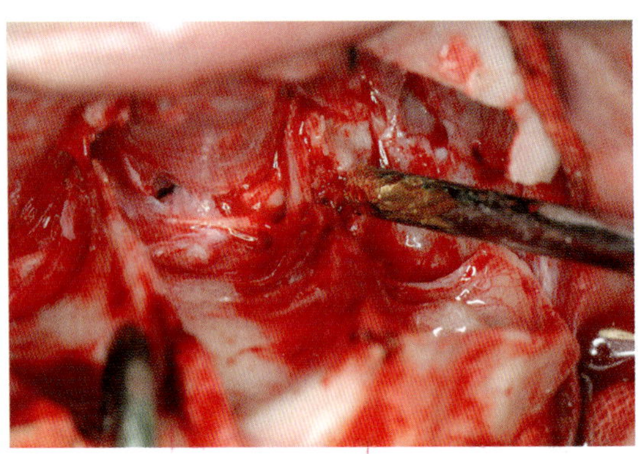

图 25-2　上颌折断降下后腭降动脉暴露（吸引器所指位置），应保留完整

2. 迟发性出血　Le Fort Ⅰ型骨切开术后延迟出血可能发生于手术日当夜或其后的 1 周，最常涉及的血管有腭降动脉、上颌动脉和翼静脉丛，可能因术中结扎血管不彻底、术后骨嵴侵蚀血管壁或继发感染而导致迟发性出血。有些病例甚至会发生多次术后大出血。

3. 处理原则和方法

（1）若遇术中急性出血，通常应尽快完成骨切开并折断降下上颌牙-骨段，然后寻找出血点，于直视下电凝或结扎止血。但有时由于出血汹涌，视野不清及腭降动脉近心端回缩而使结扎止血困难，此时可采用局部填塞止血。上颌动脉出血也可通过结扎或填塞法止血。如仍不奏效，则只有寻求颈外动脉结扎止血。

（2）术后少量渗血，可采用镇静、局部冷敷、加压包扎、静脉应用止血药等手段，并行严密临床观察。鼻腔渗血可喷滴麻黄碱等血管收缩剂。

（3）上颌术后迟发性出血多源于损伤的腭降动脉，血液可经骨组织和黏膜切开间隙流入上颌窦及鼻腔，表现为鼻孔出血。此时首先应评估患者的一般情况，并行适当的出凝血测试，异常指标应注意纠正，必要时请血液科医师会诊。如出血情况较轻，患者卧床休息即可能缓解。在鼻腔和腭大孔周围注射局麻剂和血管收缩剂有助于阻止和减缓术后出血，如无效，可采用鼻前孔或鼻后孔填塞止血，必要时经上颌窦填塞止血。

（4）较多或反复出血，经上述方法仍不能止血者，应送返手术室，打开创口查找出血部位，重新予以电凝，结扎或填塞止血。如出血严重，除全身补充血容量外，必要时应迅速结扎同侧颈外动脉。

（二）下颌术中出血及处理措施

下颌骨正颌外科手术所致出血主要是损伤了下牙槽动静脉、翼静脉丛及下颌后静脉。

下颌支矢状骨劈开术（SSRO）引起的出血主要是在分离下颌支内侧软组织时，以及行骨劈开术时器械使用力量和方向不正确，损伤了下牙槽动静脉或翼静脉丛所致。此外，手术器械向后的动作幅度过大或剥离太多也可能损伤位于下颌支后缘后方的下颌后静脉，导致明

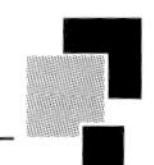

显出血。防治方法主要是手术剥离软组织时应在骨膜下进行，不宜使用暴力，剥离范围不能过宽。将拉钩和骨凿放置在下颌内后方时应慎重，最好将其范围限制在刚过下颌小舌后方。下牙槽动静脉损伤后可结扎血管束，还可采用骨蜡填塞止血。在出血点很接近下牙槽神经时，采用电凝止血应小心，如需要，建议采用双极电凝。下颌后静脉及翼静脉丛损伤时出血较弥漫，结扎止血较困难，主要采用填塞的方法控制。

下颌支垂直骨切开术（IVRO）引起的出血主要是损伤了咬肌动脉、下牙槽动静脉及上颌动脉等。①咬肌动脉从乙状切迹处进入咬肌，采用乙状切迹处放置牵开器、骨膜下剥离下颌支外侧面、动作勿粗暴等手段可避免对其损伤。若发生出血可采用电凝止血或填塞止血。②下牙槽动脉损伤主要发生在骨切开时，骨切开线位置靠前或方向不正确可直接损伤下颌孔处的下牙槽血管神经束。可采用结扎或加压填塞止血。③上颌动脉从髁突颈后方向后上方行走进入翼腭窝，它是下颌支垂直骨切开术潜在的、难以处理的出血并发症。防治方法是当骨切开接近乙状切迹时应十分小心，采用适当的器械保护，避免锯片或骨凿伤及此动脉。术中动脉性出血不能靠加压填塞控制，如看不清出血源时，应考虑行颈外动脉结扎。

下颌角成形术采用三角形骨切开或弧形骨切开时，如因手术操作盲目粗糙、下颌支后缘软组织未充分保护、骨切开线设计过于向上时，也可能直接损伤下牙槽动静脉、翼静脉丛及下颌后静脉，造成难以处理的大出血。如术中同时进行了部分肥大咬肌的切除术，也可能损伤肌肉内丰富的营养血管导致术中及术后持续渗血。因此，熟悉局部解剖、选择合适的术式、手术操作轻柔准确是防止及减少出血的最佳方法。同时，术中应及时充分止血并配合术后加压包扎，以防止因止血不彻底而造成术后血肿、压迫气道导致窒息而危及患者生命。

颏成形术所致严重出血较少。但如损伤了下颌舌骨肌或颏舌骨肌中的血管，可致弥漫性渗血；同时可能在口底间隙内形成血肿，血肿较大者可致舌体上抬、舌后坠，造成呼吸道梗阻。因此，在手术时应仔细检查口底肌肉有无出血，可用电凝法彻底止血。截骨断端的明显渗血可用骨蜡止血。

二、意外骨折

意外骨折（unfavorable split）系指正颌外科手术时，由于各种原因致颌骨在非设计部位发生断裂。多发生于下颌骨切开时，尤以磨牙后区和下颌角区多见。

（一）上颌骨切开术意外骨折

Le Fort Ⅰ型骨切开时可在上颌窦后外侧壁、内后壁，上颌骨水平板与腭骨水平板交界处骨折，甚至损伤颅底。可采用钛板横贯裂隙，将骨片重新植入固定进行处理。

（二）下颌骨切开术意外骨折及骨折段处理

下颌骨切开术意外骨折主要发生在SSRO、IVRO及下颌角截骨成形术时。其发生原因主要是骨切开时骨皮质截开不全，劈开时用力过猛过急，或患者骨切开部位解剖变异。下颌支的厚度或骨壁厚度也影响骨切开术的顺利完成。这些骨折段可位于近心或远心骨段，可能较大或较小，处理方法根据骨段的大小和位置而变化。

SSRO时，由于水平、矢状及垂直骨切开线处骨皮质截开不全，劈开时导致垂直骨切开线处外侧骨板及水平骨切开线处的内侧骨板折裂，甚至可发生下颌支部不规则断裂而使手术失败。意外骨折在双侧SSRO的发生率为1.9%~2.2%，当存在第三磨牙时，发生率会略高。

IVRO 可发生近心骨段下部意外骨折。方颌畸形矫正时，在劈开去除下颌支下份及角部外侧骨板时也可因骨皮质截开不全或去骨时用力不当而使下颌支发生意外骨折；下颌角截除术时也可能因截骨方向失误或骨皮质切开不全就强行凿骨，而造成下颌支意外骨折。

1. 近心骨段骨折(图 25-3)　骨折段处理的困难程度取决于骨折片的位置和大小。骨折片可从下颌骨颊侧面折断，而下颌骨保持完整，通常的原因是垂直截骨线的下缘骨切开不充分。此时，下颌骨劈开必须接着完成，可通过在下颌下缘做一个深沟，并将之与先前沿外斜线下行的沟相连。通过轻柔地撬动，必要时进行截骨，将骨段按最初的设计分开。将远心骨段置于咬合位置，游离骨段采用钛板钛钉固定。

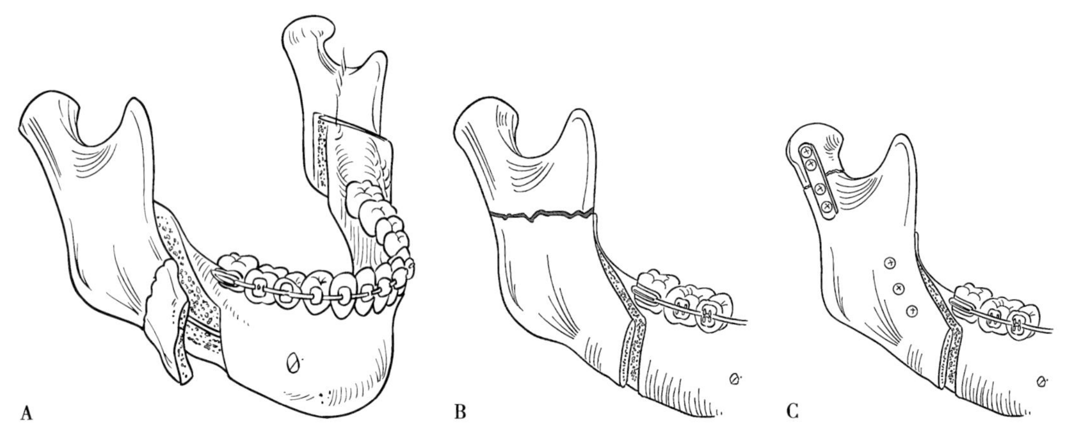

图 25-3　下颌骨近心骨段意外骨折的三种方式
A. 颊侧骨板骨折；B. 下颌支水平骨折；C. 髁突骨折。

当骨折片位于更高位置或下颌前移幅度较大，咬合就位时，近远心骨段间就没有接触，此时必须采取不同的处理方法。因髁突和喙突位于同一骨段上，类似于下颌骨水平骨切开术，故控制髁突的位置更加困难。可将截下的大骨折段在口外放置一个钛板，接着重新放入口内并与近心骨段相连，这通常需要两个穿颊螺钉固定，此时近心骨段就很容易处理，并可与远心骨段在新的位置上相连。

最后一种情形是髁突骨折，而在另一分离的骨段上带有喙突和下颌角。此时须采用耳前皮肤切口，将钛板一端放置到髁突上，利用其作为把手在远心骨段上打孔并放置螺钉，在这种情况下非常难以达到正常的髁突位置。

2. 舌侧骨段骨折　舌侧骨段骨折发生率低于颊侧近心骨段骨折，最常见的原因是埋伏的第三磨牙楔入下颌骨内侧面过高。出现意外骨折时必须沿预先设计的截骨线完成骨劈开，将远心骨段置于咬合位置上，游离的意外骨折段复位后通过一个或多个双皮质螺钉固定到近心骨段上。

（三）意外骨折的预防和处理

避免意外骨折的措施主要是充分切开骨皮质，骨劈开或去骨时切忌暴力。对需行 SSRO 手术者，术前 6 个月应拔除埋伏阻生的第三磨牙。轻微骨折不影响手术进一步施行者，可将骨折处行钛板固定。严重的颌骨骨折使矫治手术不能继续进行者，可将整个骨折块复位后原位固定，待骨折完全愈合后再行二期矫正手术。

三、下颌骨近心骨段移位

（一）过度外侧移位

过度外侧移位多发生于髁突下垂直骨切开术。根据远心骨段移动的几何形状，近心骨段或髁突段可能会向外侧移位，但由于存在一定程度的骨改建，通常不会有问题。偶尔近心骨段会过度外展，这可通过术中在乙状切迹部位去除一块楔状骨块而解决。在此区域操作应小心，因为会损伤上颌动脉的咬肌支或上颌动脉。如果术后才发现近心骨段过度外展，可尝试手法复位，如不能奏效，就需要再次手术。

（二）内侧移位

在一些不对称畸形的病例中，下颌骨的旋转可能会导致近心骨段移向内侧，通常很少造成问题，但偶有患者会抱怨咽部刺激。为避免出现这种情况，可根据需要将内侧骨段塑形，去除骨干扰，减少髁突移位程度。

（三）近心骨段旋转

SSRO 手术如果缺乏对近心骨段的控制会造成美观及功能的不利影响。术后肌肉牵拉可使近心骨段被拉向前上，而远心骨段被拉向后下，从而使下颌角变钝，下颌角前方的下颌骨下缘凹陷，导致令人不快的容貌效果。最理想的处理方法是预防其发生，可采用定位装置或/和坚固内固定来预防或减少近心骨段旋转。

近心骨段过度旋转可存在功能性问题（咬合力量下降，运动能力降低）或美观性问题（下颌角缺失），或二者均有。大多数患者表现出较术前开口度减小，此时必须通过术后理疗以恢复患者颞下颌关节的运动。若患者咬合关系尚可，可采用异体植入物改善美观问题；若患者咬合有问题，且须考虑美观效果时，可重新进行 SSRO，同时结合术后理疗。

第二节　术后并发症及其防治

正颌外科手术结束送至复苏室或病房后，也可能发生各种并发症，特别是组织肿胀或出血导致的呼吸道梗阻，可能危及患者生命。

一、呼吸道梗阻

呼吸道梗阻（airway obstruction）为正颌外科术后一种急性危重并发症，应给予高度重视和警惕，在术前和术中就应采取措施预防其发生，术后还应严密监护，及时发现和处理。

（一）导致呼吸道梗阻的原因

1. 手术因素　无论上颌骨还是下颌骨手术均可导致术后呼吸道梗阻。各种类型的上颌骨手术均会波及上颌窦和鼻腔软组织，由于黏膜水肿、渗血以及某些病例须将上颌骨上移等原因而使鼻咽腔气道变得狭小，通气不畅。下颌骨手术常因下颌支内侧壁软组织剥离及损伤而导致咽侧壁肿胀，并因手术部位深在，很难完全彻底止血，创口持续渗血而形成血肿，导致上呼吸道通气障碍。此外，下颌后退术使口腔容积减小，下颌角成形术或颏成形术术后因口底水肿或血肿等因素均可导致呼吸道梗阻。

2. 麻醉因素　正颌外科手术需经鼻腔气管插管全麻,插管时可致鼻腔、咽壁及气管黏膜损伤或水肿,使上下呼吸道变狭窄。如拔管前未将口咽腔内积血及分泌物吸出,或未取出口咽部填塞敷料等,也可引起吸入性或阻塞性呼吸道梗阻。患者在麻醉尚未完全清醒前可能出现恶心、呕吐,进而引起阻塞性或吸入性呼吸道梗阻。

3. 颌间固定因素　有些正颌外科手术,如下颌支垂直截骨术需要在术中即完成颌间结扎固定,以避免术后牙骨段移位。颌间固定后患者不能张口,血液分泌物或呕吐物会聚积在口咽部而致呼吸道梗阻。

(二)呼吸道梗阻的预防和处理

1. 精确施术　术中应尽量减少对口腔黏骨膜及颌周软组织的不必要剥离,操作应准确轻柔,减少创伤,缩短手术时间。同时尽可能彻底对创口止血,局部加压包扎,应用止血药物,减少口腔渗血及血肿形成。

2. 激素的应用　术中和术后应用皮质类固醇药物可以预防和减轻喉头和颌周软组织水肿,常用药物有地塞米松和氢化可的松。术中用地塞米松 10~15mg 稀释后静脉滴注,可有效减轻由于手术剥离和口唇牵拉造成的组织过度反应和肿胀。术后也应常规使用激素,一般用 3 天。

3. 鼻咽通气管　在患者麻醉后尚未完全清醒,各种保护性反射没有恢复前应留置鼻咽通气管,可有效防止因舌后坠而引起的呼吸道梗阻,同时也可通过此管吸引出口咽部分泌物。

4. 严密监护　术后患者应常规留在复苏室进行严密监护。复苏室应配备必要的监护设备和技术人员,严密观察患者的生命体征,及时而有针对性地处理。应及时吸出患者口腔及鼻腔内血液、分泌物及呕吐物等。必要时可用麻黄碱滴鼻,减轻鼻腔和上颌窦黏膜水肿或渗血。

5. 对颌间固定患者　床旁应备剪刀、舌钳等,必要时剪断颌间固定橡皮圈或结扎丝,将舌拉出,吸尽口咽部的分泌物。

6. 床旁备气管插管与气管切开设备　遇到窒息等紧急情况时,可做气管内插管加压给氧或行气管切开术,解除呼吸道梗阻。

7. 防止术后呕吐　麻醉药物以及术中术后吞咽的血液可引起术后恶心呕吐。在患者未完全清醒,吞咽咳嗽未恢复前,发生呕吐可导致呼吸道梗阻和吸入性肺炎,因此不宜过早拔管。在拔除气管插管前可安置胃管进行胃肠减压并吸出胃内液体。如果术后出现呕吐,应将患者头偏向一侧,并及时吸出呕吐物。另外可预防性使用止吐药物。

二、骨块坏死或愈合不良

在正颌外科发展的早期阶段,曾有部分或整个骨块发生坏死的报道。20 世纪 70 年代美国著名学者 Bell 等对颌骨血供的生物学基础进行了深入研究,认识到术后骨块的愈合、牙的存活主要取决于软组织营养蒂的设计和保护。上颌骨或下颌骨的整体移动一般不会发生骨坏死或不愈合,而切开移动的牙-骨段越小,其营养蒂也越小,也愈容易发生坏死或骨不连接的问题。因此对拟行上下颌骨分块骨切开术的患者,术者应熟悉局部解剖及颌骨的血运特点,术前制订详细的治疗计划并注意术中操作轻柔,保证颊侧或舌侧至少一侧的软组织营养

蒂的完整，否则会造成骨块坏死的严重并发症。

（一）血运丧失导致的缺血性骨块坏死

由于上下颌骨分块手术导致血运丧失产生的并发症可从牙髓组织纤维化、牙周组织缺损到骨块丧失，其风险随分块数目的增加而提高。最常见的原因是血运中断，其他原因可能包括骨块不稳定、患者全身系统性因素、较多的分块、术前评估不足和随访不好等。

为防止分块手术后血管并发症的发生，应注意以下几点：术前设计应认真检查根尖片，确保牙齿间有足够空间；移动骨块的组织瓣设计应尽可能大，以便为其提供理想血供；模型外科尽量减少去骨量；术中应小心用骨凿和冲水裂钻行骨块间切口，减少产生热量以降低出现骨和牙齿损伤的概率；应保持骨块软组织附着最大化，轻柔移动骨块，以免撕裂和切断游离截骨部位邻近的组织瓣；𬌗板和腭侧牙弓夹板不应压迫腭侧瓣。

（二）上颌骨愈合不良

可由局部或系统因素造成，包括：手术计划或操作失误导致的血供受损；由于以往手术造成的血供问题，如唇腭裂患者腭部瘢痕；患者可能存在超功能活动或过度的咬合力；上颌骨段移位后骨接触面不足；患者有干扰愈合的全身系统疾病或生活习惯如糖尿病和吸烟。

当预期可能出现上颌骨愈合不良时，可采用除钛板外的其他辅助固定方法，如骨间钢丝和1~6周的颌间结扎固定。对大于3mm的骨间隙必须进行植骨并稳定固定。当出现骨不愈合时，如多个区域有较好的骨接触，则单独的骨缺损可采用异体材料进行充填；如存在多个区域的大的骨间隙时，则需要再次手术将上颌骨完全移动并去除纤维组织，然后行自体骨移植，以及上颌骨的坚固内固定。

（三）下颌骨愈合不良

可由缺血性坏死、骨接触不足、固定装置不稳定或者骨块不稳定造成，见于SSRO或IVRO手术。尤其是IVRO时应特别注意，因为大量组织被从骨块上剥离，而且骨块常因不能靠得很近而无法被稳定固定。

（四）血管损伤后的组织处理

临床中，附着龈及邻近游离黏膜变白接着发紫是正颌手术后血管损伤的早期指征。如术后早期（几小时到几天）发现紫绀，应解除存在的颌间结扎，检查口内是否有扭转或收缩的组织，评估𬌗板是否有压迫组织的区域并解除之。如组织已经坏死，则需要支持性护理以尽量减少骨丧失量，包括生理盐水冲洗伤口、保持良好卫生、高压氧及抗生素的使用等，必要时早期清创，终止坏死进一步发展。同时应保持组织瓣绝对稳定以达到一定程度的再血管化。严重病例可通过口内游离组织瓣治疗。

三、牙及牙周组织损伤

根尖下截骨时如安全界限掌握不当，骨切开线距离根尖过近，可致牙髓血运障碍、牙髓坏死，甚至造成根尖横行切断损伤；牙根间垂直切骨如遇牙列拥挤、牙根间间隙不足、牙根长轴倾斜时，则很容易损伤牙根及牙周组织，包括切断牙、牙丢失、牙髓坏死须术后根管治疗，以及牙周组织缺损。通常移动的牙骨块越小，其营养蒂亦越小，移动过程中也越易造成损伤或撕脱，术后出现牙髓坏死和牙周缺损的风险也越大。

为防止牙和牙周组织损伤，根尖下水平切骨线应至少距根尖孔5mm。术前应在全口牙位曲面体层X线片及牙片上观察了解垂直切骨线两侧牙根的走行方向、牙根长度和牙根间间隙大小,必要时采用术前正畸技术矫正牙长轴并将拟截骨区域牙根尖之间的距离最大化,建议最小距离为3mm。手术设计应使骨块间去除的骨量最小,并尽量设计较大的牙骨块,以保障足够的软组织营养蒂。术中应仔细观察牙槽骨表面形态,垂直切骨线应平行于牙根方向,并尽可能采用小裂钻或薄骨凿切骨。操作和撬动骨块时应朝向牙根尖方向,而非在牙龈边缘,以减少由于黏膜撕裂造成的牙周组织缺损。当计划去除大块骨尖时,应较计划去除略少一点,当骨块间有干扰不能吻合时,可将骨块轻柔分开,小心去除骨质进行修整,这样可以避免因骨块过度去除遗留的骨缺损由瘢痕组织充填而造成的骨不愈合。如牙髓坏死或牙体变色,可采用根管治疗及牙体漂白。

四、伤口感染

正颌手术多经口内入路完成,口腔虽属细菌污染环境,但因颌面部血供丰富、抗感染能力强,加之术后预防性使用抗生素,因此术后发生感染的机会较低。伤口感染的主要原因有手术区域污染、碎骨片残留、血肿形成等。致病菌多为非溶血性链球菌、葡萄球菌和厌氧菌等。为预防术后感染,术前应治疗龋齿,行洁治术,以改善口腔卫生状况;术前术后预防性使用抗生素,特别是术中要施行骨移植的患者;术中注意无菌操作。如术后三天出现肿胀不消、皮肤发红伴疼痛、体温升高、血象变化等可视为伤口感染,应及时充分引流、彻底清洗伤口,除尽残留碎骨片和血凝块,完善止血及合理使用抗生素等。

五、神经损伤

(一) 上颌感觉神经损伤

Le Fort Ⅰ型骨切开术时会切断鼻腭神经,并可能损伤腭前神经和眶下神经。术后由于感觉神经损伤所致的牙和黏膜的感觉异常最常见,多是暂时的,通常在6~12个月后恢复。偶有患者会出现口内腭部和颊侧牙龈的永久麻木,术中保留腭大神经血管束会避免这种情况的发生。眶下神经的损伤多由于在尖牙区剥离黏骨膜过高导致,通常局限于末梢支,一般术后2~8周唇、颊和鼻的感觉会逐渐恢复。

(二) 下颌感觉神经损伤

下颌支部手术尤其是SSRO可能损伤下牙槽神经,其原因有骨段切开时的直接损伤、骨段移动时牵拉或压迫损伤、内固定时螺钉直接穿通伤、血肿压迫及水肿所致间接损伤等。下牙槽神经横断的发生率是3.5%,通常在第三磨牙区域附近或前缘,低体重患者和神经位置偏低可能增加神经损伤的风险。颏成形术可在做软组织切口时直接切断颏神经,或术中过度牵拉软组织而使颏神经撕脱。

(三) 运动神经损伤

正颌外科手术可能损伤三叉神经分支,甚至有损伤面神经的报道,这在口外手术入路较口内入路更常见。SSRO术中发生面神经损伤的可能原因是远心骨段后移时压迫神经干、喙突骨折移位,以及将牵引钩置于下颌支后缘而侵犯到神经。出现面神经麻痹时可采用理疗,如热疗、面部按摩和每日两次的面部运动来激活未受损的神经纤维,并保持肌肉的正常状

态。另外,可通过口服、肌内注射和静脉注射激素来治疗面神经麻痹。

防治神经损伤的方法有:软组织切开和剥离过程中动作应轻柔,在神经出入的眶下孔、颏孔及下颌孔处不要广泛剥离;SSRO 手术时应完全切开骨皮质,劈骨时切忌暴力,可选用薄骨凿,凿刃偏向外侧,凿柄偏向舌侧。内外侧骨板劈开后应仔细检查下牙槽神经血管束是否附着于远心骨段,如附着于近心骨段,应小心仔细地将其剥离,然后再移动骨段。内固定部位应避开下牙槽神经管。下颌支垂直骨切开术的骨切开线应绕过下颌孔后方。术中术后应用适量激素可减轻神经束水肿;应用神经营养药物可促进神经再生。神经的牵拉损伤在术后仅有短期的感觉麻木或感觉异常,一般术后 3~6 个月逐渐恢复正常。而神经断裂损伤有可能遗留长期的感觉功能障碍。

六、术后复发

正颌术后复发(relapse)是指手术矫正后的颌骨部分或全部回到术前位置,这是一个较复杂而具有普遍性的问题,各类正颌手术均有不同程度复发的报道,可能的原因有:牙-骨段切开和移位不充分,固定不牢固或过早拆除固定装置,颌骨多节段切割和拼对,髁突位置变化,软组织张力及神经肌肉因素等,均可影响术后牙-骨段的稳定。

(一) 上颌骨的复发

单纯上颌骨上移术后复发率较低或复发程度轻微,但上颌骨下降并植骨以增加面中份高度时,由于移植骨块的吸收改建以及咀嚼压力的作用,术后有较大的复发倾向。上颌骨前移术后的复发可能与术后瘢痕挛缩、鼻中隔干扰、骨间固定不良以及颌间固定时间不够等因素有关。

(二) 下颌骨的复发

下颌骨前移术后的复发率在 22%~50%之间。导致下颌骨前移术后复发的因素有舌骨上肌群向后的牵引、骨间固位性差,以及颌间固定时间不够等,术后髁突移位也是复发的一个重要因素。下颌骨前徙距离越大,复发的倾向也越大。相比之下,下颌后退术后复发可能较小,其原因主要是升颌肌肉对下颌的向前牵引作用和髁突移位。此外,由于附着于喙突、下颌支前缘的升颌肌群和附着于下颌颏部的降颌肌群的相对牵引,术后有发生开䍩的可能。

(三) 预防措施

1. 坚固内固定　牙-骨段间的可靠固定不仅有助于骨段间的愈合,尤其是对接受骨移植者更有利于移植骨的愈合和改建,而且对防止术后复发有重要作用。坚固内固定不仅增加了骨段间的稳定性,而且也增强了颌骨抵抗颌间软组织的牵引复位力量,从而减少了畸形复发。

2. 适当的颌间固定时间　颌间固定时间不足是导致正颌外科术后复发的重要原因之一。正颌外科术后,肌肉的延长和平衡需要经过较长时间的固定才能调整和适应。因此选择适当的颌间固定时间是防止和减少畸形复发的一个重要措施。对复发倾向较大的术式,术后可适当延长固定时间。对双颌手术,即使采用了坚固内固定也最好附以 2~3 周左右的颌间弹性牵引固定。

3. 建立稳定的平衡咬合关系　恰当的术前与术后正畸治疗可建立起稳定而健康的咬合关系与功能,是防止或减轻术后复发的重要手段。

4. 消除肌肉的牵引作用　肌肉的牵引在复发中的作用主要涉及升颌肌群和舌骨上肌群。通常牙骨段移动距离越大，肌肉张力越大，术后复发可能也越大。因此术中进行适当的肌肉附着的剥离可以减少术后复发可能和程度。

5. 防止髁突移位　正颌术后髁突与关节窝位置的改变也是诱发术后复发的因素之一。髁突位置改变主要发生在下颌支的手术。在行 SSRO 和 IVRO 时，骨间或颌间固定之前应确认髁突位于关节窝内，且应在无张力条件下行骨内固定。

6. 其他措施　设计合理的术式，消除口腔不良习惯，以及适度的过矫正也可减少复发。

七、颞下颌关节紊乱病

正颌外科手术是否会对颞下颌关节带来不良影响，尚无一致结论。正颌外科对下颌关节可能带来负面影响，但同时对部分术前有关节症状的患者又有治疗作用。对正颌外科术后原有关节症状加重，包括术前无颞下颌关节紊乱者术后出现关节问题的解释较多，但髁突移位一直被认为是术后发生颞下颌关节紊乱病的重要原因和解剖生理基础。预防正颌术后出现关节问题的主要措施是在下颌前移或后退术中应尽量避免造成近心骨段移位及髁突旋转。在行骨内固定或颌间固定时应确保髁突位于关节窝内，且应在无任何张力条件下固定。一旦术后出现关节症状，应积极查找原因，并作相应的处理。

八、鼻唇区软组织形态的不良改变

（一）鼻中隔

上颌 Le Fort Ⅰ型骨切开术前、术中及拔管过程中都可能出现鼻中隔偏曲，因此术前及术中均应检查鼻中隔位置。尤其是在上颌骨后退或上移时，其将侵占鼻中隔术前的空间位置，如不能妥善处理，将导致鼻中隔偏曲和突出，或者鼻小柱及鼻尖的位置异常。预防措施包括切除一定比例的鼻中隔下部软骨，或磨除部分上颌骨鼻腔面。如鼻中隔仍看起来不对称，可采用器械放置在鼻内鼻中隔基底两侧使其复位在中线位置。如患者无呼吸困难，也可考虑采用短期填塞。对于以上处理均不理想的患者，可考虑二期手术行鼻中隔成形术。

（二）鼻翼基底

上颌 Le Fort Ⅰ型骨切开术后鼻及口周外形的不良变化可包括鼻翼基底变宽、鼻唇沟加深、鼻尖上翘（出现过钝的鼻唇角）、上唇唇红变薄及口角下垂（图 25-4）。这些并发症也可由于鼻中隔内侧偏曲或因鼻中隔偏曲导致的鼻小柱和鼻尖位置不对称而加重。这类问题往往很难处理，最好是预防其发生。术中可采用鼻翼基底缝合术将扩宽的鼻翼缩窄，并行一定程度的过矫正，以预防或减少术后鼻翼变宽的可能性及程度。临床中常用的鼻翼基底缝合术有口外和口内两种入路，可固定于前鼻嵴或直接拉拢缝合（图 25-5，图 25-6），但目前尚无一种手术方法能完全避免术后鼻翼变宽的趋势，且这种趋势与患者自身条件有关。一般术前鼻翼越窄的患者越易出现术后鼻翼增宽；术中缝合前鼻翼较术前宽度增加越多，缝合术后远期鼻翼宽度复发增加趋势越明显。

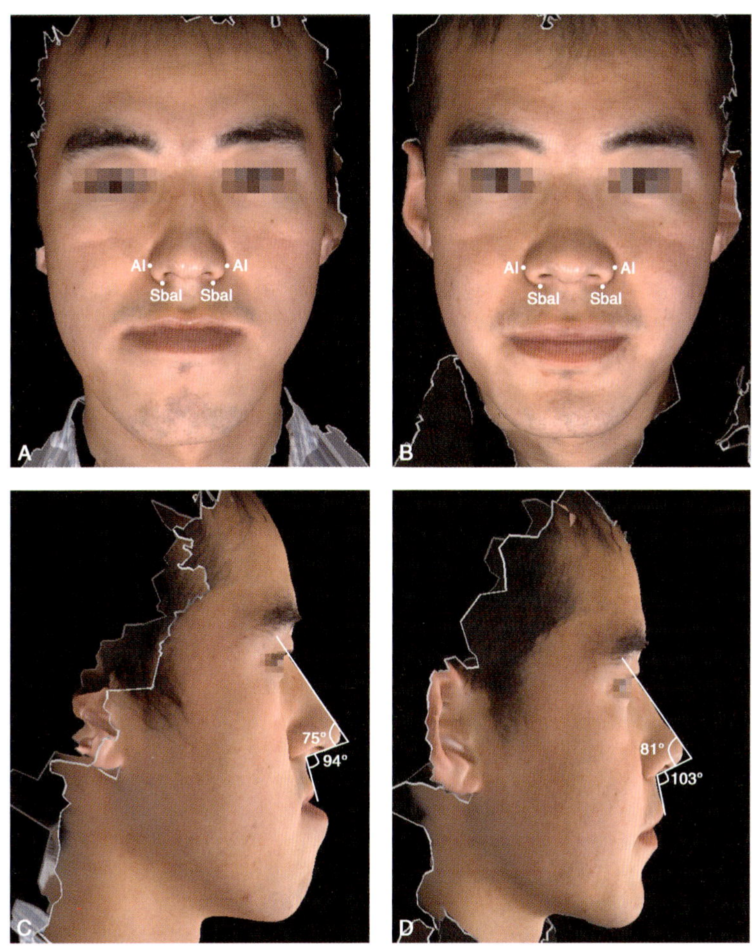

图 25-4　上颌 Le Fort Ⅰ型截骨术后鼻及口周外形的不良变化

A. 术前鼻翼基底点宽度(Sbal-Sbal)为 23.57mm,鼻翼基底最外点宽度(Al-Al)为 31.3mm;B. 术后鼻翼明显增宽:Sbal-Sbal 为 28.08mm,较术前增加 4.51mm;Al-Al 为 36.13mm,较术前增加 4.83mm;C. 术前鼻唇角为 94°,鼻尖角为 75°;D. 术后 6 个月鼻唇角及鼻尖角均较术前增大,分别为 103°和 81°,说明鼻尖有上抬趋势,会造成鼻孔外露的不美观变化。

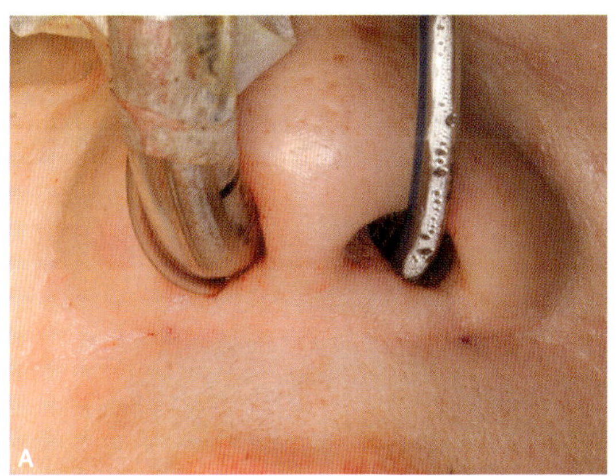

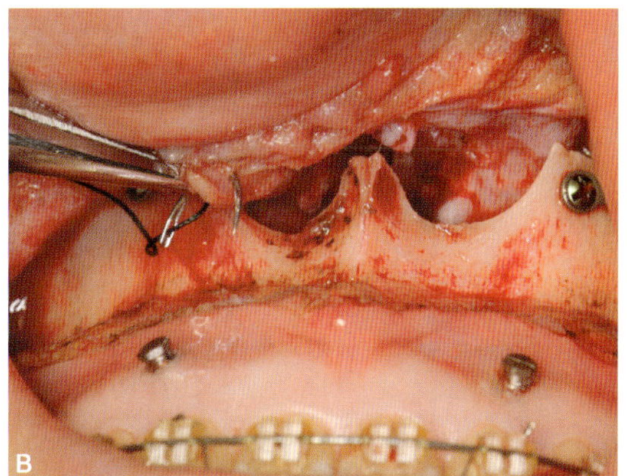

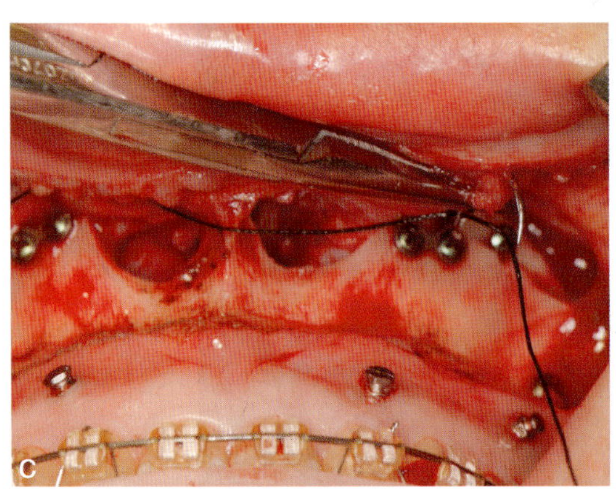

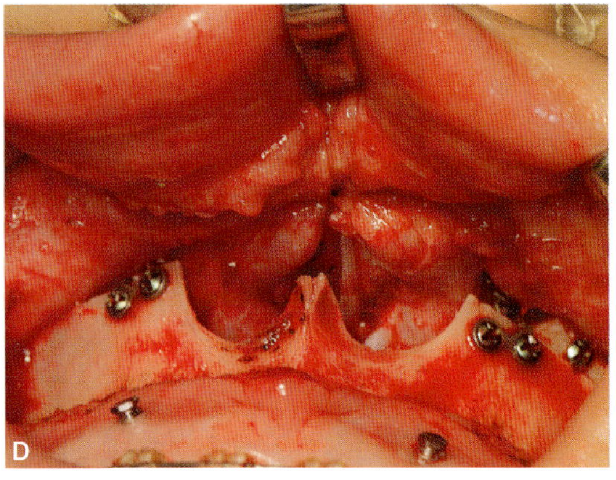

图 25-5　传统鼻翼基底缩窄术

A. 术前鼻翼基底定点，测量宽度；B. 丝线直接在口内缝入一侧鼻翼基底肌肉；C. 丝线缝合对侧鼻翼基底肌肉；D. 丝线直接拉拢打结。

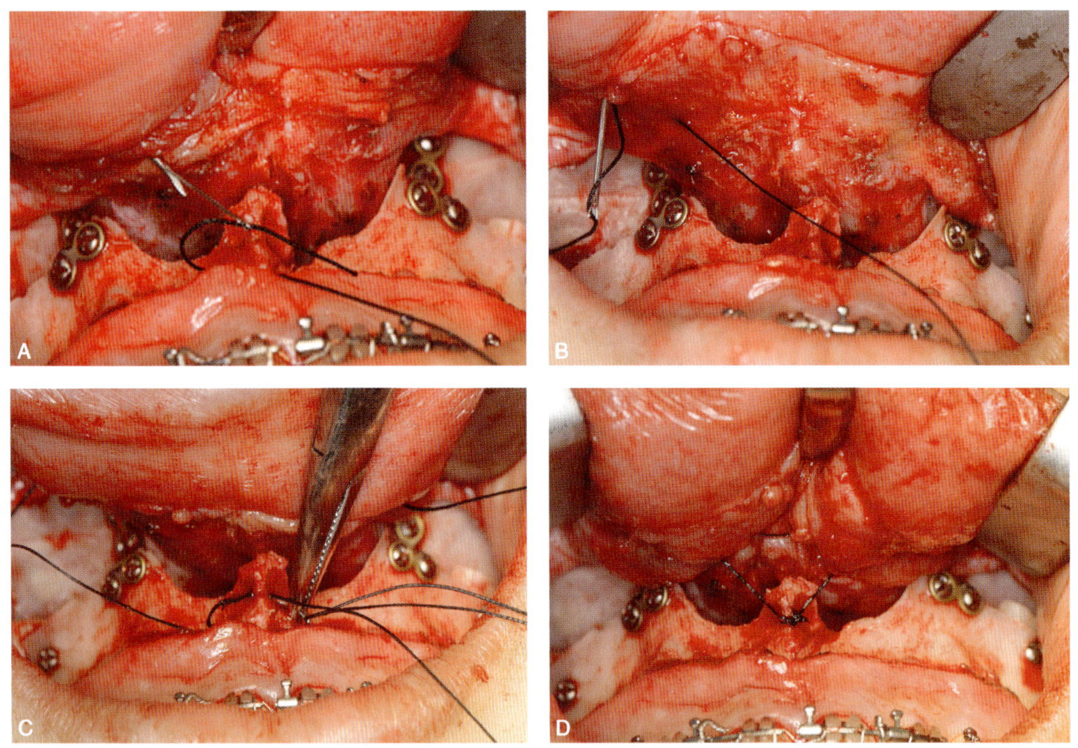

图 25-6　口内缝合鼻翼基底缩窄术

A. 带双股钢丝的针刺入口内穿线；B. 针头回退至皮下重新穿刺入口内并抽出丝线完成一侧缝合；C. 两侧丝线分别穿过前鼻嵴；D. 两侧丝线拉拢打结。

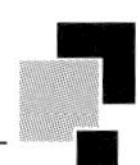

九、其他并发症

（一）泪溢

上颌骨切开术后由于鼻腔黏膜肿胀或鼻泪管损伤会造成泪溢。鼻泪管损伤容易发生于截骨线沿上颌窦内壁走行较高时，或在骨切开术同期行鼻甲切除术时，但这种撕裂较少见且短暂，如术后3周撕裂仍不能缩小且持续存在时，可采用泪囊鼻腔造口术进行处理。在梨状孔内侧面周围小心地进行剥离和骨切开可减少这种意外的发生。

（二）耳颞综合征

耳颞综合征又称味觉性出汗综合征或Frey综合征，较少见，可于口外下颌支垂直骨切开术和双侧下颌支矢状骨劈开术后3个月到3年内发生，症状会随时间减轻，较严重症状的患者可局部插入阔筋膜或去细胞人真皮基质，也可应用东莨菪碱或肉毒毒素治疗。

（三）麻醉相关并发症

鼻翼边缘损伤是由于气管内插管对鼻翼边缘的过度压迫造成的，将气管内插管缝合在鼻中隔上可以有效避免这种损伤。同时在包扎头部时应避免在鼻尖、前额或耳部产生压力而造成不必要的损伤。上颌骨手术时偶尔会切开气管内插管，可根据情况重新进行插管，或在气管内插管周围进行包扎。

（王晓霞　刘彦普）

参考文献

1. 王兴，张震康，张熙恩. 正颌外科手术学. 济南：山东科技出版社，1999
2. 胡静，王大章. 正颌外科. 北京：人民卫生出版社，2006
3. 王大章. 正颌外科手术的并发症及其防治. 中华口腔医学杂志，2005，40(1)：16-18
4. MILORO M. Peterson 口腔颌面外科学. 2nd ed. 蔡志刚，译. 北京：人民卫生出版社，2011
5. 王妙贞，王晓霞，李自力，等. 上颌 Le Fort Ⅰ型截骨术术后控制鼻翼宽度的两种手术方法效果比较. 中华整形外科杂志，2013，29(3)：184-188
6. BELL W H. Modern practice in orthognathic and reconstructive surgery. Volume Ⅲ. Philadephia：W. B. Saunders company，1992
7. FONSECA R J. Oral and maxillofacial surgery. Volume Ⅲ. Philadephia：W. B. Saunders Company，2000
8. KIM S G，PARK S S. Incidence of complications and problems related to orthognathic surgery. J Oral Maxillofac-Surg，2007，65(12)：2438-2444
9. KIM Y K，YUN P Y，AHN J Y，et al. Changes in the temporomandibular joint disc position after orthognathic surgery. Oral Surg Oral Med Oral Pathol Oral Radiol Endod，2009，108(1)：15-21
10. PANULA K，FINNE K，OIKARINEN K. Incidence of complications and problems related to orthognathic surgery：a review of 655 patients. J Oral Maxillofac Surg，2001，59(10)：1128-1136
11. MEHRA P，CASTRO V，FREITAS R Z，et al. Complications of the mandibular sagittalramus osteotomy associated with the presenceor absence of third molars. J Oral Maxillofac Surg，2001，59(8)：854-858
12. ANTONINIA F，KLÜPPELB L E，REBELATOA N L，et al. Preventing widening of the alar base：A modified technique of alar base cinch suture. J Oral Maxillofac Surg Med Pathol，2012，24(3)：152-154
13. RITTO F G，MEDEIROS P J，DE MORAES M，et al. Comparative analysis of two different alar base sutures after Le Fort Ⅰ osteotomy：randomized double-blind controlled trial. Oral Surg Oral Med Oral Pathol Oral Radio-

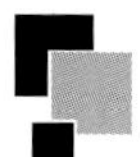

lEndod,2011,111(2):181-189

14. NIRVIKALPA N,NARAYANAN V,WAHAB A,et al. Comparison between the classical and a modified transseptal technique of alar cinching for Le Fort I osteotomies:a prospective randomized controlled trial. Int J Oral MaxillofacSurg,2013,42(1):49-54
15. MONNAZZI M S,MANNARINO F S,GABRIELLI M F. Extraoral alar base cinch:A modification for the technique. J Oral MaxillofacSurg Med Pathol,2014,26(2):152-154

第二十六章　数字化技术在正颌外科中的应用

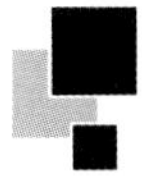

因先天性、发育性或获得性等因素造成的各种牙颌面畸形患者常伴有口颌功能的障碍，严重影响患者的身心健康。正畸-正颌联合治疗是矫治牙颌面畸形的有效方法，其治疗目的是重建颅颌面和谐的结构比例和稳定的口颌系统功能。在治疗前，正畸医师和口腔颌面外科医师需要与患者及其家属进行充分的有效沟通，以保证治疗成功。取得患者满意的关键是需要对牙颌面畸形有准确的评估、对手术做精确的模拟，并严格按设计计划实施手术和到位的围手术期处理。

模型外科是经典的正颌外科术前模拟方法，其实现包括以下几个方面：基于标准头影测量正侧位片的头影测量分析、面弓转移颌位关系、石膏模型外科及手工制作殆板。但是由于方法学的固有缺陷，模型外科存在一定程度的误差，主要来自于：①不同的影像系统采用不同的参考系，拍照片时采用的是自然头位，拍摄标准头影测量正侧位片时采用的是眶耳平面，面弓转移颌位关系采用的是面弓参考平面；②二维头影测量只能反映矢状面或冠状面的形态，无法进行立体的形态学评价，其标志点的选取往往是双侧解剖标志的折中，对于严重的不对称患者误差较大；③面弓设计的固有缺陷往往造成转移颌位关系无法真实地反映实际的上颌骨空间位置，有报道认为殆架中的上颌模型会较实际上颌平均顺时针旋转 8°；④石膏模型外科只能反映咬合关系而无法直观呈现上下颌骨复合体相对颅骨的位置，医生只能凭经验或想象上下颌骨复合体的移动来做出预测。对于相对简单的、左右大致对称、畸形主要存在于前后向的患者，模型外科尚可保证一定的精度；然而对于相对复杂的病例，如偏突颌畸形、半侧颜面萎缩或者各种与综合征相关的颅颌面畸形患者，模型外科往往难以保证手术精确的实施。

基于计算机辅助设计与制造技术的计算机辅助正颌外科是通过将患者的原始影像数据输入计算机辅助设计软件，在虚拟环境中完成头颅模型的三维重建、上下颌骨的分割、牙齿模型的配准、头位的校正、牙颌面畸形的三维测量、模拟正颌手术，并通过立体增材技术（三维打印）生产出定位殆板或者外科导航系统将虚拟手术计划精确地实施。

本章拟通过对三维头影测量分析、虚拟正颌手术设计以及手术计划的精确实施三个方面的介绍对计算机辅助正颌外科做简要阐述。

第一节　三维头影测量分析

传统的模型外科术前设计很大程度上需要参考基于二维头影测量正侧位（主要是侧位）

的描记分析，该方法通过在自然头位下拍摄的标准化的头影侧位片上选取参考平面和标志点进行形态学分析，其二维测量的本质决定了方法学上的固有缺陷：①参考平面的误差——眶耳平面是二维头影测量中重要的参考平面，在侧位片中容易确定该平面，但是在立体影像中则难以确定（图 26-1）；②标志点的误差——侧位片上选取标志点通常是双侧解剖标志的折中，对于左右大致对称的病例，该方法可以比较真实地反映实际位置，但是如果存在明显的不对称畸形，则该方法存在较大误差；③形态的变形——侧位片是 X 线片，不同于 CT 重建的矢状位影像，它是将立体的形态投射在矢状面上，放射线管本身的放大率加上投射效应使得测量的形态与真实立体形态之间存在误差。

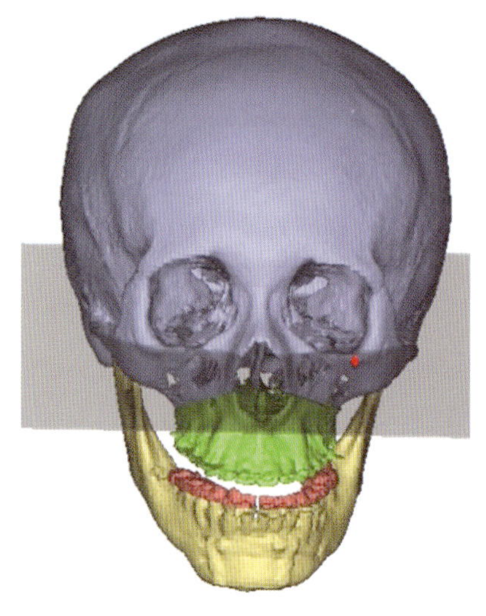

图 26-1　眶耳平面在立体影像中难以确定

难以确定选取四个标志点（双侧外耳道点，双侧眶下缘点）中哪三个点或者如何通过四个标志点形成最佳拟合平面作为眶耳平面。

由于计算机体层摄影技术以及虚拟医学影像处理软件的发展，特别是近十年来基于体素的 CBCT 在口腔医学中的应用，三维头影测量逐渐被正畸或者颌面外科医师重视。

三维头影测量软件可以允许医师定制头影测量分析（标志点、参考线或平面、测量指标），通过将 DICOM 3.0 格式的 CT/CBCT 原始数据输入三维头影测量软件，首先在立体图像上点击相关颅内标志点（如 N 点、Or-R 点、Po-L 点和 Po-R 点），基于四个坐标点（N 点、Or-R 点、Po-L 点和 Po-R 点）注册一个空间坐标系，然后再选取其他标志点完成方式注册。当所有的标志点注册完成后，软件可以自动计算各标志点在空间坐标系中的坐标值，并得出各个测量指标值。需要指出的是此时的各项测量指标是真实的三维测量，但是必须将其投射在各正交平面上才具有可比较的意义（图 26-2）。

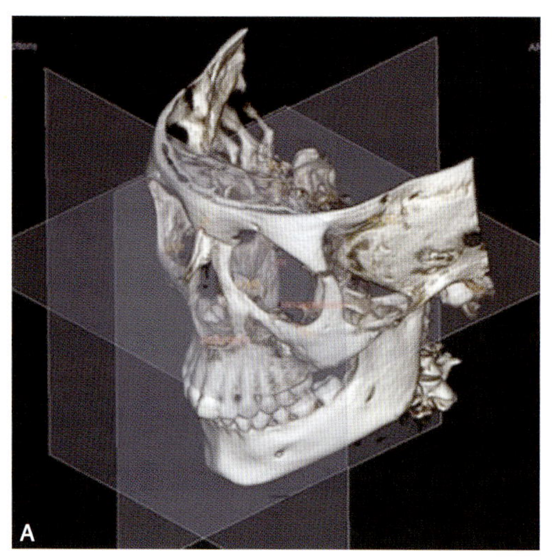

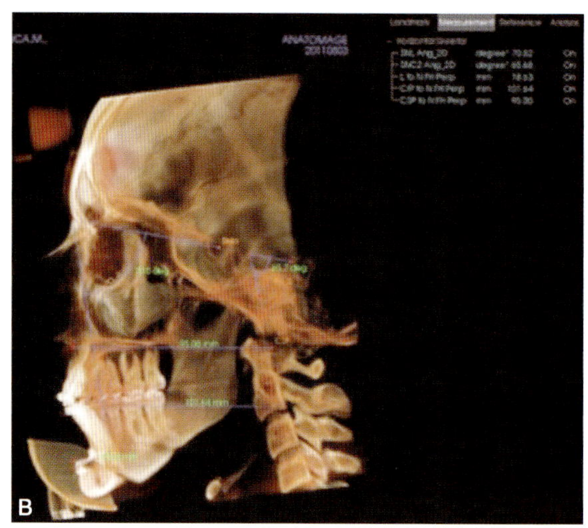

图 26-2　三维头影测量

A. 基于三维立体坐标系的三维头影测量；B. 投射在正中矢状面上进行评价。

与基于坐标系的三维头影测量不同，Gateno 和 Xia 提出了一套基于欧拉角的三维测量评价系统，但是该系统较为复杂，尚未发现有临床应用的报道。

第二节　数字化技术辅助的手术设计和实施

一般认为，Gateno 和 Xia 首次提出了一套完备的计算机辅助模拟系统（computer-assisted simulation system，CASS）。该系统目前已在美国、巴西等国家的多个医疗中心得到应用，甚至在某些医院已经取代模型外科而成为正颌术前设计的常规。国内上海交通大学医学院附属第九人民医院也率先采用该系统，收到了良好的临床效果。

一、匹配牙模和校准头位

精确的头颅模型是进行虚拟设计的基础，这要求头颅模型应具备：①精确的牙列影像；②精确的颌面骨骼影像；③处于正中关系的颌位。

但是将扫描的颌面 CT 数据直接输入计算机辅助设计软件重建所得的三维头颅模型是不适宜做术前设计的，原因是：①由于绝大部分患者术前均需要行正畸治疗，金属托槽的存在导致很多伪影产生并且造成重建牙列的形变；②在 CT 扫描时，患者呈仰卧体位而头处于随机头位，将 CT 数据输入辅助设计软件后，重建后的头位默认为 CT 扫描时的头位，即随机头位，而术前评价牙颌面畸形参考的是自然头位。因此在模拟手术前需要进行牙模的匹配和头位的校准。

首先用特制的𬌗叉（triple tray）取患者处于正中关系（centric relation，CR）的咬合记录，该托盘连接基准球，让患者戴着处于正中关系的印模进行颌面部 CT 扫描，这时候获得了处于正中关系的三维头颅影像。然而由于 CT 的精度限制，尤其是存在正畸托槽产生的伪影干扰，此时的头颅模型尚无法进行虚拟设计，需要对石膏牙模进行激光扫描，将扫描的牙模通过配准的方式匹配到头颅模型中获得复合的头模。

然后分别取上下颌牙列的石膏模型进行激光扫描，然后将上下颌石膏模型戴入处于正中关系的咬合印模连同基准球再次进行激光扫描，将上下颌牙列模型分别通过配准的方式匹配到处于正中关系的咬合模型中，此时得到了仅有处于正中关系的上下颌牙列和基准球的影像。

通过直接配准基准球间接实现将处于正中关系的上下颌牙列匹配到三维 CT 头颅模型中，从而实现用精确的扫描石膏牙列模型替换较为粗糙的三维 CT 牙列。

在 CASS 中，自然头位的校准通过三维陀螺仪（gyroscope）实现。三维陀螺仪是一个可以记录头颅在空间中三个正交平面上角度［水平面上的旋转（yaw）、冠状面的旋转（roll）、矢状面的旋转（pitch）］的电子装置，将此三维陀螺仪连接在托盘上，医师诱导患者建立自然头位，此时三维陀螺仪可以记录头颅的 pitch、roll、yaw 数值，同时在电脑里安装一个虚拟的三维陀螺仪，将记录的 pitch、roll、yaw 数值输入虚拟三维陀螺仪，从而实现随机头位校准到自然头位。

牙列的匹配和自然头位的校准本质上相当于模型外科中完成了在自然头位通过转移面弓将上颌石膏模型上𬌗架，并通过正中关系的咬合印记将下颌石膏模型上𬌗架。此时的虚拟头颅模型已经具备了进行手术模拟的前提条件：精确的牙列、正中关系和自然头位（图 26-3）。

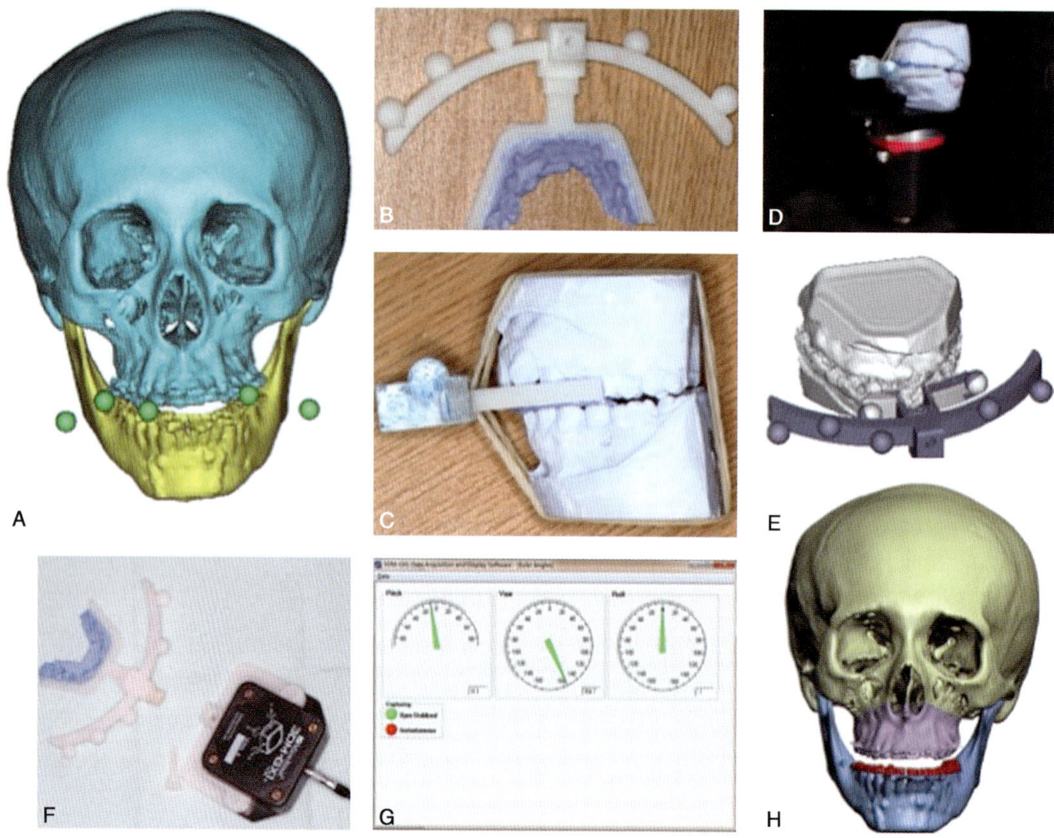

图 26-3　牙列的匹配和自然头位的校准操作过程

A. 带有配准球并且下颌处于 CR 的虚拟三维头颅影像；B. 带有基准球和 CR 咬合记录的特制殆叉；C. 将石膏模型咬在 CR 咬合记录上；D. 激光扫描处于 CR 的石膏模型；E. 处于 CR 的高精度数字化牙列模型；F. 将立体陀螺仪连接在特制殆叉上记录自然头位；G. 将记录的自然头位（pitch、roll、yaw）数据输入计算机；H. 随机头位校正为自然头位。

二、模拟正颌手术

完成了牙模配准和头位校准后的头模可以开始进行虚拟正颌手术。CASS 的设计思路是首先确定终末咬合，将处于终末咬合的上下颌骨复合体作为一个整体移动，结合临床检查、头影测量数据以及患者的要求等摆正上颌骨，从而实现上下颌骨的矫正（图 26-4）。

CASS 被认为是目前计算机辅助正颌外科的经典设计流程，大量的临床实践证明了它相对于传统模型外科的优越性，但是正如每一项新技术都有其不足一样，CASS 的缺点在于：①临床操作稍显烦琐，牙模匹配和头位校准依赖特制的托盘和立体三维陀螺仪，对特殊器械的要求高，限制了其大规模开展；②要求患者戴着特制的托盘并且咬在 CR 位上进行颌面 CT 扫描，但是医师无法绝对保证在扫描的同时患者仍咬在 CR 位上，可能造成得到的扫描数据无法使用。针对这些问题并结合我国的医疗实际，上海交通大学医学院附属第九人民医院着手建立了一套临床操作较为简单，但仍可保证手术精度的数字化正颌外科系统（digital orthognathic surgery system，DOSS），也收到了较好的临床效果。

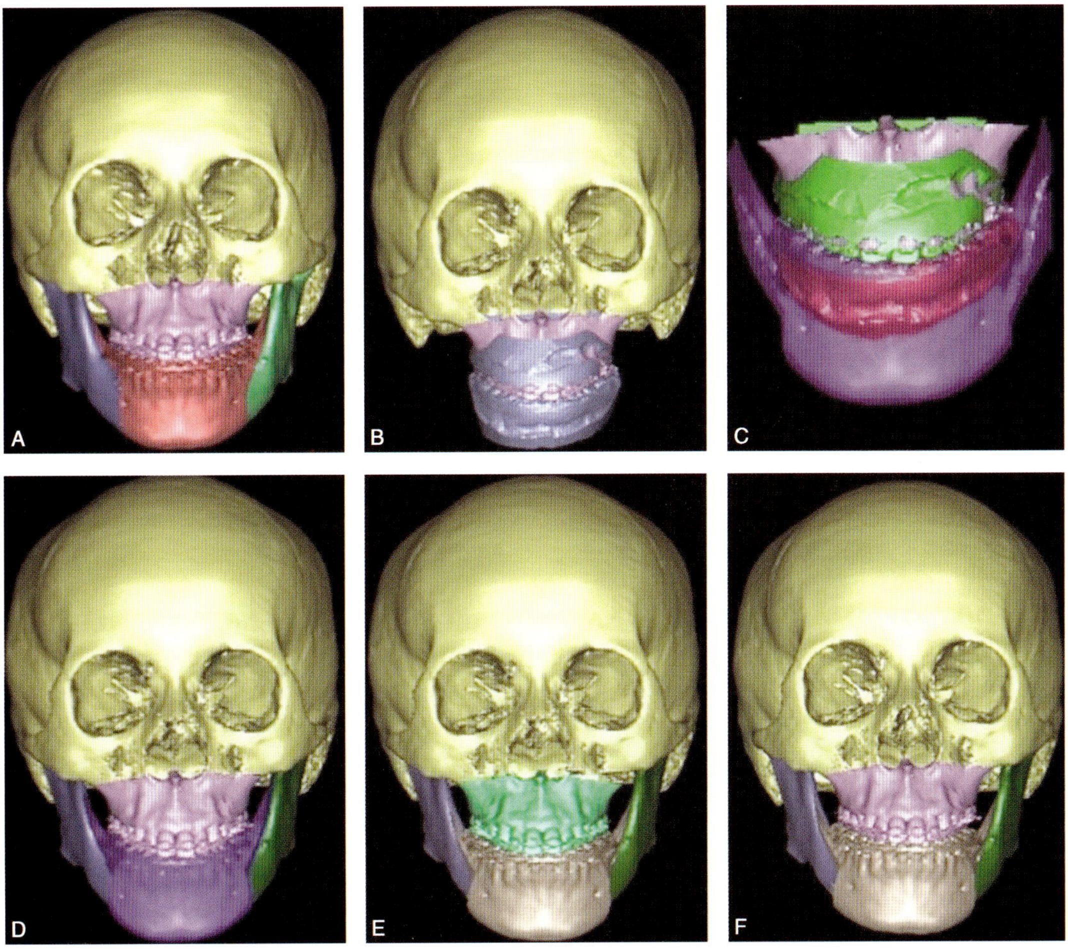

图 26-4　虚拟正颌手术

A. 模拟上颌 Le Fort Ⅰ型骨切开和双侧下颌支矢状骨劈开；B. 将上颌骨配准到终末咬合上；C. 将下颌远心骨段配准到终末咬合上；D. 此时得到的是上颌及下颌远心骨段处于终末咬合的头颅模型；E. 上下颌骨复合体整体移动，分别纠正中线、水平面上的旋转(yaw)、冠状面的旋转(roll)、矢状面的旋转(pitch)等；F. 确定中间咬合关系，根据手术医师先做上颌还是下颌。若先做上颌，则选取下颌的原始位置、上颌的终末位置作为中间咬合；若先做下颌，则反之。

三、数字化技术辅助下精准实施手术

正颌手术的效果很大程度上取决于手术计划的精确实施。传统的模型外科通过手工制作殆板实现术中定位，不仅费时费力，而且有时殆板会发生明显形变，影响手术精度。计算机辅助正颌外科可以通过立体增材技术（三维打印）制作高精度定位殆板（图 26-5），也可以通过外科导航系统在术中实时定位（图 26-6），很大程度上保证了手术计划的精准度。

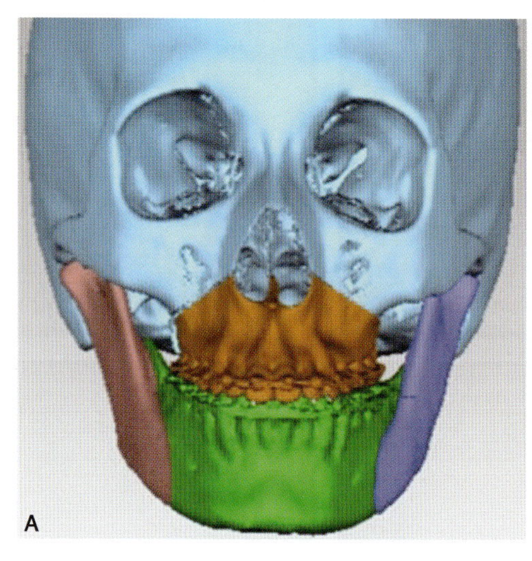

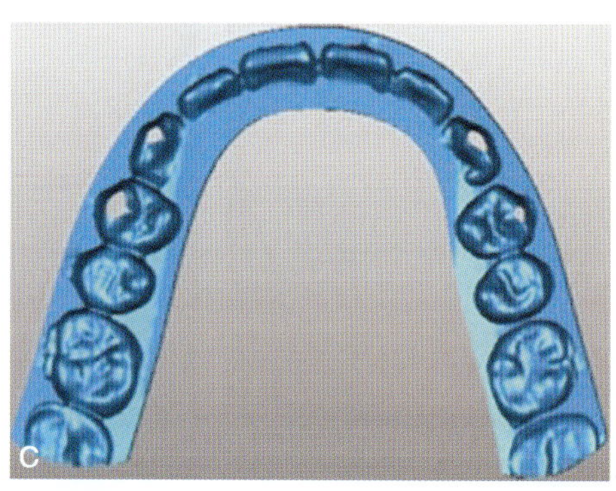

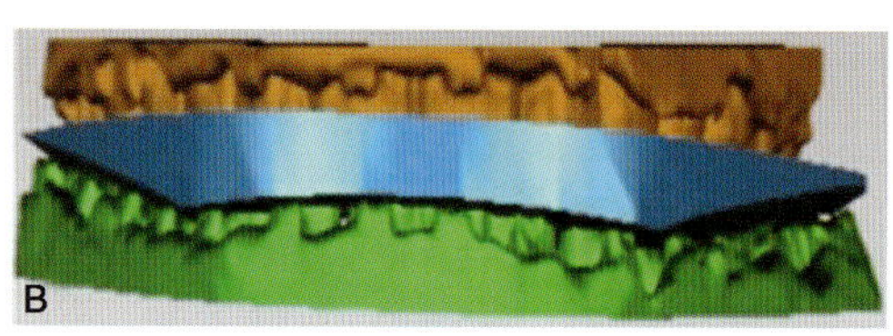

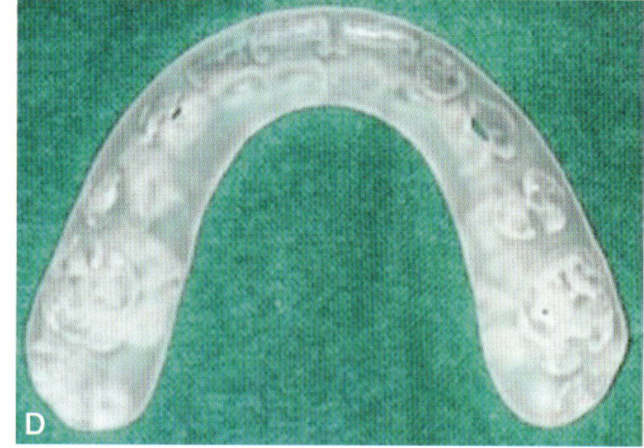

图 26-5　制作高精度定位殆板

A. 将中间咬合和终末咬合输入建模软件；B. 建模制作虚拟殆板；C. 完成的虚拟殆板；D. 通过立体增材技术（高精度三维打印）制作出高精度定位殆板。

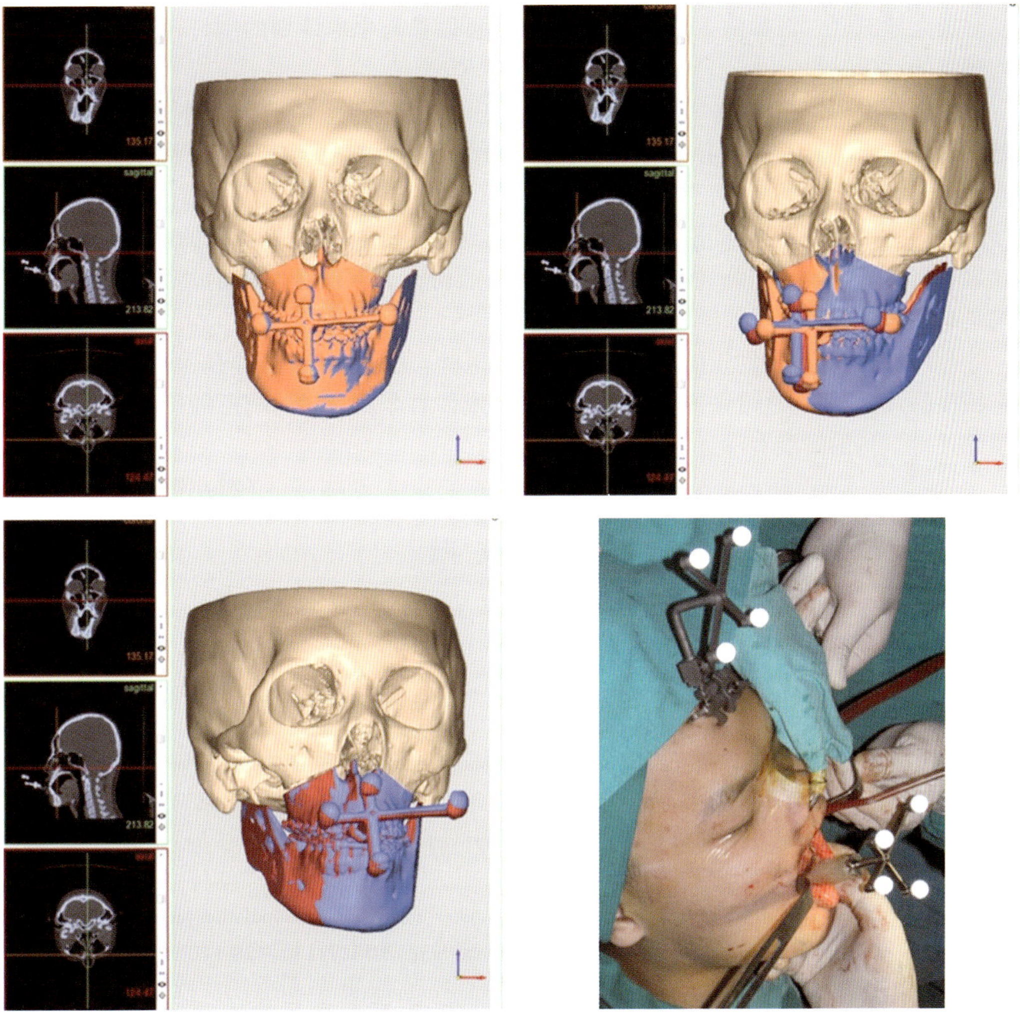

图 26-6 外科导航系统在术中实时定位

将手术计划输入外科导航系统中，通过术中实时导航实现手术计划的精准实施（橘红色为原始位置，蓝色为术中实时位置，红色为手术计划位置）。

第三节 牙颌面畸形诊疗模式的发展趋势

经典的模型外科依赖于医师的手工制作，大部分工作需要在技工室完成，一旦模型外科的结果不满意，需要重新取模、转移颌位关系、模拟截骨、制作殆板等，费时费力。计算机辅助模拟系统则具有直观、立体、可重复修改治疗计划、精度高等优点，很大程度保证了正颌手术前设计的精度。

结合第三方医学 CAD/CAM 公司的服务及远程医疗的开展，计算机辅助模拟系统正在改变正颌外科的传统诊疗模式。在可预见的未来，医师只须对术前畸形做出评估（临床检查数据及三维头影测量）、术前的 CT/CBCT 数据传输给第三方 CAD/CAM 公司，通过网络会议的方式实现医师、患者与 CAD/CAM 人员的沟通,完全在“线上”实现手术模拟,在保证精度的同时极大地减轻了医师的工作负担,也使患者可以参与手术计划的制订,促进达到医患双方均满意的治疗结果。

计算机辅助模拟系统在一定程度上促进了正颌外科朝着“精准正颌外科”的方向发展,但是正颌外科术前准备的核心没有改变,充分的医患沟通、患者对手术效果的预期、细致的临床检查、精确的牙列模型、正中关系的确定、头位的校准、娴熟的外科操作技巧等仍是保证治疗效果的基础;而有经验的医师采用传统的模型外科仍可以获得较高的精度和满意的手术效果。目前尚未发现前瞻性、多中心的随机对照研究表明计算机辅助外科相比传统模型外科具有显著性优势。

综合评价,计算机辅助正颌外科对于大多数医师,尤其是年轻医师在保证手术精度方面具有积极的意义,而随之带来的治疗模式的改变或许对今后牙颌面畸形的诊疗,甚至整个口腔颌面外科学科的发展有深远影响。

（林小臻　沈国芳）

参考文献

1. XIA J J,GATENO J,TEICHGRAEBER J F. New clinical protocol to evaluate craniomaxillofacial deformity and plan surgical correction. J Oral Maxillofac Surg,2009,67(10):2093-2106
2. GATENO J,XIA J J,TEICHGRAEBER J F. Effect of facial asymmetry on 2-dimensional and 3-dimensional cephalometric measurements. J Oral Maxillofac Surg,2011,69(3):665-762
3. LIN X,LIU Y,EDWARDS S P. Effect of mandibular advancement on the natural position of the head:a preliminary study of 3-dimensional cephalometric analysis. Br J Oral Maxillofac Surg,2013,51(7):e178-182
4. GATENO J,XIA J J,TEICHGRAEBER J F. New 3-dimensional cephalometric analysis for orthognathic surgery. J Oral Maxillofac Surg,2011,69(3):606-622
5. HSU S S,GATENO J,BELL R B,et al. Accuracy of a computer-aided surgical simulation protocol for orthognathic surgery:a prospective multicenter study. J Oral Maxillofac Surg,2013,71(1):128-142
6. PARK N,POSNICK J C. Accuracy of analytic model planning in bimaxillary surgery. Int J Oral Maxillofac Surg,2013,42(7):807-812
7. XIA J J,MCGRORY J K,GATENO J,et al. A new method to orient 3-dimensional computed tomography models to the natural head position:a clinical feasibility study. J Oral Maxillofac Surg,2011,69(3):584-591
8. LI B,ZHANG L,SUN H,et al. A new method of surgical navigation for orthognathic surgery:optical tracking guided free-hand repositioning of the maxillomandibular complex. J Craniofac Surg,2014,25(2):406-412
9. LIN X,CHEN T,LIU J,et al. Point-based superimposition of a digital dental model onto a three dimensional computed tomographic skull:an accuracy study *in vitro*. Br J Oral Maxillofac Surg,2015,53(1):28-33

第二十七章　正颌外科手术设备与器械

第一节　概　　述

“工欲善其事，必先利其器。”

现代正颌外科学的不断前进与创新，其核心的推动力就是理念的革新——传统的外科技术观点逐步发展为“微创、精细和精确”的新模式。由于正颌外科强调手术设计与操作技巧，因此当原有器械和设备无法实现外科医师头脑中的想法和新颖术式时，更加得心应手且先进高效的正颌外科手术器械就应运而生。早在 Hullihen 等最早尝试实施颌骨矫形手术的时代，依靠的仅仅是手动骨锯和简陋的踏板牙钻等原始切骨工具，效率低、精度差，而且难以在口腔深部进行安全操作。发展至今，在某种意义上而言，正颌外科技术的更新与器械装备的研发是相互促进的。

自 20 世纪 60 年代以来，气动和电动骨钻、骨锯类型的颌骨动力系统的问世，及相应的各种正颌外科专用剥离、牵开、夹持、凿断工具的逐步开发，不断提高了正颌外科手术的安全性和精确性。但就其技术特点而言，正颌外科手术主要经口内入路实施，大多是在显露不佳且止血较为困难的狭窄腔隙中进行复杂而精确的截骨操作。正是由于上述术区深在、显露不佳、止血较困难，以及截骨操作复杂精细等特点，因此，为保证手术操作的安全、准确和高质量实施，对颌骨手术动力系统提出了一系列特殊要求，如机头手柄微型化、高功率高扭矩能量输出、较宽的可调功率输出范围、可在三维空间方向上实施切骨操作等。此外，尚需冷光源等辅助设备配套使用。

除一般常规手术器械外，安全高效地开展正颌外科手术操作，完备的全套器械还应包括：①具有高强度机械能量输出（电动或气动、超声换能等）的颌骨手术动力系统（powered surgical system），包括微型长柄往复锯、摆动锯、矢状锯及骨钻，并配有各种相应类型的锯片和钻头；②经特殊设计，适应不同正颌外科术式术区显露的专用牵开器械；③高效的吸引器；④行颌骨骨段坚固内固定的微型小型钛板系统；⑤光导纤维冷光源照明系统，其光束输出可结合在牵开器上或内镜系统内。

上述正颌手术器械中，占据核心地位的是颌骨手术动力系统，利用该动力系统可在三维空间方向进行切骨操作，保证了复杂口内径路正颌手术的可靠实施。

第二节　颌骨手术动力系统的配置及应用

先进高效的颌骨动力系统，主要用于口腔颌面外科各类正颌外科手术、颌骨骨折坚固内固定以及肿瘤手术中的骨截除等操作,依照其体系主要包括各类骨钻和骨锯,种类较多,具有高度专门化设计和高精度结构;而依其动力源划分,则主要分为电动与气动两大类。

一、结构与工作原理

颌骨动力系统由控制器、动力源和机头三部分组成。目前,以电动机作为动力源或以氮气或压缩空气作为动力源的电/气动颌骨手术系统最为常用。动力源输出能量后经机头传动转换产生各种方向的运动,带动机头上的钻针或锯片进行钻孔和截骨操作,在此以电动颌骨动力系统作重点介绍。

(一) 控制器

控制器用于控制和调整电动机的启动、停止、转速和旋转方向。由电源、电子电路和各种功能开关等组成。

1. 电源　输入控制器的电源为220V、50Hz交流电,控制器输出的直流电压为3~30V,可无级调节,供电动机使用。

2. 功能开关　除主机面板具有控制各种参数与功能的开关外,术者自身可根据工作需要选用手动或脚控开关。

(1) 脚控开关:由于机头手柄结构十分紧凑,故除少数颌骨手术动力系统机型在其工作手柄上设计启动开关外,多是通过主机面板与脚控开关来实现对各种功能的控制。术者在术中则通过脚控开关来自行操控,目前脚控开关的设计有两种模式:一种为踏下开关则电源接通,放开开关则电源切断;另一种脚控开关除控制电动机运转与停止外,还可依赖安装在微动开关上的可变电阻器,根据术者踩踏开关踏板的力度调整控制电动机的转速。另外,有些机型还在脚控开关上整合安装了正、反转开关和挤压泵供水开关,进一步增加了术者的脚控操作功能。

(2) 速度调节手柄:用于调整电动机的转速,目前主流机型是利用可控硅调速电路改变可控硅的导通角度来调节输出直流电压,从而达到对电动机的连续可调变速。

为了保护动力系统在术中不至于过负荷而损坏,在常规操作中应控制转速在最大输出值的85%左右。

(3) 指示灯:传统型号控制器上有电源指示灯和速度指示灯。电源指示灯亮表示电源接通。模拟式速度指示灯一般为一组指示灯,电动机的速度越快,指示灯亮的数量就越多;反之,指示灯的数量则少。该功能在新型号系统的主机已经由LCD屏幕上显示的数值或曲线代替。

(4) 正反转控制开关:用于控制电动机旋转的方向。顺时针旋转开关,电动机正转;逆时针旋转开关,电动机则反转。

(5) 恢复按钮:电动机短路或负荷使用时,控制器内的保护电路会自动切断电源。这时只要纠正使用方法,按下恢复按钮,电动机即可再次使用。

3. TPS系统　近年来,随着科技水平的不断进步,前述各种功能开关已经整合到更为先进、直观和友好的人机对话界面平台即综合调控系统(total performance system,TPS)中。该系统不仅可以全面调节控制系统的各种参数,还可自动探测所接驳的手机机头类型,并精确显示机头的转速、方向等技术参数。并可由不同操作者设定各自的工作程序,广泛用于各类

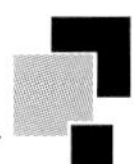

颌骨动力系统。此外，TPS 系统还配有专用的可编程脚控开关，亦可自行设定其工作程序，并将参数显示在屏幕上。

4. 工作原理　控制器的输入回路由电源、熔断保险丝、电源开关及变压器组成。变压器将 220V 交流电变成 30V 和 15V 两组交流电。30V 交流电经整流滤波后，由电子控制电路控制调整，输出直流电源，供给电动机使用。15V 交流电则为电子控制电路工作的电源。

电子控制电路由晶体管保护电路和可控硅调速电路组成。晶体管保护电路自动控制供给电动机的电流和稳定电压，并保护电动机在大电流、过热或超负荷时能及时切断电源，使电动机免遭损坏。可控硅调速电路是通过改变可控硅的导通角度来调节输出的直流电压，从而改变电动机的转速。由于输出电压可无级调节，电动机的转速亦可无级调节。但有些机型是利用变压器输出的不同电压，分档变速，这种机型内无电子控制电路。

（二）电动机

电动机可以为各种机头的工作提供动力。以往采用单相串激式电动机，这种电动机具有转动力大、转速可调节等特点，但也存在一些结构上的缺点。目前更多采用无炭刷微型电动机，是通过控制脉冲的占空比来调节转速的一种交流电机。该机不需炭刷和换向器，从根本上消除了积炭和炭刷磨损。另外，采用了微机控制而使转速的显示更为简便和准确。

目前较为常见的电动机的安装方式可分为两大类型，二者各有利弊。一种是将电动机直接安装在各种机头手柄内，由连接于主机的电缆供电。由于电动机置于手柄内，使用可靠，稳定性高，无须润滑，但也导致动力输出上限受到一定影响。另一种则是将电动机安装在主机内，通过一根可弯曲的机械传递软轴驱动机头转动。后一种机头动力输出强劲，扭矩大，是更加复杂的传动系统，故需要术中操作时加以妥善保护，并加强手术后的器械保养。

（三）机头

机头是实现颌骨手术动力系统在不同空间方向上进行切割和钻孔操作的功能部件。依其功能可分为：往复锯、摆动锯、矢状锯及骨钻；依其与手柄长轴成角关系可分为直机头和弯机头。利用这些机头，根据手术操作需要夹持各种型号的锯片或钻针，进行骨切割和钻孔。

（四）冷却水路

利用颌骨动力系统进行高速骨切割和钻孔操作，势必在术区产生大量的热能，过高的温度往往损伤骨组织，导致骨创局部坏死而愈合延迟、感染等问题，而且骨孔内可能因高热而发生吸收/纤维愈合，远期可能引起坚固内固定螺钉的松脱。因此，在操作过程中，要求术者操作精巧，注意控制产热和散热，对手术区域及钻针或锯片进行冷却处理。

先进的颌骨手术动力系统均在其主机上设计有一体化的冷却灌洗水路和驱动泵。无菌生理盐水流经可反复消毒的硅胶管路或一次性使用的塑胶管路，进入蠕动泵内，由泵轮挤压从连接在机头上的卡环喷头流出，既可对手术野降温，也可冲洗清理骨屑残渣等，令手术者视线清晰。蠕动泵泵轮的转速可调，以此来改变冷却水流的喷速。

随着科技发展，一些突破传统电动或气动设计思想的新型颌骨手术系统已经出现，例如超声颌骨手术动力系统（piezosurgery/ultrasonic surgery）与激光切骨系统等。不过其技术发展尚不成熟，特别是存在切割效率低、手术耗时长等缺点，未得到临床广泛认可。

二、临床应用

颌骨动力系统的强大功能是靠不同的机头及其夹持的锯片或钻针来完成的。一套优良的颌骨手术动力系统,应当具有模块化结构设计、人机操作界面友好、动力输出强劲,以及工作可靠性高等特点。因此,全面了解这些动力工具的性能特点,并根据不同的术式及手术操作步骤来选择适宜的手术器械,势必会使手术者事半功倍。

(一) 骨锯及锯片

正颌外科用的骨锯主要有前后向运动的往复锯、左右向运动的摆动锯和在矢状向运动的矢状锯。

1. 往复锯(reciprocating saw)　又称来复锯,是正颌外科最常用的一种骨锯(图 27-1)。锯片运动方向与机头长轴一致。主要用于上颌骨各种水平骨切开术、颏成形术以及下颌支矢状骨劈开术的部分切骨操作。锯片厚度自 0.35~0.65mm 不等,最高速度 14 500~20 000r/min 不等。

此外,可应用于来复锯的除上述各种锯片之外,还有专门设计的不同宽度、刃型的电动骨锉,在清理修整各种骨切开断端及尖锐骨嵴、骨隆突操作中,高效而方便。

2. 摆动锯(oscillating saw)　又称摇摆锯,锯片方向与机头长轴呈 90°~120°,运动方向则与长轴呈垂直关系(图 27-2)。常用于口内入路的下颌支垂直/斜行骨切开术、下颌角截骨成形术,以及颞下颌关节成形术等切骨操作。

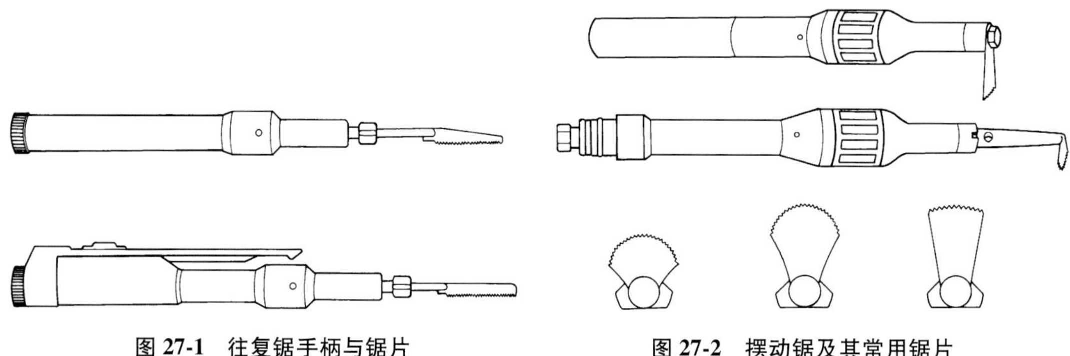

图 27-1　往复锯手柄与锯片　　　图 27-2　摆动锯及其常用锯片

根据刃口宽度、深度及刃杆长度可分为多种型号。刃口宽度自 4.6~12mm 不等,深度自 6~12mm 不等,锯片厚度一般为 0.4mm。最高转速 13 200~24 000r/min 不等。

3. 矢状锯(sagittal saw)　其锯片运动方式是沿机头长轴在其矢状面内摇摆往复,其切割深度可根据所使用的不同形状锯片而进行调整(图 27-3)。多用于颏成形术,以及其他类型正颌外科手术的辅助切骨。刃口宽度 5~17mm 不等,锯片长度 6~20mm 不等。最高速度 21 800~30 600r/min 不等。

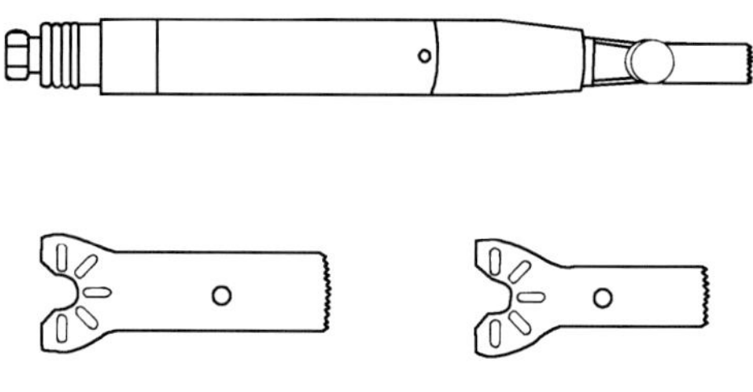

图 27-3　矢状锯及其锯片

在正颌外科手术中,上述的三种骨锯最为常用,外科医师可以根据手术部位与截骨要求,灵活选择与交替使用这些锯子。

(二) 骨钻及钻针

骨钻的机头依其与长轴方向的角度关系,可分为直机接头和弯机接头,后者成角通常为 21°~30°之间(图 27-4)。骨钻常用于骨面钻孔、辅助截骨、标记切骨线,以及骨断面修整等

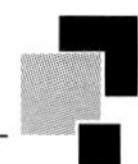

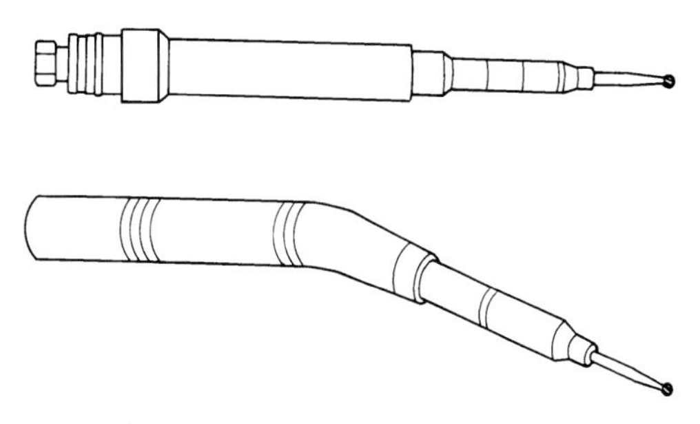

图 27-4　骨钻的直机接头与弯机接头

操作。其钻针可分为以下三类。

1. 旋转切骨钻　又称裂钻，有渐细、圆柱和倒锥形三种，直径从 1mm 至 3.2mm 不等。临床最常用的钻针直径为 1~1.8mm。

2. 圆钻　又称球钻，主要用于骨断端的打磨和骨干扰的消除，小球钻也可用于标记切骨线和截骨。直径为 1~5mm 不等。

3. 螺纹钻　又称麻花钻，主要用于行坚固内固定时螺钉孔的制备。不同厂牌体系的坚固内固定器材，均配备有相应直径的钻头，长度 5~20mm 不等，以适应单皮质和双皮质固定的需要。

三、操作与保养

（一）操作常规

1. 手机导线/传动轴插在控制器上。
2. 接通控制器电源。
3. 选择电动机旋转方向。
4. 选择控制方式，即手控或脚控。若脚控则要求脚控开关与控制器连接。
5. 选择所适用的骨锯/骨钻手柄机头，并与电缆/传动轴连接牢固。
6. 选择钻针或锯片，并将其安装在机头上。
7. 扳动控制器的电源开关至“on”位。
8. 转动控制器调速手柄，选择适宜转速。若使用可调速脚控开关，则可直接用脚控制速度。
9. 使用时用力要均匀，应沿骨切割线均匀运动，避免局部深入，压力不宜过大，且不应长时间连续不停地进行切骨操作。如果手柄过热，应待其冷却后再行操作，必要时可用无菌生理盐水促进冷却。

（二）保养常规

1. 经常保持机头和电动机的清洁和干燥，严禁浸泡。
2. 每次使用前后均应用润滑清洗剂清洗手柄机头，以延长其使用寿命。
3. 在使用过程中，机头与主机间的电缆或传动轴应避免过度折弯。使用后应将其清洁后盘好保存。
4. 电动机和手柄机头停止工作后，均应放置妥善，避免碰撞或摔落。
5. 电动机不能加油。

第三节　正颌外科基本手术器械

为了配合与完善颌骨手术动力系统的操作，正颌外科手术还有一系列专用手术器械。

1. 各种骨凿或骨刀　其刃部有直型和弯型两类，常用刃口宽度在 5~25mm 之间，用以在骨缝和骨段间劈凿完成分离操作(图 27-5)。特殊设计的双叉形骨凿用以凿断和分离鼻中隔(图 27-6)。

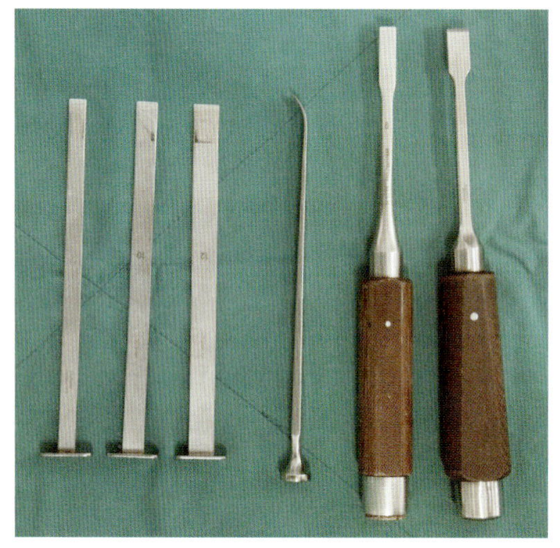

图 27-5　各种类型骨凿
用于各种类型骨切开术、骨劈开术。

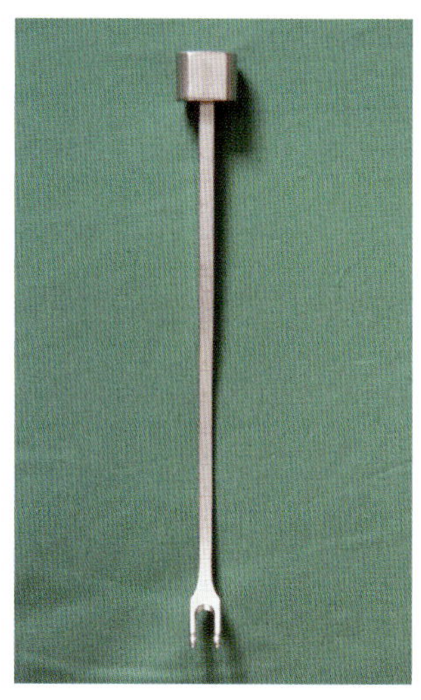

图 27-6　鼻中隔骨凿
用于离断鼻中隔。

2. 专用牵开器　可充分牵开软组织以显露深在的术野,部分拉钩还针对冷光源照明系统设计有固定光导纤维的卡孔,用以在术中加强照明(图 27-7,图 27-8)。

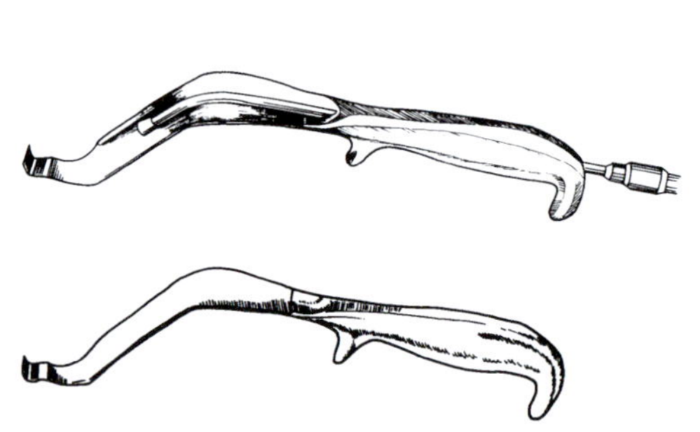

图 27-7　下颌支后缘拉钩(Shea retractor)
主要用暴露下颌支及角部,保护邻近软组织。

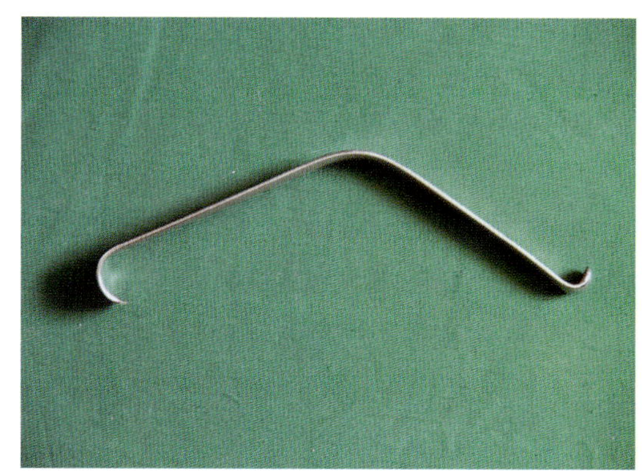

图 27-8　下颌隧道拉钩(channel retractor)
主要用于下颌支矢状骨劈开术时保护下颌支内侧的下牙槽神经血管束。

3. 上颌把持松动钳　又称上颌把持钳或复位钳(图 27-9),左右成对,用于 Le Fort Ⅰ型骨切开术时缓慢折断下降(down fracture)与松动上颌骨(图 27-10)。

4. 骨分离器(bone separator)　又称骨撑开钳,是一款专门用于辅助骨劈开术的器械(图 27-11),多用于下颌支矢状骨劈开术(图 27-12)及 Le Fort Ⅰ~Ⅲ型骨切开术的骨块分离。

5. 口内光导纤维冷光源照明系统　由于正颌外科手术操作多经口内途径完成,术野狭窄深在,因此在传统无影灯照明系统之外,配备高照明、无加热效应、依操作需要方便转折的

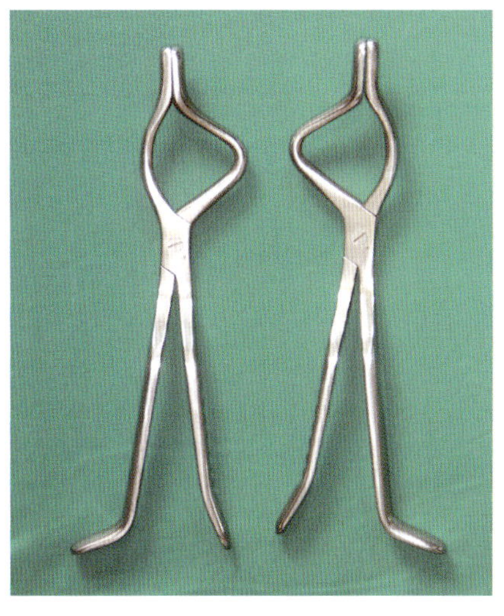

图 27-9　上颌把持松动钳，左右成对

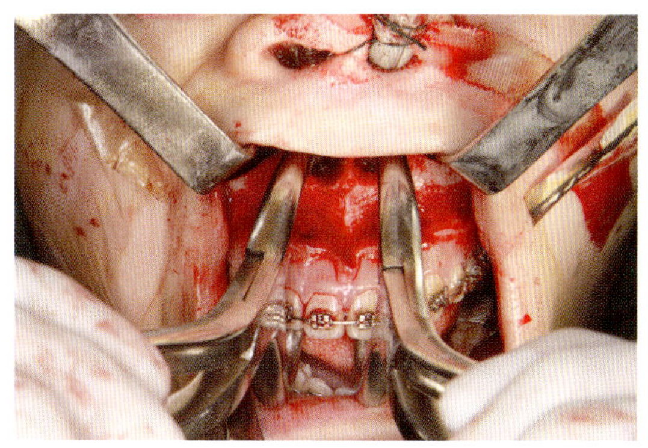

图 27-10　应用上颌把持松动钳折断下降上颌骨

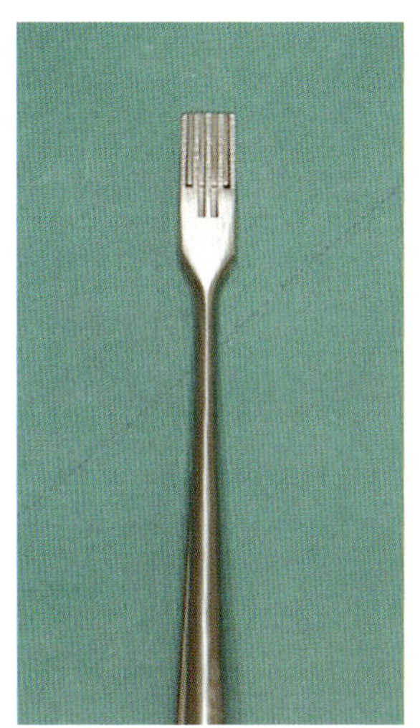

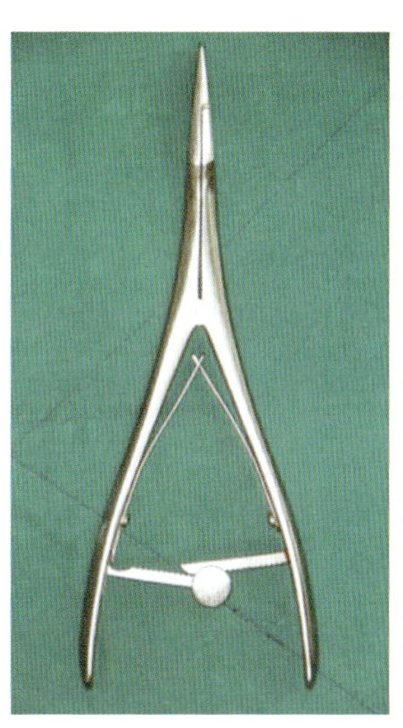

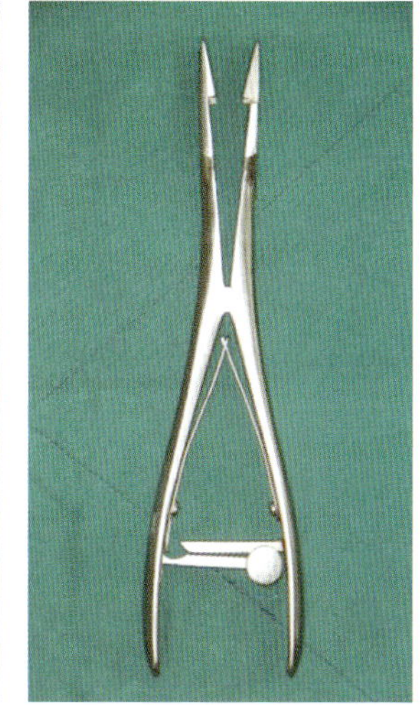

图 27-11　骨分离器

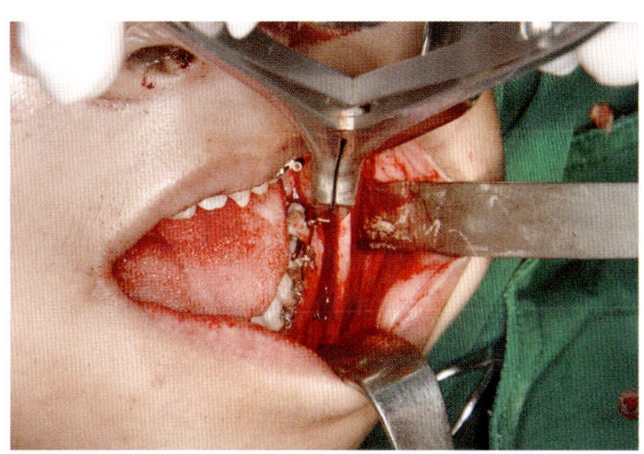

图 27-12　应用骨分离器辅助行下颌支骨劈开

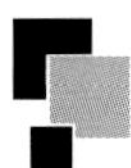

冷光源-光导纤维照明系统非常重要。这种灯头基本都可以与专用牵开器连接使用,从而满足各种深在手术部位的照明要求。

综上所述,现代正颌外科应用的颌骨动力系统,应当具备以下功能特点。

(1) 外形精巧细小,功能结构可靠;

(2) 具有丰富的使用组合模式,能与各组件直接接合;

(3) 智能控制开关配合个体化设定程序,能满足不同手术操作需求;

(4) 无级变速及多种传动化输出;

(5) 完整的冲洗吸引方式;

(6) 可以高温高压快速消毒。

(程　杰)

参考文献

1. 邱蔚六. 口腔颌面外科理论与实践. 北京:人民卫生出版社,1998
2. 王兴,张震康,张熙恩. 正颌外科手术学. 济南:山东科学技术出版社,1999
3. 胡静,王大章. 正颌外科. 北京:人民卫生出版社,2006
4. 沈国芳,房兵. 正颌外科学. 杭州:浙江科学技术出版社,2013
5. BELL W H, FERRARO J W. Modern practice in orthognathic and reconstructive surgery. Philadelphia: WB Saunders, 1992
6. POSNICK J C. Orthognathic surgery: principle and practice. Philadelphia: Elsvier Saunders company, 2013